AD. JOANNE et A. LE PILEUR

LES

BAINS D'EUROPE

HACHETTE ET Cie

AF320718

Uu

LES

BAINS D'EUROPE

Double vérifié

8° G. 5900

~~Tlu 3849~~

A LA MÊME LIBRAIRIE

GUIDES

FORMAT IN-16

Itinéraire général de la France, par *Ad. Joanne*, 11 vol. qui se vendent séparément :

Paris illustré . . . . 15 fr.

Environs de Paris illustrés. 10 fr.

Jura et Alpes françaises. 21 cartes, 4 plans et 2 panoramas. 15 fr.

Provence, Alpes-Maritimes, Corse. 15 cartes et 6 plans. . . 11 fr.

Auvergne, Morvan, Velay, Cévennes. 17 cartes et 4 plans . 10 fr.

De la Loire à la Garonne. 26 cartes et 10 plans . . . . 14 fr.

Pyrénées. 14 cartes, 1 plan, 8 panoramas et une projection de la chaîne des Pyrénées. . . 15 fr.

Bretagne. 10 cartes et 7 plans. 10 fr.

Normandie. 7 cartes et 4 plans. 12 fr.

Nord. 7 cartes et 8 plans . . 9 fr.

Vosges et Ardennes. 14 cartes et 7 plans . . . . 11 fr.

Pau, Eaux-Bonnes, Eaux-Chaudes : bains, séjour, excursions. 56 gravures. Broché . . . . 2 fr.

La reliure se paye en sus 1 fr.

Plombières, itinéraire descriptif, historique et médical, par *Edouard Lemoine* et le docteur *Lhéritier*, inspecteur des eaux de Plombières. 11 vign. et 1 carte . . . . 4 fr. 50

GUIDES DIAMANT

FORMAT IN-32

Aix-les-Bains, Marlioz et leurs environs (illustré). 1 carte, broché 1 fr. 50

Biarritz et autour de Biarritz, par *E. Germond de Lavigne* (illustré). 1 carte. . . . . 2 fr.

Bordeaux, Arcachon, Royan, par *Ad. Joanne* (illustré). 3 cartes. . 2 fr.

Boulogne, Calais, Dunkerque, par *Michelant* (illustré). 1 carte et 2 plans . . . . 3 fr.

Dieppe et le Tréport, par *Ad. Joanne* (illustré). 1 carte . . . . . . 2 fr.

Eaux minérales des Vosges (Vittel — Contrexéville — Plombières — Bains — Luxeuil — Bourbonne — Gérardmer), par *Am. Bouloumié* (illustré). 1 carte . . . . 3 fr.

Hyères et Toulon, par *Ad. Joanne* (illustré). 1 carte. . . . . 2 fr. 50

Le Havre, Étretat, Fécamp, Saint-Valery-en-Caux, par le même (illustré). 4 cartes et 1 plan . . 2 fr.

Marseille et ses environs, par *Alfred Saurel* (illustré). 1 carte et 2 plans. . . . . 2 fr.

Mont-Dore (le) et ses environs, par *Louis Piesse* (illustré). 2 cartes et 1 plan . . . . 3 fr.

Pyrénées, par *Ad.* et *P. Joanne* (illustré). 9 cartes. . . . . . . 3 fr.

Spa et ses environs, par *Ad. Joanne* (illustré). 1 carte . . . . . 1 fr. 50

Stations d'hiver (les) de la Méditerranée, par *P. Joanne* (illustré). 3 cartes et 1 plan. . . . . 3 fr. 50

Trouville et les bains de mer du Calvados, par *Ad. Joanne* (illustré). 4 cartes . . . . 2 fr.

Vals et le Vivarais, par le Dr *Chaballier* (illustré). 1 carte, broché. . 2 fr.

Vichy et ses environs, par *Louis Piesse* (illustré). 1 carte et 1 plan. . . . . 2 fr. 50

Imprimerie A. Lahure, 9, rue de Fleurus, Paris.

COLLECTION DES GUIDES-JOANNE

LES

BAINS D'EUROPE

GUIDE DESCRIPTIF ET MÉDICAL

DES EAUX D'ALLEMAGNE, D'ANGLETERRE, DE BELGIQUE D'ESPAGNE, DE FRANCE, D'ITALIE ET DE SUISSE

BIBLIOTHÈQUE NATIONALE IMPRIMÉS R.F.

PAR

AD. JOANNE et A. LE PILEUR

DEUXIÈME ÉDITION ENTIÈREMENT REVUE ET COMPLÉTÉE

Contenant une carte des bains d'Europe

SALLE B
ACQUISITION
N° 2586

8° G. 5900

PARIS

LIBRAIRIE HACHETTE ET Cie

79, BOULEVARD SAINT-GERMAIN, 79

1880

Droits de propriété et de traduction réservés

Toutes les mentions et recommandations contenues dans le texte des Guides-Joanne sont entièrement gratuites.

TABLE MÉTHODIQUE

LES BAINS D'EUROPE.

ALLEMAGNE.

ANGLETERRE.

BELGIQUE.

ESPAGNE.

FRANCE.

ITALIE.

SUISSE.

PRÉFACE

Les Bains d'Europe s'adressent à la fois aux malades et aux médecins. Ils ont pour but de leur apprendre, ou de leur rappeler, tout ce qu'ils peuvent désirer de connaître sur les principales eaux minérales de l'Allemagne, de l'Angleterre, de la Belgique, de l'Espagne, de la France, de l'Italie, de la Suisse. Ils se divisent en deux parties bien distinctes : l'une, géographique et matérielle, qu'on nous permette cette expression; l'autre, scientifique et médicale.

Dans la première partie nous avons essayé de réunir, sous la forme la plus brève, les renseignements suivants : distance de Paris, moyens de transport, prix des places, hôtels, indication sommaire du mode de vie et du traitement, des curiosités, des promenades, des excursions. Ce résumé sera peut-être trouvé trop concis, mais nous voulions consacrer un chapitre spécial à 260 établissements, et nous avons dû restreindre le plus possible nos notices, qui, du reste, n'ont pas la prétention de remplacer les monographies dont nous nous sommes servis en les citant.

La partie scientifique a reçu, dans cette nouvelle édition, plus de développement que dans la première. A l'exposé des caractères physiques et chimiques des eaux et de leur action physiologique, nous avons ajouté les indications thérapeutiques, spéciales à chaque station thermale, en résumant, au point de vue des maladies et de leur traitement hydro-minéral, ce qu'enseignent les observateurs les plus autorisés.

Dans ces conditions, notre travail peut être utile au médecin et à l'homme du monde; car il présente une série de documents épars dans bien des volumes et longtemps négligés par beaucoup d'auteurs, comme détails secondaires.

Nous nous sommes efforcés de n'omettre aucune des stations minérales importantes, même parmi celles qui ne sont pas les plus fréquentées, et, pour être aussi complets que possible, nous avons réuni dans une liste générale les eaux les plus connues de l'Europe, en indiquant le pays, les principes dominants et la thermalité de celles qui ne pouvaient entrer dans notre cadre avec plus de développements.

Un tableau spécial indique la classe à laquelle appartient chacune des eaux décrites dans ce volume.

Un exposé comparatif des eaux de la France et de l'Allemagne permet d'apprécier leurs mérites relatifs et de constater qu'à cet égard nous ne sommes en rien tributaires de l'étranger.

Enfin, nous donnons une notice sur les séjours d'hiver où, pour beaucoup de malades, se prépare ou se complète le traitement hydro-minéral.

INTRODUCTION

EAUX MINÉRALES

Définition. — Qu'est-ce qu'une eau minérale? Il semble que la réponse à cette question soit facile, et cependant les définitions que donnent les auteurs ne sont pas complétement d'accord. En y réfléchissant un peu, on voit qu'il est difficile en effet de définir et même de justifier cette expression : eaux minérales. L'eau n'appartient-elle pas essentiellement au règne minéral? et puisque toutes les eaux, même l'eau de pluie, contiennent des principes étrangers à leurs éléments essentiels, ne sont-elles pas toutes des eaux minérales dans le sens où ce terme est pris généralement? Si l'on a voulu désigner par là des eaux plus chargées que les eaux douces de principes étrangers, l'expression, dans ce cas encore, manque de justesse; car certaines eaux douces, comme celles de la Marne ou d'Arcueil par exemple, contiennent en poids, plus de principes étrangers que beaucoup d'eaux minérales telles que les eaux de Pfäffers, de Bains, d'Ax, d'Amélie-les-Bains, de Bagnères-de-Luchon, etc. Mais c'est évidemment la nature de ces principes, ce sont les caractères particuliers résultant de leur présence, comme l'odeur, la saveur, que l'on a voulu qualifier par la dénomination d'eaux minérales; ces mots impliquent aussi l'idée de l'usage médical au moins autant que celle des caractères physiques ou chimiques. En résumé, on entend par eaux minérales *celles qui peuvent être employées comme médicament.* De là le nom d'eaux *médicinales* qui leur a été donné par quelques auteurs.

Les mers sont autant d'immenses réservoirs d'une eau minérale, très-rapprochée dans sa nature de celle que donnent certaines sources naturelles ou qu'on obtient par des forages dans les terrains salifères.

L'eau de mer doit être étudiée à part, ainsi que ses usages médicaux, qui sont une branche importante de la balnéothérapie.

Parmi les eaux minérales, les unes sont froides, les autres thermales. Qu'entend-on par eaux thermales? Quelques auteurs, comme Mérat et Delens, faisant dériver ce mot de θερμαὶ ou *thermæ*, on dit que les eaux thermales étaient ainsi nommées « à cause de leur usage ordinaire en bains; » d'autres ont désigné sous ce nom les eaux ayant, à leur émergence, une certaine chaleur (θερμη, chaleur, θερμὸν, eau chaude), par opposition à celles qui sortent froides du sein de la terre. Mais à quelle température une eau prendra-t-elle le nom de thermale? Ici, nouvelle difficulté. Pour quelques-uns l'eau n'est thermale qu'à 25° ou 30°. D'autres admettent qu'une source peut être considérée comme thermale à la température de 18° (de Saussure) et même de 12° à 13° (Filhol), quand cette température est constante. En général, les définitions se résument ainsi : une source est thermale quand sa température est constante et supérieure à la température moyenne de l'année et à celle de son point d'émergence. Il est donc évident que pour la plupart des auteurs le mot thermale s'applique surtout à ce qu'on a nommé la *chaleur propre*, parce que, quel que soit son degré, cette chaleur ne vient ni de l'atmosphère ni des couches superficielles du sol d'où émergent les eaux.

Mais, si l'on admet ce principe d'une manière absolue, une eau sera thermale ou froide, suivant la ligne isotherme sous laquelle est située la source. Il faut donc prendre une moyenne et tenir compte en même temps de l'appréciation commune dans une question où le contrôle des sens ne peut être récusé. En se restreignant aux deux qualifications de froides et de thermales, on réunit, il est vrai, des sources de températures éloignées et l'on en sépare d'autres qui ne diffèrent que de quelques dixièmes de degrés. C'est un inconvénient, sans doute, mais le mot tempérée, qu'on a proposé comme transition, est un terme vague, qui n'exprime ni un chiffre ni une sensation franche et nette. Nous nous sommes donc arrêtés à la division la plus généralement admise.

Nous considérons comme *froides* les eaux dont la température est inférieure à 20°; nous appelons *thermale* toute eau à température sensiblement constante de 20° au moins.

Classification. — On compte presque autant de classifications que d'ouvrages d'hydrologie minérale. C'est dire qu'aucune n'a pu jusqu'à présent faire loi. Nous suivrons celle qu'ont adoptée les auteurs du *Dictionnaire général des eaux minérales* et que M. Durand-Fardel avait formulée dès 1857. Cette classification, débarrassée des termes vagues ou ambigus que présentent la plupart des autres, nous semble claire et logique.

Les auteurs ajoutent quelquefois, à la qualification qui exprime le principe dominant dans l'eau minérale, un sous-titre indiquant un autre principe, comme l'acide sulfhydrique, le fer, etc., en quantité trop faible pour déterminer la classe de l'eau, mais qui modifie ses propriétés et dont la présence est importante à connaître au point de vue médical. Nous avons fait de même pour l'iode, le brome, l'arsenic et l'acide carbonique libre.

Bien que la qualification de gazeuse semble devoir s'appliquer à toute eau dégageant un gaz quelconque, l'usage l'attribue seulement à celles qui dégagent en grande quantité de l'acide carbonique et cette désignation complémentaire est utile.

L'arsenic existe dans certaines eaux en proportion assez forte pour que plusieurs auteurs aient cru devoir établir une classe d'eaux arsenicales. Jusqu'à présent les propriétés médicinales de l'arsenic ne sont pas à beaucoup près définies comme celles d'autres principes, du fer, par exemple, et malgré l'importance incontestable que ce corps donne à quelques eaux, la désignation d'arsenicale en sous-titre nous paraît suffire. Il en est de même pour l'iode et le brome.

Origine des eaux minérales. — On a dit que les eaux minérales se formaient dans les profondeurs du globe, par la combinaison de leurs éléments, sous l'influence de l'électricité. Il est certain que les corps à l'état gazeux qui s'échappent de la bouche des volcans ou des fumerolles, existent primitivement ou sont élaborés au sein de la terre, et que ces corps, hydrogène carburé, acides azotique, sulfurique, sulfhydrique, chlorhydrique, borique, etc., aussi bien que des corps simples à l'état gazeux, l'hydrogène, l'oxygène et l'azote, sont au premier rang parmi les principes des eaux minérales. De plus, rien n'empêche d'admettre qu'il se forme de l'eau dans les cavités de la terre, comme dans l'appareil de Lavoisier, et que cette eau, sous l'impulsion d'une force quelconque, émerge à la surface du sol. Mais, d'autre part, on ne peut méconnaître l'influence des phénomènes atmosphériques sur l'abondance, la température et la minéralisation de beaucoup de sources, non plus que la coïncidence des sources thermales et minérales les plus importantes avec les traces d'anciennes convulsions du sol, et ces faits semblent démontrer que les eaux versées par l'atmosphère pénètrent l'écorce du globe et vont alimenter des nappes souterraines qui se minéralisent, au contact et par la réaction des corps solides et des gaz, dans les profondeurs des terrains volcaniques anciens ou nouveaux. De là ces eaux remontent à la surface du sol, soit en vertu des lois qui régissent les nappes artésiennes, soit sous la pression des gaz dilatés (voyez *Annuaire des Eaux de la France*, pages 320 et suivantes. — Filhol, *Eaux minérales des Pyrénées*, pages 434 et suivantes).

Sur plusieurs points, l'homme a pu sonder ces océans souterrains. C'est ainsi qu'à Carlsbad, après avoir percé, au-dessous de la croûte calcaire sur laquelle est bâtie la ville, plusieurs autres voûtes couvrant d'immenses cryptes, la sonde a pénétré dans un abîme dont on n'a pu atteindre le fond et d'où l'eau minérale s'est échappée avec une violence et un bruit effrayants.

Calorique des eaux thermales. — C'est à leur séjour dans ces régions profondes et d'une haute température que certaines eaux minérales doivent leur thermalité. On a dit avec raison que ce caractère physique était comme le complément de leur essence et que les eaux froides, même à égalité de principes minéralisateurs, ne pouvaient être placées sur la même ligne que les eaux thermales.

Cette chaleur native des eaux a été comparée aussi à la chaleur propre des êtres vivants et longtemps considérée comme un phénomène mystérieux, comme due à un calorique d'une nature particulière. On croyait que les eaux thermales, à égalité de température et de volume, se refroidissaient plus lentement que l'eau commune chauffée par les moyens ordinaires; l'expérience, si facile, a montré l'identité, à cet égard, du calorique emprunté à la terre et de celui que développe l'industrie humaine; quant à une autre expérience, celle de Mme de Sévigné[1], le thermomètre et l'étude du gaz qui fait bouillonner les sources de Vichy ont fait voir que l'éminent écrivain avait confondu ce bouillonnement avec celui de l'eau à 100°. Tout erronée que soit cette expérience de Mme de Sévigné, il n'est pas inutile de la rappeler, car elle s'ajoute à beaucoup d'autres faits du même genre qui prouvent ce que vaut souvent dans les sciences d'observation, le mot que l'on vous jette partout à la tête : « J'ai vu ! »

Minéralisation. — Suivant l'opinion la plus générale et la plus vraisemblable, les eaux se minéralisent en dissolvant quelques-uns des corps avec lesquels elles sont en contact dans l'intérieur du globe. Les géologues admettent que la haute température de ces régions, la forte pression à laquelle les eaux s'y trouvent soumises et probablement l'électricité ajoutent à leur propriété dissolvante. Ce pouvoir dissolvant s'accroît encore lorsque l'eau vient à se charger de gaz, comme les acides carbonique, sulfhydrique et chlorhydrique. La nature et l'abondance des éléments dissous dépendent nécessairement des terrains avec lesquels les eaux se sont trouvées en contact. On pense que la minéralisation s'accomplit par la réaction des acides sur les bases et par une mutation incessante des uns et des autres, mais les opinions sont partagées sur la marche et le détail des phénomènes qui constituent le mode de minéralisation.

Corps organisés et matières organiques dans les eaux. — Des êtres organisés, végétaux et animaux, en nombre très-considérable et d'espèces très-variées, se développent et vivent

1. « Je mis hier moi-même une rose dans la fontaine bouillante (de Vichy); elle y fut longtemps saucée et resaucée; je l'en tirai comme de dessus la tige; j'en mis une autre dans une poëlonnée d'eau chaude, elle y fut en bouillie en un moment. Cette expérience, dont j'avais ouï parler, me fit plaisir. » (Lettre 503.)

au sein des eaux minérales. On y rencontre aussi une substance azotée, d'une organisation douteuse, qu'on a nommée *glairine* ou *barégine*. Les végétaux sont des Algues ou Phycées, auxquelles on donne généralement le nom de *conferves* qui n'appartient qu'à un de leurs genres; les animaux sont des vers nématoïdes, des infusoires et des mollusques. On a même signalé, dans l'eau d'Albano et dans certaines eaux de l'Amérique et de l'Asie, la présence de poissons.

Variabilité des sources minérales. — Un grand nombre de sources minérales, sinon toutes, varient suivant les années et les saisons, sous le rapport du débit, de la température et du degré de minéralisation. Les phénomènes importants de l'atmosphère et du sol influent sur beaucoup de ces eaux; les pluies et la sécheresse élèvent ou abaissent leur débit, leur température, leur concentration. Quelques-unes sont intermittentes.

Les oscillations barométriques, et par conséquent les orages, sont précédés ou suivis, dans beaucoup de stations minérales, d'un dégagement de gaz plus considérable, d'une sulfuration plus forte, dans quelques-unes d'une altération de la limpidité ou de quelque autre caractère physique; enfin les tremblements de terre apportent la plus grande perturbation, sous tous les rapports, dans presque toutes ces sources, et notamment dans les plus importantes. C'est ainsi qu'on a vu, lors du tremblement de terre de Lisbonne, la plupart des grandes sources thermales de l'Europe augmenter tout à coup de volume et de chaleur ou cesser de couler quelques instants, changer de couleur, puis reprendre leur cours avec violence et, pour quelques-unes, par des orifices nouveaux.

Si l'on étudie pendant un certain nombre d'années, à des époques correspondantes, les eaux d'une température sensiblement constante, on y remarque des oscillations, peu étendues en général. Les différences que présentent les observations de ce genre tiennent souvent, il est vrai, à la manière d'observer des auteurs et aux instruments; mais, tout en ayant égard à la fréquence et à la facilité des erreurs, il est certain que des changements notables de température ont eu lieu dans plusieurs sources. « Ainsi, dans la source de la Reine, à Bagnères-de-

Luchon, la thermalité augmenta tout à coup lors du tremblement de terre de Lisbonne; ainsi la température de deux sources chaudes de l'Amérique du Sud, éloignées de tout volcan actif, s'est élevée de 4°,8 depuis le moment où de Humboldt les a examinées jusqu'au dernier voyage de M. Boussingault (Forbes). »

M. Filhol a reconnu que certaines sources, observées avec le soin nécessaire, donnent des différences minimes, tandis que d'autres subissent, à un degré notable, l'influence d'infiltrations qui abaissent leur température en augmentant leur volume.

L'émergence récente ou la disparition de sources minérales a été signalée dès l'antiquité; Pline en cite plusieurs exemples. La plupart des sources importantes qui coulent de nos jours paraissent cependant avoir une origine très-ancienne; plusieurs étaient connues dans les temps historiques les plus reculés, et peut-être sont-elles, comme les fleuves, contemporaines de notre époque géologique.

Dans quelle saison doit-on prendre les eaux? — C'est pendant les mois de juin, juillet, août et septembre qu'on prend le plus communément les eaux. Dans les parties les plus chaudes de l'Europe, notamment à quelques thermes d'Espagne et du midi de la France, on divise la saison en deux parties, l'une de printemps, l'autre d'automne, et les établissements restent fermés pendant les mois les plus chauds. L'observation a démontré l'utilité de cette méthode dans tous les pays dont la température est un peu élevée; aussi les médecins des stations s'accordent à conseiller aux malades de venir aux eaux avant ou après les grandes chaleurs; il faut remarquer toutefois que certaines eaux sont plus spécialement contre-indiquées sous ce rapport, ce qui tient aux maladies qu'on y traite plutôt qu'à la nature des sources.

La mauvaise saison n'est pas moins défavorable à l'effet des eaux; la pluie, les frimas et les refroidissements qui en résultent sont autant d'ennemis redoutables pour les malades qui vont aux eaux trop tôt ou trop tard, surtout quand ces malades viennent d'un pays dont le climat est plus doux. En revanche, lorsqu'on habite un pays où les froids sont précoces et qu'on va prendre les eaux dans une région plus chaude, il faut s'arranger pour partir et, par conséquent, revenir à une époque peu avancée de la saison, afin d'avoir, en rentrant chez soi, le temps de s'acclimater de nouveau; car passer brusquement d'un climat chaud aux froids de l'hiver, ce serait risquer de perdre tout le bénéfice du traitement.

Traitement interne et externe.— On fait usage des eaux minérales intérieurement et extérieurement; dans quelques stations, l'un ou l'autre traitement est seul appliqué. On prend les eaux à l'intérieur, en boisson ou par inhalation. Le traitement externe consiste dans les bains, les douches, les applications et fomentations topiques et les injections qui se rattachent aux douches; la vapeur dégagée naturellement ou artificiellement de l'eau minérale se rattache au traitement externe.

La quantité d'eau prescrite en boisson varie d'un quart de verre à six ou huit verres : ce dernier chiffre est rarement atteint dans la plupart des établissements, et le maximum n'est porté à dix ou douze verres que dans quelques stations exceptionnelles. Bon nombre de médecins pensent que huit verres sont déjà beaucoup et qu'au delà l'eau n'est pas digérée.

L'eau se boit le matin, à jeun et à la source; on conseille généralement un exercice modéré dans l'intervalle des verres d'eau. Il est des stations où l'on boit encore un ou deux verres dans l'après-midi; cette méthode peut être utile dans certaines médications. Enfin, on donne quelquefois l'eau en boisson aussitôt après les repas. Aux sources dont la température est modérée, comme à Vichy, par exemple, on doit boire l'eau à sa température native; mais à des sources plus chaudes, on recommande souvent de boire l'eau aussi chaude que possible; de cette manière, elle perd moins de son gaz, est mieux digérée et a plus d'action. Il faut boire chaque verre doucement, sans se presser et en affrontant courageusement le goût de l'eau, s'il est désagréable, comme c'est l'ordinaire. De cette manière, l'eau passe bien, tandis que si on l'avale précipitamment, elle distend l'estomac et n'est pas bien supportée. Quant au goût, on s'y fait en quelques jours au point de trouver agréable une eau qui vous répugnait d'abord.

En principe, l'eau doit être bue pure; le médecin peut seul juger s'il est nécessaire de la couper.

Les bains devraient aussi, en principe, être composés d'eau minérale pure. Il est vrai que dans beaucoup de stations on est obligé de diminuer la force de l'eau en la mélangeant, mais ce mélange devrait être facultatif et non imposé à tous.

Enfin, il est important que l'eau minérale puisse être employée à sa température d'émergence; elle perd toujours à être refroidie et surtout chauffée. Les eaux sulfureuses sont, plus que les autres, altérées dans leur composition et dans leurs propriétés par ces opérations, indispensables à quelques sources ; mais des appareils fort ingénieux permettent aujourd'hui de chauffer les eaux en les altérant aussi peu que possible.

Le bain se prend, en général, à la température de 33° à 35° ; il est des personnes pour qui un bain à 33° est frais, d'autres le trouvent trop chaud à 34°; on a toujours égard à ces dispositions particulières.

L'heure du bain varie nécessairement suivant que le malade est soumis ou non au traitement interne, suivant que le bain doit ou non déterminer la sueur, enfin suivant l'affluence des baigneurs et le nombre relatif des baignoires. En France, où les repas se font généralement, aux eaux, vers dix heures du matin et six heures du soir, le bain doit être pris à huit heures ou à quatre. On a, de cette manière, le temps de prendre après le bain un repos ordinairement nécessaire.

La durée du bain varie de dix minutes à une ou plusieurs heures; dans certaines stations elle ne peut dépasser une heure, à cause de l'affluence des malades; c'est un vice d'organisation qu'on a depuis longtemps signalé.

Les bains de piscine, comme ceux de baignoire, les douches, les frictions, le massage, en un mot tout ce qui se rattache au bain, doit être également apprécié dans son opportunité et réglé par le médecin qui dirige le traitement, sans qu'il soit possible d'en fixer à l'avance l'usage et les limites.

En général, on conseille aux malades de ne pas lire dans le bain ou, du moins, de n'y pas faire de lecture nécessitant une certaine contention d'esprit.

A cette partie du traitement se rattache encore le bain d'étuves naturelles ou artificielles et le bain ou la douche de gaz acide carbonique. Les terrains volcaniques présentent, sur quelques points, des cavités naturelles s'ouvrant à l'air extérieur, et dont les parois et l'atmosphère sont échauffées par le feu d'un volcan voisin. En général ces cavités ont été agrandies et régularisées par la main de l'homme. Il existe des étuves de ce genre sur le littoral de la baie de Naples; quelques-unes ont été en usage à l'époque romaine, comme l'indiquent les noms qu'elles ont conservés. Ischia possède aussi des étuves dites naturelles, où la vapeur d'eau chaude pénètre à volonté par des conduits adaptés aux fissures du sol. Les étuves artificielles doivent être disposées de manière qu'on puisse graduer la température de leurs subdivisions.

Pour le bain de gaz on utilise l'acide carbonique dégagé par certaines sources en quantité considérable. Plusieurs établissements français possèdent aujourd'hui une installation complète à cet égard.

La durée du traitement, d'une *saison*, comme on dit en France, ne peut être fixée à l'avance, et doit résulter d'une foule de considérations appréciables seulement par le médecin des eaux. Dix à quinze jours dans quelques stations, vingt à vingt-cinq dans beaucoup d'autres, enfin trente jours, six semaines, trois mois et plus pour quelques malades et dans certaines localités, telles sont les limites, fort étendues comme on voit, dans lesquelles peut agir le médecin qui a institué et qui surveille le traitement.

Effets physiologiques et thérapeutiques des eaux minérales. — Les auteurs s'accordent assez sur la plupart des indications thérapeutiques des eaux minérales; il n'en est pas de même à l'égard de leur mode d'action, de leurs effets physiologiques, reconnus par les uns, douteux pour quelques autres. Voici les données généralement admises. Les eaux minérales agissent sur l'ensemble des organes, sur l'économie entière; si leur action élective porte sur un organe ou une fonction en particulier, c'est toujours secondairement et par une modification intime et moléculaire de l'organisme. Est-il besoin de dire que les phénomènes qui se produisent, varient dans leur nature et leur intensité suivant qu'on s'adresse à telle classe d'eaux ou même à telle source en particulier, suivant l'idiosyncrasie du malade? Le premier effet des eaux est en général une excitation plus ou moins marquée. Souvent aussi on observe du côté des appareils digestif et urinaire, des effets qui tiennent aux propriétés spécifiques de l'eau et continueront pendant le traitement, ou sont transitoires et dépendent de l'impressionnabilité particulière au malade.

En boisson, au début, les eaux pèsent quelquefois à l'estomac ou bien y déterminent une sensation d'ardeur, de sécheresse, comme de dureté, qui peut être pour le médecin une contre-indication; quand l'usage de l'eau est indiqué, la tolérance s'établit bientôt dans les organes rebelles au premier abord, et les eaux se digèrent sans peine. D'autres fois, et c'est l'ordinaire, l'eau produit au moment où on la boit une sensation de fraîcheur ou de chaleur agréable et passe facilement. Quelques eaux, riches en acide carbonique, déterminent une sorte d'ivresse passagère.

Pour le traitement externe, il faut noter que la même température paraît chaude aux uns et fraîche aux autres, suivant le mode individuel de sensibilité. Dans le bain de 28° à 31° il y a d'abord frisson léger, un peu d'oppression, besoin d'uriner, puis une réaction modérée s'établit. Dans le bain chaud, 34° à 35°, une sensation de picotement assez vif, comme si des milliers d'épingles effleuraient la peau, est la sensation première qui se produit à beaucoup de stations minérales; chaleur mordicante à la surface de la peau, rougeur fugace, un peu de congestion passagère ou persistante vers la tête, ces derniers signes sont communs au bain ordinaire et au bain minéral; mais celui-ci produit spécialement l'excitation, l'exaltation des forces, puis la fatigue ou plutôt une sorte de courbature, sans l'affaiblissement qui suit d'ordinaire le bain tempéré ou chaud dans l'eau commune. Souvent aussi, dès le premier bain, d'anciennes douleurs se réveillent ou les douleurs actuelles augmentent d'intensité. Quelquefois le bain est suivi de sueur; ordinairement il donne lieu à une certaine excitation qui s'accompagne d'un état de bien-être et d'augmentation des forces.

Quatre à huit jours se passent ainsi sans beaucoup de changement dans l'état du malade. L'excitation, effet primitif des ux minérales, est le seul signe à peu près constant de cette période. Quelquefois cependant, dès les premiers jours, le malade va sensiblement mieux, mais c'est un état exceptionnel, sinon précisément rare; plus ordinairement l'appétit est augmenté. Du quatrième au huitième jour, rarement plus tôt ou plus tard, il survient un peu d'embarras gastrique, l'excitation nerveuse est vive, la circulation s'accélère, l'appétit est nul, le sommeil mauvais, enfin l'état fébrile se dessine plus ou moins énergiquement. On diminue momentanément l'usage des eaux, on donne quelquefois un purgatif, puis, après un ou deux jours, tout rentre dans l'ordre, et le malade reprend le cours de son traitement. Cet ensemble de phénomènes a reçu le nom de *fièvre thermale*. On l'observe principalement quand les bains sont pris à une haute température et que l'eau est donnée en boisson à dose assez forte. Il est difficile de l'éviter aux stations d'eaux sulfurées, hyperthermales, les plus excitantes de toutes, et quand le traitement doit être conduit dès le début avec une certaine vivacité. Dans d'autres conditions, des ménagements convenables peuvent réduire la fièvre thermale à un peu de courbature et d'inappétence qui se dissipent d'elles-mêmes; mais peu de malades échappent complètement à un léger trouble des fonctions.

Un certain nombre d'eaux déterminent, au début du traitement, un autre phénomène qui se montre seul ou concurremment avec la fièvre thermale. C'est la *poussée*, ainsi nommée à Louèche, qui en est comme la terre classique. Sous l'influence des bains et surtout des bains prolongés, des bains de piscine de Louèche par exemple, on voit apparaître à la peau, sur un ou sur quelques points distincts, beaucoup plus rarement sur toute la surface du corps, un exanthème dont la forme la plus commune se rapproche de l'érysipèle; quelquefois c'est une éruption qui tient de l'herpès, du psoriasis, ou seulement une rougeur comme celle de la scarlatine. On a même réuni à cet ordre de phénomènes l'éruption furonculeuse qui se produit quelquefois aux stations minérales, et souvent pendant le traitement hydrothérapique. La poussée ne se montre presque jamais sur la partie du corps qui ne plonge pas dans le bain. En général très bénin, causant quelquefois de vives douleurs, cet effet primitif des eaux se distingue des dermatoses proprement dites par sa forme mal accusée, par son peu de durée, enfin par la possibilité où l'on est d'en exciter ou d'en faire avorter le développement, suivant qu'on insiste sur le traitement ou qu'on le modère.

Considérée à quelques stations comme un signe favorable et que l'on doit chercher à obtenir, la poussée est pour d'autres médecins un accident à éviter, si l'on peut, et à modérer le plus tôt possible, comme ceux de la fièvre thermale, dont la poussée paraît être une forme dans certains cas. L'une et l'autre opinion nous paraissent admissibles.

Si l'on reconnaît que les bains prolongés peuvent être utiles, et c'est aujourd'hui l'opinion générale, il faut accepter l'éventualité de la poussée, qui, presque toujours, dans certaines stations thermales, est la conséquence de ces bains. De plus, quoique la poussée devienne chez quelques personnes une véritable maladie, la plupart du temps elle n'entrave pas le traitement, et il faut bien qu'il en soit ainsi à Louèche, où fort peu de baigneurs sont exempts de cet épiphénomène. Ajoutons que si la tradition en médecine peut n'être quelquefois qu'une fâcheuse routine, on doit tenir compte d'une observation aussi considérable que celle de la station dont nous venons de parler et qui peut être prise pour type sous ce rapport.

Est-ce à dire qu'ailleurs il faille chercher à déterminer la poussée ou la respecter lorsqu'elle se montre? Nullement. L'expérience doit ici, comme toujours, prononcer en dernier ressort.

A la réaction du début succède la tolérance, et le traitement se poursuit ainsi que le développement normal des phénomènes propres à chaque espèce d'eau.

Vers la fin du troisième septenaire, quelquefois plus tôt ou plus tard, suivant les eaux, suivant les malades et le mode de traitement, on voit revenir quelques-uns des avant-coureurs de la fièvre thermale : excitation, fatigue du traitement, répugnance pour l'eau à laquelle le goût s'était si bien fait. Ce sont les signes de ce qu'on a nommé la *saturation*. Le médecin décide alors s'il convient, comme c'est l'ordinaire, de cesser le traitement.

En cela comme pour la fièvre thermale, ou plutôt pour tout ce qui concerne le séjour du malade aux eaux et les soins qu'il doit prendre, l'appréciation du médecin, seul juge compétent, est de toute nécessité.

Beaucoup d'eaux minérales, quoiqu'appartenant à des classes différentes, se rapprochent par la présence commune de certains principes minéralisateurs ; elles se rapprochent aussi dans leurs effets.

Les eaux *sulfurées sodiques* agissent différemment, suivant qu'elles dégagent plus ou moins d'acide sulfhydrique au contact de l'air. Celles de ces eaux qui sont stables, c'est-à-dire qui se décomposent lentement et difficilement sous l'influence de l'air, sont moins excitantes; leur principe actif, le soufre, ne portant que sur la peau et, quand le traitement est en même temps interne, sur la muqueuse des voies digestives, les effets physiologiques mettent un certain temps à se produire. C'est, dans ce cas, un médicament altérant, dont l'action est lente, mais durable. Au contraire, les eaux qui dégagent beaucoup d'acide sulfhydrique agissent à la fois sur la peau, le tube digestif et les bronches; le soufre est rapidement absorbé par cette dernière voie surtout, et l'on voit se produire une excitation vive dès le début du traitement.

C'est par cette excitation générale des organes que les eaux sulfureuses paraissent agir sur l'économie; elles activent les fonctions des téguments et des muqueuses en même temps que la circulation. Les unes tendent à congestionner les poumons, en stimulant la vitalité de la muqueuse bronchique; d'autres portent leur action sur le système vasculaire de l'abdomen et sur les viscères de cette cavité. Elles ont une action spécifique sur la peau, le tissu fibreux et les glandes; elles agissent, dit Herpin, suivant l'espèce d'organes, comme moyen résolutif, fondant, évacuant, diaphorétique, expectorant, etc. Elles neutralisent les effets toxiques de certains métaux, comme le plomb, l'arsenic et le mercure. On a expliqué ces effets par la formation d'un sulfure métallique insoluble; d'autres auteurs ont dit, au contraire, que le sulfite de soude dissolvait les composés de l'albumine et des métaux et permettait ainsi l'élimination de ces derniers, seul moyen de guérison.

Les eaux sulfurées sodiques sont employées avec succès dans un grand nombre d'affections cutanées, et dans la plupart de celles des voies aériennes; elles réussissent également dans les maladies scrofuleuses et rhumatismales, dans certaines névralgies, dans la chlorose, la métrite chronique, le catarrhe des voies urinaires, la dyspepsie, les blessures anciennes.

Les eaux *sulfurées calciques*, sont en général froides et contiennent une proportion de matériaux salins, plus forte que celles des eaux sulfurées sodiques; moins actives cependant, elles donnent lieu à d'autres phénomènes. Elles sont moins bien supportées en boisson, à cause du sulfate calcaire dont elles contiennent une proportion notable, et elles exercent sur le tube digestif une révulsion plus ou moins marquée. Le sulfure de calcium n'a pas, suivant Astrié, l'action altérante et « fluidifiante » du sulfure sodique; à dose égale, il est moins actif et provoque souvent la constipation. Les eaux sulfurées calciques sont plus stables que les sulfurées sodiques et se conservent mieux; en somme elles produisent sur l'économie des effets moins prononcés, et paraissent agir par dérivation sur la muqueuse intestinale et sur la peau.

Les eaux sulfurées calciques « doivent joindre aux propriétés des eaux sulfureuses, celles des eaux chlorurées et sulfatées (Filhol) ». Elles répondent à la plupart des indications pathologiques pour lesquelles on s'adresse aux sulfurées sodiques, mais elles sont moins excitantes, et, comme nous l'avons dit, agissent principalement sur la muqueuse intestinale et sur la peau. On les emploie surtout dans les affections de la peau et des voies aériennes, dans celles qui tiennent de la scrofule et dans la catarrhe des voies urinaires.

Les eaux *chlorurées*, généralement à base de soude, sont essentiellement toniques et reconstituantes. Elles stimulent la peau et la muqueuse des voies digestives; sous leur influence l'appétit devient vif et les digestions sont plus faciles; à faible dose elles constipent, à dose plus forte elles purgent légèrement. Elles favorisent singulièrement la nutrition, donnent du ton aux organes et relèvent les forces musculaires; elles ont de plus, sur le système lymphatique et ganglionnaire, une action spécifique analogue à celle de l'iode et du brome, dont elles contiennent toujours une certaine proportion. Elles sont résolutives; elles activent la circulation abdominale, et leur action antiplastique, plus modérée que celles des bicarbonatées sodiques, s'accompagne de l'augmentation des forces.

En thérapeutique, les eaux chlorurées sodiques répondent spécialement à la scrofule et au rhumatisme. Elles réussissent dans certaines paralysies, et dans les blessures anciennes.

Les eaux mères des salines possèdent à un haut degré les propriétés des eaux chlorurées qu'elles représentent à l'état de concentration. Après avoir essayé l'usage de l'eau mère à l'intérieur, on y a renoncé généralement; les eaux mères de Salins, d'Aix, etc., sont employées avec avantage pour rendre les bains plus actifs ou pour minéraliser l'eau ordinaire dans les pays éloignés des sources d'eau chlorurée.

Les eaux *bicarbonatées sodiques* ont une action élective sur le foie; elles sont d'un usage excellent dans beaucoup d'affections de cet organe, et en général dans les engorgements des viscères abdominaux. C'est probablement comme résolutives des engorgements hépatiques et spléniques qu'elles réussissent chez beaucoup de malades atteints de cachexie paludéenne. Spécifiques pour ainsi dire dans la plupart des formes de la dyspepsie, fort utiles dans la gravelle urique, elles donnent de bons résultats comme palliatif dans la goutte et le diabète. Enfin on les emploie aussi dans la métrite chronique, dans certaines manifestations du rhumatisme et de l'herpétisme.

Les eaux *bicarbonatées calciques* et *mixtes* sont moins actives; elles doivent à la chaux qu'elles contiennent des propriétés sédatives et, comme gazeuses, elles facilitent les fonctions de l'estomac. On les emploie avec succès contre la plupart des maladies qui relèvent des bicarbonatées sodiques, quand ces dernières eaux sont considérées comme trop fortes pour le malade.

Les eaux *sulfatées sodiques* et *sulfatées magnésiques* forment au point de vue médical deux groupes dont l'un, très restreint, comprend les eaux de ce genre fortement minéralisées, et l'autre, plus considérable, celle où les bases se présentent à doses relativement faibles. Les premières ne sont pas employées sur place, pour la plupart, mais transportées et comme médicament purgatif. Les eaux moins fortement minéralisées, contenant en général une proportion notable de carbonate et de chlorure sodiques participent, dans leurs effets, de cette nature complexe. En boisson, à faible dose, elles constipent ordinairement; à la dose de trois à six verres, elles produisent un effet laxatif qui ne dure que deux ou trois heures et ne s'accompagne pas de coliques; elles activent en outre la diurèse. Le traitement détermine bientôt une congestion marquée des vaisseaux hémorrhoïdaux. Loin de se sentir affaibli, comme par les purgatifs ordinaires, le malade éprouve un sentiment de bien être et d'augmentation des forces; le poids du corps et l'embonpoint diminuent, l'action résolutive se manifeste en même temps que l'appétit devient plus vif. Ces eaux sont reconstituantes, comme les chlorurées et, comme les bicarbonatées, elles ont une action élective sur le système de la veine porte et sur le foie. A cet effet viennent s'ajouter comme adjuvants ceux du traitement externe.

Les eaux sulfatées sodiques et mixtes sont indiquées principalement dans la dyspepsie, les affections du foie, la surdité et la conjonctivite scrofuleuses, la cachexie paludéenne dans ses manifestations hépatique et splénique, les maladies chroniques du rein et de la vessie, la gravelle et les engorgements de l'utérus.

Les eaux *sulfatées calciques* ont, suivant Petrequin et Socquet, une influence évidente sur les voies urinaires; elles sont diurétiques et impressionnent la muqueuse vésicale. Plusieurs de ces eaux paraissent agir spécialement sur les voies respiratoires; enfin elles ont quelquefois un effet purgatif. Suivant M. Durand-Fardel, elles sont avant tout sédatives.

Les eaux *ferrugineuses* sont essentiellement toniques et reconstituantes; elles l'emportent de beaucoup sur les meilleures préparations martiales du laboratoire comme facilité d'assimilation. L'estomac supporte difficilement, en général, celles qui sont chargées de sulfate de chaux ou non gazeuses. Les eaux ferrugineuses répondent, comme agent thérapeutique, à la chlorose et à l'anémie.

Le manganèse, souvent uni au fer dans les eaux minérales, est un adjuvant très utile de ce métal et paraît en faciliter l'assimilation.

L'arsenic existe aussi dans un assez grand nombre d'eaux de minéralisation diverse. On reconnaît à ce métal des propriétés altérantes et, sans doute, il contribue aux effets thérapeutiques des eaux qui en contiennent une certaine proportion, mais on n'a pu jusqu'à présent préciser son action dans le traitement hydro-minéral et la distinguer de celle des autres principes auxquels il est uni.

Dans cette revue sommaire des indications auxquelles répondent les eaux minérales, une question fort importante doit trouver place : quelle est l'action des eaux sur la syphilis? Les ouvrages d'hydrologie médicale et les médecins d'un grand nombre de stations thermales s'accordent à présenter certaines eaux comme facilitant le diagnostic dans les cas douteux, en faisant apparaître des manifestations diathésiques, et comme venant en aide au traitement, en augmentant la tolérance du mercure et de l'iode; des médecins étrangers ont même avancé que leurs eaux suffisaient à elles seules, et sans le secours d'aucun autre agent thérapeutique, au traitement de la syphilis.

Ces différentes propositions ont été l'objet de discussions approfondies à la Société d'hydrologie médicale de Paris. On considéra, comme insuffisantes, les observations présentées pour établir la propriété curative des eaux, sans le secours des médicaments spécifiques. Mais l'utilité des eaux minérales, au point de vue du diagnostic et comme adjuvant dans le traitement, fut admise par la majorité des membres de la Société et notamment par tous ou presque tous les médecins de stations thermales. En revanche, les syphiligraphes les plus autorisés n'accordent aux eaux minérales aucune propriété utile soit au diagnostic, soit au traitement de la syphilis. Ils reconnaissent seulement que certaines eaux, par leur action sur des manifestations d'une autre nature, comme celles de la scrofule ou du rhumatisme par exemple, peuvent, en reconstituant ses forces, permettre au malade de résister mieux à la diathèse syphilitique.

A l'action complexe des eaux viennent s'ajouter celle de l'hygiène, pendant et après le traitement, et celle du climat, plus ou moins salubre dans le pays où sont situés les thermes. Ces considérations sont d'une grande importance pour le succès, on ne saurait trop le répéter aux malades, dont bien peu, malheureusement, en tiennent compte. Elles figurent toujours en première ligne dans les prescriptions du médecin, et le malade, s'il les oublie ou les dédaigne, a presque toujours lieu de s'en repentir.

La saison d'eaux terminée, le malade, en reprenant sa vie ordinaire, doit cependant observer une hygiène exceptionnelle; c'est ainsi qu'on lui interdit, en général, pendant six semaines ou deux mois, l'usage de toute eau minérale en boisson et les bains, même dans l'eau commune. Il faut excepter les malades auxquels est prescrit un traitement complémentaire. Quelquefois en effet le résultat voulu du traitement hydro-minéral, excitation ou débilitation, nécessite un amendement qu'on trouve à une autre source, ou qu'on obtient par un régime particulier. Les séjours d'hiver, les cures de raisin et de petit-lait, se rattachent à cette partie de notre sujet.

Conseils aux personnes qui vont aux eaux. — Les eaux sont un des moyens médicaux les plus actifs et les plus délicats dans leur emploi; la moindre erreur dans le traitement, le moindre écart de régime, peuvent compromettre le succès. Arrivé aux eaux, consultez un médecin et suivez rigoureusement ses avis; gardez-vous des conseils qui vous viendront d'ailleurs, et quand ils vous paraîtraient bons ou inoffensifs, soumettez-les à votre conseiller légitime avant de les suivre.

Ne buvez pas indifféremment à telle ou telle source sans autorisation expresse.

Ne croyez pas, comme quelques-uns de vos compagnons d'infortune, que, si les eaux doivent vous guérir, plus vous en boirez, plutôt vous serez guéri, ou bien encore que, si tel malade boit six verres d'eau, votre médecin a tort de ne vous en permettre que trois.

Observez rigoureusement le régime alimentaire qui vous a été prescrit, et tenez-vous en garde contre les séductions d'une table d'hôte peu conforme à ces prescriptions.

Le repos, la tranquillité à tous égards, sont de première importance pendant le traitement; non pas qu'un malade doive se condamner à l'immobilité, fuir toute distraction et s'ennuyer par régime; il doit, au contraire, chercher, dans les limites raisonnables, à se faire aux eaux une vie agréable; la promenade, les réunions où l'on trouve un plaisir calme et sans fatigue, l'oubli complet des affaires et du travail d'esprit que remplace, avec avantage, la corvée du traitement, voilà ce qui doit remplir la journée de notre malade. Cette journée doit commencer et finir de bonne heure. En général, les heures réglementaires de la buvette ou du bain ne permettent pas de rester tard au lit; mais les conseils, les menaces même du médecin ne peuvent empêcher les réunions du soir de se prolonger; et comment se lever sans fatigue à sept heures, quelquefois même plus tôt, quand on s'est couché après minuit?

Il faut éviter de se promener après le coucher du soleil. Des vêtements d'hiver sont nécessaires, même en plein été, à beaucoup de stations minérales situées dans les montagnes ou dans un climat variable; partout, même dans les pays chauds, et là peut-être plus qu'ailleurs, le malade, qu'il boive seulement ou se baigne, doit se résigner à l'usage de la flanelle. La stimulation des fonctions de la peau est un des effets les plus généraux et les plus constants des eaux; il est donc important surtout de se prémunir contre les refroidissements, et la flanelle est le seul moyen d'y parvenir dans les conditions dont il s'agit.

On ne doit pas traiter légèrement et comme sans conséquence les phénomènes de malaise ou d'amélioration apparente qui se présentent dans le cours du traitement. Ce sont presque toujours, pour le médecin, des indications importantes, et les négliger c'est s'exposer, dans certains cas, à des accidents graves.

Tels sont les points sur lesquels nous croyons utile d'appeler l'attention des malades.

Quant aux gens bien portants, aux touristes et à ceux qui viennent aux eaux comme à une partie de plaisir, nous les félicitons de n'avoir rien à démêler avec la médecine, et, pour les aider à conserver cet heureux privilège, nous leur dirons : « Visitez si bon vous semble les eaux où l'on s'amuse, rendez aux malades le service de leur en égayer le séjour, mais gardez-vous de croire que les eaux minérales puissent être prises impunément par vous ; laissez-en l'usage aux infortunés à qui elles sont nécessaires, et qui vous envient le bonheur de n'en avoir pas besoin.

BAINS DE MER

Le bain frais pris en rivière ou à la mer est un des toniques les plus énergiques ; c'est peut être le moyen le plus puissant pour combattre certaines prédispositions morbides, et modifier heureusement ou guérir certaines affections. La nature minérale de l'eau de mer et les conditions hygiéniques où l'on se place en habitant les côtes, rendent le bain de mer plus actif que le bain de rivière. Il n'agit pas de même dans tous les climats et en toutes saisons. Ainsi, le bain de mer, pris sur les côtes normandes, ne réussit pas à certaines personnes qui s'en trouvent bien à Royan ou à Biarritz ; l'eau de la Méditerranée paraît aussi différer de celle de l'Océan dans ses effets comme dans sa composition chimique. Enfin, le but qu'on se propose dans le bain de mer et du bain froid en général, étant d'agir sur l'organisme par l'immersion dans l'eau froide, puis par la réaction obtenue dans un milieu plus chaud, on comprend que ce but ne peut être atteint quand, par un temps froid ou vers l'arrière-saison, l'eau de mer produit à la peau une sensation de chaleur, et l'air une sensation de froid.

On doit préférer pour se baigner une côte formée de galet plutôt que de sable, et assez accore pour que la mer la découvre peu à marée basse. Dans ces conditions on peut se baigner à toute heure, que la mer soit haute ou basse, et dans une eau toujours pure. Mais il ne faut pas oublier que sur ces côtes accores on perd pied à quelques mètres du bord de l'eau, ce qui les rend plus dangereuses que les côtes en pente douce.

Le bain de mer se prend soit en nageant, soit par immersion ou par affusion. Le bain par affusion se prend en recevant la lame au moment où elle vient briser à la côte. On peut se baigner debout et les jambes dans l'eau, en tenant par la main, pour plus de sûreté, soit un autre baigneur, soit un guide; le mieux est, surtout pour les femmes et les enfants, de se faire porter par un guide, qui présente à la lame le corps, placé horizontalement et la tête en avant. Six à douze affusions suffisent, et la durée du bain ne doit pas dépasser trois à cinq minutes. Le bain à la nage est plus agréable, et la gymnastique de la natation ajoute ses effets à ceux de l'eau de mer; on peut nager de cinq à quinze minutes, mais ce bain agit sur l'organisme avec moins d'énergie que l'affusion. En tout cas, il est bon que le corps pénètre dans l'eau brusquement et la tête la première. On évitera pendant le bain d'avaler de l'eau de mer.

Il est important d'obtenir après le bain une réaction complète. Des mouvements gymnastiques, des frictions avec la flanelle, le linge sec ou le gant de crin, suffisent généralement pour produire cette réaction. Ce qui la rend difficile le plus souvent, c'est qu'on a trop prolongé le bain. Chez quelques personnes elle se fait attendre plusieurs heures, sans qu'il en résulte d'inconvénients. Le bain de pieds chaud et d'autres moyens propres à déterminer la réaction ne doivent être employés que sur la prescription du médecin.

En général, il faut éviter de se baigner au moment du flot ou marée montante. Sur la plupart des côtes, l'eau est alors souillée de limon, d'écume et de détritus animaux dont le contact peut être nuisible. Quand la mer est phosphorescente, le bain détermine quelquefois de l'urticaire. On choisira pour se baigner, soit le moment de la pleine mer, soit le temps du jusant ou marée descendante, en n'oubliant pas qu'alors la mer tend à emporter au large tout ce que les lames soulèvent. L'heure la plus convenable pour le bain, est de onze heures à six. C'est alors que l'air est le plus chaud, et les forces, remontées par le premier repas, concourent aussi bien que la chaleur de l'air à faciliter la réaction. On sait qu'en général il ne faut pas se baigner moins de trois heures après le repas.

Sous l'influence du changement de régime, de l'air marin et du bain de mer, on voit assez souvent se produire une excitation générale, et des troubles fonctionnels analogues à ceux qu'on observe aux stations thermales. Les conseils d'un médecin feront cesser rapidement ces accidents.

La durée d'une saison est de vingt à trente bains; elle peut être portée jusqu'à cinquante ou soixante dans certains cas, mais elle ne dépasse que bien rarement ce terme. Enfin il ne faut prendre qu'un bain par jour, à moins d'indications particulières.

On peut juger, d'après ce qui précède, que les bains de mer exigent, pour être pris avec avantage ou même sans inconvénients, des notions spéciales auxquelles sont étrangères la plupart des personnes qui fréquentent les côtes pendant la belle saison, et qu'il est indispensable de prendre à ce sujet l'avis d'un médecin.

Bains de mer chauds. — On a, depuis, une quinzaine d'années, installé à certaines stations maritimes, les appareils nécessaires à l'usage des bains d'eau de mer chauffée. Ici les données physiologiques du traitement ne sont plus celles de l'hydrothérapie, mais celles du traitement thermal, et il semble, au premier abord, qu'une saison d'eaux chlorurées, à Bourbon-l'Archambault ou à Salins par exemple, aurait autant sinon plus d'avantages. On peut objecter aussi que l'usage quotidien du bain chaud rend la peau très impressionnable dans un pays où souffle constamment un vent plus ou moins frais; mais, il faut, d'autre part, tenir grand compte du séjour dans un air chargé de l'embrun marin. De plus, chez quelques-unes des personnes à qui les bains de mer sont conseillés, la réaction après le bain froid est difficile ou même nulle, et ces malades, en recourant aux bains de mer chauds, peuvent obtenir d'excellents résultats d'un mois passé sur la côte. Bien des raisons s'opposent d'ailleurs à ce que, venus au bord de la mer, ils aillent chercher loin de là une station d'eaux chlorurées. Enfin ils peuvent s'habituer graduellement aux bains tièdes d'abord, puis froids, et achever par les moyens hydrothérapiques un traitement commencé avec l'eau de mer artificiellement thermale.

Des médecins distingués comptent de nombreux succès dus aux bains de mer chauds.

Analyse de l'eau de mer.

	MANCHE. Au large du Havre. Eau, 1 kilogr.	OCÉAN. Arcachon. Eau, 1 kilogr.	MÉDITERRANÉE. Rade d'Hyères. Eau, 1 kilogr.
Chlorure de sodium....	25gr, 704	27gr, 965	30gr, 850
— de potassium..			0, 495
— de magnésium.	2, 905	3, 785	3, 542
— de calcium....		0, 325	
Iodure et bromure.......		indét.	
Bromure de magnésium.	0, 030		
— de sodium....	0, 103		0, 580
Sulfate de chaux.......	1, 210	0, 225	1, 394
— de magnésie....	2, 462	5, 575	2, 561
— de soude........		0, 485	
— de potasse......	0, 094		
Carbonate de chaux.....	0, 132	0, 315	0, 118
— de magnésie..			
— et phosph. de magn.	traces		
Silicate de soude.......	0, 017		
Oxyde de fer et de manganèse..............	traces		
Mat. org. animalisée....		0, 052	
	32gr, 657	38gr, 727	39gr, 340
	(Mialhe et Figuier).	(Fauré).	(Usiglio et Douny).

HYDROTHÉRAPIE

On désigne sous ce nom une méthode d'hygiène et de thérapeutique dans laquelle l'emploi raisonné de l'eau froide tient le premier rang. Depuis les temps anciens jusqu'à nous, bien des médecins ont préconisé l'eau froide et en ont fait la base plus ou moins exclusive d'un traitement. C'est d'Allemagne que nous est venue, en dernier lieu, l'hydrothérapie, appelée d'abord hydropathie ou hydrosudopathie, noms abandonnés à juste titre. Accueillie avec défiance, comme devait s'y attendre une compatriote de l'homœopathie, la méthode allemande, modifiée dans ses applications mais non dans ses moyens, est aujourd'hui considérée avec raison comme une des ressources les plus précieuses de l'art de guérir. L'histoire de son dernier avènement se résume en peu de mots : les paysans de la Silésie paraissent avoir fait de tout temps usage de l'eau comme d'une panacée ; un cabaretier de ce pays, nommé Vincent Priessnitz, habitant le hameau de Gräfenberg, près de là petite ville de Freywaldau, reçut un coup de pied de cheval qui lui fractura deux côtes. Les chirurgiens du voisinage portèrent un pronostic fâcheux; sans en tenir compte, Priessnitz résolut de se traiter à sa manière. Des compresses imbibées d'eau froide et quelques moyens analogues amenèrent une guérison qui fit grand bruit. On vint d'abord du voisinage, puis de contrées lointaines, demander des conseils médicaux au cabaretier ; dépourvu d'instruction, mais doué d'une intelligence remarquable, celui-ci se fit en quelques années une expérience médicale très suffisante et, ce qui est plus rare, une fortune considérable en mettant son remède en usage sur les hommes et les animaux.

L'hydrothérapie est depuis longtemps appliquée en France dans plusieurs établissements recommandables, et nos médecins la mettent chaque jour en usage comme un moyen précieux.

Les formes du traitement hydrothérapique varient beaucoup ; l'eau en fait constamment la base, mais les applications en sont nuancées de façons très diverses. Elles consistent principalement en bains, demi-bains, bains de siège, bains de pieds de plusieurs espèces, bains de l'occiput ou des parties latérales de la tête, lavements, douches variées comme force et comme direction ; ceinture humide, emmaillottement humide dans un drap mouillé, puis tordu, emmaillottement sec, l'un et l'autre amenant une transpiration dont on règle la durée et qu'on nomme sudation, frictions avec le drap mouillé, enfin le grand bain de piscine froide dans lequel le malade, suivant la prescription du médecin, se livre à des mouvements ou reçoit la vague qui vient le frapper.

Dans quelques établissements hydrothérapiques, on a substitué au maillot, comme moyen de provoquer la sueur, l'enveloppement hermétique dans des couvertures sous lesquelles une lampe à alcool développe une température qu'on peut régler. Ce moyen est moins pénible pour le malade, il amène la sueur plus vite ; peut-être est-il préférable dans certains cas, mais en général il ne peut remplacer le maillot.

En principe, l'eau employée doit être froide, mais on en élève la température jusqu'à vingt degrés et même plus dans quelques cas exceptionnels.

Le régime alimentaire imposé par Priessnitz à ses malades était des plus austères, et le vin en était exclu. Dans la plupart des établissements hydrothérapiques, on apporte quelque adoucissement à cet égard, comme pour la température de l'eau, quand des indications spéciales se présentent ; mais, pour la plupart des malades, un régime sévère et l'abstinence du vin, du café et du thé, doivent faire partie essentielle du traitement.

A l'hydrothérapie se rattachent certains procédés balnéaires en usage, de temps immémorial, dans quelques pays du Nord. Tels sont les bains russes ou bains de vapeur suivis d'une affusion ou d'une douche froide, les douches en pluie ou douches écossaises, l'affusion ou la lotion froide après le bain entier ou le bain de pieds tiède, moyen excellent de prévenir le refroidissement qui se produit toujours quand on passe d'un bain tiède à l'air libre ; enfin les lotions froides sur le tronc et les membres, faites au sortir du lit, tous les matins, à l'aide d'une grosse éponge ou d'une serviette mouillée, puis légèrement essorée. Ce dernier procédé est plus pénible à supporter, mais plus pratique. Ces lotions froides du matin sont pour tout le monde, et surtout pour les personnes d'une santé délicate, un des moyens hygiéniques les plus précieux. Elles ne doivent pas être adoptées sans l'avis d'un médecin qui en surveillera les premiers effets.

CURES DE PETIT-LAIT ET DE RAISIN

C'est à Gaïs, dans le canton d'Appenzell que, vers 1750, fut installé le premier établissement pour l'emploi du petit-lait comme agent thérapeutique.

Le raisin est surtout employé comme moyen complémentaire du traitement par les eaux minérales, et son usage en ce sens est assez récent. Le petit-lait, souvent employé dans le même but, est fréquemment donné comme adjuvant du traitement hydrominéral. C'est à la fois comme laxatifs, comme résolutifs et comme analeptiques que l'un et l'autre sont prescrits.

On donne le petit-lait en boisson et en bains; mais, sous cette dernière forme, il n'est usité que dans quelques établissements où l'on peut s'en procurer la quantité nécessaire.

En boisson, le petit-lait de vache est donné à la dose de deux à cinq verres, $0^{lit},250$ à $0^{lit},625$; le premier verre se prend à jeun et le second un quart d'heure après; on se promène en plein air dans l'intervalle. Le petit-lait de chèvre ou de brebis se donne à dose moins forte, on ne dépasse pas trois verres, $0^{lit},360$. La durée du traitement est communément de six semaines à deux mois, et l'on conseille en général de la prolonger dans le pays qu'on habite le reste de l'année. Quelquefois aussi le raisin est donné comme traitement complémentaire après le petit-lait, ou comme transition entre deux traitements de ce dernier genre. Jamais les deux moyens ne doivent être employés concurremment.

Nous avons dit que le petit-lait est purgatif. Dès les temps antiques on lui avait reconnu cette propriété. Il agit comme dépuratif et par dérivation; de même que les eaux dont on le rapproche au point de vue minéral, il fortifie tout en purgeant; de plus il est analeptique et produit en même temps sur l'organisme un effet de sédation. Aussi le donne-t-on comme correctif d'eaux très excitantes.

Les auteurs allemands ont attribué au petit-lait beaucoup de propriétés. Quelques-unes sont difficiles à déduire de sa nature et d'autres sont plus ou moins controversées, mais, si l'on a été un peu loin et si l'imagination a quelque part aux propositions avancées, il reste un fond incontestable.

Pendant une cure de petit-lait, les aliments azotés et plastiques, viandes fortes, poisson, doivent être exclus du régime et remplacés par les viandes grasses, plus riches en carbone et en hydrogène qu'en azote, par les végétaux de digestion facile, par les compotes de fruits. La constitution plus ou moins faible, plus ou moins irritable et nerveuse, guide le médecin dans le choix des aliments et dans leur quantité, qui doit toujours être modérée. On conseille d'éviter les farineux dans certaines limites. Le vin doit être peu capiteux et mêlé d'au moins trois quarts d'eau. Le café, le thé et les liqueurs spiritueuses sont absolument interdits.

Un exercice modéré convient au malade, mais il faut se défier des refroidissements, si faciles dans les pays où sont situées la plupart des stations de petit-lait.

Les propriétés du raisin sont analogues à celles du petit-lait, dont on l'a rapproché sous le rapport des éléments constituants. Il est en effet laxatif, il agit comme résolutif sur les organes congestionnés, mais il est excitant plutôt que sédatif, et plus nourrissant que le petit-lait.

Sous l'influence du traitement par le raisin, la circulation est activée, les forces se relèvent et la maigreur fait place à un état d'embonpoint que l'effet laxatif n'empêche pas, mais qu'il maintient dans certaines limites.

Le malade soumis à une cure de raisin mange en une, deux, trois, puis quatre fois dans la journée, une certaine quantité de raisin parfaitement mûr et de bonne espèce. Les variétés muscat de Roussillon et de l'Hérault, pineau et chasselas de Fontainebleau, sont celles qu'on préfère. On commence par 500 grammes et l'on va jusqu'à 3 kilogr., quelquefois 4, rarement plus. On mange le raisin seul, et le traitement constitue ainsi des repas supplémentaires qui ne sont pas sans importance. Le premier doit être le plus fort, les autres sont égaux entre eux. On mange la première dose à jeun et dans la vigne encore mouillée de rosée. Tel est le précepte, auquel on doit ajouter quelques précautions à prendre par les malades pour éviter les refroidissements, faciles à cette heure dans les pays accidentés, et au milieu des ceps ruisselants d'eau. Dans plusieurs stations, on dispense le malade de cette promenade.

Pendant le traitement, on interdit au malade l'usage du vin, des fruits secs, noix, amandes, etc., et des mets farineux. Un pain léger et de l'eau pure, tel est le déjeuner et le souper du malade soumis à la cure de raisin. Au dîner, on permet des aliments azotés, viandes blanches et noires indifféremment.

Nous nous contenterons de mentionner ici le traitement par les bains aromatisés soit avec les feuilles d'arbres résineux, appartenant en général aux genres *pinus* et *abies*, soit avec des plantes alpestres. Ces moyens, qui peuvent avoir leur importance comme adjuvant, et qui s'accompagnent d'ailleurs d'un séjour plus ou moins prolongé dans les montagnes, se rattachent plutôt à l'hygiène qu'à la médication thermale. — (Voy. Ed. Carrière, *les Cures de petit-lait et de raisin en Allemagne et en Suisse dans le traitement des maladies chroniques*... Paris, 1860, in-8.)

SÉJOURS D'HIVER

Les personnes dont la poitrine est malade ou seulement délicate trouvent un grand avantage à vivre sous un climat doux et aussi constant que possible. Là seulement elles peuvent aspirer l'air libre sans avoir à redouter pour leurs bronches un contact brûlant ou glacial, et sans que l'exhalation cutanée soit compromise par des variations de température brusques et trop fortes. Là seulement elles peuvent chaque jour activer par un peu d'exercice la nutrition et l'hématose, toujours insuffisantes quand les fonctions respiratoires sont difficiles ou incomplètes.

Ces malades appartiennent à deux classes différentes, au point de vue de leur constitution. Chez les uns, les systèmes nerveux et sanguin sont facilement excitables ou dans un état d'éréthisme constant, et le malade doit éviter un climat de nature à exagérer ces dispositions ou seulement à les entretenir.

Les autres, au contraire, dont les organes languissent dans la torpeur, sont peu sensibles aux causes d'excitation ; ils doivent rechercher un climat excitant et de nature à stimuler les fonctions vitales, ils éviteront un climat sédatif qui ne pourrait que diminuer leur résistance au mal dont ils sont atteints ou menacés.

Cette distinction est, on le voit, de première importance dans le choix d'un séjour.

Les malades passeront la saison chaude dans une région tempérée, comme le centre ou l'ouest de la France, et gagneront pour l'hiver des contrées plus méridionales. Il semble, au premier abord, que le mieux serait d'habiter, entre les tropiques, une des contrées auxquelles on attribue généralement un climat privilégié. Mais les affections tuberculeuses de la poitrine sont influencées d'une manière désastreuse par le climat tropical. C'est donc en Europe, ou dans une zone qui s'en éloigne peu au sud, que les malades devront choisir leur station d'hiver.

Les Romains donnaient la préférence à l'**Égypte**, mais la vallée du Nil est aujourd'hui considérée comme peu favorable aux tuberculeux. **Alexandrie** est humide et balayée par les vents. Au **Caire**, le climat est plus doux, mais les variations thermométriques et barométriques sont fréquentes et considérables. Le khamsin souffle quelquefois en hiver et fait monter le thermomètre à 40 degrés et plus; en outre, ce vent apporte du désert une poussière de sable dont l'air est imprégné. La température en hiver est à l'intérieur des maisons de 18 à 20 degrés, et de 7 à 8 dans les rues. Le climat de l'Égypte n'est pas seulement sédatif, il est débilitant et se rapproche à cet égard à celui des régions tropicales. La phthisie est d'ailleurs très-commune dans la vallée du Nil.

L'**Algérie** présente sur quelques points, à une certaine distance de la côte, de bonnes stations hivernales, parmi lesquelles *Bouffarik*, *Blidah* et d'autres, dans les environs d'Alger, sont surtout recommandées. La ville d'*Alger* convient moins aux malades; quelques médecins leur en interdisent même le séjour. Le climat de l'Algérie est tonique, et, suivant Gigot-

Suard, contraire aux sujets excitables ou disposés aux congestions, aux hémorrhagies. Il tient le milieu entre celui des côtes provençales et celui de Pau et de Dax.

Madère jouit d'un climat admirable; il n'y fait jamais froid, la température y est toujours modérément chaude et le thermomètre oscille dans des limites restreintes. Mais on reproche à ce climat une action débilitante et nuisible à la nutrition; plus beau et plus agréable que celui de l'Égypte, il dépasse comme ce dernier la mesure d'une sédation convenable dans les maladies de forme éréthique et ne saurait être conseillé dans la forme torpide.

On devra préférer au séjour de Madère ceux de *Laguna* et de la vallée d'*Orotava*, dans l'île de Ténériffe, dont l'air, aussi doux, n'est pas débilitant.

Si quelques-unes des stations hivernales que nous venons d'énumérer présentent des avantages incontestables, toutes ont le grand inconvénient de n'être accessibles qu'au prix d'une navigation toujours longue pour des malades. Plus près de nous on trouve des localités dont le séjour, non moins salutaire, est préférable à beaucoup d'égards.

En **Espagne**, Murcie, Grenade, Valence, Carthagène, Alicante et Malaga jouissent en hiver d'une température douce ; dans les moins favorisées de ces stations, le thermomètre descend rarement au-dessous de zéro, mais toutes sont plus ou moins battues par les vents.

A *Malaga* les oscillations thermométriques sont très-restreintes, l'air est d'une humidité moyenne et assez excitant. Une série de neuf années d'observation a donné comme température moyenne 19°. Le vent dominant est l'E., humide et frais en hiver; viennent ensuite le N.-O., sec et froid, et le S.-E., doux et agréable.

Grenade, *Séville* et *Murcie* ont un climat excitant, *Valence* et *Alicante* sont des stations sédatives, mais à Valence les oscillations thermométriques sont assez étendues.

L'**Italie** méridionale passait autrefois pour un séjour très favorable aux personnes atteintes de maladies de poitrine. On les envoyait à Naples ou à Rome. Aujourd'hui, *Naples*, malgré son beau ciel, est avec raison considéré comme funeste aux phthisiques. Certains points de sa baie, notamment Pouzzoles et Baies, pourraient convenir aux malades dont nous nous occupons, mais la fièvre y règne et en interdit le séjour.

Rome a longtemps conservé sa réputation d'influence salutaire; on disait encore il y a trente ans en Italie : *Chi va a Roma campa un anno*, « qui va à Rome gagne un an ». Ce proverbe a peut-être pris naissance à Gênes, à Florence ou à Sienne, dans des contrées rapidement fatales aux phthisiques, mais il n'a pas été confirmé par l'observation des médecins français qui ont étudié le climat romain. De plus, la fièvre, qui de tout temps a régné dans certains quartiers de Rome, est endémique à peu près dans toute la ville aujourd'hui, par suite des travaux de terrassement.

Venise, Pise et San-Remo sont à présent les stations hivernales les plus renommées de l'Italie.

Toutefois, à **Venise** l'hiver n'est pas aussi doux qu'on le croit généralement. La température moyenne des mois de décembre, janvier et février est, comme à Paris, de 3°,3, de même que celle du mois le plus froid (janvier), 1°,8. Dans l'hiver de 1863-64, le thermomètre est descendu à — 10°, mais c'est là un fait exceptionnel. On compte annuellement 5 à 6 jours de neige, 80 jours de pluie et 144 jours de beau temps. L'air est humide et constamment renouvelé par les brises de terre, qui soufflent la nuit, et par celles de mer, qui régnent le jour. Les vents du N. (*bora*) et du N.-E. (*greco*) dominent en hiver, et, s'ils purifient l'atmosphère, ils amènent les frimas; enfin le *scirocco* (S.-E.) apporte les brouillards et les nuages. Tel est le tableau qui résulte d'une longue série d'observations. Cependant le docteur Carrière, qui pendant bien des années a passé l'hiver à Venise, considérait cette ville comme une station très-salutaire aux malades facilement excitables, mais rapidement funeste dans la phthisie de forme torpide, surtout quand elle s'accompagne d'affection du cœur.

Le climat de **Pise**, humide et pluvieux, est sédatif et même assez débilitant. La température moyenne pour les six mois d'octobre à mars est, d'après Sigmund, de 8°. Les oscillations thermométriques sont plus grandes qu'à Venise, bien que l'hiver soit plus doux. Il n'est pas rare de voir dans cette saison le vent sauter du S. au N.-E. et faire baisser le thermomètre de 7° ou même 10°. Dans l'hiver de 1863-64, il descendit à — 6° 25 et l'Arno fut gelé, mais c'était un hiver tout à fait exceptionnel, de même qu'à Venise où l'on avait — 10°. Pise est protégée par une chaîne de montagnes contre les vents du N.-E. au S.-E. On compte dans l'année 122 jours de pluie, dont la plus grande partie à la fin d'octobre, en novembre et en février, et seulement 47 jours tout à fait beaux dans les quatre mois d'hiver. Le séjour de cette ville est triste, et les quais de l'Arno exposés au midi sont la seule promenade pour les malades.

On trouve sur les côtes ou *rivières* du golfe de Gênes plusieurs localités dont le climat hivernal peut convenir à certains malades. Sur la rivière du Levant, la *Spezia*, au fond d'un golfe abrité des vents de l'O. au N.-E., et *Rapallo*, dans des conditions analogues, jouissent en hiver d'une température assez douce. L'atmosphère y est plus humide que sur la rivière du Ponent, il pleut moins à la Spezia qu'à Pise, mais les vents de mer y arrivent, ainsi qu'à Rapallo, dans toute leur force, et les variations de température y sont fréquentes et prononcées. Ce sont des stations moins sédatives que Pise, moins excitantes que celles de la rivière du Ponent.

Gênes est pour les poitrines délicates un séjour à fuir en toutes saisons.

Sur la rivière du Ponent, **Pegli** jouit d'un climat assez favorable aux constitutions lymphatiques, aux malades qui, loin de redouter l'excitation de l'air marin, ont besoin de ce stimulant. Cette station, nouvellement installée, est présentée comme analogue, au point de vue médical, à ses voisines de la côte occidentale; mais on n'a pas encore de données précises et détaillées sur sa météorologie.

San Remo, sur la rivière du Ponent, est une des stations d'hiver les plus convenables aux malades dont la constitution molle et sans ressort a besoin d'excitation. Le climat de San Remo est très agréable. La moyenne de la température est, pour l'année, de 20°; pour les 7 mois d'octobre à avril de 13°,48; pour l'hiver de 11°,8; pour le printemps de 17°,9. Le thermomètre descend très-rarement au-dessous de zéro.

La ville est abritée par un amphithéâtre de montagnes contre les vents du N. et du N.-O. Le N.-E. y amène quelquefois une période de jours froids, quelquefois aussi le vent d'E. souffle avec violence dans les derniers jours de février et en mars, enfin le S. et l'O. apportent la pluie vers les équinoxes. L'hygromètre marque en moyenne 66° d'octobre en avril. On compte annuellement 40 à 50 jours de pluie, dont 15 à 20 en automne, 12 à 15 en hiver, 10 à 15 au printemps, 5 à 6 en été. L'hiver de 1860-61 a eu 71 jours sereins, 39 couverts, 37 de pluie, 18 de vent. La neige est fort rare et ne persiste pas, il n'y a jamais de brouillards. Les oscillations thermométriques, bien qu'assez prononcées comme sur toute la côte, paraissent être moins étendues que dans quelques-unes des stations voisines.

Il nous reste à parler des stations hivernales de la France. Aucun pays n'en possède de plus variées dans leurs propriétés médicales et de plus satisfaisantes à tous égards.

Ajaccio, sur la côte O. de la Corse, serait beaucoup plus fréquenté comme séjour d'hiver, s'il ne fallait pour l'atteindre se résigner à une traversée de 18 heures. Au point de vue médical, cette ville a le grand avantage de présenter des nuances dans son climat, suivant le point où l'on s'installe. Le quartier des Sanguinaires doit au voisinage de la mer un air assez frais, tonique et excitant; le cours Granval, dominé par des hauteurs excepté au S., est plus chaud et l'influence marine s'y fait moins sentir; la partie orientale de la ville, qui regarde les montagnes, également soustraite à l'influence de la mer, est à l'abri du vent et le thermomètre s'y tient plus bas que dans le cours Granval de quelques dixièmes de degré.

L'observation de 5 années donne, comme moyenne annuelle

de température, 17°,55, et, comme moyenne de l'hiver, 14°13. Le vent dominant est le S.-E., puis viennent le N.-O., le N.-E., l'O., le S.-O., le S. et l'E. Par les vents du N. à l'E., la mer est belle, ceux de l'O. et du S., qui soufflent rarement, l'agitent et amènent quelquefois la pluie. Du 1er octobre au 1er avril, on compte en moyenne 10 jours de pluie; le ciel est presque toujours pur, l'hygromètre oscille entre 70 et 85 degrés, et cependant la poussière, ce fléau des poitrines malades, est pour ainsi dire inconnue grâce à la nature du terrain.

Le climat d'Ajaccio n'a pas, sur les organes digestifs et le système nerveux, l'action débilitante de celui de Madère, il ne produit pas une forte excitation comme l'air marin de la côte de Gênes, avec lequel celui du quartier des Sanguinaires a cependant quelque analogie. Cette partie de la station convient aux constitutions scrofuleuses et à la forme torpide de la phthisie, à l'anémie, aux catarrhes chroniques des bronches avec sécrétion abondante. On enverra au cours Granval les malades dont l'affection déjà avancée s'accompagne d'état inflammatoire avec tendance aux congestions actives. Quand il y a beaucoup d'irritation bronchique, de l'asthme et un état d'éréthisme prononcé, le malade doit habiter la partie E. de la ville dont l'air doux et calme lui convient.

Ajaccio et ses environs offrent un grand nombre de promenades charmantes et facilement accessibles.

Menton, station du chemin de fer de Gênes, s'élève en amphithéâtre sur une éminence, au fond d'une baie; un demi-cercle de montagnes le protège contre les vents de l'O. au N.-E. en laissant un libre accès aux vents chauds du S.-O. à l'E. « Il n'y a pas, dit M. le docteur Laure, un abri pareil sur les plages de l'Europe. » C'est un admirable pays, un séjour délicieux où l'on trouve la splendide végétation des Alpes du midi avec la mer et le ciel de Naples. Le climat, modérément excitant, convient surtout aux malades dont la constitution a besoin d'être stimulée par l'air marin et qui ne sont disposés ni à l'éréthisme ni aux congestions.

La température moyenne est de 16°,3 pour l'année, de 9°,6 en hiver, 15°,3 au printemps, 23°,6 en été, 16°,8 en automne.

Dix années d'observations ont donné à de Bréa les moyennes suivantes :

Septembre	+	20°,75	Janvier	+	9°,25
Octobre	+	18°,12	Février	+	9°,5
Novembre	+	12°,25	Mars	+	11°,62
Décembre	+	9°,5	Avril	+	14°,62

La température la plus basse de la nuit est de + 1°,87 à — 0°,61. Dans l'espace de 27 ans le thermomètre n'est descendu que trois fois au dessous de zéro et pendant quelques heures seulement. « Il y a même des années, dit M. Bonnet de Malherbe, où il ne s'abaisse pas au-dessous de + 8° » ; tandis qu'à Nice on le voit descendre au-dessous de zéro tous les ans deux ou trois fois.

Les oscillations thermométriques dans la journée sont très restreintes, comme le prouve le tableau suivant.

		Matin.		Midi.		Soir.
Novembre	+	13°,75	+	16°,2	+	16°,2
Décembre	+	10°,0	+	15°,0	+	13°,75
Janvier	+	10°,0	+	15°,0	+	12°,6
Février	+	11°,2	+	17°,5	+	13°,75
Mars	+	10°,6	+	20°,0	+	16°,2
Avril	+	16°,2	+	23°,2	+	22°,5

Rarement le maximum de chaleur dépasse 30°; en août 1869, il atteignit 32°.

On compte en moyenne 214 jours de beau temps sans nuages, 46 nuageux, 25 de temps couvert, et 80 de pluie durant quelques heures. Beaucoup d'hivers se passent sans neige, et quand il en tombe elle fond aussitôt. L'air a peu d'humidité.

Les vents dominants sont le S. et l'E. Ceux de l'O. au N.-E. ne se font pas sentir dans la ville ni sur le rivage. Le mistral (N.-O.), quand il y arrive, a perdu sa force. Seul, le vent d'E. est désagréable ; les maisons, situées à la base et sur les pentes des collines des Cuses et de Garavan, dans la zone la plus chaude, sont les plus exposées à ce vent.

Villefranche est aussi une bonne station hivernale, encore mieux préservée que Menton des vents froids et complètement à l'abri du mistral, mais tout à fait ouverte à l'E. et n'ayant que peu de promenades horizontales. Son climat, très analogue à celui de Menton, quoiqu'un peu plus chaud, est modérément excitant.

Nice est le séjour d'hiver le plus fréquenté de l'Europe. Ce sont les Anglais surtout qui l'ont mise à la mode, et la plus grande partie de sa population étrangère vient de la Grande-Bretagne. Son climat excitant peut être considéré comme le type du genre; il en a tous les privilèges, et, s'il ne convient pas aux constitutions dans lesquelles l'éréthisme nerveux domine, ce n'est pas au pays qu'on peut s'en prendre. Les médecins doivent savoir si, comme tout autre remède, une station est favorable ou contre-indiquée à leurs malades.

La température moyenne de l'année (1806-1825) est de 15°,6 : hiver 9°,3, printemps 13°,3, été 22°,5, automne 17°,2.

Pour 15 années (1849-63), M. Teysseire a trouvé en moyenne :

Octobre.	Novembre.	Décembre.	Janvier.	Février.	Mars.	Avril.
16°,75	11°,85	7°,37	7°,87	8°,6	10°,	13°,87

Température à midi.

19°,75	15°,75	12°,37	10°,75	11°,	15°,25	16°,5

Température minima de l'hiver — 3°,75. Dans l'hiver exceptionnel de 1820, le thermomètre descendit une fois en janvier à — 9°,6, mais souvent il ne s'abaisse pas au-dessous de zéro. La température maxima de + 33°,4 n'a été observée qu'une fois; en général elle ne dépasse pas 30° à 31°.

Les oscillations thermométriques sont assez étendues, notamment en décembre et janvier, comme le prouve l'observation de Risso pour 20 années.

	Matin.	Midi.	Soir.
Octobre	15°,37	20°,5	17°,
Novembre	11°,	16°,6	12°,5
Décembre	7°,5	13°,25	9°,11
Janvier	6°,11	11°,87	7°,5
Février	7°,6	13°,61	9°,37
Mars	9°,25	15°,	11°,
Avril	11°,87	16°,6	13°,11

L'hygromètre marque en moyenne 57°,11 et ne s'abaisse pas au-dessous de 47. Aussitôt après le coucher du soleil l'atmosphère devient assez humide pour que la rosée soit très abondante. Risso en 20 ans a trouvé pour les sept mois d'octobre-avril, une moyenne de 38, 4 jours de pluie répartis ainsi :

Octobre.	Novembre.	Décembre.	Janvier.	Février.	Mars.	Avril.
6,2	6,3	5,5	6,4	3,3	4,2	6,5

Dix ans (1861-1871) ont donné en moyenne 72 jours de pluie par an, dont environ 39 pour les mois de la saison hivernale. La pluie tombe par averses, quelquefois assez fortes, jamais de longue durée; bientôt le ciel s'éclaircit et le soleil se montre.

De 1862 à 1872 on a compté par an 219 jours de temps serein, dont 109 pour les six mois d'octobre à mars, et 66 jours nuageux; les nuages se montrent le matin et se dissipent à partir de midi. Le brouillard ne s'observe que rarement et seulement au printemps et en automne. La neige est très-rare.

Le vent d'E. souffle en moyenne 40 jours par an, le S.-O. ou *libeccio*, 21 jours, le N.-E., *gregaou*, *greco*, 8 jours; l'O. est rare aussi. Le N. ou *tramontana* et le N.-O., *mistral*, bien qu'affaiblis par l'obstacle des montagnes, ont encore, surtout le dernier, trop de force pour ne pas être redoutables.

Le lit du Paillon donne lieu à des courants d'air incessants et ouvre au vent un large passage.

On compte à Nice un jour sur quatre de vent plus ou moins fort, et ce vent soulève des nuages d'une poussière épaisse qui enveloppe la ville et ses environs, obscurcit le ciel, pénètre partout et constitue un véritable fléau. Le vent, la poussière et les changements brusques de température sont les défauts graves de cette station hivernale, si remarquable par son beau ciel, la pureté et l'humidité modérée de son atmosphère.

La plage de Nice, formée de galets et d'une pente rapide, est peu favorable aux bains de mer, sauf à l'E. du port dans le quartier du Lazaret.

Le séjour de Nice est excellent pour les personnes dont la constitution a besoin d'être stimulée assez fortement et dont les maladies affectent la forme torpide; il ne peut être que nuisible dans les conditions opposées, c'est-à-dire aux sujets facilement excitables, de constitution nerveuse et qui doivent chercher un climat sédatif, comme celui de Pau ou de Dax, et non tonique et fortement stimulant comme celui des stations provençales ou génoises.

La ville de **Cannes** est située dans un pays ravissant, avec un beau ciel et une mer admirable. La plage est hospitalière aux baigneurs, la végétation luxuriante, les promenades sont faciles aux malades. « Cannes, dit M. le docteur de Valcourt, réunit, comme séjour d'hiver, trois conditions essentielles : 1° abri contre les vents continentaux, grâce à un amphithéâtre de collines et de montagnes orienté en plein midi et n'offrant aucune solution de continuité; 2° absence de tout torrent dont le lit habituellement à sec et échauffé par le soleil puisse être la cause d'un courant d'air incessant; 3° possibilité de placer les malades, suivant les indications, soit au bord même de la mer, soit assez loin du rivage pour les mettre hors des atteintes de la brise ».

La température moyenne de l'année est de 16°,4 ; automne 18°, hiver (décembre, janvier, février,) 9°,6 ; pour janvier, le mois le plus froid, 8°,9 ; printemps 13°,8 ; été 24°,2. La température maxima ne dépasse guère 32°. Le thermomètre descend rarement au-dessous de zéro.

On compte pour les six mois de novembre à avril, 103 jours de temps serein, 60 jours nuageux, 18 de temps couvert, 70 jours pluvieux. La pluie tombe par fortes averses, après lesquelles le le ciel redevient serein. On n'observe jamais de brouillard. L'hygromètre oscille, de novembre en avril, entre 57 (mars) et 69 (janvier).

Les vents dominants sont : le S.-E., l'E. et le N.-E. Le N.-O., *mistral*, souffle assez rarement et, sauf en mars, il est relativement faible.

Le climat de Cannes, moins excitant que celui de Nice, l'est assez néanmoins pour ne pas convenir aux malades chez qui l'éréthisme nerveux est constant ou se produit facilement. En revanche il est très favorable à ceux qui ne doivent pas craindre l'air marin et dont la constitution a besoin d'être stimulée. Dans les cas où la contre-indication n'est pas formelle, on peut placer les malades sur des points de la station où l'influence de la mer se fait sentir moins que sur la plage, et le village du **Cannet**, situé à 3 kil. au N. de Cannes, présente à cet égard des conditions excellentes.

Hyères est la plus méridionale de nos stations d'hiver sur les côtes de Provence. Située à 5 kil. de la mer, elle n'en subit que peu l'influence. Il y fait un peu plus chaud que sur les autres points de la côte fréquentés par les malades; l'air y est pur, sec et tonique, moins excitant qu'à Nice, mais assez pour ne point convenir aux personnes nerveuses et dont la constitution n'a pas besoin de stimulant. « L'air d'Hyères, dit Carrière, est le plus sec de tous les points méditerranéens, les vents y sont moins excitants et moins âpres qu'à Nice ; la pluie y est moins froide et moins fréquente, aussi les poitrines délicates y sont moins impressionnées ».

La moyenne annuelle de la température est de 15°,1. En 30 ans (1810-1840) le thermomètre est descendu 23 fois au-dessous de zéro, dans les mois de décembre, de janvier ou de février, dont une fois (11 janvier 1811) à — 11°,9, une fois (30 décembre 1837) à — 6°,3, deux fois (janvier 1814 et 1815) à — 5°,9. En décembre, janvier et février 1863, janvier et février 1864, les oscillations thermométriques de 8 h. du matin à 2 h. ont été un peu moins étendues qu'à Nice, mais plus qu'à Menton. La moyenne des jours de pluie est, suivant les uns, de 40 pour l'année, suivant d'autres de 45, pour les mois d'octobre en avril ; il ne pleut presque pas en été. La neige tombe une fois ou deux chaque année, mais il est très rare qu'elle persiste un jour. Abritée des vents du N., du N.-E. et du S.-O., la ville ne l'est pas contre le mistral qui souffle en moyenne 10 à 11 jours par an, quelquefois assez faiblement, parfois avec violence, et oblige les malades à garder la chambre. Les autres vents sont moins redoutables par leur influence sur la température que par la poussière qu'ils soulèvent.

Amélie-les-Bains, station thermale des plus importantes, située à 243 mèt. d'altitude, au S.-E. du Canigou, est choisie comme séjour d'hiver par un assez grand nombre de malades.

Ceux qui n'ont rien à craindre d'un climat excitant sont les seuls à qui cette station convienne.

La température est douce, avec des écarts fréquents, et assez étendus. En hiver, les matinées et les soirées sont froides, une brise assez forte importune souvent les promeneurs qui, suivant la direction et l'exposition de la route, passent d'un air chaud dans un air plus ou moins froid. En outre, il n'y a pas à Amélie de promenades horizontales, on est toujours dans la montagne, sur un terrain en pente. Plusieurs points cependant ont le privilège d'une température également chaude pendant les heures où le soleil est sur l'horizon.

La température moyenne de janvier, le mois le plus froid, est de 7°,8, celle du mois de juillet, le plus chaud, de 24°,6. Le thermomètre descend souvent, pendant la saison froide et avant le lever du soleil, à zéro et même un ou deux degrés au-dessous ; on a noté par exception des minima de —3° et — 4°. On compte en moyenne dans l'année 210 jours sereins, 84 jours nuageux ou couverts et 71 jours pluvieux. M. le docteur Genieys, qui depuis longtemps exerce à Amélie-les-Bains, dit qu'il règne dans cette station une sécheresse douce, moins rude que sur les bords de la mer. La pluie y est rare et, lorsqu'il pleut pendant un ou deux jours, on est tout surpris de ne pas avoir, en respirant, la sensation d'un air humide. La plus belle saison est l'automne, du 1er septembre au 15 décembre, et parfois jusqu'au 15 ou 25 janvier. En hiver, il y a toujours une quinzaine difficile à passer, à cause du temps variable, âpre ou pluvieux. Cette période se présente tantôt en janvier, tantôt en février, en mars ou même en avril. Le printemps est plus désagréable que l'hiver, c'est la saison du vent.

En résumé le climat d'Amélie est caractérisé par une sécheresse habituelle assez douce, une âpreté notable dans les temps variables et pluvieux, et des brises inattendues qui exigent les plus grandes précautions.

M. Genieys considère le climat d'Amélie comme favorable aux constitutions molles, lymphatiques, ayant besoin de stimulation ; ce climat relève les forces, mais il est contraire aux personnes nerveuses, trop sanguines ou sujettes aux hémorrhagies.

Le **Vernet**, au N. O. du Canigou, sur un de ses contreforts, à 640 mèt. d'altitude, est, comme station d'hiver, dans des conditions climatologiques analogues à celles d'Amélie et, quoique situé beaucoup plus haut, jouit d'une température assez douce, pendant l'hiver, pour retenir une partie de ses malades ou en attirer d'autres pendant la saison froide. Le climat du Vernet est excitant et répond sous ce rapport aux mêmes indications que celui d'Amélie ; mais la différence d'altitude est ici de grande importance. Un certain nombre de malades, même avec de l'emphysème et de la dyspnée, supportent bien le séjour des montagnes, dans un air moins doux que celui des basses vallées ou des côtes, d'autres en souffrent au contraire et ne se trouvent bien que sous une pression atmosphérique plus grande. Cette disposition, particulière au malade, décidera du choix entre les deux stations dont nous venons de parler.

Pau, une des stations d'hiver les plus fréquentées, est situé à une altitude moyenne de 190 mèt. et abrité par les montagnes des vents du S. au N.-O. Son climat est sédatif des systèmes nerveux et sanguin, il convient essentiellement aux constitutions facilement excitables. Pour 5 années (1837-41) la température moyenne annuelle a été, d'après le docteur Taylor, de 13°,35 ; hiver 5°,74 ; printemps 12°,26 ; été 21°,47 ; automne 13°,94. Pour les deux années 1840-42, la moyenne de l'hiver a été de 7°,7. On a observé, comme températures extrêmes + 33°, et — 12°,8. Dans les 5 années 1837-41, il y a eu en moyenne, pour les 7 mois d'octobre-avril, 11 chutes de neige et 22 jours où le thermomètre est descendu au-dessous de zéro.

Les oscillations thermométriques sont uniformes et assez étendues. Dans la saison froide, l'écart de température est très grand lorsqu'on passe du soleil à l'ombre ; le côté du corps exposé au soleil est fortement échauffé, tandis qu'on a froid de l'autre côté. Ces transitions, inévitables aux promeneurs, sont fâcheuses surtout pour les rhumatisants.

Le docteur Ottley a observé en moyenne, pour 11 années, 140 jours de pluie, dont 94 d'octobre en avril inclusivement. Là pluie dure rarement deux jours, jamais plus ; elle tombe en général après le coucher du soleil, par fortes ondées, puis le ciel s'éclaircit et, grâce à sa perméabilité, le sol est promptement sec. Ces pluies, bien que très-abondantes, ne donnent que très peu d'humidité à l'air.

Un des caractères les plus remarquables et les plus précieux du climat de Pau, c'est le calme de l'atmosphère. Il n'y règne pas de vents périodiques et réguliers. Le vent d'O. est peu fréquent et souffle rarement plus de vingt-quatre heures. Les vents du S. et les vents froids sont arrêtés ou détournés par les montagnes, le vent d'E. se fait très-rarement sentir et presque jamais les brises qui passent sur la ville n'ont une grande force. On a noté, par exception, du 31 décembre au 22 avril 1865-66, 76 jours où des brises se sont fait sentir et 25 jours avec de forts coups de vent. Un maître justement célèbre, Louis, passait à Pau six semaines, en 1855, sans voir fléchir une branche d'arbre sous le vent qui n'agitait que les feuilles, et chaque année présente des séries semblables de calme parfait.

A ces avantages du climat se joignent ceux que donne un percement de rues facilitant la circulation de l'air et la ventilation.

Le séjour de Pau est des plus favorables aux malades qui doivent éviter un climat excitant, le voisinage de la mer et tout ce qui peut éveiller ou augmenter l'irritation nerveuse, l'éréthisme qui domine dans leur constitution. Il est contre-indiqué chez les rhumatisants, comme nous l'avons dit plus haut, ainsi que dans la forme torpide de la tuberculose.

Dax est situé à une altitude moyenne de 12 mètres, et à 24 kilom. de la mer; de grandes forêts de pins l'environnent, le voisinage relatif de la mer vivifie son air sans le rendre excitant comme l'air marin de la côte, et son climat, plus sédatif encore que celui de Pau, n'est pas comme ce dernier nuisible aux rhumatisants, qui se trouvent au contraire fort bien de l'atmosphère humide et tiède de Dax.

M. le docteur Delmas a bien voulu nous communiquer un résumé des observations météorologiques faites à Dax, et dont une partie est due à Borda. Il résulte de ce tableau que la température moyenne annuelle est de 14°,44, et celle de l'hiver de

7°,49. Pour une période de 5 années (1875-79) : température minima, en janvier 1876, — 0°,89 ; température maxima, en juillet 1878, 32°.

« De 11 à 3 heures, dit M. le docteur Fauconneau-Dufresne, le thermomètre descend rarement au-dessous de 12°. La neige et la glace sont presque inconnues à Dax. On n'y trouve pas une différence aussi grande qu'à Pau entre la température au soleil et à l'ombre ; les rayons solaires sont moins ardents, parce qu'ils traversent un air abondamment chargé de vapeur d'eau. En effet la moyenne hygrométrique est de 80 à 90 degrés. Les brouillards sont assez fréquents à cause de la proximité de l'Adour, mais on n'en voit que le matin, et il est bien rare qu'à dix heures ils ne soient pas complètement dissipés.

« Les forêts de pins maritimes qui renferment la ville et ses environs dans un vaste croissant, l'abritent des vents du N. et surtout du N.-E., direction dans laquelle ces forêts se trouvent sur un sol très-élevé. Du côté de l'O. la protection est moins efficace, mais les vents d'O., qui sont les vents dominants et ont parfois une grande violence, ne sont pas froids. Le vent du S., rafraîchi par la chaîne des Pyrénées, n'apporte qu'une douce chaleur et le vent d'E., que le beau temps accompagne toujours, est frais et très-modéré. Comme à Pau, il y a beaucoup de journées où le vent ne se fait pas sentir et parfois l'atmosphère est merveilleusement calme. »

Les vents d'O. apportent une certaine proportion d'air marin qui, sans donner à l'atmosphère des propriétés excitantes, empêche que son action sédative n'aille jusqu'à débiliter.

De ce qui précède on peut conclure que Dax est un type excellent de séjour d'hiver pour les malades qui doivent rechercher un climat sédatif et notamment pour ceux, en assez grand nombre, chez qui la délicatesse ou la maladie des organes respiratoires s'accompagne de manifestations rhumatismales.

Arcachon, avec son magnifique bassin et sa forêt aux émanations résineuses, très-fréquenté comme station de bains de mer, quoiqu'on n'y puisse pas prendre de bains à la lame, reçoit dans la saison froide un assez grand nombre de personnes qui viennent y passer l'hiver. Son climat est doux et assez égal comme température. La moyenne de l'année est de 15°, trois années (1864-65 à 1866-67) d'observation dans la forêt, à 8 heures et à midi, ont donné comme moyenne de l'hiver 8°,4 ; en décembre 1864 on a observé un minimum de — 5°, et en février — 7°,2. Le thermomètre descend 18 à 20 fois par an au-dessous de zéro. Les jours de pluie sont nombreux : environ un sur trois pour l'année et un sur deux pour l'hiver. Pendant l'année 1865 il est tombé 807 millim. d'eau, dont 256 en hiver, 202 au printemps et 209 en automne. Ces pluies et le voisinage de la mer donnent à l'air une grande humidité. La moyenne hygrométrique est, pour l'hiver, de 91 degrés, mais la perméabilité du sol prévient la stagnation des eaux pluviales. Les vents dominants sont le N.-O., l'O. et le S.-O. Pendant l'hiver, ils soufflent quelquefois plusieurs jours de suite, sans interruption, nuit et jour et avec violence. Bien qu'ils ne soient pas froids, ils obligent les promeneurs à quitter la plage et à se réfugier dans la forêt.

Suivant M. le docteur Hameau, qui exerce depuis longtemps à Arcachon, le climat de cette station est sédatif et favorable aux constitutions facilement excitables. Il doit être évité par les malades à constitution lymphatique, ayant besoin d'un air tonique, stimulant, et surtout dans la tuberculose de forme torpide.

Penzance, *Brighton* et l'*île de Wight*, sur la côte méridionale de l'Angleterre, *Méran*, dans le Tyrol, *Vevey*, *Montreux*, *Vernex*, etc., sur la rive suisse du Léman, et beaucoup d'autres points dans le centre, l'ouest ou le nord de l'Europe sont considérés comme pouvant remplir les conditions d'une station hivernale, à cause de leur climat relativement doux. En effet Penzance, où le palmier ne gèle pas, mais où règnent le vent et le brouillard, peut sembler un séjour hospitalier à l'habitant du nord de l'Écosse.

Montreux est à l'abri de la bise qui bat la rive gauche du Léman et rend Genève presque inhabitable en hiver. Mais ces avantages relatifs ne suffisent pas quand il faut aux malades le climat du Béarn ou de la Provence, et les moyens termes ne peuvent être admis dans une question si grave.

On s'accorde généralement à reconnaître, pour toutes les stations hivernales dont nous avons parlé jusqu'ici, que leur mérite essentiel est d'avoir une température douce et sans grandes oscillations pendant l'hiver. Cependant un petit nombre de médecins, allemands pour la plupart, ne partagent pas cette manière de voir et assurent, au contraire, que les pays du nord sont préférables à ceux du midi, comme séjour d'hiver pour les tuberculeux. C'est d'après eux, dans les hautes montagnes qu'on doit faire hiverner les phthisiques et, comme type du genre, ils préconisent la station de Davos dans le canton des Grisons.

Davos am Platz, est situé à 1556 mèt. d'altitude, dans une vallée où, pendant l'hiver, l'atmosphère est presque toujours calme et où le thermomètre, à l'ombre, se tient constamment au-dessous de zéro.

Depuis la fin d'octobre ou le commencement de novembre, le sol de la vallée est couvert d'une couche de neige qui ne fondra qu'en avril. Au solstice d'hiver, le soleil se lève pour Davos à 8 h. 35 min. et se couche à 3 h. 25 min., restant ainsi à peu près sept heures sur l'horizon. Il donne un peu plus longtemps sur le village voisin de *Davos Dörfli*.

Quelques minutes avant le lever du soleil, le thermomètre est au-dessous de zéro, souvent à — 15° ou — 20°, et quelquefois, après l'avoir vu à — 22°, le matin vers 8 heures, on le voit le même jour, à 1 h., monter à 43°, lorsqu'il est exposé à l'action directe du soleil, tandis que, placé à l'ombre, il se tient à — 1°.

Nous n'avons pas à discuter ici les observations du thermomètre au soleil; nous enregistrons simplement les chiffres donnés par les observateurs.

Les malades se trouvent donc en contact d'un côté avec l'air à — 1°, et de l'autre avec les rayons solaires à + 43°. Des conditions analogues, sauf l'écart thermométrique moins considérable, sont considérées à Pau comme très-nuisibles aux rhumatisants; en est-il autrement à Davos? On peut en douter.

Les rayons solaires sont impuissants à fondre la neige et

sans grande influence sur la température; ils échauffent, en revanche, les vêtements et le corps, ce qui, joint au calme de l'atmosphère, permet d'affronter l'air extérieur ; mais que l'inspiration de cet air glacial ne soit pas nuisible à une poitrine malade, c'est ce qui semble impossible.

Pour les 5 mois de novembre en mars, on compte annuellement 67 jours de beau temps, 45 de temps à moitié beau et 40 de mauvais temps, c'est-à-dire 85 jours pendant lesquels les malades ne voient le soleil que par éclaircies ou pas du tout, et doivent se tenir à l'intérieur des bâtiments ou ne peuvent sortir que par intervalles.

Dans les jours sereins, la neige, toujours ferme, ne mouille pas les chaussures et permet de se promener ; mais on sait que, même dans ces conditions, il faut marcher vite pour que les pieds ne se refroidissent pas. Un malade de Davos doit, plus que tout autre, éviter les refroidissements; quant à la marche rapide dans un air froid, elle n'est pas sans danger même pour une poitrine robuste; chez un phthisique ce serait une cause bien active de congestion et d'hémoptisie.

Cette station est installée du reste avec beaucoup de confortable et de recherche comme séjour d'hiver, aussi bien que pour les cures de petit-lait et le traitement hydrothérapique.

EXPOSÉ COMPARATIF DES EAUX MINÉRALES DE FRANCE ET D'ALLEMAGNE

La France est une des régions du monde les plus riches en eaux minérales et aucun pays, en Europe, n'en possède un ensemble plus complet à tous égards. Si nombreuses et si variées que soient les indications de la médication hydro-minérale, nos stations thermales suffisent à toutes, et dans le vaste cadre des affections qui réclament le secours des eaux, on peut, à côté de la maladie, inscrire le nom de la source française qui y répond.

Pourquoi donc pendant si longtemps nos médecins et nos malades ont-ils été chercher hors de nos frontières et surtout en Allemagne, des eaux dont ils avaient l'équivalent, sinon mieux, sur notre sol? La réponse est facile mais peu flatteuse pour nous. La mode, l'engouement pour ce qui porte un nom étranger, enfin, il faut l'avouer, la routine et une connaissance imparfaite des eaux françaises leur en ont fait préférer d'autres, sans que cette préférence fût motivée par aucun avantage.

On est revenu dans ces dernières années à des idées plus rationnelles, les eaux minérales ont été plus étudiées, le professeur Gubler leur avait donné place dans son cours de thérapeutique, et sans doute elles finiront par être, à la Faculté, l'objet de leçons spéciales.

Les stations thermales d'Espagne, d'Italie et même celles, plus voisines, de la Suisse, n'ont jamais été fréquentées, quelle qu'en soit la raison, par un grand nombre de français. En Allemagne au contraire, certaines villes d'eaux voyaient affluer chaque année les malades ou les touristes venus de France. Nous n'avons à nous occuper ici que des malades, et il s'agit uniquement de savoir si les eaux françaises leur offrent aussi complètement que d'autres un moyen de guérison. L'analogie plus ou moins grande des sources, comme minéralisation, n'est dans cette question qu'une chose secondaire. Deux sources ne sont jamais identiques pour le chimiste et pourtant ces sources peuvent guérir, l'une aussi bien que l'autre. C'est donc au point de vue thérapeutique surtout qu'il importe de comparer nos eaux à celles de l'étranger, et de mettre en regard de nos stations thermales celles qui, pour des raisons plus ou moins médicales, avaient particulièrement le privilège d'attirer en Allemagne nos compatriotes.

Aix-la-Chapelle. Les eaux d'Aix-la-Chapelle sont les seules en Allemagne qui puissent être rapportées à la classe des sulfurées sodiques thermales, et la quantité notable de chlorure qu'elles contiennent a pu les faire classer à juste titre parmi les chlorurées. Elles sont employées principalement contre les manifestations du rhumatisme et de la scrofule.

Nos eaux d'*Uriage* et de *Gréoulx* sont, comme celles d'Aix-la-Chapelle, sulfureuses et chlorurées; l'eau d'Uriage est même plus fortement minéralisée, et le principe sulfureux y est plus stable. Au point de vue thérapeutique, outre ces deux stations, *Baréges*, les *Eaux-Chaudes*, *Luchon*, *Ax*, *Amélie*, *le Vernet*, *Olette*, *la Preste*, *Molitg*, *Aix* en Savoie, et tant d'autres parmi les sulfurées; *Bourbon-l'Archambault*, *Balaruc*, *la Bourboule*, *Bourbonne*, *La Motte*, *Saint-Nectaire*, etc., parmi les chlorurées; répondent à toutes les indications qui pourraient conduire un malade à Aix-la-Chapelle. Pour les rhumatisants, il faut ajouter aux stations que nous venons d'énumérer, le *Mont-Dore*, *Vichy*, *Châteauneuf*, parmi les bicarbonatées; *Néris*, *Plombières*, *Bains*, *Luxeuil*, *Bourbon-Lancy*, *Evaux*, *Dax*, parmi les eaux faiblement minéralisées, à haute température.

Baden-Baden n'a jamais été fréquenté par les Français que comme un but de villégiature et de plaisir ou comme un centre d'excursions agréables. Au point de vue médical, ces eaux, très-peu minéralisées, appartiennent à la classe des chlorurées, et elles agissent à peu près uniquement par leur thermalité. Comme eaux chlorurées faibles, et de haute thermalité, elles sont parfaitement remplacées par celles de *Bourbon-Lancy*; si on les considère comme eaux peu minéralisées, nous avons *Néris*, *Dax*, *Aix* en Provence, *Plombières*, *Luxeuil* et d'autres stations dont la supériorité sur les sources badoises ne saurait être contestée.

Nauheim, **Creuznach** et **Hombourg**, eaux chlorurées fortes, ont été recherchées comme ayant une action puissante dans la scrofule. Les eaux à haute température de *Bourbonne*, *Bourbon-l'Archambault*, *La Bourboule*, *Balaruc*, *La Motte*, *Saint-Nectaire*, *Salins-Moutiers*, guérissent les accidents scrofuleux aussi rapidement et aussi bien que les eaux allemandes. *Uriage* est à peu près à leur température, et nos eaux froides de *Salins* du Jura et de *Salies* de Béarn, sont plus riches en chlorures. Hombourg a été préconisé comme utile dans certaines affections du foie. Les Allemands, n'ayant pas d'eaux bicarbonatées sodiques comme celles de *Vichy* ou de *Vals*, ont en effet cherché à les remplacer par leurs eaux chlorurées où l'acide carbonique existe en grande quantité. Quant à nous, qui possédons un ensemble parfait dans cette classe enviée de nos voisins, pourquoi irions-nous chercher hors de nos frontières quelque chose de moins satisfaisant?

Wiesbade est considéré en Allemagne comme possédant une eau spécifique, pour ainsi dire, dans le traitement de la goutte et du rhumatisme. Toutefois les médecins allemands eux-mêmes s'accordent à placer Vichy au premier rang parmi les eaux minérales qui réusissent le mieux contre la goutte. C'est du reste dans la forme chronique de cette maladie que l'eau de Wiesbade est surtout employée, mais nos sources chlorurées, de même nature et aussi chaudes que celles de Wiesbade, *La Bourboule*, *Bourbon l'Archambault*, *Bourbonne*, *Balaruc* ne sont pas moins appropriées au traitement de la goutte chronique. Chez les malades très-excitables, Wiesbade a trop d'action, et nos sources faiblement minéralisées, mais à haute température, de *Plombières*, *Bourbon-Lancy*, *Luxeuil*, *Néris*, *Dax* répondent alors parfaitement aux indications. Il en est de même pour le rhumatisme.

Kissingen. Les eaux de cette station sont du nombre des chlorurées très-gazeuses, que les Allemands emploient comme succédanées de nos bicarbonatées de Vichy et de Vals. Dans la dyspepsie non gastralgique et dans les affections du foie qui trouvent du soulagement à Kissingen, les eaux de *Vichy* et les sources fortes de *Vals* sont pourtant reconnues comme les plus efficaces. Les dyspeptiques à tempérament sanguin et disposés aux congestions doivent éviter Kissingen, tandis que les eaux de Vichy et quelques-unes des sources fortes de Vals leur conviennent parfaitement. La dyspepsie qui s'accompagne de douleur, de gastralgie, ne peut que s'aggraver à Kissingen, tandis qu'elle guérit par l'usage des sources faibles de *Vals*, *Châteauneuf*, *Pougues*, *Saint-Alban*. Il en est de même des crampes d'estomac qui cessent à *Vichy* et à *Vals*. L'obésité et la pléthore abdominale sont traitées à *Brides* et à *Chatelguyon* avec autant de succès qu'à Kissingen. Enfin les manifestations du rhumatisme et de la scrofule trouvent une guérison plus rapide et plus assurée qu'aux sources froides de Kissingen, dans nos sources thermales et chlorurées de *Bourbon-l'Archambault*, *Bourbonne*, *Balaruc*, *La Bourboule*, *Saint-Nectaire*, *Luxeuil;* ou chlorurées bicarbonatées de *Chatelguyon* et *Royat;* ou sulfurées d'*Aix* en Savoie, de *Bagnols* dans la Lozère et de *Barèges*, *Luchon*, *Ax*, *Olette*, pour ne pas citer toutes celles du groupe pyrénéen.

Ems. C'étaient en général la bronchite, la laryngite et le catarrhe pulmonaire chroniques qui faisaient envoyer nos malades à Ems. On y envoyait même des tuberculeux, car ces eaux ont été vantées par des médecins allemands contre la phthisie. Notre belle station de *Royat* était alors peu développée et peu connue. On sait aujourd'hui qu'elle répond au moins aussi bien que celle d'Ems, non seulement aux affections dont nous venons de parler, mais à d'autres, comme le catarrhe des voies digestives ou des organes génito-urinaires. De même que les eaux d'Ems, celles de Royat calment l'éréthisme nerveux; elles reconstituent le sang et les forces, en un mot elles sont à tous les points de vue égales à celles de la station allemande. On ne prétend pas à Royat guérir la phthisie, mais dans certaines formes et à certains degrés de cette affection, ou chez les personnes qui en sont menacées, on y obtient d'excellents résultats aussi bien qu'au *Mont-Dore* et à la *Bourboule* ou dans nos stations d'eaux sulfurées telles que *Saint-Honoré*, *Allevard*, les *Eaux-Bonnes*, *Amélie*, etc. Ems ne fait certainement pas mieux, s'il ne fait pas moins bien.

Carlsbad et Marienbad. *Carlsbad* est considéré par tous les auteurs et par les Allemands eux-mêmes comme le *Vichy* de l'Allemagne. C'est reconnaître que Vichy est le Carlsbad français. Un certain nombre d'affections sont en effet traitées avec un succès égal aux thermes de la Bohême et à ceux de l'Allier, dont les eaux diffèrent beaucoup cependant par leurs principes. Les sources de Vichy sont franchement bicarbonatées, celles de Carlsbad contiennent une proportion beaucoup moindre de bicarbonate de soude et une quantité notable de sulfate et de chlorure sodiques, qui les rend laxatives, propriété qui n'appartient pas aux eaux de Vichy. Les affections chroniques du foie, certaines formes de la dyspepsie, le diabète, la gravelle et la goutte aiguë et régulière sont considérés comme les principales indications de Carlsbad par les médecins allemands qui, toutefois, s'accordaient il y a vingt ans à placer Vichy au premier rang dans le traitement de la goutte. Mais la station française compte encore plus de succès dans la dyspepsie, le diabète, la gravelle et les maladies hépatiques; chaque année l'observation clinique établit d'une manière incontestable les propriétés spéciales de Vichy dans ces affections, pour le traitement desquelles notre station ne le cède à aucune autre. Les eaux de Vichy, très-actives, sont cependant plus maniables que celles de Carlsbad. Il en est de même des sources fortes de Vals qui égaleraient à tous égards celles de Vichy si elles n'étaient froides, mais qui peuvent dans beaucoup de cas remplacer sans désavantage les eaux allemandes, surtout avec l'aide de leurs sources légèrement purgatives. Il est cependant un état morbide où Vichy ni Vals ne peuvent suppléer Carlsbad, c'est la pléthore abdominale. L'action purgative est alors nécessaire, et les eaux sulfatées et chlorurées de Carlsbad ou de Marienbad sont expressément indiquées; mais nous avons en France les eaux thermales de *Brides*, sulfatées et chlorurées, reconstituantes comme celles de la Bohême, non moins laxatives et qui peuvent remplacer, avec un succès égal, Carlsbad et Marienbad dans la pléthore abdominale, et Marienbad dans l'obésité. *Montmirail* (Vaucluse), dont l'*eau verte* équivaut aux eaux purgatives de l'Allemagne, offre sous le beau climat de la Provence une station parfaitement aménagée où la pléthore abdominale et l'obésité sont traitées avec les mêmes résultats qu'en Bohême. Enfin les eaux thermales, laxatives et reconstituantes de *Châtelguyon* se placent au même rang.

Gastein et **Teplitz** en Bohême, sont fréquentés surtout par les névropathiques et les rhumatisants. Leurs eaux, très-peu, minéralisées mais à haute température, peuvent être comparées mais non préférées assurément, à celles de *Néris*, *Plombières*,

Luxeuil, *Aix* en Provence, *Bains*, *Saint-Laurent-les-Bains*, *Dax* et *Chaudesaigues*.

On voit par ce qui précède que les stations thermales de l'Allemagne, les plus en renom dans le corps médical français, et les plus fréquentées, il y a dix ans, par nos compatriotes, ne présentent, au point de vue thérapeutique, aucun avantage, aucune propriété qu'on ne trouve dans nos sources minérales.

TABLEAU CLASSIFICATIF

DES EAUX MINÉRALES

DÉCRITES DANS CE VOLUME

EAUX SULFURÉES

Acqui,	sulfurée	calcique.	Gazost,	—	sodique.
Agueda (santa),	—	calcique.	Gervais (Saint-),	—	calcique.
Aix-en-Savoie,	—	sodique.	Grávalos,	—	calcique.
Aix-la-Chapelle,	—	sodique.	Gréoulx,	—	calcique.
Alceda (Ontaneda y),	—	calcique.	Guagno	—	sodique.
Alhama de Murcie,	—	calcique.	Gurnigel	—	calcique.
Allevard,	—	calcique.	Honoré (Saint-),	—	sodique.
Amélie-les-Bains,	—	sodique.	Heustrich,	—	sodique.
Arechavaleta,	—	calcique.	Labassère,	—	sodique.
Ax,	—	sodique.	Leamington,	—	calcique.
Bagnères-de-Luchon,	—	sodique.	Ledesma,	—	sodique.
Bagnols,	—	sodique.	Lenk (la),	—	calcique.
Barbazan,	—	calcique.	Marlioz,	—	sodique.
Barèges,	—	sodique.	Montemayor (Baños de),	—	sodique.
Barzun,	—	sodique.	Molitg,	—	sodique.
Bocklet,	—	calcique.	Olette,	—	sodique.
Borcette,	—	sodique.	Panticosa,	—	sodique.
Cadéac,	—	sodique.	Pierrefonds,	—	calcique.
Caille (la),	—	calcique.	Pietrapola,	—	sodique.
Caldaniccia,	—	sodique.	Prese (le),	—	calcique.
Caldas de Cuntis,	—	sodique.	Preste (la),	—	sodique.
Cambo,	—	calcique.	Puda (la) ou Olesa,	—	sodique.
Carcanières,	—	sodique.	Puzzichello,	—	calcique.
Carratraca,	—	calcique.	Pystján,	—	calcique.
Castéra Verduzan,	—	calcique.	Sauveur (Saint-),	—	sodique.
Cauterets,	—	sodique.	Schinznach,	—	calcique.
Cauvalat,	—	calcique.	Tabiano,	—	calcique.
Chiclana,	—	calcique.	Tarasp,	—	sodique.
Christau (Saint-),	—	calcique.	Trescore,	—	calcique.
Eaux-Bonnes,	—	sodique.	Trillo,	—	calcique.
Eaux-Chaudes,	—	sodique.	Valdieri,	—	sodique.
Enghien,	—	calcique.	Vernet (le),	—	sodique.
Escaldas (les),	—	sodique.	Visos,	—	calcique.
Escouloubre,	—	sodique.	Viterbe,	—	calcique.
Euzet,	—	calcique.			

EAUX CHLORURÉES

Abano,	chlorurée	sodique.
Acqui,	—	sod.,sulf.
Andabre,	—	sodique.
Archena,	—	sod.,sulf.
Arnedillo,	—	sodique.
Baden (Argovie),	—	sodique.
Baden-Baden,	—	sodique.
Bagnoles,	—	sod.,sulf.
Bains,	—	sodique.
Balaruc,	—	sodique.
Battaglia (la),	—	sodique.
Borcette,	—	sod.,sulf.
Bourbon-Lancy,	—	sodique.
Bourbon - l'Archambault,	—	sodique.
Bourbonne,	—	sodique.
Bourboule (la),	—	sodique.
Caldas de Mombuy,	—	sodique.
Caldas de Reyes,	—	sod.,sulf.
Cannstatt,	—	sodique.
Castellamare,	—	sodique.
Castellamare,	—	sod.,sulf.
Cestona,	—	sodique.
Chatelguyon,	—	sod.,bic.
Cheltenham	—	sodique.
Chiclana,	—	sod.,sulf.
Creuznach,	—	sodique.
Dürkheim,	—	sodique.
Fitero,	—	sodique.
Heilbrunn,	—	sodique.
Herculesbad (Mehadia,	—	sodique.
Herculesbad (Mehadia,	—	sod.,sulf.
Hombourg,	—	sodique.
Ischia,	—	sodique.
Ischl,	—	sodique.
Kissingen,	—	sodique.
Kösen,	—	sodique.
Kronthal,	—	sodique.
Leamington,	—	sodique.
Liebenzell,	—	sodique.
Luxeuil,	—	sodique.
Mergentheim-Karlsbad,	—	sodique.
Molar (el)	—	sod.,sulf.
Molinar de Carranza,	—	sodique.
Montecatini,	—	sodique.
Motte (la),	—	sodique.
Nauheim,	—	sodique.
Nectaire (Saint-),	—	sodique.
Niederbronn,	—	sodique.
Porretta (la),	—	sod.,sulf.
Pyrmont,	—	sodique.
Royat,	—	sod., bic.
Salies de Béarn,	—	sodique.
Salins (Jura),	—	sodique.
Salins (Savoie),	—	sodique.
Salzungen,	—	sodique.
Schlangenbad,	—	sodique.
Schwalheim,	—	sodique.
Selters,	—	sodique.
Soden,	—	sodique.
Soultzbad,	—	sodique.
Tarasp,	—	sod., bic.
Tercis,	—	sodique.
Trillo,	—	sodique.
Uriage,	—	sod.,sulf.
Vinadio,	—	sod.,sulf.
Weilbach,	—	sod.,sulf.
Wiesbaden,	—	sodique.
Wildbad,	—	sodique.
Wildegg,	—	sodique.

EAUX BICARBONATÉES

Aix (Provence),	bicarb.	calcique.
Alban (Saint-),	—	sodique.
Alet,	—	calcique.
Amphion,	—	mixte.
Andabre,	—	sodique.
Avesne,	—	mixte.
Balaton-Füred,	—	calcique.
Bilin	—	sodique.
Bondonneau,	—	mixte.
Brückenau,	—	calcique.
Bude-Pest,	—	calcique.
Buxton,	—	calcique.
Caldas de Oviedo,	—	calcique.
Castellamare,	—	mixte.

Celles,	—	mixte.
Chaudes-Aigues,	—	sodique.
Clifton,	—	calcique.
Coise,	—	sodique.
Condillac,	—	sodique.
Courmayeur,	—	calcique.
Cusset,	—	sodique.
Ems,	—	sodique.
Evian,	—	sodique.
Fachingen,	—	sodique.
Galmier (Saint-),	—	sodique.
Geilnau,	—	sodique.
Gleichenberg,	—	sodique.
Hauterive,	—	sodique.
Ischia,	—	sodique.
Landeck,	—	mixte.
Mont-Dore,	—	mixte.
Néris,	—	mixte.
Pfæffers,	—	calcique.
Pougues,	—	calcique.
Pré-Saint-Didier,	—	calcique.
Ragatz,	—	calcique.
Sail-sous-Couzan,	—	sodique.
Salzbrunn,	—	sodique.
Saxon,	—	calcique.
Soulzmatt,	—	sodique.
Teplitz,	—	sodique.
Teplitz-Trentschin,	—	calcique.
Urberuaga de Alzola,	—	calcique.
Ussat,	—	mixte.
Vals,	—	sodique.
Vesuviana-Nunziante,	—	sodique.
Vichy,	—	sodique.

EAUX SULFATÉES

Alhama d'Aragon,	sulfatée	mixte.
Alhama de Murcie,	—	calcique.
Amand (Saint-),	—	calcique.
Audinac,	—	calcique.
Aulus,	—	calcique.
Baden (Autriche),	—	calcique.
Bagnères-de-Bigorre,	—	calcique.
Bath,	—	calcique.
Bertrich,	—	sodique.
Birmensdorf,	—	magnés.
Bormio,	—	calcique.
Brides,	—	mixte.
Bude-Pest,	—	mixte.
Busot,	—	calcique.
Caldas de Cuntis,	—	sodique.
Cambo,	—	calcique.
Capvern,	—	calcique.
Carlsbad,	—	sodique.
Cheltenham,	—	sodique.
Cheltenham,	—	magnés.
Chianciano,	—	calcique.
Contrexéville,	—	calcique.
Cransac,	—	calcique.
Dax,	—	calcique.
Elster,	—	sodique.
Encausse,	—	calcique.
Evaux,	—	sodique.
Franzensbad,	—	sodique.
Friedrichshall,	—	sodiq. et magnés.
Gastein (Wildbad),	—	sodique.
Gervais (Saint-),	—	mixte.
Giuliano (San),	—	calcique.
Hunyadi-János,	—	sodiq. et magnés.
Kreuth,	—	calcique.
Kreuth,	—	sodique.
Lavey,	—	mixte.
Lippspringe,	—	mixte.
Louèche,	—	calcique.
Lucques,	—	mixte.
Marie (Sainte-),	—	calcique.
Marienbad,	—	sodique.
Montmirail-Vacqueyras,	—	magnés. et sodiq.
Panticosa,	—	sodique.
Plombières,	—	sodique.
Püllna,	—	sodiq. et magnés.
Sacedon,	—	calcique.
Saidschütz,	—	magnés.
Salies de Béarn,	—	calcique.
Scarborough,	—	magnés.
Sedlitz,	—	magnés.
Sermaize,	—	magnés.
Siradan,	—	calcique.
Szkleno,	—	calcique.
Viterbe,	—	calcique.
Vittel,	—	calcique.
Warmbrunn,	—	sodique.
Weissenburg,	—	calcique.

EAUX FERRUGINEUSES

Alexisbad,	ferrugin.	sulfatée.
Alhama de Murcie,	—	bicarb.
Altwasser,	—	bicarb.
Amphion,	—	bicarb.
Andabre,	—	bicarb.
Antogast,	—	bicarb.
Audinac,	—	sulfatée.
Auteuil,	—	sulfatée.
Bagnères-de-Bigorre,	—	bicarb.
Bagnères-de-Bigorre,	—	sulfatée.
Bagnères-de-Luchon,	—	bicarb.
Bagnoles,	—	crénatée.
Barbotan,	—	bicarb.
Bauche (la),	—	bicarb.
Bocklet,	—	bicarb.
Bourbon - l'Archambault,	—	bicarb.
Brückenau,	—	bicarb.
Bude-Pest,	—	sulfatée.
Bussang,	—	bicarb.
Cambo,	—	bicarb.
Campagne,	—	bicarb.
Castellamare,	—	bicarb.
Castéra-Verduzan,	—	sulfatée.
Celles,	—	sulfatée.
Charbonnières,	—	bicarb.
Charlottenbrunn,	—	bicarb.
Château-Gontier,	—	bicarb.
Châteauneuf,	—	bicarb.
Chateldon,	—	bicarb.
Chaudes-Aigues,	—	bicarb.
Chitignano,	—	bicarb.
Cudowa,	—	bicarb.
Driburg,	—	bicarb.
Forges,	—	bicarb.
Franzensbad,	—	bicarb.
Fuencaliente,	—	sulfatée.
Gervais (Saint-),	—	bicarb.
Gleichenberg,	—	bicarb.
Griesbach,	—	bicarb.
Harrogate,	—	bicarb.
Ischia,	—	bicarb.
Lenk (la),	—	bicarb.
Liebenstein,	—	bicarb.
Liebwerda,	—	bicarb.
Luxeuil,	—	bicarb.
Malou (la),	—	bicarb.
Moritz (Saint-),	—	bicarb.
Orezza,	—	bicarb.
Pardoux (Saint-),	—	bicarb.
Passy,	—	sulfatée.
Plombières,	—	bicarb.
Provins,	—	bicarb.
Pyrmont,	—	bicarb.
Recoaro,	—	bicarb.
Reinerz,	—	bicarb.
Rippoldsau,	—	bicarb.
Schwalbach,	—	bicarb.
Soultzbach,	—	bicarb.
Spa,	—	bicarb.
Sylvanès,	—	bicarb.
Szliacs,	—	bicarb.
Tarasp,	—	bicarb.
Trollière (la),	—	bicarb.
Tunbridge Wells,	—	bicarb.
Urberuaga de Alzola.	—	bicarb.
Vic-sur-Cère,	—	bicarb.
Viterbe,	—	bicarb.
Wildungen,	—	bicarb.

ERRATA.

		Au lieu de		Lisez
Ledesma,	page 218,	Sulfureuse	—	Sulfurée Sodique.
La Puda,	page 288,	sulfurée *Calcique*	—	Sulfurée *Sodique*.
Barèges,	page 299,	Louvoi*r*.	—	Louvois.

LES

BAINS D'EUROPE.

ALLEMAGNE.

AIX-LA-CHAPELLE ET BORCETTE (PRUSSE).

422 kil. de Paris. — Chemin de fer du Nord et chemins de fer allemands, 5 conv. par jour. — Trains express en 9 h. 32 m. Wagons-lits dans le train-poste de 8 h. du soir. Trains omnibus en 11 h. — 1re cl. 47 fr. 70 c.; 2e cl. 35 fr. 85 c.

DE PARIS A AIX-LA-CHAPELLE PAR SAINT-QUENTIN, ERQUELINES, NAMUR ET LIÉGE.

Aix-la-Chapelle, en allemand *Aachen*, ville de 85 000 hab. dont 5000 protestants, appartient à la Prusse rhénane; elle est située au milieu d'un bassin riant et fertile, qu'environnent des hauteurs en partie boisées, en partie cultivées. Les trois ruisseaux qui l'arrosent offrent de grands avantages aux manufactures pour le lavage des laines.

HÔTELS. — *Nuellens*; *Grand-Monarque*; *Grand-Hôtel*; du *Dragon d'Or*; de *Belle-Vue*; de l'*Empereur*; de la *Couronne impériale*; *Unions Hôtel*; *Kœnig von Spanien*; de *Paris*; *Karlshaus*.

Les prix de ces hôtels sont assez différents.

Les eaux d'Aix-la-Chapelle attirent chaque année 20 000 baigneurs environ.

On y compte huit *établissements* : Bain de l'Empereur, — de la Rose, — Neuf, — Saint-Corneille, — Saint-Charles, — Saint-Quirin, — de la reine de Hongrie, — Komphaus. Tous appartiennent à la ville et sont à la fois des hôtels et des maisons de bains.

La fontaine Élise (*Elisenbrunnen*) est un beau bâtiment achevé en 1824. La façade de style dorique a 89 mèt. de longueur. — C'est là que tous les matins les malades viennent boire de l'eau thermale aux sons d'un orchestre qui joue de 7 à 8 h.

MONUMENTS. — La *Cathédrale* reçoit d'ordinaire la première visite des étrangers. Son abside est du quatorzième siècle.

Le portail, mélange de styles différents, doit être prochainement démoli, et l'on se propose de restaurer la tour qui date, ainsi que ses portes en bronze, du huitième siècle. L'église est octogone et entourée d'une galerie à deux étages éclairée par le haut. Au centre de l'octogone, une pierre avec cette inscription : *Carolo magno*, indique le lieu où fut enseveli Charlemagne. Les principales curiosités de la chapelle haute ou Karslkapelle, les reliques, la chaire, le sarcophage et le trône de l'empereur ne se voient pas sans le payement préalable d'une certaine somme fixée par un tarif. On ne montre les grandes reliques que tous les sept ans. On paye, pour voir les petites reliques, 3 mk. (de 1 à 3 personnes), et pour voir la chaire, le sarcophage et le trône, 1 mk. 50 pf. (de 1 à 3 personnes). Tout près de la chapelle s'élève l'*Hôtel de ville* (*Rathhaus*), édifice gothique construit au XIVe siècle et nouvellement restauré. L'intérieur mérite d'être visité. On y remarque surtout la grande salle du couronnement, avec les statues des empereurs couronnés à Aix-la-Chapelle. Les fresques sont de Réthel et de Kehren. Le *Casino* ou *Kurhaus*, situé dans la rue du *Kompfhausbad*, renferme un restaurant, un cabinet de lecture, une grande et belle salle de bal et une belle salle de concert. Derrière s'étend un jardin où l'on fait de la musique tous les jours de 3 h. à 4 h. 1/2. — Le *théâtre* date de 1824.

Les environs d'Aix-la-Chapelle offrent de nombreuses promenades. Les plus fréquentées par les étrangers sont, outre les boulevards, celles du *Lousberg* (50 mèt. de hauteur) transformé en jardin en 1807 (belle vue) et le jardin de *Maria-Hilf*.

Aix-la-Chapelle communique, par chemins de fer, avec Cologne, Jülick, Trèves, Coblentz, Liége, Maestricht, Dusseldorf, Luxemburg, etc.

Borcette, en allemand *Burtscheid*, est une ville industrielle de 11 000 hab. située au S. O. d'Aix-la-Chapelle, derrière le beau viaduc du chemin de fer de Cologne. 10 min. suffisent pour s'y rendre. Le vieux Borcette n'est guère qu'une longue rue sur le penchant d'une colline, où les maisons s'entassent et semblent se soutenir mutuellement jusqu'au bas d'un vallon qui court de l'E. à l'O.

HÔTELS. — *Carlsbad; Rosenbad; Schwertbad; Neubad; Prinzenbad; Goldmühlenbad; Schlangenbad; Johannisbad.* Ce sont à la fois des hôtels et des établissements de bains.

AIX-LA-CHAPELLE. — LES EAUX. — Eau thermale sulfurée et chlorée sodique. La proportion considérable de chlore contenue dans cette eau l'a fait classer parmi les chlorurées par M. Durand Fardel.

Connue dès l'époque romaine. En 1877 on a découvert une piscine romaine près du Kaiserbrunnen.

Émergence : D'un terrain où dominent les calcaires de transition et les schistes argileux. A l'Eifel (40 ou 50 kilomètres) on trouve des produits volcaniques.

Quatre sources principales, divisées en supérieures et inférieures d'après leur situation : *Kaiserquelle*, source de l'Empereur; *Quirinusquelle*, source de Saint-Quirin ; *Corneliusquelle*, source de Saint-Corneille; *Rosenquelle*, source de la Rose; c'est la plus abondante. La Kaiserquelle, la plus chaude et la plus minéralisée, alimente plusieurs établissements et la buvette, *Trinkquelle*, appelée aussi source Élise. Chacune des autres sources alimente un ou plusieurs établissements.

Aix-la-Chapelle possède aussi quelques sources ferrugineuses froides, qui sont plus ou moins utilisées.

Densité : Kaiserquelle, 1,00349; Corneliusquelle 1,00327.

Température : Varie de 55°, Kaiserquelle, à 45°,5, Corneliusquelle (Rotureau).

Caractères particuliers : L'eau d'Aix-la-Chapelle est limpide, son odeur est très-sulfureuse, son goût sulfureux et salé; ces caractères sont plus prononcés dans les sources supérieures. Au contact de l'air, l'acide sulfhydrique se dégage rapidement, l'eau blanchit en se décomposant, perd une partie de ses caractères d'eau sulfureuse et n'a plus que la saveur d'un simple bouillon de poulet; mais quoique le sulfure de sodium se soit décomposé, cette eau blanchie et transformée, comme le dit M. Filhol, en lait de soufre, n'en a pas moins l'action spécifique des eaux sulfureuses.

Emploi : Presque toujours le traitement est à la fois interne et externe. Boisson, principalement l'eau du Kaiserquelle, qui alimente la buvette dite Élise, bains et douches d'eau et de vapeur, frictions, massage, inhalation. Dans certains cas on fait usage pendant le traitement de l'eau de Borcette.

Situation : 173 mèt. au-dessus de la mer.

Climat : Moyenne annuelle, 9°,36 ; moyenne de l'été, 16°,88.

Action physiologique et thérapeutique : Ces eaux agissent en général comme diaphorétiques et diurétiques, elles sont apéritives et quelquefois déterminent la constipation; quand au contraire elles ont un effet laxatif, elles n'activent pas la sueur et la diurèse. On les boit d'abord avec répugnance et cependant l'estomac les supporte bien. En bains, elles ne débilitent pas et rendent la peau moins impressionnable à l'air. Elles sont toniques et résolutives, et pourtant moins excitantes que la plupart des eaux sulfureuses. En général elles ne déterminent pas la poussée.

Les affections dans lesquelles ces eaux réussissent le mieux sont : le rhumatisme chronique, musculaire et articulaire, surtout lorsque le malade est de constitution lymphatique; le lymphatisme et la scrofule, notamment dans leurs manifestations à la peau sous forme vésiculeuse ou pustuleuse, herpès, eczéma, impetigo, acné, sycosis; les paralysies rhumatismales, hystériques ou résultant d'intoxication métallique; l'atrophie musculaire localisée ou même, dans quelques cas, tendant à devenir générale ; l'angine glanduleuse, la laryngite de même ordre et le catarrhe bronchique. Elles sont contre-indiquées dans les dermatoses sèches ou squammeuses, dans la paralysie consécutive à l'hémorrhagie cérébrale, dans la phthisie à tous les degrés.

Analyse (Liebig, 1851).

	KAISERQUELLE. Eau 1 kilogr.
Chlorure de sodium	2^{gr},63940
Bromure de sodium	0, 00360
Iodure de sodium	0, 00051
Sulfure de sodium	0, 00950
Carbonate de soude	0, 65040
Sulfate de soude	0, 28272
— de potasse	0, 15445
Carbonate de chaux	0, 15851
— de magnésie	0, 05147
— de protoxyde de fer	0, 00955
Silice	0, 06611
Matière organique	0, 07517
Carbonate de lithine	0, 00029
— de strontiane	0, 00022
— de manganèse. Phosphate d'alumine. Fluorure de calcium et ammoniaque	traces
	4^{gr},10190

100 volumes du gaz se dégageant de l'eau comprennent :

Azote	66^{gr},98
Acide carbonique	30, 89
Acide sulfhydrique	0, 31
Hydrogène protocarboné	1, 82
	100^{gr},00

Bibliographie : Müller, Aix-la-Chapelle et ses environs... Aix-la-Chapelle, 1855. — Wetzlar, Traité pratique des propriétés... des eaux... d'Aix-la-Chapelle. Bonn, 1856. — Strüter, De quelle manière prenait-on les bains du temps de Charles-Quint, à Aix-la-Chapelle? Aix-la-Chapelle, 1858. — Lersch, Nouveau Guide du baigneur et du touriste à Aix-la-Chapelle, 1874. — A. Reumont, Aix-la-Chapelle et Borcette, guide pratique du médecin et du malade, 1875.

BORCETTE. — LES EAUX. — Eaux thermales sulfurées et chlorurées sodiques ou chlorurées sodiques.

Connues dès l'époque romaine. (*V.* Aix-la-Chapelle.)

Émergence : D'un terrain où dominent le calcaire de transition, les schistes argileux et le grès micacé.

Vingt-cinq sources qui toutes, suivant Helfft, ont plus ou moins le goût et l'odeur sulfureux, et dont neuf seulement sont employées médicalement. Les principales sont : dans la ville, le *Kochbrunnen,* fontaine bouillante; la *Grosbadquelle,* source du grand bain, récemment installée en buvette; la *Mühlenbadquelle,* source du Moulin; hors la ville, le *Victoriabrunnen,* source Victoria, et les deux *Hauptquellen*, sources principales.

Densité : 1,003 à 1,004.

Température : Variant de 25°,3, Krebsbadquelle, à 60°, Victoriabrunnen; 72°,5, Kochbrunnen, et 73°,12, Mühlenbadquelle (Helfft).

Caractères particuliers : L'eau des sources les plus sulfureuses est limpide avec une odeur hépatique et un goût lixiviel, comme celles d'Aix-la-Chapelle. Les sources moins sulfureuses donnent une eau limpide, inodore et salée.

Emploi : Boisson, bains et douches d'eau, de vapeur.

Situation : 173 mètres au-dessus de la mer, à moins d'un kilom. d'Aix-la-Chapelle.

Action physiologique et thérapeutique : Les eaux de Borcette agissent à peu près comme celles d'Aix-la-Chapelle.

Analyse (Hamberg, 1859).

	VICTORIABRUNNEN. Eau 1 kilogr.
Chlorure de sodium	2gr,7913
Sulfure de sodium	0, 0018
Bromure de sodium	0, 0011
Iodure de sodium	0, 0002
Sulfate de potasse	0, 1664
— de soude	0, 2817
Carbonate de soude	0, 6242
— de lithine	0, 0034
— d'ammoniaque	0, 0062
— de magnésie	0, 0288
— de strontiane	0, 0034
— de chaux	0, 1439
— d'oxyde de fer	0, 0018
— de manganèse	0, 0005
— de cuivre	0, 0001
Arséniate de chaux	traces
Phosphate de chaux	0, 0006
Alumine	0, 0007
Silice	0, 0662
Matière organique	0, 0016
	4gr,1239
Gaz acide carbonique combiné	170c. c.
— — libre	6

Bibliographie (*V.* Aix-la-Chapelle).

ALEXISBAD (ANHALT-BERNBURG).

1013 kil. de Paris. — Chemin de fer du Nord et chemins de fer allemands. — Trains express en 29 h. 1re cl. 58 fr. 95 c. et 47 mk. 61 pf.; 2e cl. 43 fr. 85 c. et 35 mk. 20 pf. Trains omnibus en 30 h. 28 m.

DE PARIS A ALEXISBAD PAR COLOGNE, BRUNSWICK, FROSE ET HARZGERODE.

De *Paris à Cologne* par Saint-Quentin, Erquelines, Namur et Liége, 492 kil. Chemin de fer. 5 conv. par jour. Train express du soir avec wagons-lits et sans changement de voitures, en 11 h. 5 min. Trains omnibus en 19 h. 30 m. — 1re cl. 58 fr. 95 c.; 2e cl. 43 fr. 85 c.

N. B. Les voyageurs qui se rendent en Allemagne par Cologne doivent faire visiter dans cette ville leurs bagages, sous peine de les voir retenir à la douane.

De *Cologne à Brunswick*, 388 kil. chemin de fer. 4 conv. par jour. Trains rapides en 10 h. 10 m. 1re cl. 36 mk.; 2e cl. 26 mk. 70 pf. Trains ordinaires, en 13 h. 40 min. 1re cl. 31 mk. 90 pf.; 2e cl. 24 mk.; 3e cl. 16 mk.

De *Brunswick à Frose* 99 kil. — Chemin de fer. 3 conv. par jour dont deux seulement correspondent avec les trains de Frose à Ballenstedt. Trains du matin en 3 h. 19 m. Train du soir en 2 h. 47 m. 1re cl. 8 mk. 70 pf.; 2e cl. 5 mk. 90 pf.; 3e cl. 3 mk. 90 pf.

De *Frose à Ballenstedt*, 14 kil. — Chemin de fer. 5 conv. par jour en 44 m. et 29 m. 1re cl. 1 mk. 15 pf.; 2e cl. 90 pf.; 3e cl. 60 pf.; 4e cl. 35 pf.

De *Ballenstedt à Harzgerode*, 17 kil. — Diligence tous les jours en 2 h. 45 m.; 1 mk. 70 pf.

De *Harzgerode à Alexisbad*, 30 m. de marche.

Alexisbad est un bain situé à 385 mèt. dans le Selkethal (duché d'Anhalt-Bernburg), entre des collines boisées qui ont été agréablement transformées en jardin.

L'établissement, fondé en 1811, est bien installé à tous égards; on trouve aussi des logements confortables dans les maisons particulières.

Les environs offrent de nombreuses promenades: le *Friedrichsplatz*, le *Louisentempel*, le *Habichtstein*, les *Schlotheimsfelsen*, le *Carlsplatz*, la *Belle Vue*, le *Schirm*, etc.

LES EAUX. — Eau froide, ferrugineuse sulfatée.

Connue depuis 1766.

Emergence : D'un terrain où domine le grauwacke et, à sa limite, le terrain houiller; les montagnes environnantes sont riches en fer, cuivre, galène, spath-fluor, etc.

Trois sources : Selkebrunnen, source de la Selke; *Alexisbrunnen*, source d'Alexis; *Ernabrunnen*, source d'Erna : cette dernière est à un quart d'heure de distance.

Densité : Alexisbrunnen, 1,00095.

Température : Alexisbrunnen, 9°,5; Selkebrunnen, 7°,6.

Caractères particuliers : Selkebrunnen, eau limpide, inodore, d'un goût fortement styptique; Alexisbrunnen, d'un goût plus agréable que la précédente, se prête mieux à l'usage interne, grâce à l'acide carbonique qu'elle contient; le co act de l'air lui fait déposer un précipité ocreux.

Emploi : Boisson, bains et douches d'eau et de vapeur.
Établissement hydrothérapique.
Action physiologique et thérapeutique : Ces eaux et surtout celles de la Selkebrunnen sont très-excitantes et développent au plus haut degré les phénomènes qui résultent de l'usage des eaux ferrugineuses. On les recommande notamment dans l'atonie des muqueuses avec sécrétion abondante et dans les névralgies que l'on peut rapporter à l'anémie.

Analyse (Sonnenschein, 1866).

	ALEXISBRUNNEN. Eau, 1 kilogr.
Sulfate de potasse	0gr,036
— de soude	0, 091
— de chaux	0, 051
— de baryte	traces.
Chlorure de potassium	0, 019
Carbonate d'oxyde de fer	0, 031
— — de manganèse	0, 017
— de chaux	0, 074
— de magnésie	0, 034
Acide phosphorique	0, 003
Alumine	0, 0002
Silice	0, 027
Acide titanique / — arsenique / Oxyde de cobalt / — de nickel	traces
Humine	0, 027
	0gr,4102
Gaz acide carbonique	266c.c.,6

ALTWASSER (PRUSSE)

1428 kil. de Paris. — Chemin de fer du Nord et chemins de fer allemands. — Trains express en 32 h. 54 m. 1re cl. 126 fr. et 27 mk. 50 pf.; cl. mixte 104 fr. 15 c. et 20 mk. 60 pf.; 2e cl. 92 fr. 10 c. et 20 mk. 60 pf.

DE PARIS A ALTWASSER PAR BERLIN ET KOHLFURT.

De *Paris à Berlin* par Saint-Quentin, Namur, Erquelines, Liége, Cologne, Hanovre et Stendal, 1075 kil. Chemin de fer. 3 conv. par jour. Train express du matin en 23 h. 10 m. Express du soir, sans changement de voitures et avec wagons-lits en 23 h. 45 m. 1re cl. 126 fr.; cl. mixte (1re en France, 2e en Allemagne) 104 fr. 15 c.; 2e cl. 92 fr. 10 c.

De *Berlin à Altwasser* par Kohlfurt et Ruhbank, 353 kil. Chemin de fer. 1 conv. par jour. Train ordinaire et direct de 11 h. du soir en 9 h. 44 m. 1re cl. 27 mk. 50 pf.; 2e cl. 20 mk. 60 pf.; 3e cl. 13 mk. 70 pf.

Altwasser, v. de 7700 hab., station de chemin de fer, a des mines de lignite, des fonderies et est connue aussi par ses sources minérales.

HÔTELS. — *Kunse; Villa Nova, Berger.*

Quatre établissements thermaux contiennent 48 cabinets de bains.

Un service de diligence relie Altwasser à la station minérale de Salzbrunn (4 kil.).

Non loin d'Altwasser est situé *Charlottenbrunn* (*V.* ce mot).

LES EAUX. — Eau froide, ferrugineuse bicarbonatée, gazeuse.

Connue dès le quatorzième siècle sous le nom de *Aqua antiqua.*

Émergence : d'un terrain de grès où se rencontrent des veines de houille.

Sept sources : Oberbrunnen ou *Mühlenbrunnen,* source haute ou source du Moulin, la plus anciennement connue; *Friedrichsbrunnen* ou *Niederbrunnen,* source basse ou de Frédéric, découverte en 1771; *Mittelbrunnen,* source du milieu; *Georgenbrunnen,* source de Georges, découverte en 1824, bien captée, entourée d'une balustrade en fer et recouverte d'un toit posant sur des colonnes; *Wiesenquellen,* sources des prés, découvertes, l'une en 1798 et l'autre en 1801; *Louisenbrunnen,* source de Louise, obtenue par un forage en 1857, c'est la plus riche en fer.

Température : 8°,7.

Caractères particuliers : Eau limpide, tirant sur le jaune, source haute et source basse; goût acide et astringent, surtout dans la source haute; agréable et frais, source de Georges; odeur hépatique faible source haute; odeur acide, bulles de gaz, source basse.

Emploi : Boisson, source de Georges; bains et douches, source basse. On mêle quelquefois à l'eau des bains une boue minérale.

Situation : 407 m. au-dessus de la mer.

Climat de montagnes assez doux.

Saison : Du 20 mai au 30 septembre.

Action physiologique et thérapeutique : Cette eau, très-riche en fer et en manganèse (Georgenbrunnen, Oberbrunnen), ce qui permet de penser que de nouvelles analyses y montreront la présence de l'arsenic, agit principalement sur les systèmes nerveux et musculaire et sur les muqueuses. Elle est tonique, analeptique et excitante comme les eaux ferrugineuses en général. L'estomac la supporte bien. On ajoute quelquefois à l'usage des eaux celui de boues que l'on trouve près de la station minérale dans une grande prairie marécageuse. Ces boues sont très-riches en fer, en manganèse et en ammoniaque. On les emploie surtout contre les affections du système nerveux. La chlorose, l'anémie et les accidents qui s'y rattachent sont l'indication thérapeutique principale des eaux d'Altwasser. On associe quelquefois l'usage de l'eau de Salzbrunn à celui des eaux d'Altwasser, et certains malades, après avoir pris les eaux de Salzbrunn, viennent prendre celles d'Altwasser.

L'eau de la source de Georges se transporte.

Analyse (Fischer).

	GEORGENBRUNNEN. Eau 1 kilogr.
Chlorure de sodium	0gr, 001
Sulfate de magnésie	0, 252
— de soude	0, 110
— de chaux	0, 215
Carbonate de magnésie	0, 012
— d'oxyde de manganèse	0, 025
— — de fer	0, 121
Silice	0, 107
Extractif	0, 110
	1gr, 013
Acide carbonique	139c.c., 6

ANTOGAST (GRAND-DUCHÉ DE BADE).

554 kil. de Paris. — Chemin de fer de l'Est et chemins de fer allemands. — Trains express en 14 h. 35 min. Trains ordinaires en 19 h. 10 min. et 20 h. 10 m.

DE PARIS A ANTOGAST PAR AVRICOURT, STRASBOURG, APPENWEIER ET OPPENAU.

De *Paris à Avricourt* (Allemagne), 412 kil. — Chemin de fer. 6 conv. par jour dont 3 correspondent directement avec Oppenau. Trains rapides en 8 h. 10 m. Trains ordinaires en h. 9 50 m. 1re cl. 50 fr. 45 c.; 2e cl. 37 fr. 85 c. 3e cl. 27 fr. 75 c.

D'*Avricourt* (Allemagne) *à Oppenau*, 136 kil. Chemin de fer. 3 conv. par jour. Train rapide en 6 h. 20 m. 1re cl. 12 mk. 75 pf.; 2e cl. 8 mk. 85 pf. Trains ordinaires en 7 h. 16 min. 1re cl. 11 mk. 65 pf.; 2e cl. 7 mk. 75 pf.; 3e cl. 5 mk. 10 pf.

De *Oppenau à Antogast*, 1 h. de marche environ au S.-E.

Antogast appartient au grand-duché de Bade. Cette station thermale est tellement encaissée dans une vallée au pied de la *Rossbühlschanze*, qu'elle ne voit le soleil que pendant l'été. Elle est très-fréquentée.

L'*établissement* a été récemment amélioré; les cabinets de bains, au nombre de seize, sont refaits à neuf, au rez-de-chaussée, assez grands et bien installés, avec tous les appareils nécessaires. La salle à manger peut contenir environ 200 convives. Il y a 50 chambres, dont 25 à deux lits.

Les promenades environnantes demandent des jarrets éprouvés et de bons poumons, mais elles offrent de beaux points de vue. On peut aller par le Breitenberg à *Freiersbach*, h. situé au débouché de la jolie vallée du même nom; à *Petersthal*, v. de 1500 hab., ou à *Griesbach* (*V.* ce mot); se rendre par la Rossbühl aux ruines de l'abbaye et aux cascades d'Allerheiligen; faire l'ascension du *Kniebis*, etc.

LES EAUX. — Eau froide, ferrugineuse bicarbonatée, gazeuse.

Connue dès le seizième siècle.

Trois sources : Urquelle, source primitive, consacrée aux bains; *Antonsquelle*, source d'Antoine; *Petersquelle*, source de Pierre. Ces sources ne présentent presque pas de différences entre elles.

Débit en 24 h. : source d'Antoine, 15 hectol.; source de Pierre, 10 hectol.

Densité : 1,00277, source d'Antoine; 1,0035, source des bains.

Température : 10°.

Caractères particuliers : Eau limpide, très-pétillante, inodore, goût acidule prononcé, un peu atramentaire. Exposée à l'air elle se trouble et dépose un précipité rougeâtre.

Emploi : Boisson, bains et douches.

Situation : 520 m. au-dessus de la mer.

Climat doux.

Saison : de mai à octobre.

Action physiologique et thérapeutique : Cette eau, riche en fer et en bicarbonate calcaire, agit surtout à la manière des ferrugineux; elle ne paraît avoir aucun avantage particulier sur ses congénères et son indication principale est l'anémie.

Elle se transporte en grande quantité.

Analyse (Bunsen, 1867).

	SOURCE D'ANTOINE. Eau 1 kilogr.
Bicarbonate de soude	0gr, 69967
— de chaux	0, 83624
— de strontiane	0, 00119
— de magnésie	0, 53955
— de fer	0, 03339
— de manganèse	0, 00044
Chlorure de sodium	0, 04548
Sulfate de soude	0, 73606
— de potasse	0, 05905
Phosphate de chaux tribasique	0, 00160
Alumine	0, 00249
Acide silicique	0, 04968
— carbonique libre	2, 04434
Azote	0, 00088
Substance organique non déterminée	traces.
	5gr, 05006

Gaz en dissolution par litre d'eau, ramené à la température de 0 et à 760 de pression :

Acide carbonique libre	1036c.c.,8
Azote libre	0, 7

Composition du gaz qui se dégage de la source :

Acide carbonique	95,20
Azote	4,80
	100,00

Bibliographie : A. Robert, Guide du médecin et du touriste aux bains de la vallée du Rhin... Paris et Strasbourg, 1869.

BADEN-BADEN (GRAND-DUCHÉ DE BADE).

566 kil. de Paris. — Chemin de fer de l'Est et chemins de fer allemands. — Trains express en 13 h. 38 min. Trains omnibus en 16 h. 15 min. 1re cl. 70 fr. 20 c.; cl. mixte (1re en France, 2e en Allemagne) 64 fr. 65 c.; 2e cl. 51 fr. 95 c.

DE PARIS A BADEN-BADEN PAR AVRICOURT ET STRASBOURG

De *Paris à Avricourt*, 412 kil. — Chemin de fer. 6 conv. par jour. Trains express en 8 h. 10 min. Trains omnibus en 9 h. 50 m. 1re cl. 50 fr. 45 c.; 2e cl. 37 fr. 85 c.; 3e cl. 27 fr. 75 c.

De *Avricourt à Oos* par Strasbourg et Appenweier, 149 kil. — Chemin de fer. 6 conv. par jour. Trains express en 4 h. 27 min. 1re cl. 12 mk. 75 pf.; 2e cl. 8 mk. 85 pf. Trains omnibus en 5 h. 20 m. 11 mk. 65 pf.; 7 mk. 75 pf.; 4 mk. 90 pf.

De *Oos à Baden-Baden*, 5 kil. — Chemin de fer. 17 conv. par jour. Trajet en 10 m. 1re cl. 60 pf.; 2e cl. 45 pf.; 3e cl. 20 pf.

Bade, appelé en allemand *Baden-Baden* pour le distinguer des pays du même nom situés en Suisse et en Autriche, est une ville du grand-duché de Bade, peuplée de 11 100 h. et bâtie presque à l'entrée de l'une des plus belles vallées latérales de la Forêt Noire, sur le penchant d'une colline et sur les bords du ruisseau de l'Oos. Elle est visitée annuellement par environ 40 000 étrangers.

HÔTELS. — 1re classe : *Victoria;* de *Bade;* d'*Angleterre;* de l'*Europe; Stephanienbad;* de *Russie; Stadt; Baden;* de *Zähringen;* de *France;* de *Hollande; Bellevue.* — 2e classe: de *Saint-Pétersbourg; Oberts; Müller; Bairischer Hof;* de l'*Étoile d'Or;* des *Trois Rois,* etc.

Les étrangers qui veulent séjourner une ou plusieurs semaines à Bade se logent dans des maisons garnies.

La *maison de conversation* est un vaste édifice situé sur la rive g. de l'Oos et orné d'un portique corinthien; les étrangers s'y réunissent l'après-midi et le soir.

Depuis la suppression des jeux, il faut une carte pour entrer à la conversation.

Le bâtiment principal contient un grand salon de plus de 48 m. de longueur sur 16 m. de largeur, une autre magnifique salle de bal et de concert (le *salon des fleurs*) et quatre ou cinq salons latéraux, tous décorés par Cicéri et richement meublés. Les deux ailes sont occupées : celle de dr. par la *restauration*, celle de g. par le théâtre; sous les galeries latérales se trouvent un café, une librairie et un cabinet de lecture, qui reçoit les principaux journaux français, anglais et allemands. Enfin, devant la façade, des deux côtés d'une double allée de beaux arbres, de nombreuses boutiques de bois offrent aux étrangers tous les objets dont ils peuvent avoir besoin, et donnent à cette partie de la promenade l'aspect d'un champ de foire perpétuelle.

Des bals ont lieu une fois par semaine à la maison de conversation. On donne aussi des concerts trois fois par jour en été, dans le kiosque devant la maison de conversation, et le soir, en hiver, dans le grand salon.

Le *théâtre* est situé sur la place où se donnent les concerts. Derrière le théâtre est la *Kunsthalle*, où a lieu une exposition permanente d'objets d'arts.

Au N. de la maison de conversation et plus près de l'Oos se trouve la nouvelle *Trinkhalle*, qui se compose d'une colonnade ou portique de 88 m. de longueur sur 12 m. de largeur, et d'un bâtiment dont l'entrée se trouve placée au milieu de cette colonnade; c'est dans un bâtiment contigu que se trouve la Trinkhalle proprement dite, vaste salle où jaillit par deux robinets l'eau minérale amenée des sources.

Un *Établissement* thermal, nommé *Bains Frédéric*, a été récemment construit avec le plus grand luxe sur le versant sud du Schlossberg. Cet édifice à trois étages est parfaitement installé pour les bains et les douches de toutes sortes, le traitement hydrothérapique et l'inhalation d'eau minérale pulvérisée.

Plusieurs des nombreux hôtels de Bade renferment aussi des établissements thermaux avec baignoires et appareils pour douches. Les prix y sont moins élevés qu'aux *Bains Frédéric*.

On fait aussi à Bade des cures de petit-lait, de lait et de raisin.

MONUMENTS. — *Église collégiale*, bâtie au septième siècle, reconstruite en 1753 et réparée en 1837; — le *Nouveau château* du grand-duc de Bade, édifice qui date de la fin du dix-septième siècle et s'élève au-dessus des plus hautes maisons de la ville; l'intérieur en a été trop richement décoré; les souterrains qui s'étendent au-dessous du château ont été construits par les Romains et ont longtemps servi de thermes.

PROMENADES et EXCURSIONS. — Aucun pays n'offre des promenades aussi nombreuses, aussi agréables, et aussi variées que les environs de Bade :

1° Le *Vieux château*, dont les ruines couronnent à 545 m. la montagne boisée qui domine la ville; les *Rochers*, où l'on découvre de beaux points de vue (de 2 h. 30 m. à 3 h., aller et retour). — 2° Le *Chemin de l'Écho* et l'*Image de Keller* (30 min.). — 3° L'*Allée des soupirs* (10 min.); la *Chaire du Diable* (1 h.); la *Gorge aux loups* (1 h. 15 min.); *Ebersteinburg* (1 h. 30 min.). — 4° Le *Hæslig* (30 min.). — 5° Le *Mercure* (1 h. 30 min. env., 3 h. aller et retour). — 6° *Lichtenthal* (30 min.). — 7° *Gunzenbach* (15 min.). — 8° *Eberstein* (de 2 h. 45 min. à 3 h.). — 9° *Gernsbach* (3 h. 15 min.). — 10° La *Cascade de Geroldsau* (1 h. 45 min.), etc.

Pour ces promenades, on trouve

des voitures à un ou deux chevaux, dont les prix sont fixés par un tarif. — On loue aussi à Bade des chevaux et des ânes.

LES EAUX. — Eau thermale, chlorurée sodique.

Connue et employée dès l'époque romaine, selon toute probabilité.

Émergence : Source principale, d'un rocher qui renferme de l'amphibole et du quartz ; le terrain des montagnes environnantes est un calcaire stratifié, plus loin on trouve les montagnes primitives.

Douze sources dont les plus importantes sont : la *Hauptquelle* ou *Ursprung*, source principale ou source d'origine ; le *Kühlerbrunnen*, source fraîche ; la *Bütte*, la cuve ; la *Metzigquelle*, source de la Boucherie ; ces deux sources ont chacune deux griffons séparés et se réunissent sous un tunnel ; *Klosterquellen*, sources du couvent ; *Judenquellen*, sources des Juifs.

Deux autres sources d'une autre nature, le *Stahlbad*, source ferrugineuse et le *Stephansbad*, source de Stéphanie, ne sont pas encore exploitées, mais cette dernière paraît devoir l'être bientôt.

Débit total en 24 heures : 6590 hectolitres (Osann).

Densité : Hauptquelle, 1,0026 à 26°,2 (Bunsen).

Température : Hauptquelle, 68°,63 (Bunsen), Kühlerbrunnen, 47°,5 ; on voit que la *source fraîche* est encore assez chaude. Les autres ont une température plus voisine de celle de la source principale.

Caractères particuliers : Hauptquelle, eau limpide, inodore, goût très-légèrement salé, ne paraît pas gazeuse (Rotureau). Osann lui attribue le goût d'un bouillon très-salé ; suivant le même auteur elle dégage dans le verre quelques bulles de gaz et forme dans la source des stalactites de carbonate et de sulfate de chaux et de fer, ainsi qu'un limon de couleur brune, *badeschlamm* ou *bademoor*.

Emploi : Boisson, bains et douches d'eau et de vapeur, inhalation. La buvette est alimentée par la Hauptquelle.

Fumigations de pommes de pin, cures de petit-lait.

Situation : 205 mètres au-dessus de la mer.

Climat : Doux.

Saison : Du 1er mai au 15 octobre.

Action physiologique et thérapeutique : L'eau de la Hauptquelle est à la fois diaphorétique et diurétique, laxative et tonique ; elle agit sur les muqueuses et facilite leurs sécrétions, elle excite l'appétit et ranime les forces. En bain d'eau et de vapeur, ces sources n'ont guère suivant M. Rotureau, que l'action de l'eau et de la vapeur ordinaire. Ce savant observateur remarque cependant que la vapeur des eaux de Bade exhale, dans la salle du Dampfbad, une odeur sulfureuse, et que l'impression de cette vapeur sur la peau n'est pas celle de la vapeur d'eau pure. En résumé, les eaux de Baden-Baden agissent surtout comme excitantes dans l'affaiblissement des organes en général.

Elles peuvent réussir, dans le rhumatisme et la scrofule, chez les sujets très-excitables, dans la dyspepsie et dans certaines névralgies.

Leur thermalité est un de leurs moyens d'action les plus puissants; mais ce moyen doit être surveillé dans son emploi.

Analyse (Bunsen, 1871).

	HAUPTQUELLE. Eau 1 kilog.
Bicarbonate d'oxyde de fer	0gr, 0049
— de magnésie	0, 0115
— de chaux	0, 1657
Sulfate de chaux	0, 2036
— de potasse	0, 0022
Chlorure de potassium	0, 1638
— d'ammonium	0, 0050
— de sodium	0, 1511
— de magnésium	0, 0082
Phosphate de chaux	0, 0028
Alumine	0, 0011
Silice	0, 1190
Acide carbonique (19c.c.,5)	0, 0389
	2gr, 8768

Bibliographie : Jägerschmidt, Baden und der untere Schwarzwald, Karlsruhe, 1846. — Huhn, Baden et ses environs. Baden, 1852. — Rotureau, Des principales eaux minérales de l'Europe, Paris, 1858. — A Robert, Guide du médecin et du touriste aux bains de la vallée du Rhin... Paris et Strasbourg, 1869. — Biermann, Baden-Baden als Kurort, Heidelberg, 1872.

BADEN (AUTRICHE).

1409 kil. de Paris. — Chemin de fer de l'Est et chemins de fer allemands — Train-poste du soir en 34 h. 30 m. Train express du matin en 37 h. 40 m. 1re cl. 172 fr. 70 c.; 2e cl. 127 fr. 17 c.

DE PARIS A BADEN PAR CARLSRUHE MUNICH ET VIENNE.

De *Paris à Vienne* par Avricourt, Strasbourg, Carlsruhe, Stuttgart, Munich, Salzbourg ou Simbach, 1382 kil. — Chemin de fer. Train express du matin par Salzbourg, en 36 h. 37 m. Train-poste du soir, sans changement de voitures et avec wagons-lits, en 33 h. 30 min. — 1re cl. 172 fr. 15 c.; 2e cl. 126 fr. 10 c.

De *Vienne à Baden*, 27 kil. — Chemin de fer. 4 conv. par jour. Trains rapides en 33 m. Trains ordinaires en 1 h. 1re cl. 1 mk. 26 pf.; 2e cl. 95 pf.; 3e cl. 63 pf.

Baden, V. autrichienne de 5000 hab., située sur le penchant oriental de la montagne de Wienerwald, doit son origine et sa prospérité actuelle à ses eaux, les *Aquæ cetiæ* ou *Aquæ pannonicæ* des Romains.

HÔTELS.—*Münsch; Stadt Wien;*

Hirsch; Grüner Baum; Schwarzer Adler; Lœwe, etc.

A Baden, on se baigne généralement en société; les hommes et les femmes, vêtus d'un costume tout particulier, ne sont pas séparés. Le plus beau des établissements thermaux est celui de *Sauerhof*, construit en 1822. On peut, si l'on veut, avoir des bains particuliers. Le *Herzogsbad* est assez vaste pour contenir 150 personnes.

Depuis 1848, on a fondé à Baden une *Schwimmanstalt* (école de natation). Ce bassin est alimenté par l'eau thermale dont la température a été abaissée à 23 ou 25 degrés.

MONUMENTS. — *Église* dédiée à saint Étienne; *hôtel de ville* (1815); *colonne* de la Sainte-Trinité (1714); *théâtre*, etc.

PROMENADES. — Nombreuses sont les promenades des environs de Baden. On va d'abord au *parc* ou *Theresiengarten*, dont plusieurs allées conduisent au *Calvarienberg* (10 min.); l'allée principale finit au pied de la montagne où se trouvent le temple d'Esculape (1798), le kiosque et l'*Arena* (théâtre de jour); — on peut visiter encore la *Weilburg*, palais d'été de l'archiduc Charles, entouré de beaux jardins; — les ruines de la *Burgeneck*, château détruit par les Hongrois; — l'*Eiserne Thor* (Porte de fer), montagne haute de 818 mètres, etc.

LES EAUX. — Eau thermale, sulfatée calcique, sulfureuse.

Connue dès l'époque romaine, au premier siècle.

Émergence : D'un terrain où se présentent des calcaires stratifiés, des schistes, du gypse, des pyrites et de la houille.

Treize sources : Ursprung ou *Römerquelle*, source d'origine ou des Romains, la seule dont on boive l'eau; *Theresienquelle*, source de Thérèse; *Antonsquelle*, source d'Antoine; *Herzogsquelle*, source du duc; *Peregrinusquelle*, source de l'étranger; *Léopoldsquelle*, source de Léopold; *Franzensquelle*, source de François; *Johannesquelle*, source de Jean; *Engelsquelle*, source de l'Ange; *Josephsquelle*, source de Joseph; *Carolinenquelle*, source de Caroline; *Militairquelle*, source des militaires.

Débit en 24 heures : Ursprung, 7607 hectol. (Osann).

Densité : Ursprung, 1,004 (Osann); moyenne des sources, 1,00195 (Rotureau).

Température : Varie de 28°, Peregrinusquelle, à 36°,5, Josephsquelle (Rotureau).

Caractères particuliers : Eau limpide, se troublant légèrement au contact de l'air, à goût et odeur hépatiques, déposant sur les parois des sources une cristallisation jaune qu'on nomme sel de Baden (Osann).

Emploi : Boisson (Ursprung), bains de baignoires et de piscines, bains de limon et de vapeur, douches d'eau et de vapeur, inhalation.

Situation : 212 mètres au-dessus de la mer.

Climat : Doux, température moyenne 11°, variations brusques et fréquentes.

Action physiologique et thérapeutique : L'eau de l'Ursprung est laxative, à la dose de deux à quatre verres, et diurétique. Suivant M. Rotureau, son usage en boisson détermine dans l'urine la présence d'une plus grande quantité d'acide urique, elle active la circulation, les fonctions de la peau et celles des muqueuses en général; elle détermine quelquefois la poussée, qui survient beaucoup plus communément à la suite des bains. Ici comme ailleurs, les eaux sont d'autant plus excitantes que leur température est plus élevée ; mais ce qui est particulier aux eaux de Baden, c'est une action énergique sur la peau et sur les systèmes nerveux et sanguin, qui détermine rapidement la poussée, dispose aux congestions sanguines et commande les plus grands ménagements.

Ces eaux réussissent dans le catarrhe bronchique, avec ou sans emphysème, et dans la laryngite chronique simple. C'est presque uniquement en boisson que les eaux sont employées dans ce cas ; la présence de tubercules en contre-indique formellement l'usage. On les applique avec succès dans l'atonie des intestins, le catarrhe vésical et la vaginite avec leucorrhée chez les malades soumis à la diathèse herpétique, mais à la condition que tout état inflammatoire ait cessé. Elles sont utiles aussi quand il existe dans l'économie un excès d'acide urique, et par conséquent au début de la goutte, mais non quand cette affection est confirmée. Le rhumatisme et les paralysies qui en procèdent ainsi que les paralysies par intoxication métallique, les diverses formes de la scrofule, surtout les dermatoses de nature lymphatique (on cite même des guérisons d'acné, de psoriasis et de lupus), sont, avec les affections énumérées plus haut, les maladies le plus heureusement traitées par les eaux de Baden. C'est à leur thermalité plus encore qu'à leurs principes que ces eaux doivent des effets qui sont produits également, sinon mieux, par des eaux congénères mais plus minéralisées. La pléthore sanguine, la disposition aux congestions, les hydropisies, l'anémie avec grand affaiblissement, l'état aigu récent et la grande excitabilité, enfin les affections du cœur, les névralgies, et les névroses sont les principales contre-indications à noter.

Analyse (1862).

	URSPRUNG. Eau, 1 litre.
Carbonate de chaux	0gr, 20538
— de soude	0, 09367
— de magnésie	0, 14297
Sulfate de chaux	0, 73493
— de potasse	0, 07290
— de soude	0, 30129
Chlorure de sodium	0, 25516
— de magnesium	0, 23089
Sulfure de magnesium	0, 04603
Silice	0, 03572
Matière organique et perte	0, 04974
	2gr, 16868

Gaz acide carbonique	44c.c., 78
— sulfhydrique	2, 56
Azote	14, 53
Oxygène	1, 62

BALATON-FÜRED.

1774 kil. de Paris. — Chemin de fer de l'Est et chemins de fer allemands. — Trains rapides en 45 h. 15 m. Trains ordinaires en 47 h. 15 m. 1re cl. 172 fr. 15 c. et 21 fl. 39 kr.; cl. mixte 138 fr. 80 c. et 16 fl. 46 kr.; 2e cl. 126 fr. 10 c. et 16 fl. 48 kr.

DE PARIS A FÜRED PAR VIENNE, PEST ET SIO-FOK.

De *Paris à Vienne* par Avricourt, Strasbourg, Carlsruhe, Stuttgart, Munich et Simbach ou Salzbourg, 1382 kil. Chemin de fer. Train-poste (par Simbach), sans changement de voitures et avec wagons-lits en 33 h. 30 m. Express du matin (par Salzbourg) en 36 h. 30 m. 1re cl. 172 fr. 15 c. ; 2e cl. 126 fr. 10 c.

De *Vienne à Pest*, 278 kil. — Chemin de fer. 3 conv. par jour. Train-poste en 7 h. Trains ordinaires en 9 h. 1re classe 14 fl. 31 kr. ; 2e cl. 11 fl. 78 kr.; 3e cl. 7 fl. 14 kr.

De *Pest à Sio-Fok*, 114 kil. — Chemin de fer. 3 conv. par jour en 3 h. 45 m. 1re cl. 5 fl. 40 kr. ; 2e cl. 4 fl. 5 kr.; 3e cl. 2 fl. 70 kr.

De *Sio-Fok à Füred*, bateau à vapeur, traversée du lac Balaton en 1 h. 1 fl. 68 kr.

Balaton-Füred, appartenant au comté de Szalad (Hongrie), est un v. situé au bord du lac Balaton, l'un des plus grands et des plus beaux du monde.

HÔTELS. — *Nouveau Badhaus; Grand Hôtel; Ancien Badhaus.* Outre ces hôtels, beaucoup de maisons particulières disposent de logements confortables pour les étrangers. On compte en tout 600 chambres dans les hôtels et les maisons particulières. Les étrangers trouvent à Füred de nombreuses et agréables distractions. Le salon de conversation, ou *Cursalon*, reçoit toutes sortes de journaux politiques ou autres; on y donne des concerts et des représentations théâtrales, des soirées dansantes, etc. — Bureau de poste et télégraphe.

Les *établissements* de bains, qui appartiennent aux bénédictins de l'abbaye de Tihany, sont installés : 1° pour les bains chauds et les douches d'eau minérale, d'eau du lac et de vapeur; 2° pour les bains froids, dans le lac, dans des salles de bains ou dans des bassins de natation; 3° pour des bains froids d'eau minérale dans une piscine alimentée par de l'eau courante, venant de la source François-Joseph. Aux salles de bains correspondent des boudoirs confortables, spacieux et bien meublés.

Il est d'usage, à Balaton-Füred, avant de se mettre au bain, de recevoir sur la tête, la poitrine et les épaules, une douche en pluie. Des maîtres de natation surveillent les nageurs, pour leur porter secours, s'il le faut.

PROMENADES. — On peut faire, sur le lac Balaton, de charmantes excursions en barque ou en bateau à vapeur; les bords opposés à l'établissement offrent de gracieux paysages. — On visite aussi le beau couvent de bénédictins de *Tihany*, situé sur une presqu'île formée par le lac.

LES EAUX. — Eau froide, bicarbonatée calcique, ferrugineuse, gazeuse.

Connue et employée par les habitants du pays dans la seconde moitié du XVIIe s., fréquentée par les étrangers depuis la fin du siècle dernier.

Émergence : Le terrain du *Plattensee* ou *Balaton See*, lac Balaton, voisin des sources de Füred, est caractérisé, suivant Beudant, par du calcaire jurassique avec filons de silice, du grès et du basalte.

Trois sources : Franz-Josephsquelle, source de François-Joseph, elle alimente la buvette et les bains; la seconde source et la troisième ne servent qu'aux bains.

Débit en 24 heures : Franz-Joseph, 1200 hectol.

Densité : Franz-Joseph, 1,0013.

Température, 12°,5.

Caractères particuliers : Eau limpide, incolore, odeur piquante, goût frais, piquant, acidule, ferrugineux ; elle forme un dépôt ocreux sur les parois du bassin où elle est captée, et du fond duquel s'élèvent sans cesse des bulles de gaz.

Emploi : Boisson, bains, douches, bains froids dans le lac.

Cures de petit-lait et de raisin.

Situation : 150 mètres (Beudant), 180 mètres (Sigmund), au-dessus de la mer.

Climat : Très-doux, variations atmosphériques peu sensibles.

Saison : Du 1er juin au 15 septembre.

Action physiologique et thérapeutique : L'eau de Füred est excitante, tonique et reconstituante ; elle active les fonctions digestives et celles de la peau. L'eau du lac Balaton a aussi sur la peau une action particulière, elle la rend sèche et rude ; quand on ajoute au bain dans l'eau du lac les frictions avec la boue, on produit rapidement une irritation vive et douloureuse de la peau, moyen de révulsion énergique, mais qui doit être appliqué avec prudence. On pense que cet effet est purement mécanique est dû à des cristaux microscopiques de silicate de chaux qui existent en grande quantité dans la boue du lac. M. de Laurès et Becquerel ont émis la même opinion sur les cristaux calcaires de la conferve de Néris. C'est principalement contre l'anémie, la chlorose et les troubles fonctionnels qui en résultent que l'on emploie l'eau de Füred; les moyens hydrothérapiques, sont en général associés à l'usage des eaux et l'on vient à Füred pour les bains froids du lac Balaton et pour le petit-lait au moins autant que pour les eaux minérales proprement dites.

Analyse (Heller, 1854).

	FRANZ-JOSEPHSQUELLE. Eau, 1 kilogr.
Sulfate de soude	0gr, 7546
Carbonate de chaux	0, 7968
— de soude	0, 1037

Carbonate de magnésie	0^{gr}, 0105
— d'oxyde de fer et de manganèse	0, 0106
Chlorure de sodium	0, 0874
Silice	0, 0134
Alumine	0, 0029
Matières organiques azotées	0, 3705
	2^{gr}, 1504
Gaz acide carbonique libre	$1283^{c.c.}$,3

Bibliographie: Lengyel de Przemysl, die Heilquellen und Bäder Ungarns, Pest, 1854. — A. Rotureau, Des principales eaux minérales.... Paris, 1858. — Helfft-Thilenius, Handbuch der Balneotherapie, 1874.

BERTRICH (PRUSSE).

630 kil. de Paris. — Chemin de fer de l'Est et chemins de fer allemands. — Trains express en 18 h. 20 m. Trains omnibus en 22 h. Prix jusqu'à Metz : 1re cl. 47 fr. 85 c.; 2e cl. 35 fr. 80 c.; 3e cl. 26 fr. 20 c.

DE PARIS A BERTRICH, PAR METZ ET TRÈVES.

De *Paris à Metz* par Pagny-sur-Moselle. 392 kil. — Chemin de fer. 5 conv. par jour. Trains express en 8 h. 30 m. Trains omnibus en 11 h. 5 m. 1re cl. 47 fr. 85 c.; 2e cl. 35 fr. 80 c.; 3e cl. 26 fr. 20 c.

De *Metz à Bullay* par Thionville et Trèves. env. 170 kil. — Chemin de fer de la Moselle. V. pour la durée du trajet et le prix des places le Hendschel's Telegraph.

De *Bullay à Alf* et à Bertrich. Diligences. Trajet en 50 m.

Bertrich (Prusse rhénane) est situé dans la partie la plus pittoresque de la vallée de l'Usbach, affluent de la Moselle.

HÔTELS: *Werling; Klering; Thomas; de la Poste. L'établissement* est installé d'une manière confortable, avec une annexe pour l'usage du petit-lait comme adjuvant au traitement thermal.

Les environs de Bertrich (ânes à volonté) offrent de charmantes promenades. Le *Palmenberg*, le *Wingertsberg*, le *Rœmerkessel*, avec leurs pavillons et leur chapelle, sont sillonnés de routes et de sentiers qui conduisent à de jolis points de vue ou à d'agréables ombrages. On va ensuite visiter le *Facherberg*, sur lequel on remarque un cratère qui a 27 mètres de profondeur; — la *Kæsegrotte*, grotte formée de prismes basaltiques; — la *Falkenlei*, montagne volcanique sur la route de Lützerath.

LES EAUX. — Eau thermale, sulfatée sodique.

Connue dès l'époque romaine.

Émergence: D'un terrain volcanique; grauwacke et schistes argileux que percent des basaltes et des laves.

Une source divisée en plusieurs jets qui fournissent à la buvette et aux bains.

Débit en 24 heures : 1632 hectol.
Densité : 1,0016.
Température : 32°,9.
Caractères particuliers : Eau limpide, ne dégageant pas de bulles de gaz, goût un peu lixiviel et fade sans être désagréable. Elle contient une quantité notable de barégine.
Emploi : Boisson, bains et douches.
Situation : 144 mètres au-dessus de la mer.
Action physiologique et thérapeutique : Cette eau est laxative, elle agit principalement sur la peau et les muqueuses, dont elle active doucement et facilite les sécrétions. Elle détermine des sueurs critiques une sécrétion bronchique d'un caractère particulier et la poussée. Souvent aussi la fièvre thermale survient au début du traitement. La diathèse rhumatismale, la pléthore abdominale, l'obésité et les maladies chroniques de la peau, tenant du rhumatisme et du lymphatisme, sont les principales affections pour lesquelles l'eau de Bertrich est indiquée.

Analyse (Mohr).

	Eau. 1 kilog.
Sulfate de soude	0gr, 9210
Chlorure de sodium	0, 4481
Carbonate de soude	0, 1846
— de chaux	0, 0814
Magnésie	0, 0643
Alumine	0, 0038
Silice	0, 0227
Barégine	0, 0414
Fer	traces
	1gr, 7673

Gaz acide carbonique libre ou combiné.............. 173 c.c.

Bibliographie : Von Dechen, Bad Bertrich, Coblentz, 1847.

BILIN (BOHÊME).

1312 kil. de Paris. — Chemin de fer du Nord et chemins de fer allemands. — Trains express du matin en 32 h. 33 m. 1re cl. 134 fr. 25 c., 5 mk. et 2 fl. 61 kr. ; cl. mixte 116 fr. ; 3 mk. 80 pf. et 1 fl. 96 kr.

DE PARIS A BILIN PAR DRESDE, BODENBACH ET AUSSIG.

De *Paris à Dresde* par Saint-Quentin, Erquelines, Namur, Liége, Cologne, Hanovre, Magdebourg, Cœthen, Halle et Leipzig, 1201 kil. — Trains express, wagons-lits jusqu'à Cologne, en 27 h. 34 m. 1re cl. 134 fr. 25 c. ; cl. mixte (1re en France, 2e en Allemagne) 111 fr.

De *Dresde à Aussig*, 85 kil. —

Train-poste en 3 h. 6 min. 1re cl. 5 mk. et 1 fl. 9 kr.; 2e cl. 3 mk.80 pf. et 82 kr.

De *Aussig à Bilin*, 26 kil. — Trajet en 1 h. 53 m. et 2 h. 8 m. 1re cl. 1 fl. 52 kr.; 2e cl. 1 fl. 14 kr.; 3e cl. 76 kr.

Bilin (Bohême), v. de 3100 hab., sur la Biela, possède des sources minérales très-fréquentées. On en exporte chaque année près de 800 000 cruchons ou bouteilles.

On remarque à Bilin le château des princes de Lobkowitz, bâti en 1680.

LES EAUX. — Eau froide, bicarbonatée sodique, gazeuse.

Connue, suivant quelques auteurs, dès le VIIIe s., découverte ou appréciée suivant d'autres au commencement du XVIIIe.

Émergence : D'un terrain où dominent le gneiss et le basalte.

Quatre sources, dont deux, *Josephsquelle*, source de Joseph, et *Neuequelle*, source nouvelle, sont employées comme agent thérapeutique.

Débit en 24 h. : sources de Joseph, de Caroline et Nouvelle réunies, 1760 hectol.

Densité : 1,00665, source Joseph. 1,00604, source Nouvelle.

Température: 12°,5 Joseph, 11°,1 Nouvelle.

Caractères particuliers : Eau limpide quand elle vient d'être puisée, très-pétillante, d'un goût frais, agréable, acide et piquant. Sur la surface de la source repose une couche peu épaisse d'acide carbonique.

Emploi : En boisson à la dose de deux ou trois verres, pure ou coupée avec du lait.

Situation : Environ 200 mètres au-dessus de la mer.

Action physiologique et thérapeutique : Cette eau, la plus riche de l'Allemagne en carbonate sodique et qu'on a surnommée le Vichy froid, agit comme excitante et résolutive ; elle est diurétique, et les médecins allemands lui attribuent une action utile dans le catarrhe bronchique chronique. Peu employée sur place, transportée en grande quantité comme eau de table dans le pays allemand, elle ne peut prétendre, malgré son surnom, à remplacer sous aucun rapport l'eau de Vichy.

Analyse (Huppert, 1875).

	S. DE JOSEPH. Eau, 1 kilog.
Carbonate de soude	3gr, 36339
— de chaux	0, 41050
— de magnésie	0, 17157
— de lithine	0, 01089
— de fer	0, 00279
— de manganèse	0, 00107
Sulfate de soude	0, 71917
— de potasse	0, 23496
Chlorure de sodium	0, 38146
Phosphate d'alumine	0, 00022
Acide silicique	0, 04339
	5gr, 33941

Acide carbonique combiné à l'état de bicarbonate		84 c.c.,4
— —	libre	71, 1

BOCKLET (BAVIÈRE).

893 kil. de Paris. — Chemin de fer de l'Est et chemins de fer allemands. Trains express en 24 h. 54 m. Trains omnibus en 29 h. 6 m. 1re cl. 83 fr. 75 c.; et 30 mk. 80 pf.; cl. mixte 76 fr. 85 c. et 30 mk. 80 pf.; 2e cl. 62 fr. 60 c. et 21 mk. 5 pf.

DE PARIS A BOCKLET PAR METZ, FRANCFORT, WÜRZBOURG ET KISSINGEN.

De *Paris à Francfort* par Pagny-sur-Moselle, Metz, Sarrebrück, Creuznach et Mayence, 690 kil. — Chemin de fer. 3 conv. par jour. Trains express sans changement de voitures et avec wagons-lits en 15 h. 33 m. Trains omnibus en 22 h. 1re cl. 83 fr. 75 c.; cl. mixte (1re en France, 2e en Allemagne) 76 fr. 85 c.; 2e cl. 62 fr. 60 c.

De *Francfort à Kissingen* par Aschaffenbourg, Würzbourg et Schweinfürt, 197 kil. — Chemin de fer. 5 conv. par jour. Trains rapides en 6 h. 6 m. 1re cl. 18 mk. 75 pf.; 2e cl. 13 mk. 5 pf. Trains ordinaires en 8 h. 1re cl. 16 mk. 30 pf.; 2e cl. 10 mk. 80 pf.; 3e cl. 6 mk. 95 pf.

De *Kissingen à Bocklet*, 6 kil. — Route de voitures.

Bocklet (Bavière), bain situé dans la vallée de la Saale franconienne, à 2 h. au N. de Kissingen, autrefois la principale résidence d'été du prince-évêque de Würzbourg.

L'*Établissement*, construit aux frais de l'État, est exploité par les administrateurs de celui de Kissingen. Il est très fréquenté, surtout le jeudi, par les baigneurs de Kissingen.

PROMENADES. — On visite dans les environs : *Klosterhausen*, le château de *Waldaschach*, celui d'*Aschach*, souvent habité jadis par les évêques de Würzbourg et ravagé par les paysans. On y a établi une fabrique d'objets de grès. (*V.* Kissingen et Brückenau.)

LES EAUX. — Eau froide, ferrugineuse bicarbonatée ou sulfureuse.

Connues depuis 1720.

Émergence : D'un terrain qui présente, au-dessous de roches hétérogènes et d'une couche d'argile grise, un mélange de basalte, de sable et de silex.

Deux sources : Stahlquelle, source ferrugineuse, *Schwefelquelle*, source sulfureuse.

Débit en 24 h. : source ferrugineuse, 472 hectol.

Densité : Source ferrugineuse, 1,0117.

Température : Source ferrugineuse, 10°; source sulfureuse, 15°.

Caractères particuliers : Source ferrugineuse : l'eau très pétillante au moment où on la puise, paraît d'abord trouble par l'effet des bulles de gaz qui s'en dégagent, mais bientôt devient limpide; goût agréable, frais et piquant, mais atramentaire. — Source sulfureuse : limpide, de couleur bleuâtre, d'abord agréable au goût, puis développant une saveur lixivielle et atramentaire et une odeur fortement sulfureuse.

Emploi : Source sulfureuse, en boisson; source ferrugineuse, boisson, bains et douches. On donne aussi à Bocklet des bains de boues minérales et d'eaux mères provenant de Kissingen, et des bains de gaz acide carbonique.

Situation : 181 mètres au-dessus de la mer.

Climat doux.

Action physiologique et thérapeutique : Ces eaux agissent surtout comme ferrugineuses, c'est-à-dire comme toniques et reconstituantes. Leur richesse en fer, supérieure à celle du Rakoczy et du Pandur, en fait conseiller l'usage, comme traitement complémentaire des eaux de Kissingen, à certains malades chez qui l'on veut obtenir un effet analeptique. Les Allemands donnent l'eau de la source sulfureuse dans les catarrhes opiniâtres, considérés par eux comme de nature arthritique, et s'accompagnant de pléthore abdominale ou de troubles dans les fonctions du foie. L'acide sulfhydrique qu'elle dégage ne paraît pas suffire à la rapprocher dans ses effets des eaux sulfurées proprement dites.

Analyse (Kastner; Vogel).

	SOURCE FERRUGINEUSE Eau, 1 kilogr.	SOURCE SULFUREUSE Eau, 1 kilogr.
Carbonate de magnésie	0gr, 4375	0gr, 0651
— de soude		0, 0625
— de chaux	0, 8522	0, 3255
— d'oxyde de fer	0, 0792	0, 0520
— de manganèse	0, 0001	
Bromure de magnesium	0, 00002	
Iodure de magnesium	traces	
Chlorure de magnesium	0, 5770	
— de potassium	0, 0190	0, 0625
— de sodium	0, 8531	0, 0325
Sulfate de soude	0, 3309	0, 0325
— de magnésie	0, 4205	
— de chaux	0, 000003	
Phosphate de soude	0, 000001	
— de chaux	traces	
Silice	0, 0285	0, 0130
Extractif	0, 0026	
	3gr, 600624	0gr, 645
Gaz acide carbonique	781c.c.	416c.c.
Azote	traces	
Acide sulfhydrique		4

BORCETTE (*Voy.* AIX-LA-CHAPELLE).

(*Voy.* AIX-LA-CHAPELLE)

BRÜCKENAU (BAVIÈRE).

915 kil. de Paris. Chemin de fer de l'Est et chemins de fer allemands. — Trains express en 28 h. 40 min. Trains ordinaires en 33 h. 46 m. 1re cl. 83 fr. 75 c. et 30 mk. 80 pf.; cl. mixte 76 fr. 85 c. et 21 mk. 5 pf.; 2e cl. 62 fr. 60 c. et 21 mk. 5 pf.

DE PARIS A BRÜCKENAU PAR METZ, FRANCFORT ET KISSINGEN.

De *Paris à Francfort* par Pagny-sur-Moselle, Metz, Saarbrück, Creuznach et Mayence. 570 kil. — Chemin de fer. 3 conv. par jour. Trains express sans changement de voiture et avec wagons-lits, en 15 h. 33 min. Trains-omnibus en 22 h. 1re cl. 83 fr. 75 c.; cl. mixte (1re en France, 2e en Allemagne) 76 fr. 85 c.; 2e cl. 62 fr. 60 c.

De *Francfort à Kissingen* par Aschaffenburg, Würzbourg et Schweinfürt, 197 kil. — Chemin de fer. 5 conv. par jour. Trains rapides en 6 h. 6 m. 1re cl. 18 mk. 75 pf.; 2e cl. 13 mk. 5 pf. Trains ordinaires en 8 h. 1re cl. 16 mk. 30 pf.; 2e cl. 10 mk. 80 pf.; 3e cl. 6 mk. 95 pf.

De *Kissingen à Brückenau*, 28 kil. — Route de poste. Diligence tous les jours. Trajet en 4 h. 40 m. Prix 2 mk. 80 pf.

Brückenau (Bavière) est une V. de 1700 hab., située dans la jolie vallée de la Sinn, dont les prairies ont été transformées en promenades, et que domine la montagne boisée de Dreistelz, haute de 670 mètres.

HÔTELS.— *Post; Bairischer Hof.*

Les bains sont à 30 min. à l'O. de la ville. Ils se composent d'un certain nombre de maisons meublées (Kellerbau, Rothes Haus, Hirsch, etc.) qui, appartenant au roi de Bavière, sont exploitées pour son compte à des prix fort raisonnables, et d'un beau *Curhaus* que le dernier roi de Bavière fit construire par Guttensohn.

On fait à Brückenau des cures de petit-lait et on y prend des bains de boue, de gaz, de pluie, etc., avec des douches de toute espèce. La vie y est à bon marché.

PROMENADES. — Les environs, un peu humides, offrent un grand nombre d'agréables promenades. L'excursion la plus généralement faite est celle du *Kreuzberg* (panorama étendu); on compte 4 heures pour y monter.

LES EAUX. — Eau froide, ferrugineuse bicarbonatée, gazeuse, ou bicarbonatée calcique, gazeuse.

Connue depuis le commencement du dix-huitième siècle, décrite pour la première fois en 1746, captée en 1747.

Émergence : Des failles d'un banc de grès rouge.

Trois sources : Brückenauerquelle ou *Stahlquelle*, source de Brückenau ou source ferrugineuse; *Wernarzerquelle, Sinnbergerquelle*, sources de Wernarz, de Sinnberg.

Débit en 24 heures des trois sources : 575 hectol.

Densité : 1,00609, Stahlquelle.

Température : 10°.

Caractères particuliers : Stahlquelle, eau très limpide, inodore, d'un goût agréable, acidule, légèrement styptique, très-pétillante. Les deux autres sources sont moins styptiques et moins gazeuses.

Emploi : Boisson, bains, douches, bains de boues ferrugineuses. — On associe quelquefois le petit-lait à l'eau de la source de Sinnberg.

Cures de petit-lait.

Situation : 305 mètres au-dessus de la mer.

Climat de montagnes, assez doux.

Saison : Du 15 juin au 15 septembre.

Action physiologique et thérapeutique : Cette eau est excitante, tonique, reconstituante, comme les eaux ferrugineuses en général, et s'emploie surtout en bains. Comme l'eau de Bocklet, elle est employée souvent pour compléter le traitement suivi à Kissingen, par des personnes malades de la poitrine.

L'eau de Brückenau se transporte.

Analyse (Scherer, 1854).

	STAHLQUELLE. Eau, 1 kilogr.
Sulfate de potasse	0gr, 0190
— de soude	0, 0107
— de magnésie	0, 0612
Chlorure de magnésium	0, 0109
Bicarbonate de magnésie	0, 0207
— de chaux	0, 2276
— d'oxyde de fer	0, 0120
— — de manganèse	0, 0048
Phosphate de chaux	0, 0005
Acide silicique	0, 0138
Matières organiques	0, 0636
Ammoniaque et nitrates	traces
Formiate de soude	traces
Butyrate, propionate et acétate de soude	traces
	0gr, 4448

Gaz acide carbonique libre ..... 1456 c.c.

Bibliographie : Schneider, Eaux de Bocklet et Brückenau, Munich, 1840. — Scherer, in Balneologische Zeitung, t. IV.

BUDE-PEST.

1660 kil. — Chemin de fer de l'Est et chemins de fer allemands. Trains express en 30 h. 30 m. 1re cl. 172 fr. 15 c. et 14 fl. 31 kr.; cl. mixte 138 fr. 80 c. et 10 fl. 73 kr.; 2e cl. 126 fr. 10 c. et 10 fl. 73 kr.

DE PARIS A BUDE-PEST PAR VIENNE.

De *Paris à Vienne* par Avricourt, Strasbourg, Carlsruhe, Stuttgart, Munich et Salzbourg ou Simbach, 1382 kil. — Chemin de fer. 2 conv. par jour. Train express du matin par Salzbourg en 36 h. 30 m. Train-poste du soir sans changement de voitures et avec wagons-lits en 33 h. 30 m. 1re cl. 172 fr. 15 c.; cl. mixte (1re en France, 2e en Allemagne) 138 fr. 80 c.; 2e cl. 156 fr. 10 c. Pour les trains express et poste, seuls directs, on ne délivre à Paris que des billets de 1re cl. et de cl. mixte.

De *Vienne à Bude-Pest* par Presbourg, 278 kil. — Chemin de fer. 3 conv. par jour. Train-poste en 7 h. Trains ordinaires en 9 h. 1re cl. 14 fl. 31 kr.; 2e cl. 10 fl. 73 k.; 3e cl. 7 fl. 15 k.

Bude ou **Ofen**, V. hongroise de 65 228 hab., est située en face de **Pest**, sur la rive dr. du Danube, que traversent deux magnifiques ponts dont un pont suspendu.

HÔTELS. — *Sechényi, Stadt Debreczin.*

On compte à Bude huit établissements de bains dont six dans la ville et deux à peu de distance.

1° Le *Raitzenbad*, situé dans la partie S. de la ville, au pied du Blocksberg, dans le quartier de la Raitzenstadt, construit en 1860, parfaitement aménagé, fort bien tenu et pouvant soutenir la comparaison avec les plus beaux établissements de ce genre. Il contient, outre de nombreux cabinets de bains et de douches, deux bains de vapeur, un pour chaque sexe, de style mauresque, très-luxueux et très-élégants.

2° Le *Kaiserbad*, à l'extrémité N. de la ville, se compose de deux bâtiments distincts; l'un qui date de l'occupation turque et conserve son cachet d'antiquité, contient des piscines fréquentées exclusivement par les gens du peuple. L'autre, élevé en 1846, « très-proprement tenu, sinon avec luxe, dit M. Rotureau, contient 52 baignoires en pierre, et 18 baignoires ordinaires en bois. Il y a en tout 117 appartements à la nouvelle construction du Kaiserbad, et chaque baigneur a ordinairement deux salles à sa disposition. L'une sert à la fois de vestiaire et de chambre de repos; l'autre de cabinet de bains. »

3° Le *Lukasbad*, situé au S. de l'établissement du Kaiserbad, possède une piscine où 60 ou 70 personnes peuvent se baigner à la fois.

4° Le *Königsbad*, situé entre le Kaiserbad, le Lukasbad et l'hôpital militaire. Des trois corps de bâtiments qui le composent, le premier abrite une grande piscine et quatre petites, précédées chacune d'une chambre de repos; le second contient 6 baignoires qui ont chacune une pièce d'entrée très confortable; le troisième renferme 15 baignoires.

5° Le *Bruckbad* situé, comme le Blocksbad, dans la partie S. de Bude est un bel édifice à colonnes. Une piscine commune, où 25 à 30 personnes peuvent prendre leur bain, et 41 baignoires, composent les appareils balnéaires de cet établissement, dans la cour duquel une fontaine spéciale alimente la buvette.

6° L'établissement du *Blocksbad* contient une très grande et très belle piscine où 200 personnes peuvent se baigner en même temps, deux baignoires en pierre, assez vastes pour contenir 2 ou 3 personnes, et enfin 8 baignoires ordinaires.

7° L'*Elisabeth Salzbad*, à environ 2 kil. de la ville (omnibus à Pest, Joseph Platz). C'est un établissement bien installé, avec des logements confortables.

La source Élisabeth, riche en sulfates et chlorurée, y attire beaucoup de malades, et son eau s'exporte en grande quantité.

8° Le *Margarethenbad*, dans l'île Sainte-Marguerite, *Margarethen insel*, en amont de Pest-Bude, construit tout récemment, dans le style de la renaissance, très luxueusement installé, avec de nombreux cabinets de bains et de douches des piscines, etc. C'est une des curiosités de la ville.

Près de Bude est la source dite *Huniadi János* (*V.* ce mot).

Monuments. — Une *forteresse* couronne, avec le château royal, la colline sur les pentes et au pied de laquelle Bude est située. On y découvre une vue admirable. — L'église paroissiale de l'*Assomption* date probablement du treizième siècle. Le 20 août, la fête de saint Étienne y est célébrée avec une grande magnificence. — Au-dessus du Kaiserbad, s'élève la *Turkencapelle*, petite mosquée haute de 8 mètres qui recouvre la tombe d'un santon turc. — Sur la place Georges, *monument de Hentzi*, élevé en l'honneur des soldats morts en 1849, pendant le siège de Bude-Pest par les Hongrois.

Promenades. — La terrasse formée par le bastion qui domine la *Raitzenstadt*, offre une agréable promenade. — Le *Jardin Royal*, belle vue sur Bude-Pest et les environs.

LES EAUX. — Eau thermale bicarbonatée calcique, ou froide, sulfatée sodique et magnésienne, ou froide, ferrugineuse sulfatée.

Connues dès l'époque romaine, au premier siècle.

Émergence : De la chaîne du Josephsberg et notamment du Blocksberg essentiellement formé de roches dolomitiques. Une source thermale émerge dans l'île Sainte-Marguerite.

Quarante-huit sources que l'on peut réunir en dix principales, alimentant les bains de Bude et fournissant l'eau des buvettes ; les plus importantes sont ainsi désignées : *Kaiserbadquelle*, source du bain de l'Empereur ; *Lukasbadquelle*, sources du bain de Luc ; *Königsbadquelle*, source du bain du Roi ; *Raitzenbadquelle*, source du bain de Raitz ; *Brückbad* et *Blocksbadquelle*, source du bain du Pont et du bain du Blocksberg ; *Margarethenbadquelle*, source du bain de Sainte-Marguerite. Le Kaiserbad et le Lukasbad comptent chacun onze sources.

Les sources froides principales de Bude sont : *Elisabethquelle*, source d'Élisabeth ; *Hildegardequelle*, source d'Hildegarde ; *Bocksbitterquelle*, source amère du Bouc ; une nouvelle source du même genre, très riche en fer, a été découverte en 1856; enfin, Pest a plusieurs sources froides et ferrugineuses qui sont peu ou point employées.

Débit en 24 heures : Raitzenbad, 16 700 hectol.; Brückbad, de 720 000 à 1 200 000 hectol.; Blocksbad, de 25 000 à 45 000 et même 70 000 hectol. suivant la hauteur des eaux du Danube (Rotureau) M. Joachim (Balneologische Zeitung, VII, 55) donne pour le débit des 48 sources, 181 006 hectol. La Margarethenquelle débite 145 000 hectol.

Densité : Raitzenbad et Blocksbad, 1 006; Brückbad, 1 007; Kaiserbad et Lukasbad, égale à celle de l'eau commune (Rotureau).

Température : Kaiserbad Trinkquelle, 61°; Lukasbad, 56°; Königsbad, 50°; Margarethenbad, 43°,75; Raitzenbad et Brückbad, 42°; Élisabethquelle, 15°; Hildegardequelle, 15°,5.

Caractères particuliers : Eau limpide, Kaiserbad; un peu trouble, Lukasbad, odeur et saveur légèrement sulfureuses; le Raitzenbad a un goût salé, le Brückbad est insipide, le Blocksbad sulfureux et salin. Des bulles de gaz montent à travers l'eau des sources. Les eaux d'Élisabeth, Hildegarde et Bitterquelle, sont limpides et inodores, leur goût est salé et amer. Ces eaux froides se conservent très-bien et se rapprochent, comme caractères, des eaux amères de la Bohême.

Emploi : Boisson, bains de piscines et de baignoires, douches. On réunit toujours les traitements externe et interne.

Situation : 145 mètres au-dessus de la mer.

Climat : Assez rude et inconstant, différent à Pest et à Bude à cause de l'action des vents; Pest est plus abrité.

Saison : Du 15 mai au 1er octobre.

Action physiologique et thérapeutique : Les eaux thermales sont diaphorétiques et diurétiques, bien supportées par l'estomac, laxatives chez quelques malades; en bains elles excitent la peau et agissent à la fois comme bain d'eau sur la partie inférieure du corps et de vapeur sur la partie supérieure; elles rendent aux tissus la souplesse, ramènent dans les nerfs et les muscles la motilité; c'est surtout en bains de piscine, prolongés pendant plusieurs heures, comme les prennent les ouvriers et les paysans, que ces eaux développent leur action thérapeutique. Les eaux froides de Bude et de Pesth sont purgatives. Celles d'entre elles qui sont ferrugineuses ont de plus les propriétés toniques et reconstituantes de leurs congénères.

Les eaux de Bude donnent d'excellents résultats dans le rhumatisme sous toutes ses formes; les névralgies; les contractures musculaires, suite de traumatisme; les affections granuleuses et ulcéreuses de l'utérus; l'intoxication métallique; les maladies de la peau, surtout celles qui tiennent du lymphatisme ou de la scrofule, comme le lupus et l'éléphantiasis. Les sources fortement sulfatées réussissent dans la pléthore abdominale avec torpeur de l'intestin, et dans certaines maladies de la peau.

Nous empruntons à l'excellent ouvrage de M. Rotureau les analyses suivantes.

Analyse (Molnar, 1849; Wagner, 1857).

	KAISERBAD. Eau, 1 kilogr.	BOCK'S BITTERQUELLE. Eau, 1 kilogr.
Sulfate de potasse	0gr, 123927	0gr, 1845
— de soude	0, 042093	14, 0423
— de magnésie		9, 1860
— de chaux	0, 073788	0, 9475
Crénate de soude	0, 011810	
Chlorure de sodium	0, 089012	1, 2480
— de magnesium	0, 139673	
Phosphate de soude	0, 005605	
— de chaux	0, 004024	
— d'alumine	0, 005642	
Carbonate de fer	0, 002791	0, 0060
— de lithine	0, 033995	
— de chaux	0, 388361	9, 0505
— de magnésie		0, 0180
Silice	0, 001736	0, 0040
Substances bitumineuses et barégine	0, 053818	
	0gr, 976275	25gr, 6868
Gaz acide carbonique libre	305 c.c.	4c.c.
— sulfurique	traces	
— azote	traces	

Bibliographie : Lengyel de Przemysl, die Heilquellen und Bäder Ungarn's, Pest, 1854. — A. Rotureau, des principales eaux minérales, Paris, 1858. — Joachim, Über die Ofener thermen, in Balneologische Zeitung, t. I, II, V et VII. — Wachtel, Ungarn's Kurorte und Mineralquellen, 1859. — Ritler et Hirschfeld, statistique des bains et eaux minérales de l'Europe. Buda-Pest 1876.

CANNSTATT (WÜRTEMBERG).

698 kil. de Paris. Chemin de fer de l'Est et chemins de fer allemands. Trois trains express et directs par jour en 17 h. 6 m. 1re cl. 83 fr. 95 c.; cl. mixte (1re en France, 2e en Allemagne) 74 fr. 30 c.; 2e classe 61 fr. 60 c.

DE PARIS A CANNSTATT PAR AVRICOURT, STRASBOURG, CARLSRUHE, PFORZHEIM ET STUTTGART.

Cannstatt, ville de 15 000 h. appartenant au royaume de Würtemberg, est située dans une position pittoresque sur le Neckar, à 45 min. de Stuttgart, dont elle n'est séparée que par un parc. Un beau pont de pierre construit en 1838 y joint les deux rives du Neckar.

HÔTELS : *Hermann; Merz; Würtembergischer Hof; Sonne; Hirsch; Ochs.* — Restaurant *Kauffmann.*

Cette ville, fréquentée tous les ans par 3000 baigneurs, possède un cursaal, un théâtre, deux maisons de santé, etc. Chaque baigneur paye 6 mk., chaque famille 9 mk. comme impôt, *curtaxe.*

Cannstatt communique par chemin de fer avec toutes les grandes villes d'Allemagne.

LES BAUX. — Eau froide ou thermale, chlorurée sodique, ferrugineuse, gazeuse.

Connue dès l'époque romaine.

Emergence : D'un terrain dont le fond paraît être du muschelkalk recouvert de boues, de tourbes, d'argiles, de marnes, d'un conglomérat siliceux et de lehm. Les sources prennent naissance de l'un ou de l'autre de ces bancs à des profondeurs différentes.

Trente-deux sources tant à Cannstatt que dans le voisinage; quelques-unes sont naturelles et parurent lors du tremblement de terre de Lisbonne; la plupart résultent de forages artésiens plus ou moins profonds; un petit nombre sont employées comme moyen curatif. Les principales sont : la *Sulzerainquelle* ou *Wilhelmsquelle,* source de saumure ou source de Guillaume, la *Carlsquelle,* source de Charles, l'*Inselquelle,* source de l'Ile, le *Sprudel,* source bouillonnante par analogie avec le Sprudel de Carlsbad, le *Männlein,* source Mâle, la *Weiblein,* source Femelle, la *Wiesenquelle,* source des Prés, la *Kunstmühle,* source du Moulin.

Le débit de ces sources et les proportions de leurs principes fixes et gazeux varient d'une année et même d'un mois à l'autre ; on voit une source s'affaiblir pendant que la source voisine devient plus forte, et *vice versa.*

Débit en 24 heures : *Wilhelmsquelle,* 5148 hectol. Son débit augmente ou diminue avec celui du Neckar. Toutes les sources réunies donnent 18 715 hectol. (Joachim).

Densité : Varie, suivant les sources, de 1,0058 à 1,0063.

Température : Varie suivant les sources de 15° à 21°5 (Rotureau).

Caractères particuliers : Eau limpide, pétillant dans le verre et moussant quand on l'agite, inodore ; quelques sources ont dans les temps de pluie ou d'orage une odeur légèrement hépatique; goût piquant, frais, un peu salin, puis atramentaire ; elle laisse déposer un sédiment ocreux.

Emploi : Boison, bains, douches. On ne peut pas prendre des bains de baignoire prolongés à la température des sources, mais on donne aussi des bains d'eau chauffée artificiellement. Outre les piscines, un bassin de plus de 2000 mètres carrés, et dont la profondeur varie de 1 à 3 mètres, reçoit les baigneurs qui veulent y nager dans l'eau minérale.

Il y a à Cannstatt, outre les établissements de bains, deux maisons de santé ou *instituts* affectés l'un aux maladies de la peau, l'autre à différentes méthodes de traitement; hydrothérapie, électricité, gymnastique.

Situation : 221 mètres au-dessus de la mer.

Climat : Assez doux, variations thermométriques peu tranchées.

Action physiologique et thérapeutique : L'eau de Cannstatt est laxative et diurétique en même temps qu'elle active la circulation, la respiration et la sécrétion cutanée ; elle est excitante, tonique, apéritive, et agit sur l'économie comme reconstituant. Le chlorure de sodium, le fer et l'acide carbonique que contiennent ces eaux indiquent suffisamment qu'elles peuvent répondre à beaucoup d'indications.

Ces eaux sont toujours employées à l'intérieur et à l'extérieur simultanément. Elles réussissent dans certaines affections de la peau tenant du lymphatisme et dans la diathèse scrofuleuse; on les employe avec avantage quand il faut activer les fonctions de l'appareil digestif, du foie, des reins, de la vessie; dans les dyspepsies provenant d'un trouble nerveux ou de la torpeur des organes; dans l'anémie en général; chez les malades épuisés par des causes diverses et dont le sang doit être reconstitué. Elles sont contre-indiquées ou doivent être données avec prudence quand il existe une irritation de l'estomac ou de l'intestin et chez les personnes disposées à la pléthore ou aux congestions sanguines. Le dépôt ocracé des sources, en applications topiques, donne de bons résultats dans les engorgements indolents.

Analyse (Fehling, 1842).

	WILHELMSQUELLE. Eau, 1 kilog.
Chlorure de sodium	2gr, 1217
Sulfate de potasse	0, 1608
— de soude	0, 3809
— de magnésie	0, 4595
— de chaux	0, 8380
Carbonate de chaux	1, 0274
— d'oxyde de fer	0, 0212
Silice	0, 0207
	5gr, 0302

Gaz acide carbonique .... 901 c.c.

CARLSBAD (BOHÊME).

1270 kil. de Paris. — Chemin de fer de l'Est et chemins de fer allemands. Train direct en 30 h. 31 m. 1re cl. 141 fr. 90 c.; cl. mixte (1re en France, 2e en Allemagne) 115 fr. 55 c.; 2e cl. 102 fr. 85 c. Trains avec arrêt de nuit en 43 h.; 1re cl. 136 fr. 5 c. ou 130 fr. 25 c.; cl. mixte 110 fr. 10 c. 107 fr. 30 c.; 2e cl. 98 fr. 55 c. ou 94 fr. 60 c.

DE PARIS A CARLSBAD PAR AVRICOURT, STRASBOURG, CARLSRUHE, BRUCHSAL, STUTTGART, ULM, RATISBONNE ET EGER.

Carlsbad, le bain de Charles (Bohême), est une V. de 850 maisons et de 11000 hab. all. et cath., située dans la partie N. O. de la Bohême, sur les deux rives de la Tepl.

Elle occupe le fond d'une vallée

étroite et profonde où se mêlent les bois et les rochers de granit, sur le penchant et au pied desquels s'élève la ville.

On a dit que Carlsbad était bâti sur le couvercle d'une chaudière d'eau bouillante ; en effet, la vallée de la Tepl forme une fissure remplie d'énormes quartiers de granit entre lesquels les eaux s'engouffrent ; la fissure est assez profonde pour que ces eaux s'échauffent au contact de la chaleur centrale, et se chargent d'acide carbonique et de diverses substances minérales. Bientôt le gaz se dégage et la substance calcaire se dépose en formant des incrustations qui recouvrent le gouffre en entier. L'épaisseur de cette couche varie de 1 mètre à 1 mètre 50 c. Une partie de la ville est bâtie dessus.

HÔTELS : 1re classe : *Goldener Schild; Anger; de Russie; Stadt Hannover; Paradies*; *National*. — 2e classe : *Erzherzog Karl; Drei Fasanen; Rheinischer Hof; Schwan; Stadt Athen; Sächsischer Hof*.

RESTAURANTS : *Salle de Saxe; Œsterreicher Hof; Zum Fischotter*, etc. — On mange à la carte et à table d'hôte à midi, dans tous les hôtels.

Maisons garnies. Presque toutes les maisons de Carlsbad se louent en tout ou en partie aux étrangers qui viennent y prendre les eaux. En général les logements sont à bon marché.

On trouve à louer des voitures et des ânes.

Curtaxe. Toute personne étrangère qui séjourne plus de huit jours à Carlsbad, est soumise à la taxe des bains : 10 fl., 6 fl., 4 fl. selon sa condition. On paye en outre pour la musique et d'après le même classement : 5 à 14 fl., 3 à 8 fl., 2 à 6 fl.

Le nombre des baigneurs augmente chaque année à Carlsbad. Il est maintenant de 14 à 15000. — La matinée est consacrée au traitement, et le reste de la journée à la promenade. — Le soir, tous les baigneurs se rassemblent à l'Alte-Wiese, les Tuileries de Carlsbad. C'est une longue rue plantée d'arbres. Là, on entend de la musique, on prend des rafraîchissements, et l'on contemple, dans de jolies boutiques, les produits de l'industrie locale, nationale et étrangère.

MONUMENTS. — Église de Sainte-Madeleine (1732-1736). — Église de Saint-André (1500). — Hôtel de ville (1777), etc.

PROMENADES. — Carlsbad abonde en promenades. Les collines entre lesquelles elle est bâtie sont couvertes de bois, sillonnées de sentiers faciles, couronnées de belvédères qui offrent de beaux points de vue.

Rive g. de la Tepl. — Le *Schützenpark* (20 m.), restaurant entouré d'un joli jardin. — Le *Jægersaal* (belle vue ; 20 m.). — Le *Hirschensprung* (belle vue ; 25 m.). Le *Marienruhe* (10 m.). — Le *Findlater Tempel* (de 30 à 45 m.), qui offre un des plus agréables points de vue des environs de Carlsbad. — Le *Posthof* et le *Freundschaftsaal* (30 et 45 m.). — Le *Belvédère* (45 m.). — Le *Bild* (1 h.). — La *Ziegelhütte* (1 h. 15 m.) et l'*Aberg* (beau panorama ; 1 h. 30 m.) La *Franz-Josefshœhe* d'où l'on découvre une des plus belles vues des environs.

Rive dr. de la Tepel. — Ascension du *Dreikreuzberg* et de la

Kœnig Otto's Hœhe (45 min. et où l'on a établi une chambre obscure. — Le *Veitsberg* (1 h. 45 m.).

LES EAUX. — Eau thermale, sulfatée sodique, gazeuse.

Connue surtout depuis le commencement du seizième siècle.

Émergence : D'un immense réservoir couvert d'une voûte naturelle d'arragonite formée par les eaux, et dans laquelle des fissures ou des trous de sonde donnent passage aux sources. On rencontre dans le terrain de Carlsbad des granites, des basaltes, des calcaires, des grès et du terrain houiller.

Treize sources principales : Le *Sprudel* (sprudeln, jaillir), l'une des sources les plus remarquables et les plus célèbres du monde par son abondance, sa chaleur et sa richesse minérale; *Hygieensquelle*, source d'Hygie; *Mühlbrunnen*, source du Moulin; *Neubrunnen*, source Nouvelle; *Bernhardsbrunnen*, source de Saint-Bernard; *Theresiensbrunnen*, source de Thérèse; *Schlossbrunnen*, source du château; *Marktbrunnen*, source du Marché; *Spitalbrunnen*, source de l'Hôpital; *Felsenquelle*, source du Rocher; *Kaiserbrunnen*, source de l'Empereur; *Russische Krone*, la Couronne de Russie. *Elisabethquelle*, source d'Elisabeth.

Débit en 24 heures : Le Sprudel, 23 784 hectol.; toutes les sources réunies, 35 112 hectol.

Densité : Sprudel, 1,00503: Marktbrunnen, 1,00500.

Température : de 73°,15, Sprudel, à 47,°5, Marktbrunnen et à 30,°5, Couronne de Russie.

Caractères particuliers : L'eau de toutes les sources a une même origine et diffère surtout par sa température; limpide, incolore, elle a un goût lixiviel qu'on a comparé à celui du bouillon de poulet peu salé Ce goût est plus marqué dans certaines sources, celle du Marktbrunnen par exemple. Les sources les plus chaudes ont aussi une odeur fade de la même nature. L'eau des moins chaudes pétille dans le verre. Exposée à l'air, elle se trouble et laisse déposer un précipité jaune brun.

Il existe aussi à Carlsbad, ou près de cette ville, plusieurs sources d'une nature différente. Deux d'entre elles, le *Sauerbrunnen* et le *Giesshübelbrunnen*, sont très-peu minéralisées, mais riches en acide carbonique : elles fournissent à beaucoup de baigneurs une boisson d'agrément. D'autres sources peu éloignées sont ferrugineuses, et l'une est aménagée sous le nom d'*Eisenquelle*, source ferrugineuse.

Emploi : Autrefois c'était presque uniquement en bains qu'on usait de l'eau de Carlsbad; maintenant c'est surtout en boisson. Le Sprudel et le Mühlbrunnen sont les sources les plus fréquentées.

Situation : 384 mèt. au-dessus de la mer.

Climat doux.

Saison : Du 15 avril au 15 octobre.

Action physiologique et thérapeutique : Les eaux de Carlsbad sont fort actives. Elles ont toutes des propriétés altérantes, c'est-à-dire une influence marquée sur l'assimilation; mais elles diffèrent à quelques égards dans leurs effets suivant les sources, et ces différences paraissent tenir surtout à leur thermalité plus ou moins élevée. L'eau du Sprudel détermine en général une sensation de bien-être et une tendance à la moiteur, mais chez quelques personnes ou dans certaines circonstances elle est mal supportée, elle pèse à l'estomac, etc. A faible dose, un demi-verre à un verre, elle constipe ordinairement; à dose de trois à six verres, elle est purgative; il est toutefois des malades qui n'en peuvent prendre un demi-verre sans éprouver un effet laxatif. Cet effet est généralement rapide et ne dure pas au delà d'une heure ou deux. L'usage interne ou extérieur de l'eau du Sprudel amène quelquefois, du côté des centres nerveux, des phénomènes curieux à étudier, importants à surveiller; ce sont : une sorte d'ivresse, un trouble de la mémoire, des éblouissements, du vertige, etc. Non diurétique chez l'homme sain, elle agit énergiquement sur les organes urinaires malades, et tend à raviver les conséquences des affections anciennes, pleurésie, pneumonie, etc.

Les autres sources et notamment le Schlossbrunnen, qui peut être considéré comme type à cet égard, sont purgatives et très-diurétiques; elles agissent puissamment sur les muqueuses, et le Schlossbrunnen paraît avoir une influence spécifique sur celles des voies aériennes. Les eaux de Carlsbad déterminent presque toujours, vers la troisième semaine, un état de saturation ou de fièvre thermale dont on évite avec soin le développement et qui marque la fin du traitement.

Les affections du tube digestif et celles du foie sont au premier rang parmi les maladies que l'on traite avec succès à Carlsbad. La dyspepsie, surtout quand elle s'accompagne d'atonie, ou quand elle résulte d'une alimentation vicieuse, non azotée et débilitante, comme cela est fréquent en Allemagne, la gastralgie et, suivant M. Rotureau, les ulcères chroniques de l'estomac cèdent à l'usage des eaux du Schlossbrunnen ou du Sprudel, entre lesquelles il appartient au médecin de choisir celle qui convient le mieux au malade.

Ces eaux réussissent encore dans certaines diarrhées et dans la constipation à l'état chronique. Elles sont indiquées principalement dans les engorgements du foie, suite d'hépatite, tenant à une circulation défectueuse de la veine-porte ou procédant de la cachexie paludéenne. L'obésité, la goutte, la gravelle, le rhumatisme, les engorgements utérins, la pléthore abdominale si commune en Allemagne, conduisent aussi bon nombre de malades à Carlsbad, ainsi que l'amaurose et la surdité coïncidant avec un affaiblissement général, et pouvant se rapporter soit au rhumatisme, soit à la scrofule.

Cette eau se transporte.

On prépare, avec l'eau du Sprudel principalement, un sel très-usité en Allemagne comme purgatif et qu'on mêle souvent à d'autres eaux pour modifier leurs effets; c'est le sel de Carlsbad, formé presque uniquement de sulfate de soude.

Analyse (Ragsky 1862).

	SPRUDEL Eau, 1 kilogr.
Sulfate de soude	2gr, 2770
— de potasse	0, 1570
Chlorure de sodium	0, 9894
Carbonate de soude	1, 3074
— de chaux	0, 2859
— de magnésie	0, 1190
— de strontiane	0, 0008
— d'oxyde de fer	0, 0027
— — de manganèse	0, 0006
Phosphate d'alumine	0, 0004
— de chaux	0, 0002
Chlorure de calcium	0, 0034
Silice	0, 0699
Bromure de sodium	traces
Iodure de sodium	traces
Acide borique	traces
Lithine, rubidium, cœsium	traces
	5gr, 2137
Gaz acide carbonique	370c.c.

CHARLOTTENBRUNN (PRUSSE).

1417 kil. — Chemin de fer du Nord et chemins de fer allemands. Trains express en 31 h. 54 m. Trains ordinaires en 35 h. 1re cl. 126 fr. et 28 mk. 60 pf.; cl. mixte 104 fr. 15 c. et 21 mk.; 2e cl. 92 fr. 10 c. et 21 mk.

DE PARIS A CHARLOTTENBRUNN PAR BERLIN, FRANCFORT-SUR-ODER, LIEGNITZ ET ALTWASSER.

De *Paris à Berlin* par Saint-Quentin, Erquelines, Namur, Liége, Cologne, Hanovre et Stendal, 1075 kil. — Chemin de fer. 3 conv. par jour. Trains express, sans changement de voitures en 23 h. 45 m. 1re cl. 126 fr.; cl. mixte (1re en France, 2e en Allemagne) 104 fr. 15 c.; 2e cl. 92 fr. 10 c.

De *Berlin à Liegnitz* par Francfort-sur-Oder, 264 kil. — Chemin de fer, 6 conv. par jour. Trains rapides en 5 h. et 6 h. 10 min. Trains ordinaires en 8 h. 31 m. 1re cl. 21 mk. 20 pf.; 2e cl. 15 mk. 90 pf.; 3e cl. 10 mk. 60 pf. 4e cl. 5 mk. 30 pf.

De *Liegnitz à Altwasser*, 69 kil. — Chemin de fer. Trajet en 2 h. 24 m. 1re cl. 6 mk. 50 pf.; 2e cl. 4 mk. 20 pf.; 3e cl. 2 mk. 70 pf.

De *Altwasser à Charlottenbrunn* 9 kil. — Route de poste. Diligences. Trajet en 1 h. 20 m. Prix : 90 pf.

Charlottenbrunn, v. prussien de 1400 hab., est situé dans le *Riesengebirge*, Montagnes des Géants, chaîne de montagnes de 300 à 350 kil., qui s'étend du N. au S.-E., entre la Lusace et la Silésie d'un côté, la Bohême et la Moravie de l'autre.

HÔTELS. — *Deutsches Haus, Curhaus.*

Le Badehaus date de 1836.

Charlottenbrunn est entouré d'agréables promenades appelées : *Bellevue, Blocksberg, Ludwigshœhe, Garve's Ruhe, Sophienau, Marienplatz, Wilhelmsplatz, Friedrichshœhe*, etc. On peut visiter aussi *Waldenburg*, V. de 11 300 hab.

LES EAUX. — Eau froide, ferrugineuse bicarbonatée.

Connue depuis 1697, bien captée en 1724.

Émergence : Du grès rouge et du porphyre.

Deux sources : Charlottenquelle, Theresienquelle, source de Charlotte, source de Thérèse.

Densité : source de Thérèse, 1,010625.

Température : 6° et 6°5.

Caractères particuliers : Eau limpide, inodore, dégageant beaucoup de gaz au moment où on la puise, surtout la source de Thérèse; goût frais, salin, légèrement styptique (source de Charlotte); piquant, faiblement alcalin (source de Thérèse).

Emploi : Boisson, bains. — Charlottenbrunn est au moins aussi fréquenté pour l'air excellent qu'on y respire et pour son établissement de petit-lait que pour ses eaux.

Situation : 440 mètres au-dessus de la mer, au milieu de forêts de sapins, abritée des vents d'O., du N. et du N.-E.

Action physiologique et thérapeutique : Eau légère à l'estomac, tonique, peu excitante; elle se rapproche à quelques égards des eaux de Fachingen, de Selters et de Bilin. On l'emploie principalement dans l'anémie, la chlorose et certaines dyspepsies.

Analyse (Beinert et Fischer).

	CHARLOTTENQUELLE. Eau, 1 kilogr.
Carbonate de soude	0gr, 2067
— de chaux	0, 2994
— de magnésie	0, 0720
— d'oxyde de fer	0, 0260
Sulfate de soude	0, 0151
— de chaux	0, 0039
Chlorure de sodium	0, 0102
Silice	0, 0282
Alumine	0, 0299
	1gr, 2914

Gaz acide carbonique libre........................ 740c.c.

CREUZNACH (PRUSSE).

597 kil. de Paris. — Chemin de fer de l'Est et chemins de fer allemands. 3 conv. directs par jour, Train express en 13 h. 22 m. Trains omnibus en 17 h. 25 m. 1re cl. 71 fr. 85 c.; cl. mixte (1re en France, 2e en Allemagne), 64 fr. 95 c.; 2e cl. 53 fr. 40 c.

DE PARIS A CREUZNACH PAR METZ, PAGNY-SUR-MOSELLE ET SAARBRÜCK.

Creuznach est une ville prussienne de 15 000 hab., station de chemin de fer, située sur la Nahe qui la divise en deux parties réunies par un pont de pierre et un pont de fer. La partie occidentale qui s'élève au pied du Kauzenberg, et qui est arrosée par l'Ellerbach, a des rues étroites et montueuses, c'est la vieille ville; la partie orientale, la ville moderne, compte déjà un grand nombre de magnifiques hôtels et de belles maisons.

HÔTELS — Dans le quartier des bains : l'*Établissement* ou *Curhaus*, du *Nord*, *Bozal*, d'*Angleterre*, *Kauzenberg*, *Riede'*, de l'*Europe*, *Oranienhof*, de *Hollande*. — Dans la ville : *Pfälzer Hof*, *Adler*, *Berlinerhof*. Les hôtels du quartier des bains ne reçoivent pas les étrangers pour moins de temps que la durée d'un traitement. On trouve à se loger dans beaucoup de maisons particulières.

Le *Curhaus*, situé près de la source Elisabeth, renferme de grandes salles de bal et de conversation, des salons de restaurant, des salles de lecture, des cabinets de bains et 80 chambres garnies.

Le nombre des baigneurs a été de 6000 en 1877.

MONUMENTS ET CURIOSITÉS. — En dehors du jardin des eaux ou Curpark, la ville de Creuznach offre par elle-même peu d'intérêt. Son vieux pont de huit arches surmonté de maisons a un aspect très-original; tout près de ce pont on remarque les belles ruines du chœur d'une église gothique (bâtie en 1332, détruite en 1689 et devenue une chapelle anglaise en 1855). — Le *Gymnase*, très-ancien cloître construit au quinzième siècle, a eu pour recteur le fameux docteur Faust, dont on voit encore la maison dans la Fischergasse. — La vieille tour *Butterfass*, qui s'élève en face de l'île de Kisky, était jadis une redoutable prison.

PROMENADES. — Les environs de la ville abondent en promenades. Le prix des voitures et des ânes est fixé par un tarif. — On monte avant tout au *Kauzenberg* ou *Schlossberg*, montagne qui domine la ville sur la rive g. de la Nahe (1 heure aller et retour) et qui est couronnée par les ruines d'un beau château. — On visite ensuite (30 min.) les *Salines*, près d'un petit bois transformé en promenade; — (30 min.) le *Rothe Ley*, belle vue; — (1 heure) la *Gans*, le *Rheingrafenstein* (323 mèt.) et (1 heure) le *Rothenfels* (300 mèt.) montagnes de porphyre d'où l'on découvre des panoramas très-étendus; — (1 h. 15 min.) le château d'*Ebernburg* (belles vues; restaurant); — (1 h. 30 min.) les ruines du château d'*Altenbaumberg*, bâti au douzième siècle et détruit en 1689; — le *Mont Tonnerre* (780 mèt.), etc.

LES EAUX. — Eau froide ou thermale, chlorurée sodique, ferrugineuse.

L'eau des sources anciennes était employée comme agent thérapeutique dès la fin du quinzième siècle; mais Creuznach n'est très-fréquenté que depuis une cinquantaine d'années.

Émergence : de roches feldspathiques et porphyriques, dans un terrain où l'on rencontre le basalte, la houille ou le grès houiller qui vont retrouver à peu de distance le grès stratifié ancien et les montagnes schisteuses du Rhin.

Trois sources principales : Elisen ou *Elisabethquelle*, source d'Élise ou d'Élisabeth, découverte il y a quarante ans; *Theodor's* (ou *Carlshalle* source de Théodore ou de Charles; *Hauptbrunnen zur saline Münster*, source principale de la saline Münster. Ces trois sources, dont l première seule est située dans la ville de Creuznach et les autres à 1 et 3 kilomètres, fournissent aux établissements qui se sont élevés dans leur voisinage.

Densité : 1,0095, Elisenquelle; 1,0102, Carlshalle; 1,007, Münster.

Température : 12°,2 Elisenquelle ; 23°,8 Carlshalle ; 30° Münster.

Caractères particuliers : Elisenquelle, eau limpide, tirant sur le jaune, moussant dans le verre au moment où elle y est versée, inodore, goût lixiviel, amer, ferrugineux; se trouble à l'air et dépose un précipité brun. Carlshalle, limpide, inodore, goût plus salé que la source d'Élise, non ferrugineux. Münster, semblable à la précédente, sauf le goût plus salé encore. L'eau de l'Elisenquelle répugne d'abord et il faut quelques jours pour s'y faire ; les autres sources, encore plus désagréables, ne sont pas employées en boisson.

Emploi : Boisson, pure ou coupée avec du lait, bains, douches chaudes ou froides. On ajoute à l'eau des salines de l'eau mère et l'on chauffe au moyen de l'air chaud ou de la vapeur.

Situation : 110 mètres au-dessus de la mer.

Climat doux.

Saison : Du 1er mai au 30 septembre.

Action physiologique et thérapeutique : Déterminant la constipation et diurétiques à faible dose, 1/4 de verre ou 1/2 verre, purgatives à dose plus forte, toniques, excitantes, reconstituantes, agissant sur l'hématose et le système lymphatique comme leurs congénères, ces eaux amènent ordinairement en quelques jours la fièvre thermale, dont un des symptômes est le catarrhe de la pituitaire et de la conjonctive, quelquefois la poussée. Les maladies scrofuleuses tiennent le premier rang parmi celles qui peuvent être amendées ou guéries par les eaux chlorurées sodiques en général et, par conséquent, à Creuznach. On peut même dire que les différentes affections traitées dans cette station minérale y guérissent surtout quand elles se présentent chez des sujets lymphatiques. C'est dans la forme torpide de la scrofule et chez les malades peu excitables que ces eaux réussissent le mieux; l'éréthysme, dominant dans certaines constitutions, s'il n'est pas une contre indication formelle à leur usage, exige du moins beaucoup de ménagements. Ce qui précède explique les succès obtenus à Creuznach dans le rhumatisme chez les sujets lymphatiques, et dans les affections cutanées qui tiennent de la scrofule. Un médecin allemand a beaucoup vanté l'effet de ces eaux contre les tumeurs fibreuses de l'utérus. Tous les auteurs s'accordent, en revanche, à en interdire l'usage aux personnes disposées aux congestions sanguines et aux phthisiques.

L'eau de la source d'Élisabeth se transporte.

Analyse (Polstorf, 1855).

	ELISENQUELLE. Eau, 1 kilogr.
Chlorure de sodium	9gr, 5201529
— de calcium	1, 7333990
— de magnesium	0, 0328384
— de potassium	0, 1268624
— de lithium	0, 0097918
Bromure de sodium	0, 0401072
Iodure de sodium	0, 0004193
Carbonate de strontiane	0, 0892370
— de baryte	0, 0383818
— de magnésie	0, 1763980
— de protoxyde de fer	0, 0260262
— — de mangan.	0, 0012489
Silice	0, 0409887
Alumine pure	0, 0028111
	11gr, 8386627

Bibliographie : Trautwein, Die Soolquellen zu Creuznach, Creuznach, 1853. — Engelmann, Sur l'usage des eaux de Creuznach, Francfort, 1849. — The Waters of Creuznach, Londres et Creuznach, 1854. — Bemerkungen über das Bad Creuznach, in Balneologische Zeitung, t. I. — Rotureau, Des principales eaux minérales, Paris, 1858. — Michels, Les sources bromurées et iodurées de Creuznach. — Stabel, Das Soolbad Creuznach für Aerzte dargestellt, 1876.

CUDOWA (PRUSSE).

1616 kil. de Paris. — Chemin de fer du Nord, chemins de fer allemands et route de poste. Trains rapides en 38 h. 32 min. 1re cl. 134 fr. 25 c., 5 mk. et 15 fl. 08 kr.; cl. mixte 111 fr., 3 mk. 80 pf. et 11 fl. 75 kr. Plus le prix de Nachod à Cudowa non-indiqué dans les guides allemands.

DE PARIS A CUDOWA PAR DRESDE, PRAGUE, CHOTZEN ET NACHOD.

De *Paris à Dresde* par Saint-Quentin, Erquelines, Namur, Liége, Cologne, Hanovre, Œbisfelde, Magdebourg, Cœthen, Halle et Leipzig, 1209 kil. — Chemin de fer, 2 conv. par jour. Train express en 26 h. 15 m. 1re cl. 134 25 c.; cl. mixte (1re en France, 2e en Allemagne), 111 fr.

De *Dresde à Chotzen* par Prague,

331 kil. — Chemin de fer. 4 conv. par jour. Train rapide en 8 h. 37 m. 1re cl. 5 mk. et 12 fl. 78 kr.; 2e cl. 3 mk. 70 pf. et 9 fl. 58 kr.; 3e cl. 2 mk. 50 pf. et 6 fl. 38 kr.

De *Chotzen à Nachod* 61 kil. — Chemin de fer. 3 conv. par jour. Trajet en 1 h. 40 min. 1re cl. 2 fl. 90 kr.; 2e cl. 2 fl. 17 kr.; 3e cl. 1 fl. 45 kr.

De *Nachod à Cudowa* env. 15 kil. — Route de poste.

Cudowa, village de la Silésie appartenant à la famille Kramska, est situé dans une position charmante.

HÔTELS. — *Curhaus, Stern.*

L'établissement a un salon de conversation et de lecture, avec un bon orchestre.

On peut faire, dans les environs, un très-grand nombre d'excursions intéressantes : on visite surtout la *Heuscheuer* (auberge), singulier amas de rochers dominant le triste plateau de Leierberg et dont le sommet (890 mèt.) est formé par un énorme bloc nommé le *Grossvaterstuhl.*

LES BAUX. — Eau froide, ferrugineuse bicarbonatée.

Connue probablement dès le dix-septième s., en usage seulement depuis la fin du dix-huitième.

Émergence : D'un terrain où se rencontrent des roches granitiques, du grès, du calcaire; non loin de là on trouve de la houille, des pyrites et du minerai de fer.

Trois sources dont les eaux diffèrent très-peu ; la *Trinkquelle,* buvette, *Gasquelle*, source gazeuse, *Oberbrunnen,* source haute.

Débit en 24 heures : 3606 hectolit.

Densité : Trinkquelle, 1,0022

Température : Trinkquelle, 11°, 3......

Caractères particuliers: L'eau de la Trinkquelle dégage sans cesse et avec bruit du gaz; elle est limpide, pétillante, d'un goût agréable, piquant, styptique; elle précipite un dépôt formé de carbonate magnésien et de fer; à la surface de la source existe une couche de gaz acide carbonique qui, par les journées chaudes, varie comme puissance de 1m à 1m,50, suivant que le baromètre est haut ou bas.

Emploi : Boisson, bains et douches d'eau, de pluie et de gaz.

Situation : 410 mètres au-dessus de la mer.

Climat assez doux.

Action physiologique et thérapeutique: Eau tonique, excitante, résolutive et agissant comme reconstituant et comme altérant en vertu du fer et de l'arsenic qu'elle renferme. Elle réussit dans les affections qui tiennent de l'anémie, chez les chlorotiques et dans certaines dyspepsies.

Analyse (Duflos).

	TRINKQUELLE. Eau, 1 kilogr.
Bicarbonate de soude	1gr, 22500
Sulfate de soude cristallisé	0, 70632
Chlorure de sodium	0, 11718
— de potassium	0, 00445
Carbonate de chaux	0, 49052

Phosphate de chaux	0gr, 00669
Carbonate de magnésie	0, 15625
— d'oxyde de fer	0, 02552
Arséniate d'oxyde de fer	0, 00156
Carbonate d'oxyde de manganèse	0, 00278
Silice	0, 09164
	2gr, 82791
Gaz acide carbonique libre	966c.c.

DRIBURG (PRUSSE).

744 kil. de Paris. Chemin de fer du Nord et chemins de fer allemands. Train express en 16 h. 7 m. Trains omnibus en 27 h. 57 m. 1re cl. 58 fr. 95 c. et 18 mk. 70 pf.; 2e cl. 43 85 c. et 13 mk. 50 pf.

DE PARIS A DRIBURG PAR COLOGNE, HAMM, ET ALTENBEKEN.

De Paris à Cologne par Saint-Quentin, Erquelines, Namur et Liége, 492 kil. — Chemin de fer. 5 conv. par jour. Trains express en 11 h. 5 m. Trains omnibus en 19 h. 30 m. 1re cl. 58 fr. 95 c.; 2e cl. 43 fr. 85 c. (*N. B.* Faire visiter ses bagages à Cologne).

De Cologne à Hamm, 150 kil. — Chemin de fer de Cologne à Hanovre. Trains rapides en 2 h. 45 m. Trains ordinaires en 5 h. 27 m. 1re cl. 9 mk. 50 pf.; 2e cl. 7 mk. 10 pf.; 3e cl. 4 mk. 80 pf.

De Hamm à Driburg, 102 kil. — Chemin de fer de Emden à Holzminden. Trains rapides en 2 h. 29 m. Trains ordinaires en 3 h. et 4 h. 20 m. 1re cl. 9 mk. 20 pf.; 2e cl. 6 mk. 40 pf.; 3e cl. 4 mk. 30 pf.

Driburg (Prusse), petite V. de la Westphalie, peuplée de 2000 hab., station de chemin de fer, et située sur l'Aa, dans un charmant vallon, est fréquentée chaque année par 200 à 300 malades. — HÔTELS : *Curhaus, Kothe.*

L'*établissement* des bains est bâti au-dessous du vieux château d'Yburg, à l'E. et à 10 min. de la ville, sur la route de Hœxter. On y donne, outre des bains d'eau ferrugineuse, des douches et des bains de vapeur. Une galerie couverte, de 85 mèt. de long, sert de promenade pendant le mauvais temps.

On visite (26 kil.) la V. de *Paderborn*, dont la cathédrale a été fondée par Charlemagne.

LES EAUX. — Eau froide, ferrugineuse bicarbonatée ou sulfurée calcique.

Connue depuis le XVIIe s.

Émergence : d'un terrain tourbeux, avec formations tufacées, qui repose sur un grand banc d'argile. Les montagnes voisines se composent de muschelkalk et de masses dolomitiques sous lesquelles on trouve par places des marnes irisées et, plus profondément, des grès micacés.

Onze sources désignées sous le nom de : *Hauptquelle* ou *Stahlquelle*, source principale ou source ferrugineuse, *Badequellen*, sources des bains au nombre de deux : source de l'ancien bain, source du bain des pauvres; *Mühlbrunnen*, source du moulin, *Wiesenbrunnen*, source des prés, *Luisenbrunnen*, source de Louise, *Hersterquelle*, source de Herste, bourg à 4 kilom. de Driburg; *Schmechtenerbrunnen*, source de Schmechte, à 1 kilom. de la précédente; *Bullerborn*, source du taureau, située entre les deux précédentes; *Saatzerschwefelquelle*, source sulfureuse de Saatz, à 2 kilom. de Driburg et non loin de l'Hersterquelle. Une dernière source a été découverte en 1865. De ces sources, cinq seulement sont employées.

Densité : 1,00453 Hauptquelle.

Température : 10° Hauptquelle, 16° Wiesenbrunnen.

Caractères particuliers : Hauptquelle, eau limpide, semblant toujours en ébullition à cause du gaz qu'elle dégage, goût salé, amer puis stypique; l'Hersterquelle donne une eau semblable, mais qui dégage une légère odeur sulfureuse; celle de la Schwefelquelle est très-gazeuse, légèrement opaline, à goût et odeur fortement hépatiques. Ces eaux sont remarquables par leur peu de tendance à perdre le gaz acide carbonique qu'elles contiennent.

Emploi : Boisson, bains, douches d'eau et de gaz, bains de boues minérales. Les eaux et les boues sont chauffées à la température convenable au moyen de la vapeur.

Situation : 220 mètres au-dessus de la mer.

Climat de montagnes.

Saison : du 15 juin au 15 septembre.

Action physiologique et thérapeutique : Eaux excitantes, toniques, reconstituantes, agissant principalement sur l'hématose, les systèmes nerveux et musculaire, les organes de la digestion et l'utérus. L'eau de la Hauptquelle est une des plus ferrugineuses de l'Allemagne, c'est aussi une des plus gazeuses parmi ses congénères. La source de Herste, moins puissante, est précieuse pour les malades chez qui l'action du fer doit être ménagée. Enfin les boues sulfureuses de la source de Saatz ont sur les tissus une action légèrement excitante et résolutive. L'anémie et la chlorose, l'atonie des organes digestifs et la pléthore abdominale sont traitées avec succès à Driburg. Ces eaux conviennent surtout aux malades profondément débilités, aux constitutions phlegmatiques et torpides. Leur usage doit être interdit ou attentivement surveillé chez les personnes très-excitables ou disposées aux congestions.

L'eau de Driburg se transporte.

Analyse (Fresenius 1865).

	STAHLQUELLE Eau, 1 kilogr.
Bicarbonate d'oxyde de fer..........	0gr, 0714
— — de manganèse...	0, 0041
— de chaux..............	1, 3906
— de magnésie..........	0, 0652
Sulfate de soude...............	0, 3473
— de potasse...............	0, 0213

Sulfate de magnésie................	0^{gr}, 5137
— de chaux.....................	0, 9985
— de strontiane................	0, 0045
— de baryte....................	0, 0001
Chlorure de sodium...............	0, 0707
— de lithium................	0, 0003
— d'ammonium...............	0, 0019
Nitrate de soude...................	0, 0004
Phosphate d'alumine......	0, 0002
— basique de chaux.........	0, 0002
Silice	0, 0282
	5^{gr}, 8551

Gaz acide carbonique........................... 1179^{cc},4

Bibliographie : Weltmann; in Balneologische Zeitung, t. VII. — Brück, Balneologische Aphorismen..... 1872.

DÜRKHEIM (PALATINAT).

591 kil. de Paris. — Chemin de fer de l'Est et chemins de fer allemands. Trains express en 15 h. Trains omnibus en 19 h. 20 m. 1re cl. 45 fr. 80 c. et 18 mk.; 2e cl. 34 fr. 35 c. et 12 mk. 45 pf.; 3e cl. 25 fr. 15 c. et 8 mk. 15 pf.

DE PARIS A DÜRKHEIM PAR PAGNY-SUR-MOSELLE, METZ, SAARBRÜCK ET NEUSTADT.

De *Paris à Pagny-sur-Moselle*, 372 kil. — Chemin de fer. 5 conv. par jour. Trains express en 7 h. Trains omnibus en 9 h. 1re cl. 45 fr. 80 c.; 2e cl. 34 fr. 35 c.; 3e cl. 25 fr. 15 c.

De *Pagny-sur-Moselle à Dürkheim* par Forbach, Saarbrück et Neustadt, 216 kil. — Chemin de fer. 3 conv. par jour. Trains rapides en 6 h. 41 m. Trains omnibus en 8 h. 22 m. 1re cl. 17 mk. 90 pf.; 2e cl. 12 mk. 25 pf.; 3e cl. 8 mk. 5 pf.

Dürkheim (Bavière), petite V. de 6000 hab., station de chemin de fer, est agréablement située au débouché d'une vallée du Haardt, arrosée par l'Isenach, et dominée à l'O. par les ruines du couvent de Limburg. Les bains et la cure de raisin y attirent, pendant l'été et l'automne, un grand nombre d'étrangers.

HÔTELS. — *Vier Jahreszeiten*, *Hœusling*.

On visite dans les environs : la saline *Philippshalle*, située à l'E. de la ville, on y prend les bains; les ruines de l'abbaye de *Limburg* (30 min. à l'O.), fondée en 1030 par Conrad II le Salien; la *Hartenburg* (1 h.), ancien château d'où l'on découvre une belle vue; le *Heidenmauer* (mur des païens), rempart élevé par les Celtes; le *Peterskopf* (1 h.), sommet de 510 m. qui commande un beau panorama; le *Durkheimerthal*, qui s'étend sur une longueur de 4 h. jusqu'à Frankenstein; le *Drachenfels*, l'*Ebersberg*, etc.

LES EAUX. — Eau froide, chlorurée sodique.

Connue dès le dixième siècle, employée au point de vue médical depuis vingt-cinq ans.

Émergence : de puits forés, les uns dans le grès vosgien, d'autres dans le calcaire tertiaire.

Huit sources tant à Dürkheim qu'à Philippshalle qui en dépend : *Klammerbrunnen*, source du crochet (abandonnée), *Altbrunnen*, vieille source, *Bleichbrunnen*, source pâle, *Fitzschenbrunnen*, source de Fitz, *Vigiliusbrunnen*, source de Vigile, *Engelsbrunnen*, source de l'Ange, *Wiesenbrunnen*, source du Pré, *Maxbrunnen*, source de Max.

Débit : en 24 h., 6005 hectol.

Densité : Altbrunnen 1,01; Bleichbrunnen 1,0095; Vigiliusbrunnen 1,0105.

Température : De 13°,7, Altbrunnen, à 18°,7, Vigiliusbrunnen.

Caractères particuliers : Eau limpide, inodore, faible odeur d'acide carbonique, goût légèrement amer, plus ou moins salé suivant les sources; pétillant un peu quand on la puise, déposant dans le verre un sédiment blanc grisâtre; dégageant plus ou moins d'acide carbonique suivant les saisons et la température de l'atmosphère, mais jamais assez pour interdire l'abord des puits.

Emploi : Boisson, Bleichbrunnen, Fitzschenbrunnen; bains et douches d'eau et de vapeur. Dans certains cas exceptionnels on coupe avec du bouillon ou du lait chaud l'eau que la plupart des malades boivent pure. Suivant Herberger, son goût, d'abord désagréable, finit par plaire aux malades. En général, l'eau des bains est rendue plus ou moins active par l'addition d'une certaine quantité d'eau mère.

Établissements pour les bains aromatiques, les cures de raisin, etc.

Situation : 116 m. au-dessus de la mer.

Climat doux, pays salubre.

Saison : De mai à novembre.

Action physiologique et thérapeutique : Eau purgative et diurétique agissant comme altérant et reconstituant (iode, brome, chlorure de sodium, fer). Au début du traitement on voit survenir les phénomènes de la fièvre thermale, surtout l'embarras gastrique, et plus tard la poussée. Ces eaux s'adressent surtout à la diathèse scrofuleuse. Moins fortes que les eaux de Nauheim, elles conviennent dans les cas d'intensité moyenne.

Analyse.

		VIGILIUSBRUNNEN. Eau, 1 kilogr.
Chlorure	de potasssium................	0gr, 08833
—	de sodium....................	10, 27570
—	de lithium....................	traces
—	de calcium....................	1, 79999
—	de magnesium................	0, 49242
—	d'aluminium..................	0, 00505

Chlorure d'ammonium	traces
Bromure de sodium	0gr, 02513
Iodure de sodium	0, 00250
Phosphate de soude	0, 00083
— d'alumine	0, 00026
Sulfate de chaux	0, 02193
Bicarbonate de chaux	0, 24118
— de magnésie	0, 00077
— de baryte et de strontiane	traces
— d'oxyde de fer	0, 00122
— d'oxyde de manganèse	0, 00053
Silice	0, 01055
Alumine	0, 00010
Acide crénique et apocrénique, matières organiques, etc	0, 00040
	12gr, 96689

Gaz acide carbonique	152 c.c.
— azote et oxygène	24

Le Bleichbrunnen est presque aussi riche en chlorure; les deux autres sources le sont beaucoup moins.

Bibliographie : W. Herberger, Die iod und bromhaltige Soolquellen zu Dürkheim in der Pfalz, Neustadt a. Haardt, 1851. — Kaufmann, die iod und bromhaltige Soolquellen zu Dürkheim in die Traubenkur zu Dürkheim.

ELSTER (SAXE).

1256 kil. de Paris. — Chemin de fer de l'Est et chemins de fer allemands. — Train direct par Bruchsal jusqu'à Eger en 29 h. 28 m. Trains avec arrêt de nuit en 40 h. 15 m. Train direct : 1re cl. 50 fr. 45 c. et 64 mk. 10 pf.; 2e cl. 37 fr. 85 c. et 47 mk. 12 pf. Trains avec arrêt de nuit : jusqu'à Eger, 1re cl. 122 fr. 40 c. ou 128 fr. 15 c.; cl. mixte 101 fr. 30 c. ou 104 fr. 10 c. 2e cl. 88 fr. 60 c. ou 92 fr. 55 c.; plus, de Eger à Elster 1re cl. 3 mk. 20 pf.; 2e cl. 2 mk. 40 pf.

DE PARIS A ELSTER PAR STRASBOURG, ULM, RATISBONNE ET EGER.

De *Paris à Eger* par Avricourt, Strasbourg, Carlsruhe, Bruchsal, Stuttgart, Ulm, Ingolstadt et Ratisbonne, 1218 kil. — Chemin de fer, 5 conv. par jour. Train express du matin en 27 h. 39 m. 1re cl. 122 fr. 40 c.: cl. mixte (1re en France, 2e en Allemagne) 101 fr. 30 c.; 2e cl. 88 fr. 60 c.

De *Eger à Elster* 38 kil. — Chemin de fer. 7 conv. par jour. Train express (de nuit) en 1 h. 16 m. Train omnibus (de jour) en 2 h. 27 min. 1re cl. 3 mk. 20 pf.; 2e cl. 2 mk. 40 pf.; 3e cl. 1 mk. 60 pf.

Elster, v. saxon, est situé près de la frontière de la Bohême, sur l'Ester Blanche. L'*établissement* de bains est à quelques min. au N. du v., au pied des coteaux boisés du Brunnenberg.

HÔTELS. — *Wettiner Hof*, de *Saxe*, *Bauer*. Tous ont une table d'hôte.

La station minérale d'Elster, a deux grands établissements réunissant 52 cabinets pour les bains d'eau, et un établissement avec 15 cabinets pour les bains de boue. Il y vient par an 5000 baigneurs.

LES EAUX. — Eau froide, sulfatée sodique, ferrugineuse, gazeuse.
Connue surtout depuis le dix-septième siècle.
Émergence : du terrain primitif, micaschiste, granite, gneiss.
Treize sources : les six principales dont les noms anciens ont été changés en 1851 sont : *Marienbrunnen* autrefois *Trinkquelle,* source de Marie ou buvette; *Albertsbrunnen*, source d'Albert; *Kœnigsbrunnen*, source du roi; *Moritzquelle*, source de Maurice, la plus ancienne de toutes et la moins minéralisée, *Salzquelle*, source de sel; *Johannisquelle*, source de Jean ces deux dernières découvertes en 1851.
Débit en 24 h. : Marien, Albert et Kœnigsbrunnen, 1640 hectol.
Densité : de 1,005, Marienbrunnen, à 1,00012. Johannisbrunnen.
Température : de 10° à 12° selon les sources.
Caractères particuliers : Eau limpide, très-pétillante, odeur que l'on compare à celle d'une pomme acide, goût piquant assez agréable, puis salin et styptique; à l'air elle laisse déposer un précipité ferreux.
Emploi : Boisson, bains. Bains de boues ferrugineuses.
Cures de petit-lait.
Situation : 473 m. au-dessus de la mer.
Climat froid.
Saison : du 15 mai au 30 septembre.
Action physiologique et thérapeutique : Eaux laxatives, diurétiques, toniques, reconstituantes, agissant puissamment sur les muqueuses et sur la peau. Les proportions différentes des principes minéralisateurs dans ces sources permettent un choix précieux pour le traitement. Les maladies le plus communément traitées à Elster sont : les formes torpides de la scrofule, la pléthore abdominale, les dyspepsies et les désordres du système nerveux dus à la chlorose et à l'anémie. Les paralysies rhumatismales et certaines maladies des articulations sont soumises avec succès aux bains de boues.

Analyse (Flechsig 1871).

	MARIENBRUNNEN. Eau 1 kilogr.	SALZQUELLE. Eau 1 kilogr.
Carbonate de soude	0gr, 7269	1gr, 6849
Sulfate de soude	2, 9475	5, 2620
Chlorure de sodium	1, 8724	0, 8276
— de potassium	0, 0149	
Carbonate de chaux	0, 2059	0, 1819
— de magnésie	0, 2414	0, 1686
— d'oxyde de fer	0, 0629	0, 0627
— de manganèse	0, 0151	0, 0086
Silice	0, 0440	0, 0823
	6gr, 1310	8gr, 3250
Gaz acide carbonique libre	1371 cc	986cc

Bibliographie : Bad Elster bei Adorf, Leipzig, 1853. — Flechsig, der Kurort Elster, Leipzig, 1854, et in Balneologische Zeitung, t. I et II. — Jahn, Bad Elster.... Oelsnitz, 1856. — Flechsig, Bad Elster...., Leipzig, 1875.

EMS (NASSAU).

602 kil. de Paris. — Chemin de fer du Nord et chemins de fer allemands. 3 conv. par jour. Train express et direct de 8 h. du soir avec wagons-lits en 16 h. 10 m. 1re cl. 71 fr. 75 c.; cl. mixte (1re en France, 2e en Allemagne) 68 fr. 15 c.; 2e cl. 53 fr. 05 c.

DE PARIS A EMS PAR SAINT-QUENTIN, ERQUELINES, NAMUR, LIÉGE, COLOGNE ET COBLENZ.

Ems, bourg du grand-duché de Nassau, peuplé de 2400 habitants, station de chemin de fer, et situé en grande partie sur la rive dr. de la Lahn, se compose presque entièrement d'hôtels et de maisons meublées. Ses eaux attirent chaque année 10 à 12 000 baigneurs, appartenant presque tous aux classes les plus élevées de la société.

HÔTELS : d'*Angleterre*, de *Russie*, des *Quatre Saisons*, de l'*Europe*, de *Darmstadt*, *Schloss Langenau*, de *Flandre*, *Guttenbèrg*, de *France* (ces deux derniers près du chemin de fer); plus, un grand nombre de maisons garnies, et trois *établissements de bains*. Le premier en date, est l'ancien château du grand-duc. Il contient environ 300 chambres et 140 cabinets de bains. Le prix de chacune de ces chambres est marqué sur la porte. Les personnes qui ont l'intention de se loger au *Curhaus* doivent s'adresser dès leur arrivée au Hausmeister qui dirige cet établissement pour le compte de l'État. Des deux autres établissements, exploités par l'industrie privée, l'un, le *Nassauer Hof*, se rattache aux hôtels des Quatre Saisons et de l'Europe, et contient 25 cabinets de bains; l'autre, installé dans l'hôtel garni du *Prince de Galles*, en contient 14. Ces deux établissements sont mieux installés que l'ancien. Un pont couvert, sur la Lahn, y conduit.

Les prix des tables d'hôte varient suivant les heures et les hôtels. Il y a généralement une table d'hôte à 1 h. (3 mk.) et à 5 h. (4 mk. 50 pf.)

Les étrangers qui séjournent à Ems plus de 5 jours payent comme taxe du traitement 12 mk. Une famille paye 12 mk. pour le chef de famille, et 3 mk. pour chacun des autres membres, excepté pour les enfants au-dessous de 6 ans et les domestiques.

Le prix de location des chevaux, des ânes et des voitures, est fixé par un tarif.

Le *Cursaal* a été construit en 1839. Cet établissement, meublé avec un grand luxe et peu de goût, contient une salle de bal, des salles à manger, un café; un jardin, le *Curgarten*, en dépend. Il est ouvert gratuitement aux étrangers à toute heure du jour. Une galerie ornée de boutiques le réunit à l'ancien *Curhaus*, où jaillissent quatre des principales sources d'Ems.

Promenades. — Les promenades des environs d'Ems sont nombreuses. On les fait généralement à âne. Les plus rapprochées sont : 1° le *Jardin*, situé entre la Lahn, le Curhaus et la Colonnade ; 2° l'*allée inférieure* (tilleuls) ; 3° l'*allée supérieure*.

A l'E. du jardin anglais s'élève la *Bæderlei*, qui est appelée aussi *Mooshütte*, montagne de schiste argileux, remarquable par ses escarpements en forme de pointes. De ses terrasses et de la *rotonde*, construite au sommet, on découvre de beaux points de vue sur la vallée de la Lahn. On va aussi sur les hauteurs boisées de *Kemmenau* (1 h. d'Ems, belle vue) ; à la (30 min.) *Silberschmelze*, ou fonderie d'argent ; à la (1 h.) *Sporkenburg*, château en ruines. On peut visiter la ville de *Nassau* (8 kil.), dominée par le *château* de ce nom.

LES EAUX. — Eau thermale, bicarbonatée sodique (avec forte proportion de chlorure sodique) gazeuse.

Connue dès l'époque romaine, en usage au moyen âge, très-fréquentée surtout depuis cinquante ans.

Émergence : pour la plupart des sources, au pied d'une montagne abrupte formée de schistes argileux. Ems est sur le terrain de transition ; grauwacke, grand filon quartzeux contenant de la galène et des pyrites, cavernes à ossements.

Vingt sources environ ; les principales sont le *Kesselbrunnen*, source de la chaudière, le *Kränchenbrunnen* ou simplement le *Kränchen*, source du robinet, le *Fürstenbrunnen*, source des princes, la *Bubenquelle*, source des garçons, la *Neuquelle*, source nouvelle. Spengler a signalé au commencement de 1858 une nouvelle source chlorurée et ferrugineuse, et trois sources nouvelles ont été captées en 1865.

Débit en 24 heures : Osann, d'après Kastner, donne : Kesselbrunnen 1176 hectol., Kränchen 28 hectol., Bubenquelle 258 hectol. M. Rotureau assigne au Kesselbrunnen un débit de 13 000 hectol., à la Neuquelle 5040 hectol.

Densité : Kränchen 1,00293 ; Kesselbrunnen 1,00310 ; Fürstenbrunnen 1,00312 ; Neuquelle, 1,00314.

Température : Kesselbrunnen 46°,2 ; Kränchen 29°,5 ; Neuquelle 47°,5. C'est la plus chaude des sources d'Ems.

Caractères particuliers : Eau limpide, se conservant bien dans des vases bien clos, incolore en petite quantité, vert de mer prise en masse ; exposée à l'air elle devient bleuâtre, précipite un sédiment de couleur cannelle, se couvre de pellicules blanchâtres et dégage des bulles de gaz inodore, saveur alcaline plus ou moins marquée suivant les sources, piquante surtout au Kränchen ; bouillonnement intermittent de gaz dans les sources.

Emploi : Boisson, Kesselbrunnen, Kränchen, Fürstenbrunnen ; bains, douches, inhalations.

Établissements pour bains d'air comprimé et pour cures de petit-lait.

Situation : 94 mètres au-dessus de la mer.

Climat : un des plus doux de l'Allemagne centrale.

Action physiologique et thérapeutique : Les eaux d'Ems déterminent souvent la constipation, l'embarras gastrique, la fièvre thermale et la poussée à laquelle se rattachent les éruptions de furoncles. Ces phénomènes cèdent rapidement aux moyens appropriés. On voit quelquefois survenir l'hémoptysie chez des malades imprudents ou mal dirigés ; ce signe montre l'action des eaux d'Ems sur les organes thoraciques et commande la prudence. Ces eaux n'étant pas seulement bicarbonatées, mais aussi chlorurées, ont une action complexe que signale M. Rotureau ; moins résolutives que les bicarbonatées franches, plus toniques, elles conviennent chez les malades dont le sang est peu plastique et qui verraient cette disposition s'exagérer par l'usage des eaux bicarbonatées de Vichy par exemple, tandis que les malades franchement-sanguins se trouvent mieux de ces dernières.

Les eaux d'Ems, outre leur action sur les muqueuses dont elles activent les fonctions, passent pour sédatives du système nerveux. Sous forme de bains, à une température modérée, elles réussissent dans certaines affections nerveuses ; mais ce qu'on attribue à une propriété hyposthénisante est probablement le résultat de l'équilibre rétabli entre les fonctions par la modification du sang devenu plus riche. C'est là encore une appréciation différentielle à faire entre Ems et Vichy, dont les eaux, par leur action sur le sang, disposent quelquefois aux accidents nerveux.

Le catarrhe pulmonaire chronique tient le premier rang parmi les maladies qui sont utilement traitées à Ems ; les bronchites, les laryngites chroniques, même avec un certain degré d'irritation, s'amendent ou même guérissent par l'usage de ces eaux, favorables surtout aux constitutions en proie à l'éréthisme, et réussissant dans les cas où les eaux sulfureuses sont trop excitantes.

Les médecins d'Ems ont même été jusqu'à prétendre guérir la phthisie. Les débuts de cette terrible affection sont quelquefois modifiés heureusement ou enrayés momentanément par les eaux d'Ems, comme par nos eaux des Pyrénées, du Dauphiné, de la Nièvre ou de l'Auvergne, mais vouloir aller au delà c'est, presque toujours, hâter le dénouement fatal.

Le catarrhe des voies digestives avec diarrhée, celui des organes génito-urinaires chez l'homme et chez la femme trouvent aussi le soulagement ou la guérison complète à Ems, dont les eaux agissent alors surtout comme toniques et reconstituantes.

Quant à la réputation des eaux d'Ems contre la stérilité chez les femmes, elle tient à l'action des douches ascendantes de la Bubenquelle. Mais ces douches peuvent, dans beaucoup de cas, être plus nuisibles qu'utiles, et les femmes qui s'y soumettent obéissent à la mode ou à quelque autre mobile plutôt qu'aux conseils du médecin.

Enfin les Allemands vont encore à Ems pour la pléthore abdominale et les affections qui s'y rattachent, hémorrhoïdes, engorgement du système de la veine porte, etc.

Les eaux d'Ems se transportent.

Analyse (Fresenius 1872).

	KRÄNCHEN Eau 1 kilogr.	KESSELBRUNNENN Eau 1 kilogr.	NEUEBADQUELLE Eau 1 kilogr.
Bicarbonate de soude...	1gr, 979016	1gr, 989682	2gr, 052761
Chlorure de sodium....	0, 983129	1, 031306	0, 927149
Sulfate de soude.......	0, 033545	0, 015564	0, 041500
Bicarbonate d'ammon..	0, 002352	0, 007104	0, 008215
— de lithine......	0, 004047	0, 005739	0, 005536
— de magnésie....	0, 206985	0, 182481	0, 210350
— de chaux.......	0, 216174	0, 219605	0, 220435
— de strontiane....	0, 002343	0, 001815	0, 001516
— de baryte......	0, 001626	0, 001241	0, 000981
— d'oxyde de fer..	0, 001989	0, 003258	0, 003985
— de manganèse..	0, 000173	0, 000330	0, 000334
Iodure de sodium.....	0, 000022	0, 000035	0, 000004
Bromure de sodium....	0, 000340	0, 000454	0, 000480
Sulfate de potasse......	0, 036773	0, 043694	0, 044151
Phosphate de soude....	0, 001459	0, 000540	0, 000368
— d'alumine......	0, 000116	0, 000200	0, 000209
Acide silicique........	0, 049742	0, 048540	0, 047472
	3gr, 519531	3gr, 551546	3gr, 565446
Gaz acide carbonique libre.	597cc, 48	553cc, 16	440cc, 5

Bibliographie : Döring, les Eaux thermales d'Ems, Ems, 1852. — Bad Ems.... Berlin 1869. — L. Spengler, Der Kurgast in Ems, Wiesbaden, 1853. — Études balnéologiques sur les thermes d'Ems, Strasbourg, 1855. — Bad Ems, in Balneologische Zeitung, t. III et IV. — Pressat, Notice médicale sur les bains d'Ems, Paris, 1857. — Ems, ses eaux thermales et ses environs, Wiesbaden. — A. Rotureau, Des principales eaux minérales, Paris, 1858. — Vogler, Ems, seine Heilquellen, Ems, 1858. — Henninger, Bad Ems und seine Umgebungen, Darmstadt. 1858. — Grossmann, Die Mineralquellen von Ems... Mayence, 1867. — Helfft-Thilenius, Handbuch der Balnéotherapie, Berlin, 1874.

FACHINGEN (NASSAU).

Fachingen, hameau du grand-duché de Nassau, est situé sur la rive gauche de la Lahn. Il n'y a pas d'établissement thermal, mais seulement l'installation nécessaire à l'embouteillage. L'eau minérale ne se boit pas sur place, mais se transporte en assez grande quantité.

LES EAUX. — Eau froide, bicarbonatée sodique, gazeuse.
Connue depuis 1746 hors du pays où elle émerge.

Émergence : Au pied d'une montagne formée de schistes argileux sur la rive gauche de la Lahn.

Deux sources : Hauptquelle, source principale ; *Nebenquelle,* source voisine.

Débit en 24 heures : 81 hect.

Densité : 1,0036 à 1,0035.

Température : 10°.

Caractères particuliers : Eau limpide, très-pétillante, d'un goût très-agréable d'abord, puis lixiviel quand une partie du gaz s'est dégagée.

Emploi : Boisson. Cette eau, comme celle de Selsters et de Geilnau ses voisines, ne se boit pas à la source.

Situation : 112 mèt au-dessus de la mer.

Action physiologique et thérapeutique : Cette eau agit comme excitant des fonctions digestives et diurétiques. Elle s'emploie comme antidyspeptique, mais, plus minéralisée que la plupart des eaux de table, elle a sur l'économie une action qui doit être surveillée.

Analyse (Kastner, 1839.)

	HAUPTQUELLE Eau. 1 kilog.
Bicarbonate de soude	3gr, 64432
— de lithine	0, 00007
— de strontiane	0, 00010
— de chaux	0, 37708
— de magnésie	0, 29837
— d'oxyde de fer	0, 00014
Sulfate de soude	0, 01785
Phosphate de soude	0, 00651
— de lithine	0, 00002
— de chaux	0, 00005
— d'alumine	0, 00004
Silice	0, 03398
Fluorure de calcium	0, 00035
Chlorure de sodium	0, 59341
— de calcium	0, 00044
	4gr, 9727
Gaz acide carbonique	1260 c.c.
— azote	0, 97

FRANZENSBAD (BOHÊME).

1224 kil. de Paris. — Chemin de fer de l'Est et chemins de fer allemands. — Train express de 9 h. 20 du matin (direct jusqu'à Eger, par Bruchsal), en 30 h. 35 m. y compris 2 h. 56 m. d'arrêt à Eger. Train express du soir avec arrêt de nuit à Nuremberg en 44 h. 55 m. Trains omnibus en 56 h. — On délivre à Paris des billets pour Franzensbad. 1re cl. 123 fr. 15 c.; cl. mixte 101 fr. 90 c.; 2e cl. 89 fr. 20.

DE PARIS A FRANZENSBAD PAR STRASBOURG, ULM, RATISBONNE ET EGER.

De *Paris à Eger* par Avricourt, Strasbourg, Carlsruhe, Bruchsal, Stuttgart, Ulm, Ingolstadt et Ratisbonne 1218 kil. — Chemin de fer. 5 conv. par jour. Train express du matin en 27 h. 39 m. 1re cl. 122 fr. 40 c.; cl. mixte (1re en France, 2e en Allemagne) 101 fr. 30 c.; 2e cl. 88 fr. 60 c.

De *Eger à Franzensbad* 6 kil. — Chemin de fer. 4 conv. par jour. Trajet en 16 m. 1re cl. 70 pf.; 2e cl. 40 pf.; 3e cl. 25 pf.

Franzensbad (Bohême), v. de 151 hab., appelé aussi *Franzensbrunnen*, station de chemin de fer et situé sur un plateau marécageux, entre les chaînes du Bœhmerwald et du Fichtelgebirge, ne date que de 1793. C'est un beau village qui s'embellit et s'agrandit chaque jour. Les maisons, presque toutes hôtels garnis ou restaurants, sont grandes et bien bâties. La rue principale est plantée d'arbres. Les rues parallèles aboutissent d'un côté à un jardin planté à l'anglaise, et que l'on nomme le *parc*; de l'autre, à une vaste prairie arrosée par le petit ruisseau de Schlada, à peu de distance duquel jaillissent toutes les sources.

HOTELS. — *Post*, *British hotel*, *Adler*, *Gisela*, *Müller*, *Hübner*, *Holzer*, *Kaiser von Œsterreich*, *Kreuz*, *Wessl*.

La *Curtaxe* varie selon la position sociale des malades. Les enfants au-dessous de quinze ans, les domestiques et les pauvres en sont affranchis.

On trouve à louer des voitures, des chevaux et des ânes.

Franzensbad a trois établissements thermaux, installés suivant les exigences actuelles de la science : 1° l'*établissement Loimann* qui contient 180 cabinets de bains; c'est le plus ancien et le plus grand; 2° l'*établissement d'Eger*, construit aux frais de cette ville, en 1850, qui a 73 cabinets de bains; 3° l'*établissement Cartellieri* qui renferme 78 cabinets de bains.

On a élevé, en 1853, une statue de bronze au fondateur de ce village, François Ier empereur d'Autriche, avec cette inscription :

FRANCISCO I
AUSTR. IMP.
GRATUS CIVIS
IOACH. COMES
A. MÜNCH BELLINGHAUSEN
POSUIT
M DCC LIII

Cette statue, qui se trouve placée en face de la rue principale, à l'entrée de la promenade, est de Schwanthaler.

PROMENADES. Il est difficile d'imaginer une nature plus triste, plus nue et plus stérile que celle qu'on rencontre aux environs immédiats de Franzensbad. Toutefois, pourvu que l'on consente à s'éloigner un peu, la contrée ne tarde pas à offrir plus d'agréments. — Il y a une promenade d'un genre unique qui mérite une visite. On a ouvert sur les flancs du *Kammerbühl* (1/2 h.) une galerie en spirale destinée à montrer dequelle manière l'ascension de la lave se fait dans l'intérieur de la terre.

On visite aussi *l'église de Vogel von Vogelstein*, les ruines du *château d'Eger*, la maison de chasse ou Jægerhaus (1 h. 1/2). etc.

LES EAUX. — Eau froide, sulfatée sodique, ferrugineuse, gazeuse ou ferrugineuse sulfatée.

Connue depuis le seizième siècle, exploitée pour le transport depuis 1661, en usage sur place depuis les dernières années du dix-huitième siècle.

Émergence : D'un terrain où l'on trouve des traces nombreuses d'anciens volcans alternant avec les caractères du terrain neptunien, basalte, houille, sable, marne, argile, bancs considérables de tourbe reposant sur du sable et du lehm.

Neuf sources : Franzensquelle, source de François; *Luisenquelle*, source de Louise; *Kalte Sprudel*, le Sprudel froid; *Salzquelle*, source de sel; *Wiesenquelle*, source des prés; *Neuequelle*, source nouvelle, découverte en 1849 et captée en 1860; *Loimann'squelle*, source de Loimann, desservant l'établissement de ce nom; *Stahlquelle*, source ferrugineuse; *Mineralsäuerling*, source acidule; la *Gasquelle*, source de gaz, nommée autrefois *Polterbrunnen*, ne donne plus que du gaz acide carbonique, dont elle débite, suivant Tromsdorff, 182 mèt. cubes par 24 h. — Quelques-unes de ces sources sont couvertes d'un pavillon plus ou moins élégant; le bâtiment qui renferme la gasquelle, ou gasbad, est installé pour les bains et les douches de gaz. Une partie du gaz de cette source est conduit dans les divers etablissements balnéaires.

Près des sources s'étend une vaste tourbière dont les eaux sont fortement minéralisées et dont la vase exposée à l'air pendant un an, sert à préparer les bains de boues. On tire de cette tourbière un sel, connu en Allemagne sous le nom de sel d'Eger. Les boues de Franzensbad sont les plus renommées de la Bohême.

Débit en 24 heures des cinq premières sources : 9547 hectolitres (Osann).

Densité : Franzensquelle 1,00589.

Température : De 12°,2, Luisenquelle, à 10°,7, Wiesenquelle. Ces sources ont donc une température presque égale, et le Kalte Sprudel n'est appelé froid que par opposition à celui de Carlsbad, et non relativement aux autres sources de Franzensbad.

Caractères particuliers : Eau limpide, très-pétillante, d'un goût agréable, plus ou moins piquant, salin, amer et styptique suivant les sources, inodore mais produisant sur les fosses nasales l'effet bien connue du dégagement abondant d'acide carbonique. Ce dégagement de gaz est si considérable dans le Kalte Sprudel qu'on entend ses bouillonnements à 50 mètres de distance.

Emploi : Parmi ces sources, les unes sont presque uniquement employées comme boisson (Franzensquelle) ou en bains (Luisenquelle); d'autres fournissent à l'un et à l'autre usage. Bains, douches, bains de gaz et de boues.

Situation : 510 mètres au-dessus de la mer.

Climat : un peu âpre, fréquentes variations de température.

Saison : du 1er mai au 30 septembre.

Action physiologique et thérapeutique. Les sources diffèrent peu dans les proportions de leurs éléments ; cependant la Franzensquelle, la Stahlquelle et la source acidule agissent surtout comme ferrugineuses; l'influence de la Salzquelle et de la Wiesenquelle est moins prononcée à cet égard. Ces sources sont presque uniquement employées en boisson ; de même que toutes celles de cette station, elles sont laxatives, diurétiques, reconstituantes et modérément excitantes.

La chlorose et l'anémie, l'épuisement des forces, quelle qu'en soit la cause et notamment dans les convalescences de maladies aiguës, l'atonie des organes digestifs s'accompagnant de constipation, enfin certaines affections de l'estomac et du foie sont traitées avec succès par ces eaux ; elles conviennent lorsqu'il faut provoquer des évacuations et modifier la secrétion des muqueuses de l'abdomen, sans affaiblir le malade, qui se trouve au contraire tonifié. Ces eaux sont bien supportées à la dose de deux à six verres, pures ou coupées de petit-lait. Les bains d'eau, de boues et de gaz agissent comme excitants de la peau.

L'eau de Franzensbad se transporte.

Analyse (Berzélius).

	FRANZENSQUELLE. Eau, 1 kilogr.
Sulfate de soude	3gr, 1907
Chlorure de sodium	1, 2019
Carbonate de soude	0, 6755
— de chaux	0, 2344
— de magnésie	0, 0875
— d'oxyde de fer	0, 0307
— de manganèse	0, 0056
— de strontiane	0, 0004
— de lithine	0, 0048
Phosphate de chaux	0, 0069
— basique d'alumine	0, 0016
Silice	0, 0616
	5gr, 4976

Gaz acide carbonique (Tromsdorff)............ 1540 c.c.

Bibliographie : Cartellieri, Die salinischen Eisen-Mineralmoorbäder zu Kaiser-Franzensbad, Eger, 1843. — Die Heilkrafte Kaiser-Franzensbad bei Eger in Böhmen, Prag, 1846. — Wahl, Deutschlands Heilquellen, Riesa, 1852 — Fellner, Franzensbad und seine Heilmittel... Vienne, 1872. — Cartellieri, Die neue Stahlquelle in Franzensbad, Vienne, 1872.

FRIEDRICHSHALL (SAXE-MEININGEN).

969 kil. de Paris. Chemin de fer de l'Est, chemins de fer allemands et route de poste. Trains express en 24 h. 25 m. Trains omnibus en 35 h. 40 m. 1re cl. 83 fr. 75 c. et 27 mk. 45 pf.; cl. mixte 76 fr. 85 c. et 18 mk. 30 pf.; 2e cl. 62 fr. 60 c. et 18 mk. 30 pf.

DE PARIS A FRIEDRICHSHALL PAR PAGNY-SUR-MOSELLE, FRANCFORT, LICHTENFELS ET COBOURG.

De Paris à Francfort par Pagny-sur-Moselle, Metz, Saarbrück, Creuznach et Mayence, 690 kil. — Chemin de fer. 5 conv. par jour. Trains express sans changement de voitures et avec wagons-lits, en 15 h. 33 m. Trains omnibus en 19 h. 40 min. 1re cl. 83 fr. 55 c.; cl. mixte (1re en France, 2e en Allemagne) 76 fr. 85 c.; 2e cl. 62 fr. 60 c.

De *Francfort à Lichtenfels*, 263 kil. — Chemin de fer. 3 conv. par jour. Trains rapides en 6 h. 37 m. 1re cl. 15 mk. 45 pf.; 2e cl. 16 mk. 90 pf.

De *Lichtenfels à Cobourg*, 22 kil. — Chemin de fer. 5 conv. par jour. Trains rapides en 36 min. 1re cl. 2 mk.; 2e cl. 1 mk. 40 pf.

De *Cobourg à Friedrichshall*, 16 kil. — Route de poste. Voitures particulières.

Friedrichshall est situé dans la riante vallée de la Greck (Saxe-Meiningen).

Un établissement, assez récemment installé, avec buvette, cabinets de bains, etc., permet d'y suivre le traitement minéral; mais il est peu fréquenté.

LES EAUX. — Eau froide, sulfatée sodique et magnésique.

Connue comme saline dès le douzième siècle, employée en thérapeutique depuis une trentaine d'années. Dans la seconde moitié du siècle dernier, on préparait avec l'eau de Friedrichshall un sel qui n'était autre que du sulfate de soude et se vendait sous le nom de sel apéritif.

Emergence : D'un terrain stratifié récent où dominent la marne, l'argile, le grès et le gypse; on trouve çà et là des basaltes et, à une certaine hauteur, de la dolomie.

Une source.

Densité : 1,022 (Wahl), 1,0170 (Bauer).

Température : 10°.

Caractères particuliers : Eau limpide et ne différant pas pour la couleur de l'eau ordinaire; elle se conserve très-bien en bouteilles et, au contact de l'air, ne dépose pas et ne prend ni goût ni odeur hépatique; saveur lixivielle et amère analogue à celle de l'eau de Püllna, mais moins forte et sans arrière-goût.

Emploi : Boisson; on ne prend guère cette eau que transportée, comme ses analogues de Püllna, Sedlitz, etc.

Action physiologique et thérapeutique : Eau purgative à faible dose, un verre suffit pour amener une ou deux selles; employée à doses fractionnées, un demi-verre ou un quart de verre matin et soir, elle agit comme tonique et reconstituant. On la conseille dans les dyspepsies avec atonie de l'intestin et, comme dérivatif, chez les personnes disposées aux congestions viscérales.

L'eau de Friedrichshall se transporte.

Analyse (Liebig).

	FRIEDRICHSHALL Eau, 1 kilogr.
Chlorure de sodium	7gr, 9560
— de magnesium	3, 9390
Bromure de magnesium	0, 1140
Sulfate de soude	6, 0560
— de potasse	0, 1982
— de magnésie	5, 1502
— de chaux	1, 3465
Carbonate de chaux	0, 0147
— de magnésie	0, 5198
Silice	traces
Acide carbonique libre (202cc9)	0, 4020
	25gr, 6964

Bibliographie : Eisenmann, Das Friedrichshaller Bitterwasser, dessen Bestdantheile, Wirkung und Gebrauch, Erlangen, 1847. — Das Friedrichshaller Bitterwasser, in Balneologische Zeitung, t. II. — Wahl, Deutschlands Heilquellen, t. I, Riesa, 1852.

GASTEIN (AUTRICHE).

1197 kil. de Paris. — Chemin de fer de l'Est, chemins de fer allemands et route de poste. Train express en 33 h. 37 m. Trains omnibus en 43 h. 32 m. 1re cl. 111 fr., 12 mk. 25 pf. et 6 fl. 97 kr.; cl. mixte 93 fr. 30 c., 8 mk. 15 pf. et 6 fl. 7 kr.; 2e cl. 80 fr. 60 c., 8 mk. 15 pf. et 6 fl. 7 kr.

DE PARIS A GASTEIN PAR MUNICH ET SALZBOURG.

De *Paris à Munich* par Avricourt, Strasbourg, Bruchsal, Stuttgart, Ulm et Augsbourg, 935 kil. — Chemin de fer. 3 conv. par jour. Trains express en 22 h. 30 m. Train omnibus en 30 h. 55 m. 1re cl. 111 fr.; cl. mixte (1re en France, 2e en Allemagne), 93 fr. 30 c.; 2e cl. 80 fr. 60 c.

De Munich à Salzbourg, 153 kil. — Chemin de fer. 4 conv. par jour. Train rapide en 3 h. 25 m. Trains ordinaires en 5 h. 15 m. 1re cl. 12 mk. 26 pf.; 2e cl. 8 mk. 15 pf.; 3e cl. 5 mk. 25 pf.

De *Salzbourg à Lend* par Radstadt, 75 kil. Chemin de fer. 3 conv. par jour. Trajet en 3 h. 22 m. 1re cl. 3 fl. 57 kr.; 2e cl. 2 fl. 67 kr.; 3e cl. 1 fl. 78 kr.

De *Lend à Gastein*, 34 kil. — Route de poste. Diligences. 3 dép. par jour, Trajet en 4 h. Prix 3 fl. 40 kr.

Gastein est le nom d'une vallée des Alpes autrichiennes, qui s'ouvre dans la vallée de la Salzach, au sud de Salzbourg ; elle compte 3725 hab. disséminés dans 18 bourgs, villages ou hameaux; la localité la plus importante, à cause de ses sources, est

Wildbad-Gastein ou *Bad-Gastein*, v. de 35 maisons en bois et en pierre, situé au pied du Graukogel, entre des hauteurs boisées, sur les deux rives de l'Ache, qui s'y précipite par une série de chutes d'une hauteur de 100 mèt. et forme une belle cascade au milieu même du village. Wildbad-Gastein est fréquenté tous les ans par plus de 3000 étrangers.

HÔTELS. — *Straubinger*, *Hirsch*, *Grabenwirth*, tous ayant des bains et des tables d'hôte. — Maisons meublées, sans table d'hôte : *Grüber*, *Provenchères*, *Prælatur*, *Villa Hollandia*, *Bellevue*, *Waha*, *Groyer*, etc. Aux tables d'hôte on dîne à 1 heure et à 3 heures. Pendant la saison, il faut retenir, longtemps à l'avance une chambre dans les maisons meublées. — La place située devant l'hôtel Straubinger est le rendez-vous du monde élégant.

Les prix des bains, des chaises à porteurs, des voitures pour les malades, des guides, des porteurs, des mulets et des voitures, sont fixés chaque année par un tarif affiché dans tous les hôtels et dans tous les logements.

Hof-Gastein (hôt. : *Moser*, *Meissl*, *Grüber*, *Kreuz*, *Blaue Traube*) est un bourg de 770 hab., situé sur la rive dr. de l'Ache, à 1 kilom. de Wildbad-Gastein, dont il est une succursale. Les eaux thermales de Wildbad y sont conduites par des tuyaux de 8 kilomètres de long. Les bains de Hof-Gastein sont fréquentés tous les ans par 4 à 500 baigneurs. Le climat de cette localité est beaucoup plus doux que celui de Wildbad. On y trouve place, dans les hôtels et les maisons meublées, plus facilement qu'à Wildbad-Gastein ; cependant il est prudent de retenir sa place quelques jours d'avance.

Enfin on peut loger aussi à *Bœck-Gastein*, au-dessus de Wildbad, où se trouvent deux hôtels et une maison meublée.

Dans le village, on visite une ancienne église et une crypte remarquable.

PROMENADES. — Les routes de Bœckstein et de Hof-Gastein, cette dernière surtout, sont les principales promenades des malades qui ne peuvent pas faire de longues courses. Des bancs ont été établis, à leur usage, de distance en distance. — Ils vont soit jusqu'au *Vergissmeinnicht*, soit jusqu'à l'*Englische Caffeehaus*, éloigné de 30 min., où ils trouvent de la bière, du café, des gâteaux. Plus loin encore est la *Schweizerhütte*, le rendez-vous habituel des *curgæste* de Wildbad et de Hof-Gastein. — On va aussi : à (3 h.) *Bœckstein* où l'on exploite le minerai d'or et d'argent recueilli dans le Radhausberg, montagne qui domine le village; — au (3 h. 30 min.) *Nassfeld*, plateau alpestre où sont réunies en été plus de 4000 têtes de bétail. On peut faire aussi l'ascension du *Gamskahrkogel* (4 h.) etc., etc. c'est de Hof-Gastein qu'on part généralement pour gravir cette montagne.

LES EAUX. — 1. Wildbad-Gastein. Eau thermale, sulfatée sodique.

Connue dès le septième siècle.

Émergence : Du terrain primitif, granite, gneiss, calcaire et schistes.

Huit sources : Fürstenquelle, source du prince; *Doctorsquelle*, source du docteur; *Schröpfbad* ou *Chirurgenquelle*, source du ventouseur ou du chirurgien; *Unterste* ou *Hauptquelle*, source basse ou principale; *Ferdinandsquelle*, source de Ferdinand; *Wasserfallquelle*, source de la cascade, elle émerge au milieu de la chute la plus élevée de l'Ache; *Grabenbäckersquelle*, source du boulanger du ravin.

Ces sources ne diffèrent que sous le rapport de leur température et de leur débit.

Débit en 24 heures : 106 230 hectol. (Rotureau) pour toutes les sources excepté la Trinkquelle et la Grabenbäckersquelle.

Densité : 1,000405.

Température : Varie de 71°,5, Fürstenquelle, au point d'émergence (Rotureau), à 42°,5, Trinkquelle, et 31°, Grabenbäckersquelle.

Caractères particuliers : Eau limpide, inodore, insipide, dégageant, suivant quelques auteurs, pendant l'orage ou la pluie une odeur hépatique; cette odeur se remarquerait aussi quand l'eau a séjourné dans les réservoirs. Une pièce d'argent ou de cuivre décapée se colore par le séjour dans cette eau comme au contact de l'acide sulfhydrique. Baumgartner et Koller ont trouvé en 1829 que l'eau thermale de Gastein agissait sur l'aiguille aimantée, tandis que l'eau distillée ordinaire ne produit sur l'aimant aucun effet. Ils ont aussi remarqué que l'eau thermale, refroidie à 34° ou 35°, avait sur l'aiguille aimantée une action beaucoup plus faible (11 : 25) qu'à sa température d'émergence.

Emploi : Boisson, bains de 10 minutes à 1 heure, douches d'eau et de vapeur.

Situation : Environ 1050 mètres au-dessus de la mer.

Climat âpre des hautes vallées.

Action physiologique et thérapeutique : L'eau de Gastein, à peu près nulle comme eau minérale, si l'on s'en rapporte aux analyses faites jusqu'à ce jour, a cependant sur l'économie une action très-marquée. Elle produit à la peau une sensation de picotement, de constriction et de chaleur qui ne semble pas en proportion avec la température du bain; elle agit notamment sur le système nerveux et paraît déterminer une excitation spécifique du cervelet et de la moelle épinière qui se traduit par le rétablissement des forces musculaires, une sorte de reconstitution comme celle qu'on obtient par les analeptiques et la cessation des désordres nerveux. On voit ordinairement la fièvre thermale ou du moins ses symptômes précurseurs, du côté de l'appareil digestif et du système nerveux, se présenter du vingtième au vingt-cinquième jour du traitement. Ces phénomènes indiquent la saturation thermale et la nécessité de mettre fin à la cure.

Ne trouvant pas dans les principes minéraux de ces eaux une explication de leurs effets, des auteurs ont attribué aux eaux de Gastein une proportion atomique d'hydrogène et d'oxygène différente de celle de l'eau en général, et une action particulière sur l'aiguille aimantée du multiplicateur électrique. D'autres observateurs se sont contentés d'invoquer ici la thermalité des eaux et surtout l'altitude de la vallée. Quoi qu'il en soit, la paralysie suite d'hémorrhagie cérébrale ou de rhumatisme, le rhumatisme et beaucoup de névralgies sont heureusement influencés par ces eaux. Elles rendent aux convalescents leurs forces, et réussissent dans quelques troubles nerveux, lorsque l'éréthisme ne domine pas. Les poitrines délicates et les pléthoriques doivent éviter l'air vif et les eaux de Wildbad-Gastein.

2. *Hof-Gastein* est une succursale de Wildbad qui lui envoie ses eaux dans des conduits de bois ou de terre cuite, suivant que ces conduits doivent être placés à l'air ou dans le sol. L'eau perd très-peu de sa température dans le trajet.

Hof-Gastein, situé à 906 mètres de hauteur absolue, est un séjour moins rude que Wildbad. Outre le traitement thermal, on y fait des cures de petit-lait.

L'analyse suivante est donnée par Helfft-Thilenius, sans indication de la source.

Analyse (Redtenbacher 1865).

	Eau, 1 kilogr.
Acide silicique	0gr, 0488
Sulfate de soude	0, 1957
Chlorure de sodium	0, 0447
Sulfate de potasse	0, 0129
Sulfate de lithine	0, 0034
Carbonate de chaux	0, 0187
— de magnésie	0, 0015
— d'oxyde de fer	0, 0004
Phosphate d'alumine	0, 0006
Gaz acide carbonique des carbonates	0, 0064
	0gr, 3331

Liebig a trouvé dans l'eau de Gastein des traces d'iode.

Bibliographie : Snetiwy, Die Heilquelle im Gasteinerthale, Salzburg, 1852. — A. Rotureau, Des principales eaux minérales, Paris, 1858. — Hœnisberg, Gastein, Salzburg, 1868. — Bunzel, Bad-Gastein, Vienne, 1872.

GEILNAU (NASSAU).

Geilnau (hôt. : *Anker*) est un petit hameau du duché de Nassau, situé dans la vallée de la Lahn, à 2 mil. env. d'Ems.

Il n'y a pas d'établissement thermal à Geilnau. Cette eau ne se boit pas sur les lieux mêmes, mais seulement transportée.

LES EAUX. — Eau froide, bicarbonatée sodique, gazeuse.

Connue anciennement, en usage depuis la fin du siècle dernier.

Émergence : Au-dessous du niveau de la Lahn, des schistes de transition qui alternent avec le grauwacke.

Une source.

Débit en 24 heures : Frésénius a trouvé, en avril 1857, 50 hectol., et en juin, 66 hectol.

Densité : 1,002047 (Frésénius).

Température : 10°.

Caractères particuliers : Eau limpide, très-pétillante, inodore, d'un goût agréable, frais, piquant, un peu styptique. M. Frésénius a trouvé à cette eau, dans une première observation, une odeur et un goût faiblement hépatique; ces caractères ne se présentèrent plus lors d'une seconde observation. Au contact de l'air elle se trouble, devient opaline, puis jaunâtre et précipite un dépôt ocreux.

Emploi : En boisson et transportée; cette eau, de même que celles de Fachingen et de Selters, n'est pas employée sur place.

Situation : Environ 100 mètres au-dessus de la mer.

Action physiologique et thérapeutique : Eau digestive, analogue dans ses effets comme dans ses principes à celles de Selters, Fachingen, Saint-Galmier, etc.

L'eau de Geilnau se transporte en grande quantité.

Analyse (Frésénius, 1857).

	Eau, 1 kilogr.
Sulfate de potasse	0gr, 017623
— de soude	0, 008532
Phosphate de soude	0, 000372
Chlorure de sodium	0, 036151
Bicarbonate de soude	1, 060190
— de chaux	0, 490452
— de magnésie	0, 363055
— de baryte	0, 000193
— d'oxyde de fer	0, 038305
— d'oxyde de manganèse	0, 004625
Acide silicique	0, 024741
Total des principes fixes	2gr, 044239
Bicarbonate d'ammoniaque	0gr, 001295
Acide carbonique tout à fait libre	2, 786551
Azote	0, 015525
Total général	4gr, 847610

Traces plus ou moins sensibles de : lithine, alumine, strontiane, fluor, acides borique, azotique, sulfhydrique, et de matières organiques.

Les gaz qui s'échappent de la source en même temps que l'eau donnent, pour 1000 parties, en volume :

Acide carbonique........	985, 3
Azote..................	14, 17

Bibliographie : J. Liebig, in Annalen der Chemie und Pharmacie, t. XLII. — Frésénius, Chemische Untersuchung der Mineralquelle zu Geilnau, in Balneologische Zeitung, t. VI.

GLEICHENBERG (STYRIE).

1680 kil. de Paris. — Chemin de fer de l'Est, chemins de fer allemands et route de poste. — Trains express en 42 h. 18 m. 1re cl. 172 fr. 15 c. et 13 fl. 51 kr.; cl. mixte 138 fr. 80 c. et 10 fl. 13 kr.; 2e cl. 126 fr. 10 c. et 10 fl. 13 kr.

DE PARIS A GLEICHENBERG PAR VIENNE, GRATZ ET FELDBACH.

De *Paris à Vienne*, par Avricourt, Strasbourg, Carlsruhe, Stuttgart, Munich et Simbach ou Salzbourg. — Chemin de fer. 2 conv. par jour. Train poste (par Simbach) sans changement de voitures et avec wagons-lits, en 33 h. 30 m. Train express du matin (par Salzbourg) en 36 h. 30 m. 1re cl. 172 fr.; cl. mixte (1re en France, 2e en Allemagne), 138 fr. 80 c.; 2e cl. 120 fr. 10 c. — Pour les trains express et poste, seuls directs, on ne délivre à Paris que des billets de 1re cl. et de cl. mixte.

De *Vienne à Gratz*, 228 kil. Chemin de fer. 3 conv. par jour. Train rapide en 5 h. 27 m. Trains omnibus en 9 h. 38 m. 1re cl. 10 fl. 80 kr.; 2e cl. 8 fl. 10 kr.; 3e cl. 5 fl. 40 kr.

De *Gratz à Feldbach*, 54 kil. Chemin de fer. 3 conv. par jour. Train rapide en 1 h. 51 m. Trains omnibus en 3 h. 20 m.

De *Feldbach à Gleichenberg*, env. 18 kil. route de voitures. — Trajet en 1 h. 30 m. Omnibus, 60 kr.; voitures à volonté, 3 fl. 50 kr.

Gleichenberg est une ville autrichienne située dans le magnifique *Klausnersthal*, qui forme en cet endroit un beau bassin, sillonné de promenades délicieuses.

HÔTELS : *Stadt Mailand*, *Stadt Wenedig*, *Stadt Würzburg*, *Vereinhaus*, *Villa Hœflinger*.

Il y vient environ 3000 baigneurs par an, et on exporte chaque année 300 000 bouteilles de ces eaux. L'ancien établissement a 14 cabinets de bains, le nouveau en a 22.

MONUMENTS.— L'église est un bel édifice.— Le *Château*, situé sur un rocher et inaccessible de trois côtés, est dominé par une haute montagne, d'où l'on découvre une vue superbe.

LES EAUX. — Eau froide, bicarbonatée sodique (avec forte proportion de chlorure sodique), ou ferrugineuse, gazeuse.

Connues depuis longtemps, exploitées depuis 1834 seulement par un établissement régulier.

Émergence : d'un terrain volcanique ancien.

Six sources : Constantinsquelle, source de Constantin; *Klausnerstahlquelle*, source ferrugineuse de l'Hermite; *Johannisbrunnen*, source de Jean; *Römerquelle*, source des Romains; *Werlesquelle*, source de Werle; *Karlsquelle*, source de Charles.

Débit en 24 heures : source de Constantin, 1018 hectol.

Densité : De 1,00595, source de Constantin, à 1,00130, Klausnersquelle.

Température : 16°,2, source de Constantin ; 11°,2, Klausnersquelle, Johannisquelle.

Caractères particuliers : Eau limpide, pétillante, incolore, goût d'abord acidule, piquant, puis alcalin (source de Constantin) ; les eaux de la Johannisquelle et de la Klausnersquelle ont un goût styptique et ferrugineux.

Emploi : Constantinsquelle, Johannisquelle et Klausnersquelle en boisson, on y mêle quelquefois du petit-lait ou du sel de Carlsbad. Les autres sources fournissent l'eau des bains, douches, etc.

Situation : 210 mètres au-dessus de la mer.

Climat : Doux et assez constant.

Action physiologique et thérapeutique : L'eau de la Constantinsquelle se rapproche par ses principes de celle d'Ems et produit sur l'organisme des effets analogues. Elle agit à la fois comme bicarbonatée et comme chlorurée. Elle est reconstituante et tonique; elle relève les forces des malades épuisés par les affections catarrhales et active la circulation abdominale ainsi que les fonctions de l'appareil digestif. La Klausnersquelle réussit très-bien comme eau ferrugineuse, dans les différentes formes de la chlorose et de l'anémie.

L'eau de Gleichenberg se transporte.

Analyse (Gottlieb, 1866).

	CONSTANTINSQUELLE. Eau, 1 kilog.	KLAUSNERBRUNNEN. Eau, 1 kilog.
Carbonate de soude	2gr, 4114	0gr, 0140
— de potasse	0, 0538	
— de lithine	0, 0047	
— de baryte	0, 0001	
— de chaux	0, 3401	0, 0226
— de magnésie	0, 4552	0, 0057
— d'oxyde de fer		0, 0099
— — de manganèse	0, 0006	
Sulfate de potasse		0, 0066
— de soude	0, 0763	0, 0105
Chlorure de sodium	1, 7770	0, 0002
Phosphate de soude	0, 0016	0, 0014
— d'alumine	0, 0007	0, 0009
Acide silicique	0, 0609	0, 0684
	5gr, 1824	0gr, 1402
Gaz acide carbonique libre	1172c.c.	967c.c. 2.

Bibliographie : Prazil, Gleichenberg, mit historischen Notizin der Heilquellen, Gratz, 1850. — Reil, Mittheilungen über die Mineralquellen des Gleichenberg Thales; in Balneologische Zeitung, t. II. Ce travail est suivi d'une bibliographie. — Haus von Haussen, Gleichenberg, Vienne, 1870.

GRIESBACH (BADE).

558 kil. de Paris. — Chemin de fer de l'Est, chemins de fer allemands et route de poste. — 2 conv. par jour. Trains express en 19 h. 50 min. 1re cl. 50 fr. 45 c. et 13 mk. 95 pf. ; 2e cl. 37 fr. 85 c. et 10 mk. 95 pf.

DE PARIS À GRIESBACH PAR AVRICOURT, STRASBOURG ET OPPENAU.

De *Paris à Avricourt* par Nancy, 410 kil. — Chemin de fer. 6 conv. par jour. Trains express en 8 h. 14 m. Trains omnibus en 12 h. 31 m. 1re cl. 50 fr. 45 c. ; 2e cl. 37 fr. 85 c. ; 3e cl. 27 fr. 75 c.

De *Avricourt à Oppenau* par Strasbourg et Appenweier, 136 kil. — Chemin de fer. 2 conv. par jour. Trains express en 1 h. 45 m. 1re cl. 12 mk. 75 pf. ; 2e cl. 9 mk. 75 pf.

De *Oppenau à Griesbach*, 12 kil. — Route de poste. Diligences. 3 dép. par jour. Trajet en 1 h. 45 m. Prix 1 mk. 20 pf.

Griesbach (Grand-Duché de Bade) est situé à la jonction du Griesbach, qui descend à l'E. de la Lettenstadterhœhe (1064 mèt.), et de la Rench, qui prend sa source au N., à la base N. O. du *Kniebis*, haut de 1084 mèt., entre le *Rossbühl* (1073 mèt.) et l'*Alexanderschanze* (900 mèt.). — Des bois couronnent les montagnes escarpées entre lesquelles se groupent les maisons du village (790 hab.) et l'établissement des bains. — Cet *établissement* renferme 150 chambres bien meublées. Dans la maison supérieure se trouve la source minérale abritée sous une vaste salle qui sert de *Trinkhalle*. — Les cabinets de bains sont au nombre de 40. — Le bâtiment est entouré de magnifiques jardins qui forment une agréable promenade, et d'où l'on jouit de beaux points de vue.

PROMENADES : — à *Rippoldsau* (2 h.); — à *Antogast* (*V.* ces mots); — à la cascade de *Teufelsbengel*; — à (15 min.) la *Chaire du Diable*, rocher escarpé au-dessus duquel s'élève, en forme de toit, un bloc énorme, et d'où l'on jouit d'une belle vue.

LES EAUX. — Eau froide, ferrugineuse bicarbonatée, gazeuse.

Connue dès le seizième siècle.

Émergence : Du gneiss.

Trois sources : Trinkquelle ou *Antoniusquelle*, buvette ou source d'Antoine; *Josephsquelle*, source de Joseph; *Carlsquelle*, source de Charles.

Débit en 24 heures : 60 300 hectol.

Densité : 1,0047, Trinkquelle.

Température : 11°.

Caractères particuliers : Eau limpide, pétillante, goût acidule, styptique, atramentaire, assez agréable cependant.

Emploi : Boisson, bains d'eau et de gaz, douches.

Situation : 500 mètres au-dessus de la mer.

Climat très-doux. *Température* : Moyenne annuelle, 10°; juin et juillet, 17° à 20°; septembre toujours beau.

Action physiologique et thérapeutique : Cette eau est une des plus ferrugineuses de l'Allemagne; suivant M. Bunsen, elle l'emporterait même sur celles de Pyrmont et de Schwalbach. Elle agit donc puissamment sur l'hématose à la manière des martiaux; la grande quantité d'acide carbonique qu'elle contient la rend plus facile à supporter. Elle est astringente, fortement tonique et excitante ; dans certains cas elle peut, par son action sur le sang et les muscles, agir comme sédative du système nerveux.

La chlorose, l'anémie et les affections qui en procèdent relèvent spécialement de ces eaux comme des ferrugineux en général.

L'eau de Griesbach se transporte en grande quantité.

Analyse (Bunsen, 1855).

	TRINKQUELLE. Eau, 1 kilog.
Bicarbonate de chaux	1gr 592142
— de magnésie	0, 091774
— d'oxyde de fer	0, 078151
— d'oxyde de manganèse	0, 003911
Sulfate de chaux	0. 286298
— de magnésie	0, 193035
— de soude	0, 788283
Chlorure de sodium	0, 011150
— de potassium	0, 023225
Alumine	0, 002945
Silice	0, 045560
Acide carbonique libre	2, 413478
Azote libre	0, 000369
Oxygène libre	0, 000033
Acide arsénique	traces notables.
Acides crénique et apocrénique	traces.
	5gr, 530354

Gaz.

Acide carbonique à demi combiné	272c.c.061
— — à demi et entièrement combiné	544, 122
— — libre	1214, 628
Azote libre	0, 293
Oxygène libre	0, 023

Bibliographie : A. Robert, Guide du médecin et du touriste aux bains de la vallée du Rhin.... Strasbourg et Paris, 1869.

HEILBRUNN (BAVIÈRE).

1013 kil. de Paris. — Chemin de fer de l'Est, chemins de fer allemands et route de voitures. — Trains express en 27 h. 15 m. Prix jusqu'à Tœlz : 1re cl. 111 fr. et 4 mk. 65 pf.; cl. mixte 93 fr. 30 et 3 mk. 10 pf.

DE PARIS A HEILBRUNN PAR MUNICH ET TŒLZ.

De *Paris à Munich* par Nancy, Avricourt, Strasbourg, Carlsruhe, Stuttgart et Augsbourg, 935 kil. — Chemin de fer de l'Est. 3 conv. par jour. Trains express en 22 h. 55 m. 1re cl. 111 fr.; cl. mixte (1re en France, 2e en Allemagne) 93 fr. 30 c.; 2e cl. 80 fr. 60 c.

De *Munich à Tœlz*, 58 kil. — Chemin de fer. 4 conv. par jour. Trajet en 2 h. 25 m. 1re cl. 4 mk. 65 pf.; 2e cl. 3 mk. 10 pf.; 3e cl. 2 mk.

De *Tœlz à Heilbrunn*, env. 20 kil. route de voitures. Trajet en 2 h.

Heilbrunn, ou *Oberheilbrunn*, est un bourg des Alpes bavaroises, situé sur une colline assez importante, d'où l'on découvre de beaux points de vue sur les montagnes voisines et sur le Kochelsee, près duquel s'élève l'ancien couvent de Schlehdorf.

En 1659 la princesse Adélaïde, femme de l'électeur Ferdinand, vint prendre les eaux de Heilbrunn et contribua beaucoup à faire connaître la source qui a conservé son nom.

Il n'y a pas d'établissement thermal à Oberheilbrunn; les baigneurs se logent et prennent les eaux dans les maisons (peu confortables) du bourg ou dans une auberge à 1 heure de la source.

LES EAUX. — Eau froide, chlorurée sodique.

Connue, dit-on, dès le dixième siècle, mais surtout depuis qu'en 1659 la princesse Adélaïde en fit usage.

Emergence : A 16 mètres de profondeur environ, de la molasse et du grès coquillier. Non loin de là on trouve des bancs de lignite.

Une source : Adelheid'squelle, source d'Adélaïde.

Densité : 1005.

Température : 10°.

Caractères particuliers : Eau limpide, incolore, très-pétillante, avec une arrière-odeur de brome et d'hydrogène carboné, quelquefois d'acide sulfhydrique ; goût d'abord faiblement salé, puis amer, tenant du brome et du soufre. Une épaisse couche de gaz repose sur la surface de la source (Osann).

Emploi : Boisson et bains d'eau pure ou mélangée d'eau douce, lotions, fomentations.

Situation : 800 mètres au-dessus de la mer.

Action physiologique et thérapeutique : Eau très-excitante, tonique, reconstituante, agissant principalement sur la peau et les muqueuses, et comme ses congénères, notamment comme celle de Challes, ayant une influence particulière sur le système lymphatique.

On l'emploie contre les affections scrofuleuses et dans les engorgements ganglionnaires.

Analyse (Pettenkofer, 1849).

	ADELHEID'SQUELLE. Eau 1 kilog.
Chlorure de sodium	4gr, 9568
Bromure de sodium	0, 0478
Iodure de sodium	0, 0286
Chlorure de potassium	0, 0026
Sulfate de soude	0, 0062
Carbonate de soude	0, 8093
— de chaux	0, 0760
— de magnésie	0, 0187
— de fer	0, 0093
Alumine	0, 0185
Silice	0, 0191
Phosphate de chaux	traces.
Matière organique	0, 0214
	6gr, 0143

Gaz	
Acide carbonique libre	13c.c. 18
Hydrogène carboné	8, 02
Acide sulfhydrique	6, 54
Oxygène	1, 38
	29, 12

HERCULESBAD OU MEHADIA (HONGRIE).

2132 kil. de Paris. — Chemin de fer de l'Est et chemins de fer allemands, — 2 conv. par jour. Trains express en 51 h. Prix jusqu'à Temeswar : 1re cl. 172 fr. 15 c. et 30 fl. 10 kr.; cl. mixte 138 fr. 80 c. et 10 fl. 73 kr. — Le prix des places, au delà de Temeswar, n'est pas indiqué dans le Hendschel's Telegraph.

DE PARIS A HERCULESBAD PAR VIENNE ET PEST.

De *Paris à Vienne* par Avricourt, Strasbourg, Carlsruhe, Stuttgart, Munich et Simbach ou Salzbourg 1382 kil. — Chemin de fer. 2 conv. par jour. Train poste (par Simbach), sans changement de voitures et avec wagons-lits, en 33 h. 45 m. Train express du matin (par Salzbourg) en 36 h. 35 m. 1re cl. 172 fr. 15 c.; cl. mixte (1re en France, 2e en Allemagne) 138 fr. 80 c. — Pour les trains express et poste, seuls directs, on ne délivre à Paris que des billets de 1re cl. et de cl. mixte.

De *Vienne à Herculesbad* par Presburg, Pest, Szegedin et Temeswar, 750 kil. — Chemin de fer. 2 conv. par jour. Train poste en 17 h. 35 m. jusqu'à Temeswar. 1re cl. 30 fl. 10 kr.; 2e cl. 22 fl. 55 kr.; 3e cl. 15 fl. 02 kr. La durée du trajet et les prix de Temeswar à Herculesbad ne sont pas indiqués dans le Hendschel's Telegraph.

Les bains d'Hercule, **Hercules-bäder**, s'élèvent à 4 kil. du joli v. de Mehadia situé dans le Banat, sur les limites de la petite Valachie et de la Servie. La population, peu nombreuse en hiver, y est d'envi.

ron 2000 personnes dans la saison des bains.

Trois établissements portent les noms des sources qu'ils exploitent.

L'*Herculesbad* renferme douze salles isolées, ayant chacune leur baignoire, et une piscine, où 8 personnes peuvent se baigner à la fois.

Le *Ludwigsbad* possède 28 salles de bains établies dans le sous-sol du bâtiment, et trois piscines dans chacune desquelles 10 personnes peuvent se baigner et dont une est réservée aux militaires.

Le *Francisbad*, situé à 1 kil. de Mehadia, a 18 baignoires, creusées dans le sol de cabinets séparés.

Un orchestre joue deux fois par jour.

On a érigé sur la place de Mehadia une fontaine monumentale, surmontée de la statue d'Hercule, patron de ces thermes.

PROMENADES. — Les versants boisés des montagnes offrent de ravissantes promenades. On y rencontre de distance en distance des bancs, des tables et des kiosques.

LES EAUX. — Eaux thermales, chlorurées sodiques, sulfureuses.

Connues des Romains, comme le prouvent les monuments de leur séjour dans ce pays, oubliées pendant longtemps depuis cette époque et remises en honneur vers le milieu du siècle dernier.

Emergence : d'un terrain où se rencontrent, avec les granites et les roches feldspathiques, des schistes calcaires et argileux, des marnes à pyrites, des calcaires de transition, du grauwacke et, sur les deux rives de la Cserna, des schistes argileux alternant avec des masses siliceuses.

Vingt-deux sources, tant à Mehadia que dans le voisinage. Les principales sont : *Herculesbrunnen*, source d'Hercule; *Carlsbrunnen*, source de Charles; *Ludwigsbrunnen*, source de Louis; *Carolinenbrunnen*, source de Caroline; *Kaiserbrunnen*, source de l'Empereur; *Ferdinandsbrunnen*, source de Ferdinand ; *Francisbrunnen*, source de François; *Badequelle*, et *Schwarzequelle*, source des Bains et source Noire; cette dernière a trois griffons.

Débit en 24 heures : Herculesbrunnen, 38 212 hectol.; Carlsbrunnen, 174 hectol.; Ludwigsbrunnen, 727 hectol.; Carolinenbrunnen, 874 hectol.; Kaiserbrunnen, 674 hectol.; Ferdinandsbrunnen, 681 hectol.; Francisbrunnen, 727 hectol.

Densité : Herculesbrunnen et Carlsbrunnen, 1,006; Ferdinandsbrunnen, 1,009; Kaiserbrunnen et Francisbrunnen, 1,012; Ludwigsbrunnen et Carolinenbrunnen, 1,005 (Osann).

Température : Herculesbrunnen, 52°; Carlsbrunnen et Ludwigsbrunnen, 37°; Carolinenbrunnen, 45°; Kaiserbrunnen, 51°; Ferdinandsbrunnen, 53°; Francisbrunnen, 55°; Schwarzequelle, 43°.

Caractères particuliers : Herculesbrunnen, eau limpide, inodore, saveur affadissante, amère et salée; Carlsbrunnen, eau un peu trouble tenant en suspension de petits flocons, odeur sulfureuse, goût sulfureux et salé; Ludwigsbrunnen, Carolinenbrunnen, Kaiserbrunnen et Ferdinandsbrunnen, eau limpide, odeur sulfureuse, goût sulfureux et salé. Les autres sources ont la même odeur et le même goût, elles sont plus ou moins limpides; quelques-unes, Francisbrunnen, déposent un sédiment blanchâtre au contact de l'air.

Situation : Dans une étroite vallée des Karpathes, env. 168 mèt. au-dessus de la mer.

Action physiologique et thérapeutique : Les eaux de Mehadia sont de deux sortes : les unes, comme le Francisbrunnen, ont été comparées à celles d'Aix-la-Chapelle et de Borcette; les autres, comme le Carlsbrunnen et l'Herculesbrunnen, sont rapprochées, par M. Rotureau, des eaux de Wiesbaden. Les premières sont excitantes, toniques; douées des propriétés des eaux sulfureuses, laxatives par le chlorure qu'elles contiennent, elles agissent sur la peau et sur les muqueuses, dont elles augmentent les sécrétions; cependant leur effet sudorifique ne va pas jusqu'à déterminer la poussée; d'autre part, si elles rendent l'expectoration plus abondante et plus facile, elles ne disposent pas à la congestion pulmonaire et à l'hémoptysie comme plusieurs de leurs congénères.

Les sources moins chlorurées et peu ou point sulfureuses, comme le Carlsbrunnenn et l'Herculesbrunnen, constipent à faible dose et sont laxatives à la dose de quatre à cinq verres; elles sont sédatives, surtout la dernière, font cesser l'éréthisme nerveux, et ont sur les fonctions nerveuses des effets analogues à ceux des eaux de Widbad, de Néris, etc. Enfin les eaux de Mehadia, en général, modifient l'hématose comme reconstituantes et altérantes par les chlorures et les iodures qu'elles contiennent.

Les maladies cutanées de forme ulcéreuse ou tuberculeuse, récentes ou anciennes sont traitées avec succès par l'eau des sources sulfureuses fortes, notamment par celle du Francisbrunnen. Les médecins de cette station disent y avoir vu guérir des ulcérations et des tubercules de la peau d'origine syphilitique bien constatée. Ces accidents, lorsqu'ils procèdent de la scrofule, sont favorablement modifiés par les sources sulfureuses, mais c'est surtout le Carlsbrunnen dont l'usage réussit alors, ainsi que dans les maladies du périoste et des os tenant à la même diathèse. On obtient moins de succès dans les engorgements ganglionnaires. La bronchite, la laryngite chronique, le catarrhe pulmonaire guérissent à cette station thermale dont les médecins pensent que leurs eaux peuvent être de quelque secours au début de la phthisie, mais deviennent inutiles ou nuisibles à un degré plus avancé de la tuberculose. Les sources chlorurées de l'Hercules et du Carlsbrunnen ont en outre comme indications thérapeutiques, la dyspepsie, les engorgements du foie et de la rate, notamment dans la cachexie paludéenne, les affections hémorrhoïdaires, le rhumatisme et certaines formes de la goutte, la paralysie consécutive aux hémorrhagies des centres nerveux, mais de date ancienne, enfin les accidents consécutifs aux blessures graves.

Analyse (Ragsky, 1847).

	HERCULESBRUNNEN. Eau 1 kilog.	FRANCISBRUNNEN. Eau 1 kilogr.
Chlorure de sodium..	1gr, 0779	4gr, 0085
— de calcium.... ...	0, 7800	1, 9285

Sulfate de chaux............	0gr, 0645	0gr, 0745
Carbonate de chaux.........	0, 0364	0, 0250
Silice......................	0, 0142	0, 0200
Iodure de sodium...........	traces	
Iodure de calcium....		traces
Bromure de calcium........	traces	traces
	1gr, 9730	6gr, 0565
Gaz acide carbonique libre	33c.c.	33c.c.
— azote.......................	27	25
— acide sulfhydrique.............		48
— hydrogène carboné		30

Bibliographie : Osann, Darstellung der bekannten Heilquellen.... Berlin, 1841. — Lengyel de Przemysl, Die Heiquellen und Bäder Ungarn's, Pest, 1854. — Rotureau, Des principales Eaux minérales.... Paris, 1858. — Klein, Die Herkulesbäder nächst Mehadia, Vienne, 1858, — Munk, Der Kurort Herkulesbad, 1871.

HOMBOURG (HESSE-HOMBOURG).

764 kil. de Paris. — Chemin de fer de l'Est et chemins de fer allemands. — 4 conv. par jour. Train-poste en 18 h. 40 m. Trains omnibus en 23 h. 17 m. ou 26 h. 1re cl. 86 fr. 60 c.; cl. mixte (1re en France, 2e en Allemagne) 78 fr. 70 c.; 2e cl. 64 fr. 50 c. On délivre à Paris des billets pour Hombourg.

DE PARIS A HOMBOURG PAR AVRICOURT, STRASBOURG ET FRANCFORT.

Hombourg, capitale du landgraviat de Hesse-Hombourg, résidence du landgrave souverain, est une petite V. de 6000 hab., située sur l'Eschbach, à la base orientale du Taunus. C'est pourquoi on l'appelle *Homburg vor der Hœhe*, Hombourg avant la hauteur. — Elle était fréquentée tous les ans par plus de 10 000 étrangers avant la suppression des jeux.

HÔTELS. — *Bellevue, Russischer Hof, Victoria, Rheinischer Hof, Adler, Vier Jahreszeiten* (quatre saisons). Table d'hôte à 1 h. et à 5 h. — Nombreuses maisons garnies. — Appartements meublés à la semaine et au mois.

Voitures. Le prix des fiacres est réglé par un tarif. On les prend à la course ou au quart d'heure et à l'heure. On peut louer aussi des voitures particulières dans les hôtels, des omnibus appelés *Eléphants*, des chevaux et des ânes.

En 1841, les fermiers des eaux, MM. Blanc frères, ont fait construire à Hombourg un *Kursaal*, qui est le plus beau sans contredit de toute l'Allemagne. Ce magnifique bâtiment, situé au centre de la ville et séparé de la rue principale par un square orné d'orangers et de fleurs, à 70 mèt. de façade, et 30 mèt. de profondeur. Une grande salle de bal, placée au centre, sépare les deux ailes. Le vestibule supporte sur une voûte plate un magnifique salon, admirablement décoré, nommé le salon des Princes. Ce salon est réservé pour les réunions privées et les concerts des artistes qui viennent s'y faire entendre. — La grande salle de bal a 30 mèt. de long sur 15 mèt. de largeur et 12 de hauteur. A chaque extrémité règne un double rang de colonnes d'un aspect imposant. La loge des princes, ornée de riches tentures, communique avec le salon du même nom, auquel on arrive par un bel escalier. Des deux tribunes, l'une est réservée à la musique et l'autre au public. Cette salle peut contenir près de mille personnes. Le plafond est peint en fresques brillantes, dans le goût de la Renaissance. — L'aile gauche contient les *salons de conversation* et le *cabinet de lecture*, dont l'entrée est publique et gratuite. L'aile droite est tout entière destinée au *restaurant* et au *café*. Elle renferme : une vaste salle à manger, où une table d'hôte de cent couverts est servie à la française, une salle pour les dîners particuliers et à la carte; un café-divan pour les fumeurs.

Sur la façade tournée du côté du jardin anglais, nommé *Jardin du Kursaal*, et remarquable surtout par sa petitesse, s'étend une large terrasse pavée en asphalte, communiquant avec la salle de bal et les ailes (on y prend des rafraîchissements). A droite s'élève le kiosque, où deux fois par jour un excellent orchestre fait entendre une musique variée.

Près du Kursaal (à dr.), s'élève l'établissement des bains, qui contient vingt-quatre chambres de bain, avec bains de vapeur, douches, et bains de pluie.

On visitera avec intérêt le *château* du Landgrave, renfermant des antiquités romaines, etc.

PROMENADES. — On peut faire d'agréables promenades dans les environs de Hombourg, bien que la nature n'y soit que médiocrement belle. Au-dessus des sources s'élèvent des coteaux boisés, au pied desquels on a construit un beau restaurant (*zum Waldlust*), et d'où l'on découvre d'assez belles vues sur le Taunus et sur l'Odenwald. — *Friedrichsdorf* (1 h.) et *Dornholzhausen* (30 min.) sont deux villages habités par les descendants de protestants émigrés; on y parlait encore récemment le français du temps de Louis XIV. — On peut aussi visiter Friedberg, Nauheim (*V.* ce mot), Oberursel, Schœnberg, Cronberg, Kronthal, Kœnigstein, Soden (*V.* ce mot), enfin, à 1 h. 15 min., la *Saalburg*, ancienne forteresse romaine.

LES EAUX. — Eau froide, chlorurée sodique, ferrugineuse, gazeuse.

Connue depuis longtemps, exploitée comme saline en 1622, utilisée au point de vue médical vers 1812 et surtout depuis 1834.

Quatre sources : Élisabeth ou *Kurbrunnen*, source d'Élisabeth ou de la cure; *Kaiserbrunnen* ou *Sprudel*, source de l'empereur ou source jaillissante; *Stahlbrunnen* ou *Neuquelle*, source ferrugineuse ou source nouvelle; *Ludwigsbrunnen* ou *Sauerquelle*, source de Louis ou source acidule.

Débit en 24 heures : Elisabethbrunnen 116 hectol. (Rotureau).

Densité : Ludwigsbrunnen, 1,010754; Kaiserbrunnen 1,0155; Neuquelle, 1,01089; Elisabethbrunnen, 1,011530.

Température : 10°, Neuquelle ; 11°, Ludwigs et Kaiserbrunnen ; 10°,5, Elisabethbrunnen.

Caractères particuliers : Eau limpide, bouillonnant continuellement par le dégagement du gaz acide carbonique, avec effervescence plus vive par intervalles (Kaiserbrunnen), goût lixiviel, un peu amer, puis styptique et piquant ; ces caractères sont plus ou moins prononcés suivant les sources ; le goût de la Kaiserbrunnen et de la source nouvelle ou Stahlbrunnen est désagréable, celui de la Ludwigsbrunnen est plus acidule, ce qui lui a valu le nom de Sauerbrunnen ; exposée à l'air l'eau de l'Elisabethbrunnen se trouble et dépose un précipité couleur de rouille.

Emploi : Boisson, principalement les sources Élisabeth et Nouvelle ; bains et douches d'eau et de vapeur ; bains d'eaux mères de Nauheim mélangées à l'eau de Hombourg.

Situation : 200 mètres au-dessus de la mer.

Climat sain, température assez fraîche.

Action physiologique et thérapeutique : Parmi ces sources, les unes agissent surtout comme chlorurées (Elisabethbrunnen) ; la Stahlquelle, source ferrugineuse, a les propriétés spécifiques indiquées par ce nom ; elle contient cependant moins de fer que la source Élisabeth, mais ce principe s'y trouve associé à moins de chlorure sodique. Prises à petites doses, ces eaux déterminent la constipation, à dose plus forte elles sont laxatives, mais toniques en même temps, et le malade, ici comme à presque toutes les stations des eaux purgatives de l'Allemagne, sent ses forces augmenter et non décroître, malgré l'effet laxatif de l'eau. Ces effets varient encore suivant la constitution plus ou moins sèche et bilieuse ou molle et lymphatique des malades, de sorte que de deux personnes suivant le même traitement, l'une prend de l'embonpoint tandis que l'autre maigrit. En bains, ces eaux, surtout quand on y ajoute des eaux mères, agissent fortement sur la peau et déterminent une poussée qui peut se borner à des démangeaisons, mais se présente fréquemment, quand l'effet des eaux n'est pas surveillé, sous forme papuleuse, vésiculeuse ou furonculeuse.

Les eaux de Hombourg sont utiles dans le catarrhe bronchique, pourvu qu'il n'existe pas de tubercules, et généralement dans l'état catarrhal, qu'il affecte l'estomac, l'intestin ou les organes génito-urinaires ; la pléthore abdominale, l'atonie du tube digestif avec constipation, l'engorgement du foie ou de la rate causé par la cachexie paludéenne, certaines dypepsies et d'autres affections procédant de la chlorose ou de l'anémie sont aussi des indications à l'usage de ces eaux, que doivent éviter les personnes disposées aux congestions et aux hémorrhagies.

L'eau de Hombourg se transporte, celle de la Neuquelle surtout se conserve assez bien.

Analyse (Fresenius et Will).

	ELISABETHBRUNNEN. Eau 1 kilog.	STAHLBRUNNEN. Eau 1 kilog.
Chlorure de sodium............	9gr, 86090	10gr, 399
— de potassium.........	0, 34627	0, 023

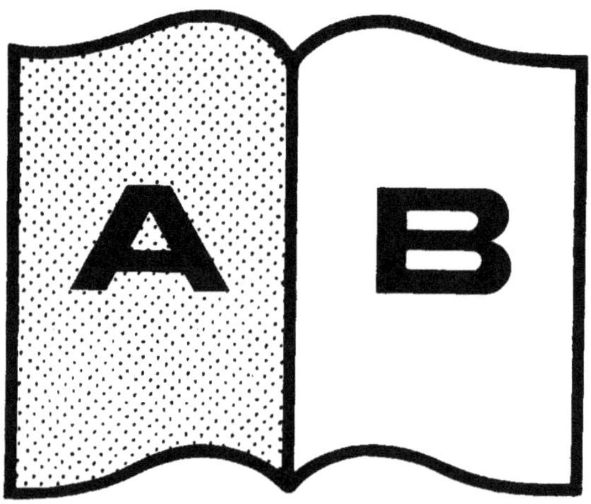

Contraste insuffisant

NF Z 43-120-14

Chlorure de lithium	0gr, 02163	traces
— d'ammonium	0, 02189	traces
— de calcium	0, 68737	1gr, 389
— de magnésium	0, 72886	0, 694
Iodure de magnésium	0, 00003	
Bromure de magnésium	0, 00286	
Sulfate de chaux	0, 01680	0, 019
— de baryte	0, 00130	
— de strontiane	0, 01776	
Bicarbonate de chaux	2, 17672	0, 981
— de manganèse	0, 04320	
— de fer	0, 03196	0, 12
— de magnésie	0, 00210	
Phosphate de chaux	0, 00094	
Acide silicique	0, 02635	0, 041
Total des matières fixes	13, 98564	13, 668
Acide carbonique libre (984c.c.)	1, 95059 (1397c.c.)	2, 769
Total général	15gr, 93623	16gr, 437

Bibliographie : Gardey, Eaux minérales de Hombourg, Francfort-sur-Mein, 1847. — Edwin Lee, Hombourg and its mineral Waters, London, 1853. — Hoffmann, Die Homburger Heiqueillen, Homburg, 1856. — Friedlieb, Der Kurort Hombourg.... 1867. — A. Robert, Guide du médecin et du touriste aux bains de la vallée du Rhin.... Paris et Strasbourg, 1869.

HUNYADI JÁNOS (HONGRIE).

Hunyadi-János, est un groupe de quelques bâtiments situés à peu de distance de Bude et où l'on embouteille l'eau de la source qui porte le même nom. Cette eau ne se boit pas sur place.

LES EAUX. — Eau froide, sulfatée sodique et magnésique.

Connue depuis 1863, époque de sa découverte par un paysan.

Émergence : dans une plaine près de Bude, d'un terrain trachytique, à 6 mètres environ de profondeur.

Une source.

Température : variant de 7° en mars à 13° en septembre.

Caractères particuliers : Eau limpide, incolore, inodore, à saveur lixivielle avec arrière-goût un peu amer.

Emploi : en boisson et seulement transportée. — Cette eau devenue fort à la mode depuis quelques années, tend à remplacer les eaux de Püllna et de Sedlitz.

Action physiologique et thérapeutique : Eau purgative, elle agit doucement sans causer de coliques, à la dose de 1 à 2 verres, mais elle ne présente pas d'avantage réel sur la plupart des autres eaux purgatives ni sur la solution gazeuse de sulfate de magnésie ou eau de Sedlitz factice.

Cette eau se transporte en assez grande quantité.

Analyse (Knapp et Liebig, 1870).

	Eau 1 kilog.
Sulfate de potasse	0gr, 0849
— de soude	15, 9148
— de magnésie	16, 0158
Chlorure de sodium	1, 3050
Carbonate de soude	0, 7960
— de chaux	0, 9330
Oxyde de fer et alumine	0, 0042
Acide silicique	0, 0011
	35gr, 0548

Acide carbonique libre et demi combiné (263c.c.8) 0gr,5226

Bibliographie : Martin, Die Hunyadi János Bittersaltzquelle zu Ofen, Munich, 1871.

ISCHL (AUTRICHE).

1678 kil. de Paris. — Chemin de fer de l'Est et chemins de fer allemands. — 2 conv. par jour. Trains rapides en 43 h. 50 m. Trains omnibus (à partir de Vienne) en 49 h. 13 m. 1re cl. 172 fr. 15 c. et 18 fl. 96 kr.; cl. mixte 138 fr. 80 c. et 18 fl. 96 kr.; 2e cl. 126 fr. 10 c. et 14 fl. 13 kr.; 3e cl. (à partir de Vienne) 9 fl. 48 kr.

DE PARIS A ISCHL PAR VIENNE.

De *Paris à Vienne* par Avricourt, Strasbourg, Carlsruhe, Stuttgart, Munich et Simbach ou Salzbourg, 1382 kil. — Chemin de fer. 2 conv. par jour. Train poste (par Simbach), sans changement de voitures et avec wagons-lits, en 33 h. 45 m. Train express du matin (par Salzbourg) en 36 h. 35 m. 1re cl. 172 fr. 75 c.; cl. mixte (1re en France, 2e en Allemagne) 138 fr. 80 c. 2e cl. 126 fr. 10 c. — Pour les trains express et poste, seuls directs, on ne délivre à Paris que des billets de 1re cl. ou de cl. mixte.

De *Vienne à Ischl* par Amstetten, Saint-Valentin et Selzthal, 296 kil. — Chemin de fer. 2 conv. par jour. Trains rapides, sans changement de voitures, en 10 h. 20 m. Trains ordinaires en 15 h. 43 m. 1re cl. 18 fl. 96 kr.; 2e cl. 14 fl. 13 kr.; 3e cl. 9 fl. 48 kr.

Ischl, b. de 4000 hab., station de chemin de fer, situé dans les Alpes du Salzkammergut, au confluent de l'Ischl et de la Traun, à moitié chemin entre les beaux lacs de Hallstadt et de Traun, est depuis 1822 le bain à la mode de l'Autriche. Chaque année, les principaux membres de la famille impériale, un grand nombre de familles nobles de l'Autriche, de la Bohême et de la Hongrie, et les plus riches habitants de Vienne, se rendent à Ischl pour y passer une saison. Le nombre des baigneurs et des visiteurs s'élève en moyenne à 5000.

HÔTELS. — 1re cl.: *Kaiserin, Elisabeth, Bauer, Post, Kreuz, Victoria, Erzherzog Franz Karl;* 2e cl.: *Stern, Krone, Bayrischer Hof.* — On trouve des appartements et des chambres dans presque toutes les maisons particulières. *Abonnement* (curtaxe) : si l'on reste plus de 8 jours, 4 ou 6 fl. selon la position de fortune, enfants et parents 1 fl., domestiques 50 kr. par personne. — Pour la musique, 3 fl. et 1 fl.

Voitures. — Le prix des voitures est fixé par un tarif.

Les *bains* d'eau ordinaire ou d'eau minérale sont établis dans un édifice isolé ; sur le portique grec on lit cette inscription : *In sale et in sole omnia consistunt.* En 1850, on a construit, près de la saline d'Ischl, un bâtiment destiné aux bains de vapeur. La *Molkenanstalt* (bains de petit-lait) se trouve près du *Soolenbad-Gebæude*, qui renferme un salon de conversation.

On fait de la musique devant le Badhaus, le matin de 7 à 8 h. — Il y a un casino, un cabinet de lecture (derrière le Badhaus), et un théâtre.

MONUMENTS. — *L'église* paroissiale, fondée au onzième ou douzième siècle, a été reconstruite en 1769, sur l'ordre et aux frais de Marie-Thérèse. — *L'hôpital*, fondé en 1842, contient 10 chambres et 24 lits.

PROMENADES. — Les promenades que l'on peut faire à Ischl ou dans ses environs sont très-nombreuses. — Jardin et parc de la *Villa impériale*, ouvert au public en l'absence du souverain. — Le *Jardin-parc* (Wierers-Park) planté au bord de la Traun et possédant un monument érigé au docteur Wier de Rottenbach. — *Esplanade de Sophie.* — *Allée François-Charles.* — *Jardin de Rodolphe.* — *Point de vue Dachstein.* — *Nouvelle Schmalnau.* — La *Rettenbachermühle.* — *Le Molkensieder*, etc. — Le *Salzberg*, 1 h. (montagne de sel), est exploité depuis 1562. On illumine les salines une fois par semaine pendant la saison des eaux : c'est un spectacle curieux à voir. — On visite aussi : *Hallstatt* (hôt.: *Seeauer, Post, Grüner Baum*) et son lac admirable sur lequel on peut faire d'agréables promenades en bateau (une journée); — la *Ziemitz* (de 7 à 9 h.) montagne couverte de chalets qui s'élève au N.-O. — Le *Katergebirge*, montagne au S.-E. d'Ischl (1 jour 1/2) ; — *Gmunden* et la chute de la Traun ; — *Saint-Wolfgang* et le *Schafberg*, etc.

LES EAUX. — Eau froide, chlorurée sodique.

Connue comme saline depuis le douzième siècle, exploitée au point de vue médical depuis 1822.

Emergence : d'un terrain caractérisé par quatre formations principales : calcaire riche en spath, sel gemme dans les ardoises, marne, enfin argile, gypse et conglomérat calcaire à travers lequel passent des grès et des trapps.

Deux sources : Maria-Luisenquelle, source de Marie-Louise, dont on fait quelquefois usage en boisson; *Salzbergquelle*, source de Salzberg, appelée aussi source sulfureuse, qui alimente les bains; on se sert aussi, pour les bains, d'eau artificiellement chargée de sel par lixiviation. On boit encore à Ischl l'eau d'une source dite de Wierer, dont l'importance n'est pas bien établie.

Densité : 1,200 (eau de lixiviation).

Température : 10°.

Caractères particuliers : Eau limpide, inodore, goût fortement lixiviel.

Emploi : Rarement en boisson; bains généraux ou partiels, lotions, fomentations, bains de boues, de vapeurs salines, hydrothérapie. Trinkhalle où l'on trouve toutes les eaux minérales qui se transportent. Cures de petit-lait de vache, de brebis et de chèvre.

Situation : 477 mètres au-dessus de la mer.

Climat alpestre des vallées moyennes, très-sain.

Saison : du 15 mai au 15 septembre.

Action physiologique et thérapeutique : L'eau d'Ischl est fort excitante, laxative et même purgative, mais aussi tonique et résolutive des engorgements ganglionnaires. C'est surtout dans ces manifestations du lymphatisme qu'on la conseille, elle réussit pourtant aussi dans les diverses formes de la scrofule. Les bains de boues sont donnés aux rhumatisants; les inhalations chlorurées conviennent dans les laryngites et les bronchites non tuberculeuses. Ce ne sont pas les eaux qui attirent dans cette station les personnes malades de la poitrine, ce sont le climat et le petit-lait dont l'usage leur est souvent très-utile.

Analyse.

	Eau de lixiviation. 1 kilog.
Chlorure de sodium............	29gr, 0354
— de calcium............	0, 1015
— de magnésium........	0, 9256
Sulfate de soude..............	0, 6321
— de chaux.................	0, 0035
— de magnésie	0, 2377
	30gr, 9368

Meissner a trouvé par litre de soole (eau de lixiviation) d'Ischl un peu plus de 0gr,05 de brome.

Bibliographie : Polak, Ischl et ses environs, Vienne, 1848. — A. Rotureau, Des principales eaux minérales, Paris, 1858.

KISSINGEN (BAVIÈRE).

887 kil. de Paris. — Chemin de fer de l'Est et chemins de fer allemands. — 3 conv. par jour. Trains express en 21 h. 39 m. Trains omnibus en 30 h. 1re cl. 83 fr. 75 c. et 18 mk. 75 pf.; cl. mixte 76 fr. 85 c. et 13 mk. 5 pf.; 2e cl. 62 fr. 60 c. et 13 mk. 5 pf. On délivre à Paris des billets pour Kissingen.

DE PARIS A KISSINGEN PAR FRANCFORT ET WÜRZBOURG.

De *Paris à Francfort* par Pagny-sur-Moselle, Metz, Saarbrück, Creuznach et Mayence, 690 kil. — Chemin de fer. 3 conv. par jour. Trains express, sans changement de voitures et avec wagons-lits, en 15 h. 41 m. Trains omnibus en 20 h. 0 m. 1re cl. 83 fr. 75 c., cl. mixte (1re en France, 2e en Allemagne) 76 fr. 85 c.; 2e cl. 62 fr. 60 c.

De *Francfort à Kissingen* par Aschaffenbourg, Würzbourg et Schweinfürt, 197 kil. — Chemin de fer. 5 conv. par jour. Trains rapides et directs en 6 h. 6 m. 1re cl. 18 mk. 75 pf.; 2e cl. 13 mk. 5 pf.; 3e cl. 6 mk. 95 pf.

Kissingen (Bavière) est une petite V. de 3400 hab. desservie par un embranchement particulier de chemin de fer, et située sur la Saale, dans une vallée entourée de montagnes dont la hauteur au-dessus de la Saale varie de 133 à 200 mèt. — Ses sources minérales y attirent chaque année près de 10000 baigneurs, pour lesquels on a construit de beaux hôtels. On exporte chaque année 300000 cruchons d'eau minérale de la source de Rakoczy.

HÔTELS. — 1re cl.: du *Curhaus*, de *Russie*, *Victoria*, *Kaiser*, tous au Curgarten, *Sanner*, d'*Angleterre*, *Holzmann*, *Schmitt*, *Zapf*; 2e cl.: *Wittelsbacher Hof*, *Preussischer Hof*, *Sächsischer Hof* dans la ville. — Nombreuses maisons garnies. — Le prix d'une chambre varie selon l'époque de la saison et le nombre des baigneurs. — On dîne généralement à table d'hôte. On déjeune dans sa chambre ou dans son hôtel. Le soir on soupe à la carte. Du reste, on peut dans tous les hôtels se faire servir en particulier.

La location des voitures est soumise à un tarif.

La vie des baigneurs, plus calme à Kissingen qu'à Bade et à Wiesbade, est ainsi réglée : le matin de 6 à 8 h., on boit et on se promène aux sons de la musique; de 8 à 1 h., on déjeune et on se baigne ou on se repose; à 1 h. on dîne; après le dîner on prend le café sur la promenade, puis on se promène, car l'exercice est recommandé; entre 7 et 8 h. on se rassemble sur la promenade pour causer et entendre de la musique, enfin on soupe, et à 10 h. tout le monde est couché. — *Abonnement* (curtaxe). Si l'on reste plus de 8 jours, on paye : 1re cl., le chef de famille, 30 mk.; les membres de la famille, au-dessus de 15 ans, 10 mk.; 2e cl., 20 et 6 mk.; 3e cl., 10 mk.; les enfants au-dessous de 15 ans et les domestiques, moitié de ces prix.

Il y a trois *établissements* de bains principaux : le *Badehaus* royal à la saline; l'*Actienbadehaus* dans Kissingen, l'un et l'autre parfaitement installés; le second renferme 120 cabinets de bains; enfin le *Curhaus* royal, également bien installé, mais d'une moindre importance. Beaucoup de maisons particulières ont aussi des installations balnéaires, mais on y renonce peu à peu.

On fait de plus à Kissingen des cures de petit-lait.

En 1846, on a construit à côté du *Soolsprudel* (*V.* ci-dessous) une machine hydraulique de la force de neuf chevaux. Les bâtiments de graduation de la saline inférieure, — on appelle ainsi cette première saline, — ont une longueur de 533 mèt. et une hauteur de 12 à 14 mèt. — L'eau est versée six fois de suite par une turbine, sur des fagots d'épines. Un autre puits artésien, le *Schœnbornsbrunnen* de 660 mèt. de profondeur, alimentait la saline supérieure, située à 20 min. du Soolsprudel, au village de Hausen; mais on a fermé ce puits, de peur qu'il nuisît à d'autres sources.

Kissingen possède une *colonnade* (Arcadenbau), *une salle de conversation* (Cursaal), *un pavillon de fer* construit sur les sources Pandur et Rakoczy, et un beau jardin (*Curgarten*) où se promènent les baigneurs, matin et soir. — Entre le Schœnbornsbrunnen et la Theresiensquelle se trouve l'ancien couvent de femmes de Hausen, fondé en 1169.

Promenades. — On visite surtout dans les environs de Kissingen les *Salines* (25 min.) et la source de *Schœnborn* (*V.* ci-dessus); la *Lindesmühle* (10 m.) moulin, situé au bord de la Saale; — l'*Altenberg*, où conduisent de nombreux sentiers; — le *Staffels* (376 mèt.; jolie vue du sommet); on trouve à sa base, au S. et à l'E., divers restaurants très-fréquentés; — les *Hohe-Eiche*, beaux chênes au pied desquels on découvre une belle vue: — la *Bodenlaube*, vieux château en ruines; — le *Stufenberg* (1 h. 30 m.); — le château *Trimberg* (2 h.); — le *Seehof* (45 m.) et le *Claushof* (1 h.), maisons de chasse; — le *Cascadenthal* (45 m.), petite vallée boisée; — le *Sinneberg* (30 m.), jolie vue; — le *Kreuzberg* (1 journée), sommité la plus haute du Rhœngebirge.

Les eaux. — Eau froide chlorurée sodique, gazeuse.

Connue comme saline dès le neuvième siècle et comme eau médicinale depuis le seizième.

Émergence : d'un terrain dont le grès bigarré, le calcaire coquillier et le basalte forment les principaux éléments.

Six sources : Rakoczy, ainsi nommée en mémoire du prince Rakoczy, dont la maison du prince-évêque de Schœnborn fut héritière; *Pandur*, source du Pandour, ainsi nommée en honneur du régiment de pandours resté fidèle au prince dans sa lutte contre l'Autriche; *Maxbrunnen*, source de Max. Ces trois sources émergent dans la ville même, les trois autres sont situées à deux kilomètres; ce sont le *Soolsprudel*, source jaillissante de la saline, le *Schœnbornsprudel*, source Schœnborn ou du beau puits, toutes deux résultats de forages artésiens, et dont la seconde est maintenant fermée; enfin la *Theresiensquelle*, source de Thérèse, très-voisine de la précédente.

Le forage du Schœnbornsprudel a été terminé en 1849, il donnait avec le Soolensprudel, l'eau des salines de Kissingen. Pendant le forage de ce puits la Theresienquelle, sa voisine, perdit son gaz acide carbonique, ce qui prouve que les eaux de Kissingen sont solidaires dans certaines limites. Elles sont de plus intermittentes à des degrés différents, et ce phénomène, dû à des causes naturelles et spontanées, est rendu plus marqué par l'action de la pompe de puisement qui agit sur la colonne d'eau de manière à diminuer sa pesanteur. C'est surtout au Soolensprudel que s'observent ces intermittences.

Débit en 24 heures : Rakoczy, 538 hectol. (Balling); le puisement de l'eau détermine une augmentation momentanée dans la proportion de deux à trois fois le débit normal ; Pandur, 358 hect.

Densité: Rakoczy, 1,007343; Pandur, 1,006601; Maxbrunnen, 1,003410, Soolsprudel, 1,0158.

Température : Rakoczy, 11°,25; Pandur, 11°,8; Soolsprudel, 19°,4, (Balling). M. Rotureau indique pour ces sources les températures de 9°,3, 11°,0 et 18°,5.

Caractères particuliers : L'eau du Rakoczy n'est pas très-limpide, elle tourne au bleu, est troublée par de nombreuses bulles de gaz et tient en suspension des paillettes rougeâtres; goût acidule, lixiviel, styptique, atramentaire, odeur piquante d'acide carbonique ; chauffée, elle dégage une odeur de brome ; exposée longtemps à l'air, elle dépose un précipité ocracé. Le goût de cette eau change d'un jour à l'autre; tantôt c'est le sel, tantôt c'est le fer ou l'acide qui y domine. L'eau du *Pandur* est plus limpide, sa saveur et son odeur sont celles du Rakoczy mais plus fortes. Le Maxbrunnen, limpide et plus agréable à boire, n'est ni salé, ni ferrugineux. L'eau du Soolsprudel a tous les caractères de celle du Rakoczy, mais son goût est très-désagréable.

Emploi : Boisson, bains ordinaires, Wellenbad (bain à la lame), bains de vapeur d'eau, de vapeurs chlorhydriques, de gaz, d'eaux mères, de boues; douches de toutes sortes, inhalation.

Situation : 200 mètres au-dessus de la mer.

Climat doux et assez constant.

Action physiologique et thérapeutique : L'eau de Kissingen (Rakoczy et Pandur) est purgative, diurétique et sudorifique ; elle agit puissamment sur les muqueuses et la peau, dont elle augmente et modifie les sécrétions; ellle est tonique et reconstituante. Vers la fin du premier septenaire on voit souvent se marquer les symptômes de la fièvre thermale, caractérisée surtout par l'affaissement des forces et le découragement des malades dont les maux se ravivent quelquefois. Les eaux mères, les boues et autres agents dont on dispose à Kissingen, ont en général les mêmes éléments que les eaux, à un degré de concentration plus grand, et leur effet est en raison de leur nature et de leur mode d'application.

A tous ces moyens s'ajoute le traitement par le petit-lait, institué à Kissingen, et l'hydrothérapie, restreinte au traitement externe et qui emploie ici, au lieu d'eau pure, une eau fortement minéralisée et analogue à celle de la mer.

La grande variété des sources de Kissingen au point de vue de leur minéralisation permet de les approprier à des affections de nature très-différente.

A défaut de sources franchement carbonatées, les Allemands, dit M. Durand-Fardel, leur ont cherché des succédanés dans les chlorurées, et Kissingen est au nombre des stations qui font concurrence à Vichy. La dyspepsie chez les sujets obèses, lymphatiques, avec atonie de l'appareil digestif et peu d'excitabilité, trouve en effet du soulagement à Kissingen; il n'en est pas de même des dyspeptiques à tempérament sanguin et disposés à la congestion des viscères. La pléthore abdominale, maladie commune en Allemagne, les troubles résultant de fluxion hémorrhoïdaire supprimée ou exagérée, l'aménorrhée tenant à l'anémie, sont aussi des indications à l'usage de ces eaux qui produisent une dérivation sur l'intestin. La scrofule sous toutes ses formes et le rhumatisme, surtout chez les sujets lymphatiques, relèvent essentiellement de Kissingen, dont les inhalations chlorurées peuvent convenir au catarrhe simple des voies aériennes. Les tuberculeux doivent éviter cette station.

Les eaux du Rakoczy et du Pandur se transportent.

Analyse (Liebig, 1856).

	RAKOCZY. Eau 1 kilogr.
Chlorure de potassium	0gr, 28690
— de sodium	5, 82200
Bromure de sodium	0, 00840
Nitrate de soude	0, 00930
Chlorure de lithium	0, 02000
— de magnésium	0, 34240
Sulfate de magnésie	0, 58710
Carbonate de magnésie	0, 01704
Sulfate de chaux	0, 38937
Phosphate de chaux	0, 00561
Carbonate de chaux	1, 06096
— de protoxyde de fer	0, 03157
Acide silicique	0, 01290
Ammoniaque	0, 00091
Iodure de sodium	traces.
Borate de soude	traces.
Sulfate de soude	traces.
Fluorure de calcium	traces.
Phosphate d'alumine	traces.
Carbon. de protoxyde de manganèse	traces.
	8gr, 59446

L'eau du Pandur diffère très-peu, et seulement sous le rapport quantitatif, de celle du Rakoczy.

Gaz acide carbonique .... 2259c.c.

Bibliographie : Balling, Die Heilquellen und Bäder zu Kissingen, Francfort, 1850. — Le même en français, 1858. — Annales de la Société d'hydrologie médicale de Paris, t. II. — A. Rotureau, Des principales eaux minérales, Paris, 1858. — Helfft-Thilenius, Handbuch der Balneotherapie, Berlin, 1874.

KŒSEN (PRUSSE).

966 kil. de Paris. — Chemin de fer de l'Est et chemins de fer allemands. — 3 conv. par jour. Trains express en 22 h. 49 min. Trains omnibus en 32 h. 27 m. 1re cl. 83 fr. 75 c. et 28 mk. 90 pf.; cl. mixte 76 fr. 85 c. et 21 mk. 60 pf. ; 2e cl. 62 fr. 60 c. et 21 mk. 60 pf.

DE PARIS A KŒSEN PAR FRANCFORT, BEBRA, ET WEIMAR.

De *Paris à Francfort* par Pagny-sur-Moselle, Saarbrück, Creuznach et Mayence, 690 kil. — Chemin de fer. 3 conv. par jour. Trains express, sans changement de voitures et avec wagons-lits, en 15 h. 41 m. Trains omnibus en 20 h. 9 m. 1re cl. 83 fr. 75 c.; cl. mixte (1re en France, 2e en Allemagne) 76 fr. 85 c. ; 2e cl. 62 fr. 60 c.

De *Francfort à Kœsen* par Bebra, Gotha, Erfurt et Weimar, 276 kil. — Chemin de fer. 5 conv. par jour. Trains rapides en 7 h. 16 m. Trains ordinaires en 10 h. 27 m. 1re cl. 28 mk. 90 pf. ; 2e cl. 21 mk. 60 pf.; 3e cl. 15 mk.

Kœsen est une petite ville prussienne, d'environ 2100 hab., station de chemin de fer, située sur les bords de la Saale, dans un étroit bassin entouré de collines hautes d'environ 150 mèt. et plantées de vignes. Ces hauteurs protégent la ville contre les vents du N. et du N.-E. Kœsen se compose de deux quartiers séparés, Alt-Kœsen et Neu-Kœsen; le premier est important à cause de ses *salines*.

Il y a à Kœsen, outre l'établissement thermal appartenant à l'État, plusieurs établissements particuliers.

Le *pont* de Kœsen est un des plus anciens de l'Allemagne : il date du onzième siècle. Il se compose de huit arches en pierre, dont trois en plein cintre et cinq en ogive, et mesure 90 mèt. de longueur.

ENVIRONS. — Les bords de la Saale abondent en sites pittoresques. On va surtout visiter la colline de *Nikolausberg* qui domine Kœsen et commande une vue magnifique sur Jena, Naumburg et les plaines de Lützen et de Leipzig ; le collége de *Schulpforta;* le petit hameau des *Saalhæuser;* la ville de *Pforta*, remarquable par une abbaye gothique; la montagne du *Katzenberg;* les ruines de *Rudelsburg* et de *Saaleck* situées sur la rive droite de la Saale, à 1 h. de distance de Kœsen; (5 kilom. 6) la ville de *Naumburg*, où s'élève une remarquable cathédrale fondée en 1027, etc.

LES BAUX. — Eau froide, chlorurée sodique.

Connue depuis la fin du dix-septième siècle, employée vers 1820 comme agent thérapeutique.

Un puits fournit l'eau chargée de sel, *soole*, et alimente l'établissement de bains. Dans le voisinage existent une source ferrugineuse et une source de saline, la Johannisquelle, qui dessert une buvette et une salle d'inhalation.

Densité : 1,025.

Température : 17°,5.

Emploi : En boisson, coupée d'eau de Seltz; en bains, mélangée d'eau douce, bains à la lame (*Wellenbad*), douches.

Cures de petit-lait et de raisin.

Situation : 300 mètres environ au-dessus de la mer.

Climat doux.

Saison : du 15 mai au 15 septembre.

Action physiologique et thérapeutique : Eau purgative, tonique, excitante, agissant fortement sur la peau et sur l'hématose, reconstituante. La scrofule est la principale indication thérapeutique de ces eaux.

Analyse (Hermann).

	Eau 1 kilogr.
Chlorure de sodium	41gr, 0981
— de potassium	0, 1223
— de magnésium	0, 7252
Sulfate de soude	2, 7480
— de potasse	0, 0410
— de chaux	4, 0605
Carbonate de chaux	0, 6152
— de fer	0, 0410
Matière bitumineuse	0, 0846
	49gr, 5359

Il est probable qu'une nouvelle analyse démontrerait la présence de l'iode et du brome dans ces eaux si riches en chlorure sodique.

Bibliographie : Rosenberger, Kösen, Leipzig, 1842, et Naumburg, 1877.

KREUTH (BAVIÈRE).

1007 kil. de Paris. — Chemin de fer de l'Est, chemins de fer allemands et route de poste. Trains express en 28 h. 10 m. 1re cl. 111 fr. et 6 mk. 85 pf.; cl. mixte 93 fr. 30 c. et 4 mk. 55 pf.; 2e cl. 80 fr. 60 c. et 4 mk. 55 pf.

DE PARIS A KREUTH PAR MUNICH ET SCHAFTLACH.

De *Paris à Munich* par Avricourt, Strasbourg, Carlsruhe, Bruchsal, Stuttgart, Ulm et Augsbourg, 935 kil. — Chemin de fer. 3 conv. par jour. Trains express en 22 h. 50 m. 1re cl. 111 fr.; cl. mixte (1re en France, 2e en Allemagne) 93 fr. 30 c.; 2e cl. 80 fr. 60 c.

De *Munich à Schaftlach*, 48 kil. — Chemin de fer. 4 conv. par jour en 1 h. 50 m. 1re cl. 3 mk. 85 pf. 2e cl. 2 m. 55 pf.; 3e cl. 1 mk. 65 pf.

De *Schaftlach à Kreuth*, 24 kil. — Route de poste. Diligence 2 dép. par jour, en 3 h. 30 m. 1re cl. 3 mk.; 2e cl. 2 mk.

Kreuth ou **Wildbad-Kreuth** (Hôt.: *Post, Badhaus*) est un établissement de bains situé dans les Alpes de la Bavière, à 7 kil. 5 au sud du beau lac de Tegern, et très-fréquenté pendant la belle saison. Il y pleut souvent, mais l'air y est assez doux. Cet établissement contient environ 100 chambres. Construit au milieu d'une vaste pelouse, il est entouré de hautes montagnes couvertes de forêts. — On y prend des douches, des bains de vapeur, des bains de pluie, des bains de siége, etc., et on y fait surtout des cures de petit-lait de chèvre (*Molkenkur*) et de plantes aromatiques (*Kræuterkur*). Les prix des bains et des autres moyens curatifs y sont fixés chaque année par un tarif.

Promenades. — Les environs de Kreuth abondent en promenades. Les malades qui ne peuvent pas marcher trouveront des voitures ou des ânes. — On va surtout au *Tegernsee* (lac de Tegern), site remarquable; au *Hollenstein*, à la *Pfœneralp*; à la cascade du *Gernberg* ou du *Klausbach*; à la *Wolfschlucht*, à la cascade du *Sagenbach* (30 m.), à la *Gaisalp* et à la *Kœnigsalp* (2 h. 30 m.), d'où l'on peut monter en 1 h. au *Schildenstein*, dont le sommet (1675 mèt.) offre un beau panorama.

Les eaux. — Eau froide, sulfatée calcique ou sulfatée et sulfurée calcique.

Connue très-anciennement, mais sans établissement régulier jusqu'en 1817.

Émergence : du calcaire alpin bitumineux.

Quatre sources : source *du Schweighof*, source *de la Sainte-Croix*, source *du Gernberg*, source *du Stinkergraben*.

La source de la Sainte-Croix est la seule employée.

Débit en 24 heures : la source de la Sainte-Croix forme à son point d'émergence un ruisseau assez fort, la source du Schweighof est très-peu abondante.

Densité : 1,005, source de la Sainte-Croix.

Température : 11°,25, Sainte-Croix; 13°,6, Schweighof.

Caractères particuliers : Source de la Sainte-Croix, eau limpide, ne perdant pas sa transparence au contact de l'air, très-pétillante, goût peu différent de celui de l'eau ordinaire, odeur légèrement sulfureuse quand on s'approche de la surface de l'eau. Source du Schweighof : eau laiteuse, bleuâtre, pétillant moins que la précédente, déposant de gros flocons dans les conduits, odeur hépatique.

Emploi : Boisson, bains, douches d'eau, de pluie, de vapeur; on emploie aussi à Kreuth les eaux de la saline voisine de Rosenheim.

Cures de petit-lait; cures de sucs d'herbe. C'est le petit-lait bien plutôt que les eaux qu'on vient chercher à Kreuth.

Situation : 850 mètres au-dessus de la mer.

Climat de montagnes, variations brusques de température.

Saison : du 15 juin au 15 septembre.

Action physiologique et thérapeutique : Eaux laxatives, diurétiques et toniques, agissant à la fois comme eaux sulfureuses et ferrugineuses (source Sainte-Croix) et comme eaux sulfatées. C'est contre l'état catarrhal des voies aériennes surtout, que ces eaux sont employées.

Analyse (Vogel).

	SOURCE DE Ste-CROIX Eau 1 kilogr.
Sulfate de chaux.............	0gr, 2766
— de magnésie..........	0, 3580
Carbonate de chaux........ ...	0, 2360
— de magnésie.......	0, 0813
— d'oxyde de fer.......	0, 0081
Chlorure de magnésium.......	0, 0162
Silice.......................	0, 0488
Extrait d'humus.	0, 0162
	1gr, 0312

Gaz acide sulfhydrique.................. 0c.c.89.

Bibliographie : Krämer, die Molken und Bad-Anstalt Kreuth, Munich, 1841.

KRONTHAL (NASSAU).

Voyez Soden et Kronthal.

LANDECK (PRUSSE).

1526 kil. de Paris. — Chemin de fer du Nord, chemins de fer allemands et route de poste. — Trains express en 36 h. 39 m. 1re cl. 126 fr. et 40 mk. 20 pf.; cl. mixte 104 fr. 15 c. et 40 mk. 20 pf.; 2e cl. 92 fr. 10 c. et 30 mk. 60 pf.

DE PARIS A LANDECK PAR BERLIN, BRESLAU ET GLATZ.

De *Paris à Berlin* par Saint-Quentin, Erquelines, Namur, Liége, Cologne, Hanovre et Stendal, 1070 kil. — Chemin de fer. 4 conv. par jour. Train express du matin en 23 h. 50 min. Train express du soir, sans changement de voitures, en 23 h. 45 m. 1re cl. 126 fr.; cl. mixte (1re en France, 2e en Allemagne) 104 fr. 15 c.; 2e cl. 92 fr. 10 c.

De *Berlin à Breslau* par Francfort-sur-Oder et Sagan, 329 kil. — Chemin de fer. 6 conv. par jour. Trains rapides en 6 h. 27 m. Trains ordinaires en 10 h. 15 m. 1re cl. (Trains express) 29 mk. 70 pf.; 2e cl. 22 mk.; 3e cl. 15 mk. 50 pf. Trains ordinaires: 26 mk.; 19 mk., 60 pf.; 13 mk. 10 pf. 6 mk. 60 pf.

De *Breslau à Glatz*, 93 kil. — Chemin de fer. 3 conv. par jour. Trajet en 2 h. 27 min. 1re cl. 7 mk. 60 pf.; 2e cl. 5 mk. 70 pf.; 3e cl. 3 mk. 80 pf.

De *Glatz à Landeck*, 29 kil. — Route de poste. Diligence. — 2 dép. par jour. Trajet en 4 h. pour 2 mk. 90 pf.

Landeck, ville de Silésie, renfermant 1500 hab., est située près de la frontière de la Bohême. Ses bains sont très-fréquentés.

HÔTEL *Lœwe*. En 1842, on y a construit une buvette appelée *Albrechtshalle*, qu'une galerie couverte réunit au Marienbrunnen, qui jaillit près de la chapelle *zu Maria Einsiedel*. — De l'Albrechtshalle, on découvre au S. la chaine bleuâtre du Schneeberg. On jouit aussi d'une belle vue au *Logirhaus*, près du Georgenbad.

PROMENADES. — On peut visiter dans les environs : les ruines du *Karpenstein* qui offrent une belle vue, ainsi que le *Capellenberg*, le *Waldtempel*, le *Kreuzberg*, le *Dreiecker* et l'*Ueberscharberg* (ce dernier est à 45 m. au N.).

LES EAUX. — Eau thermale ou froide, bicarbonatée mixte.

Connue depuis le douzième ou le treizième siècle, exploitée, puis abandonnée tour à tour jusqu'aux quinzième et seizième siècles, époque où des bains furent construits.

Émergence : d'un banc de gneiss.

Six sources : Georgenbrunnen, source de Georges; *Marienquelle*, source de Marie; *Trinckquelle* ou *Marianenbrunnen*, buvette ou source de Marianne; *Duschbrunnen*, source de la douche; *Mühlquelle*, source du moulin; *Wiesenquelle*, source du pré. Ces sources ne diffèrent guère entre elles que par leur température.

Débit en 24 heures : les six sources 8161 hectol.

Densité : 1,000102, Marien et Georgenquelle; 1,000104, Trinkquelle.

Température : 20° Trinkquelle; 28°,7 Georgenbrunnen; 17°,5 Mühlquelle ; 21°,3 Wiesenquelle.

Caractères particuliers : Eau limpide, d'une couleur bleu verdâtre dans les bassins, odeur faiblement sulfureuse, goût un peu sulfureux, salin et amer. On voit dans les bassins des flocons blanchâtres qui paraissent être une conferve.

Emploi : Boisson, bains, douches, bains de boues minérales.

Cures de petit-lait et de lait.

Situation : 366 mètres au-dessus de la mer.

Climat de montagnes, air pur et salubre.

Saison : du 15 mai au 15 octobre.

Action physiologique et thérapeutique : Cette eau active les fonctions de la peau et des muqueuses. Elle est peu excitante du système nerveux, aussi la conseille-t-on dans les maladies utérines avec prédominence névropathique. Elle s'emploie encore dans certaines formes du rhumatisme articulaire et dans les maladies du larynx avec aphonie.

Analyse (Meyer, 1863).

	WIESENQUELLE Eau 1 kilogr.
Sulfate de soude cristallisable....	0gr, 079
Carbonate de soude	0, 069

Carbonate de chaux	0gr, 007
— de magnésie	0, 001
— d'oxyde de fer	traces.
Phosphate de chaux	traces.
Chlorure de potassium	0, 003
— de sodium	0, 007
Iodure de sodium	traces.
Sulfhydrate de soude	0, 001
Silice libre	0, 042
Acide carbonique en excès	0, 001
— sulfhydrique libre	0, 001
	0gr, 211

Gaz

Acide sulfhydrique libre	1c.c. 20
Azote absorbé	32, 666
Acide sulfhydrique en totalité	1, 866

LIEBENSTEIN (SAXE-MEININGEN).

938 kil. de Paris. — **Chemin de fer** de l'Est, chemins de fer allemands et route de poste. — **Trains express** en 22 h. 11 m. Trains omnibus en 25 h. 55 m. 1re cl. 83 fr. 75 c. (jusqu'à Francfort) et 38 mk. 80 pf.; cl. mixte 76 fr. 85 c. et 28 mk. 90 pf.; 2e cl. 62 fr. 60 c. et 28 mk. 90 pf.

DE PARIS A LIEBENSTEIN PAR FRANCFORT, EISENACH ET IMMELBORN.

De *Paris à Francfort* par Pagny-sur-Moselle, Metz, Saarbrück, Creuznach et Mayence, 690 kil. Chemin de fer. 3 conv. par jour. Trains express sans changement de voitures et avec wagons-lits, en 15 h. 41 m. Trains omnibus en 20 h. 9 m. 1re cl. 83 fr. 75 c.; cl. mixte (1re en France, 2e en Allemagne) 76 fr. 85 c.; 2e cl. 62 fr. 60 c.

De *Francfort à Eisenach* par Bebra, 208 kil. Chemin de fer. 6 conv. par jour. Trains express en 4 h. 48 m. et 5 h. 5 m. 1re cl. 18 mk. 90 pf.; 2e cl. 14 mk. 10 pf.; 3e cl. 9 mk. 60 pf.

De *Eisenach à Immelborn*, 31 kil. — Chemin de fer. 4 conv. par jour. Trajet en 1 h. 1re cl. 2 mk. 90 pf.; 2e cl. 2 mk.; 3e cl. 1 mk. 60 pf.

De *Immelborn à Liebenstein*, 9 kil. — Route de poste. Diligences, 4 dép. par jour. Trajet en 50 m. Prix 80 pf.

Liebenstein (Saxe-Meiningen), v. de 700 hab., est fréquenté par un assez grand nombre de malades.

HÔTELS. — *Bellevue*, *Curhaus Müller*, *Aschermann*, *Langebau*, etc. — Maisons particulières.

L'*établissement* est administré au compte d'une société par actions.

On trouve à Liebenstein les plaisirs ou les récréations ordinaires des principaux bains de l'Allemagne : salle de conversation (dans le Fürstenbau), salles de danse, orchestre, concerts, etc.

Liebenstein possède un théâtre et trois palais, où la cour de Saxe-Meiningen vient passer une partie de la saison.

PROMENADES. — A peu de distance de l'établissement des bains, on va d'abord explorer l'*Erdfall*, excavation naturelle dominée de tous côtés par des blocs de rochers qu'ombragent de beaux arbres, et dans laquelle s'ouvre une grotte qui est illuminée les jours de fête, et un *Felsenkeller*, où l'on fait rafraîchir de la bière. — De l'Erdfall, d'agréables et faciles sentiers conduisent, en 20 m., à travers des jardins et des bosquets, au château de *Liebenstein*, bâti vers l'an 1100. — *Altenstein* (1 h.) est la résidence d'été du duc de Saxe-Meiningen; le château est entouré d'un beau parc. — Ruines de *Burg-Stein* (20 min.) belle vue. — Du sommet de l'*Inselberg* (2 h. 30 m.), on découvre une vue magnifique.

LES EAUX. — Eau froide, ferrugineuse bicarbonatée, gazeuse.

Connue depuis le commencement du dix-septième siècle.

Emergence : des couches inférieures du carbonate calcaire, dans un terrain où l'on rencontre des granites, des porphyres, des basaltes, des micaschistes, des grès et de la dolomie.

Deux sources dont l'une, obtenue en 1846 par un forage d'environ 35 mètres de profondeur, a fait délaisser l'ancienne, qui cependant est presque identique dans ses éléments.

Densité : 1,0025.

Température : 10° en moyenne.

Caractères particuliers : Eau limpide, incolore, pétillant dans le verre, odeur légèrement sulfureuse, goût agréable, salin, piquant et un peu styptique.

Emploi : Boisson, bains, douches. On ajoute, quand cela est indiqué, à l'eau des bains une certaine proportion d'eau mère de la station voisine de Salzungen.

Cures de petit-lait, bains aromatiques avec feuilles de sapin. Etablissement hydrothérapique.

Situation : 312 mètres au-dessus de la mer; dans une belle vallée.

Climat assez doux, matinées et soirées fraîches.

Saison : du 1er juin au 15 septembre.

Action physiologique et thérapeutique : Eau tonique, excitante, agissant comme les eaux ferrugineuses en général et se rapprochant par ses éléments minéraux de celles de Pyrmont et de Driburg. Elle réussit dans les affections qui procèdent de la chlorose et de l'anémie.

Analyse (Reichardt, 1870).

	SOURCE NOUVELLE Eau 1 kilogr.
Chlorure de sodium	0gr, 2829
— de potassium	0, 0075
— de lithium	0, 0023
— de magnésium	0, 0031
Sulfate de chaux	0, 0228
— de magnésie	0, 1825
Bicarbonate de chaux	0, 7863

Carbonate de magnésie..........	0gr,	2330
— d'oxyde de manganèse	0,	0095
— d'oxyde de fer.......	0,	0812
Silice..........................	0,	0285
Acide phosphorique............	0,	0005
— arsénique	0,	0004
	1gr,	6125
Gaz acide carbonique libre (966c.c.)	1,	9140

Bibliographie : Schwerdt, Liebenstein, Mineralbad, Gotha, 1854. — Dœbner, Das mineralbad und Molkenanstalt zu Bad Liebenstein in Thüringen, in Balneologische Zeitung, t. I. — Pfeiffer, Thüringens Bade-und Curorte, Vienne, 1872.

LIEBENZELL (WÜRTEMBERG).

644 kil. de Paris. — Chemin de fer de l'Est, chemins de fer allemands et route de poste. — Trains express en 16 h. 25 m. Trains omnibus en 21 h. 23 m. 1re cl. 73 fr. 15 c. (jusqu'à Carlsruhe) et 2 mk. 85 pf. ; cl. mixte 66 fr. 70 c. et 2 mk.; 2e cl. 54 fr. et 2 mk.

DE PARIS A LIEBENZELL PAR CARLSRUHE ET PFORZHEIM.

De *Paris à Carlsruhe* par Avricourt et Strasbourg, 593 kil.— Chemin de fer. 4 conv. par jour. Trains express en 14 h. 15 m. Trains omnibus en 17 h. 15 m. 1re cl. 73 fr. 15 c.; cl. mixte (1re en France, 2e en Allemagne) 66 fr. 70 c. ; 2e cl. 54 fr.

De *Carlsruhe à Pforzheim*, 31 kil. — Chemin de fer. 6 conv. par jour. Trains express en 47 m. Trains omnibus en 1 h. 7 m. 1re cl. 2 mk. 85 pf.; 2e cl. mk.

De *Pforzheim à Liebenzell*, 19 kil. — Route de poste. Trajet en 1 h. 30 m.

Liebenzell (Würtemberg) est un v. de 1050 hab. situé à 1 h. 30 m. de la station de Pforzheim, dans la Forêt-Noire, au pied du Schlossberg que couronnent les ruines d'un vieux château du moyen âge, bâti sur une forteresse romaine. Les sommets des montagnes qui dominent la vallée atteignent 600 mèt. Un torrent, qui descend d'un vallon latéral, forme au milieu de la ville une pièce d'eau dont l'écoulement fait tourner les roues d'un moulin et d'une manufacture.

Près de la rive dr. de la Nagold, à cent pas de la ville, s'élèvent au milieu de leurs jolis jardins, les deux *bains*; le *bain supérieur* (oberes bad) a 30 chambres, et le *bain inférieur* (unteres bad), 42 chambres; les coteaux boisés qui les entourent ont été transformés, avec autant de soin que de goût, en d'agréables et faciles promenades. — Le nombre des baigneurs s'élève chaque année à 250 environ.

Promenades. — Les environs offrent de nombreuses promenades. On peut aller visiter : le *château*, qui s'élève au-dessus du confluent de la Nagold et du Længenbach ; —

Monakam (1 h.), v. dont l'église renferme de curieuses sculptures; — *Hirsau* (1 h.), qui possède les ruines d'une ancienne abbaye de Bénédictins fondée en 830 et détruite en 1692, et *Calw* (23 kil.), pet. V. industrielle et commerçante; ses maisons à pignons pointus lui donnent un aspect original; elle possède les ruines d'un château; — *Weil-die-Stadt*, V. de 1870 hab.; — les *Sept chênes* (2 h.) qui dominent, près du v. de Grünbach, une hauteur d'où l'on découvre la vallée du Rhin jusqu'à Spire, les Vosges, l'Odenwald et le Taunus; — *Pforzheim* (3 h.) et *Neuenberg* (3 h.), villes industrielles.

LES EAUX. — Eau thermale, chlorurée sodique, gazeuse.

Connue fort anciennement et probablement dès l'époque romaine, comme l'indiquent les ruines qu'on trouve dans les environs.

Emergence : du granite et du grès bigarré. Cette origine et d'autres analogies ont donné lieu au dicton : Bade, Wildbad et Zell coulent d'une même source.

Trois sources : les deux principales alimentent, l'une le bain supérieur, l'autre le bain inférieur; celui-ci possède de plus la troisième source, peu abondante et réservée pour la buvette.

Débit en 24 heures : 1100 hectol. environ pour les deux bains.

Densité : 1,001326.

Température : de 23°,2 à 25°, bain supérieur; de 21°,7 à 23°, bain inférieur. Ces oscillations sont établies par une série d'observations embrassant un siècle, 1747-1848.

Caractères particuliers : Eau limpide, non pétillante, inodore, insipide; refroidie, elle prend un goût fade et une faible odeur hépatique.

Emploi : Boisson, bains, douches.

Cures de lait et de petit-lait.

Situation : 286 mètres au-dessus de la mer.

Climat doux.

Action physiologique et thérapeutique : Cette eau active d'une manière spéciale les fonctions de la peau, calme les systèmes vasculaire et nerveux au centre comme à la périphérie, augmente les sécrétions, notamment celle de l'urine; elle agit encore en facilitant, soit dans l'ensemble soit dans les organes affectés, la nutrition et l'assimilation. Elle passe, comme beaucoup d'autres, pour spécifique contre la stérilité, ce qui lui a valu le nom de *Frauenbald*, bain des femmes. On l'emploie dans les affections nerveuses, comme l'hystérie et l'hypochondrie, dans certaines maladies cutanées, dans la dysménorrhée, dans les diverses formes de la chlorose et de l'anémie; dans les engorgements et la procidence de l'utérus, etc.

Analyse (Fehling, 1866).

	SOURCE ANCIENNE (Bain inférieur). Eau 1 kilogr.
Acide silicique...............	0gr, 0532
Carbonate de soude...........	0, 1241

Sulfate de soude	0gr, 0443
Chlorure de sodium	0, 7222
Sulfate de potasse.............	0, 0419
— de lithine	0, 0104
Carbonate de chaux...........	0, 1251
— de magnésie........	0, 0309
— d'oxyde de fer	0, 0003
Alumine	0, 0004
	1gr, 1548

Gaz.

Acide carbonique à demi combiné	(62c.c. 54)....	0gr, 1229
— — libre	(20, 24)....	0, 0401
Azote	(11, 45)....	0, 0227
Oxygène	(0, 01)....	0, 00003

Bibliographie : Hartmann, Liebenzell, Stuttgart, 1852. — In Balneologische Zeitung, t. I et III.

LIEBWERDA (BOHÊME).

1346 kil. de **Paris.** — Chemin de fer du Nord, chemins de fer allemands et route de poste. — Trains express en 33 h. 1re cl. 134 fr. 25 c., 9 mk. 70 pf. et 1 fl. 46 kr.; 2e cl. 111 fr. 7 mk. 20 pf. et 1 fl. 20 kr. (jusqu'à Dresde).

DE PARIS A LIEBWERDA PAR DRESDE, SEIDENBERG ET RASPENAU.

De *Paris à Dresde* par Saint-Quentin, Erquelines, Namur, Liége, Cologne, Hanovre, Œbisfelde, Magdebourg, Cœthen, Halle et Leipzig, 1202 kil. — Chemin de fer. 3 conv. par jour. Trains express en 28 h. 10 m. 1re cl. 134 fr. 25 c.; cl. mixte (1re en France, 2e en Allemagne) 111 f.. — *N. B.* On va aussi à Dresde par Arnsberg, Cassel Nordhausen ou Eisenach, ou par Arnsberg, Kreiensen, Magdebourg et Zerbst; la durée du trajet et les prix sont à peu près les mêmes que pour l'itinéraire ci-dessus.

De *Dresde à Görlitz*, 102 kil. — Chemin de fer. 8 conv. par jour. Trajet en 3 h. 13 m, 1re cl. 8 mk. 30 pf.; 2e cl. 6 mk. 20 pf.; 3e cl. 4 mk. 20 pf.

De *Görlitz à Seidenberg* 17 kil. — Chemin de fer. 3 conv. par jour. Trains express en 27 m. Trains omnibus en 57 m. 1re cl. 1 mk. 40 pf.; 2e cl. 1 mk.; 3e cl. 70 pf.

De *Seidenberg à Raspenau*, 21 kil.— Chemin de fer. 3 conv. par jour. Trajet en 43 ou 58 m. 1re cl. 1 fl. 1 kr.; 2e cl. 75 kr.; 3e cl. 51 kr.

De *Raspenau à Liebwerda*, environ 4 kil. — Route de poste. Diligences et omnibus. 5 dép. par jour. Trajet en 30 m. pour 45 kr.

Liebwerda (Bohême) est situé dans une jolie vallée de l'Isergebirge, à la base N. de la Tafelfichte.

HÔTELS. — *Curhaus, Helm,* le Casque, *Adler,* l'Aigle, *Neptune, Schwann,* le Cygne; *Anker,* l'Ancre, etc.

L'ancien *établissement* donne des bains ordinaires et des bains de boue. Le nouvel établissement a 8 cabinets une salle d'attente et un cabinet de lecture. Il y a de plus à Liebwerda une installation complète pour le traitement hydrothérapique. Les baigneurs se réunissent sur le Brunnenplatz.

PROMENADES. — On visite le château de *Friedland*, *Flinsberg*, v. prussien, dont les eaux minérales s'emploient en bains et en boisson, le cloître de *Haindorf*, le *Ferdinandsthal*, *Weisbach*, enfin les collines du *Taubenhaus*, du *Sieghübel* et de la *Tafelfichte* (2 h. 30 m. de marche).

LES EAUX. — Eau froide, ferrugineuse bicarbonatée, gazeuse.

Connue dès 1600.

Emergence : du terrain primitif; granite, micaschiste, gneiss, schiste argileux, calcaire primitif, quartz.

Quatre sources : Christiansquelle ou *Trinkquelle*, source de Christian ou buvette; *Josephinenquelle*, source de Joséphine; *Stahlbrunnen*, source ferrugineuse; *Wilhelmsbrunnen*, source de Guillaume.

Débit des quatres sources en 24 heures : 17160 hect.

Densité : de 1,0009, Trinkquelle, à 1,0027, Stahlbrunnen.

Température : de 10° Trinkquelle, à 11°,2 Stahlbrunnen.

Caractères particuliers : Eau limpide, très-pétillante, d'un goût acidule et agréable, remarquable par la grande quantité de gaz et la faible proportion de principes fixes qu'elles contient.

Emploi : Boisson, bains, douches, bains de boues.

Action physiologique et thérapeutique : L'eau de Liebwerda est légèrement excitante, apéritive, et agit comme les eaux ferrugineuses en général. Elle est employée surtout dans les affections qui procèdent de la chlorose et de l'anémie, dans les catarrhes chroniques, etc.; mais c'est plutôt pour les cures de petit-lait que pour l'eau minérale que l'on vient à Liebwerda.

Cette eau se transporte.

Analyse (Redtenbacher, 1857).

	STAHLQUELLE. Eau 1 kilogr.
Carbonate d'oxyde de fer	0gr, 021
— de chaux	0, 066
— de magnésie	0, 081
— de soude	0, 044
— de potasse	0, 019
Sulfate de potasse	0, 009
Chlorure de potassium	0, 003
Silice	0, 079
	0gr, 322
Acide carbonique libre	752c.c.7.

L'eau de la Trinkquelle contient un peu plus de gaz, mais presque pas de fer.

Bibliographie : Osann, Darstellung der bekannten Heilquellen, Berlin, 1841. — Helfft-Thilenius, Balneotherapie, Berlin, 1874.

LIPPSPRINGE (PRUSSE).

133 kil. de Paris. — Chemin de fer du Nord, chemins de fer allemands et route de poste. — Trains express en 17 h. 35 m. Trains omnibus en 27 h. 35 m. 1re cl. 58 fr. 95 c. et 18 mk.; 2e cl. 43 fr. 85 c. et 13 mk. 40 pf.

DE PARIS A LIPPSPRINGE PAR COLOGNE, HAMM ET PADERBORN.

De *Paris à Cologne* par Saint-Quentin, Erquelines, Namur et Liége, 492 kil. — Chemin de fer. 4 conv. par jour. Trains express du matin en 11 h. 45 m. Train express du soir, avec wagons-lits et sans changement de voitures, en 12 h. 5 m. Trains omnibus en 14 h. 24 m. 1re cl. 58 fr. 95 c.; 2e cl. 43 fr. 85 c. (N. B. Les voyageurs qui se rendent en Allemagne par Cologne, doivent faire visiter leurs bagages dans cette ville, sous peine de les voir retenir à la douane).

De *Cologne à Hamm* par Dusseldorf, et Dortmund, 156 kil. — Chemin de fer. 4 conv. par jour. Trains rapides en 3 h. Trains ordinaires (partant de Deutz) en 5 h. 40 m. 1re cl. 10 mk. 10 pf.; 2e cl. 7 mk. 60 pf.; 3e cl. 5 mk. 10 pf.

De *Hamm à Paderborn* par Soest, 76 kil. — Chemin de fer. 4 conv. par jour. Trajet en 2 h. 20 m. 1re cl. 7 mk.; 2e cl. 4 mk. 90 pf.; 3e cl. 3 mk. 20 pf.

De *Paderborn à Lippspringe*, 9 kil. — Route de poste. 2 dép. par jour. Trajet en 1 h. 10 m. Prix 90 pf.

Lippspringe, v. de la Westphalie, situé près de la source de la Lippe, est fréquenté chaque année par environ 1000 baigneurs.

HÔTELS. — *Curhaus, Concordia.* Nombreuses maisons garnies et logements dans les maisons particulières.

Un parc et des promenades entourent Lippspringe. On visite dans les environs la forêt de Teutoburg, célèbre par la défaite de Varus; sur un des points culminants un monument a été élevé en 1875 à Arminius.

LES EAUX. — Eau thermale, sulfatée mixte, gazeuse.

Connue depuis 1832, exploitée depuis 1833.

Emergence : de la craie couverte d'un banc d'alluvion.

Une source : Arminiusquelle, source d'Arminius.

Débit en 24 heures : 2638 hectol.

Température : 21°.2.

Caractères particuliers : Eau un peu laiteuse, tirant sur le blanc, se trouble au contact prolongé de l'air, se couvre d'une pellicule irisée et dépose un précipité ocreux; au moment où on la reçoit dans le verre, elle dégage quelques petites bulles de gaz ; sans odeur bien marquée, saveur saline et un peu amère.

Emploi : Boisson, bains, inhalations.

Situation : Bien abritée des vents, à 125 mètres au-dessus de la mer.

Climat doux, atmosphère saturée de vapeurs aqueuses, température assez constante.

Action physiologique et thérapeutique : Eau laxative, diurétique; au dire de quelques auteurs elle excite en outre l'exhalation cutanée; en bains elle détermine assez souvent une espèce de poussée qui oblige à suspendre momentanément le traitement. L'eau de Lippspringe a pour effet spécial la sédation du système nerveux et de la circulation; elle produit en outre un amendement notable et rapide dans les affections chroniques des organes respiratoires, et notamment dans le catarrhe bronchique. Les séances d'inhalation donnent ici, comme dans toutes les stations analogues, d'excellents résultats. Certains auteurs ont attribué à cette eau d'heureux effets dans la phthisie au premier et même au second degré. D'autres sont plus réservés à cet égard, tout en admettant que l'Arminiusquelle peut être utile contre les premières manifestations de la tuberculose.

Analyse (Stöckardt, 1868).

	ARMINIUSQUELLE. Eau 1 kilogr.
Sulfate de soude	0gr, 8135
— de chaux	0, 7889
Carbonate de chaux	0, 3999
— de magnésie	0, 0323
— d'oxyde de fer	0, 0139
Chlorure de magnésium	0, 2225
— de sodium	0, 0325
Silice	0, 0056
	2gr, 3091

Gaz combinés dans 100c.c. d'eau.

Acide carbonique	5c.c.48
Azote	1, 6
Oxygène	0, 29

Gaz dégagés à la source, sur 100 parties :

Acide carbonique	14, 90
Azote	82, 44
Oxygène	2, 66

Bibliographie : Pieper, Ueber die Wirkungen der Arminiusquelle in Lippspringe, Paderborn, 1841. — Fischer, Die Heilquellen zu Lippspringe, in Balneologische Zeitung, t. I. — Rohden, Lippspringe.... Berlin, 1871.

MARIENBAD (BOHÊME).

1249 kil. de Paris. — Chemin de fer de l'Est et chemins de fer allemands. — Train express de 9 h. 15 du matin (direct jusqu'à Éger, par Bruchsal) en 30 h. 12 m. Trains express du soir, avec arrêt de nuit, en 41 h. 33 m. 1re cl. 122 fr. 40 c. et 1 fl. 74 kr.; cl. mixte 101 fr. 30 c. et 1 fl. 10 kr.

DE PARIS À MARIENBAD PAR AVRICOURT, STRASBOURG, BRUCHSAL ET EGER.

De *Paris à Éger* par Avricourt, Strasbourg, Carlsruhe, Bruchsal, Stuttgart, Ulm, Ingolstadt et Ratisbonne, 1218 kil. — Chemin de fer. 6 conv. par jour. Train express de 9 h. 15 m. du matin en 33 h. 50 m. 1re cl. 122 fr. 40 c.; cl. mixte (1re en France, 2e en Allemagne) 101 fr. 30 c.; 2e cl. 88 fr. 60 c.

De *Eger à Marienbad*, 31 kil. — Chemin de fer. 3 conv. par jour. Train express en 1 h. 48 m. 1re cl. 1 fl. 47 kr.; 2e cl. 1 fl. 10 kr.; 3e cl. 74 kr.

De la station de Marienbad, un omnibus conduit en 45 m. aux bains de ce nom.

Marienbad est un des bains les plus élégants, les plus agréables et les plus fréquentés de la Bohême; il est situé dans une région pittoresque et boisée, à 45 m. de la station du chemin de fer.

HÔTELS. — *Klinger*, *Casinopark*, *Stadt Warschau*, *Englischer Hof*, *Stadt Weimar*, *Bellevue* (avec un grand café), *Stadt Hamburg*. — Nombreuses maisons garnies.

Souvent, dans la belle saison, il est difficile de se loger à Marienbad. Il y vient chaque année 9000 baigneurs et l'on exporte par an plus de 600 000 cruchons de ses eaux.

Les hôtels et les maisons meublées s'élèvent au milieu d'une vaste clairière, autour d'une magnifique prairie transformée en jardin anglais.

Marienbad possède une belle église, une maison de conversation, une colonnade, etc. — La promenade du *Kreuzbrunnen* est le bazar de Marienbad. On y fait de la musique le matin de 6 h. à 7 h. 1/2, et le soir de 6 h. à 7 h. Un concert a lieu aussi à la Waldquelle, de 11 h. 1/2 à midi 1/2.

La salle de la *nouvelle maison de bains* est ouverte a toute heure.

PROMENADES. — Les environs de Marienbad, surtout à l'E., au N. et à l'O., sont un parc naturel. Il a suffi de tracer des sentiers faciles à travers les forêts de sapins qui recouvrent les collines pour les transformer en jardins. — On va surtout se promener à l'*Amalienhœhe*, au *Belvédère*, à la *Friedrichs-Wilhelm's Hœhe*, au *Jægerhaus*, à la *Mühle*, au *Hammerhof*, à la *Richard'shœhe*, à la *Hirtenruhe*, etc. — Le *Podhorn* (1 h. 30 m.) offre un panorama étendu. — A 2 h. à l'E. se trouve *Tepl*, le couvent de Prémontrés auquel appartient Marienbad. — Le château de *Kœnigswarth* (1 h. 30 m. au N.) autrefois propriété du prince de Metternich, est ouvert aux étrangers 3 fois la semaine et renferme de nombreuses curiosités.

LES EAUX. — Eau froide, sulfatée sodique, ferrugineuse, gazeuse.

Connue dès la fin du seizième siècle, fréquentée seulement depuis une soixantaine d'années.

Emergence : du terrain granitique. On remarque dans le voisinage un vaste marais qui contient des pyrites.

Huit sources: Kreuzbrunnen, source de la Croix; *Ferdinandsbrunnen*, source de Ferdinand nommée aussi source d'Auschowitz ; *Carolinen* ou *Neubrunnen*, source de Caroline ou source Nouvelle ; *Marienbrunnen* ou *Badequelle*, source de Marie ou du Bain ; *Ambrosiusbrunnen*, source d'Ambroise ; *Waldquelle*, source du Bois ; *Wiesenquelle*, source du Pré ; *Moorlagerbrunnen*, source du Marécage ou de la Tourbière.

Les environs de Marienbad donnent issue à plus de cent sources.

Débit en 24 heures : 26 hectol., Kreuzbrunnen ; 1656 hectol., Marienbrunnen ; 913 hectol., Ferdinandsbrunnen (Osann).

Densité : 1,0094191, Kreuzbrunnen (Osann) ; moyenne de toutes les sources, 1,00462 (Rotureau).

Température : 7°,5, Waldquelle ; 8°, Carolinenbrunnen ; 8°,5, Ambrosiusbrunnen et Kreuzbrunnen ; 10°, Ferdinandsbrunnen ; 11°,5, Marienquelle (Rotureau).

Caractères particuliers : Eau limpide, sauf celle de la Marienquelle qui est un peu trouble ; traversée dans la source par des bulles de gaz plus ou moins nombreuses ; odeur nulle ou piquante d'acide carbonique suivant les sources ; saveur généralement piquante, salée, amère et plus ou moins atramentaire, mais non désagréable, surtout celle de la Kreuzbrunnen.

Emploi : Boisson et bains, douches d'eau, de vapeur, de gaz, bains de boues.

Situation : 644 mètres au-dessus de la mer.

Climat doux pendant la saison des bains et assez constant.

Saison : de mai en octobre.

Action physiologique et thérapeutique : Les différentes sources ont une minéralisation à peu près pareille. Les eaux des Carolinen, Ambrosius et Ferdinandsbrunnen sont employées comme reconstituantes en vertu du fer qu'elles contiennent ; mais il faut remarquer que le sulfate et le chlorure sodique, en proportion notable dans ces sources, préviennent la constipation, ordinaire chez les malades soumis aux ferrugineux. Ces eaux sont donc à la fois reconstituantes et laxatives, elles agissent en même temps comme diurétiques, sudorifiques et apéritives. La Kreuzbrunnen a les mêmes propriétés, mais elle active plus encore les sécrétions du tube digestif, du foie, du pancréas, et produit, même à dose modérée, un effet purgatif ; elle augmente le flux menstruel et le flux hémorrhoïdaire ; la sécrétion de la muqueuse bronchique devient, sous son influence, plus abondante et les malades atteints de catarrhes pulmonaires se trouvent bien de son usage. Elle diminue sensiblement l'obésité, comme la plupart des eaux laxatives ; enfin, les médecins allemands la considèrent comme sédative du système nerveux. Ils lui accordent même une action curative dans l'aliénation mentale déjà ancienne. Sans attribuer à l'eau de Marienbad des propriétés spécifiques en ce sens, on peut croire qu'elle agit alors comme les laxatifs dans nos asiles d'aliénés, et concurremment avec le déplacement du malade soustrait à son cercle ordinaire de relations. La plupart des dyspepsies, certaines affections du foie, bon nombre d'accidents qui tiennent du lymphatisme, de la chlorose et de l'anémie, les troubles de la circulation de la veine porte et les divers symptômes qui caractérisent la pléthore abdominale des Allemands, seront donc combattus avec succès par ces eaux, qui, toutefois, dans la plupart des cas, ne peuvent prétendre à remplacer nos eaux bicarbonatées plus fortes, et dont l'Allemagne n'a pas de succédanés. Hufeland et d'autres auteurs ont rapproché, comme presque identiques dans leurs indications, Carlsbad et Marienbad; mais ni la composition de ces eaux, ni leur température, ni leurs effets physiologiques ne justifient cette assimilation.

On transporte en grande quantité l'eau des Kreuzbrunnen, Ferdinandsbrunnen et Waldquelle.

Analyse (Kersten, 1843).

	KREUZBRUNNEN. Eau 1 kilogr.
Sulfate de soude	4gr, 7094
— de potasse	0, 0649
Chlorure de sodium	1, 4669
Carbonate de soude	1, 1476
— de lithine	0, 0062
— de chaux	0, 6035
— de strontiane	0, 0017
— de magnésie	0, 4635
— de fer	0, 0451
— de manganèse	0, 0050
Phosphate basique d'alumine	0, 0070
— — de chaux	0, 0023
Silice	0, 0883
	8gr, 6114

Gaz acide carbonique libre ou combiné.............. 983c.c.

L'analyse de M. Ragsky (1859) donne des résultats très-peu différents.

Bibliographie : Kratzmann, Der Kurort Marienbad, Prag, 1857. — A. Rotureau, Des principales eaux minérales, Paris, 1858. — Lucka, Der Kreuzbrunnen in Marienbad, Prag, 1858. — Kratzmann, Die Gesundbrunnen in Marienbad, Prag, 1858. — Der Ferdinandsbrunnen zu Marienbad, Prag, 1858. — Kisch, Badeärzliche Briefe über Marienbad, Berlin, 1865. — Helfft-Thilenius, Handbuch der Balneotherapie, Berlin, 1874.

MERGENTHEIM-KARLSBAD (WÜRTEMBERG).

768 kil. de Paris. — Chemin de fer de l'Est et chemins de fer allemands. — Trains express en 20 h. Trains omnibus en 25 h. 1re cl. 50 fr. 45 c. et 30 mk. 15 pf.; 2e cl. 37 fr. 85 c. et 20 mk. 30 pf.; 3e cl. 27 fr. 75 et 12 mk. 65 pf.

DE PARIS A MERGENTHEIM PAR AVRICOURT, STRASBOURG ET HEIDELBERG.

De *Paris à Avricourt*, 410 kil. — Chemin de fer. 8 conv. par jour. Trains express en 8 h. 15 m. Trains omnibus en 9 h. 41 m. 1re cl. 50 fr. 45 c.; 2e cl. 37 fr. 85 c.; 3e cl. 27 fr. 75 c.

De *Avricourt à Heidelberg* par Strasbourg, Carlsruhe et Bruchsal, 236 kil. — Chemin de fer. 5 conv. par jour. Trains express en 6 h. 45 m. Trains omnibus en 21 h. 15 m. 1re cl. 20 mk. 45 pf.; 2e cl. 13 mk. 85 pf.; 3e cl. 8 mk. 50 pf.

De *Heidelberg à Mergentheim* par Kœnigshofen, 122 kil. — Chemin de fer. 3 conv. par jour. Trains express en 3 h. 50 m. Trains omnibus en 4 h. 15 m. 1re cl. 9 mk. 70 pf.; 2e cl. 6 mk. 45 pf.; 3e cl. 4 mk. 15 pf.

Mergentheim (Würtemberg), V. de 4000 hab., station de chemin de fer, est agréablement située dans la vallée fertile de la Tauber.

HÔTELS. — *Rose, Hirsch, Adler, Kreuzeli.*

A 1200 mètres de la ville se trouvent les bains du *Karlsbad*. L'établissement, *Curhaus*, construit en 1853, comprend deux bâtiments dans l'un desquels est une grande salle de conversation. Dans l'autre sont les logements des baigneurs (environ 100 chambres), un salon, une salle de lecture, la salle à manger, la salle de billard, un café, etc. Une vaste Trinkhalle communique avec ces deux corps de bâtiments qui l'enveloppent.

MONUMENTS. — Le *Château*, qui fut, de 1526 à 1809, époque de sa suppression, le siége de l'ordre Teutonique, est transformé en caserne depuis 1868; — l'*hôpital*; — l'*église des Dominicains*. — Mergentheim a, de plus, une bibliothèque, un muséum et un théâtre.

PROMENADES. — De beaux *jardins*, qui communiquent avec le *parc* du château, entourent l'établissement. Les autres promenades les plus fréquentées sont, outre ce parc, l'*allée de tilleuls* qui fait le tour de la ville, la ruine de *Neuhaus*, le *Wartthurm*, le *Kœtherberg*, *Altenberg*, etc.

LES EAUX. — Eau froide, chlorurée sodique.

Connue depuis 1826, époque où elle fut découverte par un berger, exploitée depuis 1829.

Emergence : d'un terrain calcaire stratifié, muschelkalk, gypse dolomie, etc.

Une source : Karlsquelle, source de Charles.

Débit en 24 heures : 1587 hectol.

Densité : 1,019.

Température : 10°,5. C'est jusqu'à présent la seule eau d'une température aussi basse où l'on ait constaté la présence de l'acide borique.

Caractères particuliers : Eau limpide, incolore, inodore, goût salin et un peu amer.

Emploi : Boisson, bains, douches d'eau et de vapeur.

Situation : 170 mètres au-dessus du niveau de la mer.

Climat doux.

Saison : du 15 mai au 1er octobre.

Action physiologique et thérapeutique : On a rapproché l'eau de Mergentheim de celles de Canstatt et de Kissingen. A petite dose, cette eau excite légèrement les organes digestifs, augmente l'appétit et facilite la digestion ; à dose plus forte elle est laxative, agit assez énergiquement sur la muqueuse du tube digestif comme dérivatif, et sur l'hématose comme reconstituant. Elle a sur la peau une action marquée, surtout par l'usage externe. Les malades qui la prennent en boisson ne voient pas survenir, après leur traitement, la contispation souvent consécutive au traitement par les eaux purgatives. Les engorgements du foie et de la rate, ainsi que les accidents si variés que les Allemands rattachent à la pléthore abdominale, et les manifestations de la scrofule sont les principales indications thérapeutiques de l'eau de Mergentheim.

Cette eau se transporte.

Depuis l'époque où Liebig analysa l'eau de la Karlsquelle, cette source a été, par un nouveau captage, complétement isolée des eaux douces qui s'y mêlaient, et l'analyse suivante donne des résultats forts différents de ceux obtenus en 1853, pour les proportions des principes minéralisateurs.

Analyse (Scherer, 1869).

	KARLSQUELLE. Eau 1 kilogr.
Carbonate de chaux	1gr, 4328
— de magnésie	0, 0650
— d'oxyde de fer	0, 0095
Silice	0, 0510
Sulfate de chaux	0, 8380
— de magnésie	2, 4838
— de soude	3, 7060
Chlorure de sodium	13, 3770
— de potassium	0, 2860
— de lithium	0, 0120
Bromure de sodium	0, 0161
Iode, acide phosphorique, acide borique, alumine, ammoniaque, manganèse	quantit. impond.
	22gr, 2772

Gaz acide carbonique libre et demi-combiné .... 600c.c.

Bibliographie : Hœring, Mergentheim und seine Heilquelle.... 1849. — Krauss, Beschreibung der Mineralquelle zu Mergentheim.... Stuttgart, 1853. — Hœring, das Karlsbad zu Mergentheim.... 1870.

BIBLIOTHÈQUE NATIONALE R.F.

NAUHEIM (HESSE-DARMSTADT).

727 kil. de Paris. — Chemin de fer de l'Est et chemins de fer allemands. — Trains express en 16 h. 24 m. Trains omnibus en 23 h. 12 m. 1re cl. 83 fr. 75 c. et 3 mk. 10 pf.; cl. mixte 76 fr. 85 c. et 2 mk. 30 pf.; 2e cl. 62 fr. 60 c. et 2 mk. 10 pf.

DE PARIS À NAUHEIM PAR PAGNY-SUR-MOSELLE, METZ ET FRANCFORT.

De *Paris à Francfort* par Pagny-sur-Moselle, Metz, Saarbrück, Creuznach et Mayence, 690 kil. — Chemin de fer. 3 conv. par jour. Trains express, sans changement de voiture et avec wagons-lits, en 15 h. 33 m. Trains omnibus en 19 h. 40 m. 1re cl. 83 fr. 75 c.; cl. mixte (1re en France, 2e en Allemagne) 76 fr. 85 c.; 2e cl. 62 fr. 60 c.

De *Francfort à Nauheim* 37 kil. — Chemin de fer. 10 conv. par jour. Trains express en 50 m. Trains omnibus en 1 h. 12 m. 1re cl. 3 mk. 10 pf.; 2e cl. 2 mk. 30 pf.; 3e cl. 1 mk. 60 pf.

Nauheim (Hesse-Darmstadt) V. de 3000 hab., station de chemin de fer; est située dans une enclave de la Hesse-Cassel, sur l'Use, au pied du Johannisberg. Ses sources salées produisent par an plus de 17 000 quintaux de sel; une des sources, le *Friedrich-Wilhelms Sprudel* s'élance de terre par un jet de 18 à 20 mèt. de hauteur. Elles pourraient alimenter près de 1000 baignoires par jour.

HÔTELS. — *Kursaal, Europæischer Hof, Bellevue.*

Le Kursaal, bâti sur le modèle des maisons de conversation d'Ems et de Wiesbade, possède de très belles salles. La *Trinkhalle* est magnifique.

Nauheim est visité chaque année par environ 6000 baigneurs.

Dans les environs, on peut faire de nombreuses *promenades* : au mont *Johannisberg* (20 min.), où l'on voit les ruines d'un couvent; au *Teichhaus* (3/4 h.), sur les bords d'un lac; à la ville de *Friedberg*, remarquable par son vieux château, son parc, ses églises.

LES EAUX. — Eau thermale, chlorurée sodique, gazeuse.

Exploitée comme saline depuis un siècle environ; employée comme agent thérapeutique depuis 1816. La plupart des sources qui servent au traitement minéral ont été découvertes plus récemment.

Emergence : de forages artésiens pratiqués dans le grès bigarré.

Cinq sources : Kurbrunnen, source du traitement; *Salzbrunnen,* source de sel, desservant les buvettes; *Friedrich-Wilhelm's Sprudel* Sprudel de Frédéric-Guillaume; *Grosser Sprudel, Kleiner Sprudel,* grand et petit Sprudel, alimentant les bains.

Il existe dans le voisinage une autre source nommée *Alkalischer Sauerling,* source saline acidule.

Débit en 24 heures : Grosser Sprudel, 8910 hectol.; Kleiner Sprudel, 5410 hectol.; Friedrich-Wilhelm's Sprudel, 19160 hectol. (Helfft).

Densité : Kurbrunnen, 1,0138; Salzbrunnen, 1,0165; Kleiner Sprudel, 1,0186.

Température : Kurbrunnen, 21°, Salzbrunnen, 24°, Grosser Sprudel, 35° Kleiner Sprudel, 27°; Friedrich-Wilhelm, 39°.

Caractères particuliers : L'eau du Kurbrunnen est limpide, sans odeur, d'un goût aigrelet et salé; elle pétille dans le verre et est assez agréable à boire, quoiqu'elle détermine de vifs picotements dans le nez. Celle du Salzbrunnen est analogue, mais d'un goût plus salé et moins gazeuse.

Emploi : Boisson, Kurbrunnen, Salzbrunnen, Alkalischer-Sauerli bains ordinaires, bains d'eau courante, *strombad*, Grosser Sprudel, etc.; douches de gaz, Kleiner Sprudel. — On ajoute aux eaux des sources une certaine quantité d'eau mère quand on veut rendre les bains plus actifs.

Situation : 150 mèt. au-dessus de la mer.

Action physiologique et thérapeutique : L'eau de Nauheim est purgative à différents degrés, suivant les sources; celle du Kurbrunnen, à la dose d'un verre, constipe et réussit très-bien, ainsi employée, contre certaines diarrhées séreuses (Rotureau). A la dose ordinaire de trois verres, elle est laxative. Celle du Salzbrunnen l'est plus et son effet s'accompagne de lassitude. Ni l'une ni l'autre n'est diurétique. Quand à l'eau du Grosser Sprudel, elle purge à la dose d'un verre.

Comme toutes les eaux de salines, celle de Nauheim agit puissamment sur la peau et détermine souvent la poussée; son action sur l'hématose est aussi très-grande. Elle est tonique, reconstituante et très-excitante.

Ces eaux ont pour indication thérapeutique principale le lymphatisme et la scrofule sous toutes leurs formes. Elles donnent d'excellents résultats dans la chlorose, l'anémie et les affections qui en procèdent, dans le rhumatisme chronique et dans les névralgies, notamment dans la sciatique. Leur action reconstituante se manifeste chez les malades épuisés par des excès ; elles réussissent dans la dyspepsie sans état inflammatoire de l'estomac, dans l'hypertrophie du foie et de la rate dépendant de la cachexie paludéenne. Leur tendance à déterminer congestion sanguine vers l'utérus et les vaisseaux hémorrhoïdaux ainsi que l'excitation générale qu'elles amènent exigent beaucoup de ménagement dans leur emploi chez certains malades. Enfin il est à remarquer que la plupart des affections indiquées par les auteur comme relevant des eaux Nauheim, se rattachent à la diathèse scrofuleuse, et que les rhumatisants, les chlorotiques, etc., ont surtout chance d'y guérir quand le lymphatisme domine dans leur constitution.

Analyse (Chatin, 1856).

	KURBRUNNEN. Eau 1 kilogr.
Chlorure de sodium	14gr, 2000
— de calcium	1, 3000
— de magnésium	0, 3900
Bromure de magnésium	0, 0050
Iode (libre ?)	traces

Carbonate de chaux................	1gr, 4000
— de fer....................	0, 0260
— de magnésie..............	0, 1050
Sulfate de chaux..................	0, 1000
Silice et traces d'alumine.	0, 0180
Arséniate de fer..................	0, 0002
Nitrates alcalins..................	traces
Sels de potasse et d'ammoniaque....	traces
Matière organique................	fortes traces
	17gr, 4442

Gaz acide carbonique libre................ 970 c.c.

Les autres sources sont plus riches en chlorure sodique ; le Salzbrunnen contient, pour 1 kilogr. d'eau, 20 gr. 9 de chlorure de sodium ; le Kleiner Sprudel, 22, 4; le Grosser Sprudel, 23, 5; et le Friedrich-Wilhelm's Sprudel, 35, 1.

Les analyses de Bromeis et de M. Will (1871) donnent des chiffres moins forts : 13 gr. 740; 17 gr. 728 ; 17 gr. 348; 21 gr. 82 ; 29 gr. 294 pour les mêmes sources, dans l'ordre ci-dessus (Helfft-Thilenius, 1874).

Bibliographie : Rotureau, Étude sur les eaux minérales de Nauheim, Paris, 1856. — Des principales Eaux minérales de l'Europe... Paris, 1858.

NIEDERBRONN (ALSACE).

537 kil. de Paris. — Chemin de fer de l'Est et chemins de fer allemands. — Trains express en 13 h. 22 m. Trains omnibus en 17 h. 22 m. 1re cl. 45 fr. 80 c. et 13 mk. 30 pf.; 2e cl. 34 fr. 35 c. et 8 mk. 90 pf. ; 3e cl. 25 fr. 15 c. et 5 mk. 85 pf.

DE PARIS À NIEDERBRONN PAR PAGNY-SUR-MOSELLE, METZ ET BENNINGEN.

De *Paris à Pagny-sur-Moselle* 372 kil. — Chemin de fer. 5 conv. par jour. Trains express en 7 h. 56 m. Trains omnibus en 9 h. 52 m. 1re cl. 45 fr. 80 c.; 2e cl. 34 fr. 35 c.; 3e cl. 25 fr. 15 c.

De *Pagny à Benningen* par Metz, 81 kil. — Chemin de fer. 3 conv. par jour. Trains omnibus en 2 h. 45 m. 1re cl. 6 mk. 50 pf.; 2e cl. 4 mk. 40 pf.; 3e cl. 2 mk. 90 pf.

De *Benningen à Niederbronn* par Sarreguemines et Bitche, 84 kil. — Chemin de fer. 2 conv. par jour. Trains omnibus en 2 h. 57 m. 1re cl. 6 mk. 80 pf. ; 2e cl. 4 mk. 50 pf. ; 3e cl. 2 mk. 95 pf.

Niederbronn, ville de 3,300 hab., station de chemin de fer, est agréablement située au pied du versant oriental des Vosges.

HÔTELS : de la *Chaîne d'Or* (établissement de bains), du *Lion*, de *Langenhagen*. — Nombreux logements dans les maisons particulières où l'on ne sert que le déjeuner aux locataires; ils dînent dans les hôtels ou au Vauxhall.

« La partie S. de Niederbronn,

dit M. le docteur Kuhn, renferme avec la promenade l'établissement minéral où les baigneurs vont chaque matin boire leur eau aux sons d'un orchestre, et autour duquel se trouve une série de belles maisons toutes destinées à loger des visiteurs. Le *Vauxhall*, qui a été construit en 1827, forme un vaste bâtiment à deux étages, qui ne manque pas d'une certaine élégance ; le perron qui orne les abords de cet édifice est garni d'une jolie toiture vitrée, soutenue par des colonettes en fer, afin de pouvoir servir de promenoir en temps de pluie. Le Vauxhall est le bâtiment central de l'établissement et constitue la *salle de conversation*. Au rez-de-chaussée sont les salles de restauration, de café et de lecture. Un bel escalier conduit au premier étage où se trouve la grande salle à manger, servant aussi de salle de danse lors des grands bals. Près de la salle à manger se trouve le petit salon, qui est le lieu habituel de réunion des visiteurs. Le reste du Vauxhall est consacré à des logements particuliers. »

Niederbronn ne possède pas d'autre maison de bains que l'hôtel de la Chaîne d'Or ; les autres hôtels et les maisons particulières sont pourvus de baignoires ; on en compte environ cinq cents dans soixante maisons. Les cabinets des hôtels de la Chaîne et de Langenhagen ont seuls des appareils de douches.

Promenades. — Celle de l'intérieur, ou *promenade centrale*, entourée d'une clôture en fer, est disposée d'un côté en allée, et de l'autre en jardin anglais ; on y remarque un grand choix d'arbres et de plantes exotiques ; c'est là que se réunissent tous les baigneurs. A une petite distance s'étend le *Herrenberg*, charmant coteau d'où l'on jouit d'une vue magnifique. La *nouvelle avenue* doit aussi être comptée parmi les promenades voisines de l'établissement. La promenade de la *Neumatt*, qui s'avance dans un joli vallon, possède à son extrémité un kiosque rustique. Des sentiers ont été tracés dans les parties voisines de la montagne et de la forêt ; c'est à gauche de la route, la promenade du *Roi de Rome*, et de l'autre côté, celle des *Trois Chênes*. Enfin les jardins des familles de Dietrich et Boursault sont ouverts aux étrangers.

Parmi les nombreux et intéressants châteaux qu'on peut visiter dans les environs de Niederbronn, nous citerons : — la *Wasenburg*, qui domine le village ; — (6 kil.) les deux *Windstein*, l'ancien et le nouveau, dans un site délicieux ; le premier date de la fin du onzième siècle ; — (19 kil.) le *Fleckenstein* ; — (23 kil.) le château de *Schœneck* ; — (10 kil.) celui de *Hohenfels* ; — (15 kil.) *Bitche* ; — (23 kil.) *Lichtenberg*. — Les baigneurs visiteront aussi avec intérêt les usines de *Niederbronn*, de *Zinsweiller* et de *Jægerthal*, l'atelier de construction de *Reichshoffen*, la laminerie de *Mutterhausen*, la fabrique d'acier de *Bærenthal* et surtout la cristallerie de *Saint-Louis*, située à 15 kil., magnifique usine bien connue pour ses beaux produits.

Les eaux. — Eau froide, chlorurée sodique.

Connue dès l'époque romaine.

Émergence : D'une couche d'argile recouverte de gravier, dans un terrain caractérisé par le grès vosgien.

Une source principale et, dans son voisinage, plusieurs autres moin- considérables émergent dans deux bassins d'une largeur et d'une pro fondeur de 4 à 5 mètres.

Débit en 24 heures : Source principale 2880 hectolitres.

Densité : 1,001.

Température : 17°, 8.

Caractères particuliers : Eau limpide et incolore au griffon, prenant dans les bassins une nuance louche et jaunâtre par la décomposition au contact de l'air d'une partie de ses carbonates et déposant un sédiment ocracé ; odeur à peu près nulle, goût salin assez agréable laissant un arrière-goût un peu fade et une sensation de sécheresse à la bouche. Quelquefois, l'un des bassins perd momentanément sa teinte jaunâtre, et devient plus ou moins limpide sans changer de goût. Ce phénomène a lieu par intervalles qui varient d'un mois à plusieurs années. M. le docteur Kuhn l'attribue à la présence momentanée dans l'eau d'une plus grande quantité d'acide carbonique et pense qu'il peut se rattacher aux conditions électriques de l'atmosphère.

Emploi : Boisson, bains, douches. La méthode purgative consiste à donner l'eau presque uniquement en boisson, à la dose de 6 à 10 verres. Dans la méthode résolutive ou altérante, on emploie l'eau en bains assez chauds, de 30 minutes à deux heures de durée ; le malade boit peu. Enfin la méthode tonique donne des bains d'une demi-heure, de 22° à 32°, et peu d'eau en boisson.

Situation : 192 mèt. au-dessus de la mer.

Climat : Assez doux, sans variations très-intenses, quoique tenant un peu du climat de montagnes. A la fin de l'été, les soirées sont fraîches et les vêtements chauds sont nécessaires.

Saison : Du 1er juin au 15 septembre.

Action physiologique et thérapeutique : Eau tonique, résolutive, reconstituante, diurétique, constipant à faible dose, laxative, à la dose de six à douze verres, sans affaiblir ni causer de coliques, agissant principalement sur les organes digestifs, biliaires et urinaires, déterminant la congestion hémorrhoïdaire et utérine. Employée extérieurement, elle est plus ou moins excitante, suivant la température des bains et des douches, elle donne à la peau de l'âpreté, mais cause rarement la poussée.

C'est principalement au lymphatisme que répondent ces eaux. L'état catarrhal ou muqueux des premières voies, la dyspepsie, l'obésité, les hémorrhoïdes, la pléthore abdominale, sont traitées avec succès par la méthode purgative. Les engorgements du foie, les calculs biliaires relèvent aussi de Niederbronn, ainsi que le rhumatisme chez les sujets lymphatiques. Il en est de même de l'eczéma, du prurigo, du psoriasis, quand ils se rattachent à la diathèse scrofuleuse. Enfin les suites de traumatisme grave sont heureusement modifiées par l'usage des eaux de cette station.

Analyse (Kossmann, 1850).

	Eau 1 kilog.
Chlorure de sodium	3gr,08857
— de calcium	0, 79445
— de magnésium	0, 31171
— de potassium	0, 13198
— de lithium	0, 00433
— d'ammonium	traces
Carbonate de chaux	0, 17912
— de magnésie	0, 00653
— de protoxyde de fer	0, 01035
Sulfate de chaux	0, 07417
Bromure de sodium	0, 01072
Iodure de sodium	traces
Silicate de fer avec traces d'oxyde de manganèse	0, 01502
Silice pure	0, 00100
Alumine	traces
Acide arsénieux	tr.-lég. tr.
	4, 62795

Nicklès a constaté la présence du fluor dans l'eau de Niederbronn.

Bibliographie : J. Kuhn. Les eaux laxatives de Niederbronn, Paris, 1856, in-8. Ce travail remarquable contient une bibliographie complète sur la matière. — Kuhn fils, études chimiques sur les eaux.... de Niederbronn, 1866. — A. Robert, Guide du médecin et du touriste aux bains de la vallée du Rhin, Paris et Strasbourg, 1869.

PÜLLNA (BOHÊME).

Püllna, misérable village, est situé près de *Brüx*, V. de 4,000 h. Il n'y a pas d'établissement à Püllna et on n'y fait pas de traitement. Cette eau, d'un usage commun en médecine, ne se boit pas à la source, mais se transporte en grande quantité.

LES EAUX. — Eau froide, sulfatée sodique et magnésique.

Connue depuis longtemps et employée seulement par les habitants des environs; c'est depuis une cinquantaine d'années qu'elle est devenue d'un usage général.

Émergence : dans une plaine de formation tertiaire, mais environnée de collines et de chaînes volcaniques, dômes de basalte, etc.

Dix Sources, consistant en autant de puits profonds.

Densité : 1,0460.

Température : 7°, 5.

Caractères particuliers : Eau limpide, jaune verdâtre, inodore; goût salin, amer; elle est assez désagréable à boire.

Emploi : En boisson et seulement exportée.

Action physiologique et thérapeutique : L'eau de Püllna est purgative et c'est seulement en cette qualité qu'on l'emploie. (*V.* Sedlitz et Saidschütz.)

Analyse (Struve).

	Eau, 1 kilogr.
Sulfate de soude	16gr, 1197
— de potasse	0, 6250
— de chaux	0, 3384
— de magnésie	11, 9903
Clorure de magnésium	2, 1700
Carbonate de magnésie	0, 8341
— de chaux	0, 1002
Phosphate basique de chaux	0, 0903
Silice	0, 0229
	32gr, 2009

Gaz acide carbonique 69cc 39

Bibliographie : Annales de Poggendorf, tome VII.

PYRMONT (WALDECK).

780 kil. de Paris. — Chemin de fer du Nord et chemins de fer allemands. — Trains express en 19 h. Trains omnibus en 21 h. 25 m. 1re cl. 58 fr. 95 c. et 20 mk. 30 pf.; 2e cl. 43 fr. 85 c. et 15 mk.

DE PARIS À PYRMONT PAR COLOGNE ET PADERBORN.

De *Paris à Cologne* par Saint-Quentin, Erquelines, Namur et Liége, 487 kil. — Chemin de fer. 4 conv. par jour. Trains express du matin en 11 h. 45 m. Trains express du soir, avec wagons-lits et sans changement de voitures en 12 h. 5 m. Trains omnibus en 14 h. 25 m. 1re cl. 58 fr. 95 c.; 2e cl. 43 fr. 85 c. (N. B. Les voyageurs qui se rendent en Allemagne par Cologne, doivent faire visiter leurs bagages dans cette ville, sous peine de les voir retenir à la douane).

De *Cologne à Hamm* par Dusseldorf et Dortmund, 156 kil. — Chemin de fer. 4 conv. par jour. Trains rapides en 3 h. Trains ordinaires (partant de Deutz) en 5 h. 40 m. 1re cl. 10 mk. 10 pf.; 2e cl. 7 mk. 60 pf.; 3e cl. 5 mk. 10 pf.

De *Hamm à Altenbecken* 93 kil. — Chemin de fer. 4 conv. par jour. Trajet en 3 h. 1re cl. 7 mk; 2e cl. 4 mk. 90 pf.; 3e cl. 3 mk. 20 pf.

De *Altenbecken à Pyrmont* 39 kil. — Chemin de fer. 3 conv. par jour. Trajet en 1 h. 1re cl. 3 mk. 20 pf.; 2e cl. 2 mk. 50 pf.; 3e cl. 1 mk. 60 pf.

Pyrmont, chef-lieu du comté de ce nom, station de chemin de fer, est une ville de la principauté de Waldeck, située sur l'Emmer, au pied d'une chaîne de collines boisées. Sa population ne dépasse pas

2000 hab. Ses eaux, très-fréquentées au moyen âge, sont un peu négligées aujourd'hui. Le nombre actuel des baigneurs s'élève à 12 500.

Hôtels. — *Grosses Bade-Hotel*, *Krone*, *Lippescher Hof*, *Stadt Bremen*. Table d'hôte tous les jours aux hôtels. — Nombreuses maisons garnies.

L'*établissement* contient 60 salles de bains dans le Stahlbadehaus et 40 dans le Salzbadehaus. — Le parc est vaste et bien entretenu, la musique joue le matin, l'après-midi et, 4 fois par semaine, le soir.

La rue principale de Pyrmont, bordée des plus belles maisons et plantée d'un double rang de tilleuls, longue de 500 pas, large de 40, s'appelle la *Grosse Allee* ou *Haupt Allee*. Elle forme une agréable promenade. C'est là que les baigneurs écoutent la musique le matin, en buvant leurs verres d'eau. Par le mauvais temps, on se promène dans la *Brunenhalle*. — Il y a encore dans la ville les promenades de la *Klosterallee*, le *parc* et le jardin du *château* bâti en 1552, restauré en 1706.

Environs. — Les promenades plus éloignées sont: le *Kœnigsberg*, le *Friedensthal*, *Lœwenhausen*, le *Hornberg*, le *Mühlenberg*, le *Schellenberg*, le *Ohrberg*, le *Bomberg* (belle vue), les *Exsterstcine*, groupes de rochers aux formes étranges, le *Hermannsberg*, le parc de *Schieder*, etc., etc. — La principale curiosité des environs est la *Dünsthœhle*, cavité artificielle creusée dans un rocher d'où s'échappe un jet de gaz acide carbonique.

Les eaux. — Eau froide, ferrugineuse bicarbonatée ou chlorurée sodique, gazeuse.

Connue dès le temps de Charlemagne.

Émergence : Du terrain secondaire présentant, comme couche inférieure, le grès rouge, et supérieurement, la marne, le calcaire coquillier, etc.

Sept sources : Le *Stahlbrunnen*, source d'acier, appelée aussi *Trinkquelle* parce qu'elle dessert une buvette; l'*Helenenquelle*, source d'Hélène, le *Sauerlingebrunnen*, source acidule; le *Salzbrunnen*, source de sel (ces quatre sources sont employées en boisson); le *Brodelbrunnen*, source bouillonnante; la *Badequelle*, source des bains; la *Bohrlochsoole*, eau de saline obtenue par un forage et qui, de même que les deux précédentes, dessert les bains.

Débit en 24 heures : Stahlbrunnen, 100 hectol.; Brodelbrunnen, 1630 hectol.; Helenenquelle, 2304 hectol.

Densité : 1,00292 Stahlbrunnen, 1,00347 Brodelbrunnen, 1,00374 Helenenquelle, 1,002377 Salzbrunnen, 1,00617 Badequelle, 1,02819 Bohrlochsoole.

Température : 12° Stahlbrunnen et Helenenquelle, 12°,7 Brodelbrunnen, 10° Salzbrunnen et Badequelle, 15° Bohrlochsoole.

Caractères particuliers : Eau limpide, incolore, déposant une couche ocracée au fond et sur les parois de la fontaine, inodore, d'un goût ferrugineux assez fort (Stahlbrunnen); dégageant de grosses bulles de gaz dont l'explosion s'entend à quelque distance (Brodel); goût salin et amer, surtout quand l'acide carbonique libre est tout à fait dégagé (sources chlorurées).

Emploi : Boisson, bains et douches. On ajoute dans certains cas, à l'usage de l'eau minérale celui du lait de chèvre, d'ânesse ou de vache.

Situation : 130 mètres au-dessus de la mer.

Climat inconstant, variations brusques dans la température.

Saison : du 15 mai au 15 octobre.

Action physiologique et thérapeutique : Les eaux de Pyrmont appartiennent à deux classes distinctes : les unes, dont le Stahlbrunnen est le type, sont ferrugineuses et un peu arsenicales ; les autres sont chlorurées sodiques. Ces eaux agissent, en vertu de leurs éléments, les premières comme toniques, reconstituantes et altérantes ; les secondes comme déterminant la constipation à faible dose, laxatives à haute dose, reconstituantes par leur chlorure de soude ; toutes sont excitantes par le fait du gaz qu'elles contiennent en grande quantité, et le Stahlbrunnen détermine chez ceux qui en font usage l'ivresse carbonique.

Le Stahlbrunnen et ses congénères conviennent dans les accidents variés qui tiennent de l'anémie, chez les personnes épuisées par une longue maladie, la spermatorrhée, les excès, etc. Les sources chlorurées réussissent dans les dyspepsies acides, l'atonie des organes digestifs, et dans les affections procédant du lymphatisme et de la scrofule. On fait quelquefois usage en même temps des eaux ferrugineuses et des eaux chlorurées ; leurs propriétés se complètent mutuellement.

Le Stahlbrunnen, célèbre autrefois sous le nom de *fons sacer, Hyligen Borns*, a fait la réputation de Pyrmont et, quelle que soit d'ailleurs l'importance des eaux chlorurées de cette station, elles n'y occupent que le second rang.

L'eau de Pyrmont, Stahlbrunnen, se transporte ; on embouteille aussi les eaux chlorurées pour l'usage des buveurs du Stahlbrunnen qui font usage des deux eaux.

Analyse (Fresenius, 1864 ; Wiggers, 1861).

	STAHLBRUN. Eau 1 kilogr.	BADEQUELLE (Chlorurée). Eau 1 kilogr.
Sulfate de chaux	0gr, 761214	2gr, 51396
— de baryte	0, 000285	
— de strontiane	0, 003499	
— de potasse	0, 015825	0, 00142
— de soude	0, 040249	
— de magnésie	0, 435166	0, 27440
Iodure de sodium	0, 000015	
Bromure de sodium	0, 000086	
Nitrate de soude	0, 000152	
Chlorure de sodium	0, 152526	9, 15513
— de magnésium		0, 56434

— de lithium...............	0gr, 000954	0gr, 00073
— d'ammonium...........	0, 002019	
Phosphate d'alumine.............	0, 000080	
— de chaux..............	0, 000053	
Carbonate de chaux..............	0, 697902	
— de magnésie..........	0, 050535	
Bicarbonate de magnésie.........	0, 053643	0, 02270
Carbonate d'oxyde de fer.........		
— — de manganèse..	0, 004306	
Bicarbonate d'oxyde de manganèse.		0, 01208
Acide silicique...................	0, 030510	
Silice..........................		0, 00515
Alumine........................		traces sensibles.
	2gr, 249019	12gr, 54991
Acide carbonique combiné avec les carbonates en bicarbonates.....	1407c.c. 6	
Acide carbonique libre...........	1271 05	640c.c.7

La Bohrlochsoole contient par kilogr., d'après M. Wiggers, 32gr,005 de chlorure de sodium, 1gr,3365 de chlorure de magnésium, 5gr,4062 de sulfate de chaux et une proportion notable de brome.

Bibliographie : Helfft-Thilenius, Handbuch der Balneotherapie, Berlin, 1874. — Seebohm, Der Kurort Pyrmont.... 1878.

PYSTJÁN (HONGRIE).

1462 kil. de Paris. — Chemin de fer de l'Est et chemins de fer allemands. — Trains express en 42 h. 1re cl. 172 fr. 15 c. et 7 fl. 49 kr.; cl. mixte 138 fr. 80 c. et 3 fl. 23 kr.; 2e cl. 126 fr. 10 c. et 3 fl. 23 kr.

DE PARIS À PYSTJÁN PAR VIENNE ET PRESBOURG.

De Paris à Vienne par Avricourt, Strasbourg, Carlsruhe, Stuttgart, Munich et Salzbourg ou Simbach, 1382 kil. — Chemin de fer. 2 conv. par jour. Train express du matin, par Salzbourg en 36 h. 35 m. Train poste du soir, sans changement de voitures et avec wagons-lits, en 33 h. 45 m. 1re cl. 172 fr. 15 c.; cl. mixte (1re en France, 2e en Allemagne) 138 fr. 80 c.; 2e cl. 126 fr. 10 c.

De Vienne à Pystján par Presbourg et Tyrnau, 80 kil. — Chemin de fer. 1 conv. par jour. Trajet en 8 h. 32 m. 1re cl. 7 fl. 49 kr.; 2e cl. 5 fl. 62 kr.; 3e cl. 3 fl. 74 kr.

Pystján ou **Pœsteny** ou **Pœstyén** est situé dans la vallée de la Waag, sur la rive droite de cette rivière et à 15 m. du bourg de Grosspystján, auquel la station thermale est reliée par une allée de tilleuls. Grosspystján est une station du chemin de fer du Waagthal. Le bourg et les bains sont compris dans le comté de Neutra (Hongrie).

HÔTEL. — On trouve à Pystján un hôtel avec 42 chambres et un restaurant; un café dont dépend le salon des baigneurs (Cursalon), où l'on danse le dimanche; la maison du Parc (Parkhaus) avec 20 chambres pour les étrangers. — Le village des bains compte 123 maisons disposant de 400 chambres pour les baigneurs; la plupart de ces logements sont confortables, les maisons sont bâties en bois, beaucoup d'entre elles ont un jardin et plusieurs un restaurant. Le prix d'une chambre varie, suivant la situation et l'aménagement, de 3 à 15 fl. par semaine.

Il y a de plus à Pystján un établissement de bains militaire, un hôpital pour les pauvres du comté, une chapelle, une pharmacie, un bureau télégraphique et un théâtre d'été. Les bains sont répartis dans trois corps de bâtiments qui contiennent des piscines d'eau, des piscines de boue, des chambres de repos pour les baigneurs qui sortent des piscines, des cabinets avec baignoires pour bains d'eau ou de boues, des appareils de douches chaudes ou froides. Les piscines reçoivent le jour par une coupole vitrée; elles sont entourées de galeries.

Les baigneurs sont transportés des bains à leur logement dans des chaises bien closes.

Le nombre annuel des baigneurs varie de 8000 à 11 000.

PROMENADES. — On visite dans les environs des ruines curieuses de châteaux et d'églises. A Gross Pystján, dans le jardin d'une maison de paysan, sont les restes d'une église de Templiers; — près du village de Moraván, sur la rive g. de la Waag, on peut visiter les ruines assez remarquables d'un château détruit au XVIIIe s. Les vallées des Carpathes inférieurs offrent de charmantes promenades.

LES EAUX. — Eau thermale, sulfurée calcique.

Connue dès le seizième siècle.

Émergence : Les montagnes environnantes contiennent du spath calcaire sur lequel repose par places un schiste micacé; non loin de Pystján on trouve des traces de terrain houiller et des pyrites.

Deux sources : Hauptquelle, source principale, ou *Alter Brunnen*, la vieille source; *Neuer Brunnen*, la nouvelle source, découverte en 1861.

Densité : 1,0112.

Température : 60°,5 (Ragsky).

Caractères particuliers : L'eau de Pystján n'est pas toujours limpide dans le bassin même de la source, ce qui tient sans doute à l'action de l'air qui la fait blanchir; quand on la puise de manière à ce qu'elle n'arrive pas trouble dans le vase, elle se conserve limpide à l'abri du contact de l'air et de la lumière. Quand elle s'est troublée, elle dépose un précipité qui devient noir. Elle ne dégage pas de bulles de gaz, son odeur est très-sulfureuse par les temps orageux; goût âcre, sulfureux et salé.

Emploi : Bains, douches, bains de piscines, bains et applications locales de boues.

Situation : 140 mètres au-dessus de la mer.

Climat de montagnes, très-variable.

Saison : du 1er mai au 30 septembre.

Action physiologique et thérapeutique : L'eau de Pystjàn est modérément excitante, comme les eaux sulfurées calciques en général, mais sa haute thermalité lui donne une action énergique sur l'économie. Elle réussit dans le rhumatisme musculaire et articulaire chronique et dans la goutte à son début. Les manifestations arthritiques cèdent ou s'amendent sous l'influence des bains, des douches et des applications de boue; l'herpès, l'eczéma, le lichen, le prurigo, l'acné, l'ecthyma, le porrigo guérissent ou s'adoucissent notablement, et sans la recrudescence ordinaire aux stations sulfureuses; au contraire ces eaux ont, dit M. Rotureau, un effet calmant prononcé sur les dermatoses. Elles réussissent encore contre les arthrites et les autres maladies des os qui tiennent de la scrofule, contre les accidents locaux suites de grands traumatismes, et passent pour guérir la fistule à l'anus qui souvent, il est vrai, se rattache à la diathèse scrofuleuse. Les paralysies d'origine apoplectique et déjà anciennes, celles qui succèdent à des fièvres graves ou à l'intoxication métallique sont traitées avec succès par ces eaux ainsi que le catarrhe chronique des voies aériennes.

Analyse (Ragsky, 1856).

	HAUPTQUELLE. Eau 1 kilogr.
Sulfate de potasse.................	0gr, 0280
— de soude.....................	0, 3485
— de chaux....................	0, 5310
Chlorure de sodium...............	0, 0710
— de magnésium..........	0, 0950
Carbonate de magnésie............	0, 0390
— chaux..............	0, 2030
Silice..........................	0, 0520
Phosphate basique d'oxyde de fer..	0, 0013
	1gr, 3688

Gaz acide carbonique libre........................	284c.c.61
— sulfhydrique........................	39, 91

Bibliographie : Lengyel de Przemysl, Die Heilquellen und Bäder Ungarn's.... Pesth, 1854. — Ragsky, Der Badeort Pistyan in Ungarn...., Vienne, 1856. — A. Rotureau, Des principales eaux minérales.... Paris, 1858. — Wagner, Die Heilquellen von Pystján in Ungarn.... Vienne, 1878.

REINERZ (PRUSSE).

1615 kil. de Paris. — Chemin de fer du Nord, chemins de fer allemands et route de poste. Trajet en 38 h. 12 m. jusqu'à Nachod. 1re cl. 134 fr. 25 c. 5 mk. et 15 fl. 68 kr. cl. mixte, 111 fr. 3 mk. 80 pf. et 11 fl. 75 kr. (Plus le prix de Nachod à Reinerz, non-indiqué dans les guides allemands.)

DE PARIS À REINERZ PAR DRESDE, PRAGUE, CHOTZEN ET NACHOD.

De *Paris à Dresde* par Saint-Quentin, Erquelines, Namur, Liége, Cologne, Hanovre, Œbisfelde, Magdebourg, Cœthen, Halle et Leipzig, 1209 kil. — Chemin de fer. 3 conv. par jour. Train express en 28 h. 1re cl. 134 fr. 25 c. ; cl. mixte (1re en France, 2e en Allemagne) 111 fr. — *N. B.* On peut aller à Dresde par Bleyberg, Arnsberg, Cassel et Nordhausen ou Eisenach, ou par Bleyberg, Kreiensen Magdebourg et Zerbst. La durée du trajet et les prix sont à peu près les mêmes. — Les voyageurs doivent faire visiter leurs bagages à Cologne sous peine de les voir retenir à la douane.

De *Dresde à Chotzen* par Prague, 331 kil. — Chemin de fer. 4 conv. par jour. Train rapide en 8 h. 37 m. 1re cl. 5 mk. et 12 fl. 78 kr.; 2e cl. 3 mk. 80 pf. et 9 fl. 58 kr.; 3e cl. 2 mk. 50 pf. et 6 fl. 38 kr.

De *Chotzen à Nachod* 61 kil. — Chemin de fer. 3 conv. par jour. Trajet en 1 h. 35 m. 1re cl. 2 fl. 90 kr.; 2e cl. 2 cl. 2 fl. 17 kr.; 3e cl. 1 fl. 45 kr.

De *Nachod à Reinerz* 14 kil. — Route de poste.

Reinerz (Silésie Prussienne) est une ville industrielle de 3337 hab., située dans le comté de Glatz et dans la vallée de la Weistritz.

HÔTEL. — *Bær.*

Une allée d'arbres, longue d'environ 2 kil., relie les bains à la ville. Ces bains ont été visités en 1877 par 2400 personnes. On y fait des cures de lait et de petit-lait de vache, de chèvre et de brebis. — Le nouvel établissement contient 42 cabinets de bains.

PROMENADES. — Le *Hutberg*, le *Hinterberg*, le *Kreuzberg*, le *Sommerlehne*, le *Schlemmerberg*, le *Capellenberg*, avec son ermitage fondé en 1704, la *Heuscheuer*, singulier amas de rochers, offrent d'agréables promenades.

LES EAUX. — Eau froide, ferrugineuse bicarbonatée, gazeuse.

Connue comme agent thérapeutique depuis la fin du siècle dernier.

Émergence : D'un terrain où se rencontrent le schiste argileux, le micaschiste, le grès et le calcaire; on trouve aussi des basaltes à quelques distance.

Cinq sources principales : *Kalte* ou *Altequelle*, source froide ou ancienne; *Laue* ou *Neuequelle*, source tiède ou nouvelle ; *Ulrikenquelle*, source d'Ulrique; *Grosse* et *Kleine Wiesenquelle*, grande et petite source du pré.

Densité : Kaltequelle 1,00043, Lauequelle 1,00037, Ulrikenquelle 1,018.

Température : Kaltequelle 9°, Lauequelle 17°,1, Ulrikenquelle 8°,75, sources du pré 12°,5 et 13°.

Caractères particuliers : Eau limpide, dégageant beaucoup de bulles de gaz; goût très-piquant, un peu salé, astringent, surtout dans la source ancienne. Le gaz acide carbonique dégagé par les sources forme une couche à leur surface.

Emploi : En boisson, pure ou coupée de lait, bains, douches, bains de boues.

Situation : 570 mètres au-dessus de la mer.

Climat de montagnes.

Saison : du 1er mai au 1er octobre.

Action physiologique et thérapeutique : Eaux toniques, modérément excitantes, un peu laxatives et agissant spécifiquement comme ferrugineuses. Elles sont bien supportées par l'estomac. On les emploie contre la chlorose, l'anémie et les accidents si variés qui s'y rapportent. La Lauequelle, la plus riche en fer de ces sources, est donnée dans le catarrhe chronique des voies aériennes, des voies digestives et des organes sexuels.

Cette eau se transporte.

Analyse (1867).

	LAUEQUELLE. Eau 1 kilogr.
Carbonate de chaux	1gr, 18080
— de soude	0, 78608
— de magnésie	0, 35657
— d'oxyde de fer	0, 05199
— — de manganèse	0, 00114
Chlorure de sodium	0, 01575
Sulfate de potasse	0, 08462
Silice	0, 06500
	2gr, 54495

Acide carbonique libre et combiné (Duflos)..... 1356c.c.

Bibliographie : Teller, Bad Reinerz.... Prague, 1869. — Drescher, Reinerz und seine Indicationen, Glatz, 1870.

RIPPOLDSAU (BADE).

598 kil. de Paris. — Chemin de fer de l'Est, chemins de fer allemands et route de poste. — Trains express en 16 h. Trains omnibus en 21 h. 24 m. 1re cl. 61 fr. 35 c. et 8 mk. 85 pf.; cl. mixte 58 fr. 25 c. et 6 mk. 80 pf.; 2e cl. 45 fr. 55 c. et 6 mk. 80 pf.

DE PARIS À RIPPOLDSAU PAR STRASBOURG ET WOLFACH.

De *Paris à Strasbourg* par Nancy et Avricourt, 503 kil. — Chemin de fer. 6 conv. par jour. Trains express en 11 h. 42 m. Trains omnibus en 16 h. 1re cl. 61 fr. 35 c.; cl. mixte (1re en France, 2e en Allemagne) 58 fr. 25 c.; 2e cl. 45 fr. 55c.

De *Strasbourg à Wolfach* par Kehl, Appenweier, Offenbourg et Hausach, 73 kil. — Chemin de fer. 6 conv. par jour. Trains rapides en 2 h. Trains ordinaires en 2 h. 40 m. 1re cl. 6 mk. 65 pf.; 2e cl. 4 mk. 60 pf.; 3e cl. 3 mk. 05 pf.

De *Wolfach à Rippoldsau*, 22 kil. — Route de poste. Diligences. 2 dép. par jour. Trajet en 2 h. 20 m. Prix 2 mk. 20 pf.

Rippoldsau (Forêt-Noire) est situé au pied du Kniebis, au fond d'une vallée faisant suite à celle de Schappach. Le vallon où se trouve Rippoldsau est arrosé par la Kniebis et entouré de hautes montagnes boisées qui le garantissent des vents. — L'air y est pur, et les maladies endémiques y sont inconnues.

L'*établissement* se compose de dix bâtiments, sans compter les dépendances. L'hôtel proprement dit est un vaste et bel édifice, où une magnifique salle à manger réunit souvent, pendant la saison des eaux, plus de 150 et même 200 baigneurs, et où ont lieu presque chaque soir des concerts ou des bals. Des fenêtres on découvre les sites les plus pittoresques. Tous les bâtiments dont il se compose communiquent ensemble, de sorte que les baigneurs peuvent se rendre, sans s'exposer à l'air extérieur, aux sources, aux bains, à la salle à manger et aux salons de conversation. Les sources principales sont renfermées dans un bâtiment assez vaste pour que les malades s'y promènent quand le temps ne leur permet pas de sortir. — Dans la grande cour de l'établissement, plantée de tilleuls séculaires, un orchestre se fait entendre deux fois par jour. — Des salles de lecture et de billard complètent les ressources qu'on trouve à Rippoldsau. — L'établissement contient trois cents appartements, convenablement meublés et destinés aux baigneurs. Un hôtel plus récemment construit, y ajoute 55 chambres, et cependant le nombre des étrangers (environ 2000 par an) les oblige quelquefois à se loger au Klœsterle (15 m. des bains). — Le *Klœsterle* (hôtel : *Zum Erbprinzen*) est bâti sur l'emplacement de l'abbaye de Saint-Georges.

Outre les bains et les douches de toute espèce, on a, à Rippoldsau, organisé des bains de gaz, et on y fait des cures de petit-lait.

PROMENADES. — On trouve dans l'établissement des voitures, des chevaux et des ânes pour les promenades, qui sont nombreuses aux environs de Rippoldsau. La plus fréquentée est celle qui descend la vallée de Schappach, offrant en divers endroits de délicieux paysages; on va aussi à Griesbach (*V.* ce mot), au Kniebis, aux sources de la Wolfach et de l'Eichelbach, du Kammersbach, etc.

LES EAUX. — Eau froide, ferrugineuse bicarbonatée, gazeuse.

Connue dès le douzième siècle.

Émergence : Du gneiss.

Quatre sources, ne différant que par la quantité de leurs principes minéralisateurs : *Josephsquelle*, source de Joseph; *Wenzelsquelle*, source de Wenzel, cette source est la plus ferrugineuse de l'Allemagne; *Leopoldsquelle*, source de Léopold; *Badequelle*, source des bains.

Débit en 24 heures, des trois premières sources, environ 80 hectol.

Densité : 1,005, source Joseph; 1,003, source Léopold; 1,025, source de Wenzel.

Température : 10°.

Caractères particuliers : Eau limpide, très-gazeuse, d'un goût acidule et agréable, un peu styptique (source de Joseph); goût légèrement sulfureux (source de Léopold).

Emploi : Boisson, bains et douches d'eau, de pluie, de vapeur, de gaz. Cures de petit-lait.

Situation : 570 mètres au-dessus de la mer.

Climat de montagnes, assez doux.

Action physiologique et thérapeutique : Cette eau agit comme les ferrugineux en général, toutefois elle est un peu laxative. Elle est bien supportée par l'estomac, excite l'appétit et facilite les fonctions digestives, mais elle est beaucoup plus active que les eaux de table auxquelles on a eu tort de la comparer. Sa richesse en fer et en acide carbonique exige des ménagements dans son emploi. On la prescrit dans la dyspepsie atonique, la chlorose, l'anémie et les troubles fonctionnels qui s'y rattachent; dans les affections calculeuses ou catarrhales des voies urinaires, dans les formes torpides du rhumatisme et de la goutte; enfin elle passe dans le pays pour vermifuge.

La source des bains est d'un emploi beaucoup plus fréquent depuis quelques années, surtout dans les affections de l'utérus.

L'eau de Rippoldsau se transporte en grande quantité.

Analyse (Bunsen).

	WENZELSQUELLE. Eau 1 kilogr.	JOSEPHSQUELLE. Eau 1 kilogr.
Bicarbonate de chaux........	1gr, 4541	1gr, 6848
— de magnésie......	0, 1042	0, 0707
— de fer............	0, 1229	0, 0514
— de manganèse	0, 0030	0, 0043
Sulfate de chaux.............	0, 0576	0, 0557
— de magnésie..........	0, 1822	0, 2430
— de soude............	1, 0588	1, 2130
— de potasse............	0, 0464	0, 0605
Chlorure de magnésium.......	0, 0687	0, 0847
Alumine.....................	0, 0173	0, 0044
Acide silicique...............	0, 0973	0, 0572
Arsenic, acide phosphorique et matières organiques.....	traces.	traces.
	3gr, 2125	3gr, 5297
Gaz acide carbonique à demi combiné................	261cc 71	281lcc 90
— à demi et entièrement combiné.................	523, 42	563, 80
— libre..................	1006, 56	988, 86
Azote libre..................	2, 12	0, 34

Bibliographie : Feyerlin, Rippoldsau und seine Heilquellen, Strasbourg, 1857, et dans la Balneologische Zeitung, t. IV. — A. Robert : Guide du médecin et du touriste aux bains de la vallée du Rhin, etc., Strasbourg et Paris, 1869.

SAIDSCHÜTZ (BOHÊME).

Saidschütz (en langue tchèque Zagecice) est situé à quelques kilomètres de Sedlitz, dans une plaine assez monotone, bornée au Nord par des collines, à l'ouest par un marais, cultivée en céréales et où les sources minérales sont aussi communes que l'eau douce y est rare; près de là se trouve *Bilin* (*V.* ce mot), qu'on traverse en venant de Teplitz. — Les eaux de Saidschütz ne se boivent pas à la source et il n'y existe pas d'établissement thermal.

LES EAUX. — Eau froide, sulfatée magnésique.

Connue depuis longtemps, et employée surtout depuis le siècle dernier.

Émergence : Dans une plaine de formation tertiaire, mais où se rencontrent des collines d'origine volcanique.

Vingt sources, dont deux sont nommées : *Hauptbrunnen*, source principale, et *Kosesbrunnen*, source de Kose; elles sont à environ 1 kil. du village.

Densité : Kosesbrunnen, 1,01730; Hauptbrunnen, 1,01761.

Température : 15°,6.

Caractères particuliers : Eau limpide, tournant au jaune, ne dégageant d'abord pas de gaz, d'un goût amer, lixiviel et nauséeux; exposée à l'air, elle dégage quelques bulles de gaz et son amertume augmente.

Emploi : En boisson, et seulement transportée.

Action physiologique et thérapeutique : Eau purgative. Elle tient le milieu pour l'activité entre l'eau de Püllna et l'eau de Sedlitz.

Analyse (Berzelius, 1839).

	HAUPTBRUNNEN. Eau 1 kilogr.
Sulfate de magnésie	10gr, 95658
— de soude	6, 09516
— de chaux	1, 31218
— de potasse	0, 52037
Nitrate de magnésie	3, 27753
Crénate de magnésie	0, 13888
Carbonate de magnésie	0, 64919
— d'oxyde de fer et de manganèse	0, 00250

Chlorure de magnésium........	0, 28236
Iodure de magnésium.........	0, 00479
Bromure de magnésium et fluor.	traces.
Silice......................	0, 00468
	23, 24422

Gaz acide carbonique libre................ quant. minime.

Bibliographie : Annales de Poggendorff, t. II.

SALZBRUNN (PRUSSE).

1432 kil. de Paris.— Chemin de fer du Nord, chemins de fer allemands et route de poste. Trains express en 34 h. 1re cl. 126 fr. et 27 mk. 50 pf.; cl. mixte 104 fr. 15 c. et 20 mk. 60 pf.; 2e cl. 92 fr. 10 c. et 20 mk. 60 pf.

DE PARIS À SALZBRUNN PAR BERLIN, KOHLFURT ET ALTWASSER.

De *Paris à Berlin* par Saint-Quentin, Erquelines, Namur, Liége, Cologne, Hanovre et Stendal, 1070 kil. — Chemin de fer. 4 conv. par jour. Train express du matin en 23 h. 50 m. Express du soir, sans changement de voitures et avec wagons-lits en 23 h. 45 m. 1re cl. 126 fr.; cl. mixte (1re en France, 2e en Allemagne) 104 fr. 15 c.; 2e cl. 92 fr. 10 c. — *N. B.* Les voyageurs qui entrent en Allemagne par Cologne doivent faire visiter leurs bagages à la douane de cette ville.

De *Berlin à Altwasser*, par Kohlfurt et Rubank, 353 kil. — Chemin de fer. 1 conv. par jour. Train ordinaire et direct de 11 h. du soir en 9 h. 44 m. 1re cl. 27 mk. 50 pf.; 2e cl. 20 mk. 60 pf.; 3e cl. 13 mk. 70 pf.

De *Altwasser à Salzbrunn*, 4 kil. — Route de poste. Diligence en 30 m. Salzbrunn est une station de chemin de fer (ligne de Breslau à Halbstadt), mais, par cette voie, l'itinéraire est beaucoup plus long que celui qui précède.

Salzbrunn v. de 2000 hab., dans la Silésie prussienne, station de chemin de fer, situé sur le Salzbach, dans une vallée du Riesengebirge, est long de 1 h. env. et divisé en trois parties: *Ober*, *Mittel* et *Unter Salzbrunn*, où se trouvent les sources et les bains. — Ses eaux y attirent chaque année 3000 malades environ. — On y fait des cures de petit-lait.

HÔTELS. — *Flammender Stern*, *Preussische Krone*, *Oberbrunnenhof*, *Elisenhof*, *Sonne*, *Kurhaus*, etc.

Une *colonnade* de 1000 mèt. relie l'Oberbrunnen à l'Elisenhalle.— Le *théâtre* date de 1837. Le Kursaal a été construit en 1860.

PROMENADES. — Le parc, le *Brunnenhof*, le *Wiesenhaus*, le *Pappelhof* offrent d'agréables promenades aux baigneurs, ainsi que la colline d'Anne, au sommet de laquelle s'élève la tour appelée *Annenthurm* (1 h.). On peut aussi visiter le beau château et la vallée de *Fürstenstein*; les ruines de *Zeiskenschloss*, à 1 h. 30 m. au N. O.; à 2 h. 30 m. le *Sattelwald* (882 mèt.), belle vue sur les montagnes de la Silésie. (2 h. 30 m.) *Freiburg*, où on remarque une grande filature de lin occupant plus de 600 ouvriers.

LES EAUX. — Eau froide, bicarbonatée sodique, gazeuse.

Connue depuis longtemps; fréquentée depuis une cinquantaine d'années.

Émergence : D'un terrain caractérisé par des schistes argileux, des grès rouge et gris et, non loin de là, des basaltes.

Dix sources, dont les plus importantes sont les deux premières : *Oberbrunnen*, source supérieure; *Mühlbrunnen*, source du Moulin; *alte* et *neue Heilbrunnen*, ancienne et nouvelle source médicinale; *Wiesenquelle*, source du Pré; *Sonnenquelle*, source du Soleil; *alte* et *neue Kramerquelle*, ancienne et nouvelle source de Kramer; *Sauerbrunnen*, source acidule; *Heinrichsbrunnen*, source de Henri.

Débit en 24 heures : Oberbrunnen, 98 hectol.; Mühlbrunnen, 52 hectol.

Densité : Oberbrunnen, 1,00241; Mühlbrunnen, 1,00192.

Température : 7°,5.

Caractères particuliers : Eau limpide, très-pétillante, inodore, d'un goût d'abord styptique, puis faiblement salé (Oberbrunnen); celle de Mühlbrunnen est encore plus pétillante, goût acidule, piquant, agréable, moins salé et plus styptique que celui de l'Oberbrunnen.

Emploi : Principalement en boisson (Ober et Mühlbrunnen), pure ou coupée de petit-lait ou de lait; bains (Wiesen, Sonnen et Kramerbrunnen).

Cures de petit-lait préparé au moyen de la présure. — Lait d'ânesse, de vache et de chèvre.

Situation : 382 mètres au-dessus de la mer.

Climat assez doux; cependant l'air est vif à Salzbrunn, et les malades dont la poitrine est délicate ont à redouter le vent qui y règne presque toujours.

Action physiologique et thérapeutique : Cette eau passe pour spécifique dans les affections des voies respiratoires. On l'a conseillée aussi dans la dyspepsie tenant à la pléthore abdominale. Osann la compare, pour ses effets apéritifs et diurétiques, à l'eau de Seltz, mais avec cette différence que l'eau de l'Oberbrunnen, transportée, perd une grande partie de son action. L'eau du Mühlbrunnen est plus riche en fer et en gaz, et par conséquent plus excitante et plus active que celle de l'Oberbrunnen.

Ces eaux se transportent en grande quantité.

Analyse (Valentiner, 1866).

	OBERBRUNNEN. Eau 1 kilogr.
Bicarbonate de soude	2gr, 327
— de lithine	0, 013
— de chaux	0, 459
— de strontiane	0, 004
— de magnésie	0, 484
— d'oxyde de fer	0, 0002

Sulfate de soude		0gr, 458
— de potasse		0, 026
Chlorure de sodium		0, 165
Alumine et acide phosphorique		0, 001
Acide carbonique	(12cc 1)	0, 024
— —	libre (602, 2)	1, 193
		5gr, 1542

SALZUNGEN (SAXE-MEININGEN).

925 kil. de Paris. — Chemin de fer de l'Est et chemins de fer allemands. — Trains express en 23 h. 40 m. Trains omnibus en 30 h. 45 m. 1re cl. 83 fr. 75 c. et 21 mk. 50 pf.; cl. mixte 76 fr. 85 c. et 15 mk. 80 pf.; 2e cl. 62 fr. 60 c. et 15 mk. 80 pf.

DE PARIS À SALZUNGEN PAR FRANCFORT.

De *Paris à Francfort* par Pagny-sur-Moselle, Metz, Sarrbrück, Creuznach et Mayence, 690 kil. — Chemin de fer. 3 conv. par jour. Train express, sans changement de voitures et avec wagons-lits, en 15 h. 40 m. Trains omnibus en 20 h. 10 m. 1re cl. 83 fr. 75 c.; cl. mixte (1re en France, 2e en Allemagne) 76 fr. 85 c.; 2e cl. 62 fr. 60 c.

De *Francfort à Salzungen*, par Bebra et Eisenach, 235 kil. — Chemin de fer. 4 conv. par jour. Trajet en 8 h. ou 10 h. 35 m. 1re cl. 19 mk. 60 pf.; 2e cl. 14 mk. 50 pf.; 3e cl. 10 mk.

Salzungen, V. de 4000 hab., station de chemin de fer, est situé au pied du Thüringer Wald, près d'un lac, dans la vallée de la Werra, à 7 kil. de Liebenstein et à 20 kil. d'Eisenach.

HÔTELS. — *Curhaus*, *Sæchsischer Hof*, *Appold*, *Starke*, *Bergschlœschen*, *Krone*. — Appartements meublés dans beaucoup de maisons particulières.

L'établissement, *Curhaus*, construit en 1851 a été agrandi récemment et contient 40 chambres. — Les environs offrent d'agréables promenades, sur le lac ou dans les vallées et sur les montagnes voisines.

LES EAUX. — Eau froide, chlorurée sodique.

Connue comme saline depuis le huitième siècle, employée en bains depuis 1801 seulement.

Émergence : Des marnes salifères et des gypses stratifiés de la formations des grès bigarrés.

Quatre sources : Stadtbrunnen, source de la Ville; *Bernhardsbrunnen*, source de Bernard; *Trinkquelle*, source de la Buvette; *Bohrbrunnen*, source obtenue par un forage artésien.

Température : 12°,5.

Caractères particuliers : Eau laiteuse, opaline, à légère odeur hépatique (Osann); limpide, pétillante et inodore (Helfft).

Emploi : Boisson, bains, douches, inhalation d'eau minérale pulvérisée.

Situation : 250 mètres au-dessus de la mer.

Saison : De mai à septembre inclusivement.[1]

Action physiologique et thérapeutique : L'eau de Salzungen est purgative comme toutes ses congénères; elle est tonique, excitante, et, comme toutes les eaux de salines, produit des effets analogues à ceux de l'eau de mer, au point de vue thérapeutique. Les différentes manifestations du lymphatisme et de la scrofule sont l'indication principale de ces eaux.

Analyse.

	BOHRBRUNNEN. Eau 1 kilogr.
Chlorure de sodium	256gr, 5930
— de magnésium	2, 7927
— de calcium	0, 7281
Sulfate de chaux	3, 5441
— de potasse	0, 8644
— de magnésie	0, 4695
Carbonate d'oxyde de fer	0, 0171
— de magnésie	0, 0357
— de chaux	0, 0694
Bromure de magnésium	0, 0341
Silice	0, 0075
Iodure de sodium / Alumine / Matière organique	traces.
Gaz acide carbonique (133cc53).	
	265gr, 1556

SCHLANGENBAD (NASSAU).

647 kil. de Paris. Chemin de fer de l'Est et chemins de fer allemands. 2 conv. par jour. Train express en 10 h. 10 m. 1re cl. 81 fr. 75 c. cl. mixte (1re en France, 2e en Allemagne) 74 fr. 70 c.; 2e cl. 61 fr.

DE PARIS À SCHLANGENBAD PAR PAGNY-SUR-MOSELLE, METZ, SAARBRÜCK, BINGENBRÜCK, RÜDESHEIM ET ELTVILLE.

Schlangenbad (Nassau), est un v. de 63 maisons situé au milieu des collines boisées du Taunus et fréquenté chaque année par 1600 à 2000 baigneurs. Son nom, *bains des serpents*, vient d'un petit serpent inoffensif, le *coluber flavescens*, qu'on rencontre assez souvent dans les environs.

HÔTELS. — *Victoria, Planz, Nassauer Hof.* — Le prix de chaque chambre est affiché à la porte.

Il y a trois établissements de bains, le supérieur, le moyen et l'inférieur. Dans le premier se trouve la baignoire en marbre de l'Electeur. On a installé récemment plusieurs salons de conversation, de danse et de musique, où les baigneurs se réunissent dans la soirée.

PROMENADES. — Les hauteurs boisées des environs offrent de jolies promenades. Une des plus fréquentées est celle de *Georgenborn*, petit v. situé à 1 h., et d'où l'on découvre une vue étendue sur le cours du Rhin de Worms à Bingen, et celui du Mein, de Francfort à Mayence. On peut aller en 1 h. à *Rauenthal*, v. que ses vins ont rendu célèbre; à *Kiderich*, qui possède une église et une chapelle gothiques construites au XVe siècle; et en 3 h. à *Eberbach*, ancienne abbaye fondée en 1131 par saint Bernard, devenue une maison de détention, etc. — On loue à Schlangenbad des ânes pour ces promenades.

LES EAUX. — Eau thermale, chlorurée sodique.

Connue très anciennement et décrite au dix-septième siècle.

Émergence : D'un terrain où domine le schiste argileux.

Huit sources : La plupart portent le nom de l'établissement qu'elles desservent; les autres sont nommées : *Rohrenbrunnen*, source du Tuyau; *Ploch'schenquelle*, source de Ploch, découverte en 1856; *Pferdbad*, bain des Chevaux; *Schatchtbrunnen*, source du Puits; *Badwiese*, bain ou source de la Prairie. Ces sources diffèrent peu entre elles.

Densité : de 1,00050 à 1,00055.

Température : elle varie suivant les sources de 26°,8 à 30°,6 (Helfft).

Caractères particuliers : Eau très-analogue à l'eau commune, limpide, paraissant bleuâtre dans les baignoires et les piscines par le reflet des murs peints en bleu clair (la même cause produit sans doute cette blancheur extraordinaire de la peau, qui disparaît quand on sort de l'établissement des bains); inodore, d'un goût fade et un peu lixiviel; douce et onctueuse au toucher, suivant la plupart des auteurs allemands, qui lui accordent des propriétés cosmétiques particulières. M. Rotureau conteste la réalité de presque toutes ces propriétés.

Emploi : Principalement en bains, rarement en boisson.

Cures de lait et de petit-lait de vache et de chèvre.

Situation : 300 mètres au-dessus de la mer.

Climat doux, mais sujet à des variations de température assez brusques.

Saison : du 1er juin au 30 septembre.

Action physiologique et thérapeutique : On a exagéré les propriétés médicales de cette eau comme ses caractères physiques : en somme, elle agit comme sédatif du système nerveux, et notamment de l'hypéresthésie locale ou générale qui survient à la peau chez certains malades. M. Rotureau ne l'a trouvée ni plus laxative ni plus diurétique que l'eau ordinaire; il fait remarquer que les habitants du pays n'en emploient pas d'autre dans leurs usages domestiques, ce qui ne prouve pas qu'elle soit inoffensive pour les personnes étrangères au pays. L'hystérie est, au dire des médecins allemands, sa principale indication ; mais ce qui attire beaucoup de baigneurs à Schlangenbad, c'est que cette eau passe pour conserver chez les femmes les apparences de la jeunesse.

L'eau de Schlangenbad se transporte.

Analyse (Fresenius, 1856).

	PLOCH'SCHENQUELLE. Eau 1 kilogr.
Chlorure de sodium	0gr, 237757
— de potassium	0, 005844
Carbonate de chaux	0, 032667
— de soude	0, 010290
— de magnésie	0, 006215
Sulfate de potasse	0, 011868
Phosphate de soude	0, 000620
Silice	0, 032623
	0gr, 337884

Gaz acide carbonique libre (Helfft) 44cc

En 1877, le même chimiste a trouvé, en outre, dans 1 kilogr. d'eau de Schlangenbad, de la lithine, de la strontiane, de l'acide sulfhydrique et du brome. Cette dernière analyse lui a donné 0gr 144493 de soude et 0gr 168244 de chlore.

Bibliographie : Karmröth, in Balneologische Zeitung, t. III. — A. Rotureau, Des principales eaux minérales.... Paris, 1858.

SCHWALBACH (NASSAU).

654 kil. de Paris. — Chemin de fer de l'Est, chemins de fer allemands et route de poste. 2 conv. par jour. Train express en 20 h. 25 m. 1re cl. 83 fr. 05 c.; cl. mixte (1re en France, 2e en Allemagne) 75 fr. 90 c.; 2e cl. 62 fr. 30 c.

DE PARIS À SCHWALBACH PAR PAGNY-SUR MOSELLE, METZ, SAARBRÜCK, BINGERBRÜCK, RÜDESHEIM ET ELTVILLE.

Schwalbach (Nassau), appelé aussi *Langen Schwalbach* à cause de sa longueur et pour le distinguer d'autres localités du même nom, a été élevé en 1819 au rang de ville. On y compte environ 3000 hab. ; mais, malgré son titre, ce n'est qu'un village composé presque entièrement d'hôtels et de maisons garnies. Il est situé au fond d'un vallon supérieur du Taunus, dominé de toutes parts par des collines plus cultivées que pittoresques. Le climat y est assez rude au printemps et à l'automne, cependant la saison des bains commence au 15 mai et finit au 30 septembre. Les malades doivent se munir de vêtements chauds.

Pendant l'été il y fait une chaleur accablante. Schwalbach reçoit chaque année environ 5000 baigneurs.

HÔTELS — *Allee Saal, Curhaus;* salons de conversation, de concert, salles de bal, cabinet de lecture, table d'hôte ; *Russischer Hof; Métropole; Post; Herzog von Nassau.* — Nombreuses maisons garnies. Le prix des logements varie de 9 à 50 mk par semaine.

Schwalbach a deux établissements principaux de bains ; l'*établissement royal* (kœnigliches Badehaus), qui peut donner 600 bains par jour, a été construit en 1829 et depuis agrandi ; sa colonnade couverte sert de promenade par le mauvais temps, et de galerie aux marchands ambulants. L'*établissement du Lindenbrunnen*, construit par une société d'actionnaires, peut donner 150 bains par jour. D'autres petits établissements donnent ensemble environ 150 bains, ce qui porte à 900 le nombre de bains qui peuvent être pris dans une journée. — Le *Curgarten*, embelli dans ces dernières années, forme une promenade agréable ; enfin une nouvelle *trinkhalle* a été construite.

Il s'expédie, chaque année, en Allemagne et à l'étranger, 1 500 000 cruchons des eaux de Schwalbach.

PROMENADES. — Les collines qui dominent Schwalbach sont sillonnées de chemins conduisant à leurs points culminants, d'où l'on découvre des vues plus ou moins étendues. La promenade la plus fréquentée est celle qui porte un pavillon de bois rustique, à 20 min. environ du côté de la route de Wiesbade. — On va aussi visiter la forge appelée *Eisenkammer Adolph'seck* (30 min.), château bâti, dit-on, par le comte Adolphe de Nassau ; et le château de *Hohenstein* (1 h. 30 min.), ancienne forteresse féodale construite au sommet d'un rocher.

LES EAUX. — Eau froide, ferrugineuse bicarbonatée, gazeuse.

Connue des Romains, devenue célèbre, dans les temps modernes, au seizième siècle.

Émergence : Du schiste argileux.

Sources nombreuses. Les principales sont le *Stahlbrunnen*, s. ferrugineuse ; le *Weinbrunnen*, s. du vin ; le *Paulinenbrunnen*, s. de Pauline ; le *Rosenbrunnen*, s. des Roses ; le *Lindenbrunnen*, s. des Tilleuls ; la *Adelheidsquelle*, s. d'Adélaïde, nouvellement captée ; la *Reservoirquelle* et la *Leitgrabenquelle*, s. du Réservoir et du Ravin, découvertes en 1873 ; le *Brodeldbrunnen*, s. bouillonnante. Les deux premières sont employées seulement en boisson ; la source de Pauline est donnée en boisson et en bains ; les autres en bains seulement.

Densité : Stahlbrunnen, 1,000638 ; Weinbrunnen, 1,001510 : Paulinenbrunnen, 1,000684 ; Rosenbrunnen, 1,000768 (Fresenius).

Température : De 10° à 11°, 2.

Caractères particuliers : Eau limpide, très-pétillante, d'un goût agréable, un peu piquant, acidule et atramentaire ; déposant sur les parois des bassins une couche de rouille ; elle n'a ni odeur ni saveur sulfureuse. La source du Vin est ainsi nommée, dit-on, à cause de l'espèce d'ivresse qu'elle détermine quand on boit son eau à doses répétées. Ces caractères sont plus ou moins prononcés, suivant les sources. Le Brodelbrunnen diffère des autres en ce que son eau ne contient pas de fer.

Emploi : Surtout en boisson ; bains d'eau minérale pure ou additionnée de son, de drèche ou de plantes aromatiques.

Situation : 295 mèt. au-dessus de la mer.

Climat assez froid.

Saison : du 15 mai au 1er octobre.

Action physiologique et thérapeutique : Les différentes sources de Schwalbach, même celles qui sont presque également ferrugineuses, n'agissent pas de même sur l'économie: le Weinbrunnen est tonique et non irritant ; le Stahlbrunnen est éminemment astringent ; le Paulinenbrunnen est à la fois tonique et résolutif. Ces eaux ont en outre une qualité commune, c'est d'être reconstituantes et d'agir en dernière analyse comme les ferrugineux, elles sont très-actives. Leurs principales indications sont : la chlorose, l'anémie et tous les accidents qui s'y rattachent, ainsi que l'épuisement, suite d'excès, d'hémorrhagie, ou de maladie grave. On emploie souvent les eaux de Schwalbach, comme traitement complémentaire, après l'usage d'eaux sédatives de l'éréthisme nerveux.

L'eau de Schwalbach se transporte en grande quantité ; elle se conserve mieux que la plupart des eaux analogues.

Analyse (Fresenius, 1855).

	WEINBRUNNEN. Eau, 1 kilogr.
Bicarbonate de soude	0gr, 24534
Chlorure de sodium	0, 00863
Sulfate de soude	0, 00619
— de potasse	0, 00747
Bicarbonate de chaux	0, 57213
— de magnésie	0, 60511
— d'oxyde de fer	0, 05780
— — de manganèse	0, 00908
Acide silicique	0, 04650
Phosphate de soude	traces
Borate de soude	très-faib. trace.
Matières organiques	très-faib. trace.
	1gr, 55825
Gaz acide carbonique libre	1368cc
— — sulfhydrique	0, 00051

Bibliographie : A. Genth, Schwalbach im Sommer 1854, in Balneologische Zeitung, t. I. Cet article est suivi de la description, par M. Fresenius, de l'appareil employé à Schwalbach pour l'embouteillage de l'eau. — A. Rotureau. Des principales eaux minérales... Paris, 1858.

SCHWALHEIM (HESSE-ÉLECTORALE).

731 kil. de Paris. — Chemin de fer de l'Est, chemins de fer allemands et route de poste. — 3 conv. par jour. Trains express en 17 h. Trains omnibus en 21 h. 25 m. 1re cl. (jusqu'à Nauheim) 83 fr. 75 c. et 3 mk. 10 pf.; cl. mixte 76 fr. 85 c. et 2 mk. 30 pf.; 2e cl. 62 fr. 60 c. et 2 mk. 30 pf.

DE PARIS À SCHWALHEIM PAR PAGNY-SUR-MOSELLE, METZ, FRANCFORT ET NAUHEIM.

De *Paris à Francfort* par Pagny-sur-Moselle, Metz, Saarbrück, Creuznach et Mayence, 690 kil. — Chemin de fer. 3 conv. par jour. Trains express, sans changement de voitures et avec wagons-lits en 15 h. 40 m. Trains omnibus en 20 h. 1re cl. 83 fr. 75 c.; cl. mixte (1re en France, 2e en Allemagne) 76 fr. 85 c.; 2e cl. 62 fr. 60 c.

De *Francfort à Nauheim* 37 kil. — Chemin de fer. 10 conv. par jour. Train express en 50 m. Trains omnibus en 1 h. 12 m. 1re cl. 3 mk. 10 pf.; 2e cl. 2 mk. 30 pf.; 3e cl. 1 mk. 60 pf.

De *Nauheim à Schwalheim* env. 4 kil. Route de poste. Voitures particulières. Trajet en 35 m.

Schwalheim, v. de la Hesse électorale, est situé dans la vallée de la Wetterau à 4 kil. de l'établissement thermal nouvellement restauré, et qui s'élève près de la source entre les villages de Schwalheim et de Dorheim. Une buvette couverte et deux pavillons offrent un abri, pendant le mauvais temps, aux buveurs d'eau. Le parc forme une jolie promenade.

Il s'exporte tous les ans 200 000 cruchons de cette eau.

Schwalheim est très-fréquenté par les baigneurs de Nauheim.

LES EAUX. — Eau froide, chlorurée sodique, gazeuse.

Connue des Romains, recherchée en Allemagne comme moyen thérapeutique et surtout comme boisson de table.

Émergence : d'un terrain basaltique.

Une source.

Densité : 1,00255.

Température : 10°.

Caractères particuliers : Eau limpide, dégageant beaucoup de bulles de gaz à la source, très-pétillante dans le verre, d'un goût très-agréable, frais, acidule, avec une légère pointe de sel; inodore, mais déterminant dans les fosses nasales le picotement du gaz acide carbonique; exposée à l'air, elle dépose un précipité ocreux.

Emploi : En boisson, à la source et surtout transportée.

Action physiologique et thérapeutique : Cette eau est apéritive diurétique, et réussit, comme celles du même genre, contre certaines dyspepsies et lorsque, dans l'atonie de l'appareil digestif, il faut exciter l'estomac. Très-communément employée en Allemagne comme eau de table elle ne l'emporte pas cependant, en cette qualité, sur nos eaux de Saint-Galmier, Condillac, etc.

Analyse (Liebig).

	Eau, 1 kilogr.
Chlorure de sodium.................	1gr, 4933
— de magnésium............	0, 1353
Sulfate de soude.......	0, 0777
Carbonate de magnésie.............	0, 0523
— de chaux................	0, 5391
— d'oxyde de fer...........	0, 0109
Silice.......	0, 0187
	2gr, 3273
Gaz acide carbonique....... (1938cc)	2, 8407

Bibliographie : F. Bodé, Nauheim et Schwalheim. Cassel, 1853. — A. Rotureau, Étude sur les eaux minérales de Nauheim et de Schwalheim. Paris, 1856. — Beneke, Über Nauheim's Soolthermen... 1859.

SEDLITZ (BOHÊME).

Sedlitz (Bohême). C'est un misérable village situé à 6 kil. de Brüx. Ses eaux ne se boivent pas à la source. Il n'y a donc ni établissement ni logements pour les étrangers.

LES EAUX. — Eau froide, sulfatée magnésique.

Connue depuis longtemps, exploitée, comme sa voisine de Saidschütz, depuis le siècle dernier principalement.

Émergence : Dans une plaine dont le terrain de formation tertiaire, présente des collines d'origine volcanique.

Dix sources, situées dans le village même.

Densité : 1,0231.

Température : 15°.

Caractères particuliers : Eau limpide tirant un peu sur le jaune, comme l'eau de Saidschütz, d'un goût amer, lixiviel et un peu nauséeux ; ressemblant beaucoup, en un mot, à ses congénères de Püllna et de Saidschütz.

Emploi : En boisson et seulement transportée. — Cette eau est communément employée comme purgatif, mais depuis longtemps déjà l'eau artificielle de Sedlitz a remplacé généralement l'eau naturelle, qui coûte plus cher, se conserve mal, a souvent un goût sulfureux, une couleur jaune et un aspect trouble qui répugnent, et dont le goût normal est d'ailleurs plus désagréable que celui de la solution de sulfate de magnésie additionnée ou non de gaz acide carbonique.

Action physiologique et thérapeutique : Eau purgative ; elle agit assez doucement, et, comme les eaux analogues, ne cause pas de coliques en général ; mais son action peu énergique à faible dose oblige d'en prendre trois ou quatre verr s pour obtenir un effet plus que laxatif. On sait aussi que, donnée à un jour ou deux d'intervalle, la même dose agit moins la seconde fois ; c'est une des raisons qui lui font préférer la solution saline dite *eau de Sedlitz factice* que l'on peut concentrer à volonté, suivant les indications.

Cette eau se transporte en grande quantité.

Analyse (Bouillon-Lagrange).

	Eau, 1 kilogr.
Sulfate de magnésie............	31gr, 820
— de soude............	0, 730
— de chaux............	0, 581
Carbonate de chaux............	0, 220
Carbonate de magnésie............	0, 141
Matière résineuse............	0, 084
	33gr, 576
Gaz acide carbonique............	68cc

SELTERS (NASSAU).

Selters (Nassau) est un v. de 780 hab. près duquel on exploite la source d'eau gazeuse. Il n'y a point d'établissement destiné aux malades et l'eau de *Selters* ou *Seltz* ne se boit pas à la source. Il s'en exporte annuellement une quantité très-considérable, en cruchons et demi-cruchons qui portent le cachet aux armes ducales, avec le mot *Selters* et, au-dessous, *Herzogthum Nassau*.

LES EAUX. — Eau froide, chlorurée sodique, gazeuse.

Connue dès avant le quinzième siècle, puis oubliée ; remise en usage au commencement du seizième siècle.

Émergence : D'un banc d'ardoises à pyrites.

Une source.

Débit en 24 heures : environ 286 hectolitres.

Densité : 1,0037.

Température : 16°, 8.

Caractères particuliers : Eau limpide, très-pétillante, d'un goût agréable, acidule, salin, un peu piquant ; déposant sous l'influence de l'air un précipité jaunâtre. Ses principes minéralisateurs sont assez fixes pour qu'elle puisse traverser les mers et même passer la ligne sans se décomposer ; sa transparence est telle qu'on voit au fond de la source, profonde de 3 mèt., les bulles de gaz sortir du sol.

Emploi : En boisson et exportée. A la source, il n'y a que l'établissement où se fait l'embouteillage et le commerce de l'eau.

Situation : 148 mèt. au-dessus de la mer.

Action physiologique et thérapeutique : Cette eau active la digestion stomacale et s'emploie surtout aux repas : elle a été longtemps la plus populaire des eaux de table. L'eau de Seltz artificielle, de quelque manière qu'elle soit préparée, est assez agréable et peut être utile, mais elle ne saurait remplacer l'eau naturelle comme tonique et apéritif. Malheureusement, il se forme assez souvent dans les cruchons de Selters un peu d'hydrogène sulfuré qui dénature complétement le goût de l'eau.

La proportion notable de chlorure sodique qu'elle contient ne permet pas de considérer l'eau de Seltz comme une simple eau de table, et nos eaux gazeuses de Saint-Galmier, de Chateldon, de Condillac, etc., lui sont préférables à tous égards.

Analyse (Fresenius 1868).

	Eau, 1 kilogr.
Carbonate de soude	0gr, 838918
— de lithine	0, 003005
— d'ammoniaque	0, 004502
— de baryte	0, 000160
— de strontiane	0, 002093
— de chaux	0, 295897
— de magnésie	0, 194102
— d'oxyde de fer	0, 002909
— de manganèse	0, 000489
Chlorure de sodium	2, 241225
— de potassium	0, 016925
Bromure de sodium	0, 000873
Iodure de sodium	0, 000032
Sulfate de potasse	0, 044448
Phosphate de soude	0, 000221
Nitrate de soude	0, 005866
Phosphate d'alumine	0, 800413
Silice	0, 020400
Flocons ocreux en suspension	0, 001498
	3gr, 673976
Gaz : acide carbonique combiné (0295cc,75)	0, 585894
— — libre (1083 ,00)	2, 146011
— Azote (1 ,19)	0, 003924

SODEN ET KRONTHAL (HESSE-NASSAU).

705 kil. de Paris. — Chemin de fer de l'Est et chemins de fer allemands. — Trains express en 16 h. Trains omnibus en 20 h. 30 m. 1re cl. 83 fr. 75 c. et 1 mk. 30 pf.; cl. mixte 76 fr. 85 c. et 90 pf.; 2e cl. 62 fr. 60 c. et 60 pf.

DE PARIS À SODEN PAR FRANCFORT.

De *Paris à Francfort* par Pagny-sur-Moselle, Metz, Saarbrück, Creuznach et Mayence 690 kil. — Chemin de fer. 3 conv. par jour. Trains express, sans changement de voitures et avec wagons-lits, en 15 h. 40 m. Trains omnibus en 20 h. 1re cl. 83 fr. 75 c.; cl. mixte (1re en France, 2e en Allemagne) 76 fr. 85 c.; 2e cl. 62 fr. 60 c.

De *Francfort à Soden*, 15 kil. — Chemin de fer. 8 conv. par jour. Trajet en 30 m. 1re cl. 1 mk. 30 pf.; 2e cl. 90 pf.; 3e cl. 60 pf.

Soden (Nassau) v. de 1400 hab. station de chemin de fer, est situé dans la plaine, au pied du Taunus, qui le met si bien à l'abri des vents du nord, qu'on y jouit presque toujours d'une température égale et douce.

HÔTELS. — *Curhaus*, *Colosseus*, *Frankfurterhof*, *Hollandischer hof*, *Europæischerhof*, *Ulrich*, *Adler*, etc.

Le *Curhaus* se compose de trois chalets réunis par deux corps de bâtiment dans un joli jardin anglais, où jaillissent plusieurs sources minérales, près desquelles on fait de la musique dans l'après-midi.

En 1871 un nouvel établissement a été ouvert; il est installé au complet pour bains d'acide carbonique, d'eau douce, d'eau saline et pour douches.

PROMENADES. — On va se promener au *Dachberg*; — au *Moulin Rouge*; — à *Hornau*; — aux *trois Tilleuls* (drei Linden); — au *Batzenhaus*; — à *Mammolshain*; — à *Kronberg*; — à *Kœnigstein*; — à *Eppstein*; — à *Hofheim*; — à *Hombourg*; — au *Feldberg*. Pour toutes ces courses, on trouve à louer des ânes et des chevaux.

On monte en 45 m. ou 1 h., à travers un joli bois, de Soden à **Kronthal**, situé dans une prairie entourée de hauteurs boisées et dominée par le château et la ville de Kronberg. — On y trouve un beau *Cursaal*.

SODEN. — LES EAUX. — Eau froide ou thermale, chlorurée sodique, ferrugineuse, gazeuse.

Connue dès le quinzième siècle.

Émergence : Du terrain tertiaire.

Vingt-quatre sources, désignées communément par des numéros, et dont les plus importantes sont : n° 1, *Milchbrunnen*, source de Lait; n° 3, *Warmbrunnen*, source chaude; n° 4, *Soolbrunnen*, source de saline; n° 6, *a. Wilhelmsbrunnen*, source de Guillaume; n° 6, *b. Schwefelbrunnen*, source de Soufre; n° 18, *Wiesenbrunnen*, source des Prés; n° 24, *Sprudel*, source récemment obtenue par un forage artésien et une des plus riches en chlorure sodique et en gaz. On distingue encore les sources suivantes : *Winklerbrunnen*, *Sauerbrunnen*, *Trinkbrunnen*, *Majorbrunnen*, *Champagnerbrunnen*, eau gazeuse analogue aux eaux de table, et plusieurs autres parmi lesquelles le *Schlangenbadbrunnen*, auquel on prête les mêmes propriétés merveilleuses qu'aux eaux de Schlangenbad, près de Wiesbaden.

Débit moyen en 24 h. des sources 1, 3, 4, *6a*, *6b* et 18 : 1121 hectol.; source 24, 2628 hectol.

Densité : Milchbrunnen, 1,00292 ; Warmbrunnen, 1,00323; Soolbrunnen, 1,01212; Wilhelmsbrunnen, 1,01118 ; Schwefelbrunnen, 1,00778 ; Wiesenbrunnen, 1,01089.

Température: Sprudel, 31° ; Milchbrunnen, 25°; Warmbrunnen, 22°; Soolbrunnen, 20° ; Wilhelmsbrunnen, 18°, 5 ; Schwefelbrunnen, 17°; Wiesenbrunnen, 15°.

Caractères particuliers : Eau limpide, dégageant plus ou moins de bulles de gaz, suivant les sources, saveur agréable, un peu ferrugineuse, salée et piquante (Milchbrunnen) ; plus salée, plus atramentaire et moins piquante (Soolbrunnen); odeur hépatique, goût non sulfureux (Schwefelbrunnen). Exposée à l'air, elle se trouble et laisse déposer un précipité rougeâtre.

Emploi : Boisson, bains et douches, bains d'acide carbonique.

Situation : 145 mèt. au-dessus de la mer.

Climat doux, variations barométriques et thermométriques peu étendues.

Saison : du 15 mai au 31 octobre.

L'installation de l'établissement permet aux malades de continuer le traitement pendant l'hiver avec toutes les précautions nécessaires.

Action physiologique et thérapeutique : Les sources de Soden diffèrent peu au point de vue qualitatif, mais les proportions des principes minéralisateurs changent d'une source à l'autre. Il en résulte que telle source agit principalement comme ferrugineuse, telle autre comme eau chlorurée ; les unes sont laxatives à dose modérée, d'autres déterminent la constipation quand elles ne sont prises qu'à faible dose. Presque toutes contiennent du fer et sont toniques, même celles que l'on prend à dose purgative. Elles sont reconstituantes par le fer et le chlorure de soude, excitantes par l'acide carbonique qu'elles contiennent, et peuvent, dans certains cas, remplir les indications d'eaux sulfureuses (Schwefelbrunnen). Plusieurs auteurs ont préconisé ces eaux comme ayant des propriétés spécifiques contre les affections des voies respiratoires; on a même été jusqu'à dire qu'elles étaient utiles dans la phthisie confirmée. Ce qu'on admet généralement, c'est que les eaux de Soden ont une action très-utile sur les voies aériennes, sur les organes digestifs et sur la peau. Elles modifient l'hématose et prédisposent, surtout celles qui sont très-gazeuses, aux congestions des organes supérieurs.

Leurs indications sont : le catarrhe des voies aériennes, et surtout la scrofule, la chlorose, l'anémie et les accidents si variés qui s'y rattachent. Elles réussissent encore dans la pléthore abdominale des Allemands, presque toujours entée sur une constitution très-lymphatique, et dans les maladies de l'utérus sans altération des tissus et sans dispositions fluxionnaires. Les malades ayant de la tendance aux congestions doivent éviter ces eaux.

Les eaux de Soden se transportent.

Analyse (Liebig).

	MILCHBRUNNEN. Eau, 1 kilogr.	SOOLBRUNNEN. Eau, 1 kilogr.
Chlorure de potassium.	0gr, 0218	0gr, 4592
— de sodium.. .	2, 3029	14, 9036
Sulfate de chaux......	0, 0259	0, 0995
Carbonate de chaux....	0, 3566	1, 1239
— de magnésie..	0, 1789	0, 0383
— d'oxyde de fer.	0, 0209	0, 0899
Alumine..............	0, 0022	0, 1149
Silice................	0, 0218	0, 0651
	2gr, 9310	16gr, 8944
Gaz acide carbonique libre...	47cc	40cc

De ces deux sources, l'une est la plus pauvre, l'autre une des plus riches en chlorure sodique parmi celles de Soden. Le Champagnerbrunnen, qui contient le plus d'acide carbonique, en renferme environ cinq fois plus que le Milchbrunnen, soit pour eau 1 kilogr. : 2723cc.

Bibliographie : Otto Thilenius, Soden's Heilquellen. Wiesbaden, 1865. — G. Thilenius, Soden am Taunus; Francfort-sur-M., 1874.

Kronthal. — LES EAUX. — Eau froide, chlorurée sodique, ferrugineuse, gazeuse.

Connue et employée depuis longtemps.

Deux sources principales : *Wilhelms* ou *Salzquelle*, source de Guillaume ou de sel ; *Stahlquelle*, source ferrugineuse.

Densité : 1,006 Stahlquelle ; 1,110 Wilhelmsquelle.

Température : 13°,7 Stahlquelle ; 16°,25 Wilhelmsquelle.

Caractères particuliers : Eau limpide, incolore, très-pétillante, odeur piquante d'acide carbonique, goût piquant, acidule, salin et ferrugineux.

Emploi : Boisson, pure ou coupée de petit-lait ; bains et douches d'eau, de vapeur, de pluie, de gaz.

Cures de petit-lait, de sucs d'herbes.

Situation : 170 mètres au-dessus de la mer.

Climat doux.

Action physiologique et thérapeutique : Ces eaux, toniques et excitantes par le fer et le sel marin qu'elles contiennent, doivent à la présence de ce sel d'agir presque comme laxatives ou, du moins, de ne pas déterminer la constipation comme la plupart des eaux ferrugineuses. Elles sont fortes et, grâce à la quantité d'acide carbonique qu'elles renferment, l'estomac les supporte facilement. Elles agissent à la fois comme analeptique et comme stimulant des sécrétions. On les prescrit surtout contre le catarrhe pulmonaire; elles conviennent aussi contre le lymphatisme, la chlorose et l'anémie. Elles se rapprochent dans leurs effets des sources faibles de Soden et, bien que pouvant donner de bons résultats dans beaucoup de cas, elles ont une action moins puissante contre les manifestations de la diathèse strumeuse.

Nous donnons ici l'analyse de la Wilhelmsquelle; la Stahlquelle n'en diffère que par une proportion de principes fixes un peu moins forte.

Analyse (Lowe).

	WILHELMSQUELLE. Eau, 1 kilogr.
Chlorure de sodium	3gr, 54194
— de potassium	0, 08828
— de lithium	traces
— d'ammonium	0, 00606
— de calcium	0, 02186
— de magnésium	0, 06161
Carbonate de chaux	0, 66418
Sulfate de chaux	0, 03054
Phosphate de chaux	0, 00150
Arséniate de chaux	0, 00018
Carbonate de magnésie	0, 09500
— d'oxyde de manganèse	0, 00136
— — de fer	0, 01362
Acide silicique hydraté	0, 07262
Silicate d'alumine	0, 00055
— de soude	0, 05410
Matières organiques	0, 00196
	4gr, 65536

Gaz acide carbonique libre	1283cc, 3
— — en partie libre	1509, 9

Gaz se dégageant de la source, sur 1000 parties :

Acide carbonique	970, 66
Azote	28, 22
Oxygène	1, 12
	1000, 00

Bibliographie : Küster, Bad Kronthal; Francfort-sur-M., 1856.

SOULTZBAD (ALSACE).

488 kil. de Paris. — Chemin de fer de l'Est et chemins de fer allemands. — Trains express en 11 h. 50 m. Trains omnibus en 16 h. 1re cl. 56 fr. 40 c. et 2 mk. 30 pf.; 2e cl. 41 fr. 95 c. et 1 mk. 50 pf.

DE PARIS À SOULTZBAD PAR SAVERNE.

De *Paris à Saverne* par Nancy, Avricourt et Sarrebourg, 460 kil. — Chemin de fer, 6 conv. par jour. Trains express en 10 h. 45 m. Trains omnibus en 15 h. 1re cl. 56 fr. 40 c.; 2e cl. 41 fr. 95 c.

De *Saverne à Soultzbad*, 28 kil. — Chemin de fer. 4 conv. par jour. Trajet en 1 h. 6 m. 1re cl. 2 mk. 70 pf.; 2e cl. 1 mk. 50 pf.; 3e cl. 1 mk.

Soultz-les-Bains ou Soultzbad, village de 860 hab., station de chemin de fer, est situé dans un riant vallon abrité des vents du nord par des coteaux élevés, au milieu du vignoble de Wolxheim, très-renommé en Alsace.

Le bâtiment qui renferme les logements et les bains est un carré long avec deux ailes en retour. Les logements se trouvent tous au premier étage. Les cabinets de bains, situés au rez-de chaussée, sont spacieux et propres. Un appareil à douches et une étuve pour les bains de vapeur complètent l'installation médicale.

L'*établissement* contient, outre une trentaine de logements, et un nombre correspondant de cabinets de bains, une belle salle à manger, des salles de billard et de réunion. La cour, bordée de trois côtés par le bâtiment principal, a une entrée au nord donnant sur la route de Wolxheim, et une autre au midi, qui conduit sur la route de Saverne à Molsheim, Barr et Schlestadt. La station du chemin de fer est placée à la porte même de l'établissement. On trouve dans le voisinage immédiat des thermes des logements convenables et des pensions à prix modérés.

L'établissement est entouré, à l'est, au midi et à l'ouest, de belles plantations, avec pelouse et bosquets de verdure. Le côté du midi est baigné par la Mossig, petite rivière qui alimente de son eau le canal de la Bruche, dont le point de départ se trouve à côté de l'établissement thermal.

La source est à peu près au centre du bâtiment principal. Elle peut fournir sans difficulté de 150 à 200 bains par jour. On donne aussi des douches et des bains de vapeur.

PROMENADES. — Lorsqu'on a dépassé l'enceinte de vignobles qui entoure Soultz-les-Bains, on trouve de charmantes promenades, dont les principales sont : — *Dangolsheim* et *Bergbieten* (horizon étendu); — la montagne et le château *Scharrach*, joli manoir féodal parfaitement conservé; — *Avolsheim*, qui possède un petit édifice intéressant par son antiquité; — *Wolxheim*, dont l'ancienne basilique connue sous le nom de *Dom-Petri* date du troisième ou du quatrième siècle; c'est la plus ancienne église de l'Alsace; — 3 kil.) *Molsheim*, petite ville remarquable par une belle et vaste église gothique et par un hôtel de ville du quinzième siècle; — (3 kil.) *Mutzig*, avec une célèbre manufacture d'armes à feu et une église intéressante du douzième siècle ; — *Finkenhof*, d'où l'on jouit d'une belle vue sur le bassin de Soultzbad ; — *Wangenmuhl*, moulin de Wangen, charmante promenade. — Toutes ces excursions se font généralement à pied. Parmi celles qu'on fait en voiture, nous mentionnerons l'antique monastère de *Hohenbourg* (Saint-Odile) ; — la cascade du *Nideck* ; — (9 kil.) *Rosheim*, dont l'église de style romano-byzantin est la plus belle de toute la vallée du Rhin ; — *Klingenthal*, importante manufacture d'armes blanches, etc.

LES EAUX. — Eau froide, chlorurée sodique.

Connue depuis un temps fort ancien, elle ne paraît pas cependant l'avoir été à l'époque romaine.

Émergence : Des couches inférieures du grès bigarré.

Une source s'écoulant par deux orifices.

Débit en 24 heures : suffisant à 175 bains, en moyenne, c'est-à-dire environ 900 hectol.

Densité : 1,0034.

Température : 15°,6.

Caractères particuliers : Eau limpide, peu gazeuse, incolore, inodore, à saveur fortement salée, très-légèrement lixivielle, laissant déposer lentement un sédiment blanchâtre, prenant une teinte opaline quand elle est chauffée. Des bulles de gaz s'échappent sans cesse de la source.

Emploi : Boisson, bains d'eau et de vapeur, douches.

Situation : 172 mètres au-dessus de la mer.

Climat très-doux.

Saison : du 1er mai au 15 octobre.

Action physiologique et thérapeutique : Eau diurétique et légèrement laxative, excitante, tonique et reconstituante ; elle doit à la dose notable de chlorure sodique ainsi qu'au bromure et à l'iodure qu'elle renferme, d'exercer une action spécifique sur l'hématose et sur le système lymphatique. A Soultzbad, comme dans un certain nombre d'établissements balnéaires en France et en Allemagne, on fait assez souvent usage de ventouses scarifiées, dans le cours du traitement. Cette eau, comme ses congénères, a pour indications principales le lymphatisme et la scrofule, les engorgements du foie et des autres viscères de l'abdomen, les affections catarrhales chroniques, beaucoup de maladies cutanées à l'état chronique, le rhumatisme et la plupart des affections qui se manifestent chez les sujets à constitution lymphatique.

Analyse (Persoz et Kopp, 1854).

	Eau, 1 kilogr.
Bicarbonate de chaux...............	0gr, 431
Sulfate de chaux....................	0, 278
— de soude....................	0, 267
— de magnésie..	, 200

Chlorure de sodium.................	0gr, 189
Bromure de potassium...............	0, 009
Iodure de potassium..............	0, 003
Silice..........................	0, 004
Acide phosphorique..............	traces
Oxyde de fer........................	traces
Matières organiques..............	traces
	4gr, 381
Gaz acide carbonique libre..................	18cc

Les bulles de gaz qui se dégagent de la source donnent, pour 100 volumes : acide carbonique 3, azote 97, carbure hydrique traces.

Bibliographie : Eissen, Soultzbad, source minérale chloro-iodo-bromée, monographie. Paris, 1857, in-8. — A. Robert, Guide aux bains de la vallée du Rhin, etc.; Paris et Strasbourg, 1869.

SOULTZMATT (ALSACE).

591 kil. de Paris. — Chemin de fer de l'Est, chemins de fer allemands et route de poste. — Trains express en 14 h. 20 m. Trains omnibus en 20 h. 1re cl. 61 fr. 35 c. et 6 mk 50 pf.; cl. mixte 58 fr. 25 et 4 mk. 30 pf.; 2e cl. 45 fr. 55 c. et 4 mk. 30 pf.

DE PARIS À SOULTZMATT PAR STRASBOURG ET ROUFFACH.

De *Paris à Strasbourg* par Nancy, Avricourt, Sarrebourg et Saverne, 503 kil. — Chemin de fer. 6 conv. par jour. Trains express en 11 h. 40 m. Trains omnibus en 16 h. 1re cl. 61 fr. 35 c.; cl. mixte (1re en France, 2e en Allemagne) 58 fr. 25 c.; 2e cl. 41 fr. 95 c.

De *Strasbourg à Rouffach* par Schlestadt et Colmar, 81 kil. — Chemin de fer. 4 conv. par jour. Trains rapides en 1 h. 50 m. Trains ordinaires en 3 h. 10 m. 1re cl. 6 mk. 60 pf.; 2e cl. 4 mk. 30 pf.; 3e cl. 2 mk. 80 pf.

De *Rouffach à Soultzmatt*, 7 kil. — Route de poste. Diligence. 2 dép. par jour. Trajet en 50 m. Prix 60 pf.

Soultzmatt est un village de 2957 hab., bâti au pied du versant méridional du Heidenberg.

L'*établissement* est situé à 500 mètres du village, à l'extrémité d'une belle avenue de tilleuls, et à l'endroit où la vallée se resserre. Les bâtiments qui le composent s'étendent sur les quatre côtés d'une cour rectangulaire. Ceux du nord sont occupés par les bains et les bassins des sources, ceux du midi forment deux pavillons isolés au pied desquels coule l'Ombach.

PROMENADES. — De Soultzmatt, on peut faire de nombreuses et charmantes excursions, entre autres celles du *Heidenberg*, montagne des païens, et du *Grosspfingstberg*, montagne de la Pentecôte.

Du sommet de ces montagnes, on jouit d'une vue magnifique sur la vaste plaine au milieu de laquelle coule le Rhin et que bornent les Vosges, le Jura et les montagnes de la Forêt-Noire.

LES EAUX. — Eau froide, bicarbonatée sodique, gazeuse.

Connue au siècle dernier.

Six sources émergeant sur un petit espace et recueillies dans autant de bassins de pierre. Une septième source, en dehors de l'établissement, appartient à la commune.

Débit en 24 heures : Source Principale environ 24 hectol.

Densité : 1,00183.

Température : 12°,2.

Caractères particuliers : Eau limpide, incolore, dégageant dans le verre de nombreuses bulles de gaz, odeur d'acide carbonique, goût frais, piquant, acidule, un peu alcalescent, très-agréable.

Emploi : Boisson, bains.

Cures de petit-lait; de raisin.

Situation : 275 mèt. au-dessus de la mer.

Climat : Plus doux que celui des plateaux voisins, matinées et soirées fraîches, chaleur tempérée dans le milieu du jour pendant l'été.

Saison : Du 15 mai au 30 septembre.

Action physiologique et thérapeutique : L'eau de Soultzmatt agit principalement par l'acide carbonique qu'elle renferme, elle détermine une excitation primitive bientôt suivie de sédation ; certains malades éprouvent l'ébriété carbonique, soit qu'ils ne puissent supporter l'usage d'une eau si chargée de gaz, soit qu'ils dépassent la dose qui leur convient individuellement. Cette eau est apéritive et stimulante des fonctions digestives, elle est diurétique et rend les urines alcalines; elle paraît agir aussi comme antiplastique et résolutive par le bicarbonate sodique qu'elle renferme, mais elle ne tient que de bien loin, sous ce rapport, aux eaux bicarbonatées sodiques fortes. L'absence à peu près complète du fer dans cette eau la rend précieuse dans les cas où les martiaux sont contre-indiqués. Elle réussit dans la dyspepsie, dans la gastralgie ; on l'a vantée dans la gravelle et le catarrhe vésical, dans certains engorgements de l'utérus. Elle doit être interdite aux chlorotiques et aux anémiques.

Cette eau se transporte en assez grande quantité.

Analyse (Béchamp, 1851).

	S. PRINCIPALE. Eau, 1 kilogr.
Bicarbonate de soude	0gr, 95743
— de chaux	0, 43115
— de magnésie	0, 31326
— de lithine	0, 01976
Sulfate de potasse	0, 14773
— de soude	0, 02271
Chlorure de sodium	0, 07060
Borate de soude	0, 06501

Acide silicique....	0gr, 06350
Acide phosphorique.............. } Alumine............. .... } Peroxyde de fer................ }	0, 00890
	2gr, 10005
Gaz acide carbonique libre........	982cc

Chevallier et Schæuffele ont constaté la présence de l'arsenic dans l'eau de Soultzmatt.

Bibliographie : Bach, Des eaux gazeuses, alcalines, de Soultzmatt; Strasbourg, 1853. — A. Robert, Guide aux bains de la vallée du Rhin...; Paris et Strasbourg, 1869.

SOULTZBACH (ALSACE).

584 kil. de Paris. — Chemin de fer de l'Est, chemins de fer allemands et route de poste. — Trains express en 13 h. 10 min. Trains omnibus en 19 h. Prix jusqu'à Walbach : 1re cl. 61 fr. 35 c. et 6 mk. 30 pf.; cl. mixte 58 fr. 25 c. et 4 mk. 25 pf.; 2e cl. 45 fr. 55 c. et 4 mk. 25 pf.

DE PARIS À SOULTZBACH PAR STRASBOURG ET COLMAR.

De *Paris à Strasbourg* par Nancy et Avricourt, 503 kil. — Chemin de fer. 6 conv. par jour. Trains express en 11 h. 40 m. Trains omnibus en 16 h. 1re cl. 61 fr. 35 c.; cl. mixte (1re en France, 2e en Allemagne) 58 fr. 25 c.; 2e cl. 45 fr. 55 c.

De *Strasbourg à Colmar*, 68 kil. — Chemin de fer. 8 conv. par jour. Trains rapides en 1 h. 15 m. Trains ordinaires en 2 h. 40 m. 1re cl. 5 mk. 50 pf.; 2e cl. 3 mk. 70 pf.; 3e cl. 2 mk. 40 pf.

De *Colmar à Walbach*, 10 kil. — Chemin de fer. 4 conv. par jour en semaine, 6 conv. les jours fériés. Trajet en 15 m. 1re cl. 80 pf.; 2e cl. 55 pf.; 3e cl. 35 pf.

De *Walbach à Soultzbach*, 3 kil. — Route de poste.

Soultzbach, village de 1007 hab., est situé presque à l'entrée d'un des vallons latéraux de la grande vallée de Münster, une des plus pittoresques de la chaîne des Vosges.

Près de la source s'élève un élégant cursaal. M. A. Robert le décrit ainsi : « De vastes terrains, qui entouraient l'établissement, ont été convertis en charmants jardins anglais, en jolies promenades présentant aux baigneurs des points de repos et des échappées très-pittoresques; de nouveaux bâtiments ont été construits avec un goût tout à fait artistique : ils offrent de jolis appartements contenant quarante lits de maîtres, de vastes salles, une galerie couverte donnant sur l'avenue et les jardins, et dont le plafond est supporté par une colonnade en pierres de taille. Cette galerie présente aussi l'agrément d'être en communication avec les salles et les pièces du premier étage, et de plain-pied avec les terrassements du sol qui forment les allées et les promenades autour du bâtiment. Depuis la restauration de ces bains, le nombre des visiteurs a tellement augmenté que, malgré les ressources de l'établissement, les baigneurs sont quelquefois obligés de se loger à Soultzbach même, où l'on trouve, notamment au château nouvellement restauré, des chambres très-convenables.

PROMENADES. — « Il est peu de contrées, dit encore M. Robert, qui offrent des sites aussi beaux que les environs de Sultzbach. Tantôt riant, tantôt sévère et grandiose, le paysage procurera aux touristes les émotions les plus vives et les plus variées ; quant au géologue et à l'historien, nulle part ils ne trouveront de plus riche moisson à amasser. » Les baigneurs visitent surtout : (4 kil). *Wasserbourg*, village dont le château couronne une montagne aride ; — (3 kil.) les ruines importantes du château de *Schwarzenbourg*, transformé en une charmante villa (belle vue) ; — (16 kil.) *Soultzmatt* (*V.* ce mot) ; — *Münster*, ville illustrée par le séjour de Voltaire, etc. On peut faire aussi l'ascension du *Strohberg* (1330 mètres), et du *Hohneck* (1390 mètres) du sommet desquels on découvre d'admirables panoramas.

LES EAUX. — Eau froide, ferrugineuse bicarbonatée, gazeuse.

Connue depuis le commencement du dix-septième siècle.

Émergence : D'un mamelon argileux.

Trois sources : Grande source, Petite source, source des Bains.

Débit en 24 heures : 104 hectol.

Densité : 1,002.

Température : 10°,5.

Caractères particuliers : Eau limpide, incolore, à odeur d'acide carbonique, à saveur fraîche, piquante, acidule, dégageant une grande quantité de bulles gazeuses, déposant sur les parois du bassin de captage un sédiment d'un rouge brun.

Emploi : Boisson, bains.

Action physiologique et thérapeutique : Eau excitante, tonique, apéritive et reconstituante. Le fer, le manganèse et l'arsenic qu'elle contient l'ont fait comparer à l'eau de Bussang et à d'autres eaux gazeuses, dont elle diffère cependant par les proportions ou la nature de ses principes minéralisateurs. Elle a pour indications principales la chlorose et l'anémie, ainsi que tous les troubles fonctionnels si divers qui se rattachent à l'appauvrissement du sang. Elle réussit très-bien dans la dyspepsie de même origine et dans les névroses qui procèdent de l'anémie. Sa richesse en fer l'interdit aux pléthoriques et aux personnes disposées aux hémorrhagies. L'eau de Soultzbach se transporte.

Analyse (Oppermann, 1854).

	Eau, 1 kilogr.
Sulfate de potasse...............	0gr, 114707
— de soude.................	0, 009293

Chlorure de sodium	0gr, 134256
Bicarbonate de soude	0, 918581
— de lithine	0, 008732
— de chaux	0, 698040
— de magnésie	0, 269332
— de fer	0, 032000
Alumine	0, 006250
Silice	0, 056712
Acide phosphorique	traces
— borique	traces
— arsénique	traces
Oxyde d'étain	traces
— de manganèse	traces
	2gr, 247903
Gaz acide carbonique	1039cc

Chevallier et Schæuffele ont trouvé de l'arsenic dans le dépôt des sources de Soultzbach; l'analyse de ce dépôt a donné un résultat analogue à M. Oppermann.

Bibliographie : A. Robert, Notice sur les eaux acidules, alcalines et ferrugineuses de Soultzbach (Haut-Rhin) ; Colmar, 1854. — Guide du médecin et du touriste aux bains... des Vosges; Strasbourg et Paris, 1869.

SZKLENO (HONGRIE).

1906 kil. de Paris. — Chemin de fer de l'Est, chemins de fer allemands et route de poste. — Trains express en 49 h. 36 m. Trains omnibus en 58 h. 1re cl. 172 fr. et 28 fl. 74 kr.; cl. mixte 138 fr. 80 c. et 21 fl. 43 kr. ; 2e cl. 126 fr. 10 c. et 21 fl. 43 kr.

DE PARIS À SZKLENO PAR VIENNE ET PEST.

De *Paris à Vienne* par Avricourt, Strasbourg, Carlsruhe, Stuttgart, Munich et Simbach ou Salzbourg, 1382 kil. — Chemin de fer. 2 conv. par jour. Train-poste (par Simbach) sans changement de voitures et avec wagons-lits, en 33 h. 45 m. Train express du matin (par Salzbourg) en 36 h. 30 m. 1re cl. 172 fr.; cl. mixte (1re en France, 2e en Allemagne) 138 fr. 80 c. ; 2e cl. 126 fr. 10 c. Pour les trains express et poste, seuls directs, on ne délivre à Paris que des billets de 1re cl. et de cl. mixte.

De *Vienne à Pest* par Presbourg, 278 kil. — Chemin de fer. 3 conv. par jour. Train poste en 7 h. Trains ordinaires en 9 h. 1re cl. 14 fl. 31 kr.; 2e cl. 10 fl. 73 kr.; 3e cl. 7 fl. 14 kr.

De *Pest à Garam-Berzencze*, 226 kil. — Chemin de fer. 3 conv. par jour. Train rapide en 5 h. 36 m. Trains ordinaires en 10 h. 40 m. 1re cl. 12 fl. 43 kr.; 2e cl. 8 fl. 70 kr.; 3e cl. 6 fl. 21 kr.

De *Garam-Berzencze à Szkleno* environ 20 kil. — Route de voitures. Voitures particulières. Trajet en 2 h. 30 m. Prix 2 fl.

Szkleno (Hongrie) est un petit bourg composé seulement d'une dizaine de maisons.

Il n'y a à Szkleno qu'une seule baignoire particulière. Les bains se prennent dans les piscines, construites sur les sources, et les hommes et les femmes se baignent aux mêmes heures. Les piscines ont reçu les noms suivants : 1° *Hernnbad* (bain des messieurs) ; 2° *Zipserbad* (bain de Zipser) ; 3° *Prinzenbad* (bain du Prince) ; 4° *Kaiserbad* (bain de l'Empereur) ; 5° *Schwitzbad* (bain de la sueur) ; 6° *Armenbad* (bain des pauvres) ; 7° *Spitalbad* (bain de l'hôpital).

Des soirées musicales sont organisées à la salle de conversation par des Tsiganes qui, du reste, donnent un concert chaque matin.

Les coteaux voisins, d'un aspect riant et varié, fournissent de charmantes excursions aux baigneurs de Szkleno.

LES EAUX. — Eau thermale, sulfatée calcique, gazeuse.

Connue au dix-septième siècle, elle est mentionnée par Tullius en 1700.

Émergence : D'un rocher calcaire.

Huit sources : Kreuzquelle, source de la Croix ; *Josephsquelle,* source de Joseph ; *Wilhelminenquelle,* source de Wilhelmine ; *Chirurgusgartenquelle,* source du Jardin du chirurgien ; *Schulmeistergartenquelle,* source du Jardin du maître d'école ; *Pfarrhofquelle,* source de l'Hôtel de la paroisse ; *Zipserbadesquelle,* source du bain de Zipser ; *Quelle am Bach,* source du Ruisseau. Ces sources, qui paraissent avoir la même origine, ne diffèrent guère que par leur température.

Densité : 1,022 à 1,023.

Température : Kreuzquelle, 51°,87 ; Pfarrhofquelle, 55°,75.

Caractères particuliers : Kreuzquelle, eau très-peu différente de l'eau commune, limpide, incolore, inodore, insipide.

Emploi : Boisson, bains de piscines.

Situation : 357 mèt. au-dessus de la mer.

Climat de montagnes, variations brusques et journalières.

Saison : du 1er mai au 15 septembre.

Action physiologique et thérapeuthique : Kreuzquelle, eau laxative, diurétique, activant les fonctions de la muqueuse gastro-intestinale et de la peau. On a comparé la Kreuzquelle au Kreuzbrunnen de Marienbad au point de vue thérapeuthique. Les bains d'eau de Szkleno ont une action résolutive. — La dyspepsie, l'obésité, la pléthore abdominale, les accidents qui suivent la suppression du flux hémorrhoïdal et ceux qu'entraîne une ménopause difficile, la migraine périodique, enfin la cachexie paludéenne sont les principales indications à l'usage interne de ces eaux. Les bains, dit M. Rotureau, sont indiqués principalement dans le rhumatisme ; ils sont utiles aussi contre les ulcérations scrofuleuses ; dans le rhumatisme, les bains peuvent suffire ; mais chez les scrofuleux et les anémiques, il est nécessaire d'y joindre l'usage de l'eau en boisson.

Analyse (Wehrlé, 1826).

	KREUZQUELLE. Eau, 1 kilogr.
Chlorure de magnésium	0gr, 0115
Sulfate de magnésie	0, 6541
— de chaux	2, 6416
Carbonate de chaux	0, 1048
Silice	0, 0162
Extractif	0, 0059
	3gr, 4341
Gaz acide carbonique	1827cc

Bibliographie : Lengyel de Przemysl, Die Heilquellen und Bäder Ungarn's. Pest, 1854. — A Rotureau, Des principales eaux minérales.... Paris, 1858.

SZLIÁCS (HONGRIE).

1879 kil. de Paris. — Chemin de fer de l'Est et chemins de fer allemands. — Trains express en 46 h. 20 m. Trains omnibus en 55 h. 40 m. 1re cl. 172 fr. et 25 fl. 35 kr.; cl. mixte 138 fr. 80 c. et 19 fl. 17 kr. ; 2e cl. 126 fr. 10 c. et 19 fl. 17 kr.

DE PARIS À SZLIÁCS PAR VIENNE ET PEST.

De *Paris à Vienne* par Avricourt, Strasbourg, Carlsruhe, Stuttgart, Munich et Simbach ou Salzbourg, 1382 kil. — Chemin de fer. 2 conv. par jour. Train-poste (par Simbach), sans changement de voitures et avec wagons-lits, en 33 h. 40 m. Express du matin (par Salzbourg) en 36 h. 35 m. 1re cl. 172 fr.; cl. mixte (1re en France, 2e en Allemagne) 138 fr. 80 c.; 2e cl. 126 fr. 10 c. — Pour les trains express et poste, seuls directs, on ne délivre à Paris que des billets de 1re cl. et de cl. mixte.

De *Vienne à Pest* par Presbourg, 278 kil. — Chemin de fer. 3 conv. par jour. Train poste en 7 h. Trains ordinaires en 9 h. 1re cl. 14 fl. 31 kr.; 2e cl. 10 fl. 73 kr. ; 3e cl. 7 fl. 14 kr.

De *Pest à Altsohl*, 213 kil. — Chemin de fer. 3 conv. par jour. Train rapide en 5 h. 11 m. Trains ordinaires en 9 h. 40 m. 1re cl. 11 fl. 71 kr. ; 2e cl. 8 fl. 21 kr. ; 3e cl. 5 fl. 86 kr.

De *Altsohl à Szliács*, 6 kil. — Chemin de fer. 2 conv. par jour. Trajet en 24 m. 1re cl. 33 kr. ; 2e cl. 23 kr. ; 3e cl. 16 kr.

Szliács fait partie du comté de Sohl dans la basse Hongrie ; il est situé dans une ravissante position, au milieu d'un parc délicieux, à l'extrémité inférieure duquel passe une petite rivière, la Granfluss.

Les baigneurs trouvent à se loger dans les maisons du village.

Des pavillons abritent les sources qui se prennent en boisson, les piscines et les bains de gaz. — Il y a cinq piscines de grandeur et de température différentes. La plus vaste peut contenir 30 baigneurs et la plus petite 15. Il y a en outre 20 cabinets séparés.

LES EAUX. — Eau thermale ou froide, ferrugineuse bicarbonatée, gazeuse.

Connues dès le quinzième siècle, étudiées et fréquentées seulement vers 1725.

Émergence : D'un terrain où l'on rencontre de grandes masses trachytiques.

Neuf sources réparties entre les piscines et les buvettes. On distingue : *Josephsquelle*, source de Joseph ; *Dorotheaquelle*, source de Dorothée ; *Adamsquelle*, source d'Adam ; *Lenkeyquelle*, source de Lenkey ; *Spiegeltrinkquelle*, source à boire de la piscine ; les autres sont désignées, comme les piscines qu'elles alimentent, par des numéros.

Débit en 24 heures : la source de la piscine n° 1, nommée par Osann *Herrenbad* et qu'on appelle aujourd'hui Spiegeltrinkquelle débite, suivant Osann, 777 hectol. d'eau. Cette même piscine, dont le cube d'eau est 12 mètr. 520 d'après Osann, dégage dit M. Rotureau « 1794,86 pouces cubes d'acide carbonique, ou 48460°°,52 de gaz par minute », soit en nombre rond 698 hectol. de gaz en 24 h. On comprend qu'il faille ventiler sans cesse les piscines et les salles où elles se trouvent.

Densité : Josephsquelle, 1,0014; Dorotheaquelle, 1,0038 ; Adamsquelle, 1,00398; Lenkeyquelle, 1,0035; Spiegeltrinkquelle, 1,00421.

Température : Josephsquelle, 11° ; Dorotheaquelle, 22°; Adamsquelle, 25° ; Lenkeyquelle, 23°,2 ; Spiegeltrinkquelle, 31°; Piscine n° 1, 32° (Rotureau) ; les autres sont moins chaudes.

Caractères particuliers : Eau limpide, à odeur piquante d'acide carbonique, goût piquant, acidule, styptique ; laisse déposer au contact de l'air un précipité ocreux et incruste en quelques jours les objets qu'on y plonge. (Lenkeyquelle). Elle se conserve bien en vases clos,

Emploi : Boisson, bains de piscines, bains de vapeur, de gaz.

Situation : 377 mèt. au-dessus de la mer.

Climat de montagnes, air excellent, variations atmosphériques très-fréquentes.

Saison : du 1er juin au 15 septembre.

Action physiologique et thérapeutique : Eau plus ou moins excitante, suivant la température et la richesse, en gaz, des sources ; constipant à faible dose ; laxative à haute dose ; diurétique, apéritive, tonique et reconstituante. En bains, elle agit fortement sur la peau, cause de la démangeaison, de la rougeur, excite la circulation et le système nerveux ; elle augmente les forces, active les fonctions en général et notamment celles des organes digestifs ; mais ses effets, d'autant plus énergiques que la piscine est plus gazeuse et plus chaude, demandent à être surveillés avec soin.

Les indications principales de ces eaux sont la chlorose et l'anémie, la dyspepsie qui tient à ces états morbides de l'hématose ; l'inertie intestinale et les troubles de la menstruation dépendant de la même cause ; les convalescences difficiles à la suite de maladies graves ; la cachexie paludéenne et l'intoxication métallique. Ces eaux réussissent encore dans certaines affections de l'appareil urinaire avec hypersécrétion de la muqueuse.

Analyse (Wagner).

	DOROTHEAQUELLE. Eau, 1 kilogr.	JOSEPHSQUELLE. Eau, 1 kilogr.
Sulfate de soude......	0gr, 241	0gr, 023
— de lithine.....	0, 013	
— de magnésie...	0, 328	
— de chaux......	0, 745	0, 038
Chlorure de sodium....	0, 197	
— de magnésium	0, 056	
Carbonate de magnésie.	0, 184	0, 036
— de chaux......	0, 351	0, 104
— d'oxyde de fer.	0, 042	0, 101
Silice................	0, 018	0, 012
Matière humique......	0, 013	
	2gr, 188	0gr, 315
Gaz acide carbonique........	867cc	1124cc,3

Bibliographie : Lengyel de Przemysl, Die Heilquellen und Bäder Ungarn's. Pest, 1854. — A. Rotureau, Des principales eaux minérales de l'Europe. Paris, 1858.

TEPLITZ (BOHÊME).

1312 kil. de Paris. — Chemin de fer de l'Est et chemins de fer allemands. — Trains express en 32 h. 1re cl. 134 fr. 25 c., 5 mk. et 2 fl.; cl. mixte 111 fr 3 mk. 80 pf. et 1 fl. 50 kr.

DE PARIS À TEPLITZ PAR COLOGNE ET DRESDE.

De *Paris à Dresde* par Saint-Quentin, Erquelines, Namur, Liége, Cologne, Hanovre, Œbisfelde, Magdebourg, Cöthen, Halle et Leipzig, 1209 kil. — Chemin de fer. 2 conv. par jour. Trains express (wagons-lits jusqu'à Cologne) en 28 h. 10 m. 1re cl. 134 fr. 25 c.; cl. mixte (1re en France, 2e en Allemagne) 111 fr. — *N. B.* On peut aller aussi à Dresde par Bleyberg, Arnsberg, Cassel, Nordhausen ou Eisenach, ou par Bleyberg, Kreiensen, Magdebourg et Zerbst. La durée des trajets et les prix sont à peu près les mêmes. Les voyageurs qui entrent en Allemagne par Cologne, doivent faire visiter leurs bagages dans cette ville.

De *Dresde à Teplitz* par Bodenbach et Aussig, 103 kil. — Chemin de fer 5 conv. par jour. Trains rapides en 3 h. 50 m. Trains ordinaires en 4 h. 24 m. 1re cl. 5 mk. jusqu'à Bodenbach, et de là à Teplitz 2 fl.; 2e cl. 3 mk. 80 pf. et 1 fl. 50 kr.; 3e cl. 2 mk. 50 pf. et 1 fl. 1 kr.

Teplitz est une V. de 12 000 hab., réunie maintenant à Schœnau (2000 hab.), station de chemin de fer, située dans la partie nord de la Bohême, et dans la vallée de la Biela qui sépare l'Erzgebirge, du Mittelgebirge. Ses bains sont fréquentés annuellement par environ 33000 étrangers dont 10 000 malades.

Hôtels. — *Post, Stadt London, Kœnig von Preussen, Neptun, Kronprinz Rudolph, Schwarzes Ross, Altes Rathaus, Blauer Stern, Preussischer hof.* — Nombreuses maisons meublées.

Établissements thermaux : à Teplitz, *Stadtbad, Kaiserbad, Steinbad, Stefansbad, Furstenbad-Herrenhaus, Sophienbad* ; à Schœnau, *Neubad, Schlangenbad.* Ces établissements sont bien installés, les baignoires, creusées dans le sol, sont revêtues de porcelaine et de marbre, les cabinets de bains sont grands, bien aérés et le voisinage des sources y entretient une température suffisamment chaude. Les établissements, à l'exception du Schlangenbad, ont tous des logements pour les baigneurs. Le *Cursalon*, situé près du Kaiserbad, renferme des salles de lecture, la salle des dames et une grande salle pour les fêtes.

Le matin, de 6 à 8 h., on se réunit au *Curgarten*, près de la Stefansplatz. Là sont groupés les principaux établissements de bains, les Trinkhallen (buvettes), le Cursalon, le théâtre et le Kaiserbad.

C'est en août que ces eaux sont le plus fréquentées. Elles figurent au premier rang des bains aristocratiques de l'Allemagne et ont toujours compté, parmi leurs habitués, les souverains et les princes si nombreux de ce pays.

Monuments. — Le château du prince Clary, bâti en 1751 ; — le *Goldene Kreuz*, élevé en 1813, par l'empereur Alexandre ; — débris de l'ancien *monastère des Bénédictines*, qui sert aujourd'hui à loger quelques officiers du château.

Promenades. — Les environs de Teplitz sont agréables sans être fort beaux. Les promenades abondent dans toutes les directions. Derrière le château s'étend un jardin planté à l'anglaise, où se trouvent des saules et des tilleuls tels qu'on n'en voit pas ailleurs. C'est là qu'entre 11 h. et 1 h. se réunit et se promène le monde élégant aux sons de la musique. Là se trouve le Cursalon (*V.* ci-dessus). — A g. de la rue Gisela, qui conduit de Schönau au chemin de fer, est le *Kaiserpark*, qui contient plusieurs hôtels. — A l'E. du jardin du château s'élève le *Schiesshaus*, sur le Spitalberg (belle vue). — A peu de distance du Schiesshaus, le *Schlackenburg* offre un beau panorama, ainsi que le *Belvédère*, qui en est voisin. Près du Belvédère, *monument* de Frédéric-Guillaume III. — Le *Judenberg* est depuis longtemps transformé en promenade.

Citons encore le *mont de Ligne*, appelé autrefois Spitzberg ; — la charmante montagne du *Schlossberg* ou Neuschloss, couverte des ruines d'une forteresse ; — le parc de *Turn* (15 min.) ; le *Wachholderberg* ; — le *Thiergarten zu Kosten* ; — le château de chasse *Doppelburg* (1 h.), bâti en 1703 ; — le *Louisenfelsen* et la *Schweizermühle* (30 min.) ; — le château de *Dux*, l'*abbaye d'Ossegg* et la *Riesenburg* ; — le champ de bataille de *Kulm* (2 h. 30 min). — Mais, de toutes les excursions des environs de Teplitz, la plus recommandable est l'ascension du *Milleschauer* ou *Donnersberg* (3 h. 30 min.; 1 h. 30 min. suffisent pour aller en voiture jusqu'à Pilkau, d'où l'on monte au sommet (835 mèt.) en 45 min. Alex. de Humboldt plaçait la vue du Milleschauer au cinquième rang parmi les plus beaux panoramas du globe. Sur le point culminant de cette montagne on trouve un restaurant ainsi que des refuges où les voyageurs peuvent passer la nuit et attendre le lever du soleil.

LES EAUX. — Eau thermale, bicarbonatée sodique.

Connue depuis la fin du seizième siècle.

Émergence : Du terrain primitif au milieu de traces volcaniques.

Au moment du tremblement de terre de Lisbonne, 1er novembre 1755, la source principale de Teplitz se troubla, donna pendant une demi-heure une eau jaune foncé, s'arrêta tout à fait quelques minutes, puis reparut avec violence, d'abord trouble et jaune; au bout d'une demi-heure elle redevint claire, en déposant un précipité jaune rougeâtre comme celui qui se forme encore dans ses conduits. On sait que des phénomènes analogues se présentèrent sur plusieurs autres points de l'Europe, et notamment à Néris.

Treize sources, dont plusieurs sont multiples, fournissent l'eau minérale aux établissements de Teplitz et de Schœnau. Les plus importantes de ces sources sont : à Teplitz, *Hauptquelle* ou *Urquelle*, source principale; *Sandbadquelle*, source du bain de sable; les deux sources désignées sous le nom de *Frauenbadquellen*, sources du bain des Dames; les *Gartenquellen*, sources des jardins, qui se divisent en *Trinkquelle*, Buvette, *Augenquelle*, source des yeux, etc.; à Schœnau, *Steinbadquelle*, source du Bain de pierre; *Schlangenbadquelle*, source du bain des serpents ; *Neubadquelle*, source du bain nouveau; *Militairbadquelle*, source du bain militaire; *Wiesenquelle*, source de la prairie, *Stefansquelle*, source d'Étienne.

Débit en 24 heures : Urquelle 5992 hectol.; Frauenbadquelle 3383 hectol.; Gartenquellen 504 hectol.; Steinbadquelle 3855 hectol.; Militairbadquelle 970 hectol.; Schlangenbadquelle 2266 hectol.; Neubadquelle 319 hectol. (Osann).

Densité : Frauenbadquelle 1,0017 ; Urquelle 1,00175; Schlangenbadquelle 1,00155; Neubadquelle 1,0015 (Sonnenschein).

Température : Urquelle 48°; Frauenbadquelle 47°,5; Steinbadquelle 38°,20; Gartenquelle 28°,45; Schlangenbadquelle 39°,1; Neubadquelle 44°,75 (Sonnenschein).

Caractères particuliers : Eau limpide, incolore à la source, inodore, d'un goût un peu lixiviel.

Emploi : Autrefois l'eau de Teplitz était employée surtout en boisson; maintenant on n'en boit plus ou presque plus, et elle est consacrée à l'usage externe : bains, douches, bains de piscines, bains de boue.

Situation : 205 mèt. au-dessus de la mer.

Climat doux pendant la belle saison.

La *saison*, à proprement parler, va du 1er juin au 1er octobre, mais les eaux de Teplitz sont fréquentées toute l'année, quoique l'hiver soit rude en Bohême.

Action physiologique et thérapeutique : Les plus chaudes de ces sources, celles de Teplitz, agissent comme excitantes ; elles remontent les forces des malades, assouplissent les articulations et tendent à neutraliser l'acidité des sécrétions, comme les eaux bicarbonatées en général. Les sources les moins chaudes, celles de Schœnau, sont au contraires sédatives du système nerveux. Tandis que les bains très-chauds de Teplitz déterminent une sueur profuse, ceux de Schœnau, d'une température plus modérée, n'amènent rien de semblable. On voit donc que l'usage des uns ou des autres ne saurait être indifférent. Ces eaux sont considérées comme convenables au traitement secondaire, après l'usage d'autres eaux minérales, par exemple de certaines eaux purgatives.

Les affections qui relèvent de ces eaux sont : le rhumatisme chronique, la goutte, sous la forme atonique exclusivement, les suites d'anciennes blessures, les névralgies et surtout la sciatique, les paralysies procédant du rhumatisme et l'atrophie musculaire locale tenant à la même cause ; enfin certaines manifestations de la scrofule et de l'herpétisme.

Analyse (Sonnenschein, 1872).

	URQUELLE. Eau, 1 kilogr.
Sulfate de potasse	0gr, 0228007
— de chaux	0, 0560156
Chlorure de sodium	0, 0629844
Phosphate de soude	0, 0017971
Carbonate de soude	0, 4143659
— de lithine	0, 0005704
— de chaux	0, 0591371
— de strontiane	0, 0021407
— de magnésie	0, 0114647
d'oxyde de manganèse	0, 0018845
— — de fer	0, 0155150
Fluorure de calcium	0, 0017000
Alumine	0, 0000500
Acide silicique	0, 0475000
Humine	0, 0102000
Arsenic	traces
	0gr, 7181261
Gaz contenus dans 1000 parties ou 1 litre d'eau.	
Acide carbonique demi-combiné	111cc, 047
— — libre	3, 412
Azote	5, 094
Oxygène	1, 836

Bibliographie : Berthold und Seiche, Medicinisches Jahrbuch der Thermalquellen zu Teplitz-Schönau, 1852-1853. — Berthold, Das Soolbad zu Teplitz.... Das Schlangenbad zu Schönau bei Teplitz.... Leipzig, 1845. — A. Rotureau, Des principales eaux minérales.... Paris, 1858. — Seiche, Die Moorbäder in Teplitz-Schönau. Teplitz, 1858. — Dinter, Die Heilquellen von Teplitz und Schönau.... Dresde, 1858. — Perutz, Teplitz und die Gicht..... Leipzig, 1858. — Labat, Étude sur la station et les eaux de Teplitz (Bohême). Paris, 1870. — Sonnenschein, Neue chemische analyse der Heilquellen zu Teplitz in Böhmen, Leipzig, 1870. — Seiche, Der innere gebrauck der Urquelle zu Teplitz.... Teplitz, 1878.

TEPLITZ-TRENTSCHIN (HONGRIE).

1510 kil. de Paris. — Chemin de fer de l'Est, chemins de fer allemands et route de poste. — Trains express en 43 h. 1re cl. 172 fr. et 9 fl. 45 kr. jusqu'à Trentschin ; cl. mixte 138 fr. 80 c. et 7 fl. 9 kr.; 2e cl. 126 fr. 10 c. et 7 fl. 9 kr.

DE PARIS À TEPLITZ-TRENTSCHIN PAR VIENNE ET PRESBOURG.

De *Paris à Vienne* par Avricourt, Strasbourg, Carlsruhe, Stuttgart, Munich et Simbach ou Salzbourg, 1382 kil. — Chemin de fer. 3 conv. par jour. Train poste (par Simbach), sans changement de voitures et avec wagons-lits en 33 h. 45 m. Train express du matin (par Salzbourg) en 36 h. 30 m. 1re cl. 172 fr. ; cl. mixte (1re en France, 2e en Allemagne) 138 fr. 80 c. ; 2e cl. 126 fr. 10 c. — Pour les trains express et poste, seuls directs, on ne délivre à Paris que des billets de 1re cl. et de cl. mixte.

De *Vienne à Presbourg*, 65 kil. — Chemin de fer. 4 conv. par jour. Train poste en 1 h. 51 m. Trains ordinaires en 2 h. 21 m. 1re cl. 3 fl. 18 kr. ; 2e cl. 2 fl. 39 kr. ; 3e cl. 1 fl. 58 kr.

De *Presbourg à Trentschin* par Tyrnau, Pystján et Neustadt, 120 kil. — Chemin de fer. 2 conv. par jour. Trajet en 6 h. 18 m. 1re cl. 6 fl. 27 kr. ; 2e cl. 4 fl. 70 kr.

De *Trentschin à Teplitz*, env. 8 kil.— Route de poste. Voitures. Trajet en 1 h. env.

Trentschin, dans le comté de ce nom (Hongrie), est un charmant v. de 300 hab., situé sur la Waag. Les Carpathes inférieurs le protégent contre les vents de l'E., du N. et de l'O.

A 8 kil. environ est situé le v. de **Teplitz** où se trouvent les bains de ce nom.

L'*établissement* a des baignoires séparées, des piscines et l'installation nécessaire pour douches, bains de boues et de vapeur. Un bâtiment spécial renferme les baignoires. — Cinq autres pavillons sont construits sur des piscines, désignées par un numéro d'ordre. Les baigneurs trouvent des logements convenables dans plusieurs maisons particulières et très-confortables, au voisinage des bains. Un jardin public offre une agréable promenade aux malades qui, de plus, ont à leur disposition un salon de lecture et un théâtre. Enfin de bonnes routes conduisent aux environs dont l'aspect est pittoresque. Le nombre des baigneurs est d'environ 2000 par année.

LES EAUX. — Eau thermale, bicarbonatée calcique, sulfureuse.

Connue depuis le seizième siècle.

Émergence : Dans le village de Teplitz, près de Trentschin.

Six sources : dont une seule, *Brünnlein*, petite source, est employée en boisson; les autres, nommées *Spiegelbäder*, bains de piscine, sont désignées par des numéros et desservent des établissements qu'on nomme *Bürgerbad*, *Herrschaftsbad*, *Allgemein*, *Juden* et *Armenbad*, bains des bourgeois, de la seigneurie, commun, des juifs, des pauvres.

Densité : Brünnlein, 1,0026; Spiegelbad, n° 1, 1,0028 (Rotureau).

Température : Brünnlein, 40°,6; les autres sources de 36°,9 à 38°,5 (Rotureau).

Caractères particuliers : Eau très-limpide, odeur sulfureuse disparaissant à mesure que l'eau se refroidit, goût peu agréable, sulfureux et lixiviel; se conserve bien en vases clos; exposée à l'air, dépose un précipité.

Emploi : Boisson, bains et douches, bains de piscine, bains de boues.

Situation : 175 mètres au-dessus de la mer.

Climat doux pendant la belle saison.

Saison : du 15 mai au 15 octobre.

Action physiologique et thérapeutique : Eaux diaphorétiques, apéritives à faible dose, amenant de l'inappétence à haute dose, diurétiques, déterminant la constipation, et, chez les personnes facilement excitables, de la céphalalgie et d'autres phénomènes qu'on évite en tenant les malades à une dose convenable. L'usage externe de ces eaux produit ordinairement la poussée, l'embarras gastrique et d'autres signes de la fièvre thermale; quoiqu'elles diminuent la fréquence des pulsations artérielles et qu'elles soient, par conséquent, sédatives de la circulation, elles disposent aux congestions pulmonaires, sans doute par leur action spécifique sur les muqueuses et la peau. Ces eaux réussissent dans le catarrhe des voies aériennes ou des voies urinaires, dans les maladies de la peau, le rhumatisme chronique et les paralysies qui en procèdent, enfin dans les affections qui tiennent du lymphatisme et de la scrofule.

Analyse (Lang, 1857).

	BRÜNNLEIN. Eau, 1 kilogr.
Bicarbonate de chaux	1gr, 0215
— de magnésie	0, 3245
Chlorure de sodium	0, 1653
Sulfate de potasse	0, 2405
— de soude	0, 3020
— de chaux	0, 5272
— de magnésie	0, 2672
Alumine	0, 0100
Acide silicique	0, 0075
Matières organiques indifférentes	traces.
	2gr, 8657

Gaz acide carbonique libre 511cc, 11
— acide sulfhydrique........................ 13, 50

L'eau du Spiegelbad, n° 1, diffère très-peu de la précédente pour les principes fixes; elle contient moins d'acide carbonique et un peu plus d'acide sulfhydrique.

Bibliographie : Leop. Beer, Die Trentschiner Bäder, Pressburg, 1839. — Lengyel de Przemysl, Die Heilquellen und Bäder Ungarn's, Pest, 1854. — A. Rotureau, Des principales eaux minérales.... Paris, 1858. — — Ventura, Die Trentschin-Teplitzer Schwefelthermen in Ungarn; Wien, 1872.

WARMBRUNN (PRUSSE).

1373 kil. de Paris. — Chemin de fer du Nord, chemins de fer allemands et route de poste. — Trains express en 32 h. 1re cl. 126 fr. et 23 mk. 60 pf.; cl. mixte 104 fr. 15 c. et 17 mk. 80 pf.

DE PARIS À WARMBRUNN PAR BERLIN, KOHLFURT ET HIRSCHBERG.

De *Paris à Berlin* par Saint-Quentin, Erquelines, Namur, Liége, Cologne, Hanovre et Stendal, 1070 kil. — Chemin de fer. 5 conv. par jour. Train express du matin en 23 h. 40 m. Train express du soir, sans changement de voitures en 23 h. 45 m. 1re cl. 120 fr.; cl. mixte (1re en France, 2e en Allemagne) 104 fr. 15 c.; 2e cl. 92 fr. 10 c. — *N. B.* Les voyageurs doivent faire visiter leurs bagages à la douane de Cologne.

De *Berlin à Kohlfurt* par Francfort-sur-Oder, Gassen et Soran, 224 kil. — Chemin de fer. 4 conv. par jour. Trains rapides en 5 h. 22 m. Trains ordinaires en 6 h. 35 m. 1re cl. 18 mk.; 2e cl. 13 mk. 50 pf.; 3e cl. 9 mk.

De *Kohlfurt à Hirschberg* par Lauban, 73 kil. — Chemin de fer. 4 conv. par jour. Trajet en 2 h. 15 m. 1re cl. 5 mk.; 2e cl. 3 mk. 70 pf.; 3e cl. 2 mk. 50 pf.

De *Hirschberg à Warmbrunn*, 6 kil. — Route de poste. Diligences. 2 dép. par jour. Trajet en 45 m. Prix 60 pf.

Warmbrunn (Prusse) est un bourg de 3000 hab. situé sur le Zachen, dans le Riesengebirge. Ses bains y attirent chaque année environ 3000 malades.

HÔTELS. — De *Prusse*, *Schwarzer Adler*, *Schneekoppe*, *Breslauer Hof*, *Schwarzes Ross*, *Stadt London*, etc. Table d'hôte dans les deux premiers hôtels et à la *Galerie*.

Warmbrunn appartient au comte Schaffgotsch, dont le château a été bâti en 1800 et dont le parc offre d'agréables promenades. — Près des sources, s'élève le nouvel *établissement* thermal, vaste bâtiment qui contient toutes les installations nécessaires aux baigneurs : cabinets de bains, piscines, appareils pour les douches, etc. On trouve aussi, dans la cour de l'ancien cloître, un établissement avec 12 cabinets de bains. Les prix des bains et du service sont fixés par un tarif.

Les principales distractions des baigneurs de Warmbrunn sont la promenade, les conversations, les concerts et les bals au Cursaal, le théâtre et la bibliothèque du comte Schaffgotsch, qui contient 40 000 volumes et un relief en bois du Riesengebirge.

PROMENADES (Un tarif fixe le prix des voitures). — Les plus fréquentées sont : la *grande allée*, le long de laquelle se trouvent le *Cursaal*, le théâtre et la *Galerie* (belle vue de son extrémité), — le *parc* et les *jardins* du château, — le *Schalzenberg* (E.) et le *Weihrichsberg* (S.E.), le *Popelberg*, le *Biberstein* (7 kil. 500 à l'O.; beau panorama); — *Hermsdorf* (1 h.); — le *Kynast* (1 h. 30 m.), château du treizième siècle qui couronne, à 650 mètres, un rocher de granit boisé; le *Kochelfall* (1 h. 30 min.) et le *Zackenfall*, jolies chutes; — la *Schneekoppe*, etc.

LES EAUX. — Eau thermale, sulfatée sodique, sulfureuse.

Connue dès le douzième siècle.

Émergence : Du granite dans un terrain primitif. Les montagnes voisines contiennent du soufre, du fer, du plomb, du molybdène, etc.

Quatre sources principales : *Probsteibad*, bain du Prévôt, ou petit bassin; *Grafenbad*, bain du Comte ou grand bassin; *Trinkquelle*. Buvette; *Neuequelle*, source nouvelle obtenue par un forage artésien en 1854.

Débit en 24 heures : petit bassin, 1854 hectol.; grand bassin, 5193 hectol.

Densité : 1,000313.

Température : 36°, grand bassin; 36°,2, petit bassin, Trinkquelle Osann); 41°,2, source nouvelle (Helfft).

Caractères particuliers : Eau limpide, tirant sur le bleu, dégageant à la source beaucoup de bulles de gaz acide carbonique, sulfhydrique et azote; au moment où elle vient d'être puisée, elle a un goût fade, sulfureux, puis amer, et une faible odeur hépatique que n'augmente pas l'addition d'un acide ; refroidie, elle n'a aucun goût.

Emploi : En boisson, pure ou coupée de lait, additionnée de sel de Carlsbad; bains de baignoire, de piscine, douches.

Situation : 316 mètres au-dessus de la mer (Osann). Warmbrunn est situé sur le versant nord des Riesengebirge et le *climat* y est beaucoup plus rude qu'à pareille hauteur dans les Alpes. Le goître est endémique dans la vallée du Hirschberg, et les variations atmosphériques y rendent fréquentes les affections catarrhales et rhumatismales.

Action physiologique et thérapeutique : L'eau de Warmbrunn est excitante, diaphorétique; en bains, elle agit fortement sur la peau et produit souvent la poussée; en boisson, elle excite doucement les organes et notamment la muqueuse gastro-intestinale; elle est apéritive, diurétique, et paraît avoir sur l'utérus une action marquée. Elle a, comme toutes ses congénères, une action spécifique sur la peau, le système musculaire et l'appareil de la circulation sanguine et lymphatique. Osann la classe au second rang parmi les eaux sulfureuses de l'Allemagne, Aix-la-Chapelle occupant le premier. Elle est conseillée en Allemagne contre le catharrhe des voies aériennes, le rhumatisme, certains états névropathiques, la pléthore abdominable et la dyspepsie qui en est la suite.

Analyse (Fischer, 1836; Löwig, 1855).

	PETIT BASSIN. Eau, 1 kilogr.	SOURCE NOUVELLE. Eau, 1 kilogr.
Sulfate de soude	0gr, 2339	0gr, 26058
Carbonate de soude	0, 1054	0, 15753
— de potasse		0, 01848
— de chaux	0, 0208	
— de magnésie / Phosphate d'alumine	0, 0078	
Chlorure de sodium	0, 0716	0, 07792
— de calcium	0, 0065	
Iodure de sodium		0, 00429
Bromure de sodium		0, 00005
Extractif	0, 0221	
Silice	0, 0716	0, 08356
	0gr, 5297	0gr, 60241
Gaz acide carbonique	1cc,6	quant. indét.
— — sulfhydrique		—
— azote	1,1	—

Bibliographie : R. Döring, Warmbrunn und das Hirschberger Thal.... Brieg, 1853.

WEILBACH (NASSAU).

657 kil. de **Paris**. — Chemin de fer de l'Est, chemins de fer allemands et route de poste. — Trains express en 15 h. Trains omnibus en 19 h. 49 m. 1re cl. 78 fr. 80 c. et 80 pf. ; cl. mixte 72 fr. 90 c. et 60 pf.; 2e cl. 58 fr. 70 et 45 pf

DE PARIS À WEILBACH PAR MAYENCE ET FLÖRSHEIM.

De *Paris à Mayence* par Pagny-sur-Moselle, Metz, Saarbrück, Creuznach et Bingen, 644 kil. — Chemin de fer. 3 conv. par jour. Train express, sans changement de voitures et avec wagons-lits en 14 h. 35 m. Trains omnibus en 19 h. 10 m. 1re cl. 78 fr. 80 c.; cl. mixte (1re en France, 2e en Allemagne) 72 fr. 90 c. ; 2e cl. 58 fr. 70 c.

De *Mayence à Castel*, env. 1 kil. — Bateau à vapeur. On prend des billets à la station des bateaux à vapeur du chemin de fer du Taunus. Trajet en 10 m.

De *Castel à Flörsheim*, 13 kil.— Chemin de fer. 5 conv. par jour. Trajet en 22 m. 1re cl. 80 pf.; 2e cl. 60 pf. ; 3e cl. 45 pf.

De *Flörsheim à Weilbach*, 1 kil. — Route de poste. Voitures particulières et omnibus.

La source de **Weilbach** (Nassau) est située près de la ligne du chemin de fer du Taunus, entre Wiesbaden et Francfort, dans la vallée du Main; elle est renfermée dans un élégant pavillon, à peu de distance de l'établissement.

LES EAUX. — Eau froide, chlorurée sodique, sulfureuse.

Connue depuis le siècle dernier, fréquentée depuis une vingtaine d'années seulement.

Émergence : Du calcaire grossier alternant avec des argiles mêlées de lignite et de houille.

Deux sources : Schwefelquelle, source sulfureuse; *Natron-lithion-quelle*, source sodique et lithique.

Débit en 24 heures : 497 hectol. (Fresenius).

Densité : 1,001065.

Température : 13°,7.

Caractères particuliers : Eau limpide, incolore, dégageant beaucoup de très-petites bulles de gaz; secouée dans une bouteille à demi pleine elle dégage peu de gaz (acides carbonique et sulfhydrique); odeur très-sulfureuse, goût fade et très-sulfureux. Elle se conserve bien à l'abri du contact de l'air; mais à l'air libre, et même dans une bouteille contenant un peu d'air, elle se trouble et se décompose. On remarque un sédiment blanchâtre dans le bassin qui la reçoit.

Emploi : Surtout en boisson, pure ou coupée de lait; bains, inhalations.

Situation : 126 mètres au-dessus de la mer.

Climat doux et sans variations brusques.

Saison : du 1er mai au 15 octobre.

Action physiologique et thérapeutique : Au début du traitement l'eau de Weilbach doit être donnée à très-faible dose, un quart de verre seulement; à dose plus forte, dans les premiers jours, elle produit une surexcitation générale et de la fièvre; plus tard on ne doit pas boire plus de quatre verres par jour. Il ne faut pas non plus commencer le traitement externe en même temps que l'interne, mais seulement quelques jours après. Au contraire des eaux sulfureuses, en général, qui activent puissamment la circulation et tendent d'abord à congestionner la poitrine et la tête, l'eau de Weilbach agit par sédation, fait cesser l'état congestif et détermine une anémie relative. Elle augmente la sécrétion des muqueuses et surtout de celle des bronches; l'estomac la supporte facilement; elle cause d'abord de la constipation, puis agit comme légèrement laxative et active la sécrétion biliaire. L'état général s'améliore, en même temps que survient un peu d'amaigrissement et que le pouls diminue de force et de fréquence.

Cette eau réussit dans le catarrhe des voies aériennes, la laryngite chronique, l'angine glanduleuse; on l'a même vantée contre la phthisie. Les maladies de la peau qui ne sont pas très-anciennes, les affections diverses qui peuvent être rapportées à l'herpétisme et notamment certaines dyspepsies, le catarrhe vésical, la pléthore abdominale et l'intoxication métallique relèvent aussi de cette station minérale. On doit en revanche l'interdire aux malades épuisés, aux chloro-anémiques et aux scrofuleux.

L'eau de Weilbach se transporte en grande quantité.

Analyse (Fresenius).

	SCHWEFELQUELLE. Eau, 1 kilogr.	NATRON-LITHIONQUELLE. Eau, 1 kilogr.
Sulfate de potasse	0gr, 0298	0gr, 05512
— de soude		0, 22360
Chlorure de potassium	0, 0213	
— de sodium	0, 2083	1, 25882
Bromure de sodium		0, 00073
Iodure de sodium		0, 00001
Bicarbonate de soude	0, 3213	1, 35886
— de lithine	0, 0006	0, 00938
— de baryte	0, 0009	
— de strontiane	0, 0001	
— de chaux	0, 2909	0, 14070
— de magnésie	0, 2758	0, 11037
— d'oxyde de fer		0, 00346
— — de manganèse		0, 00069
Phosphate d'alumine	0, 0001	
— de chaux	0, 0002	
Acide silicique	0, 0111	0, 01228
Matière organique	0, 0037	
	1gr, 1541	3gr, 17402
Gaz acide carbonique	168cc, 0	
— — sulfhydrique	91, 1	

Bibliographie : Fresenius, In Balneologische Zeitung, tome IV. — A. Rotureau, Des principales eaux minérales... Paris, 1858.

WIESBADE (PRUSSE).

645 kil. de Paris. — Chemin de fer de l'Est et chemins de fer allemands. — 2 conv. par jour. Train express en 15 h. Train omnibus en 21 h. 15 m. 1re cl. 86 fr. 45 c. cl. mixte (1re en France, 2e en Allemagne) 72 fr. 80 c.; 2e cl. 59 fr. 20 c.

DE PARIS À WIESBADE PAR PAGNY-SUR-MOSELLE, METZ, SAARBRÜCK, CREUZNACH ET RÜDESHEIM.

Wiesbade, en all. *Wiesbaden*, ancienne capitale du duché de Nassau, maintenant à la Prusse, station de chemin de fer, est une ville de 46 000 hab. dont 14 000 catholiques, située au pied du Taunus qui l'abrite des vents du N. et du N. E. Ses rues principales sont bordées d'élégantes maisons, d'une grande propreté. Le nombre annuel des étrangers qui la visitent est d'environ 10 000. Les établissements thermaux sont ouverts toute l'année et le traitement s'y suit en hiver comme en été, quoique avec moins d'affluence dans la saison froide.

HÔTELS. — 1re cl.: *Nassauer Hof*, *Quatre-Saisons*, *Zais*, *Victoria*, *Adler*, *Rose*, *Bæren*, *Grand-Hôtel*, *Rheinstein*, *Cölnischer Hof*, du *Nord* (tous ayant des bains); 2e cl.: *Grünerwald*, *Weins*, *Rhein-Hôtel*, *Taunus-Hôtel*. — Environ 30 maisons de bains : *Europæischer Hof*, *Englischer Hof*, *Kaiserbad*, *Rœmerbad*, *Engel*, etc.; plus un grand nombre de maisons particulières où l'on trouve des logements et dont la plupart ont des cabinets de bains.

RESTAURANTS. — Au *Cursaal*, *Christmann*, *Lugenbuhl*, *Dalheim*, *Dasch*, *Engel*.

VOITURES, chevaux, ânes, pour la ville et les environs; prix fixé par un tarif. Les voitures des hôtels sont plus chères.

Le *Cursaal*, bâti en 1810, et devant lequel s'étend une grande place avec deux fontaines et deux colonnades, contient de vastes salons où se donnent des bals, un cabinet de lecture et un restaurant. La terrasse, sur le bord de la pièce d'eau est le rendez-vous des étrangers. On y fait de la musique le matin de 6 h. à 7 h. 1/2, le soir de 3 h. 1/2 à 5 h. 1/2 et de 8 à 10 h. Le parc, conquis par l'art sur la nature chétive des environs, est très-étendu. Une longue galerie, la *Trinkhalle*, conduit du Cursaal au Kochbrunnen, la principale source minérale; les buveurs y abondent le matin. — A dr. du Cursaal, en regardant la pièce d'eau, s'élève un joli kiosque d'où l'on découvre une vue étendue; sur la g. on est dominé par le *palais* et les *jardins* de la duchesse douairière de Nassau. Si l'on remonte le ruisseau qui alimente la pièce d'eau, on ne tarde pas à trouver la *Dietenmühle* (15 m.), et 15 m. plus loin, le château ruiné de *Sonnenberg*.

MONUMENTS. — Outre ceux dont nous venons de parler, on peut citer le *Palais du Grand-Duc*, maintenant *Palais-Royal* (1837-1838); — le *Museum* qui contient, des curiosités, une bibliothèque de 25 000 vol., un musée d'antiquités romaines et du moyen âge, un cabinet d'histoire naturelle et une galerie de tableaux; — le *Ministerium*, ou palais du gouvernement; — l'*église catholique*; — la *nouvelle église réformée*, surmontée de cinq tours, etc.

PROMENADES. — Les environs de Wiesbade ne peuvent pas soutenir la comparaison avec ceux de Bade; toutefois ils offrent diverses promenades agréables. — En gravissant les hauteurs peu élevées du Taunus, on découvre des points de vue étendus. — Les promenades ou excursions les plus fréquentées, — elles se relient toutes par des sentiers — sont : 1° la *Dietenmühle* (15 m.), moulin très-fréquenté pendant la belle saison et où se trouve un établissement hydrothérapique; — 2° le *nouveau Geisberg* (jardin, café-restaurant, belle vue), et l'*ancien Geisberg* (15 m.); — 3° le *Mausolée* (45 m.), chapelle grecque que le duc de Nassau a fait élever en mémoire de la duchesse Élisabeth Michaelowna, morte en 1845; — 4° le *Neroberg*, colline où l'on voit encore les débris d'une ancienne construction romaine, qui, selon la tradition, aurait été un château de Néron, ; à mi-côte s'élève la belle chapelle gréco-russe, surmontée de cinq coupoles et admirablement décorée. On remarque à l'intérieur une statue couchée de la princesse Élisabeth Michaelowna (1845), sculptée par Hopfgarten ; — 5° le *couvent de Clarenthal* et la *Faisanderie* (30 et 45 m.) ; — 6° la *Platte* (1 h. 30 m.), château de chasse d'où l'on jouit de la plus belle vue des environs. Il a été construit en 1824 par le duc Guillaume.

LES EAUX. — Eau froide ou thermale, chlorurée sodique.

Connue dès l'époque romaine.

Émergence : A la limite des terrains anciens du Taunus, là où commencent les terrains tertiaires du bassin de Mayence ; les eaux sortent des schistes du Taunus, dans le voisinage de roches quartzeuses et de basaltes.

Vingt-trois sources sont exploitées ; une seule, le *Faulbrunnen*, est froide ; les autres sont thermales, elles portent le nom de l'établissement, c'est-à-dire de l'hôtel dont elles desservent les bains. Trois de ces sources sont employées en boisson : *Kochbrunnen*, source bouillante, c'est la plus importante ; *Adlerbrunnen*, source de l'Aigle ; *Schützenhofbrunnen*, source du Schützenhof. Les sources thermales sont réunies en un groupe et entourées d'une zone de sources froides, dont le Faulbrunnen occupe l'extrémité au sud-ouest.

Débit en 24 heures des onze sources les plus importantes : 2176 hectol.

Densité : Kochbrunnen, 1,00666 (Fresenius); Adler, 1,06250; Schützenhof, 1,005125 (Kastner).

Température : Kochbrunnen au griffon, 68°,75, dans les bassins, 67°,5 en moyenne. Les autres sources varient de 37°,5, Philippsburg, à 50°, Schützenhof, et 62°,5, Adler.

Caractères particuliers : Eau limpide sous un petit volume, d'un aspect trouble et de couleur blanchâtre ou tirant sur le jaune dans les bassins; odeur analogue à l'eau de la chaux qui s'éteint, goût lixiviel ; au contact de l'air, elle dépose un sédiment ocreux et il se forme à la surface une pellicule irisée. Le Kochbrunnen dégage des bulles de gaz.

Emploi : Boisson, bains, douches d'eau et de vapeur, fomentations et bains avec le dépôt ocreux, *Sinter*, pur ou mêlé d'eau de savon.

Cures de raisin.

Situation : 105 mètres au-dessus de la mer.

Climat doux.

Saison : Principalement du 15 mai à la fin d'octobre, mais le traitement se suit à Wiesbade toute l'année. Les mois de juillet et août sont en général très-chauds.

Action physiologique et thérapeutique : L'eau de Wiesbade, en boisson, agit principalement sur les organes de la digestion ; elle active les sécrétions de la muqueuse gastro-intestinale, du foie et du pancréas ;

à la dose de deux à quatre verres, elle est laxative, et d'autant plus qu'on la laisse refroidir davantage avant de la boire ; elle est diurétique et, sous son influence, l'urine se charge d'une quantité plus grande de chlorure de sodium ; elle produit, ainsi que beaucoup de purgatifs, une certaine congestion des organes du bassin et notamment des vaisseaux hémorrhoïdaux et de ceux de l'utérus ; enfin, comme beaucoup de ses congénères, elle est diaphorétique. C'est principalement sous forme de bains qu'elle agit sur la peau, où elle détermine de la rougeur et quelquefois la poussée, caractérisée par de l'érythème et même par de l'urticaire, des éruptions vésiculeuses, pustuleuses, etc. Cette eau est tonique et reconstituante, elle active et facilite les fonctions digestives. Elle convient surtout aux constitutions très-lymphatiques et dans les maladies qui se rattachent à la diathèse scrofuleuse. Le rhumatisme chronique est l'affection contre laquelle ces eaux ont le plus de succès. Les Allemands leur attribuent des propriétés presque spécifiques dans la goutte. Mais, si la forme torpide et l'état chronique de cette maladie peuvent être modifiés heureusement, il n'en serait pas ainsi de la forme aiguë. La cachexie paludéenne et les engorgements qu'elle détermine, certaines dyspepsies atoniques et les paralysies rhumatismales sont encore des indications à l'usage des eaux de Wiesbade, comme des eaux chlorurées en général. La disposition aux congestions sanguines, les affections du cœur et des gros vaisseaux, enfin la tuberculose y sont des contre-indications formelles.

Analyse (Fresenius).

	KOCHBRUNNEN. Eau, 1 kilogr.
Chlorure de sodium	6gr, 83565
— de potassium	0, 14580
— de silicium	0, 00018
— d'ammonium	0, 01672
— de calcium	0, 47099
— de magnésium	0, 20391
Bromure de magnésium	0, 00355
Iodure de magnésium	traces.
Sulfate de chaux	0, 09022
Acide silicique	0, 05992
Carbonate de chaux	0, 41804
— de magnésie	0, 01039
— de baryte	traces.
— de strontiane	traces.
— de fer	0, 00565
— de cuivre	traces.
— de manganèse	0, 00059
Phosphate de chaux	0, 00039
Arséniate de chaux	0, 00015

Silicate d'alumine..............	0^{gr}, 00051
Bicarbonates non déterminés....	0, 19169
Substances organiques..........	traces.
	8^{gr}, 45435

Gaz acide carbonique libre....................	200^{cc}
— — — supposé libre............	322
— azote..................................	003

Bibliographie : Braun, Monographie des eaux minérales de Wiesbaden.... Wiesbaden, 1852. — A. Rotureau, Des principales eaux minérales.... Paris, 1858. — H. Roth, Die warmen Kochsalzquellen zu Wiesbaden..... Wiesbaden, 1858. — A. Robert, Guide aux bains de la vallée du Rhin.... Paris et Strasbourg, 1869. — Heymann, Mineralquellen und Winteraufenthalt in Wiesbaden. — Magdeburg, Traubencur in Wiesbaden.

WILDBAD (WÜRTEMBERG).

658 kil. de Paris. — Chemin de fer de l'Est et chemins de fer allemands. — Trains express en 16 h. Trains omnibus en 19 h. 1re cl. 73 fr. 15 c. et 4 mk. 35 pf. ; cl. mixte 66 fr. 70 c. et 2 mk. 90 pf. ; 2e cl. 54 fr. et 2 mk. 90 pf.

DE PARIS À WILDBAD PAR CARLSRUHE ET PFORZHEIM.

De *Paris à Carlsruhe* par Avricourt, Strasbourg, Kehl, Appenweier et Rastatt, 604 kil. — Chemin de fer. 4 conv. par jour. Trains express en 14 h. 15 m. Trains omnibus en 17 h. 15 m. 1re cl. 73 fr. 15 c.; cl. mixte (1re en France, 2e en Allemagne) 66 fr. 70 c. ; 2e cl. 54 fr.

De *Carlsruhe à Pforzheim*, 31 kil.— Chemin de fer. 6 conv. par jour. Trajet en 1 h. 1re cl. 2 mk. 50 pf.; 2e cl. 1 mk. 65 pf. ; 3e cl. 1 mk. 10 pf.

De *Pforzheim à Wildbad*, 23 kil. — Chemin de fer. 6 conv. par jour. Train rapide en 37 m. Trains ordinaires en 53 m. 1re cl. 1 mk. 85 pf. ; 2e cl. 1 mk. 25 pf. ; 3e cl. 80 pf.

Wildbad (Würtemberg), fréquenté tous les ans par environ 6500 baigneurs, est une petite ville de 3200 hab. réformés, station de chemin de fer, située dans la vallée de l'Enz, qui court du sud au nord, entre deux chaînes de montagnes parallèles qui s'élèvent, couvertes de forêts, à 400 ou 500 mètres au-dessus du niveau de l'Enz. Cette rivière partage Wildbad en deux parties à peu près égales. En remontant la rue principale, sur la rive droite de la rivière, on trouve une place plantée d'arbres et formée par les hôtels. — Wildbad a un aspect pittoresque, sauvage et calme tout à la fois. Ce n'est pas un lieu de fêtes et de plaisir; ses sources ne sont guère visitées que par les malades.

HÔTELS. — *Klumpp, Bellevue, Badhôtel.*

L'hôtel des Bains (Badhôtel) et l'*Établissement des Bains*, qui communique avec l'hôtel, ont été construits aux frais de l'État, auquel ils appartiennent. L'établissement, bâti en grès rouge, dans le style byzantin, contient, outre des chambres pour la toilette des baigneurs, 43 salles de bains particu- ticulières, des salles de bains communes et 7 piscines placées sur les sources mêmes. — Le nouvel *établissement*, au midi du précédent, contient 12 cabinets de bains. Enfin, *l'hôpital des Bourgeois* a 4 piscines, dont 2 pour les hommes et 2 pour les femmes, qui peuvent contenir ensemble 70 personnes. Le Badhôtel renferme une salle de conversation, un cabinet de lecture, une librairie et un restaurant. — Un orchestre se fait entendre le matin et le soir, de 6 à 8 heures.

MONUMENTS. — De la vieille église qui s'élevait autrefois à l'extrémité de la ville et qui a été ravagée par un incendie, il ne reste qu'une tour, et en 1846 on a bâti une école sur son emplacement. — *L'église* construite sur le *Kurplatz* a été bâtie en 1745.

PROMENADES. — Les environs de Wildbad abondent en promenades. — On trouve facilement des chaises à porteurs, des ânes, des chevaux et des voitures à louer pour les promenades. — Il faut voir avant tout les jolies allées d'arbres qui, au delà de l'hôtel de Bellevue, remontent les deux rives de l'Enz. A l'extrémité O. de cette promenade, on a érigé une pyramide en l'honneur du grand-duc Charles. Après l'avoir dépassée, si l'on gravit la montagne, on monte à une cabane appelée *Carlsburg*, d'où l'on découvre un joli point de vue. — Du côté opposé, on peut monter sur la grande route et au *Windhof* (30 m. de Wildbad), où l'on jouit également d'une jolie vue. — Sur la montagne de *Meistern*, on peut monter au *Riesenstein*, appelé aussi *Lange Stein* (le chemin est difficile à trouver sans guide), bloc de pierre de 19 mètres de long et de 6 mètres de large, couvert de noms et de dates, et sous lequel la tradition a fait ensevelir un géant. — *Meistern*, hameau situé sur la montagne de ce nom (2 h.), est aussi un but d'excursion agréable. On y jouit d'une belle vue sur toute l'Alb-Souabe. 45 m. plus loin se trouve le hameau de *Hühnerberg*, dominé par les ruines du *Vogtberg*, d'où l'on aperçoit la vallée supérieure de la petite Enz.

LES EAUX. — Eau thermale, chlorurée sodique.

Connue depuis le seizième siècle.

Émergence : Du granite, dans un terrain primitif aux limites duquel on trouve le grès rouge et, sur quelques points, du terrain anthracifère. Les porphyres et les basaltes se rencontrent fréquemment.

Plus de *vingt sources* alimentent les piscines. Les sources les plus importantes sont : la *Trinkquelle*, source de la Buvette, découverte en 1839 et dont l'eau est employée en boisson, surtout depuis quelques années; la *Hauptquelle*, source principale, qui alimente le *Herrenbad*, bain des Seigneurs; d'autres sources fournissent aux piscines des *Fürstenbad*, bain des Princes, *Frauenbad*, bain des Dames, *Neuenbad*, bain Nouveau, et *Katharinenstiftbad*, fondation de Catherine, nommée ainsi en mémoire de la reine Catherine.

Débit en 24 heures : Hauptquelle, 4716 hectol.

Densité : 1,000643, Trinkquelle.

Température : Trinkquelle, 34°,37 ; Hauptquelle, 39°,37 ; les autres sources varient de 32°,5 à 36°.

Caractères particuliers : Eau limpide, inodore, insipide, ne différant que par sa température de l'eau ordinaire.

Emploi : Boisson, bains de baignoires, de piscines, douches.

Cures de petit-lait. Electrothérapie.

Situation : 429 mètres au-dessus de la mer.

Climat rude, variations de température brusques et journalières. Il est de précepte en Allemagne de n'aller à Wildbad que pendant les mois de juillet et août, et de s'y munir de vêtements chauds.

Saison : du 15 juin au 1er septembre.

Action physiologique et thérapeutique : L'eau de Wildbad agit principalement sur le système nerveux et semble être à la fois sédative et excitante des fonctions nerveuses. C'est évidemment à une seule de ces propriétés, et probablement à la sédation, qu'on doit la cessation de certaines douleurs, la régularisation des fonctions exagérées ou perverties, leur action restituée aux nerfs du mouvement, et par suite aux muscles qu'ils animent. Il est important d'observer que ces eaux ne peuvent rien contre les phénomènes résultant du ramollissement des centres nerveux, mais seulement contre les suites de commotion, de compression, d'hémorrhagies, en un mot, d'accidents, qui proviennent de causes étrangères ou prochaines à l'organe, mais non de sa désorganisation. L'eau de Wildbad a une action utile sur la muqueuse et sur les sécrétions des organes urinaires. M. Rotureau ne l'a cependant trouvée ni plus diaphorétique, ni plus diurétique que l'eau ordinaire. La paraplégie, sans ramollissement de la moelle, est une des affections qui conduisent le plus de malades à Wildbad. Le rhumatisme chronique, la goutte à son début, les névralgies et quelques névroses relèvent aussi de ces eaux dont l'usage extérieur est principalement employé contre ces maladies, ainsi que contre les roideurs articulaires et autres désordres résultant de blessures anciennes. L'eau des buvettes, à peu près identique aux deux sources, est employée contre la dyspepsie, certaines entéralgies et le catharrhe vésical.

Analyse (Fehling).

	TRINKQUELLE N° 10. Eau, 1 kilogr.
Carbonate de chaux	0gr, 09614
— de magnésie	0, 01011
— de soude	0, 10908
— de fer	0, 00037
Alumine	0, 00035
Sulfate de soude	0, 08802
— de potasse	0, 01414

Chlorure de sodium	0^{gr}, 22543
Acide silicique	0, 06252
	0^{gr}, 70616

Gaz acide carbonique .... 76^{cc},1

Bibliographie : Wildbad und seine Umgebungen.... Stuttgart und Wildbad, 1857. — A. Rotureau, Des principales eaux minérales de l'Europe...., Paris, 1858. — A. Robert, Guide aux bains de la vallée du Rhin.... Paris et Strasbourg, 1869. — Renz, Die Kur zu Wildbad.... Stuttgart und Wildbad, 1869.

WILDUNGEN (WALDECK).

876 kil. de Paris. — Chemin de fer de l'Est, chemins de fer allemands et route de poste. — Train express en 22 h. Trains omnibus en 27 h. 20 m. 1re cl. 83 fr. 75 c. et 15 mk. 40 pf.; cl. mixte 76 fr. 85 et 12 mk. 10 pf.; 2e cl. 62 fr. 60 c. et 8 mk. 80 pf.

DE PARIS À WILDUNGEN PAR FRANCFORT ET WABERN.

De *Paris à Francfort* par Pagny-sur-Moselle, Metz, Saarbrück, Creuznach et Mayence, 690 kil. — Chemin de fer. 3 conv. Par jour. Train express, sans changement de voitures et avec wagons-lits, en 15 h. 40 m. Trains omnibus en 20 h.; 1re cl. 83 fr. 75 c.; cl. mixte (1re en France, 2e en Allemagne) 76 fr. 95 c.; 2e cl. 62 fr. 60 c.

De *Francfort à Wabern* par Giessen, 164 kil. — Chemin de fer. 5 conv. par jour. Train rapide en 3 h. 40 m. Trains ordinaires en 4 h. 49 m. 1re cl. 13 mk. 20 pf.; 2e cl, 9 mk. 90 pf.; 3e cl. 6 mk. 60 pf.

De *Wabern à Wildungen* (bains), 22 kil. — Route de poste. Diligences. dép. par jour. Trajet en 2 h. 40 m. Prix 2 mk. 20 pf.

Wildungen, v. appartenant autrefois à la principauté de Waldeck-Pyrmont et maintenant à la Prusse, est situé sur une colline. A 15 m. à l'ouest, et dans un joli vallon, se trouve l'établissement thermal relié au village par des allées plantées d'arbres et bordées d'habitations destinées aux baigneurs, dont le nombre est d'environ 1700.

HÔTELS. — *Badehaus*, *Europæischer Hof*, *Gœcke*, *Zimmermann*, *Post*. — Maisons garnies.

L'établissement thermal, construit en 1858, est dans de bonnes conditions, les baignoires sont en marbre, en ardoise ou en bois; 63 chambres sont destinées au logement des étrangers; il y a une table d'hôte. Le *Cursaal* a une salle de concerts, un cabinet de lecture, un restaurant à la carte et une table d'hôte.

On trouve aux environs des promenades agréables.

Wildungen exporte par an 300 000 bouteilles d'eau minérale

LES EAUX. — Eau froide, bicarbonatée mixte ou ferrugineuse bicarbonatée.

Connue dès le seizième siècle.

Émergence : Du terrain de transition, schistes argileux, grauwacke, grès rouge; non loin de là on rencontre des basaltes.

Sources nombreuses; les plus employées sont les suivantes : *Georg-Victorquelle*, source de Georges-Victor, dite autrefois *Sauerbrunnen*, source acidule; *Thalquelle*, source de la vallée; *Helenenquelle*, source d'Hélène, dite autrefois *Salzbrunnen*, source saline; *Kœnigsquelle*, source du Roi; *Stahlquelle*, source ferrugineuse.

Densité : 1,001, Georg-Victorquelle.

Température : $10^{0},4$, Georg-Victorquelle; $11^{0},5$, Helenenquelle.

Caractères particuliers : Eau limpide, très-pétillante, inodore; goût agréable, acidule, piquant et ferrugineux, plus salé à l'Helenenquelle qu'aux autres sources. Au-dessus de l'eau de la Georg-Victorquelle, surnage une couche d'acide carbonique d'environ $0^{m},50$ d'épaisseur, sous laquelle on remplit et l'on bouche les bouteilles d'eau à transporter.

Emploi : En boisson principalement; bains, douches.

Situation : 178 mètres au-dessus de la mer.

Climat de l'Allemagne centrale, assez froid.

Saison : du 15 juin à la fin de septembre.

Action physiologique et thérapeutique : Eau diurétique, laxative à haute dose chez quelques personnes, apéritive, diaphorétique, excitante et, comme la plupart des sources très-gazeuses, déterminant une certaine ivresse carbonique. On l'a préconisée comme lithontriptique, et l'on dit de Wildungen, ainsi que de beaucoup d'autres stations minérales, que les maladies calculeuses y sont inconnues, chez les gens du pays bien entendu. Elle paraît agir aussi comme reconstituante en activant les fonctions digestives et facilitant la nutrition.

Les principales indications des eaux de Wildungen sont les affections calculeuses, le catarrhe vésical, la chlorose, l'anémie et les troubles si variés qu'elles déterminent, notamment certaines dyspepsies.

Analyse (Fresenius, 1859).

	GEORG-VICTORQUELLE. Eau, 1 kilogr.	HELENENQUELLE. Eau, 1 kilogr.
Sulfate de potasse	0^{gr}, 0108	0^{gr}, 0278
— de soude	0, 0687	0, 0189
Chlorure de sodium	0, 0077	1, 0437
Bicarbonate de soude	0, 0643	0, 8455
— de chaux	0, 7124	1, 2699
— de magnésie	1, 5355	1, 3638
— d'ammoniaque	0, 0015	0, 0074
— de baryte	0, 0003	0, 0006
— d'oxyde de fer	0, 0210	0, 0187

Bicarbonate d'oxyde de manganèse	0gr, 0025	0gr, 0012
— de strontiane.........	traces sensibles.	traces sensibles.
— de lithine............		traces sensibles.
Acide silicique..................	0, 0195	0, 0310
Phosphate de soude..............	traces.	traces.
Borate de soude.................	traces.	traces sensibles.
Nitrate de soude.................	traces.	traces sensibles.
Bromure de sodium...............	traces faibles.	traces sensibles.
Alumine.........................	traces sensibles.	traces.
Matières organiques............	traces.	traces sensibles.
	2gr, 4442	4gr, 6285
Gaz acide carbonique libre.....	1265cc	1234cc
— — sulfhydrique.........	traces faibles.	traces faibles.
Azote.........................	traces.	traces.

Bibliographie : A. Rotureau, Des principales eaux minérales de l'Europe, Paris, 1858. — Stœcker, Wildungen et ses eaux minérales.... Paris, 1876.

ANGLETERRE.

BATH (SOMERSETSHIRE).

254 kil. et 106 milles 3/4 de Paris. — Chemin de fer du Nord. Trajet : 1° par Boulogne et Folkestone en 11 h. 33 m. ou 10 h. 20 m. 1re cl. 70 fr. et 18 sh. 9 d. ; 2e cl. 52 fr. 50 c. et 14 sh. 1 d. ; 2° par Calais et Douvres, en 12 h. 23 m. ou 13 h. 20 m.

DE PARIS À BATH PAR BOULOGNE, FOLKESTONE ET LONDRES.

De Paris à Londres par Boulogne et Folkestone, 254 kil. de Paris à Boulogne, 29 milles de Boulogne à Folkestone, 82 milles de Folkestone à Londres. Trajet : par trains de marée en 9 h. 20 m. ; par trains ordinaires en 10 h. 3/4 m. 1re cl. 70 fr. 2e cl. 52 fr. 50 c.

De Londres à Bath, 106 milles 3/4. Chemin de fer Great-Western, embarcadère de Paddington. 9 conv. par jour. Trajet : par trains express, en 2 h. 13 m. ou 2 h. 55 m. ; par trains ordinaires, en 2 h. 55 m. ou 6 h. 1re cl. 18 sh. 9 d. ; 2e cl. 14 sh. 1 d. ; 3e cl. 9 sh. 4 1/2 d.

Bath (53 000 hab.) est située dans une belle vallée du Somersetshire, sur les deux rives de l'Avon. — La ville, découverte du côté de l'O., se trouve garantie au N. et à l'E. par des collines dont le penchant est sillonné de rues spacieuses et de *squares* verdoyants. — Les maisons sont de véritables palais, bâtis d'un beau marbre blanc qui provient de carrières voisines.

Hôtels. — *Grand Pump Room Hotel*, communiquant avec le nouvel établissement thermal ; *Amery's Hotel ; York House ; White Hart ; White Lion*, etc.

Bath possède quatre établissements de bains qui tous appartiennent à la *Corporation* ou municipalité. Ce sont les *New Royal Baths*, nouveaux bains royaux, construits depuis peu d'années et qui rivalisent avec les plus beaux établissements thermaux de l'Europe, sous le rapport de l'installation et du comfort ; les *King's and Queen's Baths*, bains du roi et de la reine ; les *Royal Baths*, bains royaux, et le *Cross Bath*, bain de la Croix. Ce dernier est un bain public à très-bas prix. Dans tous les établissements, le prix est fixé par un tarif. Les bains particuliers sont parfaitement organisés, avec des baignoires spacieuses et des cabinets de toilette séparés. Les *New Royal Baths* ont, de plus, une piscine de natation, dont l'eau est renouvelée chaque jour, et qui est ouverte, aux dames, les lundi, mercredi et vendredi, aux hommes, les mardi, jeudi et samedi. Les Royal Baths ont aussi une piscine d'eau tiède, ouverte aux hommes seulement. La buvette du *Grand*

Pump Room est ouverte, dans la semaine, de 8 h. 30 m. à 4 h. 30 m. et, le dimanche, après le service du matin.

La vie est à bon marché à Bath, les loyers sont modérés et les marchés bien approvisionnés. Cette ville abonde en ressources de toute nature; outre les agréments de la société, les bals et les concerts, il y a un excellent théâtre. De plus, l'*Institution littéraire et philosophique* fait souvent des cours intéressants. Cette société possède une bonne bibliothèque.

Le *Victoria Park*, agréablement planté, est le rendez-vous des baigneurs dans l'après-midi.

MONUMENTS. — L'*abbaye de Bath* ou plutôt l'église de l'abbaye, commencée en 1495 et terminée en 1606, est un beau monument de l'art gothique, quoique le style n'en soit pas très-pur. On y remarque une chapelle et plusieurs tombeaux, entre autres celui de Nash surnommé le *Beau*, à qui la ville de Bath dut sa grande prospérité au dernier siècle. — En 1753, on a découvert, près de l'abbaye, les ruines de vastes *bains romains*, qui formaient un magnifique édifice, et les restes de temples consacrés à Apollon et à Minerve. — Parmi les monuments modernes, on remarque le *Pump Room*, salle de la Pompe, bâtie en 1796, à côté de laquelle sont le *King's Bath* et la Colonnade; le *Subscription club*, l'*Athenæum*, les *institutions* scientifiques et commerciales et leurs bibliothèques, le *théâtre*, l'*hôtel-de-ville* et le *marché*.

PROMENADES. — Les environs abondent en points de vue remarquables et en souvenirs historiques. On visite surtout la *tour de Beckford*, la *chapelle de la Ferme*, le *château de Sham*, les *Hampton Rocks* qui dominent la vallée de Claverton, le splendide manoir de *Badminston*, enfin les villes industrielles de *Bristol* (11 mil. 1/2), 140 000 hab., qui possède des sources minérales bicarbonatées, et *Bradford* (8 mil. 1/2).

LES EAUX. — Eau thermale, sulfatée calcique.

Connue dès l'époque romaine.

Émergence : de l'alluvion recouvrant le lias.

Trois sources principales : *Cross bath*, bain de la Croix; *Hot bath*, bain chaud; *King's bath*, bain du roi.

Débit en 24 heures : King's bath 8776 hectol.

Densité : 1,0015, King's bath.

Température : Cross bath, 42°,78; King's bath, 46°11; Hot bath, 47°,22.

Caractères particuliers : Eau limpide, incolore, ne dégageant pas de bulles de gaz, se troublant au contact prolongé de l'air et déposant un précipité jaunâtre; saveur atramentaire qui disparaît quand l'eau est refroidie.

Emploi : Boisson, bains de baignoire et de piscines, bains de vapeur, douches. C'est surtout extérieurement que l'eau de Bath est employée.

Situation : 10 mètres au-dessus de la mer.

Climat doux, pluvieux.

Saison : C'est pendant l'automne et le printemps que l'on conseille de prendre ces eaux.

Action physiologique et thérapeutique : L'eau de Bath en boisson active la circulation, le pouls s'élève, la chaleur de la peau augmente ainsi que les sécrétions intestinales; l'appétit est plus vif. A faible dose cette eau constipe, elle est laxative à la dose de quatre à six ou huit verres pris le matin à jeun; quand la diurèse est augmentée c'est un signe de succès du traitement. Les bains donnent plus d'élasticité et de vigueur musculaire, les malades supportent mieux l'exercice et transpirent mieux. Les principales indications de ces eaux sont la dyspepsie, la goutte dans sa forme torpide, le rhumatisme chronique et les paralysies, rhumatismales ou provenant d'intoxication métallique, les désordres consécutifs à des blessures anciennes; les maladies de la peau à forme sèche et, parmi celles de forme humide, l'eczéma. Ces eaux comptent aussi des succès dans les arthrites scrofuleuses au début, dans la chorée et dans certaines névroses comme l'hystérie et l'hypochondrie. Elles sont contre-indiquées chez les sujets pléthoriques et disposés aux hémorrhagies.

Analyse (Merck et Galloway, 1848).

	KING'S BATH. Eau 1 kilogr.
Sulfate de chaux	1gr, 1425
— de potasse	0, 0062
— de soude	0, 2744
Carbonate de chaux	0, 1259
— de magnésie	0, 0047
— d'oxyde de fer	0, 0152
Chlorure de sodium	0, 1802
— de magnésium	0, 2081
Acide silicique	0, 0425
Lithine	quant. indét.
	2gr, 0597

Gaz acide carbonique (Mackay-Heriot) 65c.c.,3

Le gaz qui se dégage spontanément et en grande quantité de la source est composé, pour 100 parties, de :

Azote	91, 9
Oxygène	3, 8
Acide carbonique	4, 3
	100, 0

Bibliographie : Edwin Lee, The Watering places of England.... Londres, 1854. — Glover, On mineral Waters.... Londres, 1857. — Rotureau, Des principales eaux minérales de l'Europe; Paris, 1864. —

Labat, Etude sur le climat et les eaux de l'Angleterre, in Annales de la société d'hydrologie médicale, tome XVII.

BUXTON (DERBYSHIRE).

254 kil. et 288 mil. de Paris. — Chemin de fer du Nord. Trajet : 1° par Boulogne et Folkestone en 13 h. 54 m. ou 23 h. 24 m. 1re cl. 70 fr. et 21 sh. 7 d.; 2e cl. 52 fr. 50 c. et 13 sh. 4 d.; 2° par Calais et Douvres en 14 h. 44 m. ou 17 h. 15 m.

DE PARIS À BUXTON PAR BOULOGNE, FOLKESTONE, LONDRES ET DERBY.

De Paris à Londres par Boulogne et Folkestone, 254 kil. de Paris à Boulogne, 29 milles de Boulogne à Folkestone, 82 milles de Folkestone à Londres. — Trajet : par trains de marée en 9 h. 20 m.; par trains ordinaires en 16 h. 34 m. 1re cl. 70 fr.; 2e cl. 52 fr. 50 c.

De Londres à Derby par Leicester, 128 milles 1/4. — Chemin de fer du Midland, gare de Saint-Pancras, 10 conv. par jour. Trains express en 3 h. 9 m. Trains ordinaires en 5 h. 1re cl. 16 sh. 8 d.; 2e cl. 10 sh. 3 d. 1/2.

De Derby à Buxton 49 mil. Chemin de fer de Midland. 10 conv. par jour. Trains rapides en 1 h. 25 m. Trains ordinaires en 1 h. 50 m. ou 2 h. 20 m. 1re cl. 4 sh. 11 d.; 3e cl. 2 sh. 1/2.

N. B. S'informer, à la gare de Derby, de la station où l'on devra changer de train.

Buxton (1650 hab.) est situé dans la partie inférieure d'une profonde vallée du *Derbyshire*, entourée de collines exposées au vent et couvertes de tourbe. L'air y est vif et pur.

HÔTELS. — *St. Ann's Hotel*, *Old Hall*, *Shakespeare Hotel*, *Wood's Eagle*, *Grave*.

La partie destinée plus particulièrement aux étrangers est en quelque sorte détachée du village, et se compose surtout du *Crescent*, bâti par le duc de Devonshire. — Une colonnade, qui communique avec les bains, sert de promenade pendant le mauvais temps. — Au centre du *Crescent* se trouve une salle de bal et de concert. — Un bon orchestre se fait entendre à certaines heures dans les jardins de l'établissement. — Le parc, d'une étendue de cent arpents, a été dessiné par sir Joseph Paxton.

Buxton possède trois piscines suffisamment grandes pour qu'on puisse y nager. — Le bain des hommes a 25 pieds de long sur 17 de large. — On trouve, de plus, deux bains particuliers pour les hommes, et deux pour les dames. — Les bains chauds sont situés au côté opposé du *Crescent*, dans un élégant édifice. — Il y a deux grands bains de natation. Les bains particuliers sont commodes et spacieux, de sorte que le baigneur peut prendre tout l'exercice désirable.

MONUMENTS. — *Old Hall*, édifice bâti sous le règne d'Elisabeth, et où l'on montre des appartements occupés autrefois par Marie Stuart.

PROMENADES.—Les environs abondent en excursions intéressantes : *Poole's Hole* (1/2 mil.), caverne immense, remplie de stalactites; — *Diamond Hill* (2 mil.), colline sur laquelle s'élève une tour bâtie par le duc de Devonshire; — *Chee Tor*

(4 mil.), masse imposante de calcaire qui s'élève à la hauteur de 100 mètres; — *Miller's Dale;* — *Cresbrook;* — *Monsal Dale;* — *Ashford;* — *Axe Edge* (belle vue); — **Matlock**, village d'eaux, situé dans une des plus charmantes vallées du Derbyshire; — *Chatsworth*, résidence princière du duc de Devonshire; — *Castleton;* — *Bakewell;* — *Haddon Hall*, ancienne résidence des Vernon, etc.

LES EAUX. — Eau thermale, bicarbonatée calcique.

Connue dès l'époque romaine.

Émergence : Du calcaire (limestone).

Une source : Saint Ann's Well, eau de Sainte-Anne.

Débit en 24 heures : 19 627 hectol.

Densité : 1,0003.

Température : 27°,8 à la source, 26°,11 aux piscines.

Emploi : Boisson, bains de baignoires et de piscines, douches.

Caractères particuliers : Eau limpide, incolore, insipide, et ne différant pas, en apparence, de l'eau ordinaire.

Situation : 304 mètres au-dessus de la mer, environnée de collines qui s'élèvent à 500 mètres de hauteur absolue, air pur.

Climat pluvieux.

Action physiologique et thérapeutique : Eau excitante; bue par une personne en santé, elle détermine un léger vertige suivi d'une sensation de chaleur à la peau, et son usage continué amène les phénomènes consécutifs aux excitants en général. Bientôt on s'y habitue; dans le cas contraire, on voit survenir un trouble général des fonctions, la perte d'appétit, le mal de tête, la fréquence du pouls et d'autres symptômes fébriles. Sous forme de bains, l'eau de Buxton détermine des phénomènes analogues d'excitation, que suivent aussi, dans un délai plus ou moins long, les signes de la saturation ou de la fièvre thermale. La dyspepsie, la goutte et le rhumatisme chronique sont les affections contre lesquelles on conseille les eaux de Buxton. Dans la goutte et le rhumatisme on recommande de prendre d'abord les bains à 35° ou 39°, puis d'arriver graduellement à la température de la source.

Analyse (Lyon Playfair's, 1854).

	Eau 1 kilogr.
Carbonate de chaux	0gr, 1108
— de magnésie	0, 0047
Sulfate de chaux	0, 0331
Chlorure de sodium	0, 0345
— de potassium	0, 0356
— de magnésium	0, 0159
Silice	0, 0237
Oxyde de fer et d'alumine	0, 0034
Fluorure de chaux	traces.
Phosphate de chaux	traces.
	0gr, 3217

Gaz acide carbonique libre.................	53c.c.
— azote..................................	721

Bibliographie : Labat, Étude sur le climat et les eaux de l'Angleterre, in Annales de la société d'hydrologie, tome XVII.

CHELTENHAM (GLOUCESTERSHIRE).

254 kil. et 231 mil. de Paris. — Chemin de fer du Nord. Trajet : 1° par Boulogne et Folkestone en 13 h. 10 m. ou 21 h. 9 m.; 1re cl. 70 fr. et 14 sh. 4 d.; 2e cl. 52 fr. 50 et 11 s.; 2° par Calais et Douvres en 14 h. 44 m.

DE PARIS À CHELTENHAM PAR BOULOGNE, FOLKESTONE, LONDRES ET GLOUCESTER.

De Paris à Londres par Boulogne et Folkestone, 254 kil. de Paris à Boulogne, 29 milles de Boulogne à Folkestone, 82 milles de Folkestone à Londres. Trajet : par trains de marée en 9 h., 20 m. par trains ordinaires en 10 h. 34 m. 1re cl. 70 fr. 2e cl. 52 fr. 50 c.

De *Londres à Gloucester* par Swindon, 113 milles 1/2. Chemin de fer Great-Western, gare de Paddington, 7 convois par jour. Trains rapides en 3 h. 30. Trains ordinaires en 4 h. 15 m. 1re cl. 13 sh. 6 d.; 2e cl. 10 sh. 3 d.; 3e cl. 6 sh. 10 d.

De *Gloucester à Cheltenham*, 7 mil. 1/4. — Chemin de fer Great-Western. 18 conv. par jour. Trajet en 20 m. 1re cl. 10 d.; 2e cl. 7 d.; 3e cl. 5 d.

Cheltenham, V. du Gloucestershire (40 000 hab.), se trouve située sur la Chelt, qui se jette dans la Severn. Sa position est saine et pittoresque, et la chaîne du Cotswold la garantit des vents du nord. Les rues sont pour la plupart larges, propres et aérées; celles des quartiers nouveaux sont plantées d'arbres.

HÔTELS. — *Plough Hotel, Queen's Hotel, Royal Hotel, Bellevue Hotel, Lamb, Fleece.*

Cheltenham attire chaque année de 12 000 à 15 000 baigneurs : les ressources y sont abondantes et les appartements d'un prix raisonnable. On y trouve en outre des cabinets de lecture bien approvisionnés, un théâtre.

Il y a deux établissements de bains : le *Montpellier* et *Pittville*. Ces établissements ne laissent rien à désirer sous le rapport de l'élégance et de la commodité. Les salles de réunion (*Assembly rooms*) passent pour les plus belles de l'Angleterre. Elles comprennent une vaste salle de bal et de concert, une salle de jeux et un *Club*, où les étrangers peuvent être admis, sur présentation, pour un mois.

L'établissement de *Montpellier*, surmonté d'un dôme et situé sur une hauteur, se distingue par son étendue et son ornementation.

L'établissement de *Pittville*, d'où l'on jouit d'une belle vue, mérite aussi une mention spéciale. Sa façade a 130 pieds de long, et la galerie où l'on prend les eaux, 90 pieds. Les jardins, qui ont une étendue considérable, sont habilement dessinés; ils renferment une grande quantité de plantes rares et une pièce d'eau peuplée d'oiseaux aquatiques.

Cheltenham est surtout fréquenté

en automne, et cette ville devient alors, grâce à la beauté de ses environs, de ses promenades, et à la société d'élite qu'elle attire, une très-agréable résidence. La chasse au renard et au lièvre y attire beaucoup d'amateurs.

MONUMENTS. — Ancienne *église de St. Mary;* Église catholique de *St-Grégoire*, et plusieurs autres églises de dates récentes.

PROMENADES. — L'établissement appelé *Rotonde* (Rotunda pump-room) possède des jardins où un excellent orchestre joue des airs variés. — On visite aussi : *Battledown-Hill* (belle vue sur Cheltenham); *Leckhampton-Hill* et *Birdlip* (2 mil.), (même vue, plus belle encore); — *Cleeve-Hill;* — *Prestbury*, joli village très-fréquenté; — *Southam-House* (2 mil.), maison de campagne du comte d'Ellenborough. — Ancien *château de Berkeley* appartenant à lord Fitzhardinge.

LES EAUX. — Eaux froides, chlorurées sodiques, ou chlorurées et sulfatées sodiques, ou sulfatées magnésiques. Quelques sources sont iodo-bromurées, d'autres ferrugineuses, d'autres enfin sont considérées comme sulfureuses.

Connues depuis 1716.

Emergence : Du lias sur lequel est bâtie la ville.

Cinq sources connues sous le nom de *Montpellier Spas*. Elles sont distinguées entre elles par des numéros d'ordre et par le nom de l'établissement qui les exploite ou d'après leur principe dominant.

Température : 19°,5, source Pittville, la source la plus froide marque 7°.

Caractères particuliers : Eau limpide, dégageant quelques bulles de gaz dans le verre.

Emploi : Surtout en boisson, rarement en bains. On vend à Cheltenham et dans toute l'Angleterre un sel purgatif qui consiste principalement en sulfates sodique et magnésien; quelquefois on ajoute une certaine dose de ce sel à l'eau minérale pour augmenter son activité, mais il est douteux que cette altération de l'eau soit avouée par une pratique médicale éclairée. Il n'en est pas à cet égard de l'eau de Cheltenham comme de certaines eaux purgatives de l'Allemagne. Malheureusement, à Cheltenham comme dans beaucoup d'autres stations d'eaux minérales, la mode et le caprice, plutôt que les saines notions d'un traitement rationnel, dirigent la plupart des personnes qui, malades ou non, viennent y passer une saison.

Climat doux, 110 jours de pluie par an.

Saison : Du 15 mars au 30 octobre.

Action physiologique et thérapeutique : L'eau de Cheltenham est essentiellement altérante, suivant Scudamore qui préconise ses effets lents et graduels. Elle excite les fonctions digestives, agit comme laxatif et résolutif et paraît convenir surtout aux personnes dont les organes abdominaux et la constitution en général ont subi l'influence des climats torrides. Les sources ferrugineuses, iodurées, etc., ont de plus leur action spécifique. Les eaux chlorurées de Cheltenham ne sont bien supportées par l'estomac qu'à doses modérées, deux ou trois verres seulement. Elles seraient utiles dans les affections scrofuleuses, si l'installation balnéaire permettait de joindre, avec méthode, le traitement externe à l'usage interne de ces eaux. Elles donnent de bons résultats dans les engorgements non inflammatoires du foie, dans les dyspepsies atoniques, et chez les malades affectés de cachexie paludéenne. Enfin elles réussissent en lotions et fomentations sur certaines plaies anciennes.

Nous empruntons l'analyse suivante au travail de M. le docteur Labat sur les eaux de Cheltenham.

Analyse.

	MONTPELLIER N° 4. Eau 1 kilogr.	PITTVILLE. Eau 1 kilogr.
Chlorure de sodium	5^{gr}, 80	6^{gr}, 870
Sulfate de soude	1, 96	1, 600
— de potasse		0, 040
— de magnésie	1, 62	
— de chaux	0, 30	
Bicarbonate de soude	0, 14	
Carbonates terreux	0, 12	
Carbonate de soude		0, 300
— de chaux		0, 100
— de magnésie		0, 150
Bromure de sodium		0, 050
Acide silicique		0, 040
Acide crénique		0, 005
Matière extractive		0, 050
	9^{gr}, 94	9^{gr}, 205

Gaz acide carbonique libre (16 pouces cubes) .... 318 c.c.

Bibliographie : Labat, Étude sur la station et les eaux de Cheltenham, in Annales de la société d'hydrologie, tome XVIII.

CLIFTON (GLOUCESTERSHIRE).

254 kil. et 119 mil. 1/4 de Paris. — Chemin de fer du Nord. — Trajet : 1° par Boulogne et Folkestone, en 11 h. 20 m. ou 20 h. 1re cl. 70 fr. et 20 sh. 10 d.; 2e cl. 52 fr. 50 c. et 15 sh. 8 d.; 2° par Calais et Douvres en 12 h. 10 m.

DE PARIS À CLIFTON PAR BOULOGNE, FOLKESTONE, LONDRES ET BRISTOL.

De *Paris à Londres* par Boulogne et Folkestone, 254 kil. de Paris à Boulogne, 29 milles de Boulogne à Folkestone, 82 milles de Folkestone à Londres. Trajet : par trains de marée en 9 h. 20 m.; par trains ordinaires en 16 h. 34 m. 1re cl. 70 fr.; 2e cl. 52 fr. 50 c.

De *Londres à Bristol* 118 mil. 1/4. — Chemin de fer Great-Western, embarcadère de Paddington. 6 conv. par jour. Trains express en 2 h. ou 2 h.

30 m. Trains ordinaires en 3 h. 25 ou 4 h. 35 m. 1re cl. 20 sh. 10 d.; 2e cl. 15 sh. 8 d.; 3e cl. 10 sh.

De *Bristol à Clifton* 1 mille. Service régulier d'omnibus.

Clifton, V. du Gloucestershire (20 000 hab.), est située à 1 mil. de Bristol, dont on peut la considérer comme un faubourg. Bâtie au pied et sur le penchant d'une colline escarpée, elle est entourée de belles campagnes arrosées par l'Avon, qui court se jeter dans le canal de Bristol. Autour de la ville s'étend un magnifique amphithéâtre de bois, de rochers et de pâturages. L'air y est vivifiant et doux. Clifton est un des séjours recommandés en Angleterre aux personnes d'une santé délicate.

Hôtels. — *Bath Hotel*, *Royal Hotel*, *St-Vincent's Rocks Hotel*, *Clifton Down Hotel*, *Queen's Hotel.*

L'édifice appelé *Hotwell House*, du nom de la source qu'il renferme, contient une galerie couverte (*pump-room*) et des bains chauds et froids.

Monuments. — Église. — *Victoria-Rooms.* — Asile des aveugles (*Blind Asylum*); — *Bishop's College* (200 pensionnaires). — Chapelle catholique.

Promenades. — Les environs de Clifton sont charmants. Du sommet de *Brandon-Hill*, on jouit d'une belle vue sur Bristol, Clifton et les environs. — *Jardin zoologique* 1/2 h. de marche).

Les eaux. — Eau thermale, carbonatée calcique.

Connue anciennement et très-vantée au commencement du dix-septième siècle.

Émergence : Du calcaire (limestone).

Une source : Hotwell, eau chaude.

Débit en 24 heures : 2617 hectol.

Température : 24°,4.

Caractères particuliers : Eau limpide, pétillant et dégageant quelques bulles de gaz dans le verre. L'Hotwell devint trouble et d'une couleur rouge de sang au moment du tremblement de terre de Lisbonne (E. Lee).

Emploi : surtout en boisson.

Climat salubre, doux (moyenne de Bristol, 11°,6) et humide; 161 jours de pluie, année moyenne. La douceur du climat permet aux malades de suivre le traitement thermal pendant toute l'année.

Action physiologique et thérapeutique : Cette eau paraît agir comme diurétique. Suivant M. Lee, elle détermine quelquefois des étourdissements et de la céphalalgie. La quantité de gaz qu'elle contient ne permet pourtant pas de supposer qu'elle produise, comme les eaux très-gazeuses, l'ivresse carbonique. Peut-être, après avoir été vantée sans mesure, est-elle trop peu appréciée maintenant; mais c'est avec réserve que les auteurs anglais les plus récents parlent de ses bons effets sur les organes digestifs, sur le rein et surtout sur les voies respiratoires. Elle est employée dans la néphrite chronique, la gravelle, le catarrhe vésical, ainsi que dans les affections chroniques ou même subaiguës des voies aériennes, comme la laryngite et la bronchite.

Analyse.

	HOTWELL. Eau 1 kilogr.
Carbonate de chaux....................	0gr, 2535
— de magnésie..........	0, 0094
— de fer..................	0, 0013
Sulfate de chaux......................	0, 1407
— de soude................	0, 0430
— de magnésie.............	0, 0183
Nitrate de magnésie..................	0, 0414
Chlorure de sodium...................	0, 0840
— de magnésium..........	0, 0311
Bitume................................	0, 0021
Silice................................	0, 0181
	0gr, 7429

HARROGATE (YORKSHIRE).

254 kil. et 309 mil. 1/2 de Paris. — Chemin de fer du Nord. — Trajet : 1° par Boulogne et Folkestone en 15 h. ou 23 h. 16 m. 1re cl. 70 fr. et 11 d. 29 sh. 9 d. ; 2e cl. 52 fr. 50 c. et 18 sh. 2° par Calais et Douvres en 16 h. ou 17 h.

DE PARIS À HARROGATE PAR LONDRES.

De *Paris à Londres* par Boulogne et Folkestone 264 kil. de Paris à Boulogne, 29 milles de Boulogne à Folkestone et 82 milles de Folkestone à Londres Trajet par trains de marée en 9 h. 20 m.; par trains ordinaires en 16 h. 34 m. 1re cl. 70 fr.; 2e cl. 52 fr. 50 c.

De *Londres à Harrogate*, 198 mil. 1/2. Chemin de fer Great Northern, embarcadère de King's Cross. — Trajet en 5 h. 42 m. ou 6 h. 42 m. 1re cl. 29 sh. 9 d.; 2e cl. 18 sh. 11 d.

Harrogate, V. du Yorkshire (5000 hab.), se compose de deux villages connus sous le nom de *High* et *Low Harrogate* (Haut et Bas Harrogate), et réunis l'un à l'autre par une ligne continue de maisons. L'air y est pur et vif.

HÔTELS. — *Prince of Wales Hotel, Granby Hotel, Queen's Hotel, Gascoigne's Hotel, Crown Hotel, Brunswick Hotel, Adelphi Hotel*, etc.

Chaque saison attire environ 12 000 personnes venant surtout des comtés du nord de l'Angleterre.

L'établissement thermal le plus important de Harrogate est celui des *New Victoria Baths*, construit sur l'emplacement des anciens bains du même nom. Il égale sous tous les rapports les plus beaux thermes de l'Angleterre. Il contient 33 cabinets de bains, des salles d'attente, une galerie couverte pour la promenade, plusieurs buvettes et un beau jardin. De vastes réservoirs reçoivent l'eau sulfureuse des sources et la transmettent à destination dans des tuyaux de verre. Tous les services sont parfaitement organisés. On y donne des bains et des douches de tout genre. Pendant la saison (avril-octobre), l'établissement est ouvert de 7 h. du matin à 9 h. du soir, en semaine; de 8 h. à 1 h. le dimanche.

Le *Cheltenham pump-room* possède une bibliothèque et des jardins bien cultivés où des concerts et des réunions ont lieu le soir. — L'établissement de *Montpellier* est aussi agréablement disposé. Les bains sont commodes et renfermés dans un élégant édifice.

A peu de distance au-dessus de la source sulfureuse ancienne, se trouve un *hôpital* réservé aux indigents, et pouvant donner asile à environ 80 malades. Il est entretenu au moyen des souscriptions des baigneurs.

Harrogate possède aussi, depuis quelques années, deux établissements hydrothérapiques, le *Swan* et le *Beech Wood*.

On a découvert, il y a vingt ans environ, dans la vallée de Harlow-Carr, quelques sources qui diffèrent légèrement de celles de Harrogate et qu'on a nommées sulfureuses-alcalines. — Un hôtel et un établissement thermal permettent de les utiliser.

Monuments. — Quatre églises ou chapelles. — A *Harlow Hill*, près de *Low Harrogate*, se trouve une tour, d'où la vue s'étend jusqu'à 60 milles.

Promenades. — Peu de villes en Angleterre offrent de plus agréables promenades et des sites plus pittoresques que Harrogate. On va surtout à *Knaresborough* (3 mil.), ville industrielle admirablement située, où l'on voit les ruines d'un château très-ancien; — à *Ripon*, remarquable par sa cathédrale et d'autres édifices (12 mil.); — on visite aussi le château de *Studley*, et *Fountain's Abbey* (14 mil.); — *Bolton Abbey*; — *Harewood*; — *Ripley*.

LES EAUX. — Eaux froides, chlorurées sodiques, sulfureuses, ou ferrugineuses.

Connues vers le milieu du seizième siècle.

Émergence : Dans le voisinage d'un vaste marais.

Quatorze sources : Huit sulfureuses : *Old sulphur well*, source sulfureuse ancienne; *New sulphur well*, nouvelle source sulfureuse; *Mild sulphur* ou *Magnesia well*, source sulfureuse faible ou magnésienne; *Montpellier strong*, *Montpellier mild*, Montpellier fort et faible; *Hospital strong*, *Hospital mild*, sources de l'Hôpital forte et faible; *Starbeck*. Six ferrugineuses : *Montpellier saline chalybeate*, source saline ferrugineuse de Montpellier; *Cheltenham saline chalybeate*, source saline ferrugineuse de Cheltenham; *Alexandra chalybeate*, source ferrugineuse Alexandra; *Pure chalybeate*, source ferrugineuse simple; *Tewhit Spa*, source saline de Tewhit; *St. John's well*, source de Saint-Jean.

Densité : 1,0018 à 1,005 suivant les sources.

Température : 12° à 15°,1, suivant les sources.

Caractères particuliers : Eau limpide, très-pétillante, fraîche à la bouche, odeur sulfureuse, goût sulfureux et salin. Elle se décompose sous l'influence de l'air et précipite un sédiment.

L'eau ferrugineuse est limpide et très-peu gazeuse.

Emploi : Boisson, bains et douches de tout genre. Traitement hydrothérapique. C'est surtout pour les eaux sulfureuses qu'on se rend à Harrogate.

Situation : 55 mètres au-dessus de la mer.

Climat pluvieux.

Action physiologique et thérapeutique : Ces eaux, excitantes, apéritives et résolutives, agissent principalement sur les organes digestifs et leurs annexes, ainsi que sur la peau; elles ont sur les téguments l'action spécifique des eaux sulfureuses en général. La variété des sources permet au médecin de répondre à des indications nombreuses et d'employer ces eaux tantôt comme altérantes, tantôt comme toniques et reconstituantes. Le climat ne se prête guère à leur usage dans les affections de poitrine. C'est surtout contre les maladies de la peau qu'elles sont employées. Que ces maladies tiennent de l'herpétisme ou du lymphatisme, les eaux d'Harrogate conviennent et réussissent. Elles sont utiles aussi dans la dyspepsie, la chlorose, l'anémie et l'épuisement d'origine scrofuleuse ou rhumatismale ainsi que dans l'intoxication métallique.

Analyse (Muspratt, 1867).

	OLD SULPHUR WELL. Eau 1 kilogr.
Carbonate de chaux	0gr, 15039
— de magnésie	0, 04084
Chlorure de sodium	1, 18511
— de potassium	0, 09770
— de magnésium	0, 09346
— de calcium	0, 11392
— de baryum	0, 00066
— de strontium	traces
— de lithium	traces
Sulfure de sodium	0, 02341
Bromure de sodium	traces
Iodure de sodium	traces
Ammoniaque	traces
	1gr, 70549

Gaz acide carbonique	92c.c. 14
— — sulfhydrique	25, 28

LEAMINGTON (WARWICKSHIRE).

254 kil. et 214 mil. de Paris. — Chemin de fer du Nord. — Trajet : 1° par Boulogne et Folkestone en 12 h. 14 m. ou 20 h. 10 m. 1re cl. 70 fr. et 15 sh. 3 d.; 2e cl. 52 fr. 50 c. et 11 sh. 8 d.; 2° par Calais et Douvres en 13 h ou 14 h.

DE PARIS À LEAMINGTON PAR BOULOGNE, FOLKESTONE ET LONDRES.

De *Paris à Londres* par Boulogne et Folkestone, 254 kil. de Paris à Boulogne, 29 milles de Boulogne à Folkestone, 82 mil. de Folkestone à Londres. Trajet : par trains de marée en 9 h. 30 m. par trains ordinaires en 16 h. 34 m. 1re cl. 70 fr.; 2e cl. 52 fr. 50 c.

De *Londres à Leamington* 103 mil. — Chemin de fer Great Western, embarcadère de Paddington. 8 conv. par jour. Trajet en 2 h. 54 m. ou 3 h. 32 m. 1re cl. 15 sh. 3 d.; 2e cl. 11 sh. 8 d.; 3e cl. 8 sh. 6 d.

Leamington (Warwickshire), belle V. de 18 000 hab., n'en comptait que 543 en 1811; elle est à 2 mil. de Warwick; c'est un des bains les plus élégants de l'Angleterre. Elle occupe une position agréable sur la Leam, dont un beau pont réunit en cet endroit les deux rives. — Les rues principales sont larges, propres, bien pavées et éclairées. Les quartiers les plus recherchés sont : les *squares* de *Beauchamp* et de *Clarendon*, *Warwick Row* et *Priory Terrace*.

HÔTELS. — *Regent's Hotel*, *Bedford Hotel*, *Lansdowne Hotel*, *Clarendon Hotel*, *Bath Hotel*, *Crown Hotel*, *Manor House Hotel*, etc.

La maison de conversation (*Assembly room*) est justement renommée pour son élégance. Elle comprend des salles de bal et de concert, un cabinet de lecture, une bibliothèque, une salle de billard. — Leamington possède plusieurs institutions de bienfaisance, dont les plus importantes sont l'hôpital de *Warneford* et un établissement de bains à l'usage des pauvres; un musée, une galerie de peinture, un théâtre, une académie de musique, une Société littéraire et philosophique, etc.

Les deux principaux établissements sont le *Royal pump-room* et le *Victoria pump-room*.

La municipalité consacre 25 000 francs par an aux amusements des baigneurs, qui ont à leur disposition de vastes et charmants jardins, où un excellent orchestre se fait entendre à diverses heures du jour, et où ont lieu de temps en temps des expositions d'horticulture.

MONUMENTS. — Deux églises, une chapelle épiscopale et une chapelle catholique.

PROMENADES. — Le *Ranelagh* et les *Priory gardens* (jardins du Prieuré) sont de charmantes promenades. Les environs, très-fréquentés par les chasseurs, offrent un grand nombre d'excursions intéressantes, telles que la ville de *Warwick* (10 973 hab.) et *Warwick Castle* (2 mil.), l'un des plus magnifiques châteaux gothiques de l'Angleterre; — *Kenilworth* (5 mil.), admirables ruines du château décrit par Walter Scott dans un de ses plus beaux romans; — *Stratford on Avon*, où se voit encore la maison dans laquelle est né Shakspeare.

LES EAUX. — Eau froide, chlorurée sodique, ou chlorurée sodique, sulfureuse.

Connue depuis la fin du dix-huitième siècle.

Cinq sources : Old well ou *Lord Aylesford's spring*, vieille source ou source de Lord Aylesford; *Pump-room*, buvette; *Woods spring*, source de Wood ; *Hudson's springs*, sources de Hudson ; *Alexandra spring*, source Alexandra.

Température : 8°, Old well.

Caractères particuliers : Eau limpide, d'un goût salin agréable, sauf pour une des sources de Hudson dont l'odeur et le goût sont hépatiques.

Climat très-humide, doux.

Action physiologique et thérapeutique : Les eaux de Leamington débilitent rapidement, loin que leur effet purgatif très-marqué s'accompagne, comm dans beaucoup de stations analogues, d'une augmentation des forces. Elles déterminent en même temps, dit M. Rotureau, une surexcitation de la circulation et du système nerveux. Ces phénomènes complexes rendent leur application délicate et commandent une surveillance attentive. Dans le lymphatisme et la scrofule, les sources chlorurées, employées à la fois à l'intérieur et extérieurement, donnent de bons résultats. La chlorose, l'anémie, les affections chroniques du larynx et des bronches, le catarrhe vésical, le rhumatisme chronique, la goutte et la gravelle sont traités avec succès à Leamington. Les affections cutanées à forme humide, et l'intoxication métallique sont amendées ou guéries par la source sulfureuse.

Les dispositions à la congestion cérébrale et l'éréthisme nerveux sont des contre-indications à l'usage de ces eaux.

Nous empruntons à l'ouvrage de M. Rotureau l'analyse suivante :

Analyse (Patrick Brown, 1862).

	AYLESFORD'S SPRING. Eau 1 kilogr.
Sulfate de soude	3gr, 9929
Chlorure de sodium	3, 4243
— de calcium	2, 8398
— de magnésium	1, 2555
Silice Peroxyde de fer Iodure et bromure de sodium	traces.
	11gr, 5125

Gaz.	
Acide carbonique	86c.c. 561
Azote Oxygène	faible quantité.

SCARBOROUGH (YORKSHIRE).

254 kil. et 342 milles de Paris. — Chemin de fer du Nord. — Trajet : 1° par Boulogne et Folkestone en 13 h, 40 m. ou 22 h. 29 m. 1re cl. 70 fr. et 43 sh. 3 d.; 2e cl. 52 fr. 50 c. et 32 sh. 2 d.; 2° par Calais et Douvres en 14 h. 30 m. ou 17 h. 20 m.

DE PARIS À SCARBOROUGH PAR LONDRES ET YORK.

De *Paris à Londres* par Boulogne et Folkestone, 254 kil. de Paris à Boulogne, 29 mil. de Boulogne à Folkestone et 82 milles de Folkestone à Londres. Trajet : par trains de marée en 9 h. 20 m.; par trains ordinaires en 16 h. 34 m. 1re cl. 70 fr.; 2e cl. 52 fr. 50 c.

De *Londres à Scarborough* par York. 231 milles. — Chemin de fer Great Northern (embarcadère de King's Cross) 7 conv. par jour. Trajet en 4 h. 20 ou 6 h. 55 m. 1re cl. 43 sh. 3 d.; 2e cl. 32 sh. 2 d.; 3e cl. 19 sh. 4 d.

Scarborough, V. du Yorkshire, environ 19 000 hab., est délicieusement située au fond d'une baie, et s'élève en amphithéâtre jusqu'au sommet d'un rocher couronné par un ancien château. C'est à la fois un port de mer et une ville d'eaux.

HÔTELS. — *Royal Hotel, Crown, Commercial Hotel, Bull, Queen's Hotel, Talbot's Hotel.*

Les sources, entourées d'un parc bien planté dont on a la jouissance pour une modique rétribution, sont à quelque distance de la ville. — Un bel édifice, le *Saloon*, contient des salons de réunion où ont souvent lieu des bals et des concerts. Il y a de plus à Scarborough un théâtre, des cabinets de lecture et un muséum dont la collection est très-intéressante.

MONUMENTS. — *Château* bâti sur un promontoire, à plus de 100 mètres au-dessus de la mer, sous le règne du roi Étienne. — Le pont (*Cliff Bridge*), élevé sur une jetée haute de 25 mètres, est d'une hardiesse remarquable. — Nombreuses églises et chapelles.

PROMENADES. — Les environs abondent en excursions pour lesquelles on trouve à louer des chevaux et des voitures. — La *jetée* forme une promenade agréable. — A 4 mil. est le village pittoresque de *Hackness*. — A 8 mil. au S., à moitié chemin du cap Flamborough, se trouve la *baie de Filey*, très-fréquentée depuis quelques années par les baigneurs, car elle possède d'excellents hôtels et de bonnes maisons garnies.

La plage de Filey, la plus belle, sans contredit, de toutes les côtes orientales de l'Angleterre, a une étendue de 7 ou 8 kilomètres. Les falaises sont hautes et escarpées. Au sommet jaillit une source minérale possédant des propriétés apéritives et toniques.

LES EAUX. — Eau froide, sulfatée magnésique et calcique, ferrugineuse.

Connue et décrite pour la première fois vers le milieu du dix-septième siècle.

Deux sources : North Well et *South Well*, source du Nord et source du Midi, appelées aussi, la première, source ferrugineuse, la seconde, source saline, quoiqu'elles soient presque identiques dans leur minéralisation.

Débit en 24 heures : il paraît avoir été plus considérable autrefois qu'à présent, et serait insuffisant pour alimenter des bains.

Caractères particuliers : Eau limpide, incolore; goût atramentaire et salin.

Emploi : Seulement en boisson. Quand on prend des bains à Scarborough, ce sont des bains de mer qui, dans quelques cas, sont employés comme adjuvant du traitement par l'eau minérale.

Situation : Au bord de la mer.

Climat doux.

Action physiologique et thérapeutique : Eaux laxatives, toniques, reconstituantes. Leur action dérivative paraît n'avoir pas beaucoup d'intensité, c'est surtout comme reconstituantes et toniques qu'on les emploie. Elles sont conseillées aux personnes de constitution lymphatique ou strumeuse, et contre l'épuisement résultant soit des excès soit des maladies graves. On associe communément à leur usage celui des bains de mer qui amènent à Scarborough au moins autant de visiteurs que ses eaux.

Analyse (Phillips 1840).

	NORTH WELL. Eau 1 kilogr.
Chlorure de sodium	2gr, 611
Sulfate de magnésie	18, 304
— de chaux	11, 024
Bicarbonate de chaux	5, 195
— de fer	0, 249
	37gr, 249
Gaz azote	340c.c.

Les auteurs du Dictionnaire général des eaux minérales font observer que cette analyse est entachée d'erreur, puisque le carbonate et le sulfate de chaux ne sont pas solubles dans ces proportions.

Le South Well diffère peu du North Well, et seulement au point de vue quantitatif.

TUNBRIDGE-WELLS (KENT).

254 kil. et 71 mil. 1/4 de Paris. — Chemin de fer du Nord. — Trajet : 1° par Boulogne et Folkestone en 9 h. 25 m. ou 16 h. 1re cl. 42 fr. 50 c. et 11 sh. ; 2e cl. 32 fr. 15 c. et 8 sh. 4 d. ; 2° par Calais et Douvres en 11 h. 48 m. ou 12 h. 8 m.

DE PARIS À TUNBRIDGE WELLS PAR FOLKESTONE.

De *Paris à Folkestone* par Boulogne 254 kil. de Paris à Boulogne et 29 mil. de Boulogne à Folkestone : Trajet par train de marée en 7 h. 40 m. ; par trains ordinaires en 14 h. 30 m. 1re cl. 42 fr. 50 c. 2e cl. 2 fr. 15 c.

De *Folkestone à Tunbridge-Junction*

42 milles 1/4. — Chemin de fer de Folkestone à Londres (south Eastern). 4 conv. par jour. Trajet en 1 h. 45 m. 1re cl. 11 sh.; 2e cl. 8 sh. 4 d.; 3e cl. 3 sh. 4 d.

De *Tunbridge-Junction à Tunbridge-Wells*. 4 mil. 3/4. — Chemin de fer de Tunbridge à Hastings, 5 conv. par jour. Trajet en 10 ou 12 m. Trains express 1re cl. 1 sh. 3 d.; 2e cl. 10 d.; 3e cl. 4 d.

Tunbridge-Wells, ville de 14 000 hab., située sur la limite des comtés de Kent et de Sussex, et bâtie sur un terrain sablonneux, se divise en quatre parties ou quartiers : le *mont Ephraïm*, le *mont de Sion*, les *Sources* et le *mont Plaisant*. — Tunbridge-Wells offre un aspect propre, agréable, pittoresque. Les plus belles maisons, bâties sur les collines, sont entourées de jardins. Celles qui se trouvent situées sur le mont Éphraïm sont les plus rapprochées de la source et, pour cette raison, les plus recherchées. Le New Calverly, moins élevé, est aussi très-agréable pendant l'été, et jouit d'ailleurs d'une température beaucoup moins rigoureuse pendant la mauvaise saison. L'air y est extrêmement sain et les brouillards y sont très-rares.

Hôtels. — *Royal Sussex Hotel*, *Royal Kentish Hotel*, *Calverly*, *Mount Ephraim*.

Tunbridge a été considérablement agrandie depuis vingt ans : les baigneurs y trouvent des salons de réunion, des jardins agréables, une salle de concert au *Sussex Hotel*, etc. C'est, du reste, une ville beaucoup moins fréquentée par les gens de plaisir que d'autres villes d'eaux. On y vient surtout pour se soigner.

La source est située à l'extrémité d'une longue allée plantée de beaux arbres et appelée le *Pantiles*.

Promenades. — Si Tunbridge-Wells offre trop peu de ressources aux étrangers quand le temps est mauvais, en revanche on peut faire de charmantes excursions aux environs lorsqu'il est favorable. — On recommande surtout : *Penshurst* (5 mil.); *Bridge Castle* (2 mil.); *Hever Castle* (7 mil.); les ruines de l'abbaye de *Bayham* (6 mil.).

LES EAUX. — Eau froide, ferrugineuse bicarbonatée.

Emergence : D'un sable siliceux contenant du fer en assez grande quantité pour qu'on l'ait exploité autrefois comme minerai.

Une source.

Débit en 24 heures : 65 hectol. Suivant Scudamore, le débit de cette source diminue pendant la sécheresse; en novembre 1815, après un été très-sec, il n'était que de 16 hectol.; en octobre 1816, après une saison très-pluvieuse, la source donnait 98 hectol. en 24 heures.

Température : 10°.

Caractères particuliers : L'eau, limpide au moment où on la puise, se recouvre bientôt d'une pellicule qui devient irisée en 48 heures; elle est peu gazeuse et d'un goût faiblement atramentaire. Chauffée à 42°, elle ne précipite pas de fer.

Emploi : surtout en boisson; Glover recommande l'usage des bains chauds comme adjuvant du traitement interne.

Climat : Plus froid et moins pluvieux que celui de Londres.

Action physiologique et thérapeutique : Eau excitante, apéritive d'un goût agréable et d'une digestion facile. Elle dispose, comme presque toutes ses congénères, à la constipation, à la congestion vers la tête et à la métrorrhagie. Scudamore la signale comme déterminant des attaques de goutte chez les sujets prédisposés. La chlorose, l'anémie et les affections qui en dépendent, dyspepsie, leucorrhée, etc., sont les indications les plus spéciales de cette eau.

M. Rotureau donne l'analyse suivante :

Analyse (Powel, 1856).

	Eau 1 kilogr.
Protoxyde de fer	0gr, 0353
Chlorure de calcium	0, 0263
— de magnésium	0, 0050
— de sodium	0, 0214
Sulfate de soude	0, 0252
Carbonate de fer	0, 0046
Alumine	0, 0075
Perte	0, 0022
Total des matières fixes	0gr, 1275

Gaz.

Acide carbonique	35c.c. 554
Oxygène	2, 207
Azote	20, 973

BELGIQUE.

SPA (PROVINCE DE LIÉGE).

DE PARIS A SPA PAR SAINT-QUENTIN, NAMUR, LIÉGE ET PÉPINSTER.

308 kil. — Chemin de fer du Nord. — 2 conv. par jour. Train express en 8 h. 27 m. Trains omnibus en 16 h. 12 m. 1re cl. 44 fr. 75 c.; 2e cl. 33 fr. 65 c.

Spa (Belgique) est une ville de 6600 hab., située sur le Wayay et abritée des vents du nord par une colline appelée le Spaloumont. Sa population est presque doublée pendant la saison des eaux.

HÔTELS. — 1re cl. : de *Flandre*, d'*York*, d'*Orange*, de *Belle-Vue*, des *Bains*, des *Pays-Bas*, *Grand-Hôtel Britannique*; — 2e cl. : du *Palais-Royal*, de *Brighton*, des *Deux-Fontaines*, du *Midi*, etc.

La plupart des étrangers se logent dans des maisons garnies.

Voitures, chevaux et ânes à louer pour la promenade.

Spa a un aspect propre, simple, riant, et, à certaines heures du jour, fort animé. Ses jolies petites maisons lavées, peintes, vernies, coquettement tenues, plus anglaises que françaises, donnent envie de les habiter. Du reste, elle s'agrandit et s'embellit tous les ans. Le pays qui l'entoure doit à son terrain accidenté, à sa végétation, à ses petits cours d'eau un charme particulier, des agréments qui lui sont propres et qui ne manquent pas de caractère; on trouve, en outre, à Spa, des *ponies* que ne peut offrir à ses visiteurs aucune autre station minérale; enfin ses eaux ont des propriétés sérieuses, et si efficaces, que, dans son *Traité des eaux thermales*, Baccio voulait donner toute la Belgique pour ce petit royaume, consacré à la déesse Hygie.

La vie à Spa est d'ailleurs agréable, facile et douce. Le climat, quoique sujet à des variations brusques, est néanmoins salubre. Son air vif n'est dangereux que pour les poitrines délicates.

Les principaux édifices sont la *Redoute* ou *Casino*, le *Vaux-Hall*, le grand *Établissement des bains*, le *Pouhon* ou jardin d'hiver, la *Trinkhalle*, les *temples* protestants et un très-bel *hospice*.

La *Redoute*, située dans la rue principale de Spa, a été construite de 1764 à 1769 et coûta 800 000 francs à la société qui la fit bâtir. Au rez-de-chaussée est un élégant café-restaurant avec estaminet et billards. — L'escalier, qui s'ouvre à dr. sous le vestibule, monte au premier étage, rempli presque entièrement par trois magnifiques salons. Une galerie, décorée de fleurs, de tableaux et des bustes des membres de la famille royale, relie ces salons entre eux. — La grande salle de bal est supportée par seize colonnes d'ordre corinthien.

Le *Waux-Hall*, situé dans la rue de ce nom, date de 1770. C'est un vaste bâtiment entouré d'un charmant jardin et d'une belle cour où jaillit un grand jet d'eau.

La *Salle Levoz*, d'un extérieur plus que simple, l'emporte, par sa grandeur et sa décoration, sur la Redoute et le Waux-Hall. Elle fut construite en 1784. On y donne parfois des fêtes brillantes pendant la saison. Un *Gymnase* pour les enfants a été établi dans le beau jardin qui l'entoure.

La source du *Pouhon* de Pierre-le-Grand (*V.* ci-dessous, les eaux) jaillit au centre même de la ville dans un beau jardin d'hiver, vaste salle couverte, entourée d'un promenoir.

Le grand *Établissement* de bains, inauguré en 1868 est un bel édifice construit par la ville qui en conserve l'exploitation. C'est un des mieux aménagés et des plus complets de l'Europe. On y donne des bains de tout genre. L'eau minérale arrive sans altération aux baignoires et aux appareils de douches. Elle est chauffée à la vapeur, en six minutes, par un procédé nouveau qui n'altère en rien sa composition. L'établissement contient 52 cabinets de bains dont 2 avec deux baignoires, 6 cabinets de douches mobiles, 2 salles de grandes douches à forte pression, 2 salles de douches ordinaires, chaudes ou froides, 2 salles d'hydrothérapie, un service complet de bains et douches de vapeur, des bains russes à fumigation sèche ou humide, des cabinets de sudation avec lits, des bains de boues ferrugineuses, en un mot l'installation la plus complète et la plus confortable.

A environ 50 mètres du Pouhon de Pierre-le-Grand, dans une propriété particulière, émergent deux sources connues sous le nom de *Pouhon du Prince de Condé;* ces deux sources, captées séparément, sont considérées cependant comme n'en faisant qu'une.

Une belle route de voitures, bordée d'arbres des deux côtés, conduit à la *Géronstère*, qui se trouve au milieu d'un jardin anglais, orné de beaux massifs de fleurs. La source jaillit sous une petite niche de marbre bâtie en 1651, et surmontée d'un dôme en pierres de taille, que soutiennent quatre piliers de marbre rouge.

La *Sauvenière* est située à 250 mètres au S. E. de Spa, sur une belle route plantée d'arbres. Le puits qui renferme l'eau est surmonté d'un petit dôme et relié par une galerie couverte à un salon où l'on peut se promener pendant le mauvais temps, et près duquel on voit le *pied de St Remacle* auquel se rattache une légende.

A dr. de la Sauvenière, au-dessus d'un beau bouquet de hêtres, se trouve le *Groesbeck*. Cette source est surmontée d'une niche construite en pierres de taille et en marbre de diverses couleurs, et ornée de pilastres, d'un entablement et d'un fronton.

Des routes de voitures et des sentiers mettent la Sauvenière et le Groesbeck en communication avec la Géronstère et le *Tonnelet*, jaillissant à 30 min. environ de Spa, à l'E. — Des *courses* ont lieu trois fois chaque année sur 2 hippodromes différents.

Le *Barisart* jaillit à 2600 mètres au S. O. de Spa, entre Spa et la Géronstère.

La source *Marie-Henriette*, à 3 kil. de Spa, sert à alimenter les bains.

Promenades. — La ville est une longue promenade. La *place Royale*, est, surtout le soir, la promenade favorite des étrangers. — A son extrémité, à dr., commence la belle *promenade de Sept heures*, fréquentée surtout dans l'après-midi. Le *Marteau* est une triple avenue, pour les piétons, les cavaliers et les voitures, longue de 2000 mètres. — Le *tour des Fontaines* est d'obligation pour les voyageurs. On visite aussi la montagne d'*Annette et Lubin*, qui offre de charmants sentiers et de jolis points de vue ; — les *Fontaines* (*V.* ci-dessus) ; — la *promenade des Artistes*, celle de Meyerbeer et celle d'Orléans où se trouve une stèle votive, élevée à la princesse d'Orléans en 1787 (1 h. 30 m. aller et retour); — la *promenade de Rekheim* (1 h. 30 m. à 2 h., à pied, aller et retour); — la *promenade Forestière* (de 2 h. 30 m à 3 h.); — les ruines de *Franchimont* qui couronnent une colline à moitié chemin de Pépinster à Spa. — Parmi les excursions plus éloignées, nous recommanderons la *grotte de Remouchamps* et le *château des quatre fils Aymon* (3 h. 30 m. et 4 h. 15 m.); — *Stavelot* (3 h.), — et la *cascade de Coo* (4 h.), en partie naturelle, en partie artificielle, formée par l'Amblève ; — la *Gleize* et *Torgnon* (5 h. environ) jolis paysages.

Les eaux. — Eaux froides, ferrugineuses bicarbonatées, gazeuses.

Connues de temps immémorial.

Emergence : Pouhon, Sauvenière et Groesbeck de schistes argileux et ferrugineux.

Huit sources principales : Le *Pouhon*, nommé aussi Pouhon de Pierre-le-Grand pour le distinguer du suivant: le *Pouhon* du Prince de Condé ; le *Tonnelet;* la *Sauvenière;* le *Groesbeck;* la *Géronstère;* le *Barisart;* la source *Marie-Henriette*.

Débit en 24 heures : Pouhon environ 86 hectol.

Densité : Pouhon, 1,0014785 ; Tonnelet, 1,000799; Sauvenière, 1,0006315 ; Groesbech, 1,0007 ; Géronstère, 1,000802; Barisart, 1,00089.

Température : en été, Pouhon, 10°,8; Tonnelet, 9°,8; Sauvenière, 10°,2; Groesbeck et Géronstère, 10°,1; Barisart, 10°,2.

Caractères particuliers : Eau limpide, incolore, inodore pour la plupart des sources; la Géronstère et le Barisart dégagent par intervalles une odeur d'acide sulfhydrique, le Pouhon du Prince de Condé a une odeur et un goût légèrement bitumineux, variable pour chacune de ses deux sources. La saveur de toutes les sources est fraîche, acidule, piquante et plus ou moins atramentaire; leurs eaux dégagent beaucoup de petites bulles de gaz, se troublent au contact de l'air et déposent un sédiment ocracé.

Emploi : Boisson, bains et douches.

Situation : Pouhon, 250 mètres au-dessus de la mer; Tonnelet, 408 mètres; Géronstère, Sauvenière et Groesbeck, 410 mètres.

Climat doux et agréable pendant l'été.

Saison : de mai à octobre.

Action physiologique et thérapeutique : Au début du traitement, l'eau de Spa en boisson détermine l'ébriété carbonique, l'appétit est notablement augmenté, les fonctions sont activées et une excitation générale se produit. Les bains, à la température de 30° à 33°, causent d'abord une sensation de constriction et de fraîcheur ou même de frisson; puis, après quelques minutes, une chaleur agréable se fait sentir et s'accompagne, surtout chez les femmes, de picotements à la peau qui se couvre de bulles de gaz ; en même temps le pouls diminue de fréquence. L'eau de Spa est diurétique et détermine la constipation ; elle doit à ses principes des propriétés éminemment reconstituantes.

L'anémie et ses manifestations si diverses sont l'indication principale des eaux de Spa. Troubles fonctionnels de l'utérus, de l'appareil digestif, du cœur, du système nerveux, leucorrhée, dysménorrhée, dyspepsie, palpitations, phénomènes hystériques, etc., toutes ces affections quand elles sont d'origine anémique, relèvent de cette station minérale. Les sources diffèrent pour la quantité de leurs principes minéralisateurs et ne conviennent pas également à tous les malades. Le Pouhon de Pierre-le-Grand et le Pouhon du Prince de Condé sont les plus riches en fer, mais ne sont pas également bien supportés par l'estomac ; il faut souvent commencer le traitement par des sources moins fortes, pour arriver graduellement aux plus ferrugineuses. On a supposé à certaines sources des propriétés spéciales, ainsi le Tonnelet a été vanté comme vermifuge, la Sauvenière comme donnant aux femmes stériles la fécondité ; mais ces sources n'ont, comme leurs congénères, qu'un effet reconstituant, sous l'influence duquel on voit céder l'état général d'anémie et les troubles qu'il détermine du côté des appareils digestif ou génital. Les eaux de Spa sont aussi très-utiles dans ces convalescences que l'anémie et l'épuisement rendent quelquefois si longues. Ces eaux doivent être interdites aux malades habituellement constipés, pléthoriques ou disposés aux congestions sanguines et aux hémorrhagies actives.

L'eau de Spa s'exporte en quantité considérable.

Analyse (Commission de 1874).

	POUHON. Eau 1 kilog.	SAUVENIÈRE. Eau 1 kilog.	TONNELET. Eau 1 kilog.	GÉRONSTÈRE. Eau 1 kilog.
Acide carb. libre..	2gr,55278	2gr,40707	2gr,15230	2gr,01077
Bicarb. de sodium.	0, 12222	0, 06035	0, 06593	0, 03553
— de potassium .	0, 01184	0, 00784	0, 00236	0, 00661
— de calcium....	0, 04050	0, 12655	0, 05612	0, 16163
— de magnésium	0, 01825	0, 06821	0, 01332	0, 13711
— de fer........	0, 19647	0, 07715	0, 06230	0, 05565
— de manganèse	0, 00386	0, 00162	0, 00162	0, 00157
Chlorure de sodium	0, 05402	0, 00829	0, 00766	0, 01420

Sulfate de sodium.	0gr,02316	0gr,00438	0gr,00367	0gr,00287
Silice............	0, 01900	0, 01088	0, 01400	0, 01580
Alumine..........	0, 01430	0, 00458	0, 00650	0, 00345
Hydrogène sulfuré.	0, 00011039			0, 0004283456
Résidu sec.......	0, 61100	0, 21470	0, 13000	0, 28650
	3gr,66751039	2gr,99162	2gr,51578	2gr,7321183456

Matières organiques indéterminées; traces de lithine, d'acide phosphorique et d'acide nitrique ; oxygène, azote et hydrogène carboné.

Acide carbonique libre

en volume..........	1288c.c.	1215c.c.	1086c.c.	1015c.c.

Bibliographie : J. Lezaach, Les eaux de Spa, leurs vertus et leur âge, 1871. — Scheuer, Études minérales sur les eaux de Spa, leurs vertus, leur mode d'emploi et leur usage dans les maladies; Bruxelles, 1877.

ESPAGNE.

AGUEDA (SANTA) (PROVINCE DE GUIPUZCOA).

917 kil. de Paris. — Chemins de fer d'Orléans, du Midi, d'Irun à Madrid et route de poste. Trains express en 20 h. 11 m. Trains omnibus en 24 h. 40 m. Prix jusqu'à Zumarraga : 1re cl. 101 fr. 10 c. et 36 rx 50 c.; 2e cl. 75 fr. 80 c. et 27 rx 50 c.; 3e cl. 55 fr. 65 et 15 rx 80 c.

DE PARIS À SANTA AGUEDA PAR IRUN ET ZUMARRAGA.

De *Paris à Irun* par Bordeaux et Bayonne, 821 kil. — Chemins de fer d'Orléans et du Midi. 2 conv. par jour. Train express en 17 h. 50 m. Train omnibus en 21 h. 40 m. 1re cl. 101 fr. 10 c.; 2e cl. 75 fr. 80 c.; 3e cl. 55 fr. 65 c.

De *Irun à Zumarraga* par Saint-Sébastien et Tolosa, 73 kil. — Chemin de fer d'Irun à Madrid. 2 conv. par jour. Train express en 2 h. 21 m. Train poste omnibus en 3 h. 1re cl. 36 rx 50 c.; 2e cl. 27 rx 50 c.; 3e cl. 16 rx 50 c.

De *Zumarraga à Santa Agueda* par Mondragon, 32 kil. — Route de poste. Voitures correspondant avec l'arrivée du train poste. Trajet en 3 heures.

Le hameau de **Guesalibar** ou **Santa Agueda** est situé à l'exmité d'une jolie vallée arrosée par l'Aramayona et dominé par le *Muruguin*, montagne de 600 mètres d'altitude et à la base de laquelle jaillissent, outre les sources de Santa Agueda, celles d'Arechavaleta et d'autres encore.

HÔTELS. — Deux hôtels sont placés près de l'établissement, qui loge aussi des baigneurs.

L'*Etablissement* thermal situé au centre du hameau, se compose de constructions anciennes et de plus récentes (1870-1871) qui l'ont beaucoup amélioré. Il contient un vaste salon, une belle salle à manger, une salle de billard et des logements pour 80 personnes. Un jardin et de beaux ombrages en dépendent. Au rez-de-chaussée se trouvent 14 cabinets de bains avec baignoires en marbre, 2 cabinets de douches variées, une salle d'hydrothérapie avec appareils pour douches froides, une salle de pulvérisation et de douches capillaires. A la source du Jardin est annexée une salle d'inhalation.

PROMENADES. — On peut faire aux environs de Santa Agueda des excursions nombreuses et intéressantes; entre autres à la *Grotte de San Vabrio*, sous la montagne d'*Udala*, cette grotte est riche en stalagmites et stalactites fort curieuses.

LES EAUX. — Eaux froides, sulfurée calcique, ou ferrugineuse.

Connues depuis le seizième siècle, exploitées régulièrement depuis 1825.

Émergence : dans le lit de l'Aramayona, d'un terrain de calcaire marneux avec sulfate de chaux et pyrites.

Quatre sources : Source des Bains ; source du Curé ; source du Jardin ; source ferrugineuse. Cette dernière jaillit à peu de distance de l'établissement.

Débit en 24 heures : 979 hectol. pour les trois sources sulfureuses.

Densité : source des Bains, 1,00258 ; source du Curé, 1,002480 ; source du Jardin, 1,003479.

Température : Source du Curé, 18°2 ; source des Bains, 18°75 ; source du Jardin, 21°31.

Caractères particuliers : Eau limpide, à odeur fortement sulfureuse, à saveur sulfureuse, amère et désagréable ; onctueuse au toucher dégageant beaucoup de bulles de gaz, déposant dans les conduits de la sulfuraire, du soufre sublimé, de petits cristaux de sulfate de chaux, etc.

Emploi : Boisson, bains, douches.

Situation : 220 mèt. au-dessus de la mer.

Saison : du 15 juin au 15 septembre.

Action physiologique et thérapeutique : L'eau des sources sulfureuses est légèrement diurétique et très-excitante des systèmes nerveux et sanguin. En boisson elle doit être prise avec ménagement et en commençant par un quart de verre. Elle donne de bons résultats dans les dermatoses de forme humide ou sèche à l'état chronique, dans le rhumatisme, dans la dyspepsie, la gastralgie, le catarrhe bronchique, la laryngite, l'angine granuleuse et les affections de l'utérus qui procèdent d'un vice herpétique. La source ferrugineuse a pour indication, comme ses congénères, l'anémie et ses manifestations diverses.

Analyse (Saenz Diez, 1871).

	SOURCE DES BAINS. Eau, 1 litre.	SOURCE DU JARDIN. Eau, 1 litre.
Sulfate de potasse	0gr, 0033263	0gr, 005178
— de soude	0, 1972040	0, 290835
— de chaux	1, 4442470	1, 859331
— de magnésie	0, 1779900	0, 190703
Carbonate de soude	0, 0019870	0, 001987
— de chaux	0, 1197600	0, 172633
— de magnésie	0, 1900100	0, 188426
— de fer	0, 0000371	0, 000698
— d'ammoniaque	0, 0024290	0, 001835
Silicate de soude	0, 0025630	0, 001184
— d'alumine	0, 0014112	
Nitrate d'ammoniaque	0, 0037960	0, 005178

Phosphate d'alumine..........	0gr, 0000237	
Chlorure de sodium..........	0, 4229450	0gr, 393805
— de calcium..........	0, 0031910	0, 000917
Silice.....................	0, 0158692	0, 009410
	2gr, 6411549	3gr, 302120
Gaz acide sulfhydrique.......	38cc, 46	40cc, 91
— carbonique........	28, 75	13, 20
— azote..................	21, 06	17, 89

Bibliographie : Anuario oficial de las aguas minerales de España; Madrid, 1878.

ALHAMA D'ARAGON (PROVINCE DE SARAGOSSE).

1681 kil. de Paris. — Chemins de fer d'Orléans, du Midi et d'Espagne. — Trains express en 43 h. 38 m. Trains omnibus en 55 h. 24 m. 1re cl. 184 fr. 40 c. et 109 rx 50 c.; 2e cl. 138 fr. 10 c. et 85 rx; 3e cl. 93 fr. 5 c. et 52 rx 25 c.

DE PARIS À ALHAMA D'ARAGON PAR MADRID.

De *Paris à Madrid* par Bordeaux, Bayonne, Irun, Vitoria, Burgos et Valladolid, 1462 kil. — Chemins de fer d'Orléans et du Midi. 2 conv. par jour. Train express en 36 h. 35 m. Train omnibus en 46 h. 1re cl. 184 fr. 40 c.; 2e cl. 138 fr. 10 c.; 3e cl. 93 fr. 5 c.

De *Madrid à Alhama* par Guadalajara, 219 kil. — Chemin de fer, ligne de Saragosse, 2 conv. par jour. Train poste en 6 h. 38 m. Train mixte en 8 h. 54 m. 1re cl. 109 rx 50 c.; 2e cl. 85 rx; 3e cl. 52 rx 25 c.

Alhama d'Aragon v. de 660 hab. est situé sur la rive g. du Jalon, au pied d'un beau groupe de montagnes. On y remarque un vieux château qui domine le village et une église gothique très-ancienne. — Le pays est très-pittoresque, les environs fournissent de nombreux moyens de distraction et de belles promenades. L'air y est très-pur, la vie facile, les comestibles et les eaux potables excellents.

Le nouvel *Etablissement* thermal, ou *Thermes de Mateu* est un édifice monumental, de construction élégante, comprenant deux bâtiments séparés par la route et reliés par une galerie de bois. L'un, bâtiment d'*été*, a trois étages et renferme 100 chambres vastes et bien meublées, destinées aux baigneurs; l'autre, bâtiment d'*hiver*, contient la salle à manger, les salons de réunion et les thermes. On y trouve 12 cabinets de bains à eau courante, des salles d'inhalation, de pulvérisation et une installation hydrothérapique. — Les *Bains de San Fermin* sont une succursale des nouveaux thermes pour les logements et les bains de 2e classe. — Un autre établissement, les *Bains de St Roch*, contient 12 cabinets de bains. Un quatrième établissement, les *Bains Vieux*, reçoit aussi des malades. Alhama a traité en 1877, 3029 baigneurs de la classe aisée.

LES EAUX. — Eaux thermales, sulfatées mixtes, gazeuses.

Connues dès l'époque romaine.

Émergence : du terrain crétacé.

Trois sources : source du *Bain Arabe*; source *de la Galerie*; source du *Lac*, toutes trois alimentent les thermes de Mateu.

Débit en 24 heures : 18 950 hectol. sont fournis aux bains Vieux et aux bains de Saint-Firmin et de Saint-Roch.

Densité : 1,0005.

Température : 34°.

Caractères particuliers : Eau limpide, incolore, inodore, à saveur séléniteuse, dégageant au griffon de nombreuses bulles d'acide carbonique.

Emploi : surtout en bains, peu en boisson.

Situation : 684 mètres au-dessus de la mer.

Climat salubre; chaleur modérée au printemps et à l'automne; c'est surtout en juin et septembre que les baigneurs affluent.

Saison : du 1er juin au 30 septembre. Les établissements sont ouverts toute l'année.

Action physiologique et thérapeutique : Les bains produisent souvent un peu de lourdeur de tête et de somnolence que M. Labat attribue à la chaleur et au peu d'aération des cabinets. A cet effet sans gravité, succède un bien-être et une sédation notables. En boisson l'eau détermine une purgation légère. Ces eaux réussissent dans le rhumatisme éréthique et dans les névroses. Elles sont utiles aussi dans les maladies de la peau et les suites de traumatismes graves. Rubio les considère comme indiquées dans les affections calculeuses.

Analyse (Marzo et Bazan, 1865).

	SOURCE DE LA GALERIE. Eau 1 litre.
Carbonate de chaux	0gr, 135
— de magnésie	0, 001
— de fer	0, 003
Phosphate d'alumine	0, 048
Sulfate de chaux	0, 144
— de soude	0, 133
Chlorure de magnésium	0, 105
Acide silicique	0, 010
Matière organique	0, 033
	0gr, 612
Acide carbonique	138c.c.
Azote	2c.c. à 3c.c.

Bibliographie : Rubio, Tratado completo de las fuentes minerales de España; Madrid, 1853. — Labat, Études sur les eaux minérales d'Espagne, in Annales de la Société d'hydrologie médicale, tome XX.

ALHAMA DE MURCIE (PROVINCE DE MURCIE).

1930 kil. de Paris. — Chemins de fer d'Orléans, du Midi et d'Espagne. — Trains express en 52 h. 20 m. Trains omnibus en 77 h. 30 m. 1re cl. 184 fr. 40 c et 230 rx; 2e cl. 138 fr. 10 c. et 178 rx 25 c.; 3e cl. 93 fr. 5 c. et 109 rx 25 c

DE PARIS À ALHAMA DE MURCIE PAR MADRID.

De *Paris à Madrid* par Bordeaux, Bayonne, Irun, Vitoria, Burgos et Valladolid, 1462 kil. — Chemins de fer d'Orléans et du Midi. 2 conv. par jour. Train express en 36 h. 35 m. Trains omnibus en 46 h. 1re cl. 184 fr. 40 c.; 2e cl. 138 fr. 10 c.; 3e cl. 93 fr. 5 c.

De *Madrid à Murcie*, 462 kil. — Chemin de fer de Madrid à Carthagène. 2 conv. par jour. Train poste en 15 h. 20 m. Train omnibus en 21 h. 1re cl. 230 rx.; 2e cl. 178 rx 25 c.; 3e cl. 109 rx 25 c.

De *Murcie à Alhama* 35 kil. — Route de poste. Voitures à volonté.

Alhama de Murcie (province de Murcie) est une jolie ville de 5000 hab., à rues larges et propres, située au milieu d'une petite plaine qu'entoure un cirque de montagnes. Elle est dominée par un rocher conique portant une vieille forteresse.

Les eaux sont recueillies dans des salles souterraines et voûtées, de construction fort ancienne. On a élevé en 1848, autour et au-dessus de ces salles, un bel *établissement* dont l'installation est satisfaisante. Le salon de conversation, la salle à manger, etc., occupent le rez-de-chaussée de l'édifice. Les étages supérieurs sont distribués en appartements pour les baigneurs.

La Sierra de *España*, au pied de laquelle est située la ville d'Alhama, offre de charmantes promenades.

LES EAUX. — Eau thermale, sulfatée calcique, ou ferrugineuse bicarbonatée, ou froide, sulfurée calcique.

Connues dans les temps les plus reculés et dès l'époque romaine.

Émergence : D'un terrain calcaire avec des couches d'argile et de sable.

Quatre sources, dont une est nommée *source Principale*, à cause de son abondance, de sa température et de sa richesse minérale supérieure; la seconde n'a pas de nom; la troisième est nommée *la Poza*, source de la Mare, la quatrième, *source de la Atalaya*, est froide et sulfureuse.

Débit en 24 heures : source Principale, 2822 hectol.

Densité : 1,0031, source Principale.

Température : 45°, source Principale; la seconde source a 39°; la source sulfureuse, 19°,5.

Caractères particuliers : Source Principale, eau limpide, insipide, inodore, dégageant des bulles de gaz.

Emploi : Boisson, bains et douches d'eau et de vapeur. La Poza ne s'emploie qu'en boisson.

Situation : 236 mèt. au-dessus de la mer.

Climat chaud.

Deux saisons : Avril, mai, juin. — Septembre, octobre.

Action physiologique et thérapeutique : Eaux excitantes, source principale. La seconde source, dont la température est moins élevée et la minéralisation moins forte, n'est utilisée qu'en bains d'agrément. En boisson, ces eaux agissent principalement sur le tube digestif et les voies urinaires dont elles activent les fonctions. La Poza doit au fer qu'elle contient une propriété spécifique. En bains, ces eaux stimulent énergiquement le système cutané; elles agissent aussi comme alcalines sur l'hématose. Le rhumatisme, sous toutes ses formes, est l'affection qui amène le plus de malades à ces eaux. Les gens du pays les prennent en boisson contre la fièvre intermittente.

Analyse (Cela).

	Eau 1 kilogr.
Acide chlorhydrique	0gr, 158
— sulfurique	0, 252
— carbonique	0, 116
— silicique	0, 003
Chaux	0, 192
Magnésie	0, 078
Potasse	0, 182
Soude	0, 003
Fer et alumine	0, 002
Perte	0, 014
	1gr, 000

Gaz acide carbonique	43c.c. 3
— oxygène	1, 3
— azote	1, 6

Bibliographie : Rubio, Tratado completo de las fuentes minerales de España; Madrid, 1853.

ARCHENA (PROVINCE DE MURCIE).

1897 kil. de Paris. — Chemins de fer d'Orléans, du Midi et de Madrid à Carthagène. — Trains express en 51 h. Trains omnibus en 65 h. 30 m. 1re cl. 184 fr. 40 c. et 216 rx 50 c.; 2e cl. 138 fr. 10 c. et 167 rx 79 c.; 3e cl. 93 fr. 5 c. et 102 rx 84 c.

DE PARIS À ARCHENA PAR MADRID.

De *Paris à Madrid* par Bordeaux, Bayonne, Irun, Vitoria, Burgos et Valladolid, 1402 kil. — Chemins de fer d'Orléans et du Midi. 2 conv. par jour. Train express en 36 h. 35 m. Train omnibus en 46 h. 1re cl. 184 fr. 40 c.; 2e cl. 136 fr. 10 c.; 3e cl. 93 fr. 5 c.

De *Madrid à Archena* 435 kil. — Chemin de fer de Madrid à Carthagène. 2 conv. par jour. Train poste en

14 h. Train omnibus en 19 h. 1re cl. 210 rx 50 c.; 2e cl. 167 rx 79 c.; 3e cl. 102 rx 84 c.

Archena, ville appartenant à la province de Murcie, est située sur la rive dr. du Rio Segura.

Les sources et les bains se trouvent à 1 kil. 5 de la ville.

Les malades se logent dans les auberges ou dans des maisons meublées. *L'établissement* thermal assez considérable, et de forme rectangulaire, renferme des piscines, des bassins, 50 baignoires en marbre blanc, des étuves, des appareils de douches variées et de pulvérisation, mais il n'offre ni salon de conversation, ni salle de bal ou de concert. 6000 à 7000 baigneurs, venus surtout des provinces de Murcie et de Madrid, visitent chaque année les bains d'Archena.

PROMENADES. — La grande allée de l'*Alameda* est assez peu fréquentée; on se promène ordinairement sur la route qui réunit les bains à la ville. Au nord s'ouvre la charmante vallée de *Ricole*, célèbre dans toute l'Espagne par son exubérante fertilité, ses frais paysages et ses fruits délicieux. On peut visiter (13 kil.) *Blanca*, jolie V. de 3000 hab., au pied d'une haute colline rocheuse, la *Peña Negra*, que couronnent les vestiges d'un château maure. Elle est bien bâtie et entourée d'une riche *huerta*, partagée en nombreux jardins plantés d'arbres à fruits et surtout d'orangers.

LES EAUX. — Eau thermale, chlorurée sodique, sulfureuse.

Connue dans les temps les plus anciens.

Émergence : Du calcaire nummulitique.

Deux sources, sortant de deux puits peu profonds.

Débit en 24 heures : 3550 hect.

Densité : 1,00032.

Température : 52°,5.

Caractères particuliers : Eau limpide à la source, dégageant des bulles de gaz, odeur hépatique, saveur hépatique et saumâtre ; exposée à l'air, elle se trouble en refroidissant, se couvre d'une pellicule irisée et dépose un précipité blanc jaunâtre qui revêt les conduits et les voûtes.

Emploi : Boisson, bains d'eau et de vapeur.

Situation : 130 mètres au-dessus de la mer.

Deux saisons : Avril, mai, juin. — Septembre, octobre et novembre

Action physiologique et thérapeutique : Eau très-excitante; elle agit fortement sur la peau et sur la muqueuse bronchique, provoque la sueur et quelquefois la poussée, amène la constipation, surexcite les organes génitaux, dispose aux congestions sanguines en général et surtout à celles du poumon et de l'utérus. Elle passe dans l'opinion populaire pour un spécifique de la syphilis. D'après ses principes dominants, cette eau doit être utile aux individus peu excitables, dans le rhumatisme et la plupart des maladies de la peau, surtout en présence de la diathèse scrofuleuse. Suivant Rubio, elle a de bons résultats dans le catarrhe bronchique, mais elle est désignée proverbialement dans le pays comme redoutable aux phthisiques.

Analyse (Zavala, 1877).

	Eau, 1 litre.
Chlorure de sodium	2gr, 5574
— de calcium	0, 0655
— de magnésium	0, 2103
Iodure de magnésium	0, 0022
Sulfate de chaux	0, 5030
Carbonate de chaux	0, 2864
— de magnésie	0, 0094
— de manganèse et de fer, potasse, lithine, alumine, acide phosphorique et silice	0, 2394
Matière organique	0, 2440
	4gr, 1176
Gaz : acide carbonique	67cc, 77
— — sulfhydrique	3, 39
— Oxygène	0, 85
— Azote	14, 41

ARECHAVALETA (PROVINCE DE GUIPUZCOA).

894 kil. de Paris. — Chemins de fer d'Orléans, du Midi, d'Irun à Madrid et route de poste. Trains express en 20 h. 11 m. Trains omnibus en 24 h. 40 m. Prix jusqu'à Zumarraga : 1re cl. 101 fr. 10 c. et 36 rx 50 c.; 2e cl. 75 fr. 80 c. et 27 rx 50 c. ; 3e cl. 55 fr. 65 et 15 rx 80 c.

DE PARIS À ARECHAVALETA PAR IRUN ET ZUMARRAGA.

De *Paris à Irun* par Bordeaux et Bayonne, 821 kil. — Chemins de fer d'Orléans et du Midi. 2 conv. par jour. Train express en 17 h. 50 m. Train omnibus en 21 h. 40 m. 1re cl. 101 fr. 10 c.; 2e cl. 75 fr. 80 c.; 3e cl. 55 fr. 65 c.

De *Irun à Zumarraga* par Saint-Sébastien et Tolosa, 73 kil. — Chemin de fer d'Irun à Madrid. 2 conv. par jour. Train express en 2 h. 21 m. Train poste omnibus en 3 h. 1re cl. 35 rx 50 c.; 2e cl. 27 rx 50 c. ; 3e cl. 15 rx 50 c.

De *Zumarraga à Arechavaleta*, 14 kil. — Route de poste. Voitures correspondant avec l'arrivée du train

Arechavaleta, pet. V. de 1212 hab., appartenant à la province de Guipuzcoa, est située sur la rive dr. de la Deva, au pied du mont Arizmendi, à environ 35 kil. de Tolosa. Le pays est pittoresque et offre de jolies promenades; la vie des bains y est agréable.

Les bains sont à la sortie de la ville et à 300 pas de la route. L'*établissement* date de 1842 ; il se compose de deux édifices construits en face l'un de l'autre; l'un est distribué en logements pour les baigneurs; l'autre renferme 16 cabinets de bains avec baignoires en marbre, des appareils de douches et une salle de pulvérisation.

LES EAUX. — Eau froide, sulfurée calcique.

Exploitée depuis 1842.

Émergence : Du terrain crétacé.

Neuf sources, réparties dans la vallée de Leniz : source d'*Ibarra*, la plus importante, elle fournit l'eau à l'établissement ; source de la *Heredad*, source de *Landeta*, source de *Esteibar*, source de *Begoña*, source de *Arranzari*, source de *Amezaga*, source de *Bolivar*, source de *Inchaurbe.*

Débit en 24 heures : source d'Ibarra, 204 hectol.

Température : 15° à 17°.

Caractères particuliers : Eau limpide, à odeur hépatique, à saveur amère et salée, dégageant des bulles de gaz, déposant sur les parois des conduits et des réservoirs du soufre et une substance onctueuse, analogue à la glairine.

Emploi : Boisson, bains et douches.

Situation : 235 mètres au-dessus de la mer.

Climat doux en été.

Saison : Du 15 juin au 15 septembre.

Action physiologique et thérapeutique : Eau modérément excitante, diurétique. C'est principalement contre les maladies de la peau qu'elle est employée. On la conseille aussi contre le rhumatisme et la scrofule, sans que sa température et ses principes minéralisateurs expliquent cette indication.

L'analyse suivante est donnée par l'annuaire officiel.

Analyse (Lletget et Masarnau, 1843).

	S. D'IBARRA Eau 1 kilogr.
Sulfate de chaux	1gr, 218
— de soude	0, 232
— de magnésie	0, 266
Carbonate de chaux	0, 339
— de magnésie	0, 006
Chlorure de sodium	0, 333
— de magnésium	0, 020
— de calcium	0, 011
Acide silicique	0, 010
	2gr, 435

Gaz acide sulfhydrique	124c.c.
— — carbonique	87, 2

ARNEDILLO (PROVINCE DE LOGROÑO).

1146 kil. de Paris. — Chemins de fer d'Orléans et du Midi, chemins de fer espagnols et route de voitures. — Trains express en 32 h. 28 m. Train direct en 38 h. 19 m. Prix jusqu'à Calahorra : 1re cl. 124 fr. 65 c.; et 59 rx ; 2e cl. 93 fr. 50 c. et 44 rx 25 c. ; 3e cl. 66 fr. 30 c. et 26 rx 50 c.

DE PARIS À ARNEDILLO PAR BORDEAUX, MIRANDA ET CALAHORRA.

De *Paris à Miranda* par Bordeaux, Bayonne, Irun, Tolosa et Vitoria, 1010 kil. — Chemin de fer. 2 conv. par jour. Train express en 23 h. 44 min. Train direct en 29 h. 35 min. 1re cl. 124 fr. 65 c. ; 2e cl. 93 fr. 50 c.; 3e cl. 66 fr. 30 c.

De *Miranda à Calahorra* par Logroño et Alcanadre, 108 kil. — Chemin de fer de Bilbao à Castejon, 1 conv. par jour. Trajet en 5 h. 44 min. 1re cl. 59 rx ; 2e cl. 44 rx 25 c.; 3e cl. 26 rx 50 c.

De *Calahorra à Arnedillo*, 28 kil. — Voitures correspondant avec les trains. Trajet en 3 h.

Arnedillo, bourg de 1200 hab. est situé sur la pente et à la base d'une haute montagne, sur la rive dr. et non loin du Cidacos, à 12 kil. d'Arnedo et 55 kil. de Logroño. Plusieurs maisons du bourg reçoivent les baigneurs comme pensionnaires.

L'*Établissement* thermal est à env. 600 mèt. du bourg sur la rive g. du Cidacos que l'on franchit sur un pont de bois, et au pied d'une montagne rocheuse nommée la *Encineta*. Il se compose de deux bâtiments, l'un ancien, l'autre datant de 1868, et contient un grand salon et une quarantaine de logements pour les baigneurs. L'installation balnéaire comprend 2 grandes étuves, creusées dans le rocher près du griffon des sources, 2 piscines rondes pouvant recevoir 12 à 14 personnes, 4 cabinets de bains à deux baignoires revêtues de faïence, 4 salles de douches et 2 bassins de réfrigération.

Les environs offrent de belles promenades.

LES EAUX. — Eau thermale, chlorurée sodique.

Connue de temps immémorial; analysée pour la première fois en 1748.

Émergence : du trias inférieur, grès bigarrés. On trouve dans le voisinage des fossiles de la formation jurassique et ceux du lias moyen.

Une source formée de plusieurs griffons.

Débit en 24 heures : 1872 hectol.; le débit diminue d'un tiers pendant la saison chaude, puis augmente sous l'influence des pluies et des neiges.

Densité : 1,00641.

Température : 52°,5.

Caractères particuliers : Eau limpide, incolore, inodore, d'un goût salé, plus marqué et mêlé d'amertume quand l'eau est refroidie, déposant dans les bassins de réfrigération une substance onctueuse et verdâtre, inscrustant les conduits.

Emploi : boisson, bains, douches, bains d'étuves.

Situation : 324 mèt. au-dessus de la mer.

Climat assez chaud; la température moyenne, pendant la saison de 1877, a été de 21°,5.

Action physiologique et thérapeutique : Eau tonique, excitante, reconstituante. En boisson, elle se digère facilement, augmente l'appétit, constipe à faible dose, purge à dose plus forte; son action purgative est plus prononcée quand on la boit froide.

Le lymphatisme et la scrofule, sous toutes leurs formes, sont l'indication principale de cette eau. Elle donne d'excellents résultats dans toutes les manifestations du rhumatisme, après la période d'acuité; dans les névralgies, les roideurs articulaires, les rétractions, l'atrophie et la paralysie rhumatismales; dans les maladies de la peau de nature arthritique ou strumeuse; dans les suites de traumatisme grave; dans la dyspepsie et la gastralgie, à la condition de surveiller son action excitante. En boisson et froide, elle réussit contre la constipation opiniâtre et la torpeur de l'intestin. On l'emploi aussi contre les engorgements hépatiques et spléniques d'origine paludéenne; en bains et en douches elle est très-utile dans le catarrhe, les érosions et les granulations chroniques de l'utérus. Elle peut donner de bons résultats dans les suites d'apoplexie ou de congestion des centres nerveux déjà anciennes. Ces accidents, lorsqu'ils sont récents, l'état fébrile, la disposition aux hémorrhagies et la phthisie confirmée sont autant de contre-indications à l'usage de l'eau d'Arnedillo.

Cette station thermale est une de celles, plus nombreuses de jour en jour, qui prétendent à un effet thérapeutique ou diagnostique dans la syphilis. Nous ne pouvons que renvoyer, sur cette question controversée, à ce que nous en avons exposé dans l'introduction.

Analyse (Saenz Diez, 1869).

	Eau, 1 kilog.
Chlorure de sodium	5gr, 108730
— de potassium	0, 009194
— d'ammonium	0, 014256
Sulfate de chaux	1, 441790
— de magnésie	0, 336651
— de soude	0, 269887
Carbonate de chaux	0, 125570
— de fer	0, 002670
— de magnésie	0, 006495
— de soude	0, 093548
Alumine	0, 008260
Silice	0, 030200
Matière organique, phosphates, bromure de sodium, nitrate de soude, chlorure de lithium, de rubidium et perte	0, 217700
Acide carbonique libre	0, 170900
	7gr, 537851

Gaz :	Acide carbonique	0^{cc}, 936
	Oxygène	6, 755
	Azote	13, 645

Bibliographie : Rotureau, Des principales eaux minérales de l'Europe; Paris, 1864. — Anuario oficial de las aguas minerales de España; Madrid, 1878.

BAÑOS DE MONTEMAYOR (PROVINCE DE CACERES).

1418 kil. de Paris. — Chemins de fer d'Orléans, du Midi, chemins de fer espagnols et route de voitures. Trajet jusqu'à Salamanque : Trains express en 34 h. Trains omnibus en 51 h. 36 m. 1re cl. 152 fr. 30 c. et 60 rx ; 2e cl. 114 fr. 25 c. et 45 rx ; 3e cl. 78 fr. 75 c. et 27 rx.

DE PARIS À BAÑOS DE MONTEMAYOR PAR VALLADOLID, MEDINA DEL CAMPO ET SALAMANQUE.

De *Paris à Valladolid* par Bordeaux, Bayonne, Irun, Vitoria et Burgos, 1220 kil. — Chemins de fer d'Orléans et du Midi. 2 conv. par jour. Train express en 29 h. Train omnibus en 46 h. 1re cl. 152 fr. 30 c. 2e cl. 114 fr. 25 c.; 3e cl. 78 fr. 75 c.

De *Valladolid à Medina del Campo* 43 kil. — Chemin de fer d'Irun à Madrid. 3 conv. par jour. Train express en 1 h. 13 m. Train poste en 1 h. 45 m. 1re cl. 21 rx 50 c. ; 2e cl. 16 rx ; 3e cl. 9 rx 50 c.

De *Medina del Campo à Salamanque* 77 kil. — Chemin de fer. 1 conv. par jour. Trajet en 3 h. 25 m. 1re cl. 38 rx 50 c.; 2e cl. 29 rx ; 3e cl. 17 rx 50 c.

De *Salamanque à Baños de Montemayor* 78 kil. — Route de voitures. Diligences.

Baños de Montemayor ou simplement *Baños*, est un bourg de 1636 hab., au pied de la chaîne de Matagatos. Ses maisons ont toutes de grandes galeries de bois, régnant sur la longueur du premier étage. Un torrent, qui descend des montagnes de l'E. et va se jeter dans l'Aragon, traverse Baños. Une jolie promenade plantée de beaux arbres entoure le pont sur lequel la route franchit ce torrent.

On trouve des *logements* dans les maisons qui entourent l'établissement, ou dans quatre *posadas* situées sur l'une des places du bourg.

L'*Établissement* est un assez vaste édifice renfermant 14 cabinets de bains.

L'installation balnéaire est incomplète et l'établissement n'offre aux malades ni salons de réunion, ni salles de lecture, en un mot aucune distraction.

Les thermes de Montemayor ont reçu, en 1877, 1462 malades de la classe aisée.

Les conditions hygiéniques du pays sont parfaites : le ciel y est beau, l'air pur, les eaux potables d'une grande pureté, la viande, les fruits et les légumes excellents.

Baños est situé sur la route de Salamanque à *Plasencia* ville de 6000 hab. possédant de beaux palais, une magnifique cathédrale, et entourée d'une forte muraille en pierres de taille, construite en 1197.

LES EAUX. — Eau thermale, sulfurée sodique.

Connue dès l'époque romaine, fréquentée depuis la fin du dix-septième siècle.

Émergence : Du terrain primitif, granite.

Deux sources : source *Principale ;* source de la *Fontaine.* La source Principale coule en toutes saisons, mais elle présente, dans son débit journalier, des irrégularités qui paraissent tenir à une sorte d'intermittence.

Débit en 24 heures : source Principale, 660 hectol.

Densité : Égale à celle de l'eau distillée.

Température : Source Principale, 42° ; source de la Fontaine 30°.

Caractères particuliers : Eau limpide, incolore, à odeur et saveur hépatiques, qui se dissipent au contact prolongé de l'air ; elle dépose dans les conduits une substance analogue à la barégine et du soufre sublimé.

Emploi : En boisson et surtout en bains.

Situation : 750 mèt. au-dessus de la mer.

Saison : Du 1er juin au 30 septembre.

Action physiologique et thérapeutique : Eau excitante, agissant principalement sur la peau et d'une manière spécifique comme ses congénères. Elle donne de très-bons résultats dans le rhumatisme, et cette affection amène à Montemayor la plupart de ses baigneurs. Les maladies de la peau, le catarrhe chronique des bronches, la laryngite granuleuse, le catarrhe utérin relèvent aussi de cette station thermale.

Analyse (Lletget et Moreno, 1849).

	Eau 1 kilogr.
Sulfate de soude	0gr, 0184
Chlorure de sodium	0, 0271
— de calcium	0, 0097
— de magnésium	0, 0054
Acide silicique	0, 0661
— phosphorique	0, 0271
— manganique	0, 0054
Oxyde de sodium	0, 0359
— de potassium	0, 0162
— de cérium	0, 0075
— de lithium	0, 0119
Matière organique azotée	0, 0303
	0gr, 2610

Gaz acide sulfhydrique	45c.c., 6
— azote	17, 2

Bibliographie : Anuario oficial de las aguas minerales de España ; Madrid, 1878.

BUSOT (PROVINCE D'ALICANTE).

1933 kil. de Paris. — Chemins de fer d'Orléans, du Midi, de Madrid à Alicante et route de voitures. Trains express en 52 h. Trains omnibus en 68 h. 30 m. 1re cl. 184 fr. 40 c. et 227 rx 50 c.; 2e cl. 138 fr. 10 c. et 176 rx 32 c.; 3e cl. 93 fr. 5 c. et 108 rx 7 c.

DE PARIS À BUSOT PAR MADRID ET ALICANTE.

De *Paris à Madrid* par Bordeaux, Bayonne, Irun, Vitoria, Burgos et Valladolid, 1462 kil. — Chemins de fer d'Orléans et du Midi. 2 conv. par jour. Train express en 36 h. 35 m. Train omnibus en 46 h. 1re cl. 184 fr. 40 c.; 2e cl. 138 fr. 10 c.; 3e cl. 93 fr. 5 c.

De *Madrid à Alicante* 455 kil. — Chemin de fer. 2 conv. par jour. Train poste en 15 h. Train omnibus en 20 h. 25 m. 1re cl. 227 rx 50 c.; 2e cl. 176 rx 32 c.; 3e cl. 108 rx 7 c.

De *Alicante à Busot* 16 kil. — Route de poste.

Les bains de **Busot**, ou de *Cabezo de Oro*, appartiennent à la province d'Alicante, juridict. de Jijona; ils sont situés à 1 h. du bourg de Busot, au pied de la haute montagne de Cabezo de Oro (Mont-d'Or).

L'*Établissement* passe pour un des mieux organisés de l'Espagne et reçoit tous les ans 500 à 600 malades de la classe aisée. Il se compose de plusieurs édifices, destinés les uns aux bains, les autres aux logements et aux salons de réunion des étrangers. L'installation balnéaire comprend 9 cabinets de bains avec baignoires en marbre; deux cabinets ont des appareils de douches.

PROMENADES. — On visite: les anciens *Thermes romains* (30 m.), où se trouvent encore des ruines considérables, des restes de portiques et de colonnades en marbre, etc.; — L'*allée* qui mène des bains à la fontaine de la Cogolla et au jardin de la *Torrela*. De cette maison de campagne, on peut monter à la colline du *Parnasse*, dont le sommet aplani, qui commande une vue très-agréable, sert plusieurs fois dans l'année de salle de bal; — la *villa* (10 m.) de la marquise de Peñacerrada; — la maison de campagne du baron de Finestrat; — la *caverne de Busot* ou de Canalobre (1 h.), antre profond d'où s'échappe une vapeur brûlante. Le même phénomène se produit sur plusieurs autres points de la montagne où l'on observe des fissures profondes que les gens du pays appellent *bocas del infierno;* — le *Cabezo de Oro*, d'où l'on contemple un panorama très-étendu et extrêmement pittoresque sur la *Huerta* d'Alicante, la Méditerranée et les montagnes de Jijona; au nord, on peut distinguer jusqu'au *Grao* de Valence.

LES EAUX. — Eaux thermales, sulfatées calciques.

Connues dès l'époque romaine.

Émergence : Du calcaire nummulitique.

Cinq sources employées au point de vue médical : *la Cogolla*, source du Capuchon; *fuente de los Baños*, source des Bains; *fuente del Colladet*, source de la Colline; *fuente de los Romanos* ou *Balsa Nueva*, source des Romains ou de la Mare Nouvelle; *fuente de la Mina* ou *de la*

Caba, source de la Mine ou de la Grotte. Un grand nombre de sources minérales existent dans les environs.

Débit en 24 heures : source Cogolla, 11664 hectol.; sources de los Baños et Colladet chacune 38880 hectol.; source de los Romanos, 37 357 hectol. Pendant la sécheresse de 1850, les sources de la Cogolla et del Colladet se tarirent; celle des Romains coulait goutte à goutte; celles des Bains et de la Mine ne diminuèrent pas.

Densité : Source del Colladet, 1,0026; source de la Mina, 1,0062.

Température : 41°.

Caractères particuliers : Eau limpide, inodore, un peu salée, ne s'altérant pas au contact de l'air, dissolvant mal le savon. On a cru ces eaux sulfureuses, parce qu'autrefois les sources mal entretenues étaient infectées par des matières végétales en putréfaction.

Emploi : Boisson, Cogolla; bains d'eau et de vapeur, douches.

Situation : A une heure de la mer.

Climat : Modérément chaud et assez constant, le thermomètre s'élève rarement en été au-dessus de 32°,5 et ne descend jamais à 0 (Rubio).

Deux saisons : Mai, juin, septembre et octobre.

Action physiologique et thérapeutique : Eaux excitantes, diurétiques, agissant principalement sur les organes de la digestion et sur la peau. C'est en effet contre les maladies de la peau qu'elles sont surtout employées. Leur thermalité paraît être leur principal moyen d'action dans la diathèse herpétique, aussi bien que dans le rhumatisme, où elles donnent de bons résultats.

L'eau de Busot s'exporte.

Analyse (Fernandez, 1845).

	S. DE LOS BAÑOS. Eau 1 litre.
Sulfate de magnésie	0gr, 95
— de chaux	1, 33
Chlorure de calcium	0, 22
— de magnésium	0, 52
Perte	0, 10
	3gr, 12

Gaz : Air atmosphérique ... 43c.c.,2

CALDAS DE CUNTIS (PROVINCE DE PONTEVEDRA).

1814 kil. de **Paris**. — Chemins de fer d'Orléans, du Midi, d'Espagne et routes de voitures. — Trajet : env. 58 h. Prix du trajet en chemins de fer : 1re cl. 102 fr. et 363 rx 50 c. ; 2e cl. 75 fr. 80 c. et 272 rx 25 c. ; 3e cl. 55 fr. 65 c. et 163 rx 21 c.

DE PARIS À CALDAS DE CUNTIS PAR IRUN, VENTA DE BAÑOS, PALENCIA, LUGO, LA COROGNE, SANTIAGO ET LE CARRIL.

De *Paris à Irun* par Bordeaux et Bayonne, 881 kil. — Chemins de fer d'Orléans et du Midi, 2 conv. par jour. Train express en 17 h. 50 m. Train omnibus en 21 h. 40 m. 1re cl. 102 fr.; 2e cl. 75 fr. 80 c.; 3e cl. 55 fr. 65 c.

De *Irun à Venta de Baños* par Tolosa, Vitoria, Miranda et Burgos, 353 kil. — Chemin de fer d'Irun à Madrid. Train express en 10 h. 10 m. Train poste en 13 h. 15 m. 1re cl. 176 rx 50 c.; 2e cl. 132 rx 50 c.; 3e cl. 79 rx 50 c.

De *Venta de Baños à Palencia* 11 kil. — Chemin de fer. Trajet en 38 m. 1re cl. 6 rx; 2e cl. 4 rx; 3e cl. 2 rx 25 c.

De *Palencia à Brañuelas* 202 kil. Chemin de fer. Trajet en 7 h. 21 m. ou 9 h. 30 m. 1re cl. 102 rx 40 c.; 2e cl. 76 rx 80 c.; 3e cl. 46 rx.

De *Brañuelas à Lugo*, env. 130 kil. — Route de voitures. Trajet : env. 10 h.

De *Lugo à la Corogne* 115 kil. — Chemin de fer. Trajet en 4 h. 41 m. ou 7 h. 6 m. 1re cl. 57 rx 60 c.; 2e cl. 43 rx 20 c.; 3e cl. 26 rx.

De *la Corogne à Santiago de Compostela* env. 60 kil. Route de poste. Diligences en 5 h.

De *Santiago au Carril* 42 kil. — Chemin de fer. — Trajet en 1 h. 35 m. 1re cl. 21 rx; 2e cl. 15 rx 75 c.; 3e cl. 9 rx 46 c.

Du *Carril à Caldas de Cuntis* env. 20 kil. — Route de voitures.

Caldas de Cuntis est un petit v. de 187 hab., situé sur la pente d'une montagne élevée, au point de croisement des routes carrossables de Pontevedra à Santiago et d'Orense à Villagarcia.

Les *établissements* sont au nombre de six. Leur installation laisse à désirer. Ils ont des piscines et quelques cabinets de bains. Les appareils de douches sont défectueux.

Il n'y a pas d'hôtel dans le village; les étrangers doivent louer des logements dans les maisons particulières. Faute d'hôpital, les habitants du bourg sont obligés de donner à tour de rôle l'hospitalité aux malades pauvres. Les bains sont visités chaque année par env. 1600 malades de la classe aisée.

PROMENADES. — Les buts d'excursion les plus agréables et les plus fréquentés se trouvent dans la chaîne de montagnes qui s'étend à l'est de Caldas de Cuntis.

LES EAUX. — Eaux thermales ou froides, sulfurées sodiques, ou sulfatées sodiques.

Connues dès l'époque romaine.

Émergence : Du terrain primitif, granite.

Onze sources sont employées dans les établissements.

Elles sont désignées comme il suit, dans l'Anuario oficial, d'après les établissements qu'elles alimentent : *El Castro*, sources chaude, tempérée, froide; *La Virgen*, source de ce nom et source de la *Calle Real*; *Hornillos*, sources vieille et nouvelle; *la Burga*; *Era nouvelle*, sources chaude et tempérée; *Era ancienne*.

Débit en 24 heures : 1627 hectol. pour l'ensemble des sources.

Densité : Peu supérieure à celle de l'eau distillée.

Température : De 17°,5, source froide del Castro, à 55°,5, source de de la Virgen.

Caractères particuliers : Eau limpide, à odeur et saveur hépatiques, se décomposant au contact de l'air et déposant dans les conduits et sur les parois des étuves une substance gélatineuse mêlée à une poudre blanche.

Emploi : Rarement en boisson, bains généraux ou partiels d'eau et de vapeur, douches.

Situation : 164 mètres au-dessus de la mer.

Climat : modérément chaud, 23° à 30°.

Saison : De juin à septembre inclusivement.

Action physiologique et thérapeutique : Eaux excitantes, laxatives à la dose de six à huit verres; employées extérieurement, elles stimulent les fonctions de la peau et agissent spécifiquement comme sulfureuses. On les emploie surtout contre les maladies de la peau et le rhumatisme, les manifestations de la scrofule et du lymphatisme, les rétractions musculaires, les plaies d'armes à feu, les engorgements hépatiques ou spléniques et le catarrhe bronchique.

Analyse (Casares, 1837).

	S. DE LA ERA Eau, 1 litre.
Sulfure de sodium	0gr, 1301
Chlorure de sodium	0, 8100
Sulfate de soude	0, 1000
Acide silicique	0, 1600
Matière organique	indéterm.
	1gr, 2001

D'après cette analyse, les eaux de Cuntis seraient beaucoup plus riches en sulfure que celles de Bagnères-de-Luchon, qui contiennent (sources Bayen et du Pré n° 1) 0gr,0777 et 0gr,0785 de sulfure sodique (Filhol).

Bibliographie : Is. Ortega, Memoria de los Baños minerales de Caldas de Cuntis; 1874.

CALDAS DE MOMBUY (PROVINCE DE BARCELONE).

1258 kil. de Paris. — Chemins de fer d'Orléans, du Midi, chemins de fer espagnols et route de voitures. Trains express en 30 h. 52 min. Trains omnibus en 45 h. Prix jusqu'à Mollet : 1re cl. 135 fr. 20 c. et 75 rx ; 2e cl. 101 fr. 45 c. et 56 rx ; 3e cl. 74 fr. 40 c. et 37 rx. 50 c.

DE PARIS À CALDAS DE MOMBUY PAR BORDEAUX, NARBONNE, PORTBOU ET MOLLET.

De *Paris à Narbonne* par Orléans, Bordeaux, Agen, Montauban, Toulouse et Carcassonne, 991 kil. — Chemin de fer. 3 conv. par jour. Trains express en 20 h. 40 min. Train omnibus en 33 h. 16 min. 1re cl. 122 fr.; 2e cl. 91 fr. 55 c.; 3e cl. 67 fr. 15 c.

De *Narbonne à Mollet* par Perpignan, Port-Vendres, Portbou et Gerone, 255 kil. — Chemins de fer du Midi et de Barcelone. 2 conv. par jour. Train express en 8 h. 12 min. Train omnibus en 9 h. 48 min. 1re cl. 75 rx ; 2e cl. 56 rx ; 3e cl. 37 rx 30 c.

De *Mollet à Caldas de Mombuy*, env. 12 kil. route de voitures. Voitures à l'arrivée des trains. Trajet en 2 h.

Caldas de Mombuy, V. de 3000 hab., est située dans une plaine fertile, sur le torrent du Besos et non loin d'une chaîne de collines. C'est une ville ancienne dont les rues sont étroites, tortueuses et mal pavées, mais qui contient quelques belles habitations et des restes de constructions arabes ou romaines. Le séjour en est agréable et les environs offrent des promenades variées. Les sources minérales jaillissent au centre de la ville.

Caldas de Mombuy reçoit chaque année près de 4000 baigneurs.

Les *établissements* thermaux sont au nombre de huit, dont sept désignés sous le nom de leurs propriétaires et parmi lesquels l'Annuaire officiel distingue ceux de *Garau*, *Solà et Gispert*. Les sept établissements particuliers contiennent chacun de 9 à 20 baignoires revêtues presque toutes de faïence ou de porcelaine et auxquelles sont annexés des appareils de douches.

Le huitième établissement est un hôpital, propriété de l'Etat, qui reçoit les militaires.

LES EAUX. — Eau thermale, chlorurée sodique.

Connue dès l'antiquité ; il existe encore des restes de piscines romaines. Oubliée depuis, elle a été remise en usage en 1681.

Émergence : du granite, sur les limites du terrain tertiaire.

Trois sources principales : source *del Leon*, source *de la Canaleta*, source *de las Cubellas*. Une partie de leur eau est conduite aux établissements de bains, le reste est employé par la population aux usages domestiques.

Débit en 24 heures : très-considérable, mais non encore jaugé.

Densité : A la température d'émergence elle est inférieure à celle de l'eau distillée et lui devient un peu supérieure quand l'eau est refroidie.

Température : Source del Leon 70° ; source de la Canaleta 67°,5 ; source de las Cubellas 63°,75. La source du Lion est la plus chaude de l'Espagne.

Caractères particuliers : Eau limpide, incolore, inodore, insipide, ne se troublant pas en refroidissant, ne dégageant pas de bulles de gaz et ne déposant pas de sédiment, mais formant quelques inscrustations dans les conduits. M. Rotureau signale l'existence d'un dépôt ocreux dans le bassin d'une source et, dans toutes, la formation de conferves verdâtres. Il note aussi, comme un fait d'observation constante et bien connu, mais non expliqué, le noircissement des dents chez les personnes qui boivent les eaux depuis quelque temps.

Emploi : boisson, bains, douches d'eau et de vapeur.

Situation : 210 mètres au-dessus de la mer.

Climat assez chaud pendant la saison des eaux. En 1877, de mars à octobre, température maxima 32°, minima 12°.

Deux saisons : Du 1er mai au 15 juillet, du 15 septembre au 15 octobre.

Action physiologique et thérapeutique : Ces eaux stimulent le système nerveux ganglionnaire. En boisson, elles n'ont d'autre effet sensible que de noircir les dents, comme nous l'avons dit plus haut. En bains elles causent presque toujours les éruptions cutanées de la poussée, qui se termine ici par desquamation. Elles ravivent les douleurs, et les signes de la fièvre thermale apparaissent. Elles réussissent principalement, suivant M. Rotureau, dans les maladies chroniques ou diathésiques avec atonie et dépression des forces; dans le rhumatisme sous toutes ses formes, sauf les maladies du cœur; dans la paralysie rhumatismale, anémique ou hystérique, mais non dans celle qui provient d'une apoplexie récente. Les suites de traumatisme grave, certaines dermatoses sèches ou humides, le catarrhe chronique des bronches ou des voies urinaires, sont encore amendés ou guéris par l'usage de ces eaux. Elles agissent très bien lorsqu'il s'agit de rappeler la sueur des pieds, supprimée par une cause quelconque et dont la cessation amène des accidents graves.

On a conseillé ces eaux dans les affections strumeuses, mais l'excitation générale, la dépression des forces et la tendance à la suppuration qu'elles déterminent commandent la plus grande prudence en pareil cas.

La constitution pléthorique et la disposition aux congestions, l'état aigu ou subaigu dans les maladies, soit qu'il persiste ou que l'on doive craindre de le ramener, les affections organiques du cœur et des gros vaisseaux, enfin la phthisie sont les contre-indications principales aux eaux de Mombuy.

L'annuaire officiel donne l'analyse suivante et l'on doit s'étonner qu'il n'en existe pas de plus récente pour des eaux de cette importance et si fréquentées.

Analyse (Graels, 1823).

	Eau 1 litre.
Chlorure de sodium................	0gr, 098
— de calcium................	0, 047

Sulfate de soude	0gr, 086
— de chaux	0, 037
Silice	0, 072
Alumine	0, 012
Matière organique	0, 001
Perte	0, 001
	1gr, 144
Air atmosphérique	34cc.
Acide carbonique	96

CALDAS DE OVIEDO (PROVINCE D'OVIEDO).

1469 kil. de Paris. — Chemins de fer d'Orléans, du Midi, du Nord de l'Espagne et route de poste. Trains express en 37 h. 46 m. Trains omnibus en 48 h. 33 m. 1re cl. 102 fr. et 292 rx 35 c.; 2e cl. 75 fr. 80 c. et 218 rx; 3e 55 fr. 65 c. et 130 rx 95 c.

DE PARIS À CALDAS DE OVIEDO PAR IRUN, PALENCIA, LEON ET OVIEDO.

De *Paris à Irun* par Bordeaux et Bayonne, 281 kil. — Chemins de fer d'Orléans et du Midi. 2 conv. par jour. Train express en 17 h. 50 m. Train omnibus en 21 h. 40 m. 1re cl. 102 fr.; 2e cl. 75 fr. 80 c.; 3e cl. 55 fr. 65 c.

De *Irun à Venta de Baños* par Tolosa, Vitoria et Burgos, 353 kil. — Chemin de fer. 2 conv. par jour. Train express en 10 h. 10 m. Train poste en 13 h. 15 m. 1re cl. 176 rx 50 c; 2e cl. 132 rx 50 c.; 3e cl. 79 rx. 50 c.

De *Venta de Baños à Palencia* 71 kil. — Chemin de fer de Santander. 1 conv. par jour. Trajet en 38 m. 1re cl. 6 rx; 2e cl. 4 rx; 3e cl. 2 rx 25 c.

De *Palencia à Leon* 123 kil. — Chemin de fer du Nord-Ouest. 2 conv. par jour. Train poste en 4 h. 30 m. Train mixte en 6 h. 16 m. 1re cl. 62 rx 40 c.; 2e cl. 47 rx; 3e cl. 28 rx 20 c.

De *Leon à Busdongo* 54 kil. — Chemin de fer des Asturies. Train poste en 2 h. 5 m. Train mixte en 2 h. 49 m. 1re cl. 30 rx 20 c.; 2e cl. 22 rx; 3e cl. 13 rx 80 c.

De *Busdongo à Pola de Lena* 10 kil. — Route de voitures. Diligences correspondant avec les trains.

De *Pola de Lena à Oviedo* 31 kil. — Chemin de fer. 2 conv. par jour. Train poste en 1 h. 33 m. Train mixte en 2 h. 55 m. 1re cl. 17 rx 25 c.; 2e cl. 12 rx 50 c.; 3e cl. 8 rx.

De *Oviedo à las Caldas* 8 kil. — Route de voitures, service régulier.

Les eaux dites **Caldas de Oviedo**, jaillissent dans le v. de *Priorio*, situé au pied de la colline de Casielles et qui fait partie de la province et du district d'Oviedo.

Ce village compte cinq auberges ou *fondas*, et plusieurs maisons particulières prennent les baigneurs en pension.

L'*Établissement* thermal comprend un hôtel confortable, des cabinets de bains et des salles d'inhalation. Il a reçu, en 1877, 1372 baigneurs de la classe aisée, 263 indigents et 9 militaires.

PROMENADES. — Les étrangers se promènent le soir sur la grande route d'Oviedo et sur les bords du ruisseau de Gafo. — On visite, dans les environs de Priorio (30 m.), la belle fabrique d'armes de *Trubia* et le vieux château de *Priorio*, situé sur une petite colline dominant la rivière Nalon.

LES EAUX. — Eau thermale, carbonatée calcique, gazeuse.

Connue principalement depuis le siècle dernier.

Emergence : Du calcaire.

Une source, formée de plusieurs griffons émergeant des crevasses du rocher au fond d'une grotte naturelle.

Densité : 0,999 à la température du griffon.

Température : 42°.

Caractères particuliers : Eau limpide, inodore, légèrement acide dégageant des bulles d'azote, déposant dans les conduits une grande quantité de vase argileuse.

Emploi : Boisson, bains, douches, inhalation.

Situation : 59 mètres au-dessus de la mer.

Action physiologique et thérapeutique : Eau diaphorétique, diurétique, modérément excitante des fonctions digestives, rarement purgative quand elle est prise à dose convenable. Les gaz qu'elle dégage sont employés avec succès comme moyen d'action direct sur les organes de la respiration.

Le rhumatisme et la goutte amènent à cette station le plus grand nombre des baigneurs. Le catarrhe, même aigu, suivant les médecins du pays, cède facilement à l'usage de ces eaux que l'on emploie aussi dans plusieurs affections des voies digestives et urinaires, contre les maladies des os (scrofuleuses sans doute) et quelques variétés de paralysies. On a dit que ces eaux guérissaient la phthisie au second degré ; mais bien peu de médecins croient aujourd'hui à un résultat aussi complet.

Analyse (Salgado, 1849).

	Eau 1 litre.
Sulfate de soude	0gr, 030
— de chaux	0, 005
Chlorure de sodium	0, 009
— de calcium	0, 009
Carbonate de chaux	0, 065
— de magnésie	0, 038
— de strontiane	0, 020
Phosphate de chaux	0, 035
— d'alumine	0, 007
Oxyde de fer	0, 006
Acide silicique	0, 009
Matière organique	0, 015
	0, 248

Gaz azote libre	quant. indét.
— — dissous ou en supension	16c.c.
— oxygène	03
— acide carbonique libre	60

CALDAS DE REYES (PROVINCE DE PONTEVEDRA).

L'itinéraire est le même que pour *Caldas de Cuntis* (V. ce mot). Les deux bains sont à 7 kil. l'un de l'autre.

Caldas de Reyes, v. de 1800 hab., est situé dans la province de Pontevedra, au confluent des rivières Umia et Bermaña, et à la base occidentale de la montagne Porreiro ; au nord s'élève le mont Giabro, qui garantit le village des vents du nord.

Les baigneurs se logent dans les maisons du village.

Deux *établissements* thermaux sont alimentés chacun par deux sources. L'établissement *Dávila*, situé sur la rive dr. de la rivière, a 7 cabinets de bains et 4 piscines. Une partie des eaux de ses sources est recueillie dans un bassin qui sert de bain public. L'établissement d'*Acuña* a 6 baignoires et 2 piscines. L'un et l'autre sont dépourvus d'appareils de douches.

MONUMENTS. — *Tour* gothique de 20 mètres de hauteur, appartenant à l'archevêque de Santiago. — Sur la porte de la Casa Dávila, se trouve une inscription romaine découverte dans les fouilles entreprises pour la construction de l'établissement.

PROMENADES. — Les campagnes environnantes sont généralement pittoresques. Dans aucune autre partie de cette province on ne trouve des sites et des points de vue plus agréables.

Caldas de Reyes communique par des routes de voitures avec la Corogne, Santiago, le Carril, Vigo, Pontevedra, Villagarcia, Orense.

LES EAUX. — Eaux thermales, chlorurées sodiques, sulfureuses.

Connues très-anciennement.

Emergence : Du terrain primitif, granite.

Six sources, dont quatre seulement, employées aux usages médicaux, sont désignées par le nom des maisons où elles emergent, *casa de Acuña, casa de Dávila.*

Débit en 24 heures : 5225 hect. (source Davila extérieure, Rubio).

Densité : Peu supérieure à celle de l'eau distillée.

Température : sources de Davila 45° et 30°; sources d'Acuña, 35° et 30°.

Caractères particuliers : Eaux limpides, inodores ou d'une odeur hépatique plus ou moins marquée suivant les sources, sans goût désagréable. Des bulles de gaz s'élèvent du fond du bain public, où se dépose en abondance une substance verte, gélatiniforme, analogue à la conferve de Néris. Une variété de couleuvre se trouve aussi dans le voisinage de ces eaux comme à Saint-Sauveur.

Emploi : Boisson, pure ou coupée de lait d'ânesse, bains, douches. On boit ces eaux non-seulement sur place, mais aussi à Cuntis, qui en est voisin, et dont l'eau est peu employée intérieurement.

Situation : 40 mètres au-dessus de la mer.

Climat : Modérément chaud, 23° à 30°, pendant la saison des eaux.

Saison : Du 1er juin au 30 septembre.

Action physiologique et thérapeutique : Eaux excitantes, mais à un degré moindre que celles de Cuntis, non laxatives comme ces dernières, agissant principalement sur la peau. Malgré leur minéralisation ou plutôt à cause du sel marin qu'elles contiennent, les gens du pays se servent de ces eaux pour les usages domestiques.

Le rhumatisme, les maladies cutanées et la paralysie sont les affections les plus communément traitées à cette station thermale.

L'Annuaire officiel donne l'analyse suivante, sans indication de la source analysée.

Analyse (Casares, 1866).

	Eau, 1 litre.
Chlorure de sodium	0gr, 394
Sulfate de chaux	0, 043
Silicate tribasique de soude	0, 138
Matière organique	quant. ind.
	0gr, 575

Essais sulfhydrométriques.

Source intérieure d'Acuña	5°
— extérieure —	3°
Réservoir de Davila	3°

Bibliographie : Dictionnaire général des eaux minérales par Durand-Fardel, Lebret, Lefort et François ; Paris, 1860. — Anuario oficial de las aguas minerales de España ; Madrid, 1878.

CARRATRACA (PROVINCE DE MALAGA).

2065 kil. de Paris. — Chemins de fer d'Orléans, du Midi, de Madrid à Malaga et route de voitures. — Trains express en 59 h. Trains omnibus en 74 h. Prix jusqu'à Gobantes : 1re cl. 184 fr. 40 c. et 296 rx 40 c.; 2e cl. 138 fr. 10 c. et 227 rx 90 c.; 3e cl. 93 fr. 5 c. et 139 rx. 40 c.

DE PARIS À CARRATRACA PAR MADRID ET CORDOUE.

De *Paris à Madrid* par Bordeaux, Bayonne, Irun, Burgos et Valladolid. 1462 kil. — Chemins de fer d'Orléans et du Midi, 2 conv. par jour. Train express en 36 h. 25 min. Train omnibus en 46 h. 40 min. 1re cl. 184 fr. 40 c.; 2e cl. 138 fr. 10 c.; 3e cl. 93 fr. 5 c.

De *Madrid à Cordoue* 442 kil. — Chemin de fer de Madrid à Séville. 2 conv. par jour. Train poste en 15 h. 41 m. Train mixte en 19 h. 33 m. 1re cl. 221 rx; 2e cl. 171 rx 30 c.; 3e cl. 105 rx.

De *Cordoue à Gobantes* 136 kil. — Chemin de fer de Cordoue à Malaga. Train poste en 4 h. 10 m. Train mixte en 6 h. 1re cl. 75 rx 40 c. ; 2e cl. 56 rx. 60 c. ; 3e cl. 34 rx 40 c.

De *Gobantes à Carratraca*, 25 kil. — Route de voitures. Trajet en 2 h.

Carratraca, v. de 900 hab., est situé dans un vallon formé par les montagnes del *Baño* et du *Caparain*. Le sommet de cette dernière domine le village de 75 mètres.

HOTELS. — *Fonda del Principe*; *fonda de Calenco* ; — Casas de pupilos de *Camila*, *Perez*, la *Parra*.

Sur les 250 maisons du village, une centaine reçoivent les baigneurs pendant la saison des eaux. Quelques-unes sont bien meublées et bien installées.

L'*Établissement* thermal se compose de grandes galeries avec un pavillon central où se trouvent un salon d'attente, les salles de service, etc. L'installation balnéaire comprend 16 cabinets de bains, spacieux, avec baignoires en marbre blanc, des cabinets de bains de siège, des salles de douches variées, une salle d'inhalation et 4 piscines, dont une de première classe pour chaque sexe, mesurant en surface 5 mèt. sur 3 mèt. 50 et 1 mèt. à 1 mèt. 50 de profondeur. Ces piscines occupent le centre de deux vastes salles, élégamment décorées et éclairées par la voûte. L'eau est chauffée à la température des bains par un système de serpentins.

Le pays est délicieux, les chaleurs de l'été y sont très-supportables; le voisinage de Malaga, la facilité des communications, la beauté des sites environnants, l'affluence des baigneurs et des visiteurs, enfin des distractions nombreuses font de Carratraca un séjour très-agréable. Le nombre des baigneurs de la classe aisée a été de 2546 en 1877.

LES EAUX. — Eau froide, sulfurée calcique.

Connue dès l'époque romaine, quoique à peine utilisée à la fin du siècle dernier.

Emergence : De roches dolomitiques.

Une source.

Débit en 24 heures : 11 059 hectol.

Température : 18°,75.

Caractères particuliers : Eau limpide, incolore dans le verre, azurée dans les bassins quand elle n'est pas encore reposée, comme l'*eau bleue* du Teich à Ax ; odeur hépatique, goût nauséabond ; elle dégage des bulles de gaz et tient en suspension de nombreux flocons blancs, doux au toucher et qui, desséchés, exhalent une odeur de soufre quand on les frotte entre les doigts.

Emploi : Boisson, bains, étuves, douches, injections et frictions, inhalation.

Climat : Constant et agréable pendant la saisons des bains.

Saison : Du 15 juin au 30 septembre.

Action physiologique et thérapeutique : Eau agissant spécifiquement comme ses congénères, diurétique, vantée comme sédative du système nerveux, et modérément excitante probablement en raison de sa température peu élevée.

Les maladies de la peau sont les plus communément traitées à cette station, dont l'eau est indiquée par Rubio comme donnant de bons résultats dans les névroses de l'appareil respiratoire ; on la conseille aussi dans le catarrhe bronchique, vésical ou utérin, dans l'angine glanduleuse et dans les affections des voies digestives d'origine herpétique.

L'eau de Carratraca s'exporte dans les environs, notamment à Malaga.

Analyse (Salgado, 1860).

	Eau 1 litre.
Sulfate de potasse	0gr, 02918
— de soude	0, 04076
— de magnésie	0, 11247
Chlorure de calcium	0, 03378
Carbonate de chaux	0, 21060
— de magnésie	0, 03541
Acide arsénieux	0, 00035
Oxyde de fer	0, 00179
— de manganèse	0, 00011
Acide silicique	0, 00279
Alumine et glucine	0, 00057
Yttria	0, 00011
Iode et nickel	traces
Matière organique	quant. indét.
Perte	0, 02408
	0gr, 50000
Gaz : acide sulfhydrique	10c.c.35
— carbonique libre	104, 00
Azote	61, 00
	175c.c. 35

M. Salgado a reconnu l'existence de l'arsenic et du sélénium dans l'eau de Carratraca.

CESTONA (PROVINCE DE GUIPUZCOA).

923 kil. de Paris. — Chemins de fer d'Orléans, du Midi, d'Irun à Madrid et route de poste. — Trains express en 20 h. 11 m. Trains omnibus en 24 h. 40 m. Prix jusqu'à Zumarraga : 1re cl. 101 fr. 10 c. et 36 rx 50 c. ; 2e cl. 75 fr. 80 c. et 27 rx 50 c.; 3e cl. 55 fr. 65 c. et 16 rx 50 c.

DE PARIS À CESTONA PAR IRUN ET ZUMARRAGA.

De *Paris à Irun* par Bordeaux et Bayonne, 821 kil. — Chemins de fer d'Orléans et du Midi. 2 conv. par jour. Train express en 17 h. 50 m. Train omnibus en 21 h. 40 m. 1re cl. 101 fr. 10 c.; 2e cl. 75 fr. 80 c.; 3e cl. 55 fr. 65 c.

De *Irun à Zumarraga* par Saint-Sébastien et Tolosa, 73 kil. — Chemin de fer d'Irun à Madrid. 2 conv. par jour. Train express en 2 h. 21 m. Train poste omnibus en 3 h. 1re cl. 36 rx 50 c.; 2e cl. 27 rx 50 c. ; 3e cl. 16 rx 50 c.

De *Zumarraga à Cestona* 19 kil. — Route de poste. Voitures correspondant avec l'arrivée du train poste.

Les bains de **Cestona**, ou *Guesalaga* (lieu des eaux salées), sont situés à 1 kil. de la ville de même nom, dans la province de Guipuzcoa, tout près de l'Urola, sur la rive gauche, entre deux lignes de montagnes cultivées, plantées d'arbres et d'un aspect très-riant.; le climat y est agréable, surtout au printemps.

HÔTELS. — *Fonda*, de l'autre côté de la rivière, à 800 mèt. des bains.

L'*Établissement* de Cestona, contient, indépendamment d'un grand nombre de chambres et d'appartements convenablement meublés et pouvant recevoir 210 personnes, un beau salon de réunion avec piano, salle de billard, et une chapelle où le culte se célèbre rgulièrement.

L'installation balnéaire comprend 11 cabinets de bains avec baignoires en marbre, deux cabinets de douches avec appareils variés, une caisse pour bains de vapeur, l'aménagement nécessaire pour bains de siége, bains de pieds, etc.

Il vient annuellement à Cestona environ 500 malades appartenant à la classe aisée.

Les environs, riches en sites pittoresques, sont le but d'excursions nombreuses, et on fait de jolies promenades en bateau sur l'Urola.

LES EAUX. — Eau thermale, chlorurée sodique.

Connue depuis 1760, exploitée depuis 1804.

Emergence : Du calcaire compacte.

Deux sources : Source ancienne, source nouvelle.

Débit en 24 heures : les deux sources, 726 hectol.

Densité : 1,0032 (Salgado) ; 1,002 (Zavala).

Température : Source nouvelle, 30°,9; source ancienne, 31°,1 (Rotureau).

Caractères particuliers : Eau limpide, inodore, d'un goût salé, un peu amer, onctueuse au toucher, tenant en suspension des flocons d'un jaune rougeâtre, dégageant de petites bulles de gaz qui viennent éclater à la surface, ne dissolvant pas le savon.

Emploi : Boisson, bains, douches.

Saison : Du 15 juin au 15 septembre.

Action physiologique et thérapeutique : Eau laxative. Elle est employée surtout dans le rhumatisme et dans les maladies chroniques de l'appareil digestif, dyspepsies, entéralgies, etc. On voit aussi à Cestona bon nombre de personnes atteintes de catarrhe bronchique et d'affections chroniques de la poitrine.

Cette eau se transporte sans s'altérer.

Analyse (Zavala, 1858).

	S. NOUVELLE Eau 1 kilogr.
Chlorure de magnésium	0gr 0846
— de calcium	0, 0792
— de sodium	5, 0347
Sulfate de chaux	1, 8130
— de soude	0, 5208
— de magnésie	0, 1595

Phosphate de chaux	0, 1953
Bicarbonate de chaux	0, 0542
— de magnésie	0, 0509
Acide silicique	0, 0759
Matière organique	indéterm.
	8gr, 0681
Gaz azote	16c.c.18

CHICLANA (PROVINCE DE CADIX).

2206 kil. de Paris. — Chemins de fer d'Orléans, du Midi et de Madrid à Cadix. — Trains express en 62 h. 1re cl. 184 fr. 40 c. et 368 rx 60 c.; 2e cl. 138 fr. 10 c. et 280 rx 70 c.; 3e cl. 93 fr. 5 c. et 170 rx 40 c.

DE PARIS À CHICLANA PAR MADRID ET CADIX.

De *Paris à Madrid* par Bordeaux, Irun, Vitoria, Burgos et Valladolid, 1462 kil. — Chemins de fer d'Orléans et du Midi. 2 conv. par jour. Train express en 36 h. 25 m. Train omnibus en 46 h. 40 min. 1re cl. 184 fr. 40 c.; 2e cl. 138 fr. 10 c.; 3e cl. 93 fr. 5 c.

De *Madrid à Cadix* par Cordoue, Séville et Jerez, 726 kil. — Chemin de fer. 1 conv. par jour. Train poste en 25 h. 30 m. 1re cl. 368 rx 60 c.; 2e cl. 280 rx 78 c.; 3e cl. 190 rx 40 c.

De *Cadix à Chiclana* par San Fernando. — Route de poste. On peut, en venant de Madrid, s'arrêter à la station de San Fernando ou y revenir de Cadix. San Fernando est à 12 kil. de Cadix et 6 kil. de Chiclana.

Chiclana est une charmante V. de la province de Cadix, peuplée de 22 000 hab., située dans une plaine, au pied de deux collines, et traversée par la rivière de Lirio. Les maisons, bien bâties, presque toutes modernes, sont propres, coquettes, blanchies au dehors et au dedans, bien meublées, entourées de beaux jardins.

Les *établissements* thermaux, au nombre de deux, laissent beaucoup à désirer. Celui de *Braque* est situé beaucoup plus haut que la source qu'il exploite et qui émerge dans un puits assez profond. Son installation balnéaire se borne à quelques baignoires et un bain ou piscine publique. L'établissement de *Fuente Amarga* est situé à 1500 mètres de la ville et ne dispose, comme installation, que d'un bain public.

On remarque à Chiclana un hospice ou *Casa de Misericordia* parfaitement distribué, un ancien couvent d'Augustins et un joli théâtre appartenant à l'hospice. — De la colline de Santa Anna, qui domine la ville, et sur laquelle s'élèvent les ruines d'une ancienne église, on jouit d'une vue magnifique.

LES EAUX. — Eaux froides, sulfurées calciques, ou chlorurées sodiques, sulfureuses.

Connues anciennement, fréquentées surtout depuis le commencement du siècle.

Émergence : Du terrain tertiaire, au pied d'une colline argileuse.

Deux sources principales : *Fuente Amarga*, source Amère ; *Pozo de Braque*, puits de Braque, différant très-peu l'une de l'autre sous le rapport des eaux qu'elles fournissent et paraissant, d'après la direction des filets, provenir d'une même nappe. Deux autres sources, dites *de la Naveta* et *Chaparral*, surgissent à peu de distance.

Débit en 24 heures : fuente Amarga, 389 hectolitres en 1871.

Densité : Fuente Amarga, 1,0016.

Température : 18° à 18°,5, fuente Amarga ; 18° Braque.

Caractères particuliers : Eau limpide, dégageant beaucoup de bulles de gaz ; odeur hépatique prononcée, fuente Amarga, moins forte au puits de Braque ; goût désagréable, salé, surtout au puits de Braque. La voûte qui recouvre la fuente Amarga est revêtue de soufre sublimé. En masse, l'eau a une couleur vert-jaunâtre ; elle se trouble rapidement à l'air et dépose un sédiment.

Emploi : Boisson, bains.

Situation : 40 mètres au-dessus de la mer.

Saison : Du 15 juin au 15 octobre.

Action physiologique et thérapeutique : Eaux excitantes, toniques et reconstituantes. Les malades s'habituent sans trop de peine à leur goût désagréable et nauséabond, mais le traitement doit être conduit avec beaucoup de ménagement, surtout pour l'usage en boisson. On les emploie principalement dans les affections de nature scrofuleuse et les dermatoses ; elles donnent de bons résultats dans l'un et l'autre cas.

Une analyse faite en 1820 par Garcia, ne signalait dans ces eaux qu'une minéralisation très-faible. Celles que nous empruntons à l'Annuaire officiel des eaux minérales d'Espagne, les classe au contraire parmi les chlorurées et les sulfurées fortes ; mais les rédacteurs de l'Annuaire font quelques réserves sur la répartition hypothétique des principes minéralisateurs.

Analyse (Cortina, 1871-1876).

	SOURCE AMÈRE. Eau 1 litre.	SOURCE BRAQUE. Eau 1 litre.
Acide sulfhydrique libre	0gr, 064926	0gr, 000673
Sulfure de calcium	0, 124673	0, 000673
Chlorure de sodium	1, 117	4, 153
— de magnésium	0, 163	0, 527
— de calcium		0, 631
Sulfate de soude	0, 405	1, 245
— de magnésie	0, 064	
— de chaux	1, 923	3, 402
Bicarbonate de chaux	0, 150	
Carbonate de chaux		0, 568
— de magnésie		0, 482

Carbonates de chaux et de magnésie	0gr, 841	
Silice		0gr, 071
Acide silicique	0, 067	
Matière organique	quant. indét.	
	4gr, 919599	11gr, 079673
Acide sulfhydrique libre	41c.c.967542	1c.c.967572

FITERO (PROVINCE DE NAVARRE).

1150 kil. de Paris. — Chemins de fer d'Orléans et du Midi, chemins de fer espagnols et route de voitures. Trajet jusqu'à Castejon : Trains express en 26 h. 14 min. Trains omnibus en 32 h. 37 min. 1re cl. 102 fr. et 121 rx 50 c.; 2e cl. 75 fr. 80 c. et 91 rx 35 c.; 3e cl. 55 fr. 60 c. et 54 rx 85 c.

DE PARIS AUX BAINS DE FITERO PAR BAYONNE, IRUN, ALSASUA ET CASTEJON.

De *Paris à Irun* par Bordeaux et Bayonne, 881 kil. — Chemins de fer d'Orléans et du Midi. 2 conv. par jour. Trains express en 17 h. 50 m. Train omnibus en 21 h. 40 m. 1re cl. 102 fr.; 2e cl. 75 fr. 80 c.; 3e cl. 55 fr. 60 c.

De *Irun à Alsasua* par Saint-Sébastien et Zumarraga, 103 kil. — Chemin de fer. 2 conv. par jour. Train express en 3 h. 24 m. Train poste, en 4 h. 10 m. 1re cl. 51 rx. 50 c.; 2e cl. 38 rx. 75 c.; 3e cl. 23 rx. 25 c.

De *Alsasua à Castejon* par Pampelune, 140 kil. — Chemin de fer. 2 conv. par jour. Trajet en 5 h. ou 6 h. 47 m. 1re cl. 70 rx; 2e cl. 52 rx. 60 c.; 3e cl. 31 rx. 60 c.

De *Castejon aux bains de Fitero*, 27 kil. — Route de voitures. Service de diligences.

Fitero, V. de 2190 hab., est située près des limites de la Navarre, de l'Aragon et de la Castille, au milieu d'une jolie plaine, formée par l'Alhama. La ville nouvelle est bien bâtie, la vieille ville est un labyrinthe de rues étroites, tortueuses et mal entretenues.

Les **Bains de Fitero** sont à 4 kil. de la ville, sur la rive g. de l'Alhama, et se distinguent en bains anciens et bains nouveaux, situés à peu de distance les uns des autres.

L'*établissement* des *bains anciens* est un grand édifice, construit par les moines de Fitero en 1768, et adossé à un groupe de montagnes hautes et nues qui l'enveloppent de tous côtés sauf au Midi. Il comprend un rez-de-chaussée et deux étages. Au rez-de-chaussée sont un café, une salle de billard, des logements pour les indigents, une grande partie de l'installation balnéaire et la buvette. Au premier étage sont des salons de réunion, la salle à manger et des logements pour les baigneurs. Le deuxième étage contient des logements de toute classe. L'aménagement hydro-minéral comprend 8 baignoires, dont 4 en marbre et 4 en ardoise, 2 petites piscines rondes, des appareils de douches, une grande et bonne étuve naturelle, une buvette et un bassin de réfrigération.

Les bains anciens reçoivent chaque année 500 à 600 malades de la classe aisée.

L'établissement des bains nouveaux, très-voisin du précédent, est entouré et dominé par de hautes montagnes, excepté du côté qui regarde la vallée et d'où l'on découvre une belle vue. C'est un bâtiment à 4 étages dans lesquels sont répartis les différents services, logements, bains, etc. L'installation balnéaire consiste en 8 cabinets avec baignoires en pierre, des appareils de douches variées, une grande étuve.

Les bains nouveaux reçoivent chaque année environ 400 malades de la classe aisée.

PROMENADES. — Le pays n'est pas très-gai, on y voit peu d'arbres, cependant les environs offrent de belles promenades aux personnes qui ne craignent pas la chaleur.

LES EAUX. — Eaux thermales, chlorurées calciques.

Connues dès l'époque romaine. Le docteur Lletget a découvert, près de la source des bains anciens, les restes d'un temple antique, et la galerie, longue de 40 mètres, qui conduit à la source, paraît avoir été creusée par les Romains.

Émergence : Du terrain jurassique; le pays présente les traces de soulèvements et de mouvements de terrain considérables.

Deux sources, désignées sous le nom de l'établissement qu'elles alimentent.

Débit en 24 heures : Source des bains nouveaux, 25920 hectol., dont une partie tombe en cascade du haut d'un rocher; source des bains anciens, 2592 hectol.

Densité : Source des bains anciens, 1,003.

Température : Bains anciens, 47°; bains nouveaux, 47°,6.

Caractères particuliers : Eau limpide, incolore, insipide, à saveur styptique et métallique quand elle est chaude, très-désagréable quand elle est froide, source nouvelle. Au contact de l'air et un peu refroidie, elle donne naissance à de belles conferves vertes et onctueuses au toucher.

Emploi : Boisson, bains et douches, bains d'étuves.

Situation : 223 mètres au-dessus de la mer.

Climat chaud et sec.

Saison : du 1er juin au 30 septembre.

Action physiologique et thérapeutique : Eau excitante de la circulation et du système nerveux. En boisson, elle est généralement bien supportée par l'estomac dont elle active les fonctions, mais son usage doit être gradué avec soin, car à dose un peu forte elle détermine, chez les sujets nerveux, les symptômes de la fièvre thermale. En bains et en douches, elle est stimulante des fonctions de la peau, elle augmente l'appétit, amène, dit M. Rotureau, un besoin impérieux de locomotion et peut déterminer la fièvre thermale, qui cède à quelques jours de ménagements ou de repos et de diète.

Le rhumatisme chronique, le lymphatisme, la scrofule, les affections de l'appareil digestif et de ses annexes sont les indications principales des eaux de Fitero. Elles réussissent dans les arthrites, quand l'état aigu a cessé depuis un certain temps, dans la paralysie rhumatismale ou nerveuse, surtout chez les anémiques; dans les engorgements ganglionaires et les autres manifestations de la diathèse strumeuse; dans les dermatoses de nature arthritique ou scrofuleuse, dans la dyspepsie atonique ou flatulente, la congestion et l'engorgement du foie, en dehors de l'état inflammatoire, les engorgements hépatique et splénique d'origine paludéenne; dans la constipation et la pléthore abdominale, les coliques hépatiques ou néphrétiques et la gravelle; dans le catarrhe vésical et dans celui de l'utérus avec ou sans trouble des fonctions menstruelles. On les emploie aussi très-utilement contre les rétractions et les contractures musculaires ou articulaires et les suites diverses de traumatisme grave, ainsi que dans le catarrhe chronique des voies aériennes et l'angine glanduleuse. Ce nombre très-grand d'indications thérapeutiques explique l'inscription, qui se lit peut-être encore au-dessus de l'entrée des bains anciens de Fitero. On attribuait autrefois à leur eau la propriété de guérir tout, excepté la syphilis et la folie.

ESTA AGUA TODO LO CURA
MENOS GÁLICO Y LOCURA.

Aujourd'hui on est moins modeste et les sources de cette station sont présentées comme utiles chez les syphilitiques. Nous avons exposé dans l'introduction à ce travail, l'opinion des auteurs les plus compétents sur la question.

L'analyse suivante est la seule que l'on connaisse; l'Annuaire officiel fait remarquer son insuffisance.

Analyse (Oliva, 1846).

	BAINS ANCIENS. Eau 1 kilogr.
Chlorure de calcium	0gr, 16476
— de sodium	0, 01997
Carbonate de chaux	0, 07489
Sulfate de chaux	0, 04493
— de magnésie	0, 03494
— d'alumine	0, 02496
Sel ferreux	0, 08487
	0gr, 44932

FUENCALIENTE (PROVINCE DE CIUDAD-REAL).

1803 kil. de Paris. — Chemins de fer d'Orléans, du Midi, chemins de fer espagnols et route de voitures. Trajet et prix jusqu'à Veredas : Trains express en 47 h. 55 m. Trains omnibus en 61 h. 17 min. 1re cl. 184 fr. 40 et 160 rx ; 2e cl. 138 fr. 10 c. et 123 rx 56 c.; 3e cl. 93 fr. 5 c. et 76 rx 97 c.

DE PARIS À FUENCALIENTE PAR MADRID, CIUDAD-REAL ET VEREDAS.

De *Paris à Madrid* par Bordeaux, Bayonne, Irun, Vitoria, Burgos et Valladolid, 1462 kil. — Chemins de fer d'Orléans et du Midi. 2 conv. par jour. Train express en 36 h. 25 m. Train omnibus en 46 h. 40 m. 1re cl. 184 fr. 40 c.; 2e cl. 138 fr. 10 c. 3e cl. 93 fr. 5 c.

De *Madrid à Ciudad-Real*, 263 kil. — Chemin de fer. 2 conv. par jour. Train poste en 9 h. 30 m. Train omnibus en 11 h. 10 m. 1re cl. 131 rx. 50 c.; 2e cl. 101 rx. 91 c.; 3e cl. 62 rx. 47 c.

De *Ciudad-Real à Veredas*, 58 kil. — Chemin de fer, 2 conv. par jour. Train poste en 2 h. Train omnibus en 3 h. 27 m. 1re cl. 29 rx. ; 2e cl. 21 rx. 75 c.; 3e cl. 14 rx. 50 c.

De Veredas à Fuencaliente, 33 kil. — Route de voitures.

Fuencaliente (province de Ciudad-Real) est un v. de 1 500 hab., situé sur le versant septentrional de la Sierra Morena, dans une position extrêmement pittoresque.

Il n'y a pas d'auberges et les baigneurs se logent dans les maisons particulières, où ils sont assez mal.

L'*Établissement* thermal contient 5 piscines, pouvant recevoir chacune 8 à 10 personnes et dont 2 sont chaudes, 2 tempérées et 1 froide, 3 baignoires en marbre blanc et 1 buvette. — Il y a pas de douches. — Une division particulière est consacrée aux indigents.

Cette station reçoit chaque année environ 1000 malades de la classe aisée.

LES EAUX. — Eau thermale, ferrugineuse bicarbonatée.

Connue fort anciennement, fréquentée depuis le commencement du quatorzième siècle.

Emergence : Du terrain silurien, sur le versant N. de la Sierra Morena, non loin des mines de mercure d'Almaden.

Deux sources réunies dans le même réservoir.

Température : 40° au réservoir; elle baisse de 1 ou 2 degrés avant que l'eau arrive aux bains.

Caractères particuliers : Eau limpide dans le verre, inodore; en masse elle est verdâtre, douce au toucher, de saveur acidule, styptique, dégageant beaucoup de bulles de gaz, se couvrant au repos d'une pellicule irisée, déposant dans les conduits un sédiment ocracé.

Emploi : En boisson par quelques malades, en bains de piscine principalement, frictions de limon, bains d'étuves.

Climat chaud, air pur.

Saisons : Du 1er juin au 1er octobre.

Action physiologique et thérapeutique : Aux propriétés des eaux ferrugineuses et gazeuses, Fuencaliente joint celles des eaux à température élevée. Excitante du système nerveux et de la circulation, elle agit comme telle sur la peau, dont elle stimule les fonctions en la congestionnant plus ou moins, ainsi que tous les organes. C'est à la fois une eau chaude, tonique et altérante. De nouvelles analyses y feront très-probablement reconnaître la présence de l'arsenic et peut-être des métalloïdes qui accompagnent souvent le chlore dans les eaux minérales.

Fuencaliente est fréquenté surtout par des rhumatisants et des paralytiques.

Analyse (Mestre).

	Eau 1 kilogr.
Acide carbonique	0gr, 293
Carbonate de fer	0, 358
Sulfate de chaux	0, 411
— d'alumine	0, 200
Chlorure de sodium	0, 309
Acide silicique	0, 039
Perte	0, 034
	1gr, 644

GRÁVALOS (PROVINCE DE LOGROÑO).

1157 kil. de Paris. Chemins de fer d'Orléans et du Midi, chemins de fer espagnols et route de voitures. Trajet jusqu'à Castejon : Train express en 26 h. 14 m. Train omnibus en 32 h. 37 m. 1re cl. 102 fr. et 121 rx 50 c.; 2e cl. 75 fr. 80 c. et 91 rx 35 c.; 3e cl. 55 fr. 60 c. et 54 rx 85 c.

DE PARIS À GRÁVALOS PAR BAYONNE, IRUN, ALSASUA ET CASTEJON.

De *Paris à Irun*, par Bordeaux et Bayonne, 881 kil. — Chemins de fer d'Orléans et du Midi. 2 conv. par jour. Train express en 17 h. 50 m. Trains omnibus en 21 h. 40 m. 1re cl. 102 fr.; 2e cl. 75 fr. 80 c.; 3e cl. 55 fr. 60 c.

De *Irun à Alsasua*, par Saint-Sébastien et Zumarraga, 103 kil. — Chemin de fer. 2 conv. par jour. Train express en 3 h. 24 m. Train poste en 4 h. 10 m. 1re cl. 51 rx. 50 c.; 2e cl. 38 rx. 75 c.; 3e cl. 23 rx. 25 c.

De *Alsasua à Castejon* par Pampelune, 140 kil. —Chemin de fer, 2 conv. par jour. Trajet en 5 h. ou 6 h. 47 m. 1re cl. 70 rx.; 2e cl. 52 rx. 60 c.; 3e cl. 31 rx. 60 c.

De *Castejon à Grávalos*, 34 kil. — Route de voitures. Services de diligences.

Gravalos est un v. insignifiant de 1100 hab., situé sur la pente d'une colline, entouré de roches nues, et n'offrant aucune distraction aux malades qui fréquentent ses eaux.

L'*Établissement* thermal est à 500 m. du village, une avenue plantée d'arbres y conduit. Il se compose d'un bâtiment à 3 étages contenant une vingtaine de chambres et une salle de réunion. L'installation balnéaire, fort médiocre, comprend une buvette, 8 cabinets de bains avec baignoires en marbre noir, et une salle d'inhalation.

LES EAUX — Eau froide, sulfurée calcique.

Connue ou employée médicalement depuis le seizième siècle.

Emergence : du terrain tertiaire.

Une source.

Débit en 24 heures : 821 hectol.

Densité : 1,0025.

Température : 16°.

Caractères particuliers : Eau limpide à odeur hépatique, à saveur saline plutôt que sulfureuse, déposant dans les conduits une matière blanc-jaunâtre, dégageant des bulles de gaz.

Emploi : boisson, bains, inhalation.

Situation : 340 mètres au-dessus de la mer.

Climat chaud : Température moyenne de la saison thermale, 27°.

Saison : Du 1er juin au 30 septembre.

Action physiologique et thérapeutique : Eau excitante de la circulation ; en boisson, à faible dose elle constipe, augmente l'appétit, et est bien supportée par l'estomac ; à la dose de quatre verres ou plus, elle purge ordinairement, diminue l'appétit et amène les accidents de la fièvre thermale. En bains, elle active les fonctions de la peau ainsi que la diurèse et détermine souvent la poussée. On l'emploie avec succès dans les dermatoses humides, dans la plupart des manifestations de la scrofule, dans les suites de traumatisme grave, les troubles fonctionnels qui peuvent se rattacher à la diathèse herpétique, la leucorrhée et le catarrhe chronique des voies aériennes. L'état aigu pour toutes ces affections, l'éréthisme, la disposition aux hémorrhagies, la tuberculose et les maladies organiques du cœur sont autant de contre-indications à l'usage des eaux de Grávalos.

L'analyse suivante est empruntée à l'ouvrage de M. Rotureau sur les eaux minérales de l'Europe.

Analyse (Andrès et Merino, 1857).

	Eau 1 kilogr.
Sulfate de chaux	0gr, 8970
— de magnésie	0, 0015
Carbonate de chaux	0, 0755
— de magnésie	0, 0700
Sulfure de calcium	0, 0305
Chlorure de sodium	0, 0145
— de magnésium	0, 0120
Silice	0, 0150
Matière organique	traces.
	1gr, 1160

Gaz acide sulfhydrique (2 pouces cub. 150)...... 37c.c.

— — carbonique traces.

LEDESMA (PROVINCE DE SALAMANQUE).

1371 kil. de Paris. — Chemins de fer d'Orléans, du Midi, chemins de fer espagnols et route de voitures. Trains express en 37 h. Trains omnibus en 54 h. 30 m. Prix jusqu'à Salamanque : 1re cl. 152 fr. 30 c. et 60 rx; 2e cl. 114 fr. 25 c. et 45 rx; 3e cl. 78 fr. 75 c. et 27 rx.

DE PARIS AUX BAINS DE LEDESMA PAR VALLADOLID, MEDINA DEL CAMPO ET SALAMANQUE.

De *Paris à Valladolid* par Bordeaux, Bayonne, Irun, Vitoria et Burgos, 1220 kil. — Chemins de fer d'Orléans et du Midi. 2 conv. par jour. Train express en 29 h. Train omnibus en 46 h. 1re cl. 152 fr. 30 c.; 2e cl. 114 fr. 35 c.; 3e cl. 78 fr. 75 c.

De *Valladolid à Medina del Campo*, 43 kil. — Chemin de fer d'Irun à Madrid. 3 conv. par jour. Train express en 1 h. 13 m. Train poste en 1 h. 45 m. 1re cl. 21 rx 50 c.; 2e cl. 16 rx; 3e cl. 9 rx 50 c.

De *Medina del Campo à Salamanque*, 77 kil. — Chemin de fer. 1 conv. par jour. Trajet en 3 h. 25 m. 1re cl. 38 rx 50 c.; 2e cl. 29 rx; 3e cl. 17 rx 50 c.

De *Salamanque aux bains de Ledesma*, 21 kil. — Route de voitures. Trajet en 3 h.

Les bains de **Ledesma** (province de Salamanque) se trouvent à 11 kil. au S. E. de la ville de ce nom, et à 50 pas environ de la rive gauche de la Tormès, au pied d'une colline aride et rocheuse.

La vie matérielle est facile, simple et à bon marché à Ledesma. Les objets de première nécessité abondent aux bains.

L'eau, qui jaillit à une petite distance des habitations, est reçue dans un vaste bassin, long de 7 mèt., large de 3 mèt. 50 et profond de 1 mèt. 50, où l'on descend par de larges degrés placés aux angles et du côté du canal d'arrivée. Ce bassin, couvert d'une voûte percée de quelques fenêtres, est entouré d'une espèce de galerie divisée en 40 cabinets, ayant chacun un lit destiné au repos ou à la sudation après le bain. Telle est la primitive installation des bains de Ledesma. Les bâtiments établis à côté du bain commun, avec lequel ils communiquent, renferment de vastes salons, des chambres pour les baigneurs et des logements convenables pour les pauvres et pour les militaires. Au milieu de la piscine construite par les Arabes, on a élevé une muraille destinée à séparer les deux sexes. Il peut entrer, dans chaque moitié, 30 personnes à la fois.

11 cabinets de bains, 2 bassins de refrigation et quelques appareils de douches très-imparfaits constituaient récemment encore l'installation balnéaire. La nouvelle administration a construit un pavillon avec baignoires en marbre blanc, un cabinet de douches variées, une étuve, une salle d'inhalation. Les logements sont augmentés et améliorés, ainsi que l'ensemble de l'établissement.

Ledesma a reçu en 1877, 2417 baigneurs de la classe aisée.

Le pays est agréable. On peut y faire de jolies excursions, et notamment aller visiter la vieille ville de Ledesma (1570 hab.), située sur la rive g. de la Tormès et entourée d'une muraille en pierres qu'on dit être de construction romaine. On peut prolonger l'excursion jusqu'à la frontière du Portugal.

Les eaux. — Eau thermale, sulfureuse.

Connue dès l'époque romaine.

Emergence : Du terrain silurien par les fentes d'un filon de gneiss.

Deux sources sont employées. Beaucoup d'autres coulent dans le voisinage.

Débit en 24 heures : 1930 hectol.; source des Bains.

Densité : 1,00033.

Température : 52°, source des Bains; 30°. Buvette.

Caractères particuliers : Eau limpide, à odeur hépatique quand elle chaude, inodore et sans saveur quand elle refroidie; onctueuse au toucher, elle tient en suspension des flocons et dépose une substance blanchâtre.

Emploi : Boisson, bains de piscines et de vapeur, inhalation.

Situation : 720 mètres au-dessus de la mer.

Climat chaud : température moyenne, saison de 1877, 22°.

Saison : Du 15 mai au 30 septembre.

Action physiologique et thérapeutique : Eau excitante, agissant à la manière des eaux sulfureuses en général sur la peau et les muqueuses. Elle est surtout en usage contre le rhumatisme et la paralysie. Le soufre qu'elle contient et sa haute thermalité la rendent aussi très-utile dans les maladies chroniques de la peau et dans certaines affections atoniques et herpétiques des muqueuses. Elle réussit encore dans les manifestations de la scrofule, dans la pellagre, dans le catarrhe bronchique, vésical ou utérin, dans l'aménorrhée et dans les suites de grands traumatismes.

Analyse (Saenz Diez, 1875).

	Eau 1 litre.
Carbonate de soude	0gr, 133554
Silicate de soude	0, 075990
Chlorure de sodium	0, 074282
Matière organique	0, 059381
Silice insoluble	0, 047300
Sulfate de chaux	0, 026227
Carbonate de chaux	0, 014098
Sulfate de potasse	0, 011491
Chlorure de calcium	0, 007500
Sulfate de magnésie	0, 001650
Carbonate de fer	0, 000743
Chlorure de magnésium	0, 000593
Carbonate de magnésie	0, 000113
Nitrate d'ammoniaque / Nitrite d'ammoniaque / Hyposulfite alcalin / Phosphate d'alumine / Lithine	0, 007078
	0gr, 460000

Gaz acide sulfhydrique	$8^{c.c.}$ 233
— — carbonique	4, 768
— azote	10, 945

EL MOLAR (PROVINCE DE MADRID).

1462 kil. de Paris. — Chemins de fer d'Orléans, du Midi et route de voitures. Train express en 36 h. 25 m. Train omnibus en 46 h. 40 m. 1re cl. 184 fr. 40 c.; 2e cl. 138 fr, 10 c.; 3e cl. 93 fr. 5 c.

DE PARIS À EL MOLAR PAR MADRID.

De *Paris à Madrid* par Bordeaux, Bayonne, Irun, Vitoria, Burgos et Valladolid, 1462 kil. — Chemin de fer. 2 conv. par jour. (V. ci-dessus le trajet et les prix).

De *Madrid à El Molar*, 38 kil. — Route de voitures. Diligence tous les jours.

El Molar (province de Madrid, district de Colmenar Viejo) est une V. de 1500 hab., située à l'E. du chemin de fer de Madrid à Bayonne, à 46 kil. au N. de la capitale et à 27 kil. de Colmenar Viejo. Les bains sont à environ 800 mètres de la ville.

L'*Établissement* thermal représente un polygone dodécaèdre avec deux prolongements latéraux. L'extérieur du polygone est formé par dix arches qui couronnent un nombre égal de portes, lesquelles donnent entrée dans une galerie d'où l'on accède à toutes les pièces; les prolongements ont quatorze arches égales, douze fenêtres et deux portes latérales. Sur chacun des côtés du polygone intérieur s'ouvre un cabinet contenant un réservoir d'eau minérale. Les quatre plus rapprochés de la source renferment des appareils de douches ascendantes et descendantes de divers diamètres. Dans les autres cabinets se trouvent des baignoires en marbre avec deux robinets, distribuant l'un l'eau froide, et l'autre, l'eau chaude.

Le prolongement latéral du S. sert de salon de repos; celui du N. est réservé à l'administration et aux dames.

L'élégance de l'édifice, la commodité des aménagements et le service attentif qu'on y trouve, font de El Molar une station de bains agréable. Elle est fréquentée tous les ans par environ 600 baigneurs de la classe aisée.

PROMENADES. — Les visiteurs ont l'habitude de se promener tous les soirs sur les chemins qui rayonnent autour d'El Molar, et qui se dirigent vers Talamanca, la Tejera, Bellon et Pedrezuela. Sur les collines de Bellon et d'Esparsal s'élèvent d'antiques *atalayes* ou tours à signaux, construites par les Arabes. Près de Talamanca, on voit encore les restes d'un pont romain.

LES EAUX. — Eau froide, chlorurée sodique, sulfureuse.

Connue assez anciennement, mais convenablement exploitée depuis une trentaine d'années seulement.

Émergence : Du terrain granitique.

Une source : Fuente del Toro, source du Taureau.

Débit en 24 heures : 108 hectol.

Température : 16°.

Caractères particuliers : Eau limpide dans le verre, opaline dans le bassin qui lui sert de réservoir et tenant en suspension des flocons ; odeur et saveur hépatiques; onctueuse au toucher.

Emploi : Boisson, bains, douches, inhalation. Autrefois elle s'employait seulement en boisson, maintenant presque tous les malades joignent le traitement externe à l'usage intérieur de l'eau.

Situation : 840 mètres au-dessus de la mer.

Saison : Du 15 juin au 15 septembre.

Action physiologique et thérapeutique : Eau modérément excitante en raison de sa température, agissant spécifiquement à la manière des eaux sulfureuses.

On l'emploie surtout contre les maladies de la peau, le catarrhe bronchique, l'angine glanduleuse et le catarrhe utérin.

Analyse (Lletget et Masarnau, 1846).

	Eau 1 kilogr.
Chlorure de sodium	0gr, 1898
— de magnésium	0, 1193
Sulfate de magnésie	0, 0813
— de chaux	0, 0542
Carbonate demagnésie	0, 0813
— de chaux	0, 0319
Acide silicique	0, 1085
	0gr, 6723

Gaz azote	12c.c.
— acide sulfhydrique	62

Soumise au sulfhydromètre, cette eau a donné à M. Sanchez de Toca 0c.c. 874 d'acide sulfhydrique par litre.

MOLINAR DE CARRANZA (PROVINCE DE BISCAYE).

1174 kil. de Paris. — Chemins de fer d'Orléans, du Midi, chemins de fer espagnols et route de voitures. Trajet et prix jusqu'à Bilbao : Trains express en 27 h. 24 m. Trains omnibus en 32 h. 1re cl. 124 fr. 65 c. et 52 rx ; 2e cl. 102 fr. 25 c. et 32 rx.; 3e cl. 71 fr. 60 c. et 23 rx 50 c.

DE PARIS À MOLINAR DE CARRANZA PAR MIRANDA ET BILBAO.

De *Paris à Miranda* par Bordeaux, Bayonne, Irun et Vitoria, 1010 kil. — Chemins de fer d'Orléans et du Midi. 2 conv. par jour. Train express en 23 h. Train omnibus en 28 h. 45 m. 1re cl. 124 fr. 65 c.; 2e cl. 102 fr. 25 c.; 3e cl. 71 fr. 60 c.

De *Miranda à Bilbao*, 114 kil. — Chemin de fer. 2 conv. par jour. Trajet en 4 h. ou 4 h. 40 m. 1re cl. 52 rx; 2e cl. 39 rx; 3e cl. 23 rx 50 c.

De *Bilbao à Molinar de Carranza*, 50 kil. — Route de voitures.

Molinar de Carranza, qui appartient à la province de Biscaye, district de Balmaseda, est situé sur le rio Mayor, entre les deux montagnes de Bollain et de Baquilla, dans la vallée de Carranza.

Ses eaux sont fréquentées tous les ans par 450 baigneurs environ. Non loin de l'établissement se trouve un petit hôtel appartenant au propriétaire des bains.

L'Établissement se compose de deux petits bâtiments, contenant une quarantaine de chambres peu confortables, 9 grandes baignoires carrées, revêtues de terre cuite ou de faïence avec fond de sable, et 2 mauvais appareils de douches (Annuaire officiel).

On peut faire de charmantes promenades dans la vallée de Carranza, où sont épars plus de 50 hameaux.

LES EAUX. — Eau thermale, chlorurée sodique.

Connue très-anciennement.

Emergence : Du terrain calcaire sous-jacent au terrain de transport, cailloux roulés, etc.

Sources nombreuses situées sur la rive occidentale du rio Mayor.

Débit en 24 heures des deux sources principales : 1051 hectol.

Température : 35°,9 dans les maisons de bains.

Caractères particuliers : Eau limpide, inodore, d'un goût acidule; au contact de l'air, elle se couvre d'une pellicule irisée et dépose un précipité salin.

Emploi : Boisson, bains.

Climat doux, air pur.

Saison : Du 1er juin au 30 septembre.

Action physiologique et thérapeutique : Eaux modérément excitantes, activant les fonctions des organes digestifs, toniques et reconstituantes comme les eaux chlorurées en général. Le rhumatisme est la maladie la plus communément traitée à cette station minérale. La thermalité modérée de ses eaux en facilite l'usage chez les personnes très-excitables.

Analyse (Arenaza, 1830).

	Eau 1 kilogr.
Chlorure de sodium	0gr, 7855
— de calcium	0, 5154
Sulfate de soude	0, 4220
— de chaux	0, 0802
Carbonate de chaux	0, 3125
— de magnésie	0, 1128
Acide silicique	0, 0195
Matière organique	0, 0336
	2gr, 2815
Gaz acide carbonique	97c.c.

ONTANEDA Y ALCEDA (PROVINCE DE SANTANDER).

1454 kil. de Paris. — Chemins de fer d'Orléans, du Midi et chemins de fer espagnols. Trains express en 36 h. 49 m. Trains omnibus en 43 h. 44 m. 1re cl. 102 fr. et 293 rx 50 c.; 2e cl. 75 fr. 80 c. et 215 rx 75 c.; 3e cl. 55 fr. 60 c. et 126 rx 75 c.

DE PARIS À ONTANEDA Y ALCEDA PAR IRUN, VENTA DE BAÑOS ET RENEDO.

De *Paris à Irun* par Bordeaux et Bayonne, 881 kil. — Chemins de fer d'Orléans et du Midi. 2 conv. par jour. Train express en 17 h. 50 m. Train omnibus en 21 h. 40 m. 1re cl. 102 fr.; 2e cl. 75 fr. 80 c.; 3e cl. 55 fr. 60 c.

De *Irun à Venta de Baños* 353 kil. — Chemin de fer d'Irun à Madrid. 2 conv. par jour. Train express en 10 h. 10 m. Train omnibus en 13 h. 15 m. 1re cl. 176 rx 50 c.; 2e 132 rx 50 c.; 3e cl. 79 rx 50 c.

De *Venta de Baños à Renedo*, 210 kil. — Chemin de fer de Madrid à Santander, 1 conv. par jour. Trajet en 8 h. 49 m. 1re cl. 117 rx; 2e cl. 88 rx 25 c.; 3e cl. 47 rx 25 c.

De *Renedo à Ontaneda*, service de diligences 2 fois par jour et voitures particulières. Trajet en 1 h. 30 m.

Ontaneda est un v. de 46 maisons, situé à 34 kil. au sud de Santander, dans la charmante vallée de Toranzo. La maison la plus importante est l'établissement des bains, construit à g. de la route, au pied des collines qui entourent la vallée de Toranzo, et au milieu de jardins bien entretenus.

L'*Établissement* thermal a des baignoires en marbre, des appareils de douches très-complets, des piscines à eau courante, une salle de pulvérisation et des salles d'inhalation de gaz placées sur les sources mêmes. Il peut loger 120 baigneurs. De plus l'espace compris entre Ontaneda et Alceda est occupé par des cafés et des hôtels. On y trouve enfin une belle salle de bal, une vaste salle à manger, une salle de billard, un cabinet pour les journaux et un salon de musique.

Ontaneda est fréquenté, chaque année, par environ 1000 baigneurs de la classe aisée.

Le pays est très-agréable, la vie facile et l'établissement bien approvisionné; les environs sont charmants et les excursions nombreuses.

A 350 mètres d'Ontaneda, se trouvent les bains d'**Alceda.**

Le village de ce nom compte 70 maisons; il est situé au centre de la vallée de Toranzo, sur la rive g. du Paz, auprès de collines boisées. Les eaux d'Alceda et d'Ontaneda ont entre elles beaucoup d'analogie.

L'*Établissement* thermal d'Alceda est beaucoup plus considérable que celui d'Ontaneda. Il contient 40 cabinets de bains, avec baignoires en marbre ou en bois et revêtues de faïence; 5 piscines également revêtues de faïence et pouvant recevoir chacune 6 personnes; 3 salles de douches, munies d'appareils variés, 2 salles pour bains de vapeur, une salle d'inhalation et une salle de pulvérisation. Cet établissement a reçu, en 1877, 2179 malades de la classe aisée, 130 indigents et 13 militaires.

A 25 kil. d'Ontaneda, on remarque le v. de *Puenteviesgo* (96 h.), situé dans un joli vallon et possédant une source thermale.

LES EAUX. — Eaux thermales, sulfurées calciques.

Connues et fréquentées depuis le commencement du dix-neuvième siècle.

Emergence : Du terrain de transport.

Deux sources, situées à environ 500 mètres de distance, dans les hameaux qui leur donnent leurs noms. Ces sources donnent des eaux qui diffèrent très-peu.

Densité : 1,005.

Température : Ontaneda, 33°,3; Alceda, 32°,8 (Rubio); 25°,76 aux deux sources (Annuaire officiel).

Caractères particuliers : Eaux limpides, à odeur et saveur hépatiques, laissant déposer, au contact de l'air, des flocons albuminoïdes et semblables à des filaments cellulaires provenant des tissus animaux en décomposition; dégageant continuellement de grosses bulles de gaz.

Emploi : Boisson, bains et douches d'eau ou de vapeur, inhalation.

Saison : Du 10 juin au 30 septembre.

Action physiologique et thérapeutique : Eaux modérément excitantes, agissant principalement sur la peau et d'une manière spécifique, comme les eaux sulfureuses en général.

C'est surtout pour les maladies cutanées que l'on vient à ces stations thermales. Leurs eaux répondent également aux manifestations rhumatismales, au catarrhe des voies aériennes et des organes génito-urinaires, ainsi qu'aux affections qui procèdent du lymphatisme.

Analyse (Salvator Ruiz, 1861).

			SOURCE D'ALCEDA. Eau 1 kilogr.
Azote	libres	(77c.c.)	0gr, 0968
Acide sulfhydrique	libres	(3, 54)	0, 0054
— carbonique	libres	(35, 53)	0, 0699
Bicarbonate de chaux			0, 1800
— de magnésie			0, 0898
— de fer			0, 0189
Chlorure de magnésium			0, 8762
— de sodium			1, 3265
Sulfate de chaux			1, 7099
— de soude			0, 3906
— de potasse			0, 3411
Silicate de soude			0, 0302
Alumine			0, 0016
			5gr, 1369

Une analyse, faite en 1878 par M. Saez Palacios, diffère très-peu dans ses résultats de la précédente.

PANTICOSA (PROVINCE DE HUESCA).

1373 kil. de Paris. — Chemins de fer d'Orléans, du Midi, d'Espagne et route de voitures — Trajet en chemin de fer jusqu'à Huesca : Trains rapides en 32 h. Trains ordinaires en 39 h. 30 m. 1re cl. 102 fr. et 206 rx 10 c. ; 2e cl. 75 fr. 80 c. et 152 rx 22 c. ; 3e cl. 55 fr. 80 c. et 95 rx 45 c.

DE PARIS AUX BAINS DE PANTICOSA PAR IRUN, ALSASUA, SARAGOSSE, HUESCA ET JACA.

De *Paris à Irun* par Bordeaux et Bayonne, 881 kil. — Chemins de fer d'Orléans et du Midi. 2 conv. par jour. Train express en 17 h. 50 m. Train omnibus en 21 h. 40 m. 1re cl. 102 fr. ; 2e cl. 75 fr. 80 c. ; 3e cl. 55 fr. 80 c.

De *Irun à Alsasua* par Saint-Sébastien et Tolosa, 103 kil. — Chemin de fer d'Irun à Madrid. 2 conv. par jour. Trajet en 3 h. 24 m. ou 4 h. 10 m. 1re cl. 51 rx 50 c. ; 2e cl. 38 rx 75 c. ; 3e cl. 23 rx 25 c.

De *Alsasua à Saragosse* par Pampelune et Castejon, 231 kil. — Chemin de fer. 2 conv. par jour. Trajet en 8 h. 27 m. ou 9 h. 33 m. 1re cl. 116 rx 60 c. ; 2e cl. 84 rx 87 c. ; 3e cl. 52 rx 60 c.

De *Saragosse à Tardienta* 53 kil. — Chemin de fer. 2 conv. par jour. Trajet en 1 h. 12 ou 2 h. 21 m. 1re cl. 26 rx 60 c. ; 2e cl. 20 rx ; 3e cl. 14 rx 60 c.

De *Tardienta à Huesca* 22 kil. — Chemin de fer. 2 conv. par jour. 1re cl. 11 rx 40 c. ; 2e cl. 8 rx 60 c. ; 3e cl. 5 rx.

De *Huesca à Jaca* env. 35 kil. — Route de voitures. Diligences correspondant avec l'arrivée des trains du chemin de fer.

De *Jaca aux bains de Panticosa* 48 kil. — Route de voitures. Diligence, service régulier.

On peut aussi se rendre à Panticosa en partant de Cauterets (*V.* ce mot); trajet en 8 h., dont 3 h. 30 m. peuvent être faites à cheval ; le reste doit être fait à pied.

Panticosa est un v. de 400 hab., situé dans les Pyrénées, près de la frontière de France; il est entouré de châtaigniers et de noyers magnifiques.

Il faut au moins 1 h. 1/2 ou 2 h. pour aller de Panticosa aux bains. Presque en sortant du village, on entre dans une gorge étroite qui a pour nom l'*Escalar* (escalier), et jamais nom ne fut mieux mérité. La route s'attache aux flancs du rocher et surplombe par moments le torrent de Calderas, qui descend du lac de Panticosa et roule en mugissant au fond du précipice. Enfin, l'on découvre quelques bâtiments groupés çà et là, c'est l'établissement thermal; à g. s'étend un petit lac bleu qui vient baigner le pied des bâtiments et dans lequel de magnifiques cascades se précipitent du haut des rochers. Le tout est renfermé dans une enceinte d'un kil. de diamètre environ.

L'*Établissement* thermal comprend plusieurs bâtiments distincts. Celui de la source *del Estomago* a des baignoires en marbre; une partie de l'eau de cette source est conduite au *Bain sulfureux* de la *Pradera* (prairie), élevé sur l'emplacement occupé autrefois par le bâtiment *de los Hérpes* ou de *Buenavista*. Ce nouvel établissement du bain sulfureux renferme, au rez-de-chaussée, une vaste galerie de 44 mètres sur 4, donnant accès à 9 cabinets de bains, dont 2 reçoivent l'eau del Higado et les autres celles de los Hérpes et del Estomago, une salle de bains locaux, 3 cabinets pour la réaction, une salle pour les gargarismes avec 11 vasques de marbre, et une installation complète d'hydrothérapie sulfureuse avec bains et douches de toute espèce. Près de la source del Higado sont deux salles d'inhalation et de pulvérisation, dont l'une est appelée *Templete de la Salud.*

L'ensemble de l'établissement comptait précédemment 400 logements; aujourd'hui les nouvelles constructions de la Pradera augmentent ce nombre, devenu insuffisant à l'affluence des baigneurs, qui est d'environ 2000 personnes chaque année.

Promenades. — La seule promenade de Panticosa est un simple chemin de 200 mètres; on peut aussi se promener en barque sur le petit lac qui, dans son plus grand diamètre, offre une largeur d'environ 170 mètres. Parmi les cascades des environs de Panticosa, deux surtout sont dignes d'une visite; la plus belle tombe dans l'angle N. du cirque. La hauteur totale de la chute est d'environ 200 mètres; mais le peu de largeur de l'entaille à travers laquelle elle se précipite ne permet pas de la voir tout entière d'en bas : il faut gravir le plateau où se trouve le lac et descendre à travers les rochers sur une saillie, située aux deux tiers environ de la hauteur de la cascade. — L'autre cascade tombe à une très-petite distance des bains. Deux autres, moins importantes apparaissent en face de l'établissement, sur la paroi occidentale du cirque. Malgré la hauteur de leurs jets successifs, qui tombent de plus de 330 mètres, elles produisent peu d'effet, à cause de leur petite quantité d'eau. On peut faire aussi l'ascension de la *Punta de Machimaña* (8 h. montée et descente), qui s'élève à l'O. du lac de Panticosa, d'où l'on découvre une vue magnifique sur le cirque des bains et de hautes montagnes neigeuses: le Vignemale, le Marboré, le Mont-Perdu, la Maladetta, etc.

Les eaux. — Eaux thermales, sulfurées sodiques, ou sulfatées sodiques.

Connues depuis longtemps, exploitées depuis environ cinquante ans.

Emergence : Du granite.

Quatre sources : fuente del Higado, source du Foie, *fuente de los Hérpes*, source des dartres, *fuente del Estomago*, source de l'estomac, *fuente de la Laguna* ou *del Ibon*, source de l'Étang. Ces sources sont peu éloignées les unes des autres; celle del Estomago est à 60 mètres au-dessus de l'établissement.

Débit en 24 heures : ensemble des sources, 882 hectol.

Densité : 1,002, source Higado; 1,005, source Estomago.

Température : 26°,4, sources Hérpes et Laguna; 27°,5, source Higado; 31°,2, source Estomago.

Caractères particuliers : Eau sulfatée, limpide, inodore, d'un goût agréable, Higado, Laguna, très-légèrement amer, Hérpes; dégage beaucoup de bulles de gaz, Higado; eau sulfurée, Estomago, limpide, odeur et saveur d'œufs gâtés disparaissant par l'exposition à l'air libre; elle dépose un sédiment blanc et onctueux.

Emploi : Boisson, bains, douches, inhalation, pulvérisation.

Situation : 1604 mètres au-dessus de la mer (Annuaire officiel).

Climat : Doux et agréable par comparaison avec celui de la plaine. Le thermomètre ne s'élève pas au-dessus de 30°; dans la plaine il monte jusqu'à 35° et 40° (Rubio).

Action physiologique et thérapeutique : Les sources Higado, qui ne s'emploie qu'en boisson, et Hérpes qui ne s'emploie guère qu'en bains, agissent comme hyposthénisantes et sédatives du système nerveux. Elles sont diurétiques et quelquefois sudorifiques; elles ne purgent pas et même constipent certaines personnes. Elles assouplissent la peau. L'eau de la Laguna ne s'emploie qu'en boisson; elle est purgative, excitante de l'appareil digestif et de l'organisme en général; elle paraît avoir dans ses effets de l'analogie avec les eaux purgatives d'Allemagne. L'eau del Estomago est excitante; elle active, modifie les sécrétions et agit principalement, comme les eaux sulfureuses en général, sur la peau et sur les muqueuses.

Les affections chroniques, non tuberculeuses, de la poitrine sont traitées avec succès par la source del Higado et par les inhalations de l'azote qui s'en dégage et se mêle à l'air ambiant. La source de los Hérpes convient dans les maladies de la peau, avec inflammation vive, douleur et chaleur du tégument; dans la cystite, la leucorrhée et l'aménorrhée avec hyperesthésie. Les maladies cutanées, en dehors de l'état aigu, la dyspepsie, le rhumatisme en général et la paralysie rhumatismale, les manifestations du lymphatisme et de la scrofule, l'aménorrhée et la leucorrhée atonique sont des indications spéciales à la source del Estomago.

Les eaux de Panticosa se transportent en Espagne.

Analyse (Grande, Victoriano et Usera, 1853).

	S. HIGADO. Eau 1 litre.	S. HÉRPES. Eau 1 litre.	S. ESTOMAGO. Eau 1 litre.
Hydrogène sulfuré......			0gr,0045
Sulfate de soude.........	0gr,0400	0gr,0390	0,0407
Phosphate de soude......	0,0255	0,0245	0,0376
Chlorure de sodium......	0,0100	0,0085	0,0150
— de magnésium..			0,0023
Bicarbonate de chaux....	0,0045	0,0005	0,0102
Silice..................	0,0305	0,0150	0,0296
Matière organique	0,0165	0,0110	0,0256
Perte..................	0,0030	0,0015	
	0gr,1300	0gr,1000	0gr,1655
Gaz azote................	65c.c.	89c.c.	

LA PUDA (PROVINCE DE BARCELONE).

1305 kil. de Paris. — Chemins de fer d'Orléans, du Midi et de Barcelone à Saragosse. — Trains express en 31 h. 52 m. Trains omnibus en 46 h. 10 m. 1re cl. 135 fr. 20 c. et 109 rx 10 c.; 2e cl. 100 fr. 75 c. et 78 rx 60 c.; 3e cl. 74 fr. 40 c. et 53 rx 65 c.

DE PARIS À LA PUDA PAR BORDEAUX, NARBONNE ET BARCELONE.

De *Paris à Narbonne* par Orléans, Bordeaux, Toulouse et Carcassonne, 991 kil. — Chemins de fer d'Orléans et du Midi. 3 conv. par jour. Trains express en 20 h. 40 m. Trains omnibus en 33 h. 16 m. 1re cl. 122 fr.; 2e cl. 91 fr. 55 c.; 3e cl. 67 fr. 15 c.

De *Narbonne à Barcelone* par Perpignan, Port-Vendres et Portbou, 273 kil. — Chemins de fer du Midi et de Portbou à Barcelone. 2 conv. par jour. Train poste en 9 h. 46 m. Train omnibus en 11 h. 1re cl. 13 fr. 20 c. et 81 rx 50 c.; 2e cl. 9 fr. 20 c. et 63 rx 50 c.; 3e cl. 7 fr. 25 c. et 42 rx 25 c.

De *Barcelone à Olesa* 41 kil. — Chemin de fer de Barcelone à Saragosse. 3 conv. par jour. Train poste en 1 h. 26 m. Train omnibus en 1 h. 54 m. 1re cl. 20 rx 60 c.; 2e cl. 15 rx 40 c.; 3e cl. 11 rx 40 c.

Olesa, petite ville de la province de Barcelone, peuplée de 2750 hab., forme une immense rue d'une demi-heure de long; ses maisons sont bien construites, d'un seul étage pour la plupart. La vallée au milieu de laquelle se trouve Olesa est fertilisée par le Llobregat.

Les eaux, connues sous le nom de *Baños de la Puda*, sont à 3 kil. de la ville.

L'*Établissement* qui s'élève sur la rive gauche du Llobregat est composé d'un vaste rez-de-chaussée et de deux étages; il renferme une chapelle, une belle salle à manger, un grand salon, une salle de billard; 32 cabinets de bains, avec 44 baignoires les unes en marbre, les autres en faïence de Valence; 8 piscines à eau courante; 6 cabinets d'hydrothérapie avec douches mobiles ou fixes, 4 bains de siége, avec appareils de douches ascendantes; l'installation nécessaire pour bains de vapeur et douches de gaz, un vaporarium pour l'inhalation du gaz et une salle de pulvérisation pouvant contenir 20 personnes. Dans les étages supérieurs se trouvent les chambres, généralement convenables, pour près de 360 personnes.

C'est un des plus beaux établissements de l'Espagne; il reçoit 1100 baigneurs de la classe aisée chaque année.

Le pays est agréable; toutefois les environs sont marécageux sur plusieurs points. Les promenades sont variées et les baigneurs visitent surtout le célèbre monastère du *Montserrat*, et ses immenses grottes à stalactites, sans préjudice du pèlerinage qu'il est d'usage d'y aller faire quand la cure est terminée.

LES EAUX. — Eau thermale, sulfurée calcique.

Connue depuis la fin du dix-huitième siècle. On pense que les sources ont paru à l'époque du tremblement de terre de Lisbonne.

Émergence : Du terrain nummulitique.

Trois sources : Deux émergent sur la rive dr. de la rivière et une sur la rive g. Celle-ci alimente seule l'établissement; elle est formée de trois griffons désignés par des numéros.

Débit en 24 heures : Source de la rive gauche, 10 000 hectol.

Densité : 0,013.

Température : Variant de 28° à 29°.

Caractères particuliers : Eau légèrement opaline, à odeur et saveur hépatiques; le contact de l'air rend cette odeur et ce goût plus marqués d'abord, puis les fait disparaître et produit un précipité jaunâtre. Cette eau est onctueuse à la peau comme une faible solution de gélatine.

Emploi : Boisson, bains, douches, inhalation, pulvérisation.

Saison : Du 15 juin au 15 septembre.

Situation : 120 mètres au-dessus de la mer.

Climat chaud ; la température moyenne des mois de juin à septembre est de 28°; toutefois les matinées et les soirées sont fraîches.

Action physiologique et thérapeutique : Cette eau agit principalement et d'une manière spécifique sur la peau, comme toutes ses congénères ; elle est excitante en proportion de sa température, qui n'est pas très-élevée ; elle paraît avoir sur les voies aériennes une action excitante et résolutive analogue à celle des eaux du mont Dore et de quelques eaux des Pyrénées. Elle donne de bons résultats dans les maladies cutanées qui procèdent du lymphatisme, dans les affections chroniques et atoniques des muqueuses, dans la laryngite granuleuse et le catarrhe utérin. On la conseille aussi dans le rhumatisme.

Elle est contre-indiquée chez les apoplectiques, chez les sujets pléthoriques et disposés aux congestions sanguines.

L'eau de la Puda s'exporte en grande quantité dans la Catalogne.

Analyse (Munner y Valls, 1863).

		Eau 1 litre.
Azote	21c.c.,35	
Acide carbonique libre	122, 98	
Sulfure de sodium		0gr, 043
Silicate de soude		0, 041
Chlorure de magnésium		0, 052
— de calcium		0, 346
— de sodium		1, 023
Sulfate de soude		0, 130
— de chaux		0, 435
Bicarbonate de chaux		0, 210
— de magnésie		0, 035
Alumine		0, 011
Oxyde de fer		0, 004
Matière organique azotée		0, 026
Bromures, iodures		traces.
Acide borique		traces.
		2gr, 356

Bibliographie : Manuel Arnús, Historia.... de la Puda de Monserrat ; Barcelone, 1863.

SACEDON (PROVINCE DE GUADALAJARA).

1562 kil. de Paris. — Chemins de fer d'Orléans et du Midi, chemins de fer espagnols et route de voitures. — Trajet jusqu'à Guadalajara : Trains express en 38 h. 45 m. Trains omnibus en 48 h. 50 m. 1re cl. 184 fr. 40 c. et 28 rx 50 c.; 2e cl. 138 fr. 10 c. et 22 rx 25 c.; 3e cl. 93 fr. 5 c. et 13 rx 75 c.

DE PARIS À SACEDON PAR MADRID ET GUADALAJARA.

De *Paris à Madrid* par Bordeaux, Bayonne, Irun, Vitoria, Burgos et Valladolid, 1462 kil. — Chemins de fer d'Orléans et du Midi. 2 conv. par jour. Train express en 36 h. 25 m. Train omnibus en 46 h. 1re cl. 184 fr. 40 c.; 2e cl. 138 fr. 10 c.; 3e cl. 93 fr. 5 c.

De *Madrid à Guadalajara*, 57 kil. — Chemin de fer de Madrid à Saragosse. 4 conv. par jour. Train poste en 1 h. 45 m. Trains mixtes en 2 h. 20 m. 1re cl. 28 rx 50 c.; 2e cl. 22 rx 25 c.; 3e cl. 13 rx 75 c.

De *Guadalajara à Sacedon* 43 kil. — Route de poste.

Les bains de **Sacedon** forment un groupe d'habitations sur la rive dr. de la rivière de Guadiela, affluent du Tage, à 5 kil. de la ville de même nom, dans la province de Guadalajara, sur les confins de celle de Cuenca.

La *maison des bains*, élevée au-dessus de la source, à une trentaine de pas de la rivière, est un vaste et solide édifice à deux étages, contenant des appartements pour les baigneurs.

L'aménagement des bains consiste en 17 bassins ou piscines, pouvant recevoir chacune trois ou quatre personnes, et placées dans des caveaux voûtés d'un aspect triste et sombre, distribués autour de la cour principale. Ces piscines sont alimentées par l'eau de la source à sa température naturelle; deux d'entre elles reçoivent de l'eau minérale chauffée, pour les malades qui doivent prendre leur bain à une température plus élevée.

La buvette est dans un caveau sans jour, où il faut descendre par cinq marches.

Il n'y a ni douche ni étuve, mais on prend des bains de boue.

Les bains sont fréquentés tous les ans par 700 malades environ.

En 1816, Ferdinand VII fit construire à Sacedon un palais, entouré d'un domaine considérable, décrété résidence royale et nommé *la Isabela*.

Le séjour de Sacedon est très-agréable. Les belles promenades et les jardins du domaine royal sont laissés à la disposition des baigneurs; les environs sont charmants. On va surtout visiter : auprès du v. de Cañavernelas, à une petite distance, les ruines d'une antique cité romaine appelée d'abord *Contrevia*, puis *Tiberia*, parce que Tibère en fit la conquête; — la *Boca del Infierno*, passage de montagnes d'un aspect imposant.

LES EAUX. — Eau thermale, sulfatée calcique.

Connue des Romains et des Arabes, puis oubliée; fréquentée de nouveau à partir du seizième siècle et surtout depuis la fin du dix-huitième.

Emergence : d'une roche calcaire, terrain tertiaire.

Une source : fuente de Maria, source de Marie, coule avec bruit, dégageant des bulles de gaz. Les habitants de la localité se servent de cette eau pour les usages domestiques.

Débit en 24 heures : 7908 hectol.

Densité : 1,000409.

Température : 29°,35.

Caractères particuliers : Eau limpide, inodore, insipide au griffon, prenant au contact de l'air un peu d'amertune, onctueuse au toucher.

Emploi : En boisson et surtout en bains.

Situation : 634 mètres au-dessus de la mer.

Saison : Du 15 juin au 21 septembre.

Action physiologique et thérapeutique : Cette eau, prise intérieurement, agit principalement sur le tube digestif et les voies urinaires. En bains, elle active les fonctions de la peau et produit un effet révulsif. — Le rhumatisme, la goutte, les névroses et les maladies de la peau sont les principales indications de cette eau et les affections qui amènent à Sacedon le plus de baigneurs.

Analyse (Ulor et Soler, 1875).

	Eau 1 kilogr.
Chlorure de sodium	0gr, 026
— de potassium	0, 078
Sulfate de soude	0, 137
— de chaux	0, 187
— de magnésie	0, 166
Bicarbonate de chaux	0, 072
— de magnésie	0, 166
Silice	0, 017
Alumine	0, 004
Oxyde de fer (?)	0, 003
Matière organique	0, 050
Acides nitrique, phosphorique, borique et lithine	indices.
Oxyde de rubidium	indices.
	0gr, 906

Gaz oxygène	1c.c.,76
— azote	14, 114

TRILLO OU BAINS DE CHARLES III (PROVINCE DE GUADALAJARA).

1618 kil. de Paris. — Chemins de fer d'Orléans et du Midi, chemins de fer espagnols et route de poste. — Trajet jusqu'à Matillas : Trains express en 40 h. 21 m. Trains omnibus en 52 h. 4 m. 1re cl. 184 fr. 40 c. et 58 rx ; 2e cl. 138 fr. 10 c. et 45 rx ; 3e cl. 93 fr. 5 c. et 27 rx 75 c.

DE PARIS À TRILLO PAR MADRID ET MATILLAS.

De *Paris à Madrid* par Bordeaux, Bayonne, Irun, Vitoria, Burgos et Valladolid, 2 conv. par jour. Train express en 36 h. 25 m. Train omnibus en 46 h. 40 m. 1re cl. 184 fr. 40 c. ; 2e cl. 138 fr. 10 c. ; 3e cl. 93 fr. 5 c.

De *Madrid à Matillas*, par Guadalajara et Jadraque, 116 kil. — Chemin de fer de Madrid à Saragosse. 2 conv. par jour. Train poste en 3 h. 21 m. Train omnibus en 4 h. 34 m. 1re cl. 85 rx ; 2e cl. 45 rx ; 3e cl. 27 rx 75 c.

De *Matillas à Trillo* 40 kil. — Route de poste.

Trillo, petite V. de 700 hab., appartenant à la province de Guadalajara, est bâtie sur le penchant d'une colline, au confluent du Tage et de la petite rivière de Cifuentès. On y remarque une fabrique d'étamines mue par une machine à vapeur, parfaitement outillée et réunissant tous les degrés de fabrication : la filature de la laine, la teinturerie et les métiers à tisser.

Les étrangers se logent généralement dans les hôtelleries. On trouve toutefois dans le village des logements pour 200 familles, mais sans matelas et sans linge de table ou de lit, qu'il faut se procurer séparément. La vie matérielle est généralement bonne et à bon marché ; le pain, qui est excellent, vient de Brihuega.

Les *bains de Trillo*, également nommés *bains de Charles III*, en mémoire de leur fondateur, sont à 2 kil. de la ville, sur l'autre rive du Tage, dans un charmant vallon, au pied d'une colline entièrement plantée de chênes. Une jolie avenue y conduit en suivant l'immense sinuosité que décrit le Tage en cet endroit. Un service continuel de voitures est établi entre la ville et les bains ; le trajet se fait en une demi-heure.

L'*Établissement* de bains, devant lequel s'étend une vaste pelouse, est entouré de belles allées d'ormes. Il se compose de 5 bâtiments distincts, affectés au traitement hydrominéral et comprenant ensemble 11 divisions, et de 3 hôtels où logent les baigneurs.

Des salles de bal, de lecture, de jeux, offrent aux malades des distractions variées. L'installation balnéaire, la plus complète de l'Espagne, comprend 40 baignoires, 1 piscine, 4 divisions de douches, variées comme pression et comme forme, des appareils pour injections, des bains de siége, etc., 2 bains de vapeur, 1 salle de pulvérisation, 1 étuve et des douches de vapeur.

Le nombre des baigneurs a été, en 1877, de 1718, dont 786 malades indigents, et 932 appartenant à la classe aisée.

Les promenades sont variées, mais on est surtout attiré par le cours du Tage, qui est très-sinueux, très-accidenté, encombré, sur un grand nombre de points, de rochers qui s'opposent à la navigation. Autour de l'établissement, on se promême dans les *jardins* de la Reine, les *allées* de la Princesse, du Roi et de la Santé. Si l'on remonte vers le N. E., on rencontre des bois considérables, capables, dit-on, d'alimenter Madrid de charpente, de combustible et de charbon pendant des siècles. En revenant on trouve en deçà de Trillo les deux villages de *Gargales de abajo* et *de arriba*, qui produisent le meilleur miel de toute la contrée.

LES EAUX. — Eaux thermales, chlorurées sodiques, ferrugineuses, ou sulfurées calciques.

Connues depuis le dix-septième siècle, mais peu fréquentées et mal tenues jusque vers 1830.

Emergence : D'un terrain de transport, dans le voisinage de formations tertiaires, secondaires et de transition où l'on rencontre des roches siliceuses, alumineuses, magnésiennes et calcaires.

Dix sources : Princesa, la princesse; *Rey,* le roi ; *Reina,* la reine, deux sources; *Condesa,* la comtesse; *Piscina,* la piscine; *Director,* le directeur; *Santa Teresa,* Sainte-Thérèse; *Hospital,* l'hôpital, deux sources. Une onzième la *Huerta,* le jardin, n'est pas exploitée.

Débit en 24 heures : très-considérable; cinq des sources, Rey, Reina, Santa Teresa, Condesa, n'ont pas été jaugées, elles sont très-abondantes, les six autres donnent 3051 hectol.

Densité : un peu moindre que celle de l'eau distillée au griffon, elle augmente quand les gaz se sont dégagés au contact de l'air ou par l'élévation de la température.

Température : Princesa, 30°; Rey, Reina, Condesa, Santa Teresa, 28°,7; Principe, 27°,5; Piscina, 26°,2; Director, 23°,7.

Caractères particuliers : Eaux limpides, inodores; saveur un peu styptique dans la plupart des sources, légèrement terreuse (source de la princesse), ferrugineuse (source du directeur), sulfureuse (source de la piscine); onctueuse au toucher, dégageant des bulles de gaz et formant au contact de l'air des incrustations de couleur différente, suivant les sources

Emploi : Boisson, bains, douches, lotions, gargarismes.

Situation : 720 mètres au-dessus de la mer.

Climat : température moyenne de la saison des eaux, 18°.

Saison : Du 20 juin au 20 septembre.

Action physiologique et thérapeutique : Eaux modérément excitantes; elles agissent sur le tube digestif, les voies urinaires et la peau, en produisant une révulsion notable; elles modifient l'hématose et sont reconstituantes. Quelques sources doivent au fer et au soufre des propriétés spécifiques. Ces eaux donnent d'excellents résultats dans la scrofule sous toutes ses formes, depuis les tumeurs blanches jusqu'aux maladies de la peau qui tiennent de la diathèse strumeuse. Elles réussissent dans le rhumatisme et améliorent l'état des paralytiques, dont, ici comme partout, le traitement exige beaucoup de prudence. On a présenté ces eaux comme utiles pour le diagnostic et le traitement de la syphilis. Cette propriété, à laquelle prétendent beaucoup de sources minérales, est niée formellement par les syphiliographes les plus autorisés.

Analyse (Crespo et Saenz Diez).

	S. DIRECTEUR. Eau 1 litre.	S. COMTESSE. Eau 1 litre.	S. PISCINE. Eau 1 litre.	S. HÔPITAL. Eau 1 litre.
Carbonate de chaux.....	0gr, 025	0gr, 150	0gr, 250	0gr, 240
— de magnésie.				0, 001
— de soude.....				0, 039
— de potasse....				0, 040
— de fer.......	0, 790			0, 010
Sulfate de chaux.......	0, 009	0, 154	0, 340	1, 542
— de magnésie....	0, 168	0, 450	0, 365	0, 463
Chlorure de sodium....	0, 724	4, 222	0, 243	0, 034
— de magnésium				0, 014
— d'ammonium..				0, 015
— de lithium....				indices.
Sulfure de calcium.....	0, 325		0, 620	
Acide nitrique..... ...				indices.
— phosphorique....				indices.
Alumine..............				0, 009
Silice................				0, 009
	0gr, 041	4gr, 976	1gr, 818	2gr, 416
Gaz oxygène...........	0c.c. 021	0c.c. 420	0c.c. 625	
— azote..............	1, 033	1, 017	1, 134	
— acide carbonique...	1, 650	1, 420	0, 063	
— — sulfhydrique.	indices.		0, 164	

URBERUAGA DE ALZOLA (PROVINCE DE GUIPUZCOA).

922 kil. de Paris. — Chemins de fer d'Orléans, du Midi, d'Irun à Madrid et route de poste. — Trains express en 20 h. 11 min. Trains omnibus en 24 h. 40 min. 1re cl. 101 fr. 10 c. et 36 rx 50 c.; 2e cl. 75 fr. 80 c. et 27 rx 50 c.; 3e cl. 55 fr. 65 c. et 15 rx 80 c.

DE PARIS À ALZOLA PAR IRUN ET ZUMARRAGA.

De *Paris à Irun* par Bordeaux et Bayonne, 821 kil. Chemins de fer d'Orléans et du Midi. 2 conv. par jour. Train express en 17 h. 50 min. Train omnibus en 21 h. 40 min. 1re cl. 101 fr. 10 c.; 2e cl. 75 fr. 80 c.; 3e cl. 55 fr. 65 c.

De *Irun à Zumarraga* par Saint-Sébastien et Tolosa, 73 kil. — Chemin de fer d'Irun à Madrid. 2 conv. par jour. Train express en 2 h. 21 min. Train poste omnibus en 3 h. 1re cl. 36 rx 50 c.; 2e cl. 27 rx 50 c.; 3e cl. 16 rx 50 c.

De *Zumarraga à Alzola* par Vergara, 28 kil. Route de poste. Voitures correspondant avec l'arrivée du train poste. Trajet en 3 heures.

Alzola est un v. situé à peu de distance et au N. de la ville d'Elgoibar, sur la route qui va de cette ville à Deva.

HÔTELS. — *Fonda de Sebastiana*. — Maisons meublées.

Les bains **d'Urberuaga de Alzola** (eau chaude d'Alzola) sont à 200 mètres du village qui leur donne son nom.

L'*Établissement* thermal comprend un hôtel vaste et confortable, d'où l'on peut se rendre au bain sans s'exposer à l'air libre. L'installation balnéaire, fort améliorée depuis 1877, consiste en 14 cabinets de bains, avec baignoires en marbre, des appareils pour douches de toutes sortes, bains de siége, pulvérisation, etc. Au milieu de la galerie des bains, est installée une buvette.

PROMENADES ET EXCURSIONS. — Le pays est agréable; on peut visiter les villes industrielles d'Eibar, d'Elgoibar, de Plasencia, et le petit port de Deva.

LES EAUX. — Eau thermale, bicarbonatée calcique, ferrugineuse.

Connue ou du moins employée régulièrement depuis 1846.

Émergence : du terrain crétacé.

Une source.

Débit en 24 heures : 2102 hectol.

Densité : 1,0000317.

Température : 30°.

Caractères particuliers : Eau limpide, incolore, inodore, à saveur salée à peine sensible, dégageant des bulles de gaz.

Emploi : boisson, bains, douches, pulvérisation.

Situation : 11 mètres au-dessus de la mer.

Climat : Des brises assez fortes règnent constamment et modèrent la chaleur; variations de température fréquentes.

Saison : du 15 juin au 30 septembre.

Action physiologique et thérapeutique : Cette eau, en boisson, cause chez la plupart des malades de la pesanteur à l'épigastre, elle se digère assez difficilement et seulement à l'aide de la promenade; elle ne doit être prise qu'à dose très-modérée. En bains, elle active la circulation et les fonctions de la peau. Elle a sur les voies urinaires une action marquée; son usage en boisson et en bains provoque et facilite l'expulsion des graviers, donne de bons résultats dans le catarrhe vésical et régularise les fonctions de la vessie. On s'en trouve bien aussi dans la dyspepsie flatulente, dans la gastralgie et dans certaines manifestations de l'hystérie, notamment dans celles qui affectent le cœur.

L'analyse la plus récente de cette eau tendrait à la classer parmi les sulfatées ou les chlorurées plutôt que parmi les carbonatées.

Analyse (Saenz Diez, 1876).

	Eau 1 litre.
Sulfate de chaux	0gr, 070507
— de magnésie	0, 001056
Chlorure de sodium	0, 033234
— de calcium	0, 032717

Chlorure de magnésium........	0gr, 028571
— de potassium.........	0, 010945
— de lithium..........	0, 000485
Silicate de soude..............	0, 031552
— d'alumine............	0, 002429
Silice libre...................	0, 008380
Carbonate de fer.............	0, 021228
— de chaux..........	0, 020039
— de soude..........	0, 015635
— de magnésie........	0, 001637
— d'ammoniaque......	0, 000474
— de manganèse.......	0, 000172
Nitrate d'ammoniaque.........	0, 000781
Matière organique............	0, 053422
Fluor et perte...............	0, 001116
	0gr, 334400

Gaz azote...........................	17c.c.,200
— oxygène.........................	1, 264
— acide carbonique................	6, 947

Bibliographie : Rotureau, Des principales eaux minérales de l'Europe; Paris, 1864. — Anuario oficial de las aguas minerales de España; Madrid, 1878.

FRANCE.

AIX (BOUCHES-DU-RHONE).

862 kil. de Paris. — Chemin de fer de Lyon. — Trains express en 18 h. 30 min. Train direct omnibus en 27 h. 35 m. 1re cl. 106 fr. 15 c.; 2e cl. 79 fr. 60 c.; 3e cl. 57 fr. 80 c.

DE PARIS À AIX-EN-PROVENCE PAR LYON ET ROGNAC.

De *Paris à Rognac* par Dijon, Lyon, Avignon et Arles, 836 kil. — Chemin de fer. 3 conv. par jour. Train express en 17 h. 30 m. Train direct en 26 h. 35 m. 1re cl. 103 fr.; 2e cl. 77 fr. 20 c.; 3e cl. 56 fr. 5 c.

De *Rognac à Aix*, 26 kil. — Chemin de fer. 5 conv. par jour. Trajet en 1 h. 1re cl. 3 fr. 15 c.; 2e cl. 2 fr. 40 c.; 3e cl. 1 fr. 75 c.

Aix, V. de 29 020 hab., ancienne capitale de la Provence, ch.-lieu d'arrondissement du département des Bouches-du-Rhône, est située dans une plaine fertile, près de la rivière de l'Arc.

HÔTELS. — *Nègre-Coste;* du *Louvre;* des *Princes;* de la *Mule-Noire.*

L'*Établissement* des bains, bâti en 1705 près des anciens thermes de Sextius, dont il reste des substructions, a été restauré en 1865. On y arrive directement par la belle avenue du cours Sextius. L'installation balnéaire y est complète et très-satisfaisante. Les cabinets de bains ont des baignoires en marbre blanc; chaque cabinet est précédé d'une pièce où règne constamment une douce température. Il y a en outre des salles de douches et une piscine qui mesure 98 mèt. en surface. Les thermes réunissent à l'aménagement hydro-minéral les appareils nécessaires à l'hydrothérapie. On y trouve en outre des salles à manger, un vaste salon, des chambres nombreuses, des promenoirs intérieurs, pour les jours de mauvais temps, et des jardins ombragés.

Aix offre aux baigneurs tous les agréments d'une grande ville d'eaux : elle possède des cabinets de lecture, une *bibliothèque* publique de 95 000 volumes et 1062 manuscrits, et un *musée* placé dans le local de l'ancienne commanderie de Malte.

MONUMENTS. — L'église cathédrale, *Saint-Sauveur*, du onzième siècle, s'est successivement agrandie dans les siècles suivants. On y admire le chœur (1285), l'orgue et quelques tableaux. Un cloître est attenant à l'église. — L'*église Saint-Jean*, ancien prieuré de l'ordre de Malte, fut construite en 1231. Sa belle flèche a 66 mèt. d'élévation. On y remarque un magnifique tombeau des comtes de Provence. —

Sainte-Marie-Madeleine (1761) possède une curieuse Annonciation d'Albert Dürer. — On peut citer encore l'*hôtel de ville*, terminé en 1668, le *palais de justice* (1787-1831), l'*hôtel-Dieu*, situé hors de la ville et fondé en 1519; la *tour de l'Horloge* (1505) et plusieurs fontaines. Celle des *Quatre-Dauphins* verse par deux ouvertures de l'eau minérale chaude.

PROMENADES. — Les baigneurs trouveront aux environs d'Aix les buts de promenades les plus agréables. — On visite à l'E. la tour de la *Keirié*, ancienne tour de signaux; des *carrières* de marbre et de pierre; la *Gaude*, avec ses jardins et ses statues; — *Repentance*, où M. Gordes a réuni une belle collection de tableaux; le *Tholonet*, magnifique propriété de M. le marquis de Galiffet; *Vauvenargues*, avec le château du célèbre moraliste; — au N., *Puyricard* et les ruines de son château, qui avait 365 fenêtres; la rivière de la Touloubre; le manoir gothique de *Meyrargues*, et la Durance, avec la prise d'eau du canal de Marseille; — à l'O., les châteaux de *Gallici*, de *Saint-Pons*, de *Lavallète*, le *Malvallat*, les *Figons*, avec des restes de chênes druidiques; l'ermitage délicieux de *Saint-Honorat* et le pont aqueduc de *Roquefavour*, qui traverse la vallée de l'Arc; il a un triple rang d'arches, 80 mèt. de hauteur et 400 mèt. de longueur; — au S., les bords de la rivière de l'Arc, *Albertas*, avec son parc et ses prairies, la *bastide* du roi René et le pic de *Notre-Dame-des-Anges*, couronné par un ancien ermitage.

Aix est à 1 h. 30 m. de Marseille.

LES EAUX. — Eau thermale, bicarbonatée calcique.

Connue dès l'époque romaine.

Deux sources : Source *Sextius*, ainsi nommée du proconsul romain qui le premier construisit des bains à Aix ; source de *Barret*.

Débit en 24 heures : la source Sextius, en 1705, suffisait à 1000 baigneurs, son abondance a beaucoup diminué. Son débit actuel est de 3760 hectol. — Les deux sources débitent davantage pendant les pluies et moins pendant la sécheresse.

Température : Sextius varie de 34°,16 à 36°,87 ; Barret, 20°,6 à 21°,5.

Caractères particuliers : Eau limpide, incolore, sans odeur ni saveur.

Service médical : Un médecin inspecteur.

Emploi : Boisson, bains.

Situation : 204 mèt. au-dessus de la mer.

Saison : L'établissement est ouvert toute l'année.

Action physiologique et thérapeutique : Ces eaux, très-modérément excitantes, ont pour effet consécutif la sédation. On les emploie avec succès dans le rhumatisme chez les personnes nerveuses et excitables, dans les affections de la peau, quand on redoute l'excitation causée par les sulfureux. Elles ont une action élective dans les maladies de l'utérus et de ses annexes, surtout dans celles qui sont compliquées de symptômes névropathiques. Elles facilitent la cicatrisation des plaies, notamment dans les ulcères varico-eczémateux.

On joint souvent à Aix l'usage des eaux mères des salins du Midi à celui de l'eau thermale. La dose d'eau mère, mélangée au bain, varie suivant l'âge du malade et les conditions d'excitabilité etc. qu'apprécie le médecin. Ces bains mélangés d'eau mère ont une action reconstituante très-marquée ; ils réussissent parfaitement dans les affections qui se rapportent au lymphatisme et à la scrofule.

Analyse (École des Mines, 1878).

	Eau 1 litre
Résidu fixe	0gr,2540
Acide carbonique des bicarbonates	0, 1346
— chlorhydrique	0, 0142
— sulfurique	0, 0274
Silice	0, 0205
Oxyde de fer	0, 0035
Chaux	0, 0797
Magnésie	0, 0183
Potasse	traces
Soude	0, 0220
Matières organiques	0, 0040
	0gr,5782

AIX (SAVOIE).

582 kil. de Paris. — Chemin de fer de Lyon, 4 conv. par jour. — Train express en 13 h. 18 m. ou 14 h. 34 m. Train omnibus en 15 h. 45 m. ou 18 h. 27 m. 1re cl. 71 fr. 65 c. ; 2e cl. 53 fr. 70 c. ; 3e cl. 39 fr. 40 c.

DE PARIS À AIX PAR MÂCON, AMBÉRIEU ET CULOZ.

Aix, V. de 4182 hab., est située dans une large vallée, entourée de hautes montagnes, qui sont : au N. la montagne de Saint-Innocent, et au S. les montagnes de Granier et de Blanchenet ; à l'O., la chaîne du mont du Chat ; à l'E. une haute chaîne qui la sépare des Beauges. — La population d'Aix est plus que doublée pendant la saison des eaux.

HÔTELS. — L'étranger trouve à Aix plus de cent hôtels ou maisons garnies, des tables d'hôte et des pensions à tout prix. — *Grand-Hôtel d'Aix*, de l'*Europe*, *Venot*, *Victoria*, *Laplace*, *Folliet fils*, *Robin*, de l'*Univers*, de l'*Arc-Romain*, du *Louvre*, des *Princes*, du *Nord*, de *Paris*, d'*Italie*, *Dussuel*, de *Bellevue*, etc. — Pensions : *Chabert*, *Deloche*, *Bossut*, *Gaimoz*, *Bocquin*, *Folliet*, etc. — Maisons particulières : *Bertier*, *Bimet*, *Blanc* (Dr), *Pichon*, *Blondin*, *Chaboud*, *E. Domenget*, etc.

Le *Casino* renferme des salons de conversation, de musique, de lecture, une vaste salle de bal et de concert, une salle de jeu, un café avec billard et jeux divers, un restaurant avec terrasse d'où l'on découvre une vue magnifique.

L'*Établissement*, fondé en 1779, et reconstruit de 1857 à 1870, est un des plus beaux et des mieux aménagés de l'Europe. Il contient 32 cabinets de bains, auxquels 32 autres doivent être ajoutés prochainement; 16 grandes douches diverses; 2 grandes piscines de 80 mèt. cubes; 2 piscines anciennes ; 2 piscines de famille avec douches; 2 cabinets de douches en cercle et de siége ; 2 cabinets de douches en jet et en colonne ; 2 salles de pulvérisation et d'inhalation ; 4 salles pour les bains et les douches de vapeur, dites *Berthollets;* 2 douches locales; 3 cabinets de bains de vapeur en boîte, etc.; 2 salles pour les douches pharyngiennes. On y donne par jour environ 1200 bains, 2000 douches et 200 inhalations. Il est ouvert toute l'année; car Aix doit à son climat d'être, pour beaucoup de malades, un excellent séjour d'hiver. Dégagé des bâtiments qui en gênaient les abords, l'établissement se trouve à l'extrémité d'une belle promenade au milieu de laquelle s'élève l'Arc de Campanus.

La source, dite de soufre, sort de terre sous l'établissement même; celle d'alun, anciennement source de Saint-Paul, y est amenée par une galerie de captage qui est à la fois une œuvre d'art et une des curiosités du pays. Commencée en 1854, sous la direction de M. Jules François, ingénieur des mines, elle forme un tunnel horizontal de 120 mèt. de longueur sur une largeur de 1 mèt. 40 et une hauteur de 1 mèt. 80.

Elle aboutit à un puits naturel qui fournit toute l'eau employée aux douches et dans les piscines. L'eau est amenée par un conduit souterrain dans un réservoir construit au-dessus de l'établissement. Ce beau travail a eu pour résultats : 1° de maintenir la source à une température plus constante et de lui conserver un degré de sulfuration plus élevé, en s'opposant à la déperdition du gaz et aux infiltrations d'eau pluviale ; 2° d'augmenter beaucoup le débit de la source.

Les grottes de Saint-Paul, ancien réservoir naturel de cette source, méritent d'être visitées au point de vue pittoresque et comme curiosité scientifique.

La vie est agréable à Aix, et, même avec une fortune modeste, on y trouve toutes les ressources nécessaires dans une station thermale. Il faut remarquer cependant que le prix des pensions s'élève au moment de la plus grande affluence des baigneurs, du 10 juillet au 20 août.

MONUMENTS ET ANTIQUITÉS. — On remarque surtout : l'*arc de Campanus*, monument d'ordre toscan et ionique, situé sur la promenade, devant l'établissement, et élevé probablement dans le troisième ou quatrième siècle; le *temple de Diane* ou de Vénus, dans le jardin du presbytère, composé de gros quartiers de pierre superposés sans ciment; — les restes des *thermes romains*, sous la pension Chabert.

PROMENADES. — Le charmant *jardin* du Casino, la *promenade* du *Gigot*, située à l'autre extrémité de la ville et le *jardin* du vieux château se font remarquer par la beauté de leurs ombrages. En gravissant la colline au pied de laquelle est bâtie la ville d'Aix, on arrive en 10 min. au *Jardin Mollard*, d'où l'on découvre toute la vallée. Si l'on se dirige vers le S.-O., on peut aller visiter (30 min.) la *Maison du Diable* et la *colline de Tresserve*, d'où l'on jouit d'une vue admirable sur le lac du Bourget. — A 45 min. d'Aix, sur la route de Genève, on atteint un groupe de moulins construits pittoresquement sur des rochers, au pied desquels bondissent les eaux réunies de la Daisse et du Siéroz : c'est la *cascade de Grésy*, qui reçoit la visite de tous les étrangers.

A 45 min. d'Aix se trouve le *lac du Bourget*, qui a inspiré à Lamartine une des plus admirables pièces des *Méditations* et les plus belles pages de *Raphaël*. Ce lac, long de 16 kil., large de 5, est sillonné d'un grand nombre de bateaux sur lesquels on s'embarque pour aller visiter l'*abbaye de Hautecombe*, fondée par Amédée III, en 1125, restaurée en 1821. Elle renferme les tombeaux des princes de la maison de Savoie.

Marlioz (*V.* ce mot) est à 20 min. d'Aix.

LES EAUX. — Eaux thermales, sulfurées sodiques.

Connues dès l'époque romaine.

Émergence : Du terrain néocomien, groupe crétacé, reposant sur le terrain jurassique et recouvert par la mollasse qui forme les collines environnantes.

Deux sources principales : *Eau de soufre*, *Eau d'alun* ou source de *Saint-Paul*.

Débit en 24 heures : Eau de soufre, 15 500 hectol.; Eau d'alun, 48 124 hectol., ensemble 63 624 hectol.

Densité : Eau d'alun, 1,00025 (Petrequin).

Température : Eau de soufre, 45°,0; Eau d'alun, 46°,5; la température de cette dernière s'abaisse de plusieurs degrés à l'époque des grandes pluies.

Caractères particuliers : Eaux limpides, incolores, à odeur hépatique, peu prononcée dans l'eau d'alun, à saveur douceâtre, un peu nauséabonde, déterminant des renvois nidoreux; l'eau de soufre dégage une multitude de bulles gazeuses; l'eau d'alun paraît verdâtre dans les bassins, à cause des conferves qui en tapissent les parois; l'une et l'autre déposent dans les canaux une substance analogue à la glairine. Lors des tremblements de terre de Lisbonne en 1755, de la Calabre en 1783, et de la chaîne du Mont-Blanc en 1822, la source de soufre se refroidit subitement, se troubla et se couvrit d'une écume blanchâtre, la source d'alun resta dans son état ordinaire.

Service médical : Un médecin inspecteur, deux inspecteurs adjoints, nombreux médecins consultants.

Emploi : Boisson, bains, douches, massage, vaporarium, piscines. Les doucheurs et les masseurs d'Aix ont une réputation méritée d'habileté. On boit peu à Aix et le traitement externe est, pour un certain nombre de malades, le seul employé.

Situation : 258 mèt. au-dessus de la mer; 32 mèt. au-dessus du lac du Bourget.

Climat : Salubre et doux, quoique le voisinage des montagnes donne un peu de fraîcheur matin et soir. Aix convient comme séjour d'hiver à beaucoup de malades à cause de la douceur de son climat et de l'air pur et tonique qu'on y respire.

Action physiologique et thérapeutique : Les eaux d'Aix activent énergiquement les fonctions de la peau et élèvent la température du corps ou du moins de sa périphérie; elles ont en même temps pour effet primitif une augmentation de fréquence du pouls ; mais à cette excitation générale succède rapidement, du côté de la circulation, un effet secondaire de sédation. Tandis que la température du corps continue à s'élever sensiblement, le pouls diminue de fréquence. M. le docteur Vidal, inspecteur à Aix, a publié des observations d'un grand intérêt sur ce phénomène que Petrequin avait vu se produire sur lui-même, que M. Armieux a constaté à Barèges par une longue série d'observations, et qu'on a signalé aussi à Valdieri. C'est surtout en bains et en douches que ces eaux agissent ainsi; car un bon nombre de malades ne suivent à Aix que le traitement externe; mais l'inhalation des vapeurs qu'exhalent les eaux, la température élevée de certaines divisions de douches et le massage complètent ce traitement et le rendent plus actif.

En boisson, les eaux d'Aix stimulent les muqueuses et sont légèrement diurétiques. Les bains et les douches ont au plus haut degré la propriété de réveiller les manifestations diathésiques, pour le rhumatisme, la scrofule et la goutte; mais cette propriété, utile au point de vue du diagnostic, peut avoir dans la goutte sthénique l'inconvénient de causer, dès les premiers bains, une attaque pendant laquelle l'usage des eaux devrait être suspendu. Toutefois, quand le rhumatisme se joint à la goutte, les eaux d'Aix reprennent leurs avantages. C'est, en effet, au rhumatisme sous toutes ses formes que ces eaux s'adressent principalement; qu'il siége dans les viscères, les muscles ou les articulations, bien rarement leur emploi méthodique n'est pas suivi de guérison ou, tout au moins, d'une grande amélioration. Le résultat est même d'autant meilleur, dit M. Vidal, que le mal est encore à l'état subaigu et « l'endocardite rhumatismale, comme la maladie dont elle est l'expression, obtient des effets favorables de la cure extérieure par les eaux d'Aix-les-Bains. »

Le mode de traitement suivi autrefois avait pour but d'obtenir des sudations abondantes, c'était la méthode spoliatrice. On voyait presque toujours survenir la fièvre thermale, la température du corps s'abaissait et le pouls devenait plus fréquent. Aujourd'hui l'expérience a montré les avantages de la méthode reconstituante; la fièvre thermale et les phénomènes de la poussée se marquent plus rarement et avec moins d'intensité. Les eaux d'Aix réussissent presque aussi bien, mais plus lentement dans les accidents qui procèdent du lymphatisme, et comme les affections de la peau tiennent, pour la plupart, de la diathèse rhumatismale ou de la diathèse strumeuse, en général ces affections guérissent facilement à Aix. Enfin, on voit céder ou s'amender à cette station minérale certaines névroses, certaines paralysies, même, suivant M. Vidal, celles qui ont pour cause l'apoplexie.

La disposition aux congestions et la tuberculose sont des contre-indications à l'usage des eaux d'Aix. Il n'est pas d'ailleurs de station thermale où l'on trouve réunis à un plus haut degré l'abondance d'eaux très-actives, les moyens d'emploi les plus variés, le savoir, l'expérience et l'habileté dans leur application,

Considérées longtemps comme différant beaucoup au point de vue de la sulfuration, les deux sources d'Aix sont aujourd'hui reconnues comme à peu près identiques à cet égard. Le degré sulfhydrométrique de la source d'alun est 4°,6, celui de la source de soufre 3°,8. Ces eaux, classées parmi les sulfurées sodiques par M. Filhol, et parmi les sulfurées calciques par Fontan, seront bientôt sans doute l'objet de nouvelles analyses.

Analyse (Bonjean, 1838).

	EAU DE SOUFRE. 1 kilogr.	EAU D'ALUN. 1 kilogr.
Acide silicique	0gr, 00500	0gr, 00430
Phosphate d'alumine et de chaux. Fluorure de calcium	0, 00249	0, 00260
Carbonate de chaux	0, 14850	0, 18100
— de magnésie	0, 02587	0, 01980
Bicarbonate de fer	0, 00886	0, 00936
— de strontiane	traces	traces
Sulfate de soude	0, 09602	0, 04240
— de chaux	0, 01600	0, 01500
— de magnésie	0, 03527	0, 03100
— d'alumine	0, 05480	0, 06200
— de fer	traces	traces
Chlorure de sodium	0, 00792	0, 01400
— de magnésium	0, 01721	0, 02200
Iodure alcalin	traces	
Glairine	quant. indét.	quant. indét.
Perte	0, 01200	0, 00724
	0gr, 43000	0gr, 41070

Gaz azote	25cc,2	63cc,1
— acide carbonique libre	13, 0	6, 7
— — sulfhydrique libre	26, 7	
— oxygène		4, 1

MM. O. Henry fils et J. Bonjean ont reconnu à plusieurs reprises la présence de l'iode et du brome dans les deux sources.

Bibliographie : **Davet de Beaurepaire**, Histoire et description des sources minérales du royaume de Sardaigne. Paris. — **Despine**, Indicateur médical et topographique d'Aix-les-Bains. Paris. — **Petrequin**, De l'action des eaux minérales d'Aix. Chambéry, 1852. — **Blanc**, Rapport sur les eaux thermales d'Aix pendant l'année 1855. Paris, 1856. — **Petrequin et Socquet**, Traité général pratique des eaux minérales. Lyon, 1859.

ALBAN [SAINT-] (LOIRE).

431 kil. de Paris. — Chemin de fer de Lyon, par le Bourbonnais.

DE PARIS À SAINT-ALBAN PAR ROANNE.

De *Paris à Roanne* par Nevers et Moulins, 421 kil. — Chemin de fer de Lyon. 3 conv. par jour. Train express en 9 h. 32 m. Trains omnibus en 14 h. 49 m. 1re cl. 51 fr. 85 c.; 2e cl. 38 fr. 85 c.; 3e cl. 28 fr. 50 c.

De *Roanne à Saint-Alban*, 10 kil. — Route de voitures. Omnibus à tous les trains. Trajet en 1 h.

Saint-Alban, qui n'était il y a dix ans qu'un hameau, est aujourd'hui un charmant v. d'environ 1000 hab. Ses maisons gracieuses sont étagées sur le versant d'une colline couverte de vignes et d'où l'on découvre la vaste plaine Roannaise.

HÔTELS. — *Grand Hôtel*; *Grand Hôtel Saint-Louis*; *des Princes*, etc. tous très-bien tenus et pouvant loger ensemble 400 à 500 personnes.

Le *Casino*, près de l'établissement thermal et faisant partie de la même propriété, est aménagé avec beaucoup de luxe et de goût. Il renferme des salles de lecture, de conversation, de jeu, de billard, de danse et de spectacle.

L'*Établissement*, situé près des sources, a été fort amélioré depuis quelques années et augmenté de beaux et grands bâtiments. Il renferme 34 cabinets de bains à une ou plusieurs baignoires permettant de donner 50 bains à la fois; une vaste salle de pulvérisation, une salle pour l'inhalation du gaz acide carbonique; 1 cabinet pour douches de gaz locales; 2 cabinets pour douches ascendantes; 1 cabinet pour douches naso-pharyngiennes; 2 cabinets pour bains de vapeur thérébentinés; 2 salles d'hydrothérapie munies de tous les systèmes de douches perfectionnées, un gymnase; une salle d'escrime.

A 120 mèt. à l'O. de la maison des bains, s'élève un pavillon contenant deux salles d'inhalation de gaz et plusieurs cabinets avec tous les appareils nécessaires au traitement externe par le gaz.

PROMENADES. — Les environs de Saint-Alban, quoique sauvages, sont variés et agréables. Les malades visitent de préférence la *Vallée du désert*, remarquable par ses rochers et ses ombrages; — les *châteaux* en ruine de Saint-Georges et de Jacques Cœur; — *Embierle* et son église; — *Pierre-sur-Haute*, célèbre par son site admirable, d'où l'on découvre, dit-on, vingt départements.

LES EAUX. — Eau froide, ferrugineuse bicarbonatée, gazeuse.

Connue dès l'époque romaine.

Emergence : du porphyre, à l'extrémité de la grande chaîne plutonique des Cévennes.

Quatre sources : Source principale ou *Grand puits*, autrefois Puits César; *Puits découvert* (puits Antonin) ; *Puits ancien* (Puits Julia) ; *Puits de la Pompe* (Puits Faustine).

Débit en 24 heures : 1600 hectol.

Densité : 1,0012 (Grand puits, Pompe).

Température : 17°2 (Grand puits).

Caractères particuliers : Ils sont à peu près les mêmes dans les quatre sources dont l'analyse a démontré la presque identité, au point de vue chimique. L'eau de la source principale et du puits de la Pompe est limpide, incolore, dégageant de nombreuses bulles de gaz acide carbonique, à odeur et saveur piquantes et ferrugineuses ; elle dépose sur les parois du puits un sédiment rougeâtre et incruste les verres en quelques jours.

Service médical : Un médecin inspecteur. Plusieurs médecins consultants.

Emploi : Boisson, bains et douches d'eau et de gaz ; inhalation d'eau, de gaz acide carbonique, hydrothérapie.

Situation : 400 mèt. au-dessus de la mer.

Climat : Variations de température brusques et fréquentes.

Saison : Du 1er juin au 1er octobre.

Action physiologique et thérapeutique : Nous devons les renseignements qui suivent à M. le docteur Servajan, médecin inspecteur à Saint-Alban. Eau excitante apéritive, diurétique, déterminant tantôt la constipation, tantôt la diarrhée, digestive, tonique et reconstituante. Un verre suffit quelquefois pour produire l'ébriété carbonique. En bains elle diminue la transpiration et les sécrétions des muqueuses des voies digestives et aériennes. Les urines sont au contraire augmentées par les bains, qui rappellent souvent aussi des douleurs articulaires, musculaires ou profondes, dépendant d'une maladie antérieure et oubliées depuis longtemps. Il faut dans ce cas bien augurer de la cure hydrominérale. La durée du traitement doit être de 30 jours, et il faut le surveiller avec soin si l'on veut éviter la fièvre thermale.

Les eaux de Saint-Alban s'emploient avec succès contre les affections de l'estomac et des intestins : dyspepsie, gastralgie, etc. ; du foie : hyperémie, hypertrophie, coliques hépatiques, diabète, etc. ; des reins : goutte, gravelle, calculs biliaires, coliques néphrétiques, etc. Elles réussissent également dans les manifestations si variées de la chlorose et de l'anémie, et leurs propriétés spécifiques sur ce point attirent chaque année à Saint-Alban, un nombre considérable de personnes aménorrhéiques ou dysménorrhéiques. Ces eaux ont toujours été connues pour leurs excellents effets dans les affections cutanées de forme humide.

L'emploi du gaz acide carbonique comme agent interne ou externe, donne à cette station minérale un immense avantage sur celles de la même classe au point de vue des eaux. On trouve aujourd'hui à Saint-Alban ce qu'il fallait autrefois aller chercher en Allemagne, les bains, douches, inhalations, etc. d'acide carbonique, et les appareils, les détails du traitement ne sont nulle part aussi complets et aussi confortables. Les névralgies des membres ou des viscères sont au premier rang parmi les indications de ce traitement, il est également efficace dans la laryngite et la bronchite récentes ou chroniques, le catarrhe bronchique, l'emphysème et l'asthme. On vantait autrefois l'usage combiné de l'eau et du gaz contre certaines manifestations du lymphatisme et notamment contre la blépharite chronique. Enfin, les injections et les douches locales de gaz ont d'excellents résultats dans le catarrhe utérin et la leucorrhée.

L'établissement hydrothérapique, situé à côté des sources, a pris une importance comparable à celle des établissements de ce genre les plus célèbres, et la nature des affections qui amènent le plus grand nombre des baigneurs à Saint-Alban, fait comprendre qu'on se trouve souvent très-bien d'associer au traitement hydro-minéral ou gazeux les ressources si puissantes de l'hydrothérapie.

L'eau de Saint-Alban se transporte en grande quaniité; ce n'est pourtant pas une simple eau de table, et elle ne doit être employée que sur l'avis d'un médecin. — L'abondance et la pureté du gaz acide carbonique, dégagé par les sources, permet de fabriquer avec de l'eau douce à Saint-Alban, des eaux et des limonades gazeuses, dont l'usage est inoffensif.

Analyse (Lefort 1859).

	PUITS ANTONIN Eau 1 kilog.	PUITS JULIA Eau 1 kilog.	PUITS CÉSAR Eau 1 kilog.	PUITS FAUSTINE Eau 1 kilog.
Azote... } Oxygène. }	traces.	traces.	traces.	traces.
Acide carbonique libre ou combiné..........	3gr, 5100	3gr, 4117	3gr, 3900	3gr, 3781
Acide chlorhydrique..........	0, 0182	1, 0190	0, 0189	1, 0189
Acide iodhydrique.	traces.	traces.	traces.	traces.
Potasse..........	0, 0434	0, 0451	0, 0432	0, 0442
Soude...........	0, 3689	0, 3687	0, 3692	0, 3679
Chaux..........	0, 3684	0, 3695	0, 3651	0, 3710
Magnésie........	0, 1402	0, 1422	0, 1430	0, 1391
Silice...........	0, 0454	0, 0448	0, 0453	0, 0443
Protoxyde de fer.	0, 0101	0, 0099	0, 0105	0, 0104
Arsenic.......... } Matières organiq.. }	traces.	traces.	traces.	traces.
Total.	4gr, 5046	4gr, 4109	4gr, 3852	4gr, 3742

Bibliographie : Cartier, Notice et analyse des Eaux minérales de Saint-Alban. Lyon, 1816. — Goin, Des Eaux Minérales de Saint-Alban. — Nepple, des eaux..... de Saint-Alban. — Monin, Essai sur les Eaux minérales de Saint-Alban. Lyon, 1866. — Servajan, Lettre médicale sur l'établissement de Saint-Alban. 1878.

ALET (AUDE).

878 kil. de Paris, *par Limoges.* — Chemins de fer d'Orléans et du Midi. Le trajet n'est direct que jusqu'à Toulouse. — Trains express en 19 h. 48 m. Trains omnibus en 29 h. 1re cl. 104 fr. 80 c.; 2e cl. 78 fr. 80 c.; 3e cl. 56 fr. 95 c.

969 kil. de Paris, *par Bordeaux.* — Chemins de fer d'Orléans et du Midi. — Trains express en 17 h. 14 m. Trains omnibus en 32 h. 8 m. 1re cl. 119 fr. 40 c.; 2e cl. 89 fr. 50 c.; 3e cl. 65 fr. 60 c.

DE PARIS À ALET PAR BORDEAUX ET CARCASSONNE.

De Paris à Carcassonne par Bordeaux, Agen et Toulouse, 933 kil. — Chemin de fer. 3 conv. par jour. Trains express en 15 h. 53 m. Train omnibus en 30 h. 47 m. 1re cl. 114 fr. 95 c.; 2e cl. 86 fr. 80 c.; 3e cl. 63 fr. 20 c.

De *Carcassonne à Alet,* 36 kil. — Chemin de fer. 3 conv. par jour. Trajet en 1 h. 21 m 1re cl. 4 fr. 45 c.; 2e cl. 3 fr. 30 c.; 3e cl. 2 fr. 40 c.

Alet, h. de 1266 hab. est situé sur la rive dr. de l'Aude, entre de hautes collines boisées, au fond d'un vallon fertile et renommé pour ses excellents fruits. Outre les logements que leur offre l'établissement, les baigneurs en trouvent dans des maisons meublées.

L'*Etablissement* thermal est à 400 mèt. de la rive dr. de l'Aude; une allée de sycomores y conduit, à travers de beaux jardins. Il se compose de trois corps de bâtiments, avec 80 chambres, des salons, des salles à manger et un cabinet de lecture. L'installation balnéaire est convenable, elle comprend des cabinets de bains contenant 34 baignoires dont 6 avec appareils pour douches internes, des piscines et une buvette. L'eau des bains est amenée à la température convenable en passant par un serpentin. L'établissement possède en outre les appareils et l'aménagement nécessaires au traitement hydrothérapique. Aux thermes se rattache un beau parc.

MONUMENTS. — Restes d'une ancienne *abbaye* de Bénédictins (mon. hist.) — Débris d'un pont romain. — Ancien *palais épiscopal.*

PROMENADES. — Le parc de l'établissement et les routes de Carcassonne et de Quillan sont à peu près les seules promenades fréquentées par les baigneurs. — On peut faire l'ascension (45 min.) du *pic de Roquetaillade* ou *Pech de Bran* élevé de 645 mèt.

LES EAUX. — Eau thermale, bicarbonatée calcique.

Connue : Dès l'époque romaine, suivant la tradition locale.

Émergence : D'une sorte de poudingue quartzeux, faisant partie du système désigné par d'Archiac sous le nom de groupe d'Alet. On trouve dans ce poudingue des pyrites blanches, des pyrites cuivreuses, etc.

Deux sources principales : *Source des Bains, source du Rocher.*

Débit en 24 heures : 6000 hectol.

Densité : 1,0015.

Température : Source des bains, 29°,5; source du rocher, 29°.

Caractères particuliers : Source des bains, eau limpide, incolore, inodore, à saveur légèrement salée, onctueuse au toucher.

Service médical : Un médecin inspecteur.

Emploi : Boisson, bains et douches.

Situation : 180 mèt. au-dessus de la mer.

Climat salubre, chaleurs vives en été, hiver doux.

Saison : L'établissement est ouvert toute l'année.

Action physiologique et thérapeutique : L'eau d'Alet agit comme stimulant sur l'estomac et l'intestin, elle excite l'appétit et facilite la digestion. Elle est anti-émétique, sans que rien dans ses principes explique cette propriété que lui ont reconnue M. le docteur Gorguos, inspecteur actuel, et ses prédécesseurs. Elle passe également pour sédative du système nerveux. On l'emploie avec succès dans la dyspepsie atonique ; dans les convalescences difficiles à la suite des fièvres graves et notamment de la fièvre typhoïde; dans les affections où l'éréthisme domine et spécialement chez les personnes sujettes à la migraine.

L'eau d'Alet se transporte en grande quantité.

Analyse (Filhol 1877).

	SOURCE DES BAINS. Eau 1 kilogr.	SOURCE DU ROCHER. Eau 1 kilogr.
Acide carbonique libre	0gr, 0589	0gr, 0636
Bicarbonate de chaux	0, 2702	0, 2206
— de magnésie	0, 1081	0, 1052
— d'ammoniaque	0, 0061	0, 0054
— de protoxyde de fer	0, 0050	0, 0080
— de protoxyde de manganèse	0, 0013	0, 0011
— de lithine	traces.	traces.
Chlorure de sodium	0, 0423	0, 0339
Iodure	traces.	traces.
Sulfate de chaux	0, 0292	0, 0255
Azotate de potasse	0, 0022	0, 0019
Silicate de potasse	0, 0072	0, 0070
Silicate de chaux	0, 0235	0, 0163
Phosphate de chaux	0, 0209	0, 0185
Arsenic	0, 0001	0, 0001
Cuivre	traces,	traces.
Matières organiques	traces	traces.
	0gr, 5750	0gr, 5071
Acide carbonique libre	29c.c.,7	32c.c.,6

Bibliographie : Filhol, Nouvelle analyse des eaux minérales d'Alet, Vichy, 1877.

ALLEVARD (ISÈRE).

673 kil. de Paris. — Chemin de fer de Lyon. — Train express de 7 h. 15 m. du soir en 14 h. Trains directs et omnibus en 19 h. 35 m. et 23 h. 1re cl. 81 fr. 60 c.; 2e cl. 61 fr. 25; 3e cl. 44 fr. 85 c. — Au train express de 7 h. 15 m. du soir, on délivre à Paris des billets pour Allevard.

DE PARIS À ALLEVARD PAR LYON, GRENOBLE ET GONCELIN.

De *Paris à Grenoble* par Dijon, Lyon et Bourgoin, 633 kil.—Chemin de fer. 4 conv. par jour. Trains express en 12 h. Trains omnibus en 20 h. 25 m. 1re cl. 77 fr. 95 c.; 2e cl. 58 fr. 45 c.; 3e cl. 42 fr. 85 c.

De *Grenoble à Goncelin*, 30 kil. — Chemin de fer. 8 conv. par jour. Trajet en 1 h. 1re cl. 3 fr. 65 c.; 2e cl. 2 fr. 80 c.; 3e cl. 2 fr.

De *Goncelin à Allevard*, 10 kil. — Route de poste. Omnibus à tous les trains. Trajet en 1 h.

Allevard, ville de 3000 hab., chef-lieu de canton du département de l'Isère, est située sur les bords du Bréda, torrent impétueux, entre de hautes et belles montagnes.

HÔTELS. — Des *Bains*, du *Louvre*, du *Parc*, de la *Terrasse*, de l'*Univers*, etc. — Maisons meublées. — Voitures, chevaux et guides.

Le *Casino* contient une belle salle de spectacle, des salons de lecture, de conversation, de jeu; une élégante véranda sert de café, et dans le kiosque situé en face du Casino, on fait tous les jours de la musique.

L'*Établissement*, fort agrandi depuis quelques années, est commode, bien tenu, et le service s'y fait bien. C'est un des premiers où ait été installé le traitement par inhalation, et nulle part il n'est appliqué dans des conditions d'aménagement plus grandiose et plus méthodique. L'établissement comprend 35 cabinets de bains; 7 cabinets de douches, munis d'excellents appareils et précédés de vestiaires chauffés; des salles d'inhalation tiède et chaude, avec cabinets de repos, pour éviter aux malades la transition brusque à l'air extérieur; un bâtiment spécial renfermant 7 salles d'inhalation froide; divers autres bâtiments pour les bains de petit-lait, les bains aromatiques et le traitement hydrothérapique avec l'eau douce.

Une belle galerie vitrée, servant de promenoir et de salle d'attente, donne accès aux cabinets de bains et de douches, et communique avec le bâtiment des 7 salles d'inhalation froide. Un élégant péristyle précède le vestibule, de grandes proportions et orné de peintures murales, par lequel on arrive à ces salles. Elles ont chacune 7 mètres de longueur sur 6 de largeur et 6 de hauteur. Elles sont bien ventilées et garnies de tapis de pieds. Au centre de chaque salle est placé l'appareil destiné à séparer le gaz acide sulfhydrique de l'eau. Il se compose d'une série de vasques superposées et de moins en moins grandes, de la plus basse à la plus haute. Du centre de cette dernière, s'élance un jet d'eau de la source, à sa température naturelle ; l'eau retombe très-divisée d'une vasque dans l'autre et coule enfin, sous le pavement, dans un réservoir, après avoir abandonné à l'air dans sa course 95 0/0 de son hydrogène sulfuré. L'atmosphère de ces salles est ainsi chargée de gaz sulfhydrique au point de noircir l'argent, le plomb et le cuivre.

Dans le jardin de l'établissement, un bâtiment élégant et vaste renferme une buvette fort bien installée et une salle pour le gargarisme. L'eau de la source y est amenée, sans altération aucune, par des tubes de verre, et les malades ne sont plus obligés, comme autrefois, d'aller boire l'eau sulfureuse au puits de la source, en s'exposant au courant d'air froid qui règne constamment dans la ravine du Bout du monde. C'est à l'extrémité de cette gorge que quatre corps de pompes, mis en action par le torrent du Bréda, puisent l'eau à sa source et l'envoient à l'établissement.

La prospérité d'Allevard augmente chaque année.

PROMENADES. — On va visiter : es *hauts fourneaux*, situés à l'entrée de la gorge étroite et pittoresque d'où sort le Bréda; — (10 ou 15 min.) le *Bout du monde*, où la vallée du Bréda se trouve fermée par une cascade et des rochers à pic, et d'où l'on aperçoit le glacier du Gleyzin; — le *château* et son parc, belle habitation moderne; — le *Treuil*, dernier reste, fort bien conservé, d'un manoir féodal; — (de 2 h. à 2 h. 30 min.) *Brame-Farine*, montagne fertile et boisée, du sommet de laquelle on découvre, outre la vallée d'Allevard, celle du Grésivaudan, Chambéry, le lac du Bourget, les Alpes du Dauphiné, le Mont-Blanc, les montagnes de la Tarentaise, etc. On peut se faire descendre sans s'exposer au moindre danger, en 15 ou 20 min., sur un traîneau grossier que laissent glisser, tirent ou retiennent des hommes habitués depuis l'enfance à cet exercice fatigant; — (2 h. de marche) les *Cinq Pointes* ou *Cinq Crêts;* cette montagne, qui est le prolongement S. de Brame-Farine, est ainsi nommée des cinq dents peu accentuées qui en couronnent le sommet. Elle est un peu plus élevée que Brame-Farine et, de sa cime, on jouit d'une vue encore plus belle; — (de 4 à 5 h., aller et retour) les ruines de la *chartreuse de Saint-Hugon*, près de laquelle on traverse le Bens sur le *Pont du Diable*, pont très-hardi d'une seule arche, jeté à 100 mèt. de hauteur; les ruines de la Chartreuse sont situées à 827 mèt. d'altitude, sur la rive dr. du Bens, dans une gorge resserrée entre deux chaînes de montagnes couvertes de forêts. Il ne reste que quelques substructions de l'ancien couvent, fondé vers 1175 par saint Hugues, évêque de Grenoble; — la *Taillat*, montagne située en face de Brame-Farine; — le *château Bayard*, dans la vallée du Grésivaudan, en face du fort Barraux; — *Pinsot*, v. pittoresque; — la belle *cascade de la Ferrière*, la montagne des *Sept-Laux*, ainsi nommée des sept principaux lacs qu'elle renferme, etc.

Pour toutes ces courses, on trouve des guides, des ânes et des chevaux à Allevard. Le prix de chacune des courses est fixé par un tarif.

LES EAUX.— Eau froide, sulfurée calcique.

Connue comme agent thérapeutique depuis une cinquantaine d'années seulement.

Émergence : Des calcaires schisteux du lias.

Une source : Nommée dans le pays l'*Eau Noire*. — Dans le voisinage, à 1 kilomètre, existe une autre source, sulfatée et purgative.

Débit en 24 heures : environ 2000 hectol.

Température : 16°,7 (Rotureau).

Caractères particuliers : Transparente et limpide, quand elle est reçue dans le verre à la source, et dégageant une odeur sulfureuse, cette eau devient laiteuse en perdant son gaz acide carbonique libre; son goût, au griffon, n'est pas très-désagréable, grâce à l'acide carbonique qui masque la saveur hépatique; à la buvette cette dernière saveur persiste seule.

Service médical : Un médecin inspecteur, un inspecteur adjoint, plusieurs médecins consultants.

Emploi : En boisson, pure ou mélangée; bains, douches d'eau et de vapeurs, bains aromatiques, salles d'inhalation. — Cures de petit-lait, hydrothérapie.

Situation : 475 mèt. au-dessus de la mer.

Climat de montagnes, chaleur vive au milieu du jour dans la belle saison, matinées et soirées fraîches.

Saison : Du 20 mai au 30 septembre. Il est prudent de ne pas arriver à Allevard avant le 1er juin, et de n'y pas rester après le 10 ou 15 septembre.

Action physiologique et thérapeutique : L'eau d'Allevard, une des plus riches en soufre parmi les eaux de ce genre, agit comme excitante des muqueuses et de la peau, elle augmente l'appétit et modifie les sécrétions de la muqueuse bronchique et de celle des voies urinaires; quand le traitement est à la fois interne et externe, comme c'est l'ordinaire, l'eau agit d'autant plus énergiquement et peut déterminer, dès les premiers jours, les phénomènes de la fièvre thermale qui se calment bientôt. Plus tard, on voit quelquefois se produire une poussée variable dans sa forme, son siége et son intensité, mais qui cède facilement et dont l'effet est toujours salutaire.

Les maladies des voies respiratoires sont l'indication principale de cette eau; elle réussit très-bien dans les différentes formes du catarrhe bronchique, dans les laryngites, l'angine granuleuse et le coryza chronique. Les médecins d'Allevard ont tous considéré leurs eaux comme très-utiles dans la phthisie même confirmée. Leurs observations nombreuses prouvent que ces eaux, sagement employées, peuvent amender notablement l'état des malades. Elles ont toujours passé pour donner aussi d'excellents résultats dans l'asthme. Les affections cutanées, ou du moins un certain nombre d'entre elles, relèvent encore de l'eau d'Allevard; ce sont en général celles qui tiennent du lymphatisme, et il faut y joindre certains troubles fonctionnels, comme la leucorrhée, le catarrhe vésical, etc., qui bien souvent participent au si de la diathèse strumeuse. Cette eau est forte et ses différents modes d'emploi doivent être appliqués et surveillés avec beaucoup de prudence.

Les chimistes qui ont analysé l'eau d'Allevard ont obtenu des résultats très-différents, surtout au point de vue quantitatif. Dupasquier l'étudia le premier, et inventa le sulfhydromètre pour doser l'acide sulfhydrique qu'elle renferme.

Ni ce chimiste ni Savoye n'ont pu y constater la présence de l'iode signalée depuis par M. Henri.

Analyse (Dupasquier 1839).

	Eau, 1 kilogr.
Sels anhydres	
Carbonate de chaux	0gr, 305
— de magnésie	0, 010
— de fer	traces
Sulfate de soude	0, 535
— de magnésie	0, 523
— de chaux	0, 298
— d'alumine	traces
Chlorure de sodium	0, 503
— de magnésium	0, 061
— d'alumine	traces
Acide silicique	0, 005
Matière bitumineuse	traces
Glairine	quant. indét.
	2gr, 240

Gaz acide sulfhydrique libre	24c.c,75
— carbonique libre et combiné	97, 00
Azote	41, 00

Bibliographie : A. Dupasquier, Histoire chimique, médicale et topographique de l'eau minérale sulfureuse et de l'établissement thermal d'Allevard. Lyon, 1841. — Rigollot, Allevard, son établissement thermal et ses environs. Grenoble, 1843. — Niepce, Mémoire sur l'action thérapeutique de l'eau sulfureuse et iodée d'Allevard. Mâcon, 1855. — Laure, Eau sulfureuse d'Allevard.. .. Paris 1873. — Niepce, Guide dans les Alpes du Dauphiné..... 1878. — Notice sur l'emploi de l'eau sulfureuse d'Allevard. 1878.

SAINT-AMAND (NORD).

262 kil. de Paris. — Chemin de fer du Nord. — Trains express en 5 h. 20 m et 6 h. 53 m. Trains omnibus en 8 h. 48 m. 1re cl. 31 fr. 25 c.; 2e cl. 24 fr. 25 c.; 3e cl. 17 fr. 70.

DE PARIS À SAINT-AMAND PAR VALENCIENNES.

De *Paris à Valenciennes* par Amiens, Arras et Douai, 250 kil. — Chemin de fer du Nord. 6 conv. par jour. Trains express en 5 h. et 6 h. 33 min. 1re cl. 30 fr. 80 c.; 2e cl. 23 fr. 10 c.; 3e cl. 16 fr. 90 c.

De *Valenciennes à Saint-Amand*, 12 kil. — Chemin de fer. Trajet en 23 m. 1re cl. 1 fr. 45 c; 2e cl. 1 fr. 15 c.; 3e cl. 80 c. Voitures de la station à l'Établissement thermal.

Saint-Amand, ville de 10,716 hab., est située au confluent de la Scarpe et de l'Elnon, à l'entrée d'une plaine marécageuse.

HÔTELS. — Du *Nord*, du *Mouton-Blanc*. On loge à l'établissement.

L'*Établissement* restauré en 1835, à 3 kil. de la ville et près de la forêt de l'État, est l'un des plus beaux de ce genre qui existent en France. Il renferme les logements nécessaires à une centaine de malades, 60 chambres à coucher bien exposées. Près des sources sont 24 cabinets de bains et de douches. L'une des extrémités du bâtiment se relie à une vaste rotonde vitrée, qui contient le bassin des boues, divisé en 68 cases pour les baigneurs : chacun a la sienne pendant la durée du traitement.

Dans un autre bâtiment, aussi grand que le précédent, avec lequel il communique, on trouve des appartements pour l'hiver, des salons de conversation, de lecture, de jeu, de concert. Au rez-de-chaussée est une chapelle où l'on dit la messe le dimanche et les jours de fête. Les baigneurs peuvent se rendre de leur appartement aux diverses salles de traitement par les corridors intérieurs de l'hôtel, sans s'exposer à l'air extérieur. — Enfin on a joint aux installations thermales les appareils et tout l'aménagement nécessaires au traitement hydrothérapique.

Un parc, des jardins spacieux et un étang poissonneux dépendent des thermes.

La pension à l'hôtel est divisée en 2 classes et tous les frais sont fixés par un tarif.

MONUMENTS. — On remarque à Saint-Amand les belles ruines de son abbaye du XVIIe s., où sont installés la mairie, le tribunal de police et la prison: peintures de L. Watteau dans l'ancienne salle échevinale. — *Église Saint-Martin.*

PROMENADES. — L'établissement est entouré de jardins et de vastes pelouses qui aboutissent à une belle forêt. Une des promenades de cette forêt, dite l'*allée du Prince*, a été ouverte par les ordres du roi Louis de Hollande. — Dans les environs de Saint-Amand se trouvent les *châteaux* des princes de Ligne et de Croï, ainsi que le village de *Bonsecours*, lieu de pèlerinage des habitants de la contrée.

LES EAUX. — Eau froide, sulfatée calcique.

Connue et employée par les Romains, utilisée depuis le quinzième siècle seulement dans les temps modernes.

Émergence : D'un sable siliceux, mêlé de calcaire et recouvert d'argile et de tourbe.

Quatre sources : Source de la *Fontaine Bouillon*, source du *Pavillon ruiné*, source de la *Fontaine de Vérité* ou *de l'Évêque d'Arras*, source de la *Petite Fontaine* ou *Vieille Chapelle*. D'autres sources, d'une température plus élevée, émergent non loin de là dans le sol tourbeux qu'elles convertissent en boues.

Température : Sources Bouillon et Pavillon ruiné 19°,5; Boues 25°.

Caractères particuliers : Eau limpide, légère odeur sulfhydrique disparaissant au contact de l'air. Les boues ont la même odeur et un aspect peu séduisant, mais on s'habitue promptement à tout cela.

Service médical : Un médecin inspecteur, un médecin consultant.

Emploi : Bains et douches d'eau, bains de boues. Traitement hydrothérapique. Ce sont les bains de boues qui attirent à Saint-Amand la plupart de ses malades.

Climat : Assez beau pendant l'été.

Saison : du 1er juin au 1er octobre.

Action physiologique et thérapeutique : Ces eaux et les boues qu'elles forment sont excitantes, toniques et résolutives. Elles ont une action spécifique sur le tissu fibreux et sont aussi reconstituantes; elles déterminent souvent la poussée. C'est principalement dans les maladies articulaires de cause rhumatismale et dans les paralysies de même origine que les eaux de Saint-Amand réussissent. Elles agissent moins contre la diathèse que comme résolutives de ses effets chroniques. Elles comptent aussi de nombreux succès dans les accidents consécutifs aux fractures, aux luxations, dans les paralysies survenues à la suite de contusion du rachis, d'épuisement vénérien et, par conséquent, de certaines affections de la moelle épinière. Charpentier, qui pratiqua longtemps à Saint-Amand, les considérait comme impuissantes dans les paralysies apoplectiques. Ces eaux sont aussi très-utiles contre les altérations locales, articulaires ou autres, de cause lymphatique ou scrofuleuse, qui persistent après un traitement par des eaux plus spécifiques au point de vue de la diathèse strumeuse. Enfin on en a vanté l'emploi dans certaines maladies cutanées, probablement de nature arthritique ou lymphatique.

L'action résolutive de ces eaux, dit M. Durand Fardel, est très-puissante et n'est peut-être pas assez souvent invoquée.

Analyse (Kuhlmann).

	S. BOUILLON ET PAVILLON RUINÉ. Eau 1 kilogr.
Carbonate de chaux	0gr, 066
— de magnésie	0, 079
Sulfate de soude	0, 234
— de chaux	0, 870
— de magnésie	0, 152

Chlorure de sodium........................	0gr, 018
— de magnésium.................	0, 095
Acide silicique........................	0, 020
Matière organique et fer	traces
	gr, 534

Acide carbonique libre ou combiné .... 190c.c.

La Petite Fontaine donne à l'analyse des traces d'acide sulfhydrique ou de sulfure de sodium.

Bibliographie : Dr D...., Notice sur les eaux et boues minérales de Saint-Amand. Valenciennes, 1848. — Charpentier, Traité des eaux et des boues thermo-médicales de Saint-Amand. 1852.— Isnard, Les boues minérales de Saint-Amand. 1869.

AMÉLIE-LES-BAINS (PYRÉNÉES-ORIENTALES).

1003 kil. de Paris, *par Limoges.* — Chemins de fer d'Orléans, du Midi et route de poste. Le trajet n'est direct que jusqu'à Toulouse. — Trains express en 24 h. 30 m. Trains omnibus en 35 h. 35 m. 1re cl. 120 fr. 25 c.; 2e cl. 90 fr. 75 c.; 3e cl. 66 fr. 30 c.

1094 kil. de Paris, *par Bordeaux.* — Chemins de fer d'Orléans, du Midi et route de poste. — Trains express en 22 h. Trains omnibus en 38 h. 1re cl. 134 fr. 35 c.; 2e cl. 101 fr. 45 c.; 3e cl. 74 fr. 70 c.

DE PARIS À AMÉLIE-LES-BAINS PAR BORDEAUX, NARBONNE ET PERPIGNAN.

De *Paris à Narbonne* par Bordeaux, Agen, Toulouse et Carcassonne, 991 kil. — Chemin de fer. 3 conv. par jour. Trains express en 16 h. 58 m. Train omnibus en 32 h. 10 m. 1re cl. 122 fr.; 2e cl. 91 fr. 55 c.; 3e cl. 67 fr. 15 c.

De *Narbonne à Perpignan*, 64 kil. — Chemin de fer. 5 conv. par jour. Train express en 1 h. 7 m. Trains omnibus en 1 h. 55 m. 1re cl. 7 fr. 85 c.; 2e cl. 5 fr. 90 c.; 3e cl. 4 fr. 30 c.

De *Perpignan à Amélie-les-Bains* par Céret, 39 kil. — Route de poste. Diligence tous les jours, correspondant avec le chemin de fer. Trajet en 4 h. Prix : 5 fr.; 4 fr. et 3 fr. 50 c.

Amélie-les-Bains, V. de 1429 hab., connue jadis sous les noms d'*Arles-les-Bains*, *Bains-sur-Tech*, est située sur la rive dr. du Tech, à l'embouchure du Mondony et dominée par la colline du *Fort-les-Bains*.

HOTELS. — De l'*Europe*, *Molins Gatnau*, *Farret*. — Villas, chalets et maisons meublées. — On peut loger dans les établissements thermaux.

Amélie-les-Bains possède trois *établissements* balnéaires.

1° Les *thermes Romains*, élevés sur l'emplacement des thermes antiques, dont il reste un *lavacrum* et un barrage appelé *mur d'Annibal*. Cet établissement est l'un des mieux aménagés et des plus confortables de toutes les Pyrénées. Il possède 46 cabinets de bains, 7 grandes douches de diverses espèces, une salle d'inhalation très-bien tenue, une salle de massage, une grande piscine de 1 mèt. 50 cent. de profondeur, deux petites piscines de famille, des piscines particulières, une salle d'hydrothérapie, etc. Les chambres de l'hôtel, communiquant avec les bains par une galerie de près de 100 mèt. de longueur, qui sert de promenoir couvert, sont au nombre de 41; elles sont chauffées à l'eau minérale. Des salons de lecture, de jeu, de compagnie, la salle de billard, sont ouverts à tous les baigneurs d'Amélie. Le vallon de Manjolet, qui s'étend à l'O. de l'établissement, vers le Fort-les-Bains a été transformé en jardin anglais, on y a de plus bâti de beaux chalets sur la rive g. du Tech.

2° Les *thermes Pujade*, situés en amont des précédents, se composent de deux bâtiments distincts qui renferment, comme installation balnéaire, 32 cabinets de bains, dont 10 à eau courante, des douches variées, 2 cabinets d'étuve à 45° et 48°, des salles d'inhalation et de pulvérisation, une piscine pour les enfants, une piscine gymnastique de 36 mèt. carrés, taillée dans le roc et 10 buvettes. Les baigneurs y trouvent des logements et un aménagement confortables.

3° L'*Hôpital militaire*, sur la rive dr. du Mondony, non loin des thermes Pujade et relié à la rive g. par un viaduc et un beau pont. Cet établissement peut être considéré comme un modèle du genre. Il possède une salle d'inhalation, une piscine pour les soldats, à 60 places, avec 6 baignoires et douches annexées, 8 grandes douches et des douches ascendantes; une piscine pour les officiers, à 30 places, avec 8 baignoires, 4 grandes douches jumelles, une douche à forte pression avec douche écossaise; enfin, une série de douches mobiles et variées, annexées aux baignoires. La chaleur des étuves est réglée à volonté jusqu'à 54°. Le traitement est réparti en 2 saisons d'hiver et 4 saisons d'été.

Ce sont les Thermes militaires de France qui peuvent recevoir le plus grand nombre de malades. Trois belles casernes, entourées d'avenues de platanes, occupent une grande partie de la terrasse qui domine la gorge du Mondony et la route de Perpignan. Un magnifique jardin complète cette installation.

PROMENADES. — Les principales promenades qu'on peut faire à Amélie-les-Bains sont : (1 h. montée et descente) au *Serrat den Merle*; — (1 h. 1/2 aller et retour) au *Fort-les-Bains*, petite forteresse que Louis XIV fit construire d'après les plans de Vauban; — à (4 kil.) *Arles*, une des villes où les Catalans français ont le mieux conservé leurs coutumes antiques; — à (10 kil.) *Corsavi*, d'où l'on découvre une belle vue; — au (15 h. de marche) *Canigou*, etc.

LES BAUX. — Eau thermale, sulfurée sodique.

Connue dès l'époque romaine.

Emergence : De roches feldspathiques.

Vingt sources principales : *Le grand Escaldadou*, source appartenant à l'État et desservant à elle seule l'hôpital militaire, elle donne aussi aux thermes Romains; le *petit Escaldadou*; source *Parès*;

source du *Parterre;* source *de l'Aqueduc;* source *Puig;* source *Manjolet;* source *Amélie;* source *Arago;* source *Anglada;* source *de la Piscine;* source *de la Rigole;* source *Pectorale;* source *des Nerfs;* source *Bouis;* source *Pascalone;* source *Chomel;* source *Bouillaud;* source *Desgenettes;* source *Larrey.* Ces huit dernières sources et celle du Manjolet alimentent les buvettes.

Débit en 24 heures : grand Escaldadou 5800 hectol. Les sources utilisées donnent au total plus de 20 000 hectol.

Température : Parterre 63°, petit Escaldadou 62°; grand Escaldadou 61°; Arago 60°; Parès 58°; Piscine 57°; Pascalone 56°; Puig et Anglada 54°; Larrey 48°; La Rigole 47°; Manjolet 46°; Chomel et Bouillaud 45°; Desgenettes 44°; Aqueduc et Amélie 43°; Bouis 38°; Pectorale et les Nerfs 31°; (Bailly).

Caractères particuliers : Ces sources donnent une eau limpide, incolore, à odeur et saveur hépatiques plus ou moins intenses, avec ou sans dégagement de bulles de gaz, déposant de la barégine diversement colorée, suivant les sources, donnant naissance à des conferves d'un jaune verdâtre, s'altérant promptement au contact de l'air.

Service médical : Un médecin inspecteur.

Emploi : Boisson, bains, douches, piscines, inhalation, hydrothérapie; séjour d'hiver.

Situation : 276 mèt. au-dessus de la mer.

Climat : Assez doux, mais avec de fortes variations thermométriques suivant les heures du jour. En hiver, les nuits et les matinées sont froides, une brise assez forte importune souvent les promeneurs, et la température change avec la direction et l'exposition de la route. La promenade est d'ailleurs pénible aux malades sur un terrain toujours en pente, et le soleil reste peu d'heures sur l'horizon. Ce climat, dit M. Génieys, est favorable aux individus mous, lymphatiques, ayant besoin de stimulation; il relève les forces, mais il est contraire aux personnes nerveuses, trop sanguines ou sujettes aux hémorrhagies, aux congestions.

Action physiologique et thérapeutique : Ces eaux stimulent l'innervation et la circulation, augmentent l'appétit, activent la digestion. Elles déterminent assez rapidement une accélération modérée du pouls, une sorte d'ébriété avec agitation, céphalalgie, vertiges, insomnie, en un mot, une forme particulière de la fièvre thermale. En boisson, elles constipent d'abord, puis, vers le dixième jour, il survient quelquefois des coliques et de la diarrhée. Sans effet marqué sur les voies aériennes à l'état de santé, elles amènent du dixième au quinzième jour, quand ces organes sont malades, des douleurs à la poitrine et une sensation d'ardeur. En même temps l'expectoration devient plus abondante et plus facile, mais les crachats sont quelquefois striés d'un peu de sang, la dyspnée cesse, le sommeil revient et les sueurs profuses de la nuit sont notablement diminuées, sans qu'il en résulte rien que d'avantageux au malade. Les eaux d'Amélie donnent d'excellents résultats dans le rhumatisme (bains et douches d'eau et de vapeur); dans les affections catarrhales du rein, de la vessie, de l'utérus et du vagin, surtout quand ces affections sont consécutives à la disparition d'une dermatose; dans les maladies cutanées; contre les suites de fractures, luxations, etc., ainsi que dans les plaies, les engorgements glandulaires ou articulaires tenant au lymphatisme. Elles sont contre-indiquées chez les personnes facilement excitables et chez celles qui sont sujettes aux congestions ou aux hémorrhagies.

L'eau de la source Manjolet s'exporte en bouteilles.

Analyse (Poggiale, 1858).

	GRAND ESCALDADOU. Eau, 1 kilogr.
Sulfure de sodium	0gr, 012
Chlorure de sodium	0, 044
Carbonate de soude	0, 071
— — potasse	0, 010
Sulfate de soude	0, 049
Silicate de soude	0, 118
Alumine et oxyde de fer	0, 004
Chaux et magnésie	traces.
Glairine	0, 009
	0gr, 317

Le degré de sulfuration des principales sources, d'après Roux (*Annuaire des eaux de la France*), varie de 0gr,0203 (Grand Escaldadou, à 0,0118 (source Amélie) et 0,0020 Buvette n° 2.

Bibliographie : Pujade, Notice sur les nouveaux thermes d'Amélie-les-Bains, Perpignan, 1843. — E. Genieys, Amélie-les-Bains, au point de vue du traitement prophylactique des affections chroniques de la poitrine, Montpellier, 1856. — Indicateur médical.... d'Amélie-les-Bains, 1862.

AMPHION (HAUTE-SAVOIE).

666 kil. de Paris. — Chemin de fer de Lyon et route de poste ou bateau à vapeur.

DE PARIS À AMPHION PAR GENÈVE.

De *Paris à Genève* par Dijon, Mâcon et Amberieu, 626 kil. — Chemin de fer. 4 conv. par jour. Trains express en 11 h. 47 m. Trains omnibus en 16 h. 49 m. 1re cl. 77 fr. 5 c.; 2e cl. 57 fr. 85 c.; 3e cl. 42 fr. 35 c.

De *Genève à Amphion*, 40 kil. — Route de poste. Diligences. Trajet en 5 h. Prix : 4 fr. 15 c. — Ou par bateau à vapeur de Genève à Evian. Trajet en 3 h. Prix : 4 fr. 20 c. et 2 fr. Des omnibus font le service entre Evian et Amphion, 4 kil. Prix : 50 c.

Amphion, v. de 295 h. dépendant de la commune de *Publier*.

HÔTELS. — Du *Casino*, *Grand Hôtel des Bains*, avec établissement hydrothér.; *villa Bessaraba*.

Amphion n'a de remarquable que ses eaux minérales, les charmantes promenades de ses environs et les perspectives admirables du lac Léman et des montagnes. On visite, à 5 min. sur le chemin du Miroir, qui côtoie le lac, un poirier haut de 20 mèt., qui a donné dans une seule récolte jusqu'à 124 000 fruits.

L'*Établissement* thermal est bâti au milieu d'un beau parc, dans lequel se trouvent les sources. Il renferme des salons de conversation, de lecture, les cabinets de bains et de douches, des logements pour les baigneurs et une piscine froide. Une belle terrasse domine le bord du lac.

LES EAUX. — Eau froide, ferrugineuse bicarbonatée, ou bicarbonatée mixte.

Connue : La source ferrugineuse, depuis fort longtemps, les trois autres sources, dites alcalines, ont été découvertes en 1861.

Quatre sources : Grande source ; sources alcalines, au nombre de trois.

Débit en 24 heures : Grande source 64 hectol.

Température : Grande source 8°; sources alcalines 13°.

Caractères particuliers : Eau limpide, incolore, à saveur piquante et ferrugineuse (Grande source), sans goût particulier (sources alcalines).

Service médical : Un médecin inspecteur.

Emploi : boisson, bains et douches.

Situation : environ 400 mètres au-dessus de la mer.

Climat : assez variable comme température; la bise (N.-E.) se fait sentir à Amphion.

Saison : du 15 juin au 15 septembre.

Action physiologique et thérapeutique : La source ferrugineuse s'emploie avec succès contre la chlorose, l'anémie et les troubles si divers qui s'y rapportent; elles réussit dans l'épuisement suite d'excès ou de maladies graves, dans la spermatorrhée, la leucorrhée, dans l'inertie des organes génito-urinaires et dans le catarrhe vésical. La proportion de gaz qu'elle renferme tend à la faire tolérer par l'estomac, cependant elle ne passe pas également bien chez tous les malades. Les sources dites alcalines et minéralisées surtout par le bicarbonate de chaux sont conseillées dans certaines affections du tube digestif, des organes génito-urinaires et du foie.

Analyse (École des Mines).

	GRANDE SOURCE Eau, 1 kilogr.
Acide carbonique libre et des bicarbonates..	0gr, 105
— — des carbonates............	0, 118
Silice..............................	0, 021
Oxyde de fer.........................	traces.

Alumine	traces.
Chaux	0gr, 102
Magnésie	traces.
Potasse	traces.
Soude	0, 008
Acide sulfurique	traces.
— chlorhydrique	traces.
	0gr, 354

ANDABRE (AVEYRON).

1059 kil. de Paris. — Chemins de fer d'Orléans, du Midi et route de poste. — Train express en 27 h. 47 m. Trains omnibus en 38 h. Prix jusqu'à Saint-Affrique : 1re cl. 122 fr. 90 c.; 2e cl. 93 fr. 15 c.; 3e cl. 67 fr. 50 c.

DE PARIS À ANDABRE PAR TOULOUSE, BÉZIERS ET SAINT-AFFRIQUE.

De *Paris à Toulouse* par Orléans et Limoges, 751 kil. — Chemin de fer d'Orléans. 4 conv. par jour. Trains express en 17 h. Trains omnibus en 22 h. 40 m. 1re cl. 89 fr. 10 c.; 2e cl. 67 fr. 10 c.; 3e cl. 48 fr. 40 c.

De *Toulouse à Béziers* par Carcassonne et Narbonne, 175 kil. — Chemin de fer du Midi. 6 conv. par jour. Trains express en 3 h. et 3 h. 47 m. Trains omnibus en 6 h. 28 m. 1re cl. 20 fr. 55 c.; 2e cl. 15 fr. 15 c.; 3e cl. 11 fr. 85 c.

De *Béziers à Saint-Affrique*, 108 kil. — Chemin de fer de Béziers à Millau. 3 conv. par jour. Trajet en 4 h. 47 m. ou 6 h. 1re cl. 13 fr. 25 c.; 2e cl. 9 fr. 90 c.; 3e cl. 7 fr. 25 c.

De *Saint-Affrique à Andabre*, 25 kil. — Route de poste. Diligence. Trajet en 3 h.

Andabre est un hameau situé dans l'arrondissement de Saint-Affrique, à 4 kil. de la ville de Camarès (3000 hab.), dans un vallon ouvert et sur un des points les plus pittoresques du département de l'Aveyron. Sur la route d'Andabre à Camarès se trouvent, à 1500 mèt., le hameau de Prugnes, et, à 1 kil., celui du Cayla, tous deux ayant des sources minérales qui font partie du groupe exploité dans l'établissement thermal.

Andabre possède un vaste et confortable hôtel, pouvant loger 200 baigneurs, parfaitement tenu, renommé par sa table d'hôte et distinct de l'*établissement*. Ce dernier renferme la source, la buvette; les appareils balnéaires, et une salle d'hydrothérapie, installée en 1876.

LES EAUX. — Eau froide, bicarbonatée sodique, ferrugineuse, ou ferrugineuse bicarbonatée, ou chlorurée sodique.

Émergence : De marnes rouges appartenant au terrain Permien.

Sept sources : Fontaine d'Andabre, source de Bosc, sources Magdeleine, Rose et *Princesse* (groupe du Cayla), sources de *Prugnes* au nombre de deux.

Température : 10°5, fontaine d'Andabre.

Caractères particuliers : Eaux limpides, pétillant dans le verre, mousseuses, inodores, d'une saveur fraîche et piquante; les eaux du Cayla sont moins gazeuses.

Service médical : Un médecin inspecteur.

Emploi : Boisson, bains et douches. Traitement hydrothérapique.

Situation : 450 mèt. au-dessus de la mer.

Saison : Du 15 juin à la fin d'octobre.

Action physiologique et thérapeutique : Les eaux d'Andabre se rapprochent, par leur minéralisation, de celles de Vichy; toutefois elles sont moins riches en soude et plus en fer. Il faut d'ailleurs distinguer celles de ces eaux qui sont très-riches en fer, comme celles du Cayla, de celles de Prugnes et de la source d'Andabre, qui le sont beaucoup moins. Résolutives, toniques, excitantes, les eaux de ce groupe activent les fonctions de la peau, des muqueuses gastro-intestinales, de l'utérus, des reins et du foie. Elles causent souvent au début du traitement un peu d'embarras gastrique, commencement de la fièvre thermale, que des moyens appropriés enrayent facilement. Ces eaux donnent de très-bons résultats dans la dyspepsie et la gastralgie, dans les hypertrophies suite d'hépatite et dans celles qu'on voit survenir au foie et à la rate, sous l'influence de la fièvre intermittente. Elles sont vantées dans le catarrhe vésical, ainsi que dans la gravelle et la goutte, bien que le fer qu'elles contiennent semble interdire leur usage chez les goutteux. Enfin on les a conseillées dans l'hydropisie passive, surtout lorsqu'elle dépend d'un engorgement abdominal, en quoi elles différeraient essentiellement des eaux de Vichy, tout à fait contre-indiquées dans ce cas. Les eaux d'Andabre ont cela de précieux qu'elles répondent aux conditions pathologiques pour lesquelles Vichy est trop fort en bicarbonate de soude et pas assez ferrugineux. Elles conviennent aux malades chez qui l'hématose est imparfaite et qui n'ont pas à redouter les congestions sanguines. C'est dire qu'on doit les déconseiller aux personnes chez qui domine l'irritabilité nerveuse ou inflammatoire.

La source de Bosc, captée en 1876, se distingue des autres par sa richesse en chlorure et son action purgative. Elle fournit à cette station minérale un agent précieux dans certaines affections de l'appareil digestif ou du foie et dans les manifestations du lymphatisme.

L'eau d'Andabre et celle du Cayla se transportent.

Analyse (Limousin Lamothe, 1852).

	S. D'ANDABRE. Eau, 1 kilogr.
Bicarbonate de soude	1gr, 8288
— de chaux	0, 2850
— de magnésie	0, 2345
— de protoxyde de fer	0, 0652
Sulfate de soude	0, 6999

Chlorure de sodium	0gr, 0790
— de calcium	0, 0150
— de magnésium	0, 0150
Silice et alumine	0, 0005
Matière organique	0, 0200
	3gr, 2428
Gaz acide carbonique	1013 c.c.

Les sources du Cayla, beaucoup moins riches en principes alcalins, sont surtout ferrugineuses.

Bibliographie : A. Planche, *Étude sur les eaux minérales de Sylvanès.* Cet ouvrage contient des renseignements importants sur les eaux du canton de Camarès et sur l'usage des eaux d'Andabre comme adjuvant de celles de Sylvanès.

AUDINAC (ARIÈGE).

854 kil. de Paris, *par Limoges* — Chemins de fer d'Orléans, du Midi, et route de voitures. Le trajet n'est direct que jusqu'à Toulouse. — Trains express en 20 h. Trains omnibus en 29 h. 1re cl. 101 fr. 25 c.; 2e cl. 76 fr. 20 c.; 3e cl. 55 fr. 10 c.

945 kil. de Paris, *par Bordeaux.* — Chemins de fer d'Orléans, du Midi, et route de voitures. — Trains express en 19 h. 55 m. Trains omnibus en 32 h. 20 m. 1re cl. 115 fr. 85 c.; 2e cl. 86 fr. 90 c.; 3e cl. 63 fr. 75 c.

DE PARIS À AUDINAC PAR BORDEAUX, TOULOUSE, BOUSSENS ET SAINT-GIRONS.

De *Paris à Boussens* par Bordeaux, Agen et Toulouse, 908 kil. — Chemin de fer. 3 conv. par jour. Trains express en 18 h. 15 m. Trains omnibus en 30 h. 40 m. 1re cl. 111 fr. 80 c.; 2e cl. 83 fr. 90 c.; 3e cl. 61 fr. 50 c.

De *Boussens à Saint-Girons*, 33 kil. — Chemin de fer. 3 conv. par jour. Trajet en 1 h. 10 m. 1re cl. 4 fr. 5 c.; 2e cl. 3 fr.; 3e cl. 2 fr. 25 c.

De *Saint-Girons à Audinac*, 4 kil. — Route de voitures. Omnibus. Trajet en 30 m.

Audinac est un ham. situé dans un charmant vallon que domine au N.-O. le *Mont-Cannivet*, haut de 679 mèt. et boisé sur son versant oriental.

HÔTEL. — Des *Bains*.

Une magnifique avenue de platanes conduit de l'hôtel des bains à l'*Etablissement* thermal, qui renferme 12 cabinets de bains, dont 3 à deux baignoires, et 2 cabinets de douches variées. Les salles de bains s'ouvrent sur un péristyle à colonnes servant de promenoir. Les eaux minérales jaillissent au N. de l'établissement et, autour des sources, le vallon d'Audinac a été transformé en un parc charmant. L'hôtel des bains, aménagé pour recevoir environ 70 malades, renferme un salon de conversation, une salle de billard, etc.

PROMENADES. — On peut faire l'ascension (30 min.) du *Mont-Cannivet*, d'où l'on découvre une belle vue. — Les environs offrent d'autres buts d'excursions agréables, tels que les bords du Baup et du Salat, les nombreux châteaux qui dominent les hauteurs voisines, etc.

LES EAUX. — Eau thermale, sulfatée calcique, ferrugineuse.

Connue depuis longtemps par les gens du pays, elle n'est fréquentée par les étrangers que depuis le commencement du siècle.

Émergence : A la limite commune des formations crétacées supérieure et inférieure, sur la ligne d'affleurement des ophites.

Deux sources : Source des *Bains* ou source *Chaude ;* source *Louise,* nommée aussi source *Froide,* quoique la température soit égale dans les deux sources.

Densité : 1,0920 source des Bains, 1,0019 source Louise.

Température : 22°.

Caractères particuliers : Eau limpide, incolore, à odeur légèrement sulfureuse, source des Bains, à saveur un peu amère, dégageant avec intermittences de grosses bulles de gaz ; exposée à l'air, elle laisse déposer un sédiment rougeâtre. Fontan a recueilli dans les bassins une anabaine verte, présentant des poches comparables à celles du bonnet des ruminants, et qui devient noire au contact de l'air.

Service médical : Un médecin inspecteur.

Emploi : Boisson, source Louise, bains.

Action physiologique et thérapeutique : Cette eau est légèrement purgative et diurétique, elle a aussi des propriétés toniques et agit (source Louise) à la manière des ferrugineux. On la conseille dans la dyspepsie et dans quelques affections des voies urinaires. Sa minéralisation calcique et magnésique, assez faible d'ailleurs, la distingue essentiellement des eaux de Vichy dont on l'a rapprochée.

Analyse (Filhol, 1849).

	S. DES BAINS. Eau, 1 kilogr.	S. LOUISE. Eau, 1 kilogr.
Sulfure de calcium	traces.	
Chlorure de magnésium	0gr, 008	0gr, 016
Iodure de magnésium	traces.	traces.
Carbonate de chaux	0, 200	0, 150
— de magnésie	0, 010	0, 004
Sulfate de chaux	1, 117	0, 935
— de magnésie	0, 496	0, 464
Oxyde de fer	0, 003	0, 007
— de manganèse	0, 008	0, 005
Crénate de fer	traces.	0, 008
Alumine	traces.	traces.
Silicate de soude	0, 020	0, 012
— de potasse	traces.	traces.
Matière organique	0, 042	0, 058
Acide carbonique	0, 079	0, 142
	1gr, 983	1gr, 801

M. Filhol a trouvé le gaz, qui se dégage spontanément, composé ainsi : pour 100gr de gaz : azote 96gr,50, oxygène 1gr,50, acide carbonique 2gr,00.

Bibliographie : Bains d'Audinac (Ariège), près Saint-Girons; Notice sur le nouvel établissement thermal, par François, ingénieur des mines, suivie de l'analyse de ses eaux, par Filhol, docteur en médecine, et d'une dissertation, par Seintein, médecin inspecteur; Toulouse, 1849. — Castillon, Les bains d'Audinac; Toulouse, 1851.

AULUS (ARIÈGE).

883 kil. de Paris, *par Limoges*. — Chemins de fer d'Orléans, du Midi, et route de poste. Le trajet n'est direct que jusqu'à Toulouse. — Trains express en 23 h. Trains omnibus en 32 h. Prix jusqu'à Saint-Girons : 1re cl. 101 fr. 25 c.; 2e cl. 76 fr. 20 c.; 3e cl. 55 fr. 10 c.

974 kil. de Paris, *par Bordeaux*. — Chemins de fer d'Orléans, du Midi, et route de poste. — Trains express en 23 h. Trains omnibus en 35 h. 20 m. 1re cl. 115 fr. 85 c.; 2e cl. 86 fr. 90 c.; 3e cl. 63 fr. 75 c.

DE PARIS À AULUS PAR BORDEAUX, TOULOUSE, BOUSSENS ET SAINT-GIRONS.

De *Paris à Boussens* par Bordeaux, Agen et Toulouse, 908 kil. — Chemin de fer. 3 conv. par jour. Trains express en 18 h. 15 m. Train omnibus en 30 h. 40 m. 1re cl. 111 fr. 80 c.; 2e cl. 83 fr. 90 c.; 3e cl. 61 fr. 50 c.

De *Boussens à Saint-Girons*, 33 kil. — Chemin de fer. 3 conv. par jour. Trajet en 1 h. 10 m. 1re cl. 4 fr. 5 c.; 2e cl. 3 fr.; 3e cl. 2 fr. 25 c.

De *Saint-Girons à Aulus*, 33 kil. — Route de voitures. Omnibus tous les jours. Trajet en 3 h. 30 m.

Aulus, v. de 954 hab., est situé sur la rive dr. du ruisseau du Garbet. Les maisons sont toutes réunies dans la partie E. de la vallée, qui est la plus saine et la plus exposée au soleil.

HÔTELS. — Du *Parc*; du *Midi* ou *Bidos*; de *Paris*; de *France*; *Souquet*; de l'*Europe*; d'*Angleterre*; *George*.

L'*Établissement* thermal, reconstruit depuis quelques années, a été l'objet d'améliorations importantes. Il est convenablement installé au point de vue du traitement balnéaire et, grâce à de récents travaux de captage, les eaux sont assez abondantes pour fournir au besoin 1200 bains par jour.

Un *Casino*, construit en 1872, offre aux baigneurs les distractions qu'on trouve dans les établissements de ce genre.

EXCURSIONS. — On peut faire l'ascension du pic ou *Tuc de Bertrône* (1401 mèt.; 2 h. aller et retour). Du sommet, qu'on atteint facilement et sans danger, on découvre un beau panorama. — Du Bertrône on va en 1 heure au sommet du *Montbéas* (1903 mèt.), d'où la vue s'étend au N. jusqu'aux plaines de Toulouse. — Des excursions un peu plus longues permettent de visiter : (3 h. aller et retour) le *lac de Lhers*; — (4 h. aller et retour) le *lac de Garbet*; — (3 h.

aller et retour) la *tour de Castelminier*, les *mines de la Core* et des *Argentières*; — (5 h.) la *vallée d'Arse* et le *port de Guillou*; — (5 h. aller et retour) le *lac d'Aubé*; — (2 h. de marche) *Saint-Lizier d'Ustou*; — (4 ou 5 h.) *Vicdessos* et les mines de fer de *Rancié*, d'où l'on extrait annuellement près de 15 000 quint. métr. de minerai.

LES EAUX. — Eau thermale ou froide, sulfatée calcique.

Connue depuis 1823. — Dans des fouilles pratiquées en 1872, on a trouvé des médailles de Tibère, de Claude et de Néron.

Émergence : d'un terrain tourbeux, dans une région calcaire.

Trois sources : Source *Darmagnac*; source *Bacque*; source des *Trois Césars*.

Débit en 24 heures : 720 hectol. (source Darmagnac).

Densité : 1,0027.

Température : Source Darmagnac 20°; source Bacque 17°,9.

Caractères particuliers : Eau limpide, incolore, légèrement amère, douce et onctueuse au toucher, déposant sur les parois du bassin qui la renferme un sédiment ferrugineux.

Service médical : Un médecin inspecteur.

Emploi : Boisson, bains et douches.

Climat : Salubre.

Action physiologique et thérapeutique : Eau laxative, diurétique, tonique, reconstituante, produisant fréquemment la congestion hémorrhoïdaire, la poussée, la fièvre thermale, activant les fonctions de la peau. — On a conseillé l'eau d'Aulus dans l'anémie, dans certaines affections de la peau, dans le rhumatisme, bien que ni sa température ni sa minéralisation ne semblent devoir être vraiment utiles contre la diathèse rhumatismale. On a surtout préconisé cette eau comme antisyphilitique ou, tout au moins, comme un adjuvant très-actif dans le traitement de la syphilis. Les syphiliographes les plus autorisés n'admettent ces propriétés dans aucune eau minérale, et nous ne pouvons que nous reporter à ce que nous avons exposé sur cette question dans notre introduction.

L'eau d'Aulus se transporte.

M. Garrigou a bien voulu nous communiquer l'analyse suivante de la source des Trois Césars, récemment faite par lui sur 1000 litres d'eau d'Aulus et rapportée à 1 litre.

Analyse (Garrigou, 1873-1877).

	S. DARMAGNAC. Eau, 1 litre.	S. DES TROIS CÉSARS. Eau, 1 litre.
Acide silicique....	0^{gr}, 0940	0^{gr}, 0148
— carbonique....	0, 1166	
— carbonique libre.........		0, 1021
— — combiné. ...		0, 0034
— sulfurique..............	1, 3288	1, 2788
— phosphorique...........	traces.	traces.

Acide borique..................	traces.	
— nitrique......		traces.
Chlore........................	0gr, 0245	0gr, 0015
Fluor	traces.	
Iode	traces.	traces.
Soude	0, 0590	0, 0031
Potasse..........	0, 0030	0, 0027
Lithine.......................	0, 0005	dosable, n. dos.
Ammoniaque....................	0, 0001	0, 0001
Rubidium	traces.	
Chaux.........................		0, 8332
Chaux et strontiane...........	0, 7881	
Strontiane et baryte..........		nettes.
Magnésie	0, 0736	0, 0749
Alumine.......................	non dosée.	
Alumine et chrome.............		nets.
Chrome........................	sensible.	
Fer...........................	0, 0031	0, 0023
Manganèse.....................		0, 00002
Zinc..........................		abondant.
Cobalt..................		net.
Nickel............		net.
Cuivre........................	0, 0001	abondant.
Argent........................		abondant.
Mercure.......................		net.
Plomb.........................	traces.	abondant.
Arsenic.......................	traces.	abondant.
Etain.........................		net.
Antimoine		net.
Tellure.......................	traces.	traces.
Matière organique.............	0, 0950	0, 0148

Bibliographie : Bordes-Pagès, Notice sur les eaux minérales d'Aulus ; Toulouse, 1850; Bruxelles, 1873.

AUTEUIL (SEINE).

9 kil. de Paris. — Chemin de fer de l'Ouest. — Gare de Saint-Lazare, départs tous les quarts d'heure de 6 h. du matin à 7 h. du soir. Trajet en 24 min. 1re cl. 45 c.; 2e cl. 30 c ; le dimanche 70 c. et 45 c.

Auteuil, maintenant annexé à Paris, est situé sur la rive dr. de la Seine, entre Boulainvilliers et le bois de Boulogne.

Un élégant pavillon a été construit près de la source ; c'est là que les malades vont boire les eaux.

LES EAUX. — Eau froide ferrugineuse.

Connue dès 1628. Cette source longtemps oubliée est exploitée de nouveau depuis environ vingt ans.

Émergence : Du terrain tertiaire.

Une source : Source *Quicherat* ou *Eau minérale.*

Débit en 24 heures : 20 hectol.

Densité : 1,0036.

Température : 10°,5 en moyenne (O. Henry).

Caractères particuliers : Eau limpide, incolore, inodore, à saveur sucrée d'abord, puis fortement atramentaire.

Service médical : Un médecin inspecteur.

Emploi : Boisson.

Situation : Environ 40 mèt. au-dessus de la mer.

Action physiologique et thérapeutique : Eau tonique et reconstituante comme ses congénères. Elle est bien supportée par l'estomac et détermine moins la constipation que les martiaux en général, sans doute à cause des sulfates de soude et de magnésie qu'elle contient. L'anémie et la chlorose sont les indications de l'eau d'Auteuil. Elle donne de bons résultats dans certaines dyspepsies, dans l'aménorrhée, la dysménorrhée, les palpitations cardiaques, les manifestations si variées de l'hystérie, en un mot, dans les désordres fonctionnels qui procèdent d'une hématose insuffisante.

Analyse (O. Henry, 1850).

	Eau, 1 kilog.
Chlorure de magnésium ... — de sodium ...	0gr, 1200
Sulfate anhydre de chaux ...	1, 7400
— de strontiane ...	trace sensib.
— de magnésie ...	0, 1100
— de soude ...	0, 2920
— d'alumine, potasse et ammon ...	0, 0510
— d'alumine et de fer protoxydé ...	0, 7150
Sel de manganèse (sulfate ?) ...	0, 0140
Azotate de potasse ...	traces.
Acide silicique ...	0, 1400
Matière organique et perte ...	0, 0730
Principe arsenical dans le dépôt ...	sensible
	3gr, 2550

Gaz azote ... quant. indéterm.

AVESNE (HÉRAULT).

984 kil. de Paris, *par Limoges*. — Chemins de fer d'Orléans, du Midi, et route de voitures. — Trains express en 22 h. Trains omnibus en 32 h. 23 m. 1re cl. 116 fr.; 2e cl. 88 fr.; 3e cl. 63 fr. 75 c.

1077 kil. de Paris, *par Bordeaux*. — Chemins de fer d'Orléans, du Midi, et route de voitures. — Trains express en 19 h. 30 min. Trains omnibus en 35 h. 15 m. 1re cl. 131 fr. 60; 2e cl. 98 fr. 70 c.; 3e cl. 72 fr. 40 c.

DE PARIS À AVESNE PAR BORDEAUX, NARBONNE ET BÉZIERS.

De *Paris à Béziers* par Bordeaux, Agen, Toulouse et Narbonne, 1017 kil. — Chemin de fer. 4 conv. par jour. Trains express en 17 h. 23 m. Trains omnibus en 33 h. 8 m. 1re cl. 125 fr. 25 c.; 2e cl. 93 fr. 95 c.; 3e cl. 68 fr. 90 c.

De *Béziers au Bousquet d'Orb*, 52 kil. — Chemin de fer de Béziers à Millau. 3 conv. par jour. Trajet en 2 h. 7 m. ou 3 h. 15 m. 1re cl. 6 fr. 35 c.; 2e cl. 4 fr. 75 c.; 3e cl. 3 fr. 50 c.

Du *Bousquet d'Orb à Avesne*, env. 6 kil. — Route de voitures.

Avesne est un village de 1208 hab., situé sur l'Orb, au pied de la montagne de Rouvignac, haute de 719 mèt., à 19 kil. de Lodève.

Avesne possède un bel *établissement* thermal, reconstruit il y a 16 ans sur les plans de M. J. François, et très-bien aménagé pour le traitement hydro-minéral. Il renferme des cabinets de bains et de douches, des piscines, etc. Les thermes contiennent en outre des logements confortables et en quantité suffisante, à la disposition des baigneurs.

On peut visiter, dans les environs : (6 kil.) la houillère et la verrerie du *Bousquet d'Orb*; — (19 kil.) *Lodève* et ses importantes manufactures.

LES EAUX. — Eau thermale, bicarbonatée, mixte, gazeuse.

Une *source*.

Température : 27° au griffon, 26° dans les piscines.

Service médical : Un médecin inspecteur.

Emploi : Boisson, bains, douches, lotions et fomentations.

Situation : 287 mèt. au-dessus de la mer.

Climat : Très-beau et chaud pendant l'été, avec des variations de température assez fréquentes.

Saison : du 1er juin au 30 septembre.

Action physiologique et thérapeutique : Eaux sédatives, légèrement excitantes des fonctions de la peau, légèrement laxatives au début du traitement. Elles donnent de bons résultats dans les affections cutanées, surtout dans les formes humide, crustacée et pustuleuse. Elles réussissent encore dans les ulcères chroniques des membres inférieurs; on les emploie alors en irrigation continue. Enfin, on leur attribue de l'efficacité contre le lymphatisme et contre les affections névropathiques.

Les eaux d'Avesne se transportent.

Analyse (Chancel, 1869).

	Eau, 1 litre.
Arséniate de soude	0 gr,0002
Bicarbonate de soude	0 ,0721
— de chaux	0 ,1672
— de magnésie	0 ,0780
Sulfate de soude	0 ,0119
— de potasse	0 ,0011
Chlorure de sodium	0 ,0085
Silice, alumine, acide phosphorique	0 ,0161
	0gr, 3551

Bibliographie : J. Cathala, Notice sur les eaux minérales d'Avesne.

AX (ARIÈGE).

868 kil. de Paris, *par Limoges*. — Chemins de fer d'Orléans, du Midi, et route de poste. Le trajet n'est direct que jusqu'à Toulouse. — Train express en 23 h. 25 m. Train omnibus en 31 h. 39 m. 1re cl. 103 fr. 30 c.; 2e cl. 78 fr. 40 c.; 3e cl. 57 fr. 30 c.

859 kil. de Paris, *par Bordeaux*. — Chemins de fer d'Orléans, du Midi, et route de poste. — Train express en 24 h. 55 m. Train omnibus en 30 h. 20 m. 1re cl. 117 fr. 90 c.; 2e cl. 89 fr. 10 c.; 3e cl. 65 fr. 95 c.

DE PARIS À AX PAR BORDEAUX, FOIX ET TARASCON.

De *Paris à Tarascon* par Bordeaux, Agen, Toulouse et Foix, 932 kil. — Chemin de fer. 2 conv. par jour. Train express en 22 h. 10 m. Train omnibus en 27 h. 35 m. 1re cl. 115 fr. 40 c.; 2e cl. 86 fr. 60 c.; 3e cl. 63 fr. 45 c.

De *Tarascon à Ax*, 27 kil. — Route de poste. Diligence tous les jours pendant la saison des eaux. Trajet en 2 h 45 m. Prix : 2 fr. 50 c.

Ax, petite ville de 1695 hab., est bâtie en partie sur un rocher peu élevé, au confluent des trois vallées supérieures de l'Ariège : de Mérens au S., d'Orgeix au S.-E., d'Ascou à l'E. — Les sources thermales y sont si nombreuses que la ville tout entière est pour ainsi dire sur un réservoir d'eau bouillante. Aussi, près d'Ax, la neige persiste moins longtemps que dans le reste de la vallée.

HÔTELS. — *Boyer; Sicre; Boileau; Graule; Prat.* — Nombreuses maisons meublées. — Cercle au *Café du Cercle*.

Les établissements thermaux sont au nombre de quatre :

1° L'*Établissement du Couloubret*, parfaitement installé au point de vue de la science et du confortable, contient 28 baignoires, des cabinets de douches et 2 buvettes.

2° Les *Bains de Breilh*, situés au fond d'un jardin attenant à l'hôtel Sicre, dans une agréable position, à l'entrée de la route de l'Hospitalet. Ces thermes ont 20 baignoires, des cabinets de douches, une étuve, plusieurs buvettes et des logements à la disposition des baigneurs.

3° *L'Établissement du Teich-Saint-Roch* ou *Bains Viguerie*, situé sur la rive g. du torrent d'Orlu. Il contient 52 baignoires, 10 cabinets de douches, des étuves, des salles d'inhalation, des buvettes, etc. Les baigneurs peuvent y loger.

4° L'*Établissement* dit le *Modèle*, situé sur la rive g. du torrent d'Ascou, en face de l'esplanade du Couloubret et touchant au pont du Breilh. Le sous-sol contient 16 baignoires.

A l'extrémité d'une allée de platanes, se trouve l'*Hôpital-Saint-Louis*, fondé en 1260, rebâti depuis et restauré en 1847.

PROMENADES et EXCURSIONS. — Ax possède quatre promenades : le *Couloubret*, le *parc du Teich*, les *allées de Vieilleville* et le *Grand-Parc* où se donnent des soirées musicales. Les environs offrent aussi des promenades charmantes et nombreuses dans les vallées d'Ascou, d'Orlu et de l'Ariège, sur la route du *col de Pradel*, à la remise de *Bonascre* (1 h. 15 min.). On peut faire l'ascension du *Pic Saquet* ou *Tute de l'Ours* (6 h. aller et retour). On passe à la remise de Bonascre, puis, traversant un plateau marécageux, on s'élève sans difficulté, de terrasse en terrasse, jusqu'au sommet de la montagne; la vue y est très-belle. On peut monter aussi au *Pic de Tarbezou* (7 h. 30 min. à 8 h. aller et retour); cette dernière course est très-belle et très-facile. On peut encore visiter (2 h. 30 m.) le *lac de Comté* (1776 mét.), et les étangs de *Couart* et de *Pédourès*.

LES EAUX. — Eaux thermales ou froides, sulfurées sodiques.

Connues très-anciennement et probablement dès l'époque romaine.

Emergence : D'atterrissements superposés au terrain granitique.

Cinquante-trois sources ; employées pour la plupart dans les établissements médicaux; plusieurs, et des plus actives, coulent sur la voie publique et servent aux usages domestiques. Celles qui sont consacrées aux malades sont réparties entre les trois établissements *du Couloubret*, *du Teich* et *du Breilh*. Un certain nombre de sources sont désignées seulement par des numéros d'ordre. Les principales sont, au Couloubret : la *Canalette*, la *Gourguette*, le *Rougeron*, la *Basse*, *Montmorency*, *Bain Fort* ancien, *Bain Filhol*, l'*Étuve*, le *Rossignol* supérieur; au Teich : *Viguerie*, l'*Eau bleue*, *Saint-Roch*, *Quod*, la *Pompe*, la *Grande Pyramide*, *Astrié*, *Isabelle;* au Breilh : *Longchamp*, la *Pyramide*, *Anglada*, *Fontan*, l'*Étuve* ou *Hardy*, *Petite sulfureuse*, etc. Cinq des sources coulent sur la place du Breilh; ce sont : le *Rossignol supérieur*, le *Rossignol inférieur*, les *Canons* et *Roger Bernard*, toutes fort importantes, ne fût-ce que par leur haute thermalité.

Débit en 24 heures : On peut l'évaluer à 20 000 hectol. ; les 12 sources utilisées du groupe du Breilh suffiraient à fournir 500 bains par jour.

Densité : Breilh, source n° 1, 1,0045; source n° 5 douches, 1,00044 (Magne-Lahens 1821).

Température (Auphan 1865) :

Couloubret.

Rougeron	17°,5
La Basse	18, 0
Canalette	23, 0
Montmorency	30, 2
Gourguette	36, 0
Bain Fort ancien	44, 9
L'Étuve	68, 0
Rossignol supérieur	77, 5

Teich.

La Pompe	19°,7
Astrié froide	22, 0
Saint-Roch à gauche	36, 0
Saint-Roch à droite	42, 0
Astrié chaude	52, 0
Isabelle	55, 0
Quod	64, 2
Grande-Pyramide	65°,8
Viguerie	73, 5

Breilh.

Nos 9 et 10	32°,5
— 1	35, 0
Petite sulfureuse	45, 0
Anglada	47, 0
Longchamp	48, 0
Fontan	55, 0
Hardy	63, 0
La Pyramide	68, 0

Place du Breilh.

Roger Bernard	64°,0
Canons	75, 2
Rossignol inférieur	76, 7

Caractères particuliers : Eaux limpides au griffon, et ne se troublant ni par les pluies, ni par les orages; quelques-unes blanchissent au contact de l'air, et leurs conduits contiennent du soufre sublimé. Une des sources du Teich présente une couleur bleue attribuée, par M. Fontan, à une illusion d'optique, tenant, suivant M. Filhol, à la présence d'une faible quantité de soufre en suspension, qui donne à cette eau une couleur blanche ou bleue, suivant que la couche d'eau est plus ou moins épaisse. Odeur et saveur hépatiques.

Service médical : Un médecin inspecteur.

Emploi : Boisson, bains de baignoires et d'étuves, douches.

Situation : 710 mèt. au-dessus de la mer.

Climat : Doux en été et en automne, variations brusques de température, rosée abondante le soir.

Action physiologique et thérapeutique : La grande variété qui distingue les sources d'Ax les rend applicables au traitement d'un grand nombre d'affections, et permet surtout de les employer chez des malades de constitutions très différentes. G. Astrié et M. Filhol classent les bains et les buvettes en trois groupes : 1° eaux douces, sédatives sans effet débilitant; 2° sources moyennes, applicables chez des sujets dont les systèmes nerveux ou circulatoire demandent beaucoup de ménagement; 3° sources fortes, convenant aux constitutions molles, lymphatiques, sans réaction. Les établissements contiennent de nombreuses sections de bains, différant entre elles par la nature et la quantité des principes minéralisateurs, et jouissant par conséquent de propriétés thérapeutiques distinctes.

Le rhumatisme et les maladies de la peau sont au premier rang parmi les indications de ces eaux. Elles réussissent dans les manifestations rhumatismales chroniques ayant pour siège les muscles ou les articulations, mais le succès dépend du choix de la source au point de vue de sa force et de sa thermalité. L'eczéma et l'impétigo sont, parmi les dermatoses, celles qui cèdent le mieux et le plus promptement. Les affections catarrhales et notamment le catarrhe bronchique, sans rapport avec la tuberculose, sont aussi très-utilement traités par les eaux d'Ax. Ces eaux réussissent encore, suivant la plupart des observateurs, dans les manifestations scrofuleuses, qui semblent pourtant réclamer plutôt des sources d'une autre nature.

En 1853, M. Filhol a trouvé dans la plupart des sources d'Ax une proportion notable de sulfure de sodium; les plus sulfurées sont : la source Viguerie 0gr,0284, les sources Pyramide et Fontan 0gr,?21; les sources qui coulent sur la voie publique sont des plus riches en sulfure; l'eau bleue du Teich en contient 0gr,0018 pour 1 litre d'eau. M. Filhol a constaté aussi dans les eaux d'Ax la présence de l'iode et de l'acide borique.

Des résultats peu différents ont été obtenus en 1862 par M. Garrigou, dont nous donnons ici l'analyse pour trois des sources principales :

Analyse (Garrigou 1862).

	SOURCE VIGUERIE Eau, 1 litre.	CANONS Eau, 1 litre.	BAIN-FORT ANCIEN Eau, 1 litre.
Sulfure de sodium......	0gr,0200	0gr,0210	0gr,0148
Chlorure de sodium....	0, 0350	0, 0265	0, 0230
Sulfate de soude.......	0, 0318	0, 0509	0, 0675
Silicate de soude......	0, 1102	0, 1127	0, 0967
— de chaux......	0, 0185	0, 0166	0, 0167
— de magnésie...	0, 0006	0, 0006	0, 0030
Silice en excès........			0, 0008
Matière organique.....	0, 0450	0, 0360	0, 0500
Oxyde de fer..........	0, 0002	0, 0007	0, 0002
Alumine..............	0, 0001	0, 0003	0, 0001
Acide phosphorique.. / — borique....... / Iode............... / Sulfure de potassium. / Lithium............	traces	traces	traces
	0gr,2614	0gr,2653	0gr,2728

Le degré de sulfuration est plus fort au griffon que dans la baignoire : ainsi, pour la source Viguerie, on trouve au griffon, par litre : sulfure de sodium 0gr,0200, et dans la baignoire 0gr,0135; pour le Bain-fort ancien, dans le réservoir : 0,0148, au robinet des baignoires 0gr,0086.

La différence pour les autres sources est à peu près dans la même proportion, et quelquefois de plus de moitié.

Bibliographie : Sicre, Mémoire sur les eaux minérales d'Ax, 1758. — Magne-Lahens, Analyse des eaux minérales d'Ax, 1823. — Astrié, De la médication sulfureuse appliquée, 1852. — Fontan, Recherches sur les eaux minérales des Pyrénées... 1853. — C. Alibert, Traité des eaux d'Ax, 1853. — Filhol, Eaux minérales des Pyrénées, 1853. — Garrigou, Considérations générales sur l'étude des eaux minérales... 1860. — Étude chimique et médicale sur les eaux minérales d'Ax, 1862. — Garrigou et Martin, Étude géologique des eaux sulfureuses d'Ax, 1864. — Auphan, Les eaux d'Ax et leurs applications thérapeutiques, 1865.

BAGNÈRES-DE-BIGORRE (HAUTES-PYRÉNÉES).

853 kil. de Paris. — Chemin de fer.

DE PARIS À BAGNÈRES-DE-BIGORRE PAR BORDEAUX ET TARBES.

De *Paris à Bagnères-de-Bigorre* par Orléans, Angoulême, Bordeaux et Tarbes, 853 kil. — Chemins de fer d'Orléans et du Midi. 1 conv. par jour. Trajet en 23 h. 20 m. 1re cl. 105 fr. 5 c.; 2e cl. 78 fr. 80 c.; 3e cl. 57 fr. 80 c.

Bagnères-de-Bigorre, V. de 9464 hab., ch.-lieu d'arrondissement, est située sur l'Adour, entre la riche plaine de Tarbes et la vallée de Campan au S.

HÔTELS. — De *France*, de *Paris*, *Beauséjour*, de *Londres et d'Angleterre*, *Frascati*, *Grazam*, *Grand-Hôtel*, de la *Providence*, *Dubau*. — La plupart des maisons ont des appartements meublés à louer. — Nombreux loueurs de *voitures* et de *chevaux*. — *Chaises à porteurs*. — Guides pour les excursions.

« L'aspect de la ville est charmant, dit M. Taine. De grandes allées de vieux arbres la traversent en tous sens. Des jardinets fleurissent sur les terrasses. L'Adour roule le long des maisons. Les deux rues de Venise sont des îles qui rejoignent la chaussée par des ponts chargés de lauriers-roses. »

Bagnères possède 17 établissements thermaux dont le principal est celui des *Thermes*, appartenant à la ville. Les autres, propriétés particulières, sont disséminés dans la ville ou dans ses environs.

L'établissement des Thermes est un édifice vaste et régulier. La façade a 70 mèt. de longueur, elle est simple et sans ornements. Le bâtiment se compose d'un sous-sol, d'un rez-de-chaussée et d'un premier étage. Le sous-sol est occupé par des salles de bains auxquelles on accède par des galeries. Le rez-de-chaussée se compose d'un magnifique vestibule et de 4 galeries dans lesquelles se trouvent des cabinets de bains et de douches de tout genre, des salles de bains et de douches de vapeur, avec chambres de repos et vestiaires. Les buvettes sont placées à dr. et à g. d'un bel escalier de marbre qui conduit au 1er étage, où se trouvent 12 cabinets de bains, avec soubassement revêtu de marbre et baignoires en marbre blanc ; tous sont précédés d'un vestiaire. Les Thermes ont de plus des piscines et des salles d'inhalation et de pulvérisation.

L'installation balnéaire est complète, parfaitement aménagée et pourvue des appareils les plus modernes.

Les *Thermes* de la ville contiennent, en outre, un musée fort beau, des salons de conversation, de lecture, de jeux, etc.

Les autres établissements sont ceux de *Théas*, du *Salut*, de *Grand-Pré*, de *Carrère*, des *Thermes de la santé*, de *Versailles*, du *Petit-Prieur*, de *Bellevue*, du *Petit-Barèges*, de *Cazaux*, de *Mora*, de *Lasserre*, de *La Guttière*, etc.

Une buvette spéciale pour l'eau de *Labassère* est installée dans la maison Soubies, rue Frascati.

MONUMENTS ET CURIOSITÉS. — On peut visiter l'*église Saint-Vincent*, bâtie aux quatorzième, quinzième et seizième siècles; — et une élégante tour de la fin du quinzième siècle, reste de l'*église* et du *cloître des Jacobins*.

La *chapelle Saint-Jean*, transformée aujourd'hui en salle de spectacle, offre un portail très-élégant dans le style du quatorzième siècle.

Bagnères-de-Bigorre possède un *Musée* (aux Thermes de la ville), une *Bibliothèque*, un *Cabinet d'histoire naturelle* et un *Casino*.

PROMENADES. — Les promenades de Bagnères-de-Bigorre sont : la promenade des *Coustous*, longée par un canal qui roule une eau limpide au centre de la ville ; c'est le rendez-vous du monde élégant; — la promenade des *Vigneaux*; — les *allées Maintenon*, d'où l'on jouit d'une belle vue sur la vallée de l'Adour et sur ses montagnes; — l'avenue et les bains du *Salut* et le *Mont-Olivet*, au sud de Bagnères ; — les allées de la *fontaine ferrugineuse*, charmante promenade dont les ombrages sont épais, les sentiers bien entretenus et les pentes parfaitement ménagées ; — *Métaou*, métairie située derrière le grand établissement, et la *fontaine Carrère*; — (30 min.) le *Bédat*, et ses grottes (vue étendue); — (3 h. 3/4, aller et retour) la promenade des *allées dramatiques*, d'où l'on jouit d'un beau point de vue; — (1 h. 1/2, aller et retour) le *camp de César*; — et (2 h.) les chemins des *Palomières* de *Gerde* et d'*Asté*, situés sur les hauteurs qui s'élèvent à l'E. de Bagnères.

Les excursions suivantes méritent surtout d'être recommandées aux étrangers : (5 h. aller et retour) l'ascension du *Monné* (1258 mèt.), qui offre un panorama étendu ; — (10 h. aller et retour) le *Mont-Aigu* (2341 mèt.); — (15 kil.) la fontaine de Labassère (*V.* ci-dessous); — (4 h. 1/2) *Lourdes*; — (12 kil.) l'*Escaledieu*, antique abbaye fondée en 1440, et (16 kil.) *Mauvezin*, v. dont le château, admirablement placé, date probablement du douzième siècle; — (3 h.) la *Pène de l'Hiéris* (1593 mèt.), masse énorme de calcaire taillée presque à pic sur une hauteur de 40 mèt. environ, et où l'on fait résonner un écho qui répète, dit-on, treize syllabes: (16 kil.) *Gripp*; — (1 ou 2 jours) l'*Observatoire* et le *pic du Midi* (2877 m.), qui présente un des plus beaux panoramas des Pyrénées; — (32 kil.) Barèges (*V.* ce mot); — (18 kil.) *Palliole*, à marbrière de *Campan* et (25 kil. 1/2) la *Hourquette d'Arreau;* — (7 à 8 h.) le *pic d'Arbizon* (2838 mèt., admirable panorama); — (5 à 6 h.) la vallée de *Lesponne* et le *lac Bleu*, entouré par de vastes pâturages, etc.

A 8 kil. se trouve **Labassère**, v. dont la terrasse offre un beau panorama et qui a donné son nom à une source sulfureuse émergeant au hameau de Soulagnets, au fond de la vallée de l'Oussouet, dans un site sauvage à 15 kil. de Bagnères.

BAGNÈRES-DE-BIGORRE. — LES EAUX. — Eau thermale ou froide, sulfatée calcique, ou ferrugineuse sulfatée, ou ferrugineuse bicarbonatée, ou sulfurée calcique, ou sulfurée sodique.

Connues probablement dès l'époque romaine.

Émergence : Des ophites ou de la tourbe (source Pinac).

On compte près de *cinquante sources*, non compris celle de *Labassère*, dont nous parlerons séparément, réparties entre les différents établissements. Celui de la ville, *Thermes de Marie-Thérèse*, renferme les sources de la *Reine* du *Dauphin*, *Roc de Lannes*, le *Foulon*, *Saint-Roch*, des *Yeux*, *Salies*, du *Platane*, etc.; les autres sont exploitées dans des établissements particuliers, dont les noms suivent : *Salut*, *Grand-Pré*, *Carrère-Lannes*, *Thermes de Santé*, *Versailles*, *Petit-Prieur*, *Bellevue*, *Petit-Barèges*, *Cazaux*, *Théas*, *Mora*, *Lasserre*, *La Gutlière*. La source *Salies* est des plus abondantes. De nouvelles sources ont été découvertes depuis une vingtaine d'années, ce sont entre autres les sources : la *Rampe*, *Platrine*, *Fontaine*, *Romaines* nos 1, 2, 3, 4.

Débit en 24 heures : Source la Reine, 2866 hectol.; Salies, 2450 hectol.; Dauphin, 1440 hectol.; Foulon, 268 hectol. Les sources des Thermes de la ville donnent ensemble 9902 hectol.

Densité : Varie de 1,00131, source des Thermes de la santé, à 1,00311, source de la Reine.

Température : Varie de 18°,7, bain de Pinac, à 51°,2, sources de Salies, Théas, Cazaux. Quatorze sources ont une température inférieure à 33°. Celles qu'on a découvertes en dernier lieu marquent de 35° à 42°.

Caractères particuliers : Eaux limpides, la plupart ne s'altérant pas à l'air; quelques-unes (Reine, Dauphin), après avoir séjourné dans les réservoirs, se couvrent d'une substance gélatiniforme; elles laissent dans les tuyaux, réservoirs, etc., un dépôt rougeâtre ferrugineux, plus ou moins abondant; leur saveur est fade avec ou sans arrière-goût de fer, suivant les sources; elles sont inodores, excepté les sources de Pinac et de Labassère, à odeur sulfureuse. Les sources de la Reine et du Dauphin dégagent un mélange gazeux composé, d'après M. Rozière, de : azote 54, acide carbonique 38, oxygène 8.

Service médical : Un médecin inspecteur, un inspecteur adjoint.

Emploi : Boisson, bains, douches, piscines, inhalation, pulvérisation. On associe à l'usage des eaux, dans certains cas, le massage.

Situation : 579 mèt. au-dessus de la mer.

Climat doux, salubre et agréable.

Saison : Du 1er juin au 15 octobre.

Action physiologique et thérapeutique : Eaux laxatives, diurétiques, notamment les sources la Reine, Lasserre, Salut. M. Ganderax a vu ces eaux produire l'effet laxatif chez des malades fort difficiles à purger, même par les drastiques; cette action ne se manifeste qu'après quelques jours de traitement. Les sources les moins chaudes sont hyposthénisantes et sédatives, les plus chaudes sont excitantes; employées extérieurement, pendant les huit ou dix premières minutes du bain, elles agissent sur la peau comme astringentes. M. Filhol fait observer que ces dernières sont les plus ferrugineuses, tandis que celles qui agissent comme sédatives ne contiennent pas de fer. On doit aussi remarquer avec le savant professeur que les sources les plus laxatives de Bagnères sont cependant ferrugineuses; l'action astringente du fer est neutralisée dans ces eaux par les principes salins.

C'est un fait précieux, au point de vue thérapeutique, que la réunion, dans un même lieu, de sources dont les unes sont purement salines ou ferrugineuses, tandis que d'autres réunissent les deux principes, ou sont minéralisées par le soufre.

L'eau sulfureuse de Pinac et celle de Labassère, amenées à Bagnères, sans perdre rien de leurs éléments, grâce à l'ingénieux appareil de MM François et Filhol, permettent de combattre dans cette station thermale les affections qui réclament l'usage du soufre, en même temps que celles auxquelles on doit opposer la sédation ou l'excitation des systèmes nerveux et circulatoire, l'effet laxatif des eaux salines ou les martiaux.

C'est contre le rhumatisme chronique dans toutes ses manifestations, paralysie de la sensibilité et surtout du mouvement, névralgies, etc., que les sources très-chaudes de Bagnères comptent le plus de succès. La Reine, le Dauphin, La Guttière, employées extérieurement, Lasserre en boisson, donnent des résultats excellents; Saint-Roch est indiquée spécialement dans les arthrites rhumatismales. Les névroses, et particulièrement l'hystérie, les névralgies rebelles à d'autres moyens, sont traitées avec succès par les sources du Salut et du Foulon, en bains, douches et boisson; Lasserre, le Petit-Prieur et le Petit-Barèges se donnent aussi dans le même cas en boisson. Ces mêmes sources réussissent également dans les affections utérines. L'atonie générale, si souvent unie à la névropathie chez les femmes, trouve ici la médication la mieux appropriée dans l'action sédative des sources tempérées, combinée avec les propriétés spécifiques des sources ferrugineuses.

Le Foulon donne les meilleurs résultats dans les affections cutanées, telles que l'eczéma, le psoriasis, le lichen et l'acné. Lasserre réussit dans la gravelle urique et dans les maladies des voies urinaires où il importe d'obtenir une diurèse abondante. Les convalescences longues, la cachexie paludéenne ou métallique, la chlorose, en un mot, les malades chez qui domine l'anémie sont traités avec succès par les sources ferrugineuses de Bagnères, dont la haute température peut intervenir utilement dans certains cas.

Les eaux de Bagnères-Adour ne se transportent pas.

Analyse (Ganderax et Rosière).

	S. LA REINE. Eau, 1 kilogr.	S. LASSERRE. Eau, 1 kilogr.	S. LE FOULON. Eau, 1 kilogr.
Chlorure de magnésium....	0gr, 130	0gr, 172	0gr, 142
— de sodium	0, 062	0, 046	0, 326
Sulfate de chaux..........	1, 680	1, 832	0, 158
— de soude.. ......} — de magnésie .. ..}	0, 396	0, 408	0, 127
Carbonate de chaux.......	0, 266	0, 230	0, 124
— de magnésie......	0, 044	0, 062	0, 072
— de fer.............	0, 080	0, 018	
Substance grasse résineuse.	0, 006	0, 004	0, 012
— extractive végétale.		0, 007	0, 005
Acide silicique...........	0, 036	0, 040	0, 040
Perte..	0, 054	0, 021	0, 034
	2gr, 754	2gr ,840	1gr, 040
Gaz acide carbonique....	indéterm.	inappréc.	inappréc.

En 1847, M. Lemonnier avait constaté, dans le dépôt d'une des sources ferrugineuses, la présence de l'arsenic; M. O. Henry a trouvé des traces de ce métal dans le dépôt de la source Brauhaubant.

Bibliographie : C. Lemonnier, Bagnères-de-Bigorre, sous le rapport médical et topographique. Paris, 1841. — M. Ch. Ganderax a publié à la même époque une brochure sur les eaux de Bagnères. — P. Artigala, Notice sur les causes du discrédit des eaux thermales de Bagnères. — Latour, Traité chimique et médical sur l'eau sulfureuse de Bagnères, 1852. — Pambrun, Manuel du baigneur à Bagnères-de-Bigorre, 1857. — Ferrand, Quelques observations sur les eaux de Bagnères, 1859.

LABASSÈRE. — LES EAUX. — Eau froide, sulfurée sodique, (*V.* Bagnères-de-Bigorre).

Connue : Plus récemment que les sources de Bagnères-de-Bigorre, dont elle est voisine.

Émergence : D'un schiste de transition carbonifère, alternant avec le calcaire pyriteux.

Une source.

Débit en 24 heures : abondant.

Densité : 0,00050.

Température : Varie entre 11°,60 et 13°,75 d'après diverses observations (Filhol).

Caractères particuliers : Eau limpide, incolore, à odeur et saveur sulfureuses ; dépose de la glairine dans son parcours (Annuaire).

Service médical : Inspection de Bagnères.

Emploi : Boisson. Cette eau ne se boit pas à la source, elle est transportée à Bagnères dans une buvette portative, appareil très-ingénieux dû à MM. François et Filhol, ou mise en bouteille pour l'exportation.

Situation : 560 mèt. environ au-dessus de la mer.

Action physiologique et thérapeutique : Action spécifique sur la muqueuse bronchique, analogue à celle de la source Vieille des Faux-Bonnes, mais moins congestive, et se rapprochant aussi de celles de la Raillère (Cauterets) et du Mont-Dore. Cette eau a d'excellents effets dans le catarrhe des voies aériennes, la laryngite, la bronchite chronique et l'angine glanduleuse, surtout quand ces affections se rattachent à une dermatose coïncidente ou disparue. A Bagnères, dit M. Rotureau, on a le bon esprit de ne pas prétendre que l'eau de Labassère guérit la phthisie pulmonaire à toutes ses périodes; on dit même qu'elle est sans influence heureuse sur les tubercules; mais son action est très-utile contre les catarrhes accompagnant le deuxième et quelquefois le troisième degré de la phthisie, quand les malades ne sont pas trop sujets aux hémoptysies.

L'eau de Labasserre se transporte en grande quantité; c'est, de toutes les eaux des Pyrénées, celle qui se conserve le mieux en bouteille et supporte le mieux l'exportation.

Analyse (Filhol, 1850).

	Eau, 1 kilogr.
Sulfure de sodium	0gr, 0464
— de fer, de cuivre et de manganèse	traces
Chlorure de sodium	0, 2058
— de potassium	0, 0036
Carbonate de soude	0, 0232
Sulfate de soude, de potasse et de chaux	traces
Silicate de chaux	0, 0452
— d'alumine	0, 0007
— de magnésie	0, 0096
Alumine en excès	0, 0018
Iode	traces
Matière organisée	0, 1450
	0gr, 4813

Bibliographie : L. Cazalas, Recherches pour servir à l'histoire médicale de l'eau minérale sulfureuse de Labassère; Paris, 1851. — Filhol, Eaux minérales des Pyrénées; Paris, 1853.

BAGNÈRES-DE-LUCHON (HAUTE-GARONNE).

891 kil. de Paris, *par Limoges*. — Chemins de fer d'Orléans et du Midi. — Train express en 23 h. 51 m. Train omnibus en 37 h. 12 m. 1re cl. 106 fr. 35 c.; 2e cl. 80 fr.; 3e cl. 57 fr. 80 c.

920 kil. de Paris, *par Bordeaux* (V. l'itinéraire ci-dessous).

DE PARIS À BAGNÈRES-DE-LUCHON PAR BORDEAUX ET TARBES.

De *Paris à Bagnères-de-Luchon* par Orléans, Bordeaux, Tarbes et Montréjeau, 920 kil. — Chemins de fer d'Orléans et du Midi. 3 conv. par jour. Train express en 19 h. 24 m. Trains omnibus en 26 h. 1re cl. 113 fr. 35 c.; 2e cl. 84 fr. 95 c.; 3e cl. 62 fr. 30 c.

Bagnères-de-Luchon, chef-lieu de canton de l'arrondissement de Saint-Gaudens (Haute-Garonne), est une jolie petite ville d'une population fixe de 3921 hab., située au confluent de la Pique et de l'One, à l'angle le plus occidental de la vallée des Pyrénées à laquelle elle donne son nom, et au débouché du Val-de-l'Arboust, entre les terrains primitifs et les terrains intermédiaires ou de transition. Les montagnes qui la dominent l'abritent des vents du N., et des vents, non moins froids, descendus des glaciers. Son climat est doux, mais l'air qu'on y respire est vif.

HÔTELS. — D'*Angleterre*, *Sacaron*, des *Bains*, de *Bonnemaison* et de *Londres*, *Brisson*, du *Commerce*, de *France*, du *Parc*, de *Paris*, de la *Poste*, des *Princes*, de *Richelieu* (tous dans l'allée d'Étigny); *Faillière*, du *Centre*, *Canton*, *Arnative*, des *Boulevards*, de *Bordeaux*, du *Louvre*, *Astrié*, etc. Nombreux appartements meublés. Les hôtels et les maisons meublées suffisent à loger près de 10000 étrangers.

« L'*Etablissement thermal*, construit par MM. François et Chambert, a, dit M. Ernest Lambron, 97 mèt. de façade sur 53 mèt. de profondeur; il couvre une superficie de 5141 mèt. carrés et renferme tous les modes balnéaires connus jusqu'à ce jour..... La disposition générale est si bien coordonnée, que le malade, dès son entrée dans l'établissement, passe successivement, pour se rendre dans sa baignoire, par une atmosphère de plus en plus chaude et riche en principes sulfureux, et qu'au sortir du bain, au contraire, il voit décroître peu à peu ces conditions, de sorte qu'il arrive au dehors et regagne sa demeure sans transition brusque et dangereuse. A chaque ronde de bain, c'est-à-dire de cinq quarts d'heure en cinq quarts d'heure, il est mis à la disposition des malades : 120 baignoires, pourvues chacune d'une douche locale; 10 à 20 places dans les petites piscines, et 30 dans la piscine de natation; 11 grandes douches; 20 douches descendantes tombant dans autant de baignoires; des étuves et des bains de vapeur pour 40 malades, etc., etc. »

La façade de l'édifice, qui ressemble plutôt à un entrepôt qu'à un palais des Thermes, se compose de cinq pavillons juxtaposés et précédés d'un péristyle à massives et basses colonnes de marbre blanc. Le pavillon du milieu forme un vestibule et donne accès dans une grande galerie ou salle des pas perdus, qui se termine par un grand escalier.

Deux galeries longitudinales, appelées *galerie antérieure* ou des *salles de bain* et *galerie du fond* ou *des douches*, coupent la salle des pas perdus à angle droit, de sorte que l'établissement est partagé en six compartiments. Entre les deux compartiments du fond, le grand escalier conduit aux réservoirs d'eau sulfureuse et au palier des buvettes, situé sur la face postérieure de l'édifice. Là, on se trouve à la base de la montagne dans laquelle on pénètre pour suivre les *galeries souterraines* dont plusieurs sont taillées dans le granit : elles ont ensemble plus de 1200 mèt. de développement.

Luchon possède une église récemment construite dans le style roman, un *Hôpital*, un *Musée* renfermant les magnifiques plans en relief des montagnes de Luchon et de toute la chaîne pyrénéenne, exécutés sous la direction de M. Lézat; plus des collections de minéraux, plantes et insectes des Pyrénées.

Promenades. — Il y a environ 30 voitures et 200 chevaux disponibles pour la promenade. Les promenades voisines de Luchon sont : les *allées d'Étigny*, qui mènent de l'intérieur de la ville à l'établissement thermal; bordées de chaque côté d'hôtels, de chalets et de maisons habitées par les étrangers, elles offrent un aspect des plus animés ; — l'*allée de la Pique* et celle du *Piqué;* — les allées *des Platanes* ou de *Barcugnas*, menant au faubourg de ce nom; — les allées des *Soupirs*, qui se dirigent à l'O. et remontent la rive dr. de l'One.

Le *bois* ou bosquet qui domine l'établissement thermal à la base de Superbagnères forme un jardin anglais dont les charmantes allées conduisent jusqu'à la *fontaine d'Amour* et à la *chaumière* dans laquelle on trouve un restaurant De ces deux points on jouit d'une très-belle vue sur la vallée de Luchon.

Nous ne pouvons malheureusement qu'énumérer les nombreuses excursions que les baigneurs font généralement aux environs de Luchon : — (3 ou 4 h. aller et retour) ascension du *Tuc de l'Abécède* par Cazaril; — (5 kil.) la chapelle et l'église de *Saint-Aventin* (onzième ou douzième siècle); — (7 kil.) église de *Cazaux* (douzième siècle); peintures murales très-intéressantes du treizième siècle. — (9 kil.) église d'*Oo;* — (8 kil.) la moraine de *Garin* (belle vue); — (de 5 à 6 h. aller et retour) ascension de *Superbagnères* (1797 mèt.), d'où l'on découvre un des plus beaux panoramas des environs de Luchon; — (3 kil.) la tour de *Castelvieil*, située à 772 mèt., et du pied de laquelle on découvre une belle vue; — (3/4 d'h. aller et retour) cascade de *Montauban* (entrée : 50 cent.); — (3 kil.) cascade de *Juzet* (40 mèt. de hauteur); — (33 kil.) *Saint-Bertrand de Comminges*, V. de 744 hab., située sur un rocher que domine son ancienne cathédrale, et *Valcabrère;* — (38 kil.) grotte de *Gargas*, une des plus belles des Pyrénées; — (19 kil.) ascension du *Montné* (2147 mèt.); — (5 h. 1/2) ascension du *pic de Montaigu* (2403 mèt.); — (19 kil.) lac et cascade (265 mèt.) d'*Oo* ou de *Séculéjo;* — lacs d'*Espingo* et de *Saounsat;* — (9 ou 10 h. aller et retour) ascension du *Céciré* (2397 mèt.; admirable panorama); — (13 kil.) vallée du *Lys*, *cascades d'Enfer*, du *Cœur* et du *gouffre d'Enfer*; — (8 h. aller et retour) le *lac Vert*; — (10 kil.) cascades des *Demoiselles* et du *Parisien*; — (4 h. 30 min.) col de la *Glère* (2323 mèt.); — (10 kil.) *Hospice*; — (16 et 18 kil.) ports de *Venasque* et de la *Picade*; — (17 kil.) ascension de l'*Entécade* (2220 mèt.); — (12 kil. 1/2) ascension du *Couradilles* (1985 mèt.); — (13 kil. 1/2) *Bosost*; — (9 kil. 1/2) ascension du *Poujastou* (1930 mèt.); — ascension de *Bacanère* (2195 mèt.) et du *Pales de Burat* (2150 mèt.), une des plus belles courses des environs de Luchon; — (21 kil.) *Saint-Béat*, célèbre par son château et par ses carrières de marbre; — (2 jours) ascension de la *Maladetta*; — (33 kil. 1/2) *Venasque*; — (35 kil.) la vallée d'*Aran*, etc.

LES EAUX. — Eaux thermales ou froides, sulfurées sodiques, ou ferrugineuses bicarbonatées.

Connues dès l'époque romaine.

Émergence : Pour la plupart des sources, du terrain primitif, granite, pegmatite grenatifère, schistes siliceux, ou d'atterrissements modifiés.

Soixante-dix-sept griffons d'eau sulfureuse, dont le groupement en *neuf sources* principales forme, dit M. Filhol, la série d'eaux de ce genre la plus belle et la plus complète qui soit connue. Les sources ferrugineuses sont relativement moins importantes, cependant plusieurs sont utilisées et généralement bues aux repas. Les sources principales pour bains sont : *Ferras*, *Étigny*, *Bosquet*, *Bordeu*, *Richard* ancienne, *Richard* nouvelle, la *Blanche*, la *Reine*, la *Grotte* inférieure. Les buvettes forment les trois groupes suivants : 1° *Grotte*, *Reine*, *Blanche*; 2° *Ferras* ancienne, *Enceinte*, *Ferras* nouvelle; 3° *Pré* nos 2 et 3. Les sources les plus fortes, attribuées aux grandes douches, sont *Bordeu*, *Bayen*, *Reine* et *Grotte* supérieure.

Débit en 24 heures de toutes les sources sulfureuses : 6050 hectol.; lors des grandes infiltrations, 4720 hectol.

Densité : 1,00015 à 1,00018.

Température : Reine, 55°,25; Bayen, 66°; Azémar, 53°,17; Richard nouvelle, 50°,04; Grotte supérieure, 58°,44; Blanche, 47°,21; Ferras nouvelle, 39°,96; Bordeu ancienne, 53°,5; source Froide, 18° (*Annuaire*), 17°,1 (Rotureau).

Caractères particuliers : Eaux limpides, incolores, à odeur prononcée d'œufs couvés, à saveur hépatique; dégageant au griffon une quantité notable d'azote; quelques-unes déposent de la glairine colorée en noir par le sulfure de fer, ou grisâtre et translucide, d'autres des filaments blancs de sulfuraire. Elles s'altèrent lentement et peu à peu au contact de l'air, d'après les expériences de M. le docteur Lambron; quelques-unes dégagent dans leurs conduits de l'acide sulfhydrique; décomposé par l'air, cet acide produit de l'eau et du soufre qui se sublime à la partie supérieure des canaux ou des réservoirs dans des points que l'eau n'atteint jamais. Un phénomène caractéristique de la plupart des sources de Luchon, c'est le blanchiment. Ces eaux se décomposent dans la baignoire comme dans les conduits et réservoirs, sous l'influence de l'acide silicique en excès, et l'acide sulfhydrique, au contact de l'air, précipite du soufre, dont le mélange avec l'eau donne à cette dernière une teinte laiteuse.

Le degré sulfhydrométrique des sources de Luchon est variable et ses oscillations paraissent se lier à celles du baromètre, aux changements des saisons et aux infiltrations d'eau froide dans le sol environnant (Filhol).

Service médical : Un médecin inspecteur, deux inspecteurs adjoints.

Emploi : Boisson, eaux pures ou coupées avec du lait, bains d'eau, d'étuve, de vapeur, douches, piscines, salles de humage avec tubes séparés, individuels, amenant à l'état aériforme les principes spontanément dégagés par les eaux; douches pulvérisées, percutantes avec appareil ordinaire ou à colonne mobile.

Situation : 629 mèt. au-dessus de la mer.

Climat de montagnes, tempéré, mais sujet à des variations thermométriques brusques et fréquentes; les baigneurs doivent se munir de vêtements de laine et de vêtements légers.

Saison : du 1er juin à la fin d'octobre.

Action physiologique et thérapeutique : Ces eaux en boisson comme en bains sont, à différents degrés suivant les sources, excitantes ou sédatives des systèmes nerveux et sanguin, elles ont comme toutes celles du même genre une action stimulante particulière sur la peau et les muqueuses.

Les eaux de Luchon déterminent, en général, par l'usage externe, des démangeaisons, des picotements et quelquefois la poussée : en boisson, elles sont généralement bien supportées, quelquefois cependant il faut les couper.

Luchon possède en quelque sorte le résumé des eaux sulfureuses de la chaîne pyrénéenne, et la réunion sur un même point de sources différentes, pouvant se modifier mutuellement, est un précieux avantage pour cette station thermale.

L'herpétisme est l'indication dominante des eaux de Luchon, et les auteurs s'accordent sur les résultats excellents qu'elles donnent dans les maladies de peau tenant à la diathèse dartreuse. Elles réussissent également contre les dermatoses d'origine rhumatismale et contre les scrofulides. L'ecthyma, l'impétigo, les acné de date assez récente, cèdent presque toujours ou sont très-amendés; l'eczéma, l'herpès chroniques, guérissent aussi dans le plus grand nombre des cas, surtout quand il sont, comme c'est l'ordinaire, unis au lymphatisme ; le lichen et le prurigo se montrent plus rebelles, quoiqu'un traitement prolongé puisse être suivi de succès. Parmi les formes squameuses, le psoriasis, l'ichthyose non congénitale et récente, sont traités heureusement par les sources les plus actives. Enfin on compte des succès dans le lupus, l'esthiomène et l'éléphantiasis des Arabes.

L'action des eaux de Luchon contre les affections cutanées explique leur succès dans les maladies qui se montrent après la rétrocession d'une dermatose, ou alternent avec elle.

Quoique l'on ait cité des exemples de caries, de nécroses et d'autres affections scrofuleuses graves, guéries par ces eaux, leur action est surtout sensible dans les manifestations superficielles du lymphatisme, conjonctivites, dermatoses, etc. Elles ont aussi d'excellents effets dans toutes les manifestations du rhumatisme, mais surtout à l'état chronique, car leur usage dans l'état aigu peut être suivi d'exacerbations fâcheuses et commande la plus grande prudence. C'est chez les rhumatisants à constitution lymphatique que Luchon réussit le mieux. On y traite avec succès les suites d'anciennes blessures, de fracture, de luxations, etc., ainsi que la cachexie résultant de l'intoxication métallique, et celle qu'on observe quelquefois à la suite des maladies longues. Le catarrhe des voies génito-urinaires chez les deux sexes, le catarrhe bronchique, l'angine glanduleuse, la laryngite et la bronchite chroniques, sont encore des indications à l'emploi de ces eaux, qu'on a même vantées contre les deux premiers degrés de la phthisie. C'est principalement par l'aspiration dans des salles appropriées que les eaux réussissent alors.

Les eaux de Luchon sont contre-indiquées : dans les maladies du cœur et des gros vaisseaux, sauf certains cas où ces affections, récentes, tiendraient du rhumatisme; dans les affections aiguës, le cancer, la goutte; enfin chez les personnes très-excitables, ou disposées aux congestions et aux hémorrhagies.

Les eaux de Luchon transportées se conservent bien. Celle de la source du Pré n° 1, la plus riche des eaux Pyrénéennes en sulfure sodique (0gr,0785 par litre) est celle qui s'exporte le plus.

Nous donnons ici l'analyse des quatres sources les plus fortes en sulfure parmi les neuf dont M. Filhol a fait l'analyse.

Analyse (Filhol, 1859).

	SOURCE LA REINE. Eau, 1 litre.	SOURCE BAYEN. Eau, 1 litre.	SOURCE BORDEU. Eau, 1 litre.	GROTTE INFÉRIEURE. Eau, 1 litre.
Acide sulfhydr. libre.	traces.	traces.	traces.	traces.
Carbonate de soude...	traces.	traces.	traces.	traces.
Sulfure de sodium....	0gr,0550	0gr,0777	0gr,0690	0gr,0589
— de fer........	0, 0028	traces.	0, 0003	0, 0021
— de manganèse	0, 0033	traces.	traces.	
— de cuivre.....	traces.	traces.	traces.	traces.
Sulfate de potasse....	0, 0087	traces.		0, 0113
— de soude.....	0, 0222	traces.		0, 0265
— de chaux....	0, 0323	traces.		0, 0200
Hyposulfite de soude.	traces.	traces.	traces.	traces.
Chlorure de sodium..	0, 0674	0, 0829	0, 0858	0, 0736
Iodure de sodium....	traces.	traces.	traces.	traces.

Acide silicique.......	traces.	0gr,0444	0gr,0262	0gr,0499
Silicate de soude.....	traces.	traces.	0, 0233	traces.
— de chaux.....	0gr,0118	0, 0220	0, 0162	traces.
— de magnésie..	0, 0083	traces.	0, 0025	traces.
— d'alumine....	0, 0274	traces.	0, 0073	0, 0141
Alumine............	traces.			
Phosphate...........	traces.	traces.	traces.	traces.
Matière organique....	traces.	indét.	indét.	indét.
	0gr,2392	0gr,2270	0gr,2306	0gr,2564

Bibliographie : E. Filhol, Eaux minérales des Pyrénées, 1853. — Pégot, Essai clinique sur l'action des eaux de Bagnères-de-Luchon, 1854. — Lambron, Notice historique et médicale sur Bagnères-de-Luchon, 1856. — Lambron et Lezat, Les Pyrénées et les eaux thermales sulfurées de Bagnères-de-Luchon, 1864. — Lambron, Étude sur le dégagement d'électricité dans les eaux de Luchon, 1865. — Traitement des maladies de peau par les eaux de Luchon, 1868.

BAGNOLES (ORNE).

246 kil. de Paris. — Chemin de fer de l'Ouest. Gare de Montparnasse. — Train direct en 5 h. 41 m. Trains ordinaires en 8 h. 33 m. 1re cl. 29 fr. 50 c.; 2e cl. 22 fr. 20 c.; 3e cl. 16 fr. 20 c.

DE PARIS À BAGNOLES PAR BRIOUZE ET LA FERTÉ-MACÉ.

De *Paris à La Ferté-Macé* par Laigle, Argentan et Briouze, 240 kil. — Chemin de fer de l'Ouest, ligne de Granville. 4 conv. par jour. Train direct en 5 h. 41 m. Trains ordinaires en 8 h. 23 m. 1re cl. 29 fr. 50 c.; 2e cl. 22 fr. 20 c.; 3e cl. 16 fr. 20 c.

De *La Ferté-Macé à Bagnoles*, 6 kil. — Route de voitures. Omnibus à tous les trains. Le chemin de fer doit être ouvert prochainement jusqu'à Bagnoles.

Bagnoles est un petit village situé dans un vallon pittoresque, près des forêts des Andaines et de la Ferté-Macé, sur les deux rives de la Vée, qui coule dans une gorge profonde, des deux côtés de laquelle se dressent d'énormes rochers formant comme une ceinture de murailles autour de l'établissement des bains.

HÔTELS. — *Grand hôtel des Bains; Sainte-Lucile; Sainte-Marguerite.*

L'*Établissement* thermal, comprenant l'hôtel des Bains, forme 5 grands pavillons qui contiennent : 30 baignoires ordinaires, 10 baignoires avec appareils à douches, des salles pour bains russes et bains de vapeur, une grande piscine de natation, une piscine pour enfants, et une installation complète pour le traitement hydrothérapique. 250 chambres et appartements, un restaurant avec salle de 150 couverts, pour table d'hôte et repas à la carte, un café, une salle de billard, un casino, des salons de conversation, de lecture, de jeux, une chapelle et un bureau de télégraphe, constituent l'aménagement de l'hôtel. A l'établissement se rattache un beau parc de 50 hectares, traversé par la Vée.

PROMENADES. — Voitures, chevaux, ânes à volonté. Le parc, le lac et les dépendances offrent de charmantes promenades. De jolies vallées serpentent sur les bords de la rivière et les collines des environs présentent les sites les plus pittoresques. On monte sans peine au *Mont-Julien*, au *Somma-Riva*, au *Mont du Capucin*; l'ascension la plus pénible est celle du *Roc au Chien*, groupe de granit qui s'élève sur la rive droite de la Vée. — On visite encore (30 min.) le vieux château de *Couterne*, construit au seizième siècle et restauré au dix-huitième; — la *chapelle de Lignou;* — (10 kil.) les *gorges de Villiers* (belle vue); — *Lassey*, ancien château bien conservé, du neuvième siècle; — *Ambrières*, ruines du château de Guillaume le Conquérant; — (8 kil.) le *phare de Bon-Vouloir*, vieux donjon parfaitement conservé; — *Domfront*, auquel ses tours crénelées et ses rochers donnent un aspect des plus pittoresques; — la petite chapelle de *Saint-Horter*, où tous les baigneurs font un pèlerinage; — (24 kil.) le château de *Carrouges*, bâti aux quatorzième et quinzième siècles, et renfermant une galerie intéressante de portraits historiques, etc.

LES EAUX. — Eau thermale chlorurée sodique, sulfureuse, ou froide, ferrugineuse.

Connues surtout depuis la fin du dix-septième siècle.

Émergence : Du terrain primitif, granite, quartz.

Deux sources : Source *thermale;* source *ferrugineuse.*

Débit en 24 heures : Source thermale, environ 1500 hectol.

Température : Source thermale, 26°; source Ferrugineuse, 12°,3.

Caractères particuliers : Eau limpide, incolore, onctueuse au toucher, saveur agréable, quoique un peu amère, odeur sulfureuseau point d'émergence.

Service médical : Un médecin inspecteur.

Emploi : Boisson, bains de baignoires et de piscines, douches, inhalation. — Appareils pour le traitement hydrothérapique.

Situation : 163 mèt. au-dessus de la mer.

Climat agréable des basses montagnes, matinées et soirées fraîches.

Saison : Du 15 mai au 15 octobre.

Action physiologique et thérapeutique : Nous devons à M. le docteur Joubert, inspecteur à Bagnoles, les indications suivantes : L'eau de la source thermale, administrée en bains et en boisson, active légèrement la circulation, modifie l'enveloppe cutanée, qui devient souple et douce au toucher, réveille l'énergie musculaire, rend les membres plus dispos et procure un sentiment de bien-être et de force. L'appétit augmente, les fonctions digestives sont activées; l'organisme tout entier acquiert une vitalité plus grande. La source ferro-manganésienne ne s'utilise qu'en boisson, comme adjuvant dans le traitement des maladies où l'usage du fer est indiqué.

On traite avec succès à Bagnoles les dyspepsies et en général les troubles fonctionnels des voies digestives; les dermatoses de forme humide; le rhumatisme, la goutte et la gravelle; les engorgements utérins; les plaies et les ulcères atoniques; la chlorose, l'anémie, les convalescences difficiles et certaines névroses, notamment la chorée et l'hystérie.

Analyse (O. Henry, 1868).

	SOURCE THERMALE. Eau, 1 kilogr.
Acide sulfhydrique libre et peut-être en même temps monosulfure........................ 1c.c.224.	0gr, 0019
Chlorure de sodium..............................	0, 0600
Sulfate de soude anhydre..............................	0, 0020
Arséniate de soude..............................	traces.
Phosphate de chaux..............................	0, 0200
Fer et manganèse..............................	0, 0015
Bicarbonate de chaux et de magnésie..............	0, 0150
Silicate de lithine..............................	0, 0020
— de potasse et d'alumine..................	0, 0270
Acide ulmique. — crénique. }	0, 0015
	0gr, 1309

Gaz recueillis dans la source thermale, pour 100 parties.

Acide carbonique..........................	5 à 6
Azote..........................	94 à 95

Bibliographie : A. Teste, Notice sur les eaux minéro-thermales de Bagnoles (Orne). Paris, 1864. — Ledemé, Notice sur les eaux de Bagnoles de l'Orne. Caen, 1846. — C. Lebreton, Notice sur les eaux minéro-thermales de Bagnoles (de l'Orne). Paris, 1852. — Bignon, les eaux thermales de Bagnoles de l'Orne... Alençon, 1868.

BAGNOLS (LOZÈRE).

666 kil. de Paris. — Chemin de fer de Lyon et route de poste. — Train express en 19 h. Train omnibus en 21 h. 17 m. (*V.* ci-dessous le prix des places).

DE PARIS A BAGNOLS PAR BRIOUDE ET VILLEFORT.

De *Paris à Villefort* par Saint-Germain-des-Fossés, Gannat et Brioude, 628 kil. — Chemin de fer de Lyon, ligne de Nîmes. 2 conv. par jour. Train express en 15 h. 38 m. Train omnibus en 17 h. 47 m. 1re cl. 33 fr. 65 c.; 2e cl. 25 fr. 20 c.; 3e cl. 18 fr. 45 c.

De *Villefort à Bagnols*, 38 kil. — Route de poste. Diligences et voitures particulières. Trajet en 3 h. 30 m.

Bagnols, v. de 417 hab., est

étagé en amphithéâtre sur la rive g. du Lot, au pied de la Pervenche, montagne qui forme une suite et une dépendance de la Lozère et de la chaîne des Cévennes.

HÔTELS. — Des *Bains*, *Lacombe*, du *Midi*, etc.

L'*Etablissement* thermal contient 28 cabinets de bains, 4 cabinets de douches, des piscines et des étuves. L'importance des eaux de Bagnols décidera sans doute leurs propriétaires à porter l'aménagement de ces thermes au degré de perfection acquis aujourd'hui dans la plupart des stations hydrominérales.

PROMENADES.— Le *quai Moreau*, ainsi nommé du préfet qui l'a fait construire, s'étend depuis l'hôtel du Midi jusqu'au Pont-Neuf en longeant la rive dr. du Lot, traverse la rivière et revient vers l'établissement en suivant la rive g., en forme de fer à cheval. Ce quai offre une large et spacieuse promenade. — Parmi les promenades extérieures, nous citerons : le *vallon de la Bessière*, avec ses rochers, ses grottes et sa belle cascade ; — (30 min.) la vallée et le village de *Chadenet*, sur la route de Bagnols à Mende; c'est la promenade favorite des baigneurs, surtout après le dîner; — (30 min.) *Saint-Julien*, v. possédant une vieille église romane; — (1 h. 30 min.) le *tunnel* de 250 mèt. creusé dans l'épaisseur d'une montagne de granit qui porte sur ses flancs les belles ruines du *château de Tournel*.

LES EAUX.— Eau thermale, sulfurée sodique.

Connue probablement dès l'époque romaine.

Émergence : D'un schiste primitif.

Six sources qu'on désigne par des numéros d'ordre. La source n° 1 est aussi appelée source *Grande* ou source *Ancienne*, c'est la seule anciennement connue; les sources n°s 3 et 5 ne sont pas utilisées à cause de leur faible débit.

Débit en 24 heures : Source Ancienne, 1627 hectol.; source n° 2, 504 hectol.; source n° 4, 43 hectol.; source n° 6, 72 hectol.

Densité : Source Ancienne, 1,0095.

Température : Source ancienne, 42°.

Caractères particuliers : Eau limpide, incolore, à odeur sulfhydrique, à goût fade, légèrement styptique et sulfureux, onctueuse au toucher, déposant dans les conduits du soufre et une matière analogue à la glairine, dégageant, toutes les minutes environ, de grosses bulles de gaz dont un bruit souterrain précède l'apparition.

Service médical : Un médecin inspecteur.

Emploi : Boisson, bains de baignoires, de piscines, de vapeur, d'étuves, douches, inhalation.

Situation : 860 mèt. au-dessus de la mer.

Climat de montagnes assez rude, chaleur forte au milieu du jour, matinées et soirées fraîches, variations brusques et considérables du thermomètre et du baromètre.

Saison : Du 1er juin au 1er octobre. Il est important, pour les malades qui habitent un pays où l'automne est froid, de venir à Bagnols de bonne heure, de manière à ne pas se trouver, en revenant chez eux, soumis à une température qui pourrait, en gênant ou supprimant la transpiration, contrarier l'effet des eaux.

Action physiologique et thérapeutique : Eau très-excitante par ses éléments minéralisateurs et par sa température. Du troisième au sixième jour du traitement on voit paraître les signes de la fièvre thermale, qui cèdent rapidement aux moyens appropriés. Les eaux de Bagnols agissent fortement sur la peau et sur les muqueuses, dont elles exaltent les fonctions ; elles modifient l'hématose à la manière des eaux alcalines et facilitent la circulation sanguine. Elles paraissent de plus avoir une action sédative et résolutive dans certains cas d'endocardite chronique et d'hypertrophie cardiaque d'origine rhumatismale ; c'est du moins ce qui résulte d'observations nombreuses, recueillies et publiées par M. Dufresse de Chassaigne. L'inspecteur actuel, M. le Dr de Tissonière, insiste sur ces résultats dont une longue expérience lui a démontré l'exactitude. Les eaux de Bagnols ont, en outre, comme indications thérapeutiques, les autres manifestations rhumatismales, celles du lymphatisme et de la scrofule, les maladies de la peau arthritiques ou lymphatiques, les affections chroniques des voies aériennes. Elle réussissent dans les ulcères atoniques, dans les suites de blessures anciennes et dans les déplacements de l'utérus.

Analyse (O. Henry).

	S. ANCIENNE. Eau, 1 kilogr.
Bicarbonate de chaux	0gr, 0684
— de magnésie	traces
— de soude anhydre	0, 2265
Sulfate de chaux	0, 0148
— de soude anhydre	0, 0890
Chlorure de sodium	0, 1428
— de potassium	0, 0030
Silice, alumine, oxyde de fer	0, 0329
Arsenic	traces
Matière organique azotée, soluble et insoluble (glairine ?)	0, 0358
	0gr ,6132
Gaz azote	quant. ind.
— acide carbonique	quant. ind.
— acide sulfhydrique	1cc,7

Bibliographie : Dufresse de Chassaigne, Guide des malades aux Eaux de Bagnols (Lozère), 1865.

BAINS (VOSGES).

457 kil. de Paris. — Chemin de fer de l'Est (*V.* ci-dessous le trajet et les prix).

DE PARIS À BAINS PAR NANCY ET ÉPINAL.

De *Paris à Bains* par Châlons-sur-Marne, Nancy et Épinal, 457 kil. — Chemin de fer de l'Est, ligne de Vesoul. 4 conv. par jour. Trains express en 10 h. 29 m. Trains omnibus en 13 h. 23 m. 1re cl. 56 fr. 30 c.; 2e cl. 42 fr. 20 c.; 3e cl. 30 fr. 90 c.

Bains, V. de 2511 hab., est située au pied du versant méridional des Vosges, dans un vallon qu'arrose le Baignerot, affluent de la Saône.

HÔTELS. — De la *Clef d'Or*, du *Commerce*. Nombreuses maisons meublées.

L'*Établissement* thermal a été bâti au milieu d'une petite place, au centre de la ville. Il se compose d'un bâtiment rectangulaire, comprenant au rez-de-chaussée, trois grandes piscines, entourées d'une galerie sur laquelle s'ouvrent les portes d'une série de cabinets de douches, en communication avec les étuves; 2 buvettes, dont une placée à l'extrémité des piscines, l'autre à l'extérieur du bâtiment.

La vie est tranquille à Bains; les malades n'y trouvent pas les distractions luxueuses des grands établissements d'eaux.

PROMENADES. — Les plus fréquentées par les baigneurs sont la *promenade Stanislas*, appelée aussi le *Parapluie*, et l'*avenue des Breuilles*. Les promeneurs exercés peuvent aller à la chapelle de *N.-D. de la Brosse*, à *la Lande*, au *Clerjus* et à la *Chaudeau*, où la Sémouse fait mouvoir un grand nombre de forges importantes.

Bains est à 16 kil. de Plombières (*V.* ce mot).

LES EAUX. — Eau thermale, sulfatée sodique.

Connue dès l'époque romaine.

Émergence : Du grès vosgien recouvrant, en bancs peu épais, le granite qui affleure sur plusieurs points de la vallée.

Onze sources utilisées : *Grosse source;* source *Romaine;* source *Souterraine chaude;* source du *Robinet de Cuivre;* source du *Robinet de Fer;* source *tempérée* du *Bain Romain;* source *Savonneuse;* source *tempérée* de la *Promenade;* source *Féconde;* source *tiède* de la *Promenade;* source de la *Vache*. Plusieurs autres sources restent sans emploi.

Débit en 24 heures des onze sources utilisées : 2880 hectol. La source tiède de la Promenade, obtenue au moyen d'un sondage, donne 1080 hectol., et son débit paraît devoir être doublé par un meilleur aménagement.

Température : Grosse Source, 49° à 50°; source Romaine, 45°; source Souterraine, 49°; Robinet de Cuivre et Robinet de Fer, 48° à 48°,5; source Savonneuse, 37° à 39°; source tempérée de la Promenade,

32° à 33°; source Féconde, 39° à 41°; source tiède de la Promenade, 29° à 30°; source de la Vache, 37°.

Caractères particuliers : Eau limpide, incolore, inodore et sans saveur.

Service médical : Un médecin inspecteur.

Emploi : Boisson, bains de baignoires et de piscines, douches, étuves.

Situation : 306 mèt. au-dessus de la mer.

Climat de montagnes, l'oscillation diurne du thermomètre est considérable.

Saison : du 15 mai au 15 septembre.

Action physiologique et thérapeutique : Ces eaux, dit M. le docteur Bailly, ont une action doucement stimulante, névrosthénique et qui s'applique particulièrement aux organisations débiles et dyscrasiques. En boisson, elles déterminent presque toutes, dès les premiers jours, les phénomènes de la fièvre thermale, embarras gastrique, inappétence, dégoût des aliments, constipation, rarement la diarrhée; ces accidents cèdent rapidement aux moyens appropriés. Employées extérieurement, les eaux de Bains ont une action primitive plus ou moins stimulante, suivant leur température; secondairement elles agissent comme sédatives. Elles se rapprochent beaucoup dans leurs effets comme dans leurs principes minéraux de leurs voisines les eaux de Plombières.

Le rhumatisme est la principale indication des eaux de Bains, et c'est en général aux sources les plus chaudes de cette station que les rhumatisants sont adressés. Ces eaux donnent aussi les meilleurs résultats dans la névralgie sciatique. Mais les sources de Bains, très-rapprochées entre elles sous le rapport de la minéralisation, diffèrent notablement comme température, et les sources tempérées, celles du bain de la Promenade par exemple, remplissent des indications très-distinctes. On les emploie quand il faut calmer le système nerveux tout entier, et par conséquent éviter d'amener de la chaleur, de la rougeur à la peau et la sueur. C'est ainsi qu'elles réussissent contre l'hystérie et d'autres névroses, dans certaines névralgies, dans les troubles qui accompagnent souvent la ménopause et dans les affections utérines qui ne sont pas organiques. On emploie, suivant les indications spéciales, les sources chaudes ou les tempérées contre les différentes paralysies, dans les contractures ou les déformations articulaires consécutives aux blessures. Souvent on joint aux bains et aux douches l'usage en boisson des sources de la Vache et Savonneuse, mais c'est principalement au traitement externe que l'on emploie les eaux de Bains.

Analyse (Poumarède, 1848).

	GROSSE SOURCE. Eau, 1 kilogr.	S. SAVONNEUSE. Eau, 1 kilogr.
Sulfate de soude..........	0gr, 110	0gr, 160
Chlorure de sodium	0, 083	0, 163

Carbonate de soude........	0gr, 010	
— de chaux........	0, 028	0gr, 045
Silice....................	0, 069	0, 121
Oxyde de fer..............	0, 002	0, 002
Matière organique.........	traces	traces
	0gr,302	0gr,491

La source tiède de la Promenade contient les mêmes principes fixes que la source Savonneuse, mais dans une proportion plus faible.

MM. Bailly et Faron ont constaté la présence de l'arsenic et du fer dans toutes les sources de Bains.

Bibliographie : A. Chevalier, Notice sur les Eaux minérales de Bains (Vosges), in Journal de chimie médicale, août 1846.— Bailly, Eaux thermales de Bains-en-Vosges;... leur usage dans les maladies chroniques, 1834. — Haxo, Coup d'œil sur les Eaux minérales du département des Vosges; Épinal, 1851. — Hutin, Guide des baigneurs aux Eaux de Plombières et dans les Vosges; Paris, 1856. — A. Robert, Guide aux bains de la vallée du Rhin... et des Vosges, 1869. — A. Bouloumié, Guide aux eaux minérales des Vosges; Paris, 1879.

BALARUC (HÉRAULT).

807 kil. de Paris. — Chemin de fer de Lyon (*V.* ci-dessous le trajet et les prix).

DE PARIS À BALARUC PAR SAINT-GERMAIN-DES-FOSSÉS ET CETTE.

De *Paris à Cette* par Nevers, Saint-Germain-des-Fossés, Clermont-Ferrand et Nîmes, 803 kil. — Chemin de fer de Lyon, ligne de Nîmes. 2 conv. par jour. Train express en 20 h. 38 m. Train omnibus en 24 h. 53 m. 1re cl. 98 fr. 90 c.; 2e cl. 74 fr. 15 c ; 3e cl. 54 fr. 30 c.

De *Cette à Balaruc*, 4 kil.— Bateau à vapeur sur l'étang de Thau. 3 départs par jour. Traversée en 15 m. — On peut aussi se rendre de Cette à Balaruc par la route Nationale (12 kil.). Voitures de louage. Trajet en 1 h. 15 m.

Balaruc, v. de 450 hab., est situé sur une presqu'île formée par l'étang de Thau. On a comparé sa position à celle de Füred, sur le lac Balaton, et la belle nappe d'eau qui l'entoure presque, le ciel pur de la Méditerranée donnent à ce riant village des points de vue magnifiques.

HÔTEL : à l'établissement thermal. — Très-fréquentée jadis, cette station thermale l'est moins aujourd'hui, non qu'elle ait démérité sous le rapport médical, car ses eaux ne sont pas moins efficaces et rien n'a été négligé pour mettre l'aménagement balnéaire au niveau de la science, mais on ne trouve pas à Balaruc les casinos, les concerts et les autres distractions que le luxe a prodiguées dans beaucoup d'autres localités. Ces distractions, si elles ne sont pas nécessaires à tous les malades, peuvent être utiles cependant à beaucoup d'entre eux; elles attirent les baigneurs, les étrangers, elles contribuent singulièrement à la prospérité du pays et même à la réputation, non pas scientifique, mais mondaine de ses eaux.

Outre l'établissement principal, il s'est créé, depuis quelques années, d'autres établissements où l'on administre des eaux très-différentes, surtout comme température naturelle, de la source ancienne, qui a fait la réputation de Balaruc; ce sont les bains du Puits communal et de la source Bidon.

L'*Etablissement* thermal, dont nous nous occupons ici, fort amélioré dès 1832, a été complétement restauré en 1863, sous la direction de M. Jules François, et depuis lors son installation balnéaire répond aux exigences de la science moderne. L'eau thermale, puisée par une machine à vapeur dans le bassin de captage, se rend partie dans des réservoirs, partie directement à la buvette. Celle-ci est installée dans une cour couverte d'un vitrage et sous laquelle se trouve le bassin de captage. L'aménagement balnéaire comprend 11 cabinets de bains, 4 salles pour douches de toute espèce, une étuve pour bains locaux de vapeur, une caisse pour bains de vapeur et 2 piscines, dont l'une est destinée au service de l'hôpital.

On trouve dans l'établissement un hôtel fort bien tenu à tous égards, et les baigneurs ont à leur disposition un beau parc, la seule promenade ombragée qui existe dans le pays.

Balaruc possède un hôpital civil et militaire, contenant 84 lits et alimenté d'eau minérale par la source ancienne.

LES EAUX. — Eau thermale, chlorurée sodique.

Connue dès l'époque romaine.

Émergence : d'un terrain correspondant, suivant MM. Marcel de Serres et Figuier, à l'étage inférieur du groupe oxfordien.

Une source : source Ancienne. Deux puits, creusés depuis une dizaine d'années, fournissent des eaux qui paraissent être un mélange d'eau commune et des infiltrations de la source ancienne. L'eau d'un de ces puits est à peine thermale, celle de l'autre puits est froide.

Débit en 24 heures : 3326 hectol.

Densité : 1,023.

Température : 47°,5 à 48° (Planche).

Caractères particuliers : Eau très-limpide, présentant à sa surface, quand elle a séjourné dans les bassins de refroidissement, une pellicule onctueuse et irisée; inodore, à saveur légèrement salée, piquante avec un arrière-goût légèrement amer.

Service médical : Un médecin inspecteur.

Emploi : boisson, bains d'eau, de vapeur et de boue minérale, douches de tout genre, gargarismes; étuves, piscines.

Situation : 23 mèt. au-dessus de la mer.

Climat très-doux et salubre. L'étang de Thau ne cause pas de brouillards et les fièvres paludéennes y sont presque inconnues.

Saison : du 1er mai au 30 octobre

Action physiologique et thérapeutique : L'eau de Balaruc est excitante de toutes les fonctions; elle active celles de la peau, des muqueuses, du foie et des reins, en même temps que la circulation. Après les premiers jours de traitement, le malade éprouve un sentiment de lassitude, précurseur de la fièvre thermale qu'on évite en modérant le traitement ou en l'interrompant quelques jours. La transpiration se marque davantage et quelquefois il survient d'assez vives démangeaisons, surtout quand on ajoute des eaux mères à l'eau de la source. Les sécrétions des muqueuses, du foie et des reins augmentent aussi et l'effet purgatif se produit. Lorsqu'il est prononcé, l'urine n'est pas très-abondante, elle coule au contraire en grande quantité chez les personnes qui résistent davantage à l'action purgative de l'eau minérale. Cette excitation des fonctions se traduit en outre par une augmentation de l'appétit et par un relèvement des forces qui, loin de diminuer en présence de l'effet purgatif, s'accroissent au contraire. On voit en même temps se résoudre les engorgements articulaires, glandulaires ou viscéraux; les paralytiques sentent leurs muscles reprendre de l'activité, en un mot l'action tonique, résolutive et reconstituante des eaux se manifeste. La température des bains influe beaucoup sur leur action physiologique, aussi doit-elle être attentivement graduée suivant les sujets.

La paralysie, rhumatismale ou apoplectique, est une des indications principales de l'eau de Balaruc; mais celle qui résulte de l'hémorrhagie cérébrale exige, dans son traitement hydro-minéral, la plus grande prudence. Le rhumatisme sous toutes ses formes, les névralgies rebelles et notamment la sciatique sont également guéris ou tout au moins très-amendés à cette station. Les résultats sont d'autant plus assurés que le sujet est d'une constitution lymphatique, car le lymphatisme et la scrofule relèvent essentiellement des eaux chlorurées sodiques, dont Balaruc offre un type si remarquable. On enverra aussi à ces thermes les anémiques, les scorbutiques, les personnes qui souffrent des suites d'anciennes blessures, d'entorse, etc. Enfin M. le docteur Planche, inspecteur actuel de la station, a vu la source ancienne donner d'excellents résultats dans l'ataxie locomotrice, dans l'atrophie musculaire progressive, et, en général, dans les maladies des centres nerveux.

Si l'eau de Balaruc est utile contre la paralysie d'origine apoplectique, il n'en résulte pas qu'elle puisse être conseillée aux personnes disposées aux hémorrhagies cérébrales ou pulmonaires. En s'efforçant de reconstituer les fonctions musculaires et l'innervation, le médecin s'applique à éviter tout ce qui peut amener une nouvelle apoplexie. La disposition aux hémorrhagies cérébrales ou pulmonaires, les tubercules et les affections du cœur ou des gros vaisseaux contre-indiquent l'usage de l'eau de Balaruc.

On réunit presque toujours la boisson au traitement externe. Malheureusement parmi les clients de Balaruc, un grand nombre, les paralytiques, ne peuvent, que par exception, faire usage des bains de piscine. Les bains de boue minérale sont très-actifs et très-efficaces. La durée du traitement ne saurait être, là non plus qu'ailleurs, fixée d'avance; 21 jours suffisent à quelques malades, d'autre n'ont pas trop d'un mois ou même de deux saisons se suivant à quelque intervalle. Enfin, malgré une opinion trop généralement admise, si les mois de juillet et d'août sont moins favorables au traitement de certains malades, beaucoup d'autres ont au contraire à se louer de leur séjour aux thermes de Balaruc pendant ces deux mois.

L'eau de Balaruc se conserve très-bien et même plusieurs années en bouteilles. Il s'en exporte une grande quantité.

Analyse (Béchamp, 1861).

	Eau, 1 kilogr.
Chlorure de sodium	7gr, 0451
— de lithium	0, 0072
— de cuivre	0, 0007
— de magnésium	0, 8890
Bromure de sodium	traces
Sulfate de potasse	0, 1459
— de chaux	0, 9960
Bicarbonate de chaux	0, 8350
— de magnésie	0, 2167
Nitrates	traces
Acide silicique	0, 0228
— borique	0, 0080
Alumine / Manganèse / Acide phosphorique	0, 0011
Oxyde de fer	0, 0012
Acide carbonique	0, 0984
	10gr, 2671
Azote et oxygène	55c.c.

Bibliographie : Le Bret, Emploi des eaux de Balaruc dans le traitement des paralysies, 1856. — Mémoire sur le scorbut de l'armée d'Orient, observé et traité à l'hôpital de Balaruc, 1859.— Béchamp, Sur la présence du cuivre dans les eaux de Balaruc-les-Bains.... indications thérapeutiques; Paris, 1877. — A. Planche, Balaruc-les-Bains.... indications thérapeutiques; Paris, 1877.

BARBAZAN (HAUTE-GARONNE).

863 kil. de Paris, *par Limoges*. — Chemins de fer d'Orléans, du Midi et route de voitures. — Trains express en 22 h. Trains omnibus en 23 h. 1re cl. 101 fr. 90 c.; 2e cl. 76 fr. 70 c.; 3e cl. 55 fr. 40 c.

894 kil. de Paris, *par Bordeaux* (*V.* l'itinéraire ci-dessous).

DE PARIS À BARBAZAN PAR BORDEAUX, TARBES, MONTRÉJEAU ET LOURES.

De *Paris à Loures* par Bordeaux, Mont-de-Marsan, Tarbes et Montréjeau, 892 kil. — Chemins de fer d'Orléans, du Midi et route de voitures. 3 conv. par jour. Trains express en 18 h. 37 m. Trains omnibus en 24 h. 35 m. 1re cl. 108 fr. 90 c.; 2e cl. 81 fr. 65 c.; 3e cl. 58 fr. 30 c.

De *Loures à Barbazan*, 2 kil. — Route de voitures.

Barbazan, v. de 547 hab., est situé près d'un petit lac, sur la rive dr. de la Garonne, au milieu de prairies et d'avenues de peupliers.

Il n'y a pas d'hôtels, mais on peut loger à l'établissement ou à Loures.

L'*Établissement* thermal a 14 cabinets de bains, une salle de pulvérisation et 2 buvettes. Une galerie large et commode s'étend d'un côté à l'autre des thermes et sert de salle d'attente aux baigneurs.

Sur la pointe du rocher qui domine le village du côté de l'E., s'élève le vieux manoir de Barbazan. Des belles allées de tilleuls qui ombragent sa terrasse, on jouit d'une très-belle vue sur le cours de la Garonne. Le petit lac qui porte le nom du village est situé au pied du versant N. de la colline.

Non loin de Barbazan se trouvent Sainte-Marie et Siradan (*V.* ces mots).

LES EAUX. — Eau froide, sulfatée calcique.

Connue depuis longtemps.

Trois sources : Source de l'*Établissement*; source du *Saule;* source du *Sureau*. La première, seule, est notablement ferrugineuse.

Température : 19°,6.

Caractères particuliers : Eau limpide, incolore, inodore, à saveur fade avec un arrière-goût lixiviel et atramentaire; dégageant un mélange d'azote, d'oxygène et d'acide carbonique; formant dans son réservoir un dépôt ocreux.

Emploi : Boisson, bains.

Situation : Environ 450 mèt. au-dessus de la mer.

Climat doux.

Action physiologique et thérapeutique : Suivant MM. Durand-Fardel et Le Bret, cette eau n'a d'autres propriétés que celles des sulfatées calciques en général, et répond surtout à la surexcitation du système nerveux accompagnée de faiblesse et d'atonie. M. Filhol la considère comme se rattachant aux eaux ferrugineuses par son action thérapeutique. Les maladies les plus communément traitées à Barbazan sont l'anémie, la chlorose, le rhumatisme, les affections de la peau et des voies aériennes.

Analyse (Filhol, 1852).

	S. DE L'ÉTABLISSEMENT. Eau, 1 kilogr.
Sulfate de chaux	1gr, 5040
— de magnésie	0, 3080
— de soude	0. 0180
Carbonate de chaux	0, 1300
— de magnésie	0, 0540
Chlorure de sodium	0, 0090
— de calcium	traces.
— de magnésium	traces.
Silice	0, 0140
Oxyde de fer	0, 0015
Iode	traces.
Magnésie	traces.
Phosphates	traces.
Matière organique	traces.
	2gr ,0385

BARBOTAN (GERS).

768 kil. de Paris. — Chemins de fer d'Orléans, du Midi et route de poste. — Trains express en 18 h. 50 m. Trains omnibus en 22 h. 55 m. (*V.* ci-dessous les prix).

DE PARIS À BARBOTAN PAR BORDEAUX ET MONT-DE-MARSAN.

De *Paris à Mont-de-Marsan* par Orléans et Bordeaux, 733 kil. — Chemins de fer d'Orléans et du Midi, ligne de Bordeaux à Tarbes. 4 conv. par jour. Trains express en 15 h. 20 m. Train omnibus en 19 h. 25 m. 1re cl. 90 fr. 30 c.; 2e cl. 68 fr. 10 c.; 3e cl. 49 fr. 65 c.

De *Mont-de-Marsan à Barbotan*, 35 kil. — Route de voitures. Trajet en 3 h. 30 m.

Barbotan, est un ham. de 56 hab., dépendant de la commune de Casaubon. Les habitations, dont la plupart sont construites sur pilotis, et les sources occupent le fond d'une sorte d'entonnoir fermé de tous côtés par un coteau couvert de vignes.

Plusieurs hôtels reçoivent les baigneurs.

L'*Établissement* thermal, fondé en 1820 et refait à neuf depuis quelques années, est maintenant confortable. Il est couvert d'une toiture vitrée et possède une buvette, une piscine ou bain des pauvres pouvant contenir 8 à 10 personnes, 12 cabinets de bains chauds, 3 de bains froids et un bassin de boues pouvant recevoir 20 personnes. Il y a de plus des cabinets particuliers pour bains de boues. — Un jardin anglais a été créé près de l'établissement et des hôtels.

Le nombre annuel des baigneurs est d'environ 1200. Ils viennent pour la plupart des départements voisins.

LES EAUX. — Eau thermale, ferrugineuse bicarbonatée.

Connue au commencement du XVIIe s. Montaigne en parle.

Émergence : Du terrain tertiaire.

Six sources principales : la *Buvette;* la *Piscine* ou *Bain des Pauvres;* les *Bains Chauds;* les *Bains tempérés;* source des *Douches;* bassin des *Boues.*

Débit en 24 heures : 3000 hectol.

Température : Buvette, 32°,5; Piscine, 33°,7; Bains Chauds, 35°; Bains Tempérés, 31°,2; Douches, 38°,7; Boues, 36° au fond, 26° à la surface.

Caractères particuliers : Eau limpide, à saveur douceâtre et un peu astringente, à odeur sulfhydrique légère et se dissipant promptement au contact de l'air; dégageant dans toutes les sources de l'acide carbonique.

Service médical : Un médecin inspecteur.

Emploi : Boisson, bains, douches, bains de boues. C'est surtout ce dernier moyen thérapeutique que l'on va chercher à Barbotan.

Situation : Environ 80 mèt. au-dessus de la mer.

Saison : De juin à la fin de septembre.

Action physiologique et thérapeutique : Les eaux, et par conséquent les boues de Barbotan, agissent comme excitantes des fonctions de la peau. On les a comparées sous ce rapport aux boues de Saint-Amand. Elles sont utiles dans toutes les manifestations du rhumatisme, dans les névralgies sciatique et intercostale, dans les contractures et les paralysies rhumatismales. On les recommande aussi contre les dermatoses atoniques, contre les maladies qui procèdent du lymphatisme ou de la scrofule. Enfin on les a considérées comme réussissant dans la bronchite chronique et dans les maladies chroniques de l'utérus et de ses annexes. Elles doivent être interdites aux personnes disposées à la congestion cérébrale.

Analyse (Alexandre).

	Eau, 1 kilog.
Carbonate de chaux	0gr, 0210
— de magnésie	0, 0020
— de fer	0, 0312
Sulfate de soude	0, 0312
— de chaux	0, 0020
Chlorures de sodium et de magnésium	0, 0190
Acide silicique et barégine	0, 0290
	0gr, 1354

Gaz acide carbonique	122c.c.
— — sulfhydrique	quant. ind.

Bibliographie : Essais physico-pathologiques sur la nature, les qualités et les effets des bains de boues de Barbotan, 1775. — Dufau, Recherches théoriques et pratiques sur les eaux minérales de Barbotan, etc., 1785.

BARÉGES (HAUTES-PYRÉNÉES).

901 kil. de Paris. — Chemins de fer d'Orléans, du Midi et route de poste (*V.* ci-dessous l'Itinéraire).

DE PARIS À BARÉGES PAR BORDEAUX ET PIERREFITTE-NESTALAS.

De *Paris à Pierrefitte-Nestalas* : 1° par Orléans, Tours, Angoulême, Bordeaux, Dax, Pau et Lourdes, 878 kil. — Chemins de fer d'Orléans et du Midi. 2 conv. par jour. Train express en 19 h. 31 m. Train omnibus en 25 h. 45 m. 1re cl. 108 fr. 15 c.; 2e cl. 82 fr.; 3e cl. 59 fr 45 c. — 2° Par Bordeaux, Tarbes et Lourdes, 872 kil. 3 conv. par jour. Trajet en 20 h. 43 m. ou 23 h. 44 m. 1re cl. 107 fr. 30 c.; 2e cl. 80 fr. 45 c.; 3e cl. 59 fr. 5 c.

De *Pierrefitte à Baréges*, 19 kil. — Route de poste. Voitures de correspondance. Trajet en 2 h. Prix : 4 fr. 50 c.

Baréges, hameau dépendant de la commune de Betpouey, est une longue rue bâtie tout entière sur la rive g. du Gave de Bastan; à son extrémité supérieure, le chemin du Tourmalet la continue; à son extrémité inférieure, la route de Luz y aboutit. Elle se compose d'une soixantaine de maisons, au centre du pays, dont quelques-unes belles et bien meublées.

HÔTELS. — De l'*Europe*, de *France, Richelieu*, des *Pyrénées*, des *Princes*. — Maisons et appartements à louer. — Voitures, chevaux, guides pour les excursions.

L'*Établissement thermal* est un édifice d'aspect monumental, bien construit et bien aménagé. Il comprend 30 cabinets de bains, 3 salles de douches, une salle de pulvérisation et une salle de bains de pieds, des piscines, etc. De nouvelles douches ont été installées tout récemment, et les appareils balnéaires les plus modernes mettent l'établissement au niveau des exigences actuelles de la science.

Un *Casino* offre aux baigneurs les distractions désirables pendant un séjour aux eaux.

Baréges possède en outre un *hôpital militaire* comprenant deux vastes bâtiments et pouvant recevoir 70 officiers et 300 soldats.

Trois ponts traversent le Bastan, en amont, en aval et au centre du village : celui du centre n'est pas public; il appartient à l'hôpital.

PROMENADES. — La *Promenade horizontale* est la plus fréquentée; — L'*allée verte* et *l'Héritage à Colas*; on jouit, à l'allée verte, d'une belle vue. — *Saint-Justin* (40 min. pour aller et 30 min. pour revenir). — *Sers* (1 h. 15 min. aller et retour). — Le *Midaou* (3 h. 15 m. montée et descente), etc.

EXCURSIONS. — *Ravins de Pontis* et du *Rioulet* (4 h. 30 m. guide nécessaire). — Ascension du *pic d'Ayré* (3 h. de montée, 2 h. de descente). — *Pic de Lienz* ou d'*Ereslids* ou de la *Piquette* (2 h. 30 m. de montée; descente directe,

1 h. 30 m.). — *Vallée et Lac d'Escoubous. Col d'Aure* (1 h. 30 min. pour monter au lac; 1 h. 15 min. pour descendre; 2 h. 30 min. à 3 h. pour visiter la vallée et les lacs et monter au col d'Aure ; 2 h. et 2 h. 30 min. pour redescendre.)— *Vallée de la Glaire* et ses lacs (1 h. 1/2 ou 2 h. jusqu'au lac de la Glaire; 1 h. 1/2 de retour; 2 h. pour visiter les autres lacs.) — *Ascension du Néouvielle* (*Neige-vieille*), 11 à 12 h. de marche. — *Ascension du Pic du Midi de Bigorre* (2877 mèt.) visite à l'*Observatoire* (3 h. à cheval avec un guide, 4 h. en chaise; à peu près autant pour le retour.)— *Pic de Pène Blanque* ou *Labas-Blanc* (2630 mèt.) et *lac Bleu* ou de *Lhéou* (7 à 8 h. aller et retour).

Un autre *établissement* thermal, celui de **Barzun**, se trouve à 500 mèt. sur la rive dr. du Bastan, en aval de Baréges. Il a 9 cabinets de bains, 3 douches et une buvette. C'est une propriété particulière.

BARÉGES. — LES EAUX. — Eaux thermales, sulfurées sodiques.

Connues depuis longtemps, mais en vogue surtout depuis 1675, époque où l'usage en fut prescrit au duc du Maine.

Douze sources sont maintenant en usage : source du *Tambour* ou *Grande Douche*, source de l'*Entrée*, source *Polard*, source du *Bain neuf*, source *Gency*, source *Dassieu*, source du *Fond*, source de la *Chapelle*, source *Bordeu*, source *Saint-Roch*, source *Ramond*, source *Louvoir*. Les quatre dernières ont été nouvellement captées ou utilisées.

Débit en 24 heures : 2600 hectol. environ.

Température : Tambour, 44°,25; Entrée, 39°,5; Polard, 37°,7; Fond, 36°; Bain neuf, 37°; Dassieu, 35°,4; Gency, 33°,1 ; Chapelle, 32°,1.

Caractères particuliers : Eau limpide, à odeur sulfureuse à peine sensible au-dessus du verre qui contient l'eau, à saveur non désagréable, dégageant des bulles de gaz azote nombreuses et très-petites ; buvette du Tambour, mêmes caractères, plus une odeur et une saveur beaucoup plus sulfureuses (Roturcau). Les eaux de Baréges contiennent cette substance azotée que Longchamp décrivit le premier sous le nom de barégine; elles s'altèrent peu à l'air, ont une grande fixité et ne blanchissent pas.

Service médical : Un médecin inspecteur, un inspecteur adjoint, plusieurs médecins consultants.

Emploi : Boisson, bains, douches, piscines, pulvérisation.

Situation : 1232 mèt. au-dessus de la mer (*Annuaire des Eaux*).

Climat de montagnes, variable, grande chaleur et froid vif se succédant fréquemment, nécessité des vêtements de laine.

Saison : juin, juillet, août et septembre. A une semblable altitude, il vaut mieux toutefois ne pas prolonger son séjour au-delà du 15 septembre.

Action physiologique et thérapeutique : Les eaux de Baréges passent généralement pour les plus excitantes du groupe pyrénéen. Leur action sur la peau et les muqueuses est en effet très-énergique, mais les médecins qui ont pratiqué à Baréges, apprécient diversement leurs effets comme excitation. Pagès les considérait comme sédatives et hyposthénisantes, lorsqu'on les emploie à petites doses en boisson, et en bains courts, d'une température peu élevée. Se fondant sur une longue série d'observations, M. le docteur Armieux les regarde comme excitantes du système nerveux et sédatives de la circulation. La thermalité est une condition essentielle dans cette question, et la différence de température des sources permet de graduer le traitement suivant les indications.

Ces eaux réussissent très-bien contre toutes les manifestations du lymphatisme et de la scrofule.

Les auteurs sont d'accord à cet égard; toutefois on a dit que les eaux de Baréges agissent mieux sur les accidents de scrofule ancienne que sur le développement de la scrofule dans le jeune âge; leur effet se bornerait aux symptômes, sans s'étendre à la diathèse, qui réclamerait toujours l'intervention des eaux chlorurées sodiques. Tout en reconnaissant la supériorité de ces dernières eaux dans la scrofule en général, et notamment dans celle de l'enfance et de la jeunesse, il est difficile d'admettre que « les maladies des os et des articulations, ostéites chroniques, caries, trajets fistuleux, abcès, ulcères (c'est-à-dire les accidents strumeux les plus graves), trouvent à Baréges une puissante médication », sans que cette médication s'étende à la diathèse même. Les maladies des articulations connues sous le nom de tumeurs blanches, notamment celles du genou, sont des plus communes parmi les affections que l'on voit en traitement à Baréges. Qu'elles soient d'origine rhumatismale ou, ce qui est plus fréquent, de cause strumeuse, ces arthrites y sont très-utilement soumises au traitement hydro-minéral. Il en est de même du rhumatisme noueux. Certaines maladies de la peau, surtout celles qu'on a nommées scrofulides, guérissent aussi très-bien dans cette station; leur nom indique assez leur origine et explique le succès. Les dermatoses de nature herpétique, dont un grand nombre se rattachent au lymphatisme, sont aussi modifiées avantageusement ou guéries à Baréges, qu'elles siégent à la peau ou qu'elles s'étendent aux muqueuses, comme dans l'angine glanduleuse. C'est sans doute à la même cause que l'on doit l'action de ces eaux dans certains catarrhes des voies aériennes, digestives ou génito-urinaires. Les désordres fonctionnels consécutifs aux blessures graves et ces blessures mêmes, que le traumatisme soit récent ou ancien, sont une des indications les plus formelles des eaux de Baréges. Il n'est pas douteux que là encore on doive reconnaître leur action sur le lymphatisme. Ces eaux donnent d'excellents résultats dans la cachexie métallique. Le rhumatisme atonique, surtout chez les sujets lymphatiques ou scrofuleux, peut être amendé par une saison à Baréges, mais les eaux chlorurées conviennent mieux à ces malades. Quant aux rhumatisants à constitution athlétique ou névropathique, Baréges doit leur être interdit, de même qu'aux tuberculeux à tous les degrés, aux pléthoriques, aux sujets atteints de maladies du cœur ou des gros vaisseaux et aux goutteux.

L'eau de Baréges (Tambour) se transporte.

Analyse (Filhol, 1860).

	TAMBOUR. Eau, 1 litre.	ENTRÉE. Eau, 1 litre.
Sulfure de sodium	0gr, 0408	0gr, 0344
Chlorure de sodium	0, 0984	0, 0544
Silicate de soude	0, 0720	0, 0974
— de chaux	0, 0161	0, 0091
— de magnésie	0, 0016	0, 0022
Sulfate de soude	traces.	0, 0169
Iodure de sodium	traces.	traces.
Borate de soude	traces.	traces.
Phosphate de soude	traces.	traces.
Oxyde de fer	0, 0008	traces.
Matière organisée	0, 0660	0, 0510
	0gr, 2957	0gr, 2654

Bibliographie : Filhol, Eaux minérales des Pyrénées; Paris, 1853, — Analyse des eaux de Baréges, 1862. — Aulagnier, Études sur l'action dissolvante... des eaux de Baréges, 1860. — Armieux, Des Eaux de Baréges... deux brochures, 1864 et 1868. — Topographie médicale de Baréges, avec carte; Paris 1870. — Etudes médicales sur Baréges, 1871. — Grimaud, Baréges et ses eaux minérales, 1876.

BARZUN. — LES EAUX. — Eau thermale, sulfurée sodique.

Connue plus récemment que les eaux de Baréges, dont elle est éloignée d'environ 500 mèt.

Une source, appelée source *Barzun* du nom de son propriétaire.

Température : 29°,6.

Caractères particuliers : Eau limpide, à odeur et saveur hépatiques, très-gazeuse et dégageant dans le verre beaucoup de bulles, composées principalement d'azote ; contenant beaucoup de barégine, stable comme celles de Baréges et supportant mieux le transport.

Service médical : Barzun est sous l'inspection de Baréges.

Emploi : Boisson, bains, douches, pulvérisation.

Situation : 1200 mèt. environ au-dessus de la mer.

Climat et *Saison* comme à Baréges.

Action physiologique et thérapeutique : Eau notablement sédative et hyposthénisante ; convenant surtout aux malades dont le système nerveux est très-irritable. Elle s'applique d'ailleurs aux mêmes affections que les sources de Baréges, notamment dans les blessures graves, anciennes ou récentes. Nous renvoyons donc aux indications données ci-dessus pour les eaux de Baréges.

L'eau de Barzun se transporte.

Analyse (Filhol, 1860).

	Eau, 1 kilogr.
Sulfure de sodium	0gr, 0291
Chlorure de sodium	0, 0520
Silicate de soude	0, 1074
— de chaux	0, 0082
— de magnésie	0, 0034
Sulfate de soude	0, 0212
Matière organisée	0, 0500
	0gr, 2713

Gaze azote........ .... 26c.c.

Bibliographie : V. Baréges.

BAUCHE [LA] (SAVOIE).

625 kil. de Paris. — Chemin de fer de Lyon et route de voitures (*V.* ci-dessous le trajet et les prix).

DE PARIS À LA BAUCHE PAR CHAMBÉRY ET LES ÉCHELLES.

De *Paris à Chambéry* par Dijon, Mâcon, Amberieux, Culoz et Aix-les-Bains, 596 kil.— Chemin de fer. 4 conv. par jour. Trains express en 13 h. 45 m. Trains omnibus en 16 h. 21 m. 1re cl. 73 fr. 35 c.; 2e cl. 55 fr.: 3e cl. 40 fr. 35 c.

De *Chambéry aux Echelles*, 23 kil. — Route de poste. Diligences.

Des *Echelles à la Bauche*, 6 kil. — Route de voiture.

La Bauche est un village de 443 hab. avec un château appartenant au comte Crotti de Costigliole et dans les dépendances duquel fut découverte en 1862 la source minérale qui porte aujourd'hui le nom du village. Le comte Crotti fit exécuter des travaux de captage, et les fouilles mirent à découvert, à la profondeur de 1 mèt. 40 à 2 mèt. 60, des restes de constructions très-anciennes et divers objets prouvant qu'à une époque reculée cette source a dû être utilisée.

Le site, agreste, riant et salubre, présente les beautés des régions alpestres; l'eau commune y est d'excellente qualité.

Un *hôtel* confortable et quelques jolies maisons disposent d'une trentaine de lits et peuvent recevoir environ 40 personnes.

L'Établissement hydro-minéral est parfaitement installé et le parc qui s'y rattache, bien dessiné, offre aux visiteurs des ombrages et une charmante promenade.

LES EAUX. — Eau froide, ferrugineuse bicarbonatée.

Connue depuis 1862.

Émergence : Du grès tertiaire miocène, ou molasse marine.

Une source.
Débit en 24 heures : environ 72 hectol.
Densité : 1,00055.
Température : 12°.
Caractères particuliers : Eau limpide, à saveur atramentaire, dégageant, quand on l'agite, une très-faible odeur sulfureuse. Exposée à l'air, elle se trouble presque aussitôt, laisse déposer des flocons de sesquioxyde de fer, et perd sa saveur.
Situation : 480 mèt. au-dessus de la mer.
Climat assez doux, mais variable.
Action physiologique et thérapeutique : Comme les martiaux en général, cette eau active l'hématose et stimule les fonctions digestives. Elle est généralement bien supportée par l'estomac, quoique très-riche en fer et non gazeuse. La chlorose et l'anémie sont ses indications spéciales, ainsi que les affections si variées qui se rattachent à une hématose insuffisante : dyspepsie, faiblesse musculaire, atonie générale, troubles anémiques de la circulation, leucorrhée, aménorrhée, suites de fièvres graves, cachexie paludéenne, etc.
L'eau de la Bauche se transporte en grande quantité.

Analyse (Calloud, 1863).

	Eau, 1 kilogr.
Gaz de l'air (oxygène et azote)	indét.
Gaz acide sulfhydrique libre	traces.
Gaz acide carbonique libre	0gr, 03500
Bicarbonate de chaux	0, 25180
— de magnésie	0, 12129
— de protoxyde de fer	0, 14257
— de potasse	0, 02150
— d'ammoniaque	0, 02850
Crénate de protoxyde de fer	0, 00350
— de potasse	0, 01950
— d'ammoniaque	0, 01450
Hyposulfite de soude	0, 01215
Phosphate de chaux	0, 01026
Chlorure de sodium	0, 00473
Iodure alcalin	traces sens.
Silice, Alumine	0, 01450
Glairine, Extrait humique	0, 01200
	0gr, 72230

Bibliographie : Calloud, Analyse de l'eau minérale ferrugineuse de la Bauche; Chambéry, 1863. — Guilland, De la médication par les ferrugineux et plus particulièrement par l'eau de la Bauche ; Chambéry, 1865

BONDONNEAU (DROME).

665 kil. de Paris. — Chemin de fer de Lyon et route de poste (*V.* ci-dessous le trajet et les prix).

DE PARIS À BONDONNEAU PAR MONTÉLIMAR.

De *Paris à Montélimar* par Lyon et Valence, 662 kil. — Chemin de fer de Lyon, 6 conv. par jour. Trains express en 14 h. 27 m. Trains omnibus en 17 h. 39 m. ou 23 h. 1re cl. 81 fr. 55 c.; 2e cl. 61 fr. 15 c.; 3e cl. 44 fr. 85 c.

De *Montélimar à Bondonneau*, 3 kil. — Route de voitures. Service d'omnibus.

Bondonneau (40 hab.) est situé sur un plateau élevé qui domine la belle et fertile vallée du Rhône. Il jouit d'un climat tempéré et salubre.

L'*Établissement* thermal, bien aménagé, renferme un *hôtel* vaste et bien construit contenant un salon, une salle de café, de billard et de musique. L'installation balnéaire comprend 25 cabinets de bains élégants et bien disposés, une salle de douches et une étuve. Un gymnase et de beaux jardins sont attenants à l'établissement thermal.

Des fouilles ont mis au jour des restes antiques de piscines, des vestiges de mosaïque et une grande quantité de briques romaines.

PROMENADES. — Les environs de Bondonneau sont pittoresques et variés. On peut visiter, à peu de distance, *Maubec* et sa chapelle ; — *Allan*, dont le château en ruine date du moyen âge ; — *Montchamp* (belle vue); — le château de *Belle-Eau* ; — le monastère d'*Aiguebelle* ; — *Grignan*, illustré par Mme de Sévigné ; — *Rochemaure*, avec son vieux château de basalte et son volcan éteint ; — enfin *Montélimar*, etc.

LES EAUX. — Eau froide, bicarbonatée mixte, gazeuse.

Connue dès l'époque romaine, puis disparue, elle a été retrouvée par hasard en 1854.

Émergence: Du terrain tertiaire et sous un banc de marne.

Une source.

Débit en 24 heures : 320 hectolitres.

Caractères particuliers : Eau limpide, à odeur sulfhydrique légère et se dissipant au contact de l'air, dégageant beaucoup d'acide carbonique sous forme de bulles.

Service médical : Un médecin inspecteur.

Emploi : Boisson, bains, douches d'eau et de vapeur.

Situation : 140 mèt. environ au-dessus de la mer.

Action physiologique et thérapeutique : Cette eau, peu riche en sels, paraît agir surtout comme altérante et reconstituante en vertu du fer, de l'arsenic, du brôme et de l'iode qu'elle contient en quantité bien faibles cependant. Si elle agit aussi comme sulfureuse, ce doit être principalement en boisson et prise à la source, car le chauffage de l'eau pour les bains et l'embouteillage la privent à peu près complétement du peu d'acide sulfhydrique qu'elle accuse au sortir du sol.

L'anémie et la chlorose, la dyspepsie et la diarrhée chronique chez les sujets peu excitables, telles sont les principales indications de cette eau. On l'a considérée aussi comme utile dans certaines laryngites, dans la bronchite chronique et dans quelques maladies de la peau tenant du lymphatisme. Elle est contre-indiquée chez les personnes pléthoriques et disposées aux congestions ou aux hémorrhagies.

L'eau de Bondonneau se transporte.

Analyse (O. Henry, 1855).

	Eau, 1 kilogr.
Bicarbonate de chaux........ .... / — de magnésie................ / — de soude..................	0gr, 390
Sel de potasse..........................	sensible
Sulfate supposé anhydre de chaux......... / — — de magnésie...... / — — de soude.........	0, 043
Chlorure de sodium	0, 030
Iodure et bromure alcalins................	0, 008
Principe arsénical.......................	indiqué
Sesquioxyde de fer avec manganèse.......	0, 002
Silice et alumine........................	0, 128
Phosphate terreux	indiqué
Matière organique azotée.................	indét.
	0gr, 601

Gaz acide sulfhydrique libre, indiqué, sensible à la source.
— — carbonique.................................. 660c.c.

Bibliographie: Grasset, Observations médicales sur les eaux minérales naturelles de Bondonneau; Avignon, 1858, — Perret, Notice médicale sur l'action thérapeutique des eaux de Bondonneau, 1863.

BOULOU [LE] (PYRÉNÉES-ORIENTALES).

986 kil. de Paris, *par Limoges.* — Chemins de fer d'Orléans, du Midi et route de poste. Le trajet n'est direct que jusqu'à Toulouse. — Trains express en 22 h. 31 m. Trains omnibus en 33 h. 35 m. Prix jusqu'à Perpignan : 1re cl. 115 fr. 25 c.; 2e cl. 86 fr. 75 c.; 3e cl. 62 fr. 80 c.

1077 kil. de Paris, *par Bordeaux.* — Chemins de fer d'Orléans, du Midi et route de poste. — Trains express en 20 h. 5 m. Trains omnibus en 36 h. 11 m. 1re cl. 129 fr.; 85 c.; 2e cl. 97 fr. 45 c.; 3e cl. 71 fr. 45 c.

DE PARIS AU BOULOU PAR BORDEAUX, NARBONNE ET PERPIGNAN.

De *Paris à Narbonne* par Bordeaux, Agen, Toulouse et Carcassonne, 991 kil. — Chemin de fer. 3 conv. par jour. Trains express en 16 h. 58 m. Train omnibus en 32 h. 16 m. 1re cl. 122 fr., 2e cl. 91 fr. 55 c.; 3e cl. 67 fr. 15 c.

De *Narbonne à Perpignan*, 64 kil.—

Chemin de fer. 5 conv. par jour. Train express en 1 h. 7 m. Train omnibus en 1 h. 55 m. 1re cl. 7 fr. 85 c.; 2e cl. 5 fr. 90 c.; 3e cl. 4 fr. 50 c.

De *Perpignan au Boulou*, 22 kil. — Route de poste. Diligence. Trajet en 2 h.

Le Boulou, bourg de 1478 hab. est situé sur la rive g. du Tech, dans un petit bassin dominé au S. par la chaîne des Albères, et dont les environs furent le théâtre de plusieurs combats entre les Espagnols et les Français, en 1794.

HÔTEL. — Du *Commerce*.

L'*Établissement* thermal date de 1859; il est convenablement aménagé et très-fréquenté, surtout par les habitants des pays voisins.

MONUMENTS. — Restes de murailles très-anciennes; — *église* du douzième siècle avec un curieux portail en marbre blanc.

LES EAUX. — Eau froide ou thermale, bicarbonatée sodique, ferrugineuse, gazeuse.

Quatre sources: Le *Boulou; Saint-Martin de Fenouilla;* source *Sorède;* source *Laroque* ou *Font-d'Aram* (fontaine de cuivre). Saint-Martin est de beaucoup la plus importante comme débit.

Température: Source Laroque, 15°,6; Saint-Martin, 16°,3; le Boulou, 17°,5; Sorède, 20°,9.

Caractères particuliers: Eau limpide, incolore, inodore, à saveur un peu lixivielle, piquante et assez agréable, dégageant de nombreuses bulles de gaz.

Service médical : Un médecin inspecteur.

Emploi : Surtout en boisson ; bains, douches.

Situation : 84 mèt. au-dessus de la mer.

Climat chaud, mais avec des variations brusques de température, surtout le matin et le soir.

Saison : du 1er mai au 15 octobre.

Action physiologique et thérapeutique : Eaux toniques, reconstituantes et résolutives; représentant assez bien le type des sources froides et ferrugineuses de Vichy, comme minéralisation et comme action sur l'organisme. Elles sont diurétiques, l'estomac les supporte bien et elles activent, dès les premiers jours du traitement, l'appétit et les fonctions digestives. Elles sont recommandées, dit M. le docteur Genieys, pour combattre le relâchement des tissus, certaines affections du foie, des reins et de la vessie, la dyspepsie, l'aménorrhée, la leucorrhée et les engorgements viscéraux d'origine paludéenne, ou symptomatiques d'affections chroniques. On les emploie fréquemment à Amélie-les-Bains, comme adjuvant de la cure sulfureuse, et M. Genieys a obtenu, dans certaines formes du diabète, des résultats excellents et durables par une cure prolongée qui réunissait les bains de piscine sulfureux à l'usage intérieur de l'eau du Boulou. L'utilité que d'autres observateurs ont attribuée à cette eau, dans l'eczéma et le psoriasis chronique, paraît moins explicable. De nouvelles études feront sans doute ressortir l'importance incontestable, mais encore peu définie, des eaux du Boulou.

Elles se transportent dans le midi surtout.

Analyse (Béchamp, 1869).

	SOURCE S.-MARTIN. Eau, 1 litre.	SOURCE DU BOULOU. Eau, 1 litre.
Acide carbonique libre (805c.c. — 1181c.c.).	1gr, 595	2gr, 341
Bicarbonate de soude hydraté.........	5, 978	3, 720
— de potasse..................	0, 208	0, 089
— de baryte..................		0, 003
— de lithine..................	traces.	traces.
— de chaux	0, 941	1, 475
— de magnésie..................	0, 305	0, 599
— de manganèse..............		0, 002
— de protoxyde de fer.........	0, 024	0, 015
Sulfate de soude anhydre..............	0, 006	0, 00403
Phosphate de soude....................	traces.	0, 00114
Arséniate de soude....................	traces.	traces.
Chlorure de sodium......................	1, 071	0, 88063
Alumine..................................	0, 004	0, 00130
Glucine..................................	0, 004	
Acide nitrique........................		traces.
— borique........................		traces.
— silicique......................	0, 052	0, 0785
Oxyde de cobalt, de Nickel.............	traces.	traces.
— de cuivre........................	traces.	0, 00015
Matières organiques volatiles............	traces.	
Matière organique fixe..................	traces.	traces.
	10gr, 188	9gr, 20925

Bibliographie : (Anonyme) Eaux minérales du Boulou; Montpellier, 1869.

BOURBON-LANCY (SAONE-ET-LOIRE).

365 kil. de Paris. — Chemin de fer de Lyon et route de poste. — Train express en 9 h. 10 m. Trains omnibus en 13 h. 34 m. 1re cl. 44 fr. 60 c.; 2e cl. 33 fr. 80 c.; 3e cl. 25 fr. 20 c.

DE PARIS À BOURBON-LANCY PAR MOULINS ET GILLY.

De *Paris à Moulins* par Nevers, 313 kil. — Chemin de fer de Lyon. 5 conv. par jour. Trains express en 6 h. 39 m. Trains omnibus en 11 h. 1re cl. 38 fr. 55 c.; 2e cl. 28 90 c.; 3e cl. 21 fr. 20 c.

De *Moulins à Gilly*, 37 kil. — Chemin de fer de Lyon, ligne de Moulins à Montchanin. 4 conv. par jour. Trajet en 1 h. 15 m. 1re cl. 4 fr. 55 c.; 2e cl. 3 fr. 40 c.; 3e cl. 2 fr. 50 c.

De *Gilly à Bourbon-Lancy*, 15 kil. — Voitures de correspondance, 2 départs par jour. Trajet en 1 h. 15 m. Prix : 1 fr. 50 c.

Bourbon Lancy, petite V. de 3203 hab., est agréablement située sur le versant d'une colline dominée par des roches granitiques escarpées.

Hôtels. — De la *Poste* et café du *Commerce*, dans la ville ; des *Thermes*; des *Bains*; d'*Allier* et café de *Paris* à Saint-Léger.

L'*Établissement* thermal, bâti au S.-O. de la ville, se compose de deux pavillons et d'un corps de logis à deux étages.

Autour du rez-de-chaussée, qui renferme 24 salles de bains et un cabinet de grande douche, règne une galerie extérieure soutenue par 17 colonnes de pierre, que relient entre elles des arceaux en plein cintre.

La piscine est une magnifique pièce d'eau, mesurant 17 mèt. 50 de longueur sur 9 mèt. 45 de largeur. Tout autour sont établies des galeries couvertes; onze vestiaires y sont installés, en bas et en haut.

L'hôpital nouveau de Bourbon-Lancy est un magnifique édifice, il contient 400 lits.

L'hôpital ancien, fondé en 1697, a ses piscines et ses douches particulières.

Monuments. — Le *château fort*, dont on voit encore quelques ruines sur l'éminence qui domine le faubourg Saint-Léger, a été démoli en 1775. Du haut du rocher granitique qu'il domine, on découvre une vue magnifique sur les bords de la Loire, les montagnes de l'Auvergne, le Nivernais, le Bourbonnais et le Forez. — L'église de *Saint-Nazaire* est un édifice intéressant ; le sanctuaire, qui paraît être la partie la plus récente, date du onzième siècle; la nef, depuis la porte jusqu'au milieu de la dernière travée, appartient au style latin; le transsept et l'abside sont du style byzantin.

Les Eaux. — Eau thermale, chlorurée sodique, ferrugineuse.

Connue dès l'époque romaine, fréquentée dans les temps modernes, surtout depuis la fin du seizième siècle.

Émergence: D'un terrain granitique.

Six Sources principales : Source du *Limbe;* source *Saint-Léger;* source de la *Reine;* source de l'*Escure* ou d'*Escure;* source *Marguerite;* source la *Rose*. M. Tellier, dans un travail publié en 1844, en nomme deux autres, et M. Rotureau signale une source non captée et sans nom qui émerge entre les sources d'Escure et de la Reine.

Débit en 24 heures : 3000 à 3200 hectol.

Température : Source du Limbe, 56°; source Saint-Léger, 50° ; source de la Reine, 52°; source d'Escure, 54°,5; source Marguerite 49°; source la Rose, 28° (Rotureau).

Caractères particuliers : Eau limpide, incolore, inodore, à saveur fade ou légèrement salée, suivant les sources, dégageant, sauf la source la Rose, des bulles de gaz qui viennent crever avec bruit à la surface; ce dégagement est considérable à la source d'Escure, dont les gaz ont une odeur fétide. L'eau de Bourbon-Lancy ternit rapidement les verres et donne naissance dans les bassins à des conferves vertes boursouflées par des bulles de gaz et qui finissent par venir s'étaler à la surface de l'eau où leur couleur s'altère.

Service médical : Un médecin inspecteur, un inspecteur adjoint.

Emploi : Boisson, bains de baignoires, de piscine, d'étuves, douches, fomentations avec les conferves.

Climat doux et peu variable pendant la saison des eaux; les matinées et les soirées ne sont jamais froides, et la température au milieu du jour est assez élevée.

Saison : Du 15 mai au 15 septembre. On ne vient guère à Bourbon-Lancy avant la fin de mai.

Action physiologique et thérapeutique : Les sources d'Escure, de la Reine et Saint-Léger, en boisson, agissent sur les muqueuses dont elles augmentent la sécrétion, notamment pour le tube digestif; à haute dose elles purgent et sont néanmoins toniques et reconstituantes, comme chlorurées et ferrugineuses; elles activent le flux menstruel, la congestion hémorrhoïdaire et la circulation en général; elles sont légèrement diurétiques et cependant excitent la transpiration. Elles ont sur le système lymphatique une action résolutive. Les bains et les douches, qui font presque toujours partie du traitement, rendent ces effets plus marqués et contribuent à développer les phénomènes de la fièvre thermale ou de la poussée. La température à laquelle ces eaux sont employées à l'extérieur leur donne une action plus ou moins excitante, plus ou moins dépressive ou calmante; de plus l'usage de la source la Rose, qu'on nomme source froide, par comparaison, permet au médecin de modifier puissamment les effets des autres sources, dont chacune possède plus particulièrement quelques-unes des propriétés que nous avons énumérées. Les conferves appliquées comme topique surexcitent localement les fonctions des tissus, et là, de même qu'à Néris, elles n'ont rien des propriétés émollientes que le public leur attribue.

Le rhumatisme, dans toutes ses manifestations, est la principale indication thérapeutique des eaux de Bourbon-Lancy. Même lorsque l'affection est récente et que les douleurs ont encore de l'acuité, ces eaux réussissent très-bien et sans qu'on ait à craindre l'exacerbation des symptômes comme à certaines autres stations minérales. Elles réussissent également quand le rhumatisme, affecte les membranes séreuses du cœur, ainsi que dans les gastralgies et les entéralgies de même nature, dans les névralgies anciennes ou récentes et dans la paralysie rhumatismale. La source d'Escure, par son action laxative, régularise les fonctions de l'intestin et convient dans le cas de congestion hypertrophique du foie; la source la Reine active l'écoulement menstruel et provoque ou rappelle le flux hémorrhoïdal. — Bourbon-Lancy donne aussi de très-bons résultats dans les manifestations du lymphatisme et de la scrofule, même sous leurs formes les plus graves, comme les arthrites, les caries et les nécroses. On y voit guérir très-vite les blessures, même récentes, par armes de guerre ou par toute autre cause, aussi bien que les accidents consécutifs à un traumatisme déjà ancien. Enfin on a conseillé ces eaux contre les accidents si variés de l'hystérie. Ce n'est qu'avec réserve qu'il faut soumettre les hystériques aux eaux très-chaudes; mais il n'est pas rare de voir le rhumatisme coïncider avec l'hystérie et les eaux chaudes répondent alors à la diathèse sinon à la névrose.

Analyse (Tellier et Laporte, 1858).

	S. D'ESCURE. Eau, 1 kilogr.	S. DE LA REINE. Eau, 1 kilogr.
Chlorure de sodium	1gr, 30	1gr, 20
— de calcium	0, 05	0, 04
— de magnésium	0, 40	0, 03
Iodure de sodium et arsenic	traces.	
Sulfate de soude	0, 25	0, 10
— de chaux	0, 02	0, 03
Carbonate de chaux	0, 06	0, 02
— de magnésie	0, 15	0, 03
Silice	0, 02	0, 02
Oxyde de fer	0, 02	0, 09
	2gr, 27	1gr, 56

Les autres sources diffèrent entre elles, surtout par l'absence ou la présence de l'iode et de l'arsenic. MM. Tellier et Laporte ont trouvé dans les conferves des traces d'iodure de sodium et d'arsenic; enfin 1 kilog. d'eau du Limbe, à la pression atmosphérique de $0^{m},76$, a donné 0^{lit}, 50 de gaz ainsi composé :

Acide carbonique	0^{lit}, 34
Oxygène	0, 04
Azote	0, 12
	0^{lit}, 50

Bibliographie : Tellier, De l'action des Eaux thermales et salines de Bourbon-Lancy; Moulins, 1844. — Rérolle, Observations recueillies aux Eaux de Bourbon-Lancy; Lyon, 1854.

BOURBON-L'ARCHAMBAULT (ALLIER).

341 kil. de Paris. — Chemin de fer de Lyon et route de voitures. — Trains express en 8 h. 34 m. Train omnibus en 13 h. 1re cl. 40 fr. 75 c.; 2e cl. 30 fr. 70 c.; 3e cl. 22 fr. 40 c.

DE PARIS À BOURBON-L'ARCHAMBAULT PAR MOULINS ET SOUVIGNY.

De Paris à Moulins par Fontainebleau, Montargis, Gien, La Charité et Nevers, 313 kil. — Chemin de fer de Lyon par le Bourbonnais. 5 conv. par jour. Trains express en 6 h. 39 m. Trains omnibus en 11 h. 4 m. 1re cl. 38 fr. 55 c.; 2e cl. 28 fr. 90 c., 3e cl. 21 fr.

20 c. — A la gare de Moulins, on délivre des billets pour Bourbon-l'Archambault. 1re cl. 2 fr. 20 c ; 2e cl. 1 fr. 80 c.; 3e cl. 1 fr. 20 c.

De *Moulins à Souvigny*, 14 kil. — Chemin de fer de Moulins à Montluçon, correspondant avec les trains express. Trajet en 25 m.

De *Souvigny à Bourbon-l'Archambault*, 14 kil. — Route de voitures. Omnibus correspondant avec les express. Trajet en 1 h. 30 m.

N. B. On trouve à Moulins (hôtel de Paris), des voitures (1 cheval 12 fr.; 2 chevaux 20 fr.) qui conduisent à Bourbon-l'Archambault, par Saint-Menoux, en 2 h.

Bourbon-l'Archambault, petite V. de 3724 hab., est située entre quatre collines escarpées, dont une porte les ruines d'un château et deux autres les faubourgs de Vilfranche et de Saint-Georges. La ville est traversée par la rivière de Burge.

HÔTELS. — *Montespan* ; de *France.*

Bourbon-l'Archambault possède un hôpital thermal civil, un établissement thermal militaire et un *Établissement thermal civil*, qui appartient à l'État. C'est un bâtiment composé d'un rez-de-chaussée et de deux étages entre lesquels sont répartis les divers services. Il a été construit sur la source thermale; derrière ce bâtiment sont deux vastes bassins de réfrigération.

Au rez-de chaussée se trouvent les piscines et la grande douche écossaise ; aux étages supérieurs les bains de baignoires et les douches locales. Chaque cabinet de bains est pourvu de tous les appareils nécessaires à l'administration des douches de tout genre. Deux salles sont disposées pour la pulvérisation de l'eau minérale et les douches des yeux. Les malades sont transportés de leur lit aux bains et des bains à leur lit dans des chaises à porteurs fermées.

L'établissement thermal *militaire* a 90 lits de sous-officiers et soldats, et 12 chambres d'officiers. Il traite environ 200 malades par an.

L'hôpital civil a 80 lits et reçoit annuellement 500 à 600 malades.

La ville n'offre de remarquable que les ruines d'un vieux château féodal dont les murs sont baignés par les eaux d'un beau lac de 5 kil. de tour.

Le vaste terrain, occupé autrefois par le cloître et l'église des capucins, est aujourd'hui une promenade pittoresque qui s'étend jusqu'à de belles avenues de marronniers plantés par Mme de Montespan. Au centre, l'élégant pavillon du Casino offre aux baigneurs des distractions variées.

LES EAUX. — Eau thermale, chlorurée sodique, iodo-bromurée, ou froide, ferrugineuse bicarbonatée.

Connue dès l'époque romaine.

Émergence : D'un terrain granitique.

Deux sources : Source *Chaude;* source de *Jonas.*

Débit en 24 heures : Source Chaude, 5000 hectol. (Regnault).

Densité : Source Chaude, à l'état naturel, les gaz qu'elle contient et sa température élevée la rendent plus légère que l'eau distillée, refroidie elle marque au densimètre 1,3.

Température : Source Chaude, varie suivant les saisons et même suivant les heures de la journée, M. Grellois a trouvé comme moyenne, 51°,25, E. Regnault 60° ; source de Jonas 22°,8 (Rotureau).

Caractères particuliers : Source Chaude, eau limpide, mais tenant en suspension de petits corps de couleur ocracée, devient louche et se couvre d'une pellicule calcaire en se refroidissant, ternit et incruste assez rapidement les verres ; inodore à sa température d'émergence, elle prend par le refroidissement une odeur hépatique, son goût est salé quand elle est chaude, âcre et nauséeux quand elle est refroidie. La source bouillonne continuellement par le dégagement des gaz. — Source Jonas, eau limpide mais tenant en suspension, comme la source Chaude, des corpuscules ocreux, surtout dans les temps orageux, et ternissant aussi les verres, déposant un enduit ocreux dans les réservoirs, dégageant de petites bulles de gaz, goût terreux, styptique, atramentaire. Dans les bassins de l'une et de l'autre source, on remarque des conferves, d'un vert plus foncé dans la source Chaude que dans la source de Jonas. Ces conferves ont été décrites par M. de Brébisson.

Service médical : Un médecin inspecteur, un inspecteur adjoint, un médecin consultant.

Emploi : Boisson, bains de baignoires et de piscines, douches de tout genre. La source de Jonas est employée en boisson et en douches, notamment sur les yeux. On boit l'eau thermale avant, pendant ou après le bain et la douche. On joint à l'usage de l'eau thermale le massage, pratiqué par des employés fort adroits, et les ventouses appliquées au moyen de *cornets.*

Situation : 233 mèt. au-dessus de la mer.

Climat doux et assez constant pendant la belle saison.

Saison : Du 15 mai au 15 septembre ; on ne va guère à Bourbon-l'Archambault avant le 1er juin.

Action physiologique et thérapeutique : L'eau thermale en boisson est éminemment diaphorétique, diurétique et tonique. Celle de la source Jonas est diurétique et laxative. Elle est de plus, comme la source Chaude, tonique et reconstituante. En bains chauds, 34° à 38°, l'eau thermale excite vivement le système nerveux et la circulation, aussi ne l'emploie-t-on à cette température qu'avec prudence, elle agit alors comme révulsif énergique sur la peau ; en bains tempérés, 28° à 31°, elle stimule doucement la peau et produit un effet de sédation. Après cinq ou six jours de traitement complet, on voit ordinairement survenir les phénomènes de la fièvre thermale, constipation, embarras gastrique, etc., qui cèdent facilement aux moyens convenables. La transpiration et la diurèse abondante qui résultent de l'usage de ces eaux, causent aux malades une soif assez vive et qui persiste tout le temps de la cure. Enfin la poussée sous forme d'exanthème scarlatineux, miliaire ou urticaire, survient quelquefois dans le cours du traitement. Elle aurait lieu plus souvent si des moyens appropriées n'étaient pas opposés à son développement.

Le lymphatisme et la scrofule, dans toutes leurs manifestations, figurent en première ligne parmi les indications thérapeutiques de ces eaux. Sous leur influence, les arthrites, les adénites, les engorgements du tissu cellulaire, les ulcères, les trajets fistuleux, les maladies des os se modifient ou guérissent très-rapidement; la constitution des malades se fortifie et se transforme pour ainsi dire. Les ophthalmies de même origine, blépharites, kératites, etc., sont traitées avec le plus grand succès par l'usage de la source Jonas employée en lotions, instillations et douches administrées goutte à goutte avec un appareil et suivant un système particuliers. — Le rhumatisme est une indication non moins spéciale que la scrofule aux eaux de cette station. Toutes les formes du rhumatisme chronique y sont rapidement amendées et, très-souvent guéries complétement; on comprend, d'après ce qui a été dit plus haut, que les rhumatisants à constitution lymphatique soient privilégiés dans les résultats de ce traitement hydro-minéral. A l'état subaigu, mais seulement quand il est d'une allure torpide, le rhumatisme peut encore être soumis avec avantage aux eaux de Bourbon.

Il est de tradition à Bourbon-l'Archambault d'associer à l'usage des eaux, chez les rhumatisants et les paralytiques surtout, les ventouses appliquées à l'aide de cornets très-bien manœuvrés par les doucheurs.

La paralysie est en effet une des affections dans lesquelles ces eaux comptent le plus de succès. Pour les paralysies rhumatismales ou hystériques, tous les médecins de Bourbon sont d'accord sur le résultat de leurs eaux. Des observations nombreuses, dues à des auteurs distingués, tendent à placer sur le même rang les paralysies consécutives à l'apoplexie et de date récente, mais c'est une question controversée aujourd'hui, et sur laquelle nous croyons que l'on doit se montrer fort réservé.

Les névralgies en général, les suites de grands traumatismes, les maladies de l'utérus trouvent un remède dans ces eaux dont l'action reconstituante et anti-strumeuse explique souvent le succès.

La source de Jonas doit au fer qu'elle contient d'agir d'une manière spécifique dans l'anémie, si fréquente chez les sujets lymphatiques. Cette eau a les meilleurs résultats dans la leucorrhée, dans l'otorrhée et d'autres symptômes qui peuvent aussi se rapporter au lymphatisme. Nous avons parlé de ses effets dans certaines ophthalmies.

Souvent on associe à l'usage des eaux de Bourbon-l'Archambault celui des sources de Saint-Pardoux et de la Trollière, dont nous parlerons plus loin.

Analyse (O. Henry, 1842).

	S. THERMALE. Eau, 1 kilogr.	S. DE JONAS. Eau, 1 kilogr.
Bicarbonate de chaux..........	0gr, 507	0gr, 201
— de magnésie..........	0, 470	0, 076
— de soude..............	0, 367	
Sulfate de chaux..............	0, 220	0, 012
— de soude..............		0, 028
— de potasse..............	0, 011	

Chlorure de calcium..........	0^{gr}, 070	
— de magnésium..... ...		0^{gr}, 100
— de sodium............	2, 240	
— de potassium..........	traces.	
Bromure alcalin..............	0, 025	
Silicate de chaux et d'alumine..	0, 370	0, 500
— de soude.............	0, 060	0, 020
Oxyde de fer à l'état de crénate.	0, 017	
— (crénate et carbonate)...		0, 040
Oxyde de manganèse..........		traces.
Matière organique............	quant. indét.	
	4^{gr}, 357	0^{gr}, 977
Acide carbonique libre, environ........	166$^{c.c.}$	200$^{c.c.}$

Un travail plus récent, publié par M. Boursier dans le *Bulletin* de la Société d'émulation de l'Allier (mai 1851), signale l'eau thermale de Bourbon-l'Archambault comme contenant par litre :

Iode	0^{gr}, 000033
Brome	0, 001265

MM. Hattier et Chatin y ont trouvé par litre :

Iodures alcalins...............	0^{gr}, 0001
Bromures	0, 0020

M. Chevalier y a constaté la présence de l'arsenic. On y a reconnu aussi des traces de fluor.

Bibliographie : E. Regnault, Précis descriptif et pratique sur les eaux minéro-thermales de Bourbon-l'Archambault; Paris, 1842, in-8. — Grellois, Étude sur les eaux de Bourbon-l'Archambault, 1860. — Corne, Étude sur les eaux thermales de Bourbon-l'Archambault, 1864. — Périer, Notice sur les eaux minérales de Bourbon-l'Archambault, 1878.

BOURBONNE-LES-BAINS (HAUTE-MARNE).

344 kil. de Paris. — Chemin de fer de l'Est et route de voitures. — Trains express en 9 h. Trains omnibus en 12 h. 30 m. 1re cl. 43 fr. 70 c.; 2e cl. 32 fr. 50 c.; 3e cl. 24 fr. 40 c.

DE PARIS À BOURBONNE-LES-BAINS PAR TROYES ET LA FERTÉ-BOURBONNE.

De *Paris à la Ferté-Bourbonne* par Troyes et Chaumont, 328 kil. — Chemin de fer de l'Est, ligne de Mulhouse. 5 conv. par jour. Trains express en 7 h. 18 m. Trains omnibus en 10 h. 45 m. 1re cl. 40 fr. 40 c. ; 2e cl. 30 fr. 30 c.; 3e cl. 22 fr. 20 c.

De *la Ferté-Bourbonne à Bourbonne*, 16 kil. — Route de voitures ; service de correspondance. Voitures de famille sur demande faite la veille.

Bourbonne, V. de 4053 hab. est située sur une colline, entre deux vallons, l'un au N. largement ouvert, et arrosé par l'Apance, l'autre au S. par le Borne, son territoire est incliné de l'O. à l'E.

HÔTELS. — Du *Commerce;* du *Bœuf-Gras;* de la *Place;* des *Bains*. Nombreux appartements meublés, avec ou sans table d'hôte.

L'*Établissement* thermal ou Bains civils, a été beaucoup agrandi et très-amélioré depuis vingt ans, une partie des bâtiments est, ou nouvelle et achevée, ou en voie de reconstruction aménagée de manière à ne pas causer de chômage. Des piscines nouvelles ont été construites, les cabinets de bains et de douches se transforment et les appareils balnéaires ainsi que leur installation répondent aux exigences de la médecine actuelle.

L'établissement a de belles salles de bal et de concert, des salons de lecture, de jeux, une salle de billard, etc. Un vaste et beau jardin en dépend.

L'hôpital militaire, fondé en 1735 sur la source du bain Patrice est aussi l'objet d'améliorations. Il reçoit environ 800 malades du 15 mai au 15 septembre.

MONUMENTS. — *Église* (mon. hist.) du onzième siècle. — Ancien *château-fort*, dans le quartier haut.

PROMENADES. — Outre le jardin de l'établissement thermal, Bourbonne possède deux promenades, celle de *Montmorency* et celle d'*Orfeuil*. — Parmi les buts d'excursions dans les environs, nous citerons la *Place Gauthier*, dans les anciens bois seigneuriaux; la *Fontaine Beauregard*, dans les bois communaux; le chemin *du Haut-des-Bois; Coiffy-le-Haut* et les ruines de son château; — (25 kil.) le *Chêne des partisans*, qui a 34 mèt. d'élévation et 26 d'envergure; — (15 kil.) les ruines de la célèbre abbaye de *Morimond*.

LES EAUX. — Eau thermale, chlorurée sodique.

Connue dès l'époque romaine.

Emergence : D'une faille entre le Muschelkalk et le grès bigarré.

Sept sources, résultant de forages pratiqués depuis 1857, ont remplacé les trois sources anciennes de la *fontaine de la place*, du *Bain Romain* ou *puisard* à l'hôpital civil et du *Bain Patrice* à l'hôpital militaire. Les sources nouvelles proviennent toutes d'une même nappe, atteinte par les forages à une profondeur d'environ 45 mèt.

Débit en 24 heures : environ 5000 hectol.

Densité : 1006,5.

Température : 65° à 66°.

Caractères particuliers : Eau limpide, incolore, inodore, à saveur de bouillon de veau trop salé, nullement nauséeuse, onctueuse au toucher, mais causant à la peau un peu de rigidité.

Service médical : Un médecin inspecteur, un inspecteur adjoint; médecins consultants.

Emploi : Boisson, bains, douches, étuves, bains locaux de boue minérale, fomentations d'eau et de boue.

Situation : 272 mèt. au-dessus de la mer.

Climat tempéré de montagnes, variations brusques de température.

Saison : L'établissement est ouvert du 15 avril au 15 octobre, mais le mieux est de ne pas aller à Bourbonne avant le 1er juin et de n'y pas rester après le 30 septembre.

Action physiologique et thérapeutique : Eau très-excitante, reconstituante, activant les fonctions digestives et la circulation, constipant à faible dose, laxative à haute dose et d'autant plus qu'on la boit à une température plus rapprochée de celle de l'air. Quand elle purge elle n'est ni diurétique, ni diaphorétique ; quand elle agit seulement sur la peau et les voies urinaires, elle détermine quelquefois la fièvre thermale et plus rarement la poussée ; elle a sur l'hématose et sur le système lymphatique une action spécifique, et surexcite en même temps le système nerveux.

Le lymphatisme et la scrofule sont au premier rang parmi les indications thérapeutiques des eaux de Bourbonne. Elles agissent comme reconstituantes dans le jeune âge, chez les sujets que leur constitution prédispose aux accidents strumeux, et donnent d'excellents résultats quand la diathèse scrofuleuse se manifeste par les adénites, les abcès froids, les arthrites, les maladies des os, etc. Elles sont d'un grand secours dans les convalescences difficiles à la suite de maladies graves ; dans la cachexie paludéenne dont l'anémie, les engorgements hépatiques ou spléniques, etc., sont souvent la conséquence ; dans les suites de blessures par armes de guerre ou par d'autres causes, plaies de cicatrisation difficile, roideurs articulaires, douleurs et autres symptômes consécutifs aux contusions, luxations, fractures, etc. — Ces eaux ne sont pas moins efficaces contre le rhumatisme sous toutes ses formes, qu'il atteigne les articulations, les muscles, les nerfs ou les viscères, comme dans certaines dyspepsies. Mais c'est surtout aux rhumatisants lymphatiques que l'on doit conseiller les eaux de Bourbonne. — Les maladies de l'utérus et les affections de la peau, qui se rattachent au lymphatisme, sont traitées avec succès par ces eaux. Elles réussissent dans les paralysies rhumatismales. On les emploie aussi contre les paralysies consécutives à l'apoplexie, mais c'est avec beaucoup de prudence.

Ces eaux sont contre-indiquées : par l'état aigu en général ; chez les sujets pléthoriques et disposés aux congestions, aux hémorrhagies, ou très-excitables ; chez les tuberculeux et lorsqu'il existe une affection organique du cœur ou des gros vaisseaux.

Analyse (Pressoir, 1860).

	Eau, 1 litre.
Chlorure de sodium............	5gr, 800
— de magnésium........	0, 400
Carbonate de chaux............	0, 100
Sulfate de chaux..............	0, 880
— de potasse..............	0, 130
Bromure de sodium............	0, 065

Silicate de soude................	0gr, 120
Alumine..........	0, 130
Iode	traces.
Arsenic........................	traces.
Protoxyde de fer...............	0, 003
Oxyde mangano-manganique....	0, 002
	7gr, 630

M. Pressoir a constaté l'existence du cuivre dans les boues des puisards, et M. Béchamp dans l'eau minérale. En 1862, M. Grandeau a signalé dans l'eau a présence du cæsium, du rubidium, du lithium et du strontium. — Les gaz qui se dégagent à la source sont de l'azote presque pur.

Bibliographie : Jean le Bon d'Autreville (Hétéropolitain), médecin du roi, Traité des eaux de Bourbonne, 1590. — Athanase Renard, Bourbonne et ses eaux thermales, 1826 et 1877. — Ballard, Précis sur les eaux thermales de Bourbonne, 1831. — Berger de Xivrey, Lettre à M. Gasc sur les antiquités de Bourbonne, 1833. — Magnin, Les Eaux thermales de Bourbonne-les-Bains, 1844. — Cabrol et Tamisier, Eaux thermales chlorurées sodiques de Bourbonne-les-Bains, 1858. — E. Renard, Des Eaux thermo-minérales, chlorurées-sodiques et bromoiodurées de Bourbonne, 1860. — Baugard, les Eaux de Bourbonne, 1866. — Causard, De l'emploi de l'électricité concurremment avec les eaux de Bourbonne, 1863 et 1870.

BOURBOULE [LA] (PUY-DE-DOME)

473 kil. de Paris. — Chemin de fer de Lyon et route de poste. — Trains express en 14 h. 50 m. Trains omnibus en 21 h. 1re cl. 64 fr. 25 c.; 2e cl. 49 fr. 20 c.; 3e cl. 38 fr. 90 c.

DE PARIS À LA BOURBOULE PAR CLERMONT-FERRAND.

De *Paris à Clermont-Ferrand* par Nevers et Saint-Germain-des-Fossés, 420 kil. — Chemin de fer de Lyon, ligne de Nimes. 5 conv. par jour. Trains express en 8 h. 50 m. Trains omnibus en 15 h. 1re cl. 51 fr. 75 c.; 2e cl. 38 fr. 70 c.; 3e cl. 28 fr. 40 c.

De *Clermont à la Bourboule* par Rochefort et Murat-le-Quaire, ou par Randanne, 50 kil. — Route de poste. Correspondance du chemin de fer, 1 dép. par jour. Trajet en 7 h. : coupé 7 fr. 50 c.; intérieur et banquette 6 fr. 50 c. — Diligences. — 3 dép. par jour. Prix : 12 fr. 50 c. et 10 fr. 50 c.; plus le prix de l'omnibus du chemin de fer au bureau de diligences.

La Bourboule est un v. de 500 hab., situé sur la rive dr. de la Dordogne, dans une jolie vallée et au pied d'un grand rocher granitique.

HÔTELS. — De l'*Établissement thermal*, *Ferréroles*, des *Bains*, *Chabory*, *Bellon*, des *Deux-Mondes*, etc. — Maisons garnies. — Deux *Casinos* avec salons de lecture et de musique, etc. — Théâtre.

A peine connue des médecins il y a 20 ans, mal aménagée, n'ayant, même à une époque plus récente, qu'un établissement tout à fait insuffisant, cette station minérale donnait cependant des résultats excellents chez le petit nombre de malades qu'elle pouvait recevoir et qui osaient l'aborder. Des travaux importants ont, depuis quelques années, augmenté dans une proportion considérable le débit des sources. L'ancien établissement, transformé, s'est mis au niveau des exigences de la science actuelle, deux autres se sont élevés, dont l'un avec luxe, et la Bourboule compte aujourd'hui parmi les stations thermales les plus importantes par son installation balnéaire aussi bien que par ses eaux. Des travaux de captage, exécutés depuis quelques années, avaient fait craindre une modification regrettable dans les principes des deux sources les plus importantes, la source Choussy et la source Perrière. Ces deux sources, n'en font qu'une; les deux puits Choussy et Perrière sont presque contigus, ils communiquent entre eux grâce à la perméabilité d'une partie du sol qui les sépare, ils aboutissent à un même réservoir naturel et représentent à peu près l'ancienne source du Grand Bain, dans laquelle Thénard trouvait, en 1853, 8 milligrammes 1/2 d'arsenic par litre d'eau. Depuis lors, des analyses nombreuses et d'auteurs différents indiquèrent pour ces eaux d'abord un abaissement notable dans la proportion d'arsenic, puis un retour vers la teneur indiquée en 1853. En 1878, MM. Lefort et Bouis, Carnot à l'école des Mines, et Riche au ministère de l'Agriculture, trouvaient de 7 milligrammes 05 à 7 milligrammes 5 d'arsenic. M. Garrigou vers cette époque avait obtenu 13 et même 16 milligr., ce qui impliquait des propriétés toxiques, mais en 1879, il ne trouva plus que 4 milligr. 9. En octobre 1879, M. Willm trouvait : S. Choussy, 5 millig. 42; S. Perrière, 5 mill. 6; S. Sedaiges, 6 millig. 2. Nous nous bornons à exposer les faits sans prétendre les discuter ou les expliquer.

Il est à remarquer qu'en allant chercher l'eau à une profondeur de 90 mèt. on l'a obtenu plus chaude qu'autrefois. Elle a maintenant une température de 56°,5 à la surface et 60°,1 au fond des puits. Les travaux de captage ont d'ailleurs augmenté dans une proportion énorme le débit. Enfin on peut espérer, grâce à l'unification de la propriété des eaux de la Bourboule, que des sources si précieuses seront déclarées d'utilité publique et placées sous la sauvegarde de l'État.

La compagnie fermière est maintenant propriétaire de tous les établissements comme de toutes les sources.

L'établissement des *Thermes de la Bourboule* (1re classe) est un vaste édifice construit avec luxe et renfermant 120 cabinets de bains et douches, avec les appareils les plus modernes; des salles de pulvérisation, d'inhalation, une buvette, etc. Le tout parfaitement installé.

L'établissement *Choussy* (2e classe) contient 54 baignoires, une piscine, une salle de pulvérisation et d'inhalation (1re classe), une salle de bains de pieds, une buvette, en un mot une installation thermale complète et répondant à toutes les exigences du traitement hydro-minéral.

L'établissement *Mabru* (3e classe) est également aménagé d'une manière convenable. Les trois établissements réunis peuvent donner plus de 2000 bains par jour.

PROMENADES. — Les environs de la Bourboule offrent de charmantes excursions : (2 kil.) La *Roche Vendeix*; (5 kil.) le *Mont-Dore*, sa vallée, les puys du *Capucin* et de *Sancy* qui la dominent. Plus près, on trouve de jolies cascades formées par la Dordogne, des ombrages et de jolies prairies. — Voitures et chevaux à louer.

LES EAUX. — Eau thermale ou froide, chlorurée sodique bicarbonatée, arsenicale.

Connue très-probablement dès l'époque romaine; en 1460 un hospice existait déjà près des sources.

Émergence : du granite, sous un tuf ponceux.

Six sources : Vieille source ou source *Choussy*, source *Perrière* qui ne fait qu'une au griffon avec la précédente; source *Sedaiges*, représentant les deux anciennes sources de la Rotonde et des Fièvres; source de la *Plage;* source *Fenestre* n° 1; source *Fenestre* n° 2.

Débit en 24 heures : Les six sources de la Compagnie fermière donnent environ 9430 hectol.

Température : Source Choussy à la surface de l'eau 56°; source Perrière, à la surface 56°,5, au fond du puits 60°,1; source de la Plage 27°,6; source Sedaiges, à la surface 45°,5, au fonds du puits 59°,4; source Fenestre : n° 1, 19°,1, n° 2, 19°,2.

Caractères particuliers : Eaux limpides, incolores, inodores, d'un goût salé, styptique (source Fenestre n° 2). Exposées à l'air, elles dégagent une légère odeur hépatique.

Service médical: Un médecin inspecteur, plusieurs médecins consultants.

Emploi : Boisson, bains, douches, inhalation, pulvérisation.

Situation : 846 mèt. au-dessus de la mer.

Climat de montagnes, moins rude pourtant qu'au Mont-Dore, qui est plus élevé de 200 mèt.; dans le mois de juillet, la chaleur est très-forte au milieu du jour.

Saison : du 25 mai au 30 septembre.

Action physiologique et thérapeutique : Eaux éminemment excitantes du système nerveux et de la circulation, altérantes et reconstituantes, agissant énergiquement sur la peau et sur le système lymphatique, diurétiques, ne causant ni constipation ni diarrhée. Quelques personnes en supportent difficilement l'usage interne.

La nature et les proportions de leurs principes minéralisateurs, ainsi que la haute thermalité de leurs principales sources donnent à ces eaux une importance exceptionnelle. D'autre part la découverte des sources froides de Fenestre fournit un moyen précieux de graduer la température des bains avec une eau qui se rapproche beaucoup dans sa composition des sources thermales, et d'associer en boisson aux sources fortes et non ferrugineuses la source Fenestre n° 2, moins forte mais contenant un peu de fer.

La principale indication thérapeutique de la Bourboule c'est la scrofule dans toutes ses manifestations : adénites, plaies et trajets fistuleux, coxalgie, tumeurs blanches, mal de Pott, caries, nécroses, blépharites, conjonctivites, kératites, otorrhées, etc. Dans le jeune âge, comme chez l'adulte, ces eaux donnent les meilleurs résultats contre tous les accidents strumeux. C'est encore à cette indication spéciale qu'on doit attribuer leur succès dans beaucoup d'affections cutanées et notamment dans le pityriasis et l'eczéma, dans l'angine glanduleuse et dans les affections des voies respiratoires qui se rattachent à la scrofule ou à l'herpétisme. Elles réussissent très-bien aussi, surtout chez les sujets lymphatiques, contre les névralgies, le rhumatisme et la paralysie qui en est la suite. Elles conviennent parfaitement dans la cachexie paludéenne et dans les engorgements hépatiques ou spléniques qui en sont la conséquence ; mais elle sont contre-indiquées dans les engorgements du foie tenant à une autre cause. On voit guérir à la Bourboule des fièvres intermittentes rebelles à tout traitement depuis des années. La forte proportion d'arsenic et de carbonate sodique dans les eaux explique ces derniers résultats. On a conseillé aussi la Bourboule dans cette forme de la phthisie ou, si l'on veut, de la scrofule qu'on nomme pneumonie caséeuse, mais il faut interdire cette station minérale aux malades disposés à l'hémoptysie. La gravelle, le diabète, l'albuminurie, les maladies de l'utérus et beaucoup d'autres sont encore réclamées, comme relevant de leurs eaux, par les médecins de la Bourboule.

La pléthore, la tendance aux congestions et aux hémorrhagies, les maladies organiques du cœur et des gros vaisseaux sont des contre-indications formelles aux eaux de cette station.

Analyse (Lefort et Bouis, 1878).

	SOURCE PERRIÈRE.	SOURCE SEDAIGES.	SOURCE LA PLAGE.	SOURCE FENESTRE n° 1.	SOURCE FENESTRE n° 2.
	Eau 1 lit.	Eau 1 lit.	Eau 1 lit.	Eau 1 lit.	Eau 1 lit.
Résidu salin..........	4^{gr},938	4^{gr}, 528	2^{gr}, 926	0^{gr}, 648	0^{gr}, 992
Arsenic métallique....	0, 00705	0, 00689	0, 00193	0, 00096	0, 00104
Acide carbonique libre et combiné..........	1, 7654	1, 4982	1, 2957	0, 3681	0, 5260
Acide chlorhydrique...	1, 8517	1, 7122	1, 1161	0, 1065	0, 1293
Acide sulfurique......	0, 1175	0, 1035	0, 0694	0, 0123	0, 0291
Acide arsénique.......	0, 01081	0, 01054	0, 00295	0, 00147	0, 00159
Acide silicique........	0, 1200	0, 1175	0, 1011	0, 0717	0, 0794
Soude................	2, 4121	2, 2580	1, 3997	0, 3861	0, 6631
Potasse....	0, 1025	0, 0921	0, 0780	0, 0081	0, 0199
Lithine................	indiquée.	indiquée.	indiquée.	indiquée.	indiquée.
Chaux................	0, 0739	0, 0725	0, 0541	0, 0080	0, 0091
Magnésie..............	0, 0135	0, 0102	0, 0075	0, 0036	0, 0015
Alumine..............	indices.	indices.	indices.	indices.	indices.
Peroxyde de fer.	0, 0021	0, 0018	0, 0007	0, 0063	0, 0100
Oxyde de manganèse..	traces.	traces.	traces.	traces.	traces.
Matière organique.....	indices.	indices	indices.	indices.	indices.
	6^{gr}, 46951	5^{gr}, 87654	4^{gr}, 12525	0^{gr}, 97317	1^{gr}, 47399

L'analyse de la source Choussy, faite à l'École des mines, en 1876, par M. Carnot, donnait des résultats très-rapprochés des précédents. Ce chimiste a trouvé par litre d'eau, 0gr,0075 d'arsenic. Nous avons dit plus haut quelle quantité M. Garrigou en a obtenue dans ses deux analyses, si différentes.

Bibliographie : Bertrand père, Recherches sur les propriétés physiques, chimiques et médicinales des Eaux du Mont-Dore (où l'on trouve quelques passages relatifs à La Bourboule), 1810. — H. Lecoq, Description pittoresque de l'Auvergne (article Bourboule), 2e édition, 1844. — V. Nivet, Dictionnaire des eaux minérales du Puy-de-Dôme; Clermont, 1846. — Choussy et Debay, hygiène des baigneurs, en particulier des eaux thermales de La Bourboule. Paris, 1850. — Peyronnel, Rapports pour 1855 et 1856, déposés à l'Académie de médecine. — Lefort, Étude physique et chimique des eaux... de la Bourboule, 1863. — Peyronnel, les Eaux de la Bourboule, 1865. — Escot, Notice médicale sur les eaux thermales de la Bourboule, 1876. — Lefort et Bouis, Analyse des eaux de la Bourboule (Rapport de M. Poggiale à l'Académie de médecine), 1878. — Truchot, Dictionnaire des eaux minérales du Puy-de-Dôme; Paris, 1878. — Boucomont, Les eaux minérales d'Auvergne ; Paris, 1879. — Vérité, Note sur la Bourboule, 1879.

BRIDES (SAVOIE).

707 kil. de Paris. Chemin de fer de Lyon et route de voitures Trains express en 20 h. 52 min. Trains omnibus en 26 h. 10 min. 1re cl. 85 fr. 35 c.; 2e cl. 64 fr. 60 c ; 3e cl. 49 fr. 25 c.

DE PARIS À BRIDES PAR CHAMBÉRY ET CHAMOUSSET.

De *Paris à Chamousset* par Dijon, Mâcon, Culoz, Aix-les-Bains, Chambéry et Montmélian, 624 kil. — Chemin de fer de Lyon, ligne de Turin. 3 conv. par jour. Trains express en 14 h. 37 min. Trains omnibus jusqu'à Mâcon, express de Mâcon à Chamousset, en 19 h. 55 min. 1re cl. 76 fr. 85 c.; 2e cl. 57 fr. 60 c ; 3e cl. 42 fr. 25 c.

De *Chamousset à Brides* par Albertville et Moutiers, 83 kil. — Route de voitures. Diligence. Trajet en 6 h. 15 min. Coupe 8 fr. 50 c.; inter. et banq. 7 fr.

Brides, v. de 178 hab., est situé dans la vallée et sur la rive g. du Doron.

HÔTELS. — *Grand hôtel des Thermes*, dépendant de l'établissement thermal, Casino, salon de conversation, de lecture, de jeu, de bal, etc.; *Grand-Hôtel des Baigneurs; Grand-Hôtel de France; Grand-Hôtel de Brides.* — Pension *Grumel.*

L'*Établissement* thermal, construit en 1840, réunit des conditions très-favorables à l'administration des bains et des douches. Il contient dix-neuf cabinets de bains, trois piscines, dont deux réservées aux dames, des cabinets de douches variées, des buvettes, une salle d'hydrothérapie, en un mot, tout ce qu'exige le traitement hydrominéral. Admirablement située dans un pays salubre et au milieu des grandes scènes alpestres, cette station thermale peut, au point de vue médical, soutenir avantageusement la comparaison avec Carlsbad et d'autres eaux d'Allemagne qu'on lui a trop longtemps préférées.

Des jardins agréables garnis de bancs et de tables entourent l'établissement et longent la rive g. du Doron jusqu'au pavillon du docteur Hybord ; de tous côtés, on jouit de charmants points de vue, à l'O. sur les terrasses cultivées de Villarlurin et sur les pâturages du Golet, au N. sur les pentes escarpées de la Croix-de-Fessons, à l'E. sur les montagnes neigeuses du Planay qui dominent le val de Prémou, au S. sur les magnifiques forêts de sapins des Allues.

PROMENADES. — Les environs de Brides offrent aux baigneurs de charmants buts de promenade, tels que le *val de Belleville*, le *val de Prémou*, le *val de Pralognan*, et tous les villages étagés à différentes hauteurs sur les montagnes environnantes; de l'un d'eux, *Fessons-sur-Salins* (350 hab.), on atteint facilement la *Croix-de-Fessons*, d'où se déroule aux regards un vaste panorama.

Directement au S. de Brides, s'ouvre la *combe des Allues*, dont l'entrée est occupée par de belles prairies et des bois de sapins. A une demi-heure environ du village des Bains, se trouve celui des Allues, situé sur la rive g. du torrent du même nom et possédant une source d'eau ferrugineuse non encore utilisée. Plus haut s'étendent de riches pâturages dominés par l'infranchissable glacier des Allues. On compte environ 6 h. de marche de Brides jusqu'au pied des glaciers.

LES EAUX. — Eau thermale, sulfatée mixte, avec forte proportion de chlorure sodique.

Connue très-probablement dès les premiers siècles de notre ère, disparue plus tard sous des éboulements ou des ensablements, mise à découvert en 1818 par la débâcle d'un lac.

Émergence : D'une roche serpentineuse ; stéaschiste, quartz et spath calcaire.

Deux sources : l'une composée d'une multitude de jets, l'autre alimentant la petite piscine.

Débit en 24 heures : environ 3000 hectol.

Densité : 1,0015.

Température : varie de 35° à 36°.

Caractères particuliers : Eau limpide, exhalant, quand on l'agite, une légère odeur hépatique, à saveur aigrelette, ferrugineuse, styptique, dégageant au griffon des bulles de gaz, onctueuse au toucher, se couvrant, au contact de l'air, d'une pellicule grise, puis rougeâtre, et déposant dans les bassins un sédiment ocracé.

Emploi : Boisson, bains, douches d'eau et de vapeur.

Situation : Environ 550 mèt. au-dessus de la mer.

Climat de montagnes. Température moyenne à midi, pendant les mois de juin, juillet, août, septembre, 19° (Laissus). Variations brusques de température.

Saison : Du 1er juin au 1er octobre.

Action physiologique et thérapeutique : Eau tonique et reconstituante, purgative à la dose de cinq à huit verres, à dose plus faible, de un à trois verres, elle constipe en général. Son effet purgatif ne s'accompagne pas de coliques et son usage peut être continué pendant toute la durée du traitement à la dose de quatre à cinq verres par jour, sans fatiguer le moins du monde les organes digestifs (Laissus). Elle est diurétique et diaphorétique en même temps que purgative, phénomène qui s'observe d'ailleurs à d'autres stations minérales analogues; elle stimule les fonctions digestives, facilite l'écoulement de la bile et agit comme révulsif sur l'intestin, en même temps qu'elle modifie l'hématose et active la circulation. Elle a, dit M. Laissus, une action élective sur le système de la veine porte et la circulation veineuse de l'abdomen, elle congestionne les vaisseaux hémorrhoïdaux et l'utérus; elle dispose quelquefois à l'ébriété carbonique, qu'on évite en laissant refroidir l'eau avant de la boire, mais il est préférable, en général, de la boire à sa température naturelle. La fièvre thermale et la poussée sont également prévenues ou enrayées par un traitement dirigé avec les précautions convenables.

L'eau de Brides répond à des indications nombreuses; comme plusieurs eaux purgatives de l'Allemagne, qu'elle remplace avantageusement, elle augmente les forces, loin de les diminuer, tout en produisant un effet laxatif. Son indication principale est l'engorgement du foie et des canaux biliaires. Elle donne alors d'excellents résultats en activant et facilitant l'excrétion de la bile et des calculs; ses effets sont au moins égaux à ceux que l'on obtient à Carlsbad, et comparables à ceux de Vichy. Que l'engorgement soit récent ou ancien, qu'il s'accompagne ou non de coliques hépatiques, pourvu qu'il ne soit pas aigu et fébrile, l'eau de Brides réussit parfaitement. Il en est de même quand la cirrhose est imminente, comme chez les alcooliques, ainsi que dans l'hypertrophie, d'origine paludéenne, du foie ou de la rate. La diarrhée bilieuse, la dyspepsie saburrale ou acescente, la constipation opiniâtre cèdent à l'usage de l'eau de Brides ; enfin l'obésité et la pléthore abdominale relèvent essentiellement de cette station, dont la valeur, sous ce rapport, est au moins égale à celle de Marienbad et d'autres du même genre que possède l'Allemagne. Par son action révulsive et résolutive, cette eau combat la tendance aux congestions vers les centres nerveux et réussit contre les engorgements utérins; comme diurétique, elle est utile dans certaines affections de la vessie et des reins; comme tonique et reconstituante elle a le meilleur effet dans l'anémie, dans le lymphatisme et dans les maladies cutanées d'origine strumeuse. M. le Dr Laissus a souvent employé cette eau avec succès contre le tœnia.

On associe dans certains cas l'usage de l'eau de Brides à celui de l'eau de Salins-Moutiers qui en est voisine (*V.* Salins-Moutiers).

Les affections aiguës et fébriles des voies digestives, la phthisie, les maladies organiques du cœur et des gros vaisseaux, l'hydropisie active sont des contre-indications à l'usage des eaux de Brides.

Nous donnons ici le tableau hypothétique des principes minéralisateurs de l'eau de Brides, calculé d'après l'analyse de l'Ecole des mines (1876).

Analyse.

	Eau, 1 litre.
Résidu pour un litre d'eau...........	5^{gr}, 7200
Acide carbonique libre ($42^{c.c.}$)........	0, 0837
Bicarbonate de chaux................	0, 4380
— de protoxyde de fer........	0, 0112
Chlorure de magnésium.............	0, 3071
— de sodium.................	1, 3601
— de potassium.............	0, 0670
— de lithium....................	traces.
Sulfate de soude.....................	1, 6113
— de chaux..................	1, 8200
— de magnésie...............	0, 1941
Matières organiques................	0, 0145
	5^{gr}, 9070

Bibliographie : Bertini, Idrologia minerale degli Stati Sardi; Turin, 1843. — Laissus, Manuel du baigneur aux eaux thermales de Brides, soit de la Perrière; Moutiers, 1857. — A. Sella, Rapport à l'Académie médico-chirurgicale de Turin sur l'ouvrage du docteur Laissus; Turin, 1858. — Laissus fils, Les eaux thermales et purgatives de Brides; Paris, 1874. — E. Philbert, Du traitement de l'obesité aux eaux de Brides; Paris, 1876.

BUSSANG (VOSGES).

562 kil. de Paris. Chemin de fer de l'Est et route de poste. (*V.* ci-dessous le trajet et les prix.)

DE PARIS À BUSSANG PAR ÉPINAL ET SAINT-MAURICE.

De *Paris à Saint-Maurice* par Nancy et Épinal, 482 kil. — Chemin de fer de l'Est. 3 conv. par jour. Trains express en 12 h. Trains omnibus en 17 h. 1re cl. 59 fr. 35 c.; 2e cl. 44 fr. 50 c.; 3e cl. 32 fr. 60 c.

De *Saint-Maurice à Bussang*, 2 kil. Route de poste.

Bussang est un v. de 2454 hab., pittoresquement situé à l'extrême limite des Vosges, au pied d'une des plus hautes montagnes de la chaîne de ce nom et à l'extrémité de la vallée la Moselle. — Dans le cimetière, *mausolée* en granit, érigé par la commune de Bussang à la mémoire de 22 de ses enfants, morts sous les drapeaux pendant la guerre de 1870-1871.

Les maisons, dit M. Aimé Robert, sont très-bien bâties, et on y trouve de bons hôtels; mais il n'y a pas d'établissement thermal. Cependant quelques personnes y viennent boire l'eau minérale aux sources mêmes, et il est certain que cette eau, sans rivale pour sa minéralisation particulière, attirera un grand nombre de malades, dès que l'établissement que l'on construit à Bussang permettra d'y suivre le traitement hydro-minéral.

Les sources sont à 2 kil. du village. — Un petit bâtiment abrite les sources et les personnes occupées à mettre l'eau en bouteilles.

Pendant le mois de juillet, Bussang est le rendez-vous des baigneurs de Plombières (situé à 45 kil.), Bains, Luxeuil, qui viennent y admirer les magnifiques panoramas du *Ballon de Servance* (1189 mèt.), du *Gresson* (1249 mèt.) et du Ballon d'Alsace. De ce dernier (1250 mèt.) on découvre une partie de la Lorraine, de la Franche-Comté et de l'Alsace; à l'horizon, se montrent les montagnes de la Forêt-Noire, et les Alpes de la Suisse.

LES EAUX. — Eau froide, ferrugineuse bicarbonatée, arsenicale, gazeuse.

Connue depuis le dix-septième siècle, fréquentée au siècle dernier jusqu'à l'incendie de l'établissement qui n'a pas été reconstruit.

Trois sources : Source d'*En haut*, source d'*En bas* ou de la *Salmade* seules exploitées, jusqu'en 1878, par leurs propriétaires; source *Marie*, exploitee depuis 1878 par la commune de Bussang. Elle est presque identique comme principes à la Salmade.

Débit en 24 heures : 25 hectol.

Caractères particuliers : Eau limpide, très-gazeuse, pétillant dans le verre, inodore, à saveur aigrelette, piquante, légèrement atramentaire à la source; en bouteille elle perd beaucoup de son gaz et sa saveur ferrugineuse, elle laisse alors déposer un précipité rougeâtre que l'on dissimule en se servant de bouteilles en verre coloré. Mêlée au vin elle en altère la couleur qui devient plus foncée et tourne un peu au noir.

Service médical : Un médecin inspecteur.

Emploi : En boisson et surtout pendant le repas. L'eau de Bussang ne se boit presque pas sur place. On en fait un grand usage dans les établissements balnéothérapiques des Vosges et, en général, dans la pratique médicale.

Situation : 624 mèt. au-dessus de la mer.

Action physiologique et thérapeutique : Eau apéritive, tonique, altérante, facilitant la digestion et tendant à déterminer la constipation. Elle agit particulièrement sur le tube digestif et sur l'hématose. On la donne avec succès dans la chlorose et l'anémie, dans les dyspepsies qui tiennent à ces causes, dans l'atonie des organes digestifs. Elles réussit aux personnes délicates et de constitution lymphatique, qui la supportent mieux quelquefois et en tirent plus davantage que d'autres eaux ferrugineuses. Mais on ne doit pas faire usage de cette eau comme d'une simple eau de table et sans le conseil d'un médecin

Il se transporte annuellement environ 1 million de bouteilles d'eau de Bussang.

Analyse (O. Henry, 1840. — Bouis, 1878).

	S. SALMADE. Eau, 1 kilogr.	S. MARIE. Eau, 1 kilogr.
Carbonate de soude	0gr, 789	0gr, 630
— de chaux	0, 340	0, 490
— de magnésie	0, 150	0, 155
— de strontiane	traces.	non dét.
— de fer	0, 017	0, 012
— de lithine		non dét.
Crénate de fer avec traces de manganèse } Chlorure de sodium }	0, 078	non dét.
Chlorure de sodium		0, 080
Sulfates de soude et de chaux	0, 110	
Sulfate de soude		0, 070
Crénate de soude	pet. quant.	
Silice et alumine		0, 060
Silicate de soude } — de chaux } — d'alumine }	0, 002	
	1gr, 486	1gr, 497
Gaz acide carbonique	410c.c.	486c.c.

Chevallier et Schæufele ont trouvé dans l'eau de Bussang et dans ses dépôts environ 3 milligr. d'arsenic par litre.

Nicklès y a reconnu le fluor.

Bibliographie : Nicklès, Recherches sur la diffusion du fluor. Nancy, 1858. — A. Robert, Guide.... aux bains de la vallée du Rhin.... et des Vosges, Paris et Strasbourg, 1869.

CADÉAC (HAUTES-PYRÉNÉES).

693 kil. de Paris. Chemins de fer d'Orléans, du Midi et route de voitures. Train express en 24 h. 17 min. Trains omnibus en 30 h. 1re cl. 121 fr. 35 c.; 2e cl. 91 fr. 15 c.; 3e cl. 67 fr. 40 c.

DE PARIS À CADÉAC PAR BORDEAUX, TOULOUSE, LANNEMEZAN ET ARREAU.

De *Paris à Lannemezan* par Orléans, Tours, Angoulême, Bordeaux, Agen, Toulouse et Montréjeau, 963 kil. — Chemins de fer d'Orléans et du Midi. 4 conv. par jour. Train express en 21 h. 42 min. Trains omnibus en 27 h. 30 min. 1re cl. 118 fr. 60 c.; 2e cl. 88 fr. 95 c.; 3e cl. 65 fr. 20 c.

De *Lannemezan à Arreau*, 26 kil. Route de voitures. Diligence. Trajet en 2 h. 35 min. Prix : 2 fr. 75 c. et 2 fr. 20 c.

D'*Arreau à Cadéac*, 2 kil. Route de voitures. Omnibus des établissements.

Cadéac est un v. de 519 hab., situé dans la vallée d'Aure, sur la rive g. de la Neste, et surmonté d'une vieille tour féodale.

Ses eaux sourdent un peu au delà

du village; les unes sur la rive dr., les autres sur la rive g. de la rivière. Elles alimentent deux petits établissements de bains séparés par la Neste. L'établissement *Fisse*, rive g., comprend : un hôtel, 12 cabinets de bains, 1 cabinet de douches, 1 salle d'inhalation, etc. Il est entouré d'une pelouse et d'un jardin. L'établissement de la rive dr. a 10 baignoires.

LES EAUX. — Eau froide, sulfurée sodique.

Quatre sources : Source *Principale;* source de la *Buvette;* source de l'*Ouest;* source *Petite extérieure.*

Température : Source Principale et Petite source extérieure, 13°,5; source de la Buvette, 15°,65 (Gintrac).

Service médical : Un médecin inspecteur.

Emploi : Boisson, bains, douches, inhalation.

Action physiologique et thérapeutique : Ces eaux, très-sulfureuses quoique froides, contiennent, en outre du sulfure sodique, du sulfate de soude, du chlorure de sodium et de l'acide silicique. Elles ont une action élective sur la peau et sur la muqueuse des voies aériennes, et réussissent dans les dermatoses de nature herpétique ou strumeuse, dans les laryngites qui s'y rattachent, comme la pharyngo-laryngite glanduleuse, dans le catarrhe, etc. Elles sont peu fréquentées, sans doute à cause de leur température et du voisinage d'eaux sulfureuses plus importantes. On n'y voit guère que les habitants des environs, et elles n'ont été que peu étudiées jusqu'à présent.

Ces eaux se transportent.

M. Gintrac indique le sulfure sodique comme élément minéralisateur de l'eau de Cadéac et dans les proportions suivantes :

	Sulfure de sodium.
Source de la Buvette...............	0gr, 0678
Source de l'Ouest..................	0, 0237
Source Principale..................	0, 0750
Source Petite extérieure..........	0, 0772

Bibliographie : Annuaire des Eaux de la France. — Filhol, Eaux minérales des Pyrénées; 1853.

CAILLE [LA] (HAUTE-SAVOIE).

654 kil. de Paris. Chemin de fer de Lyon et route de voitures. (*V.* le trajet et les prix ci-dessous.)

DE PARIS À LA CAILLE PAR GENÈVE.

De *Paris à Genève* par Mâcon, Ambérieux et Culoz, 626 kil. — Chemin de fer de Lyon. 4 conv. par jour. Train express en 11 h. 47 min. Trains omnibus en 16 h. 49 min. 1re cl. 77 fr. 5 c.; 2e cl. 57 fr. 85 c.; 3e cl. 42 fr. 35 c.

De *Genève au village de la Caille*, 28 kil. Route de poste. Diligence tous les jours.

Du *village de la Caille aux Bains.* Route carrossable.

Les **Bains de la Caille** sont situés au fond d'une gorge de rochers, où coule le torrent des Usses et que l'on nomme dans le pays la gorge des Bains ou des Fées.

L'*Établissement*, relié au pont de la Caille par une route carrossable, est très-bien installé et comprend cinq corps de bâtiments où les baigneurs trouvent à se loger. Indépendamment des pièces d'habitation, les thermes comprennent une vaste piscine de natation à eau courante, des cabinets de bains avec 20 baignoires, l'aménagement nécessaire aux bains et douches de vapeur, aux douches variées d'eau thermale et aux douches écossaises. L'eau arrive directement par des conduits en plomb qui passent au-dessus des Usses.

LES EAUX. — Eau thermale, sulfurée calcique.

Connue dès l'époque romaine et au moyen âge, oubliée longtemps puis remise en usage au commencement du siècle.

Cinq sources : Source du *Château;* source *Saint-François;* plus trois sources sans désignation.

Débit en 24 heures : environ 1400 hectol.

Température : 30°.

Emploi : Boisson, bains et douches d'eau et de vapeur.

Situation : environ 600 mèt. au-dessus de la mer, dominée par des rochers.

Saison : du 15 juin au 1er septembre.

Action physiologique et thérapeutique : Ces eaux, peu minéralisées, ont cependant assez d'action pour donner de bons résultats dans les différentes formes du lymphatisme, de la scrofule et du rhumatisme. Elles sont peu excitantes et conviennent aux malades chez qui l'éréthisme nerveux domine. On les emploie dans les maladies de la peau herpétiques ou lymphatiques, ainsi que dans les affections de l'utérus et de ses annexes.

Analyse (P. Morin).

		Eau, 1 kilogr.
Acide carbonique	8c.c. 04	0gr, 0160
— sulfhydrique	5, 64	0, 0071
Azote	25, 16	0, 0320
Bicarbonate de potasse		0, 0039
— de soude		0, 0636
— de magnésie		0, 0188
Carbonate de chaux		0, 1040
Sulfure de calcium		0, 0052
Chlorure de sodium		0, 0050
Sulfate de chaux		0, 0120
— de magnésie		0, 0512
— d'alumine		0, 0046
Silicate d'alumine		0, 0052
— de magnésie		0, 0215
Glairine		quant. indét.
		0gr, 3501

CALDANICCIA (CORSE).

1101 kil. de Paris. Chemin de fer de Lyon, bateau à vapeur et route de poste.

DE PARIS À CALDANICCIA PAR MARSEILLE ET AJACCIO.

De *Paris à Marseille* par Lyon, 865 kil. — Chemin de fer de Lyon. 6 conv. par jour. Trains express en 15 h. 25 min. Trains omnibus en 29 h. 49 min. 1re cl. 106 fr. 30 c.; 2e cl. 79 fr. 75 c. 3e cl. 58 fr. 45 c.

De *Marseille à Ajaccio*, 224 kil. Bateau à vapeur. 1 départ par semaine. Trajet en 24 h. 1re cl. 36 fr.; 2e cl. 24 fr.; 3e cl. 15 fr.

D'*Ajaccio à Caldaniccia*, 12 kil. Route de poste. Diligence. 2 dép. tous les jours.

Caldaniccia est un h. de l'arrond. d'Ajaccio, situé à environ 10 kil. de cette ville, dans une petite plaine et près du torrent de la Gravona.

Un *établissement* thermal y existe depuis une vingtaine d'années; mais les logements sont insuffisants à Caldaniccia et la fièvre intermittente y est endémique, à cause du voisinage de la plaine marécageuse de Campo de l'Oro. Les malades viennent tous les jours prendre leurs bains puis s'en retournent à Ajaccio.

LES BAUX. — Eau thermale, sulfurée sodique.
Connue depuis environ cinquante ans.
Cinq sources.
Débit en 24 heures : environ 200 hectol.
Densité : 1,008 (Poggiale).
Température : 38°,75.

Caractères particuliers : Eau limpide, incolore, à odeur hépatique, à saveur fade. Du milieu des sources se dégagent par intervalles de grosses bulles de gaz azote. Au fond du bassin il se dépose de la barégine. Selon M. Gaudineau, cité par MM. Durand-Fardel et Lebret, cette eau ne diffère en rien, au griffon, des eaux douces, et ses propriétés médicinales sont dues surtout à sa thermalité.

Emploi : Boisson, bains, lotions.

Action physiologique et thérapeutique : Eau légèrement purgative, tonique et résolutive. Elle est employée avec succès dans le rhumatisme et les névralgies, dans les manifestations du lymphatisme et de la scrofule, maladies cutanées, angine glanduleuse, etc.; dans les affections des voies respiratoires de nature catarrhale, dans le catarrhe vésical ou utérin.

Analyse (Poggiale, 1836).

	Eau, 1 kilogr.
Hydrosulfate de soude............	0gr, 071
Barégine..........................	0, 039
Chlorure de sodium..............	0, 223
Sulfate de soude..................	0, 084
— de chaux..................	0, 107

Carbonate de chaux	0gr,038
— de soude	0, 097
— de magnésie	0, 028
Silice	0, 129
Perte	0, 057
	0gr,873

Bibliographie : Poggiale, Journal de chimie médicale, année 1836.

CAMBO (BASSES-PYRÉNÉES).

802 kil. de Paris. Chemin de fer et route de poste. (*V.* ci-dessous le trajet et les prix.)

DE PARIS À CAMBO PAR BORDEAUX ET BAYONNE.

De *Paris à Bayonne* par Orléans, Tours, Angoulême, Libourne, Bordeaux et Dax, 783 kil. — Chemin de fer d'Orléans et du Midi. 3 conv. par jour. Trains express en 16 h. 10 min. Trains omnibus en 19 h. 35 min. ou 21 h. 1re cl. 96 fr. 45 c.; 2e cl. 72 fr. 35 c.; 3e cl. 53 fr. 5 c.

De *Bayonne à Cambo*, 19 kil. Route de poste. Diligence tous les jours. Prix : 2 fr. et 1 fr. 50 c.

Cambo, v. de 1955 hab., est situé sur la Nive qui le divise en deux parties éloignées l'une de l'autre d'environ 1 kil. : le *Haut Cambo*, où sont les hôtels et les maisons meublées, et le *Bas Cambo*. Le Haut Cambo couronne une terrasse escarpée. De ses maisons et de ses promenades on découvre un charmant paysage. Un pont de bois, auquel descend un chemin trop rapide, met le Haut Cambo en communication avec le Bas Cambo. Ce paysage n'a rien de grand, mais il est frais, riant et champêtre.

HÔTELS. — *Saint-Martin*, de *France*, du *Jeu de Paume*. — Appartements meublés près des thermes et dans le village.

A part sa situation, ses eaux et ses belles promenades, Cambo n'a rien de curieux.

A 1200 mètres environ du Haut Cambo, sur la rive g. de la Nive, se trouve l'*Établissement* thermal. Pour s'y rendre, il faut, au sortir de la ville, laisser à dr. les deux routes d'Espelette et de Saint-Jean-Pied-de-Port, et descendre vers la Nive, à l'ombre de beaux arbres. On atteint bientôt le ham. que forment sur la rive g. l'établissement et les maisons environnantes. Un pont suspendu franchit la Nive en cet endroit.

L'établissement a été reconstruit nouvellement, dans des proportions et avec les aménagements convenables au point de vue de l'installation balnéaire et des appareils hydrothérapiques. Il comprend 12 cabinets de bains, des appareils de douches, des buvettes, etc.

PROMENADES. — Rien de plus frais et de plus calme que les environs de Cambo. Les belles allées d'arbres qui vont de l'établissement à la source ferrugineuse offrent, surtout aux heures chaudes du jour, une agréable promenade. On peut, quand on en a atteint l'extrémité supérieure, continuer à remonter la rive g. de la Nive, ou gravir les coteaux qui la dominent : dès qu'on s'élève, on découvre de charmants points de vue. La plupart des malades ou des touristes qui viennent à Cambo vont visiter le v. d'*Itsassou* et le *Pas de Roland*.

Parmi les *excursions* plus longues et plus difficiles, mais qu'on peut faire à cheval, nous recommanderons surtout l'ascension du *Mondarrain* et de l'*Ursouia* : elles exigent chacune environ 3 heures, retour non compris; des guides sont nécessaires.

LES EAUX. — Eau thermale, sulfurée calcique (Filhol), sulfurée sodique (Gintrac), ou froide, ferrugineuse bicarbonatée.

Connues dès le seizième siècle; en 1665, elles étaient très-fréquentées par les Français et par les Espagnols.

Émergence : Vers la limite du calcaire sédimenteux et presque à son point de contact avec le granite, d'un côté, et le schiste de transition, de l'autre. Non loin des sources et à l'ouest existe une carrière de gypse contigu au schiste de transition et à des ophites.

Deux sources : Source *Sulfureuse*; source *Ferrugineuse*.

Débit en 24 heures : Source Sulfureuse, 9920 hectol.

Densité : Source Sulfureuse, 1,003.

Température : Source Sulfureuse, 22° à 23°; source Ferrugineuse, 15° à 16°.

Caractères particuliers : Source Sulfureuse, eau limpide, douce, et onctueuse au toucher, à odeur sulfhydrique prononcée, à saveur hépatique, avec arrière-goût fade et douceâtre; déposant dans son réservoir un mélange de soufre et de carbonate de chaux. Source Ferrugineuse, eau limpide, à saveur astringente; exposée à l'air, elle perd sa transparence, précipite en flocons jaunes et se couvre d'une pellicule irisée.

Service médical : Un médecin inspecteur.

Emploi : Boisson, bains, douches.

Situation : 50 mèt. au-dessus de la mer.

Climat délicieux et salubre au printemps et à l'automne, trop chaud en été.

Deux Saisons : Avril et mai, septembre et octobre.

Action physiologique et thérapeutique : Cambo a l'avantage précieux de réunir dans la même station une eau sulfureuse et une eau ferrugineuse, ce qui permet dans beaucoup de cas de compléter le traitement en combinant méthodiquement l'usage des deux sources. La source Sulfureuse est excitante, diurétique et quelquefois laxative; elle stimule les fonctions et agit comme tonique. La source Ferrugineuse très-forte, agit, comme les martiaux en général, sur l'hématose qu'elle active.

La source Sulfureuse passe pour efficace dans les affections de la peau, l'engorgement des viscères abdominaux, le lymphatisme et la scrofule, l'état catarrhal et les ulcères atoniques. La source Ferrugineuse répond à la chlorose et à l'anémie, soit essentielles, soit de même origine que les affections dont nous venons de parler. Elle réussit parfaitement dans les désordres fonctionnels si nombreux qui résultent d'une hématose imparfaite : dyspepsie, atonie générale, aménorrhée, leucorrhée, accidents hystériques, troubles de la circulation, suites de fièvres graves, cachexie paludéenne, etc.

Analyse (Salaignac, 1827).

	S. SULFUREUSE. Eau, 1 kilogr.	S. FERRUGINEUSE. Eau, 1 kilogr.
Carbonate de chaux	0gr, 3159	0gr, 0133
— de magnésie	0, 1256	
— de fer		0, 0500
Sulfate de magnésie	0, 4960	
— de chaux	0, 9300	0, 0200
Chlorure de magnésium	0, 1250	
— de calcium		0, 0266
Alumine	0, 0160	
Acide silicique	0, 0120	traces.
Oxyde de fer	0, 0006	
Mat. vég. gras. sol. dans l'éther	0, 0260	traces.
— insoluble	0, 0060	
	2gr, 0531	0gr, 1099
Gaz azote mêlé de traces d'oxygène	170c.c.	021c.c.
— acide sulfhydrique	004	
— acide carbonique	002	010

Bibliographie : Délissalde, Des Eaux minérales de Cambo. Bayonne, 1843.

CAMPAGNE (AUDE).

888 kil. de Paris, *par Limoges*. Chemins de fer d'Orleans, du Midi et route de voitures. Le trajet n'est direct que jusqu'à Toulouse. Trains express en 20 h. 12 min. Trains omnibus en 28 h. 1re cl. 106 fr.; 2e cl. 79 fr. 70 c.; 3e cl. 57 fr. 65 c.

981 kil. de Paris, *par Bordeaux*. Chemins de fer d'Orléans, du Midi et route de voitures. Trains express en 17 h 38 min. Trains omnibus en 32 h. 42 min. 1re cl. 120 fr. 60 c ; 2e cl. 90 fr. 40 c. ; 3e cl. 66 fr. 80 c.

DE PARIS À CAMPAGNE PAR BORDEAUX, CARCASSONNE ET ESPERAZA.

De *Paris à Carcassonne* par Orléans, Tours, Angoulême, Bordeaux, Agen, Montauban et Toulouse, 933 kil. — Chemin de fer. 3 conv. par jour. Trains express en 15 h. 53 min. Trains omnibus en 30 h. 47 min. 1re cl. 114 fr. 95 c.; 2e cl. 86 fr. 80 c.; 3e cl. 63 fr 20 c.

De *Carcassonne à Esperaza*, 46 kil. — Chemin de fer. 4 conv. par jour. Trajet en 1 h. 45 min. 1re cl. 5 fr. 65 c. ; 2e cl. 4 fr. 20 c.; 3e cl. 8 fr. 10 c.

D'*Esperaza à Campagne*, 2 kil. Route de voitures.

Campagne est un v. de 510 hab., situé sur la rive g. de l'Aude, au pied de la montagne de Saint-Ferriol.

Les sources minérales émergent sur la berge de la rive g. du Rieutort près du confluent de ce ruisseau et de l'Aude.

L'*Établissement* thermal, s'élève à 1 kil. en aval du village. Il peut recevoir 180 malades et renferme 24 baignoires, 3 douches et 2 buvettes. Cette station thermale est en voie de progrès et le nombre des baigneurs augmente chaque année.

LES EAUX. — Eau thermale, ferrugineuse bicarbonatée.

Connue et très-fréquentée au dix-huitième siècle.

Émergence : à la limite séparative des deux étages du terrain crétacé.

Deux sources : Source *du Pont*, source *de la Buvette*.

Débit en 24 heures : pour les deux sources, 4176 hectol.

Température : Source du Pont, 3[illegible]°; source de la Buvette, 29°,10.

Caractères particuliers : Eau limpide, incolore, dégageant à la source des bulles de gaz, à saveur légèrement atramentaire. Exposée à l'air, elle se trouble un peu et un dépôt rougeâtre peu abondant se forme au fond du vase.

Service médical : Un médecin inspecteur.

Emploi : Boisson, bains et douches.

Climat doux.

Saison : du 15 mai au 15 octobre.

Action physiologique et thérapeutique : Légèrement laxatives, excitant l'appétit et facilitant la digestion, ces eaux ont pour indication spéciale la chlorose, l'anémie et les troubles fonctionnels qui s'y rattachent : dyspepsie, aménorrhée, leucorrhée, etc. On les a signalées comme efficaces dans les suites des fièvres intermittentes et même contre ces fièvres, ainsi que dans les engorgements du foie et dans la gravelle, affections qui ne relèvent pourtant pas des ferrugineux.

L'eau de Campagne se transporte.

Analyse (Filhol, 1858).

	Eau, 1 litre.
Carbonate de chaux	0^{gr}, 334
— de magnésie	0, 028
Sulfate de chaux	0, 060
— de soude	0, 077
— de magnésie	0, 168
— de potasse	0, 020
Chlorure de sodium	0, 046
— de potassium	0, 015
— de magnésium	traces.
Silice	0, 017

Oxyde de fer carbonaté et crénaté	0gr, 006
Matière organique	0, 025
Oxyde de manganèse	traces.
Fluorure de calcium	traces.
Arsenic	traces.
Iode	traces.
	0gr, 796

La source de la Buvette, d'une minéralisation identique en qualité, diffère à peine en quantité. Un kilogr. d'eau de la Buvette a fourni 122c.c. de gaz, composé ainsi qu'il suit :

Acide carbonique	98c.c. 00
Azote	22, 50
Oxygène	1, 50
	122, 00

Bibliographie : Filhol, Analyse des Eaux minérales de Campagne; Fréjacques, note médicale, réunies en une brochure; Limoux, 1861.

CAPVERN (HAUTES-PYRÉNÉES).

861 kil. de Paris. Chemins de fer d'Orléans et du Midi. Trains express en 17 h. 51 min. Trains omnibus en 22 h. 42 min. 1re cl. 106 fr. 70 c.; 2e cl. 79 fr. 55 c.; 3e cl. 58 fr. 35 c.

DE PARIS À CAPVERN PAR BORDEAUX ET TARBES.

De *Paris à Tarbes* par Bordeaux, Morceux et Mont-de-Marsan, 831 kil. — Chemins de fer d'Orléans et du Midi. 4 conv. par jour. Trains express en 17 h. Trains omnibus en 21 h. 25 min. 1re cl. 102 fr. 95 c.; 2e cl. 76 fr. 75 c.; 3e cl. 56 fr. 30 c.

De *Tarbes à Capvern*, 30 kil. — Chemin de fer. 6 conv. par jour. Trains express en 51 min. Trains omnibus en 1 h. 6 min. 1re cl. 3 fr. 75 c.; 2 cl. 2 fr. 80 c.; 3e cl. 2 fr. 5 c.

Capvern, v. de 863 hab., est bâti sur une colline d'où l'on découvre une vaste étendue de montagnes et de plaines. Sa position et la fraîcheur de sa végétation, contrastant avec la stérilité des landes voisines, lui ont fait donner le nom qu'il porte (*Sommet Vert*).

HÔTELS. — des *Pyrénées*, de *France*, de la *Paix*, des *Bains*, *Pomès*. — Maisons et appartements meublés.

Capvern a deux établissements thermaux : *L'établissement* de *Hount-Caoudo* (fontaine chaude) alimenté par la source de ce nom et construit en 1878, est un bel édifice, aménagé suivant les exigences actuelles de la science. Il contient 27 cabinets de bains, 2 cabinets de douches variées, des salons de conversation, de lecture, de jeux, etc.

L'établissement du *Bouridé*

(bouillonnant) est situé à 1500 mèt. environ du précédent, à l'issue d'un ravin boisé. Il contient 19 baignoires et 1 cabinet de douches. A côté de l'établissement est une maison d'habitation.

PROMENADES. — Près de Hount-Caoudo est une jolie promenade où se rassemblent les buveurs. Les environs abondent en paysages agrestes, dominés au S. par la masse imposante des Pyrénées.

De Capvern on peut facilement faire des excursions à Bagnères-de-Bigorre et Bagnères-de-Luchon (*V.* ces mots). — On visitera avec plaisir la vallée de l'*Arros;* dans la partie supérieure de son cours, cette rivière forme, au milieu d'une enceinte de rochers aux couleurs étranges, une belle nappe d'eau connue sous le nom de la *Gourgue* ou Gouffre ; — (7 kil.), ruines de l'abbaye de l'*Escaledieu.*

LES EAUX. — Eau thermale ou froide, sulfatée calcique.

Connue anciennement, décrite pour la première fois en 1772, suivant Carrère.

Deux sources : Hount-Caoudo, source chaude; source *Bouridé* ou bouillonnante.

Débit en 24 heures : Hount-Caoudo, 2500 hectol.

Densité : 1,0050.

Température : Hount-Caoudo, 24°,2 ; Bouridé, 19°,3.

Caractères particuliers : Eau limpide, inodore, à saveur fade et prenant un peu à la gorge, dégageant un mélange d'oxygène, d'azote et d'acide carbonique.

Service médical : Un médecin inspecteur.

Emploi : Boisson, bains, douches.

Situation : Environ 400 mètres au-dessus de la mer.

Climat doux.

Saison : Du 15 mai au 1er novembre.

Action physiologique et thérapeutique : Eau diurétique et un peu laxative, suivant Patissier, stimulante des organes digestifs, tonique résolutive et reconstituante. Elle se rapproche beaucoup dans ses propriétés des eaux de Bagnères-de-Bigorre. Elle réussit parfaitement dans les affections catarrhales des voies urinaires. On lui attribue aussi de bons effets dans l'ictère et les engorgements chroniques du foie et de la rate. L'eau de Hount-Caoudo est excitante, celle du Bouridé, au contraire, est sédative, ce qui permet de modifier avantageusement par l'une de ces sources les effets de l'autre.

L'eau de Capvern se transporte.

Analyse (Garrigou, 1875).

	HOUNT-CAOUDO. Eau, 1 litre.	BOURIDÉ. Eau, 1 litre.
Acide carbonique	0gr, 1153	0gr, 6850
— sulfurique	0, 8580	0, 4152
— silicique	0, 0029	0, 0058

Acide azotique	0gr, 0056	0gr, 00038
— phosphorique	sensible.	traces.
Chlore	0, 0038	0, 0040
Soude	0, 0067	0, 0048
Potasse	0, 0016	0, 0032
Lithine	0, 0000026?	traces.
Ammoniaque	0, 0018	0, 00007
Chaux / Strontiane	0, 3199	0, 2652
Magnésie	0, 08749	0, 0696
Alumine	traces.	0, 00003
Fer (Sesquioxyde)	0, 00021	0, 00036
Manganèse (Sesquioxyde)	0, 0000002	0, 00003
Cobalt	traces.	
Cuivre	très-sensib.	très-sensib.
Plomb	0, 000025	très-sensib.
Arsenic	très-sensib.	très-sensib.
Tellure	sensible.	très-sensib.
Matière organique dialysée	notable.	notable.
— — non dialysée	notable.	notable.
	1gr, 4033278	1gr, 45367

Bibliographie : J. P. Tailhade, Des Eaux de Capvern ou Capbern; Tarbes, 1846, in-8. — Latour, de Trie, Traité de l'eau médicinale et thermale de Capbern, 1838. — S. L., Simple aperçu des deux sources thermales de Capvern, la Houn Caüte et la Bouridé; Pau, 1850, in-16.— Ticier, Capvern, ses eaux minérales, applications thérapeutiques, 1875. — F. Garrigou, Étude géologique et chimique des sources de Capvern. Paris, 1876.

CARCANIÈRES (ARIÈGE).

933 kil. de Paris, *par Limoges.* Chemins de fer d'Orléans, du Midi et route de voitures Le trajet n'est direct que jusqu'à Toulouse. Trains express en 24 h. 41 min. Trains omnibus en 33 h. 53 min. Prix jusqu'à Quillan : 1re cl. 107 fr. 10 c.; 2e cl. 81 fr. 55 c.; 3e cl. 53 fr. 25 c.

1024 kil. de Paris, *par Bordeaux.* Chemins de fer d'Orléans, du Midi et route de voitures. Trains express en 21 h. 53 min. Trains omnibus en 36 h. 47 min. Prix jusqu'à Quillan : 1re cl. 121 fr. 70 c.; 2e cl. 91 fr. 25 c.; 3e cl. 66 fr. 90 c.

DE PARIS À CARCANIÈRES PAR BORDEAUX, TOULOUSE, CARCASSONNE ET QUILLAN.

De *Paris à Carcassonne* par Bordeaux, Agen et Toulouse, 933 kil. — Chemin de fer. 3 conv. par jour. Trains express en 15 h. 53 min. Train omnibus en 30 h. 47 min. 1re cl. 114 fr. 95 c.; 2e cl. 86 fr. 80 c.; 3e cl. 63 fr. 20 c.

De *Carcassonne à Quillan*, 55 kil. — Chemin de fer. 4 conv. par jour.

Trajet en 2 h. 1re cl. 6 fr. 75 c.; 2e cl. 5 fr. 5 c.; 3e cl. 3 fr. 70 c.

De *Quillan à Carcanières* par Axat et Roquefort-de-Sault, 36 kil. Route de voitures légères. Service quotidien dans la saison des eaux. Trajet en 4 h. environ.

Les **Bains de Carcanières** sont situés dans une gorge profonde et sauvage sur la rive g. de l'Aude, qui sépare sur ce point les départements de l'Ariège et de l'Aude. Le groupe de constructions que forment les établissements thermaux et les maisons d'habitations destinées aux baigneurs, s'élève sur des terrasses obtenues en minant les rochers abrupts qui bordent le torrent.

Quatre établissements, améliorés notablement dans ces derniers temps, exploitent les sources minérales de cette station; ce sont :

1° L'établissement *Esparre*, situé en amont, immédiatement en face des bains d'Escouloubre (*V.* plus loin), et qui contient 12 baignoires et 1 buvette.

2° L'établissement *de la Baraquette* ou de *Roquelaure* composé d'une auberge contenant 16 chambres et d'un bâtiment de bains avec 12 baignoires.

3° L'établissement *de la Garrigue* ou de *las Caoudos* (les eaux chaudes), situé à 2 kil. en aval, où les sources sont utilisées surtout en boisson.

4° Enfin le petit établissement *d'Usson*, plaqué contre le rocher et peu fréquenté d'ailleurs, en raison de sa situation et du défaut de communications.

Ces bains sont visités surtout par les habitants du département de l'Aude et des départements voisins.

Sur la rive dr. de l'Aude, à 2 kil. des bains de Carcanières, sont les **Bains d'Escouloubre**, ainsi nommés du v. de ce nom et situés au fond de la gorge de l'Aude. On passe devant ces bains pour arriver à ceux de Carcanières.

Deux établissement thermaux utilisent les sources d'Escouloubre; ce sont : le *Bain Fort* qui a 6 baignoires et 1 douche; le *Bain Doux* ayant 10 baignoires et 1 douche.

CARCANIÈRES. — LES EAUX. — Eaux thermales, sulfurées sodiques.

Connues depuis longtemps; Carrère les cite.

Émergence : Du terrain primitif, très-près du terrain crétacé.

Treize sources, dont les principales sont : la *Régine;* source *Mis;* source de *Campoussy;* source du *Bain Fort; Buvettes de Roquelaure* (midi et nord); *Buvette Esparre;* source *Barraquette.*

Température : La Régine, 59°. source Mis, 55°,5; source Campoussy, 54°, Bain fort, 49°; Buvette (midi), 33°; Buvette (nord), 25°; Barraquette, 31°. Les autres sources ont de 41° à 31°,5.

Caractères particuliers : Eaux limpides, ne se troublant pas à l'air, goût franchement sulfureux; la source Barraquette seule a une saveur sucrée; la Régine dégage beaucoup de gaz; toutes les sources, à l'exception de la Baraquette, laissent croître dans leurs bassins de la sulfuraire et déposent de la barégine; la plupart tiennent en suspension des matières ocracées provenant de la délitescence des granites.

Service médical : Un médecin inspecteur pour Carcanières et Escouloubre.

Situation : 700 mèt. au-dessus de la mer.

Action physiologique et thérapeutique : Les sources chaudes doivent à leur température des propriétés excitantes plus marquées que dans les sources tempérées. Le rhumatisme paraît être la principale indication de ces eaux, où l'on voit aussi des personnes atteintes d'affections chroniques des voies respiratoires. Il n'est pas douteux que des analyses de sources nombreuses et différant à plusieurs points de vue, ainsi qu'un aménagement convenable ne donnassent une vogue méritée à cette station minérale peu fréquentée aujourd'hui.

Analyse sulfhydrométrique.

SOURCES :	Sulfure de sodium par litre.
Régine et Mis.................	0gr, 027342
Campoussy et Bain Fort.......	0, 019890
Buvette de Roquelaure (midi) et Esparre.................	0, 014913
Buvette de Roquelaure (nord)..	0, 009915

ESCOULOUBRE. — **LES EAUX.** — Eaux thermales, sulfurées sodiques.

Émergence : sur la rive droite de l'Aude, près des sources de Carcanières.

Quatre sources : source de la *Douche*, source *Mathieu*, source du *Bain Fort*, *Buvette*.

Température : source de la Douche, 45°; Mathieu, 40°; Bain Fort, 37°; Buvette, 29°.

Ces eaux ont beaucoup d'analogie avec celles de Carcanières et sont soumises à la même inspection médicale. Elles ont été étudiées au point de vue de l'analyse sulfhydrométrique et présentent à cet égard, comme sous les autres rapports, à peu près les mêmes caractères que leurs voisines.

Analyse sulfhydrométrique.

SOURCES	Sulfure de sodium par litre.
La Douche....	0gr, 027342
Mathieu et Bain Fort..........	0, 014913
Buvette	0, 012429

CASTÉRA-VERDUZAN (GERS).

814 kil. de Paris. Chemins de fer d'Orléans, du Midi et route de voitures. Trains express en 16 h. 11 min. Trains omnibus en 26 h. 20 min. Prix jusqu'à Auch : 1re cl. 97 fr. 40 c. ; 2e cl. 73 fr.; 3e cl. 53 fr. 55 c.

DE PARIS À CASTÉRA-VERDUZAN PAR BORDEAUX, AGEN ET AUCH.

De *Paris à Agen* par Orléans, Tours, Angoulême et Bordeaux, 721 kil. — Chemins de fer d'Orléans et du Midi. 7 conv. par jour. Trains express en 12 h. 11 min. Trains omnibus en 22 h. 20 min. 1re cl. 88 fr. 80 c.; 2e cl. 66 fr. 55 c.; 3e cl. 48 fr. 85 c.

D'*Agen à Auch*, 70 kil. — Chemin de fer du Midi. 3 conv. par jour. Trajet en 2 h. 1re cl. 8 fr. 60 c.; 2e cl. 6 fr. 45 c.; 3e cl. 4 fr. 70 c.

D'*Auch à Castéra-Verduzan*, 23 kil. Route de voitures.

Castéra-Verduzan ou *Castéra-les-Bains*, v. de 1062 hab., est situé dans le riant et fertile vallon de l'Auloue.

L'*Établissement* thermal est un vaste édifice qui contient 30 baignoires et 1 appareil à douches. Il reçoit environ 1200 personnes par an. De belles promenades plantées de tilleuls l'entourent. Toutes les routes qui y aboutissent sont bordées de grands arbres.

Sur un plateau au S.-E., on aperçoit le vieux Castéra, village très-élevé qui domine la plaine; on y remarque les ruines d'un antique château des Templiers.

LES EAUX. — Eau thermale, sulfurée calcique, ou ferrugineuse sulfatée.

Connues de temps immémorial.

Émergence : Du terrain tertiaire dans un sol argileux.

Trois sources : Grande Fontaine, Petite Fontaine; plus une source nouvellement découverte et jusqu'à présent sans nom et sans usage.

Débit en 24 heures : Grande Fontaine, 1339 hectol.; Petite Fontaine, 1051 hectol.; source sans nom, 648 hectol.

Densité : Grande Fontaine, 1,002.

Température : Grande Fontaine, 23°,5; Petite Fontaine, 23°,25.

Caractères particuliers : Grande Fontaine, eau limpide, incolore, odeur et saveur franchement hépatiques; Petite Fontaine, eau limpide, incolore, inodore, à saveur atramentaire, déposant dans les canaux un sédiment rougeâtre essentiellement composé de sesquioxyde de fer hydraté.

Service médical : Un médecin inspecteur.

Emploi : Boisson, bains, douches.

Situation : Environ 120 mèt. au-dessus de la mer.

Climat tempéré, air vif et pur.

Saison : Du 1er juin au 15 octobre.

Action physiologique et thérapeutique : Grande Fontaine, eau excitante des fonctions en général, agissant principalement sur la peau et sur les muqueuses; en boisson, à faible dose, elle constipe, à haute dose, elle est laxative. Petite Fontaine, eau tonique et altérante, agissant à la manière des ferrugineux. Ici, comme à Cambo, le traitement ferrugineux peut être combiné avec le traitement sulfureux, et l'on doit à leur double influence de bons résultats dans les affections où l'anémie se trouve liée à d'autres états morbides. Le catarrhe des voies aériennes ou de l'utérus, certaines dyspepsies, des maladies de la peau, des manifestations rhumatismales se rencontrent souvent chez les chloro-anémiques ; c'est souvent aussi à l'apauvrissement du sang que l'hystérie doit son origine, et les eaux de Castéra répondent à ces diverses indications, soit isolément, soit par les deux traitements combinés.

Analyse (Filhol).

	GRANDE FONTAINE. Eau, 1 kilogr.	PETITE FONTAINE. Eau, 1 kilogr.
Acide sulfhydrique	0gr, 00026	
Sulfure de calcium	0, 00056	
Sulfate de soude	0, 10700	0gr, 1050
— de potasse	traces.	traces.
— de chaux	0, 51650	0, 7260
— de magnésie	0, 24100	0, 1260
Carbonate de chaux	0, 23(00	0, 1440
— de magnésie	0, 20000	0, 1420
— de soude	traces.	
— de fer		0, 0270
— de manganèse		traces.
Chlorure de sodium	0, 03090	0, 0300
Borate de soude	traces.	traces.
Iode	traces	traces.
Oxyde de fer	0, 00150	
Silice	0, 01300	0, 0170
Ammoniaque	0, 00180	0, 0020
Arsenic		traces.
Matière organique	0, 01800	0, 0120
	1gr, 36052	1gr, 3310

Gaz acide sulfhydrique, en volume	0c.c. 77
— acide carbonique	34, 00
— oxygène	3, 6
— azote	4, 4

Bibliographie : Matet, Les Eaux de Castéra, 1867.

CAUTERETS (HAUTES-PYRÉNÉES).

883 kil. de Paris. Chemins de fer d'Orléans, du Midi et route de poste. Trains express en 22 h. 35 min. Trains omnibus en 25 h. 18 min. 1re cl. 110 fr. 5 c.; 2e cl. 83 fr. 20 c.; 3e cl. 61 fr. 80 c.

DE PARIS À CAUTERETS PAR BORDEAUX, TARBES ET PIERREFITTE-NESTALAS.

De *Paris à Pierrefitte-Nestalas* : 1° par Orléans, Tours, Angoulême, Bordeaux, Dax, Pau et Lourdes, 878 kil. — Chemins de fer d'Orléans et du Midi. 2 conv. par jour. Train express en 19 h. 31 min. Train omnibus en 25 h. 45 min. 1re cl. 109 fr. 15 c.; 2e cl. 81 fr. 10 c.; 3e cl. 59 fr. 45 c. — 2° Par Mont-de-Marsan, Tarbes et Lourdes, 872 kil. 3 conv. par jour. Train express en 20 h. 43 min. Trains omnibus en 23 h. 55 min. 1re cl. 107 fr. 30 c.; 2e cl. 80 fr. 45 c.; 3e cl. 59 fr. 5 c.

De *Pierrefitte à Cauterets*, 11 kil. Route de poste. Voitures de correspondance, omnibus et voitures particulières. Trajet en 1 h. 15 min. Prix : 2 fr. 75 c.

Cauterets, jolie petite ville, de 1786 hab., d'origine fort ancienne, bien bâtie et composée d'env. 250 maisons, est située dans une vallée étroite, entourée de montagnes qui sont : à l'E., Peyraute; au S., Péguère; à l'O., Peyrenère et au N.-O., le Cabaliros.

HÔTELS. — De *France*, d'*Angleterre*, du *Parc*, de *Paris*, de la *Paix*, des *Ambassadeurs*, *Richelieu*, des *Bains*, des *Promenades*, du *Boulevard*, de l'*Univers*. — Nombreuses maisons meublées.

Casino, deux théâtres, concerts, bals. — Omnibus pour la Raillère de 5 à 11 h. du matin et de 2 à 6 h. du soir.

Cauterets a 9 établissements et plusieurs buvettes alimentées par plus de 24 sources :

1° Les *Thermes des Œufs*, un des établissements les mieux installés de l'Europe, alimentés actuellement par les sept sources du même nom réunies en une seule fontaine Tous les appareils adoptés aujourd'hui par la médecine hydrominérale y sont en usage. L'ensemble comprend 26 baignoires de marbre, la plupart avec douches paraboliques; plusieurs systèmes complets de grandes douches à toute pression, pourvus de tout l'arsenal hydrothérapique et répartis en deux divisions, des hommes et des femmes; bains de siége avec leurs accessoires; bains de jambes; piscines chaudes; enfin une vaste piscine à eau sulfureuse courante et à température réglée, mesurant 20 mèt. de long sur 8 de large, avec fond en pente douce, accessible aux enfants comme aux adultes et munie d'appareils de gymnastique à fleur d'eau.

Au premier étage est installé le grand casino, avec salles de spectacle, de bal, de concert, de lecture, salon de conversation, etc.

2° Le *Grand Établissement* (Thermes de César ou des Espagnols) est situé à 1002 mèt. d'altitude, dans le bourg même, au pied de la montagne de Peyraute, et date de 1844. Il a été construit en marbre gris des Pyrénées, d'après les plans de M. Artigala Un grand escalier conduit à des degrés latéraux qui, sous un péristyle à quatre grandes colonnes également en marbre, donnent accès de chaque côté dans une vaste salle qui divise en deux parties égales une double rangée de cabinets ; au fond, un large corridor fait communiquer ces deux parties. L'établissement a 24 cabinets de bains avec baignoires en marbre, 12 cabinets de petites douches, 4 grandes douches avec appareils variés, 2 salles de pulvérisation, une pour chaque sexe, 2 salles d'inhalation avec appareils de humage, 3 salles de bains de pieds à eau courante, l'installation nécessaire aux gargarismes et une buvette pour chacune des sources de César et des Espagnols qui alimentent l'établissement.

3° L'établissement du *Rocher-Rieumizet*, alimenté par la source sulfureuse du Rocher et la source froide de Rieumizet. Il a 23 cabinets de bains, 2 cabinets de douches jumelles à haute pression, 2 cabinets de bains de siége à eau courante, avec douches ascendantes diverses, une buvette pour l'eau du Rocher, une buvette et une installation pour gargarismes avec l'eau de Rieumizet. — Près de cet établissement, sont les anciens *Bains Bruzaud*, abandonnés depuis la disparition, en 1854, de la source qui les alimentait.

4° *Pause-Vieux*, petit édifice construit en 1852 et 1853, à 100 mèt. environ au-dessus du grand établissement. Un joli vestibule, éclairé par cinq grandes ouvertures vitrées à arcades, sert de salle d'attente et donne accès à douze cabinets que divise en deux parties une élégante buvette en marbre noir. Au-dessus s'élève un pavillon vitré.

5° *Pause-Nouveau*, vieil établissement alimenté par la source de César, situé plus haut que le précédent et au-dessous de la buvette du *Vieux-César*, la plus anciennement exploitée.

On arrive très-facilement aux trois établissements de Pause-Vieux, Pause-Nouveau et Vieux-César, par une rampe très-large et bien entretenue, qui commence sur la place des Thermes, se dirige au S. sur le flanc de la montagne et fait un coude vers le N.-E. pour atteindre Pause-Vieux.

6° L'établissement de la *Raillère* qui renferme la source la plus fréquentée de Cauterets. Les thermes forment un parallélogramme construit sur une large terrasse de 90 mèt. de longueur. De cette terrasse, au centre de laquelle s'élève un petit pavillon, on pénètre dans une galerie largement éclairée par de grandes fenêtres. Au milieu de l'édifice se trouve la buvette, et sur toute la longueur s'ouvrent les 34 cabinets de bains, dont deux à 2 baignoires, avec baignoires en marbre ; l'établissement s'élève au pied du griffon de la source, et sa buvette communique directement avec le griffon.

7° Le *Petit-Saint-Sauveur*, à 250 mèt. au delà de la Raillère, contient 16 cabinets de bains, des douches locales, etc.

8° Le *Pré*, renfermant 17 cabinets de bains, 2 cabinets de douches et une buvette.

9° Les *Bains du Bois*, contenant 4 cabinets de bains avec petites douches à faible pression et 2 petites piscines avec deux douches pour chacune.

La source du *Mauhourat* dont la réputation tend à égaler celle de la Raillère, jaillit dans une grotte pittoresque, au bord d'une belle cascade formée par le gave du Marcadau, elle alimente, plus bas, une seconde buvette plus rapprochée de la Raillère.

En dehors des établissements, Cauterets n'offre aucun édifice remarquable. L'église n'a d'autre mérite que d'être propre et bien tenue.

PROMENADES ET EXCURSIONS. — Le *Parc*, qui s'étend le long de la route à l'entrée du bourg. — Promenade du *Mamelon Vert* et de *Catarabe*. — Promenade de *Péguère* (1 kil. 1/2). — *Grange de la reine Hortense* (1/2 h. de marche). — *Cascade de Cérisey, pont d'Espagne.* — *Route de Pierrefitte.* — Vallée d'*Argelès.* — *Saint-Savin, Luz* et *Saint-Sauveur* (*V.* Saint-Sauveur). — *Lac de Gaube* (3 h. à 3 h. 1/2 de marche). — *Lac d'Estom* (3 h. à 3 h. 1/2 de marche pour aller, 3 h. pour revenir. — Vallée de *Lutour*. — Ascension du *Monné* (3 à 4 h. de montée, 2 à 3 h. de descente). — Ascension du *Vignemale* (1 jour). — Ascension du *Cabaliros* (6 h. montée et descente), etc.

LES EAUX. — Eaux thermales, sulfurées sodiques.

Connues dès l'époque romaine.

Émergence : des terrains primitifs, granites ou schistes, mélangés de roches métamorphiques.

Vingt-quatre sources formant deux groupes, l'un à l'est de Cauterets : source *Rieumiset,* source *du Rocher*, source des *Espagnols,* sources *César* vieux et nouveau, source *Pauze* vieux et nouveau, source *Sulfureuse* nouvelle; l'autre groupe au midi : sources de la *Raillère,* sources du *Petit Saint-Sauveur,* sources du *Pré,* sources de *Mauhourat,* sources des *Œufs,* source aux *Yeux,* sources du *Bois*.

Débit en 24 heures : Avant les travaux exécutés il y a vingt ans, l'ensemble des sources donnait 2160 hectol.; ce débit s'est beaucoup augmenté, César vieux s'est accru de 210 à 2247 hectol. Il en a été de même des autres sources dans des proportions variables. Le débit total dépasse maintenant 16000 hectol.

Température au griffon : Source de César, 48°; source des Espagnols, 47°; source de Pauze vieux, 41°; source sulfureuse nouvelle, 29°; source du Rocher, 40°; source chaude de la Raillère, 39°,5; source tempérée sud de la Raillère, 38°; sources du Petit Saint-Sauveur : ancienne, 35°; nouvelle, 34°,5; sources du Pré : ancienne, 45°; nouvelle, 49°; source du Mauhourat, 50°; source des Yeux, 24°; sources du Bois : sud, 43°; nord, 42°; source des Œufs : griffon principal, 56°; griffon latéral B, 53°; (Duhourcau, 1877).

Densité : Environ 1,002.

Caractères particuliers : Eaux limpides, ne blanchissant pas et se rapprochant à certains égards de celles de Luchon; leur odeur et leur saveur hépatiques sont plus ou moins intenses suivant les sources, la Raillère et le Mauhourat ne sont pas désagréables au goût comme la plupart des autres. Ces eaux, dit M. Filhol, laissent dégager moins d'acide sulfhydrique que celles de Luchon et ne déposent pas de soufre dans les conduits. M. Rotureau a remarqué toutefois dans la source tempérée des Espagnols un sédiment de soufre très-léger. Toutes ces sources déposent, au contact de l'air, de la barégine, outes sont peu fixes et s'altèrent plus ou moins rapidement.

Service médical : Un médecin inspecteur, un inspecteur adjoint, nombreux médecins libres.

Emploi : Boisson, bains entiers, demi-bains, bains locaux, douches, gargarismes, inhalations.

Situation : Le bourg de Cauterets, 932 mèt. au-dessus de la mer. Les établissements sont tous à un niveau supérieur, et celui du Bois est à 1147 mèt. Ces différences de niveau et les distances entre les sources et le bourg sont pour les malades un inconvénient que des omnibus atténuent jusqu'à un certain point.

Climat de montagnes, pluvieux, variations brusques de température.

Saison : Du 1er mai au 31 octobre.

Action physiologique et thérapeutique : On a dit avec raison que la station de Cauterets semble, par le nombre et la variété de ses sources, réunir comme un specimen de toutes les eaux minérales des Pyrénées. Plus douces et plus sédatives, suivant M. Filhol, que celles de Luchon, les eaux de Cauterets se prêtent à toutes les nuances des indications thérapeutiques, grâce à la variété de leurs températures et de leur degré de sulfuration. Stimulantes des fonctions de la peau et des muqueuses, résolutives de certains engorgements chroniques, elles ont comme indication plus spéciale le catarrhe des voies respiratoires, que son origine soit récente ou ancienne. César vieux et surtout la Raillère ont contre les affections de ce genre les meilleurs résultats. Cette dernière source, comparable, dans son action spéciale, à la source Vieille des Eaux-Bonnes, est moins excitante et dispose moins à la congestion pulmonaire et à l'hémoptysie. Elle améliore singulièrement l'état général et local, dans la phthisie au début ou même au deuxième degré, et réussit notamment chez les pléthoriques qui doivent redouter l'excitation trop forte des Eaux-Bonnes. Ses effets ne sont pas moins remarquable dans la laryngite et dans l'angine glanduleuse. Mauhourat est diurétique, il agit spécialement sur les voies digestives et on l'emploie quelquefois comme complémentaire du traitement par la Raillère. Il réussit très-bien dans certaines dyspepsies qui tiennent peut-être de celles que l'on observe souvent chez les personnes menacées ou atteintes d'un commencement de phthisie. — Les affections de la peau qui réclament l'usage des sulfureux sont très-utilement traitées à Cauterets, où certaines sources, comme Pauze nouveau, permettent d'exciter fortement le tégument, si cela est nécessaire, tandis que d'autres, plus douces, peuvent être employées soit dès le début, soit dans le cours du traitement. — Les engorgements hépatiques ou spléniques d'origine paludéenne, et ceux de l'utérus sont rapidement améliorés ou guéris par l'usage des sources du Petit Saint-Sauveur et du Bois. — Le rhumatisme relève aussi de Cauterets, dans toutes ses manifestations et surtout chez les sujets lymphatiques. Il en est de même des troubles fonctionnels consécutifs à l'intoxication métallique. Enfin, ces eaux sont utiles contre les accidents si variés qui résultent de la diathèse strumeuse, bien qu'elles n'égalent pas sous ce rapport les eaux chlorurées.

Les eaux des sources César, Mauhourat et la Raillère se transportent.

Les analyses suivantes sont dues, pour les sources César, la Raillère, Mauhourat et les Œufs, à M. Filhol, pour le Petit Saint-Sauveur ancien, à M. Garrigou.

Analyses (Filhol. — Garrigou).

	CÉSAR.	LA RAILLÈRE.	MAUHOURAT.	LES ŒUFS.	PETIT St-SAUVEUR ANCIEN.
	Eau 1 kilog.	Eau 1 kilog.	Eau 1 kilog.	Eau 1 kilog.	Eau 1 kilog.
Soufre	0^{gr},0099	0^{gr},0072	0^{gr},0057	0^{gr},00456	0^{gr},0060
Chlore	0, 0436	0, 0365	0, 0484	0, 0522	0, 0225
Iode	traces.	traces.	traces.	traces.	
Fluor	traces.	traces.	traces.	traces.	
Acide carbonique	traces.	traces.	traces.	traces.	0, 0002
— sulfurique	0, 0050	0, 0260	0, 0059	0, 0062	0, 0098
— silicique	0, 0581	0, 0655	0, 0571	0, 0585	0, 0562
— borique	traces.	traces.	traces.	traces.	
— phosphorique	traces.	traces.	traces.	traces.	
Potasse	traces.	traces.	traces.	traces.	0, 0022
Soude	0, 0882	0, 0693	0, 0826	0, 0873	0, 0629
Chaux	0, 0152	0, 0124	0, 0159	0, 0112	0, 0061
Magnésie	0, 0020	0, 0002	0, 0003	traces.	traces.
Oxyde de fer	0, 0002	traces.	0, 0002	0, 0004	traces.
Matière organique	0, 0450	0, 0350	0, 0460	0, 0432	sensible.
Lithine, ammoniaque, alumine, cuivre, manganèse, nickel, cobalt, zinc, plomb, arsenic					traces.
	0^{gr},2672	0^{gr},2521	0^{gr},2621	0^{gr},2685	0^{gr},1635

Nous devons à M. le Dr Duhourcau, médecin à Cauterets, entre autres indications importantes, le tableau suivant, donnant, pour quelques-unes des sources examinées au griffon, la quantité de sulfure de sodium et de sels alcalins, représentés en carbonate de soude.

	Sulfure de sodium.	Carbonate de soude.
César	0^{gr}, 02310	0^{gr}, 0398
Les Espagnols	0, 02090	0, 0423
Pauze Vieux	0, 01300	0, 0450
Le Rocher	0, 01460	0, 0424
La Raillère (buvette)	0, 01695	0, 0390
Petit Saint-Sauveur	0, 01302	0, 0370
Le Pré	0, 01280	0, 0411
Mauhourat	0, 01050	0, 0380
Le Bois	0, 01050	0, 0451
Les Œufs	0, 01490	0, 0387

Bibliographie : Filhol, Recherches sur les eaux des Pyrénées, 1853. — Drouhet, Recherches sur les eaux sulfureuses de Cauterets, 1858.— Rotureau, Des principales Eaux minérales, 1859. — O. Reveil, Analyse sulfurométrique des sources thermales de Cauterets, 1860. — Filhol et O. Reveil, Analyse chimique des sources thermales de Cauterets, 1861. — Gigot-Suard, Cauterets, études médicales, 1866. — Précis sur les eaux de Cauterets, 1874. — Comandré, Études sur les eaux de Cauterets, 1872. — J. Gouet et Moinet, Des Eaux.... de Cauterets, 1874. — Sénac-Lagrange, Études sur Cauterets, 1875. — H. et L. Byassou, Études nouvelles sur les eaux de Cauterets, 1875. — E. Duhourcau, La Sulfurométrie appliquée aux sources de Cauterets, 1875. — Du Traitement de la pleurésie chronique à Cauterets, 1876. — Lahillonne, Histoire des fontaines de Cauterets, 1876.

CAUVALAT-LÈS-LE-VIGAN (GARD).

899 kil. de Paris. Chemin de fer de Lyon et route de voitures. Trains express en 22 h. Trains omnibus en 30 h. 1re cl. 110 fr. 45 c. ; 2e cl. 82 fr. 90 c. ; 3e cl. 60 fr. 70 c.

DE PARIS À CAUVALAT PAR TARASCON, LUNEL ET LE VIGAN.

De *Paris à Lunel* par Lyon, Avignon, Tarascon et Nîmes, 818 kil. — Chemin de fer. 5 conv. par jour. Trains express en 18 h. 45 min. Trains omnibus en 26 h. 49 min. 1re cl. 100 fr. 75 c.; 2e cl. 75 fr. 60 c.; 3e cl. 55 fr. 40 c.

De *Lunel au Vigan*, 79 kil. — Chemin de fer. 4 conv. par jour. Trajet en 3 h. 9 min. 1re cl. 9 fr. 70 c. ; 2e cl. 7 fr. 30 c.; 3e cl. 5 fr. 30 c.

Du *Vigan à Cauvalat*, 2 kil. Route de voitures.

Cauvalat est un hameau de 28 hab. dépendant de la commune d'Avèze, et situé à 2 kil. du Vigan.

L'*Établissement* thermal doit l'importance qu'il a obtenue à sa charmante position dans un des cantons des Cévennes, qui rappellent, par leur fraîcheur et leur verdure au milieu des ardeurs de l'été, les paysages de la Suisse.

On y a réuni tous les agréments et le confortable qui peuvent attirer les visiteurs malades ou touristes. Aussi est-il très-fréquenté en été par les familles que la chaleur et la sécheresse font émigrer des grandes villes du Midi. Les salons sont vastes, les logements bien tenus. L'établissement contient, outre la buvette, un nombre suffisant de cabinets de bains et de douches variées, communiquant avec les bâtiments d'habitation. Des appareils d'hydrothérapie et de gymnastique y sont annexés.

Promenades. — Les environs offrent aux baigneurs un grand nombre d'excursions faciles sur les collines et dans les Cévennes, dont la végétation et les ombrages sont très-beaux. On peut visiter le *Vigan*, jolie ville de 5024 hab., bâtie au pied des Cévennes, sur la petite rivière d'Arre, et entourée de maisons de campagne.

LES EAUX. — Eaux froides, sulfurées calciques.

Connues depuis 1842.

Quatre sources : Source *Emilie*, source *Benjamin*, source *Augustine*, source *Verdier*.

Débit en 24 heures : Très-abondant.

Température : 15°.

Caractères particuliers : Eaux limpides, à saveur et odeur franchement sulfureuses, avec un arrière-goût amer. Elles peuvent se chauffer dans des appareils appropriés, jusqu'à 70°, sans s'altérer.

Service médical : Un médecin inspecteur.

Emploi : Boisson, bains, douches de tout genre, hydrothérapie.

Situation : Environ 260 mèt. au-dessus de la mer.

Climat tempéré et très-salubre.

Action physiologique et thérapeutique : Ces eaux, à peu près identiques dans les quatre sources, agissent comme excitantes des fonctions de la peau et des muqueuses. Diurétiques et légèrement laxatives, elles ont les propriétés des eaux sulfureuses en général, et se rapprochent par leurs caractères et leur minéralisation des eaux d'Enghien. Les maladies de la peau, le rhumatisme, le catarrhe des voies aériennes ou des organes génito-urinaires, la dyspepsie, la chlorose, l'anémie et les convalescences difficiles à la suite de maladies graves, sont les principales indications des eaux de Cauvalat. Elles passent aussi pour efficaces dans les manifestations de la diathèse paludéenne.

Analyse (O. Henry).

	Eau, 1 kilogr.
Bicarbonate de soude	0gr, 080
— de chaux } — de magnésie }	0, 400
Sulfate de chaux	0, 760
— de soude } — de magnésie }	0, 120
Sulfure de calcium	0, 019
Chlorure de sodium	0, 060
Silicate alcalin	0, 260
Matière organique brune	0, 100
	1gr, 799

Acide sulfhydrique libre	0gr, 014
— carbonique libre	1/6 du volume.
Azote	inapprécié.

Bibliographie : Verdier, Mémoire sur les Eaux thermales de Cauvalat-lès-le-Vigan; Paris, 1853, in-4°. — Eaux minérales hydrosulfureuses de Cauvalat-lès-le-Vigan, Montpellier, 1856, in-18. — Quelques mots sur Cauvalat...., 1868.

CELLES (ARDÈCHE).

644 kil. de Paris. Chemin de fer de Lyon et route de voitures. (*V.* ci-dessous le trajet et les prix.)

DE PARIS À CELLES PAR LIVRON ET LA VOULTE.

De *Paris à Livron* par Lyon et Valence, 635 kil. — Chemin de fer. 4 conv. par jour. Trains express en 14 h. Trains omnibus en 17 h. 1re cl. 78 fr. 10 c.; 2e cl. 58 fr. 65 c.; 3e cl. 43 fr.

De *Livron à la Voulte*, 6 kil. — Chemin de fer, services de la ligne de Privas et de la ligne d'Alais. 7 conv. par jour. Trajet en 10 min. 1re cl. 70 c.; 2e cl. 55 c.; 3e cl. 35 c.

De *la Voulte à Celles*, 3 kil. Route de voitures.

Celles est un ham. de 33 hab. situé à 3 kil. de la Voulte.

L'*Établissement* thermal, confortablement aménagé, a des cabinets de bains, de douches variées d'eau et de vapeur, et une salle d'inhalation. On y recueille dans un gazomètre le gaz acide carbonique qui se dégage du *Puits artésien* en grande quantité (40 mèt. par jour), et dont l'usage en bains locaux et en douches est quelquefois associé au traitement balnéaire.

LES EAUX. — Eau thermale ou froide, bicarbonatée mixte ou ferrugineuse sulfatée, gazeuse.

Connues anciennement, abandonnées longtemps, utilisées de nouveau depuis 1833.

Émergence : Du micaschiste, au voisinage du terrain oxfordien et près d'un gisement de fer oxydé.

Huit sources : Puits artésien, Bonne Fontaine, Fontaine Ventadour, Fontaine des Cèdres, Fontaine des Yeux, Fontaine Lévy, Fontaine Elisabeth, Source *des Roches Bleues.*

Débit en 24 heures : Puits artésien, environ 1000 hectol.; cette source est intermittente; Fontaine des Yeux, 50 hectol.; Bonne Fontaine, 201 hectol. Le Puits artésien fournit, en outre, 40 mèt. cubes de gaz acide carbonique en 24 heures.

Température : Puits artésien et Fontaine des Yeux, 25°; Bonne Fontaine, 15°; Fontaine Ventadour, 23°.

Caractères particuliers : Eau limpide, incolore, à saveur piquante, se couvrant d'une pellicule irisée (Bonne Fontaine); toutes les sources laissent déposer un sédiment ocracé.

Service médical : Un médecin inspecteur.

Emploi : Boisson, bains et douches de tout genre, d'eau, de vapeur et de gaz, inhalations.

Action physiologique et thérapeutique : L'eau de Celles agit surtout comme ferrugineuse; le gaz qu'elle contient en grande quantité la rend facile à digérer et ajoute à ses propriétés excitantes de l'estomac. Suivant les médecins qui pratiquent à Celles, ces eaux sont très-utiles contre toutes les manifestations du lymphatisme et de la scrofule; on les a préconisées aussi comme guérissant la diarrhée, expression assez vague lorsqu'on ne spécifie pas la cause du symptôme;

la dysenterie serait encore une indication thérapeutique de cette station. Enfin des observations de phthisies et de cancers guéris à Celles sont rapportées par les mêmes auteurs ; mais ces résultats paraissent encore douteux.

Analyse (Balard).

	PUITS ARTÉSIEN. Eau, 1 kilogr.	BONNE FONTAINE. Eau, 1 kilogr.
Carbonate de soude	0gr, 531	0gr, 213
— de potasse	0, 116	0, 061
— de chaux	0, 905	0, 718
— de magnésie	0, 061	0, 054
— de strontiane	traces.	
Oxyde de fer	0, 004	0, 010
Sulfate de soude	0, 037	0, 086
Chlorure de sodium	0, 208	0, 147
Phosphate de chaux et d'alumine	traces.	
Fluorure de calcium	traces.	
Silice	0, 053	0, 007
	1gr, 887	1gr, 296
Acide carbonique	1208c.c.	578c.c.
Azote		24

Bibliographie : Barrier, Mémoire sur les eaux de Celles, 1843. — Nicklès, Recherches sur la diffusion du fluor ; Nancy, 1858. — Frochon, Notice médicale sur les eaux de Celles ; 1860. — Saint-Ange Barrier, Cancer, scrofules, phthisie, notice médicale sur.... Celles-les-Bains, 1869.

CHALLES (SAVOIE).

602 kil. de Paris. Chemin de fer de Lyon et route de voitures. (*V.* le trajet et les prix ci-dessous.)

DE PARIS À CHALLES PAR CHAMBÉRY.

De *Paris à Chambéry* par Dijon, Mâcon, Ambérieux, Culoz et Aix-les-Bains, 596 kil. — Chemin de fer de Lyon. 4 conv. par jour. Trains express en 13 h. 43 min. Trains omnibus en 16 h. 21 min. 1re cl. 73 fr. 35 c. ; 2e cl. 55 fr. ; 3e cl. 40 fr. 35 c.

De *Chambéry à Challes*, 6 kil. Route de voitures. Omnibus et voitures à tous les trains. Trajet en 25 min.

Challes est situé à 6 kil. de Chambéry, à l'extrémité des *marais de Challes* Ces marécages, que l'on se propose de dessécher, ne paraissent avoir aucune influence, sur la salubrité du pays où la fièvre intermittente ne se montre pas.

Hôtels. — *Grand-Hôtel du château de Challes, Hôtel de France, Hôtel du Centre, Hôtel du Mont-Blanc, Hôtel Guillemet*, appartements meublés. Ces hôtels disposent ensemble de 152 chambres. Ils sont bien tenus.

L'ancien *château* seigneurial, transformé en un vaste hôtel avec tous les aménagements d'un Casino, est entouré d'un parc de 4 hect. et précédé d'une longue et belle terrasse ombragée, d'où l'on peut descendre à une magnifique avenue d'arbres séculaires.

Le nouvel *Établissement* thermal, élevé sur la source et achevé en 1876, est très-élégamment construit, parfaitement aménagé et comprend une buvette, deux salles d'inhalation, deux salles de pulvérisation et d'irrigation, une salle d'hydrothérapie, trente cabinets de bains et une installation complète de douches variées; plus le cabinet du médecin inspecteur.

Promenades. — Le pays admirable où se trouve Challes, offre aux baigneurs et aux touristes des promenades charmantes et des excursions de tout genre. C'est une vallée riante, couverte d'une végétation magnifique; elle communique avec celles du lac du Bourget, de l'Isère et du Graisivaudan. De la terrasse du château la vue s'étend sur un immense panorama que dominent, au N. et à l'E. la Dent du Nivolet, la dent du Chat, le Granier et les autres premiers contreforts du massif de la Grande Chartreuse; à l'E. les Bauges, et, au S. les Alpes du Dauphiné.

Les eaux. — Eau froide, sulfurée sodique, iodo-bromurée.

Connue depuis 1841.

Emergence : des derniers affleurements calcaires de la montagne de Curienne, recouverte par le terrain clysmien quaternaire et les dépôts modernes. La roche est un calcaire argileux et légèrement bitumineux, avec pyrites de fer.

Trois sources : Grande source, *Petite* source, source *du Puits*.

Débit en 24 heures : Un nouveau captage opéré en 1874, par M. Boutan, ingénieur des mines, a considérablement augmenté le débit des sources. Elles donnent ensemble environ 600 hectol.

Température : Grande source 9°,5; Petite source 8°; Puits 8° (Calloud).

Caractères particuliers : Eau limpide au griffon, à odeur hépatique, presque nulle au moment de l'émergence, se développant au contact de l'air par la mise à nu d'une certaine quantité d'acide sulfhydrique, à saveur fortement sulfureuse et amère, onctueuse et alcaline au toucher, se trouble, puis jaunit au contact de l'air et dépose un sédiment léger principalement composé de soufre (O. Henry).

Emploi : Boisson, bains, douches, gargarismes, inhalation.

Situation : Environ 270 mèt. au-dessus de la mer.

Action physiologique et thérapeutique : Cette eau est généralement bien supportée par l'estomac; elle rend les urines alcalines et « quoique possédant à un haut degré le pouvoir d'exciter toutes les fonctions de l'organisme, elle n'en est pas moins hyposthénisante et sédative du système nerveux malade » (Domenget). Le lymphatisme et la scrofule sont la principale indication de l'eau de Challes. Elle réussit dans presque toutes les manifestations de la diathèse strumeuse et notamment dans les affections de la peau qui s'y rattachent ; dans les maladies de l'estomac et des intestins tenant de l'herpétisme, et dans la laryngite ou l'angine granuleuse ; dans le catarrhe des muqueuses bronchique ou génito-urinaires ; dans les cachexies paludéenne ou métallique ; dans les suites de grands traumatismes : enfin elle donne incontestablement d'excellents résultats dans le goître simple ou goître endémique. On vante aussi les eaux de Challes comme guérissant le cancer et la phthisie, même au second degré. Pour le cancer, peu de médecins y pourront croire ; quant à la phthisie, si le mot de guérison est malheureusement trop absolu, il faut du moins reconnaître que bon nombre de tuberculeux doivent à certaines eaux minérales un amendement notable de leur état et la prolongation de leur existence.

L'eau de Challes, d'une stabilité remarquable, grâce à sa température, se conserve très-bien et se transporte en grande quantité.

Analyse (Willm, 1878).

		GR. SOURCE. Eau, 1 litre.	P. SOURCE. Eau, 1 litre.
Titre sulfhydrométrique : soufre 0gr, 2054 à		0gr, 2127	0gr, 00337
Gaz acide carbonique (par ébullition pendant le dépôt des carbonates)		0, 0675	
Azote		24c.c.3	
Dépôt :	carbonate de calcium	0gr, 0772	0gr, 1325
	carbonate de magnésium	0, 0496	0, 0206
Principes restés dissous :	Silice	0, 0227	0, 0232 (Silice et Alumine)
	Alumine	0, 0059	
	Sulfhydrate de sodium	0, 3594	0, 0059
	Carbonate de sodium	0, 5952	0, 1146
	Sulfate de sodium	0, 0638	0, 1557
	Chlorure de sodium	0, 1554	0, 0232
	Bromure de sodium	0, 00376	
	Iodure de sodium	0, 01235	0, 0080
		1gr, 34531	0gr, 4837
Le carbonate de sodium correspond à bicarbonate.		0gr, 9773	0gr, 1816

Bibliographie : O. Henry, Rapport sur la nature chimique de l'eau... de Challes... Bulletin de l'Académie de médecine, septembre 1842. — Bonjean, Recherches chimiques, physiologiques et médicales sur les eaux de Challes. Chambéry, 1843. — Domenget, Considérations sur les eaux minérales... de Challes... Chambéry, 1855. — Notice sur les eaux minérales de Challes. Chambéry, 1856. — Nouveau recueil d'observations sur les eaux de Challes, 1865. — Guilland (Société médicale de

Chambéry), L'eau minérale de Challes, 1874. — Garrigou, Etude chimique sur l'eau de Challes, 1875. — H. Cazalis, L'eau de Challes et ses principales indications, 1876. — E. Willm, Analyse des eaux minérales de Challes, 1878.

CHARBONNIÈRES (RHONE).

521 kil. de Paris. Chemin de fer de Lyon. Trains express en 11 h. 5 min. Trains omnibus en 12 h. 8 min. 1re cl. 64 fr. 15 c.; 2e cl. 48 fr. 10 c.; 3e cl. 35 fr. 30 c.

DE PARIS À CHARBONNIÈRES PAR LYON.

De *Paris à Lyon* par Dijon et Mâcon, 512 kil. — Chemin de fer. 7 conv par jour. Trains express en 8 h. 37 min. Trains omnibus en 12 h. 43 min. 1re cl. 63 fr. 5 c.; 2e cl. 47 fr. 30 c.; 3e cl. 34 fr. 70 c.

De *Lyon à Charbonnières*, 9 kil. — Chemin de fer de Montbrison (gare St-Paul). 8 conv. par jour. Trajet en 26 min. 1re cl. 1 fr. 10 c.; 2e cl. 80 c.; 3e cl. 60 c.

Charbonnières est un charmant v. de 621 hab., situé dans la verdure, but de promenade des Lyonnais. On y voit un beau château dont le parc renferme les sources minérales.

HÔTELS. — Du *Parc*, du *Soleil d'Or*, etc.

L'*Établissement* thermal, très-fréquenté pendant la belle saison, est bien installé. Il comprend une buvette et des cabinets de bains et de douches.

LES EAUX. — Eau froide, ferrugineuse bicarbonatée.

Connue depuis 1774.

Deux sources : source de *Laval*, source *Nouvelle* ou *Cholat*.

Débit en 24 heures : 1008 hectol.

Caractères particuliers : Eau limpide, incolore, à saveur légèrement atramentaire, exhalant une odeur d'acide sulfhydrique.

Emploi : Boisson, bains, douches.

Situation : 301 mèt. au-dessus de la mer.

Climat doux et salubre.

Action physiologique et thérapeutique : Cette eau, comme toutes ses congénères, active l'hématose, excite les organes digestifs et l'appareil génito-urinaire; elle dispose à la constispation. La chlorose et l'anémie, ainsi que leurs manifestations si diverses sont la principale indication des eaux de Charbonnières. Elles réussissent notamment dans la dyspepsie. On les considère aussi comme utiles contre la diathèse scrofuleuse.

Analyse (Glénard).

		Eau, 1 kilogr.
Acide carbonique	34c.c.	» »
— sulfhydrique	traces.	» »
Azote	24	» »
Oxygène	1	» »

Bicarbonate de protoxyde de fer.	0gr, 041
— de soude..........	0, 017
— de chaux..........	0, 050
— de magnésie.......	0, 006
Sulfate de chaux..............	traces.
Chlorure de sodium............	0, 008
Silice........................	0, 022
Alumine.......................	0, 009
Matière organique.............	quant. notable
	0gr, 153

Bibliographie : Colrat, Essai sur les eaux de Charbonnières, 1852.

CHATEAU-GONTIER (MAYENNE).

290 kil. de Paris. Chemin de fer de l'Ouest. Trains express en 6 h. 10 min. Trains omnibus en 11 h. 6 min. 1re cl. 35 fr. 75 c.; 2e cl. 26 fr. 75 c.; 3e cl. 19 fr. 60 c.

DE PARIS À CHÂTEAU-GONTIER PAR LE MANS ET SABLÉ.

De *Paris à Sablé* par Chartres et le Mans, 259 kil. — Chemin de fer de l'Ouest. 2 conv. par jour, de la gare St-Lazare, 4 conv. de la gare Mont-Parnasse. Train rapide (St-Lazare) en 4 h. 31 min. Trains omnibus (Mont-Parnasse) en 8 h. 38 min. 1re cl. 31 fr. 25 c.; 2e cl. 23 fr. 90 c.; 3e cl. 17 fr. 50 c.

De *Sablé à Château-Gontier*, 31 kil. — Chemin de fer, ligne de Châteaubriant. 5 conv. par jour. Trajet en 1 h. 8 min. 1re cl. 3 fr. 85 c.; 2e cl. 2 fr. 85 c.; 3e cl. 2 fr. 10 c.

Château-Gontier, V. de 7048 hab., est bâtie sur la rive droite de la Mayenne, dans un pays accidenté et pittoresque.

HÔTELS. — De l'*Ouest*, de l'*Europe*, du *Dauphin*.

A côté des sources, qui sont situées à 60 mèt. de la Mayenne, s'élève l'*établissement* thermal. On y utilise l'eau des sources pour le traitement hydro-minéral, en boisson, bains et douches; de plus, on y donne des bains ordinaires, des bains de vapeurs simples ou médicamenteuses, des bains sulfureux, des fumigations sèches et humides.

MONUMENTS. — *Église Saint-Jean* (mon. hist.), du onzième siècle.

PROMENADES. — (On trouve à louer des chevaux et des voitures.) Château-Gontier possède une jolie promenade, où l'on jouit d'une vue charmante sur le bassin de la Mayenne. Aux environs, les baigneurs visitent surtout : (6 kil.) le *château de Saint-Ouen*, édifice très-curieux du quinzième siècle; — la *papeterie d'Entrammes*; — le *Port du Salut*, couvent de Trappistes; — *Laval*, V. de 21 293 hab., située sur la Mayenne, etc.

LES EAUX. — Eau froide, ferrugineuse bicarbonatée.

Connue dès le quatorzième siècle, et désignée autrefois sous le nom d'eau de *Pougues-Rouillée*.

Émergence : D'un rocher schisteux, riche en fer.

Deux sources : Source *Saint-Julien* ou de la *Vieille-Voûte;* source de la *Voûte-Neuve.*

Débit en 24 heures : 17 hectol.

Température : 7°.

Caractères particuliers : Eau limpide, incolore (Voûte-Neuve), jaune rougeâtre (Vieille Voûte), inodore, à saveur styptique et atramentaire, dégageant de nombreuses petites bulles de gaz dans le verre, se couvrant au contact prolongé de l'air d'une pellicule irisée, et laissant déposer un précipité ocracé.

Emploi : Boisson, bains et douches d'eau et de vapeur. Établissement hydrothérapique.

Situation : 50 mèt. environ au-dessus de la mer.

Climat doux.

Action physiologique et thérapeutique : Eau tonique, stimulante, apéritive, diurétique, agissant comme les eaux très-riches en fer. La chlorose et l'anémie sont les indications spéciales de ces eaux, très-efficaces notamment contre la dyspepsie anémique. M. Mahier les a employées avec succès dans le catarrhe vésical et la gravelle, ainsi que dans la scrofule et le rachitisme.

Analyse (O. Henry, 1849).

	Eau, 1 kilogr.
Bicarbonate de chaux	0gr, 4556
— de magnésie	traces.
Sulfate de soude et de chaux anhydres	0, 1000
— de magnésie	0, 5200
Chlorure de sodium / — de magnésium (dominant)	0, 2004
Nitrates	traces.
Silice et alumine (silicates?)	0, 0174
Crénate et apocrénate de fer / Carbonate de fer	0, 1040
Manganèse	traces.
Principe arsenical dans le dépôt de la source	traces.
	1gr, 3970
Gaz acide carbonique	125c.c.

Bibliographie : H. Bayard, Notice sur les Eaux minérales de Château-Gontier; Château-Gontier, 1852. — Em. Mahier, De l'emploi médical des eaux minérales de Château-Gontier; Paris, 1855.

CHATEAUNEUF (PUY-DE-DOME).

437 kil. de Paris. Chemin de fer de Lyon (*V.* le trajet et les prix ci-dessous).

DE PARIS À CHÂTEAUNEUF PAR RIOM.

De *Paris à Riom* par Nevers et Saint-Germain-des-Fossés, 407 kil. — Chemin de fer de Lyon, lignes du Bourbonnais et d'Auvergne. 5 conv. par jour. Trains express en 8 h. 43 min. Trains omnibus en 14 h. 40 min. 1re cl. 50 fr. 10 c.; 2e cl. 37 fr. 50 c.; 3e cl. 27 fr. 50 c.

De *Riom à Châteauneuf*, 30 kil. Route de poste. Voitures correspondant avec le chemin de fer, 2 départs par jour. Trajet en 3 h.

Châteauneuf, v. de 1000 hab., est situé sur les deux rives de la Sioule, au fond d'une délicieuse vallée où cette rivière fait de nombreux détours.

HÔTELS. — *Viple* Pierre; *Viple* sœurs; du *Centre;* du *Petit Rocher;* de la *Rotonde; Decaire; Boyer; Moignot*, etc.

Depuis quelques années, Châteauneuf est en voie de transformation. L'installation balnéaire a été modifiée, les hôtels sont restaurés, une très-belle route départementale et un service régulier de correspondance ont rendu plus facile l'accès de la station thermale, qui reçoit annuellement 1200 à 1500 malades et en recevrait un bien plus grand nombre, si elle était mieux connue.

Les divers *établissements* thermaux se divisent en 3 groupes : 1° groupe des *Méritis*, avec les *Grands Bains;* 2° groupe des *Bordats*, avec les bains de la Rotonde et du Petit Rocher; 3° groupe *Chambon* comprenant les buvettes Chambon-Lagarenne et Morny-Châteauneuf, qui servent aux baigneurs et à l'exportation.

Les établissements des *Méritis* et des *Bordats*, nouvellement restaurés et aménagés, possèdent des cabinets de bains en quantité largement suffisante, ils réunissent 10 piscines, dont la thermalité est graduée de 25° à 38°,5, et des buvettes dont l'eau est employée au traitement ou exportée.

PROMENADES. — Les environs de Châteauneuf, qui abondent en vallées profondes, en rochers élevés et en sites pittoresques, offrent d'agréables promenades aux malades. Les plus fréquentées sont : la presqu'île des *Méritis* attenante à un grand parc et formée par un circuit de la Sioule; on y voit les ruines d'une église et d'un ancien château; — le *Puy-Chalard*, curieuse montagne volcanique; — le lac de *Tazana*, ancien cratère rempli d'eau, dont l'étendue est considérable (80 hectar.); — les carrières de schiste de *Ménal*, etc.

On voit auprès du village, sur un tumulus, une table de dolmen de très-grande dimension.

LES EAUX. — Eaux thermales ou froides, ferrugineuses bicarbonatées, avec forte proportion de bicarbonates alcalins, gazeuses.

Connues dès l'époque romaine.

Emergence : du terrain primitif, près de la limite N. O. du massif volcanique de la chaîne des dômes.

Vingt-deux sources, dont 12 thermales et 10 froides, sont décrites par M. Truchot (Dictionnaire des eaux minérales du Puy-de-Dôme). Presque toutes sont réparties entre les trois établissements ainsi qu'il suit : Groupe des Méritis : *Grands Bains chauds*, *Buvette* des *Grands Bains chauds*, *Bain tempéré*, *Bain Julie*, *Bain Auguste*, source de la *Chapelle*, source de la *Pyramide*, source du *Pré* (ou *Salneuve?*), source *Saint-Cyr*. Ces trois dernières sources alimentent des buvettes. — Groupe des Bordats : *Bains de la Rotonde*, *Bains du Petit Rocher*, source *Marie-Louise*, source du *Petit Rocher*, source *Chevarier*; ces deux dernières alimentent des buvettes. — Groupe Chambon (buvettes) : source *Chambon-Lagarenne*, source *Morny-Châteauneuf*. — En dehors de ces trois groupes : source des *Grands Rochers*, source *Marguerite*, buvette des *Méritis*, source du *Pavillon*, source du *Petit Moulin*, source *Desaix*.

Débit en 24 heures : Grands Bains 2304 hectol., Bain tempéré 1440 hectol., la Chapelle 1440 hectol., la Rotonde 1296 hectol., Bains du Petit Rocher 1080 hectol.

Densité : Source Chevarier, 1,0014, sources du Petit Moulin, du Petit Rocher, de la Rotonde, 1,0016; sources Desaix, Julie, 1,0017; Bain Chaud, 1,0018 ; Bain tempéré 1,0020; Auguste, 1,0027; Pyramide, 1,0029; Pavillon, 1,0035.

Température : Sources Desaix, 16°,5; source du Pavillon, 16°; source du Petit Moulin, 15°,75; source Chambon-Lagarenne, 18°,5; Petit Rocher, buvette, 21°,5; piscine, 28°,2; source de la Pyramide, 25°; source Chevarier, 25°,4; source de la Rotonde, 34°; source Auguste, 28°; source Julie, 32°; Bain Chaud, 36°,6.

Caractères particuliers : Eau limpide et incolore, dans la plupart des sources; quelques-unes deviennent louches et se troublent au contact de l'air, dans la piscine; inodore dans les unes, l'eau a dans d'autres l'odeur de l'acide carbonique ou une faible odeur sulfureuse; la saveur varie aussi, généralement aigrelette, plus ou moins agréable. Quelques sources donnent naissance à des conferves (Rotureau).

Service médical : Un médecin inspecteur.

Emploi : Boisson, bains de baignoires et de piscines, douches, inhalations. Les piscines sont établies sur les griffons mêmes, l'eau s'y renouvelle incessamment et à sa température native.

Situation : 382 mèt. au-dessus de la mer.

Climat très-doux et assez constant.

Saison : du 1er juin au 15 septembre.

Action physiologique et thérapeutique : Eaux agissant à la fois comme alcalines et comme ferrugineuses, mais à des degrés différents et répondant à des indications diverses. Plusieurs sources sont un peu laxatives. En général elles ne causent pas la constipation. Quelques-unes sont diurétiques et excitantes.

M. le Dr Boudet, qui a bien voulu nous donner des indications précieuses sur la station minérale de Châteauneuf, dont il est inspecteur, résume ainsi les propriétés de ces eaux :

« Toniques et dialytiques par leurs sels alcalins et l'énorme dose de lithine qu'elles renferment, elles réussissent admirablement dans le rhumatisme et la goutte, surtout dans celle des malades débilités. Ferrugineuses et riches en acide carbonique libre, elles donnent des résultats excellents dans l'anémie, la chloro-anémie, les affections des voies digestives et la plupart des dyspepsies. Les bains de piscines à Châteauneuf sont d'une grande ressource dans les métrites rebelles. »

La variété de température de ces sources nombreuses permet d'en appliquer l'usage à des affections très-différentes et de graduer le traitement suivant la constitution du malade. Ainsi, plusieurs maladies de la peau et notamment l'eczéma chronique sont traités avec succès à Châteauneuf. Il en est de même du rhumatisme, des paralysies qui en procèdent, des névralgies, de l'hydarthrose, des névroses et notamment de l'hystérie. Nous avons vu plus haut qu'elles sont particulièrement indiquées dans la chlorose, l'anémie et leurs conséquences si variées, notamment dans la dyspepsie. La gravelle urique, le catarrhe bronchique, la cachexie paludéenne, les accidents consécutifs aux traumatismes graves, les convalescences difficiles, relèvent aussi de cette station. Ses eaux, de moyenne force, moins gazeuses que celles de Saint-Alban, ont avec ces dernières une certaine analogie ; elles conviennent aux malades qui ne pourraient supporter l'usage d'eaux plus actives, celles de Vichy, par exemple. Les eaux de Châteauneuf forment un groupe très-important au point de vue médical, et leur efficacité, ainsi que la bonne installation de leurs établissements, leur assure une affluence toujours croissante de malades.

L'eau des buvettes de Châteauneuf se transporte.

Les analyses suivantes ont été faites par M. Lefort, en 1855, pour les sources des Grands Bains chauds et du Pavillon, et par M. Truchot, en 1876 et 1878, pour les sources Chambon-Lagarenne, Saint-Cyr et la Chapelle. De ces sources les unes sont les plus faibles, les autres les plus fortes en fer et en principes alcalins.

Analyses (Lefort, 1855. — Truchot, 1878).

	GRANDS BAINS CHAUDS. Eau, 1 litre.	LA CHAPELLE. Eau, 1 litre.	PAVILLON. Eau, 1 litre.	SAINT-CYR. Eau, 1 litre.
Acide carbonique libre..	1gr, 195	1gr, 050	1gr, 986	1gr, 754
Bicarbonate de soude...	1, 296	2, 080	1, 620	1, 327
— de potasse..	0, 540	0, 447	1, 089	0, 489
— de chaux...	0, 314	0, 350	0, 750	0, 416
— de magnésie	0, 204	0, 192	0, 435	0, 208
— de fer......	0, 034	0, 026	0, 016	0, 057
Sulfate de soude.......	0, 470	0, 445	0, 391	0, 408
Chlorure de sodium.....	0, 395	0, 437	0, 377	0, 173
— de lithium.....		0, 031		0, 028

Arséniate de soude.....	traces.	traces.	traces.	traces.
Crénate de fer..........	traces.	traces.	traces.	
Lithine................	traces.		indices.	
Silice..................	0, 101	0, 135	0, 092	0, 110
Matières organiques....	traces.	traces.		traces.
	4gr, 549	5gr, 193	6gr, 756	4gr, 970
Acide carbon. en volume.	600c.c.,3	509c.c.,8	1002c.c.,5	885c.c.,4

M. Truchot a trouvé dans les sources des Grands Bains chauds et du Pavillon 30 et 25 milligrammes de chlorure de lithium.

Ces analyses donnent une idée très-approximative de la minéralisation des autres sources, identique au point de vue qualitatif et très-rapprochée comme quantité.

Les sources Chambon-Lagarenne et Morny-Châteauneuf contiennent 0gr,050 et 0gr,055 de fer. On les boit aux repas pendant le traitement, mais ce ne sont pas de simples eaux de table.

Bibliographie : J. Lefort, Etudes physiques et chimiques sur les eaux thermales de Châteauneuf, *in* Annales de la Société d'hydrologie médicale de Paris, tome I, page 114. — Boudet, Etude sur les eaux minérales de Châteauneuf; Paris, 1877. — Finot, Notice sur les eaux minérales du Petit Rocher, à Châteauneuf; Riom, 1877. — Truchot, Dictionnaire des eaux minérales du Puy-de-Dôme; Paris, 1878.

CHÂTELDON (PUY-DE-DOME).

385 kil. de Paris. Chemin de fer de Lyon et route de poste. (*V.* le trajet et les prix ci-dessous.)

DE PARIS À CHÂTELDON PAR VICHY.

De *Paris à Vichy* par Nevers, Moulins et Saint-Germain-des-Fossés, 365 kil. — Chemin de fer de Lyon. 4 conv. par jour. Trains express en 8 h. 26 min. Trains omnibus en 12 h. 49 min. 1re cl. 44 fr. 95 c.; 2e cl. 33 fr. 55 c.; 3e cl. 24 fr. 65 c.

De *Vichy à Châteldon*, 20 kil. Route de poste. Voitures à volonté. — La diligence de Vichy à Thiers, 2 départs par jour, passe à 3 kil. de Châteldon.

Châteldon est une petite V. de 1900 hab., située dans une vallée bien cultivée, mais étroite, profonde et dominée de toutes parts, excepté à l'O., par des collines escarpées et rocheuses. Ses maisons, très-anciennes pour la plupart, offrent un aspect assez curieux, mais peu agréable, au milieu d'un pays charmant et très-pittoresque.

HÔTELS. — *Dassaud*, du *Soleil d'Or*, etc.

L'*Établissement* hydro-minéral, situé à 800 mèt. de la ville, est très-petit, mais bien tenu et disposé de façon à pouvoir loger les baigneurs ou plutôt les buveurs d'eau, car on ne se baigne pas à Châteldon. Une compagnie s'est formée pour relever ces eaux de l'oubli où elles sont tombées, et le chemin de fer, en construction, de Vichy à Thiers, y contribuera sans doute.

MONUMENTS. — L'*église* a été bâtie au quinzième siècle; l'intérieur est composé de trois nefs et la chaire, en bois sculpté, du dix-septième siècle, est curieuse. Près du chevet de l'église, s'élève la *tour de l'horloge*, tour carrée, à toit aigu terminé par une campanille, et qui semble avoir fait partie des anciennes fortifications. — Les allées ombreuses d'un beau parc anglais conduisent au *château*, qui présente une masse imposante. La chapelle a des fresques du douzième siècle. Des combles on découvre une belle vue sur la Limagne et les montagnes de l'Auvergne.

PROMENADES. — Les environs de Châteldon sont pittoresques, la végétation y est très-belle; ils offrent de jolies promenades et des excursions intéressantes dans les montagnes du Forez.

LES EAUX. — Eau froide, ferrugineuse bicarbonatée, gazeuse.

Connue depuis 1774.

Emergence : D'une roche granitique, sur les limites des terrains primitif et de transition.

Cinq sources : Puits Carré, Puits Rond, source *Andral,* source du *Mont Carmel,* source *Delphine.*

Débit en 24 heures, 150 hectol.

Température : Puits Carré, 13°,6; Puits Rond, 13°,2; source Delphine, 11°; source Andral, 9°,5; source du Mont Carmel, 10°.

Caractères particuliers : Eau limpide, pétillant et moussant dans le verre, dégageant continuellement, aux sources, des bulles de gaz qui simulent l'ébullition et deviennent plus abondantes par le temps sec et à l'approche des orages, inodore, à saveur piquante, aigrelette et ferrugineuse, déposant dans les bassins et les conduits un sédiment ocracé.

Service médical : Un médecin inspecteur.

Emploi : Boisson.

Situation : Environ 350 mètres au-dessus de la mer.

Climat doux, mais tenant du climat de montagnes.

Saison : du 15 mai au 1er septembre.

Action physiologique et thérapeutique : Eau apéritive, tonique, agissant à la fois comme eau gazeuse et à la manière des martiaux. L'estomac la supporte mieux que les eaux bicarbonatées sodiques d'une minéralisation assez forte; en outre, comme le fait remarquer M. Durand-Fardel, les eaux bicarbonatées calciques sont les plus indiquées lorsque la dyspepsie s'accompagne de phénomènes gastralgiques prononcés. Châteldon convient encore dans la gravelle et le catarrhe vésical lorsque l'état des reins et de la vessie n'admet pas une médication active. Ces eaux, employées avec succès par Desbret contre la fièvre intermittente, réussissent aussi dans l'anémie. On les boit souvent comme eau de table, mais le fer qu'elles contiennent ne permet pas de les prendre indifféremment et sans l'avis d'un médecin.

L'eau de Châteldon s'exporte en assez grande quantité.

Analyse (Bouquet, 1854).

	PUITS ROND. Eau, 1 kilog.
Bicarbonate de soude	0gr, 629
— de potasse	0, 092
— de magnésie	0, 367
— de strontiane	?
— de chaux	1, 427
— de protoxyde de fer	0, 037
— — de manganèse	?
Sulfate de soude	0, 035
Phosphate de soude	0, 117
Arséniate de soude	traces.
Borate de soude	?
Chlorure de sodium	0, 016
Acide silicique	0, 100
Matière organique	traces.
	2gr, 820
Gaz acide carbonique libre	1165c.c.

L'eau du Puits carré contient un peu plus d'acide carbonique libre, elle est du reste moins minéralisée, ainsi que les autres sources.

Bibliographie: A. M., Châteldon et ses environs; Vichy, 1855. — E. T. Desbret, Nouvelles recherches sur les propriétés des Eaux de Châteldon; Cusset, 1857. — O. Henry et Gonod, Etudes chimiques et médicales sur les eaux minérales de Châteldon, 1858.

CHÂTELGUYON (PUY-DE-DOME).

414 kil. de Paris. Chemin de fer et route de poste. *V.* ci-dessous le trajet et les prix.

DE PARIS À CHÂTELGUYON PAR RIOM.

De *Paris à Riom* par Nevers et Saint-Germain-des-Fossés, 407 kil. — Chemin de fer de Lyon. 5 conv. par jour. Trains express en 8 h. 34 min. Trains omnibus en 14 h. 6 min. 1re cl. 50 fr. 10 c.; 2e cl. 37 fr. 50 c.; 3e cl. 27 fr. 50 c.

De *Riom à Châtelguyon*, 7 kil. Route de poste. Trajet en 40 min.

Châtelguyon, V. de 1635 hab., est bâti sur une éminence dont le Sardon baigne le pied. Le site est joli, le pays fertile, et les environs offrent des excursions intéressantes et des promenades agréables.

Comme station minérale, Châtelguyon se transforme, des hôtels confortables, de jolies villas, se sont élevés au voisinage des sources. Les deux anciens *établissements*, réunis entre les mains d'une compagnie, se sont agrandis et aménagés avec toute la variété et la perfection de détails qu'exige aujourd'hui la science hydro-minérale. Buvettes, cabinets de bains, douches de tout genre, piscines, sont maintenant installés de manière à satisfaire au nombre toujours croissant des baigneurs. L'*Établissement* principal contient 20 cabinets de bains et de douches, l'aménagement nécessaire pour bains de siége, bains de pieds, etc., 2 vastes piscines. L'importance majeure que ces eaux doivent à leur minéralisation très-riche, le soin qu'on a pris de mettre l'installation balnéaire sur le pied des établissements les mieux tenus, et la facilité actuelle des communications, promettent un avenir brillant à ces thermes déjà très-fréquentés.

LES EAUX. — Eau thermale, chlorurée sodique bicarbonatée, ferrugineuse, gazeuse.

Connue depuis le dix-septième siècle.

Emergence : au point de jonction des terrains tertiaires et des terrains primitifs. Ces eaux semblent se rattacher à une émission de porphyre quartzifère, qui s'est fait jour dans la vallée (Lecoq).

Quatorze sources dont voici les principales : source *Deval*, source du *Sardon*, source *Barse*, source du *Sopinet*, sources de la *Planche* et du *Réservoir*, source de la *Vernière*, source du *Gargouilloux* ou d'*Azan*.

Débit en 24 heures : Les onze principales sources donnent ensemble 3283 hectol. (Truchot). M. le docteur Baraduc, inspecteur de la station, estime le débit total des sources à 7200 hectol.

Densité : 1,005.

Température : Source principale du Sopinet, 33°; source du Gargouilloux, 32°,5 ; source du Sardon, 32°,2; source Deval, 32°,1 ; source du Réservoir, 31°; source de la Vernière, 27°,5. Les autres ont une température un peu plus basse. La température de ces sources semble du reste avoir été un peu variable dans l'état ancien, car M. Rotureau, en 1859, indiquait 31°,3 dans la plus chaude, M. Lefort, en 1865, attribuait à la source du Sardon 35°, et M. Truchot, en 1878, trouvait cette même source à 32°,2. Un nouveau captage donnera sans doute une thermalité plus haute.

Caractères particuliers : Eau limpide, incolore, inodore, à saveur piquante, salée, lixivielle, dégageant plus ou moins de gaz, suivant les sources; louchissant à l'air, se couvrant d'une pellicule irisée et donnant naissance à des conferves vertes.

Service médical : Un médecin inspecteur.

Emploi : Boisson, bains de baignoire et de piscine, douches.

Action physiologique et thérapeutique : Eau laxative, excitante des organes digestifs et de la circulation, tonique et reconstituante. Son effet laxatif est plus ou moins marqué, comme pour toutes les eaux de ce genre, et quelques personnes y sont même réfractaires à la dose de 4 à 5 verres, mais un ou deux verres de plus suffisent alors pour produire une purgation qui s'obtient en général à dose plus modérée. En même temps que les fonctions digestives sont activées, la sécrétion urinaire augmente chez quelques malades, et chez tous la peau est le siége d'une excitation fluxionnaire qui va quelquefois jusqu'à la *poussée*. Cependant les forces se relèvent et l'action reconstituante de l'eau se manifeste. Cette eau réussit parfaitement dans les affections des organes digestifs, surtout dans celles de forme atonique et torpide, avec constipation, congestion hémorrhoïdale, appétit nul, digestion lente et difficile. C'est bien souvent chez des sujets anémiques que l'on observe cet état, et l'anémie, dans ses manifestations si variées, est une des indications spéciales à la station dont nous parlons. Les engorgements du foie et des autres viscères abdominaux, qu'ils soient ou non d'origine paludéenne, en relèvent également. Le rhumatisme, les maladies des articulations de cause arthritique ou strumeuse, les manifestations diverses du lymphatisme et de la scrofule, surtout quand ils s'accompagnent d'un état anémique très-prononcé, seront aussi combattus avec succès par l'usage de ces eaux.

Elles réussissent encore, suivant M. le docteur Baraduc, « dans les engorgements et les diverses maladies chroniques de l'utérus, chez les malades portant des calculs biliaires, dans l'ictère, la gravelle, l'albuminurie et le diabète cachectique. »

L'effet laxatif des eaux de Châtelguyon permet de les employer avec avantage chez les pléthoriques à tendances congestives, l'action du fer se trouvant alors modifiée par une forme appropriée du traitement. On a fait tort à cette eau en la comparant à celle de Püllna comme purgatif. Elle pourrait, ce nous semble, être bien plutôt comparée, sinon préférée à d'autres eaux de la Bohême, au premier rang dans la thérapeutique hydro-minérale; nous voulons parler de Carlsbad et de Marienbad. Qu'elle doive ses propriétés si précieuses à des chlorures et non au sulfate de soude, comme les eaux allemandes, qu'importe, si l'eau de Châtelguyon donne des résultats aussi complets et dans les mêmes conditions pathologiques? L'eau de Châtelguyon a sur les eaux de Marienbad le très-grand avantage de sa thermalité; enfin elle offre, à une demi-journée de Paris, tout ce que la mode et l'engouement pour l'étranger ont été si longtemps chercher bien loin de nous.

Les analyses suivantes de la source Deval par M. Lefort, et de trois autres sources par M. Truchot, suffisent à donner idée de la minéralisation des eaux de Châtelguyon. Les différentes sources sont à cet égard presque identiques.

Analyse (Lefort, 1864. — Truchot, 1874).

	SOURCE DEVAL. Eau, 1 lit.	SOURCE DU SOPINET. Eau, 1 lit.	BUV. DE LA VERNIÈRE. Eau, 1 lit.	SOURCE DU SARDON Eau, 1 lit.
Acide carbonique libre..	0gr, 258	0gr, 396	0gr, 519	0gr, 340
Chlorure de sodium....	1, 617	1, 674	1, 615	1, 656
— de potassium.	0, 178	0, 133	0, 130	0, 127
— de magnésium	1, 218	1, 347	1, 383	1, 326
— de lithium....	indices.	0, 028	0, 028	0, 028

Bicarbonate de soude...	1^{gr}, 054	0^{gr}, 215	0^{gr}, 250	0^{gr}, 221
— de chaux.....	2, 105	2, 463	2, 368	2, 519
— de magnésie..	0, 440	0, 240	0, 186	0, 256
— de prot. de fer.	0, 054	0, 048	0, 044	0, 055
Sulfate de soude.......		0, 532	0, 532	0, 518
— de chaux.	0, 498			
— de strontiane...	indices.			
Arséniate de soude.....	indices.	traces.	traces.	traces.
Alumine	0, 008			
Silice.................	0, 126	0, 108	0, 110	0, 124
Matière organique......	indices.	traces.	traces.	traces.
	7^{gr}, 556	7^{gr}, 184	7^{gr}, 165	7^{gr}, 170
Acide carb. en volume.	$130^{c.c.}$	$199^{c.c.}8$	$261^{c.c.}$	$173^{c.c.}$

Bibliographie: J. Barse, Analyse de l'eau minérale de Châtelguyon (Journal de Pharmacie, XXVI, 484). — Aguilhon, Notes sur l'action thérapeutique des Eaux de Châtelguyon (Annales de thérapeutique; Paris, 1849). — J. Lefort, Mémoire sur les propriétés physiques et la composition chimique des eaux de Châtelguyon (Annales de la Société d'hydrologie médicale, tom. XI). — Huguet, Les Eaux de Châtelguyon; Paris, 1873. — Truchot, Dictionnaire des eaux minérales du département du Puy-de-Dôme; Paris, 1878.

CHAUDES-AIGUES (CANTAL).

583 kil. de Paris. Chemins de fer de Lyon, d'Orléans et route de poste. Trains express en 21 h. 55 min. Trains omnibus en 28 h. 50 min.

DE PARIS À CHAUDES-AIGUES PAR ARVANT ET NEUSSARGUES.

De *Paris à Arvant* par Nevers, Saint-Germain-des-Fossés et Clermont-Ferrand, 480 kil. — Chemin de fer de Lyon. 4 conv. par jour. Trains express en 10 h. 45 min. Trains omnibus en 17 h. 40 min. 1re cl. 59 fr. 15 c.; 2e cl. 44 fr. 30 c.; 3e cl. 32 fr. 45 c.

D'*Arvant à Neussargues*, 49 kil. — Chemin de fer d'Orléans, ligne d'Arvant à Capdenac. 2 conv. par jour. Trajet en 1 h. 40 min. Prix non indiqués.

De *Neussargues à Chaudes-Aigues*, 54 kil. Route de poste. Voitures de correspondance, 2 départs par jour. Trajet en 9 h. 30 min. Coupé 8 fr.; intérieur et banquette 6 fr.

Chaudes-Aigues est un v. de 1721 hab., situé dans la gorge sauvage du Remontalou, au pied des montagnes qui séparent l'Auvergne du Gévaudan.

L'eau thermale, la plus chaude que l'on connaisse en France, au sortir de la montagne, descend par une pente rapide dans la rue du Parc, et va se perdre plus loin dans la petite rivière qui traverse Chaudes-Aigues. Les vapeurs qu'elle exhale couvrent en partie la rivière et la rue, et enveloppent pour ainsi dire la ville dans un nuage humide.

Les eaux sont administrées dans

trois petits établissements médiocrement aménagés. Leur haute température permet aux habitants de les employer au blanchiment des laines, et surtout au chauffage des maisons.

Chaudes-Aigues est fréquenté tous les ans par 800 à 1000 personnes, habitants, pour la plupart, des villes voisines.

Les environs offrent des sites pittoresques.

LES EAUX. — Eau thermale, bicarbonatée sodique, ou froide, ferrugineuse bicarbonatée.

Connues de toute antiquité, mais négligées depuis longtemps, lorsque M. Barlier les tira de l'oubli vers 1830.

Emergence : Du terrain primitif, au voisinage du plus méridional des soulèvements volcaniques du massif central.

Six sources : Source du *Par ; Bonde du Moulin* ou source de l'*Estende ; Grotte du Moulin du Ban ;* source *Felgère ;* source du *Remontalou ;* source *La Condamine ;* cette dernière est la seule froide.

Débit en 24 heures : Les cinq sources thermales réunies donnent 9749 hectol.; la source du Par débite à elle seule 4850 hectol. (Blondeau, 31 août 1850). M. Chevallier n'avait trouvé comme débit de cette source, en 1827, que 2304 hectol.

Température : Source du Par, à la fontaine, 80°,5 ; plus près du griffon 81°,5 (Blondeau) ; les autres sources varient de 72° à 57°. La source La Condamine est froide.

Caractères particuliers : Eau limpide, incolore, inodore, onctueuse au toucher, insipide, sauf aux sources du Par et du Moulin du Ban dont la saveur est fade ; se couvrant au contact de l'air d'une pellicule irisée ; oléagineuse, à odeur de bitume (Moulin du Ban) ; dégageant de nombreuses bulles de gaz dans les sources, et incrustant les conduits d'un dépôt ocreux.

Service médical : Un médecin inspecteur.

Emploi : Boisson, bains, douches. Ces eaux sont, en outre, employées par la population comme moyen de chauffage et à tous les usages domestiques. M. Berthier a calculé qu'elles tiennent lieu aux habitants de Chaudes-Aigues d'une forêt de chênes d'au moins 540 hectares.

Situation : Environ 650 mèt. au-dessus de la mer.

Climat de montagnes.

Action physiologique et thérapeutique : Ces eaux sont excitantes par leur haute température et par les principes minéralisateurs dont elles contiennent une proportion plus considérable que celles de Plombières, auxquelles on les a comparées. Elles sont laxatives, à haute dose, pendant les premiers jours. Elles agissent à la fois comme alcalines et par le fer, l'arsenic et les iodo-bromures qu'elles renferment.

Le rhumatisme musculaire est la principale indication de ces eaux ; elles paraissent utiles aussi pour résoudre le gonflement et calmer les douleurs qui persistent souvent après une atteinte de rhumatisme articulaire. Dufresse de Chassaigne les a employées avec succès dans les névralgies, principalement dans celles de la cuisse, et il rapporte plusieurs observations d'endocardite, avec un certain degré d'altération des valvules, ayant cédé à l'usage des eaux de cette station. Elles réussissent dans la paralysie rhumatismale et on les a préconisées contre certaines maladies chroniques de la peau, le psoriasis entre autres, et contre les scrofules, mais, comme le font observer MM. Durand-Fardel et Lebret, les résultats obtenus alors sont ceux d'une médication hydrothérapique, et la plupart des eaux peu minéralisées en donnent de semblables, surtout quand leur thermalité est élevée.

La source La Condamine, froide et très-ferrugineuse, a ses indications thérapeutiques spéciales, et ce sont celles des martiaux en général.

Analyse (Blondeau. — Chevallier).

	S. DU PAR. Eau, 1 kilog.	S. FELGÈRE. Eau, 1 kilog.
Sulfhydrate qui se forme à l'aide de la chaleur.		traces.
Carbonate de soude	0gr, 471	0gr, 5915
— de chaux	0, 050	0, 0460
— de magnésie	0, 010	0, 0080
Oxyde de fer	0, 001	0, 0060
Sulfate de soude	0, 045	
— de chaux	0, 014	
— de magnésie	0, 006	
Sulfure d'arsenic	traces.	
— de fer	traces.	
Chlorure de sodium	0, 063	0, 1355
— de magnésium	0, 007	0, 0069
Bromure de sodium	0, 020	
Iodure de sodium	0, 018	
Silice	0, 013	0, 1127
Silicate de soude	0, 082	
— de chaux		0, 0013
Alumine	0, 001	
Matière organique	0, 010	traces.
— bitumineuse		0, 0060
Sels de potasse (traces) et perte		0, 0310
	0gr, 811	0gr, 9449

Gaz dégagés par l'ébullition d'un litre d'eau :

Acide carbonique	78 parties
Oxygène	5
Azote	17
	100

formant un volume de .... 405 c.c.

Les sources de la Bonde du Moulin et de la Grotte du Moulin ont donné à M. Chevallier des résultats identiques en principes et presque identiques en quantité à ceux de la source Felgère. Le même auteur a conclu, d'analyses faites en 1850, que l'eau de Chaudes-Aigues contenait par litre environ 1/4 de milligramme d'arsenic.

Bibliographie : Teilhard, Recherches sur les propriétés médicales des Eaux minérales de Chaudes-Aigues, 1842. — Dufresse de Chassaigne, Rapport sur les Eaux thermales de Chaudes-Aigues, 1850. — V. Brémont, Considérations sur les plus belles cures opérées aux thermes de Chaudes-Aigues en 1850. — Dufresse de Chassaigne, Mémoire sur les eaux thermales de Chaudes-Aigues, 1852. — Mémoire sur le traitement et la guérison de l'endocardite rhumatismale par les eaux thermales de Chaudes-Aigues, 1855.

CHRISTAU [SAINT-] (BASSES-PYRÉNÉES).

859 kil. de Paris. Chemin de fer d'Orléans, du Midi, et route de voitures. Trains express en 21 h. Trains omnibus en 27 h. 1re cl. 105 fr. 75 c.; 2e cl. 78 fr. 55 c.; 3e cl. 58 fr. 40 c.

DE PARIS À SAINT-CHRISTAU PAR BORDEAUX, PAU ET OLORON.

De *Paris à Pau* par Orléans, Tours, Angoulême, Bordeaux, Dax et Orthez, 818 kil. — Chemins de fer d'Orléans et du Midi. 3 conv. par jour. 1re cl. 100 fr. 75 c.; 2e cl. 75 fr. 55 c.; 3e cl. 55 fr. 40 c.

De *Pau à Oloron*, 33 kil. Route de voitures. Diligences tous les jours. Trajet en 3 h. env. Prix : 3 fr. et 2 fr.

D'*Oloron à Saint-Christau*, 8 kil. Route de voitures. Diligence tous les jours. Trajet en 45 min. Prix : 2 fr. et 1 fr.

Saint-Christau, ham. dépendant de la commune de *Lurbe*, est situé dans un joli vallon que sépare de la vallée d'Aspe un petit chaînon de collines, arrosé par l'Oustau et dominé par les escarpements du Mont-Binet. Des avenues de platanes et d'ormeaux, de belles pelouses, un petit lac formé par un barrage de l'Oustau, composent un ensemble charmant. La température y est très-douce.

HÔTEL. — De la *Poste*. — Appartements meublés. Chalets à louer.

L'*Etablissement* thermal de Saint-Christau se compose de deux bâtiments spéciaux : 1° Les *Bains vieux*, situés au pied du Mont-Binet, reçoivent la source des Arceaux, dont l'eau, très-abondante, est élevée par un manége. Ils contiennent 16 cabinets de bains, dont 4 avec douches descendantes chaudes ou froides et 2 avec douches ascendantes, 2 buvettes et 3 petites loges pour lotions ou fomentations froides. Au 1er étage, 15 petites chambres servent à loger les malades peu aisés et les indigents.

2° *La Rotonde*, située à l'E. du hameau, à l'extrémité d'une belle avenue, est bien aménagée et renferme 2 buvettes, 12 cabinets de bains, avec baignoires en marbre, s'ouvrant dans un corridor qui règne autour de la salle centrale; 6 douches descendantes, 2 douches ascendantes et des appareils de pulvérisation. Une troisième buvette est à 200 mèt. de la Rotonde.

LES EAUX. — Eau froide, ferrugineuse (avec proportion notable de cuivre) sulfatée, ou sulfurée calcique.

Connue dès le quatorzième siècle.

Émergence : Du calcaire cristallisé et de schistes argileux.

Quatre sources : Source des *Arceaux*, source douce de *la Rotonde* ou source *Bazin*, source froide de *la Rotonde*, source *du Pêcheur*. — Une cinquième source, dite du *Chemin* ou de la *Chapelle*, a disparu depuis peu d'années.

Densité : 1,005.

Température : Arceaux, 13°,5 ; Bazin, 15° ; Rotonde froide, 14° ; Pêcheur, 13°,5.

Caractères particuliers : Eau limpide, incolore, à odeur hépatique (source du Pêcheur) ; la source des Arceaux prend aussi l'odeur sulfureuse dans les temps de pluie et se trouble un peu. Toutes les sources ont une saveur faiblement styptique. Celles de la Rotonde sont agréables à boire.

Service médical : Un médecin inspecteur, un inspecteur adjoint.

Emploi : Boisson, bains et douches, pulvérisation.

Situation : 300 mèt. au-dessus de la mer.

Climat doux, tempéré, très-agréable et salubre.

Action physiologique et thérapeutique : Eaux peu excitantes et plutôt sédatives, diurétiques, se supportant bien en boissons et en bains, causant en général un peu de diarrhée passagère et suivie d'une augmentation de l'appétit; déterminant quelques phénomènes peu importants de poussée. Elles doivent au fer des propriétés reconstituantes. Quant au cuivre qu'elles contiennent en quantité assez forte, on ne sait pas encore à quelles indications hydro-minérales répond ce corps. M. le docteur Tillot, inspecteur à Saint-Christau pendant plusieurs années, a vu ces eaux réussir parfaitement dans certaines manifestations chroniques du lymphatisme et du rhumatisme, notamment dans les affections de ce genre qui siégent à la peau, comme l'eczéma, l'impétigo, l'acné, le sycosis et en général les scrofulides. Les douches d'eau pulvérisée lui ont donné d'excellents résultats dans la blépharite, la conjonctivite et la kératite. La laryngite, l'angine granuleuse, cèdent également à l'usage de ces eaux, ainsi que la surdité provenant d'obstruction de la trompe d'Eustache.

Analyse (Filhol, 1862).

	SOURCE DE LA ROTONDE (DOUCE). Eau, 1 litre.	SOURCE DES ARCEAUX. Eau, 1 litre.	SOURCE DU PÊCHEUR. Eau, 1 litre.
Acide carbonique libre...	0gr, 0110	0gr, 0004	0gr, 0510
Bicarbonate de chaux....	0, 1578	0, 1566	0, 1905
— de magnésie.	0, 0339	0, 0587	0, 1033
— de lithine ...	traces	traces.	traces.
Chlorure de sodium......	0, 0272	0, 0297	0, 0227
— de calcium	0, 0031	0, 0230	traces.

Chlorure de magnésium..	traces.	traces.	traces.
Iodure de sodium........	traces.	traces.	traces.
Sulfure de calcium.......			0^{gr}, 0103
Hyposulfite de chaux.....			traces.
Sulfate de chaux........	0^{gr}, 0175	0^{gr}, 0096	0, 0777
— de cuivre........	0, 0002	0, 00035	traces.
— de fer...........	0, 0032	0, 0042	traces.
Carbonate de manganèse.	traces.	traces.	
Phosphate de chaux......	0, 0007	0, 0013	0, 0026
Arséniate de chaux.......	traces.	traces.	
Silicate de chaux........	0, 0104	0, 0139	0, 0339
— de potasse.......	traces.	traces.	traces.
Borate de soude.........			traces.
Matière organique.......	traces.	traces.	traces.
	0^{gr}, 2650	0^{gr}, 29774	0^{gr}, 4920
Oxygène................	$8^{c.c.}10$	$7^{c.c.}40$	
Azote..................	25, 20	24, 60	$24^{c.c.}80$

Bibliographie : Filhol, Analyse des eaux minérales de Saint-Christau de Lurbe, 1863. — Tillot, De l'action des eaux ferro-cuivreuses de Saint-Christau sur quelques affections cutanées, 1863. — De la pulvérisation appliquée aux eaux... de Saint-Christau... 1865. — Du traitement des scrofulides par les eaux... de Saint-Christau, 1867.

COISE (SAVOIE).

615 kil. de Paris. Chemin de fer de Lyon et route de voitures. *V.* ci-dessous le trajet et les prix.

DE PARIS À COISE PAR CULOZ ET CHAMBÉRY.

De *Paris à Chambéry* par Dijon, Mâcon, Ambérieux, Culoz et Aix-les-Bains, 596 kil. — Chemin de fer de Lyon. 4 conv. par jour. Trains express en 13 h. 43 min. Trains omnibus en 16 h. 21 min. 1re cl. 73 fr. 35 c.; 2e cl. 55 fr.; 3e cl. 40 fr. 35 c.

De *Chambéry à Cruet* par Montmélian, 13 kil. — Chemin de fer de Lyon, ligne de Turin. 3 conv. par jour. Trajet en 40 min. 1re cl. 2 fr. 10 c.; 2e cl. 1 fr. 55 c.; 3e cl. 1 fr. 15 c.

De *Cruet à Coise*, 2 kil. Route de voitures.

Coise ou **Coeze** est un charmant village de 1486 hab. situé presque sur le chemin de fer de Paris à Turin, dans une contrée pittoresque.

On peut visiter dans les environs : *Montmélian*; — *Sainte-Hélène du Lac*, village pittoresque ; — *Arbin* et sa curieuse église ; — le château de *Saint-Jean-Pied-Gontier*; — (10 kil.) *Saint-Pierre-d'Albigny*, V. de 3437 hab.; — (14 kil.) *Chamousset*, etc.; — la source de la *Saulce* était, avant 1792, très-fréquentée par un grand nombre de malades. Depuis, elle tomba dans l'oubli ; mais l'attention s'est dirigée de nouveau sur elle.

Malheureusement une eau minérale ne peut attirer les étrangers et se répandre dans le commerce qu'à l'aide de frais considérables, et c'est là ce qui n'a pas encore été fait pour la station de Coise, où il n'y a pas même d'établissement. Les gens du pays sont à peu près les seuls à faire, sur place, usage de cette eau qui néanmoins s'exporte en certaine quantité.

LES EAUX. — Eau froide, bicarbonatée sodique, iodo-bromurée.

Connue de tout temps dans le pays, très-fréquentée autrefois.

Émergence : D'un terrain marécageux.

Une source dite *Fontaine de la Saulce.*

Débit en 24 heures : 57 hectol.

Densité : 1,000072.

Température : 12°.

Caractères particuliers : Eau limpide, incolore, à saveur acidule ; un dégagement de gaz a lieu toutes les six minutes dans la source et une grande quantité de petites bulles, parties du fond, viennent crever avec bruit à la surface : ce gaz recueilli dans une éprouvette s'enflamme, dit Bertini, comme l'hydrogène.

Emploi : En boisson : il n'y a pas d'établissement à Coise.

Situation : Environ 270 mèt. au-dessus de la mer.

Climat de montagnes assez doux.

Action physiologique et thérapeutique : Eau excitante, tonique et reconstituante; elle modifie activement l'hématose et agit comme résolutif; à trop haute dose elle produit la saturation iodique (Dubouloz) Cette eau est en effet très-iodurée, aussi est-elle considérée dans le pays comme un remède spécifique du goître. Suivant Dubouloz, elle donne de bons résultats dans les diverses manifestations du lymphatisme et de la scrofule, dans les engorgements du foie et de la rate, ainsi que dans la dyspepsie.

Analyse (P. Morin, 1851).

	Eau, 1 kilogr.
Iodure de magnésium	0gr, 0077
Bromure de magnésium	0, 0015
Bicarbonate d'ammoniaque	0, 0151
Chlorure de sodium	0, 0041
— de magnésium	0, 0034
Phosphate terreux	traces.
Bicarbonate de soude	0, 8138
— de potasse	0, 0045
— de magnésie	0, 0191
— de chaux	0, 0113
Silicate d'alumine	0, 0162
Sulfate de magnésie	0, 0033
Crénate d'oxyde de fer	0, 0020
Glairine	0, 0122
	0gr, 9142

Gaz acide carbonique...........	0^{lit}, 00480
Oxygène.....................	0, 00440
Hydrogène proto-carboné.......	0, 01475
Azote.......................	0, 02065

Bibliographie: Bertini, Idrologia minerale degli Stati Sardi... Turin 1847. — Dubouloz, Notice sur l'eau de Coise; Chambéry, 1852. — Petrequin et Socquet, Traité général pratique des eaux minérales.. Lyon, 1859. — Barbier, La Savoie thermale.... Chambéry, 1878.

CONDILLAC (DROME).

651 kil. de Paris. Chemin de fer de Lyon. La station de Lachamp-Condillac n'est desservie que par trois trains mixtes partant de Dijon, de Mâcon et de Valence, sans correspondance avec les trois trains express de Paris. 1re cl. 80 fr. 15 c.; 2e cl. 60 fr. 15 c.; 3e cl. 44 fr. 10 c.

Condillac est un v. de 195 hab., situé sur un plateau élevé et dominant la belle et fertile vallée du Rhône.

Condillac n'a pas d'établissement thermal, mais seulement les aménagements nécessaires à l'embouteillage et à l'exportation de l'eau qui se transporte en quantité très-considérable.

EXCURSIONS : à *Maubec* (belle chapelle) d'un couvent de Trappistines; à *Allan* et à son château en ruine; au château de *Belle-Eau;* au monastère d'*Aiguebelle;* à *Rochemaure,* dont le château de basalte et le volcan éteint méritent l'attention du voyageur; à (3 kil.) *Montélimar;* ascension du *Montchamp* d'où l'on découvre une belle vue.

LES EAUX. — Eau froide, bicarbonatée calcique, gazeuse.

Connue à l'époque romaine, puis oubliée, découverte de nouveau en 1845.

Émergence : Du terrain tertiaire.

Deux sources : Source *Anastasie,* source *Lise.*

Débit en 24 heures : Source Anastasie, 250 hectol.

Température : 13°.

Caractères particuliers : Eau limpide, incolore, inodore, à saveur piquante, pétillant dans le verre, dégageant, surtout au griffon, des bulles nombreuses de gaz, précipitant un dépôt ocracé.

Service médical : Un médecin inspecteur.

Emploi : Boisson. — Ces eaux ne se boivent pas sur place, mais seulement transportées.

Situation : Environ 100 mètres au-dessus de la mer.

Action physiologique et thérapeutique : L'eau de la source Anastasie peut être considérée comme une eau de table, quoiqu'elle soit assez ferrugineuse pour ne pas devoir être employée indifféremment; elle est apéritive et tonique. L'eau de la source Lise, moins riche en bicarbonate calcaire, mais plus ferrugineuse, est une eau médicinale, elle modifie l'hématose et agit comme reconstituant et comme altérant par le fer, le manganèse, l'iode et l'arsenic qu'elle renferme.

Ces eaux sont employées avec succès dans la dyspepsie, dans les convalescences difficiles à la suite de fièvres graves; on les a présentées aussi comme utiles dans la gravelle et le catarrhe chronique de la vessie. Elles sont très-agréables à boire et soutiennent avantageusement la comparaison avec les eaux gazeuses de l'Allemagne, dont aucune ne leur est supérieure. Parmi nos eaux du même genre, elles tiennent un des premiers rangs.

L'eau de Condillac se transporte en quantité très-considérable.

Analyse (O. Henry, 1852).

	S. ANASTASIE. Eau, 1 kilogr.
Bicarbonate de chaux	1gr, 359
— de magnésie	0, 035
— de soude	0, 166
Sulfate de soude	0, 175
— de chaux	0, 053
Chlorure de sodium / — de calcium	0, 150
Sel de potasse / Azotate / Iodure	traces.
Silicate de chaux et d'alumine	0, 245
Oxyde de fer crénaté et carbonaté	0, 010
Matière organique	traces.
	2gr, 193
Gaz acide carbonique libre	548c.c.

La source Lise n'a que 0gr,954 de bicarbonate calcaire, mais elle contient 0gr,031 de fer et, dans le dépôt ocracé, des traces de manganèse et d'arsenic.

Bibliographie : Tampier, Eaux minérales de Condillac (Drôme); Paris, 1859 et 1866.

CONTREXÉVILLE (VOSGES).

374 kil. de Paris. Chemin de fer de l'Est et route de voitures. Train express en 11 h. 20 min.; trains omnibus en 13 h. 1re cl. 50 fr. 20 c.; 2e cl. 37 fr. 60 c.; 3e cl. 27 fr. 60 c.

DE PARIS À CONTREXÉVILLE PAR AULNOIS.

De *Paris à Aulnois* par Chaumont et Neufchâteau, 359 kil. — Chemin de fer de l'Est. 4 conv. par jour. Train express en 9 h. 50 min. Trains omnibus en 11 h. 34 min. 1re cl. 48 fr. 25 c.; 2e cl. 36 fr. 15 c.; 3e cl. 26 fr. 50 c.

D'*Aulnois à Contrexéville*, 15 kil.

Route de poste. Voitures de correspondance. Trajet en 1 h. 30 min. Coupé 3 fr.; intérieur et banquette 2 fr. 50 c.

Contrexéville, v. de 669 hab., est situé dans un vallon étroit. Du côté du nord, le vallon s'élargit et forme une belle prairie arrosée par le Vair, petite rivière qui a sa source principale dans le village.

HÔTELS. — *Grand hôtel* de l'établissement, de *Paris*, de la *Providence*, des *Apôtres*, de l'*Anneau-d'Or*, du *Parc*, *Martin*, *Martin-Mansuy*, du *Vair*, *Harmand*, de *France*. — Maisons meublées. — *Casino*.

L'*Établissement*, bâti dans une presqu'île formée par le Vair, possède 46 cabinets de bains et 5 salles de douches. On y entre par une vaste cour ornée d'arbres et d'arbustes et bordée à g. par des bâtiments servant de logement aux baigneurs.

Le parc et les jardins, plantés de beaux arbres, offrent d'agréables promenades. Deux allées, de chaque côté du jardin, conduisent à un pavillon bâti au centre d'une galerie demi-circulaire, où l'on peut se promener pendant le mauvais temps, et sous lequel se trouve la source principale. De cette galerie on se rend aux salons de conversation, de lecture, de jeux, en face desquels est le casino.

PROMENADES: — sur les collines qui dominent la vallée; — dans la forêt de Bulgnéville; — à (5 kil.) Vittel (*V.* ce mot); — à (11 kil. 1/2) *Chèvre-Roche*, énorme bloc erratique portant les ruines d'une chapelle; aller par Vittel, retour par la route de Darney, les *tours de Seychelles* (XIIe ou XIIIe s.), *Relanges* (église romane), la pittoresque forêt de Darney et *Lignéville* (ancienne chapelle castrale); — aux (12 kil.) ruines du château de *Saint-Baslemont*, par la vallée de *Bonneval* et la *Belle-Roche* (curieuses sculptures); — au (12 à 13 kil.) *Chêne des Partisans*; — au belvédère de *Lorima*; — dans la vallée de *la Hutte-DroitevaI* et *la Planchotte*; aux ruines de *Lamothe*, à Domrémy (maison de Jeanne d'Arc), etc.

LES EAUX. — Eaux froides, sulfatées calciques.

Connues de temps immémorial dans le pays, devenues célèbres dans la seconde moitié du dix-huitième siècle.

Emergence : D'un sol d'alluvion, superposé au terrain triasique.

Quatre sources : source du *Pavillon*, source de *la Souveraine*, source du *Prince*, source du *Quai*.

Débit en 24 heures : Source du Pavillon, 1440 hectol.; source du Prince, 432 hectol.; source du Quai, 864 hectol.

Densité : 1,055, source du Pavillon.

Température : Source du Pavillon 11°,5.

Caractères particuliers : Eau limpide, incolore, se couvrant au contact de l'air d'une pellicule irisée, à odeur ferrugineuse, à saveur fraîche, agréable quoique ferrugineuse; elle ternit les verres en peu de temps et laisse déposer dans les bassins un sédiment onctueux et ocracé.

Service médical : Un médecin inspecteur.

Emploi : En boisson principalement; bains, douches.

Situation : 350 mètres au-dessus de la mer.

Climat rude, variable, nécessitant les vêtements d'hiver.

Saison : du 1er juin au 1er octobre.

Action physiologique et thérapeutique : Les eaux de Contrexéville sont éminemment diurétiques. Elles ont pour effet primitif d'activer plus ou moins énergiquement les fonctions des reins, effet nécessaire au succès de la cure, mais qui doit être surveillé. Certains malades, sans écouter les conseils du médecin et croyant hâter leur traitement, boivent dès les premiers jours une quantité d'eau trop considérable et s'exposent à des accidents assez graves. En général ces eaux produisent, vers le quatrième jour, un effet purgatif assez prononcé et qui persiste pendant tout le traitement. Cette purgation, très-bien supportée par les malades, a lieu le matin, pendant le temps consacré à la boisson, et ne se prolonge pas dans la journée. On observe, dans les premiers jours, chez quelques buveurs, un peu d'ivresse carbonique que dissipe le déjeuner. La sécrétion cutanée est quelquefois activée, mais c'est un fait exceptionnel. Enfin l'appareil génital est excité chez les uns, tandis que d'autres accusent l'effet contraire; mais chez ces derniers il se produit, après la crise, une réaction plus ou moins intense. Un autre effet consécutif, que signale M. le docteur Debout, se produit dans le cours des deux premiers mois après la cure, le plus souvent du quinzième au vingtième jour; c'est une forte excitation des reins et de la vessie, avec émission abondante de produits pathologiques; quelquefois l'excitation s'étend au foie et au gros intestin et se manifeste à la peau sous forme de sueurs profuses. Cette crise, toujours de bon augure, est très-courte : un à trois jours.

La gravelle, en général, et surtout la gravelle urique, est au premier rang des indications thérapeutiques de Contrexéville. Ces eaux paraissent agir mécaniquement, comme un lavage, bien plutôt que chimiquement. Leur minéralisation très-faible n'expliquerait pas ce dernier mode d'action, et la plupart des médecins sont d'accord à cet égard. Ce qui n'est pas contestable, c'est que la muqueuse des voies urinaires, légèrement excitée, fonctionne mieux, les voies sont assouplies, les mucosités diluées et les graviers entraînés au dehors. C'est une cure palliative, mais bien souvent suffisante à combattre, sinon la diathèse, au moins ses conséquences les plus fâcheuses. Le catarrhe vésical est, comme la gravelle, une indication spéciale de ces eaux, dont les qualités sédatives, propres aux sulfatées calciques, combattent avec succès l'irritabilité et la névralgie si communes dans le catarrhe vésical ou rénal.

Des auteurs recommandables ont considéré les eaux de cette station comme agissant utilement sur la diathèse goutteuse, et M. le docteur Debout, admettant l'action antidiathésique dans la gravelle, doit naturellement l'admettre dans la goutte. Suivant lui, les eaux de Contrexéville conviennent à la goutte en général, et surtout quand, de cause héréditaire, elle atteint un sujet que son tempérament et son genre de vie semblaient mettre à l'abri de cette maladie.

On conseille encore ces eaux contre les engorgements de la prostate, la prostatorrhée, les blennorrhagies anciennes, et comme fort utiles à la suite de la lithotritie.

Analyse (Debray, 1864).

	S. DU PAVILLON. Eau, 1 kilogr.
Acide carbonique libre	0gr, 080
Bicarbonate de chaux	0, 402
— de magnésie	0, 035
— de fer	0, 007
— de lithine	0, 004
Sulfate de chaux	1, 165
— de soude	0, 236
— de magnésie	0, 030
Silice	0, 015
Chlorure de potassium	0, 006
— de sodium	0, 004
Fluorure de calcium	traces.
Arsenic	traces.
	2gr, 384

Bibliographie : Mamelet, Notice sur les propriétés physiques, chimiques et médicinales des eaux de Contrexéville. Paris, 1851. — Legrand du Saulle, Notice sur les eaux minérales de Contrexéville. Paris, 1857. — Nicklès, Recherches sur la diffusion du fluor. Nancy, 1858. — Trouillé, Des eaux minérales de Contrexéville. Paris, 1859. — Debout, Des eaux minérales de Contrexéville... Paris, 1870.

CRANSAC (AVEYRON).

620 kil. de Paris. Chemin de fer d'Orléans. (*V.* ci-dessous le trajet et les prix.)

DE PARIS À CRANSAC PAR LIMOGES ET CAPDENAC.

De *Paris à Cransac* par Orléans, Limoges, Brive et Capdenac, 620 kil. — Chemin de fer d'Orléans. 2 conv. par jour. Train express en 14 h. 9 min. Train omnibus en 19 h. 32 min. 1re cl. 73 fr. 85 c.; 2e cl. 55 fr. 35 c.; 3e cl. 40 fr. 35 c.

Cransac, bourg de 3655 hab., est situé dans la jolie vallée de l'Ennas où se trouvent de nombreuses usines, près d'un affluent du Lot.

HÔTELS. — *Saint-Charles; Galtier; Sahut.*

Les eaux de Cransac sont fréquentées tous les ans par 2500 personnes, et le village a peine à contenir les malades qui viennent s'y guérir. — A 3 kil. se trouve *Aubin,* V. de 8832 hab., qui possède des mines de houille, des hauts fourneaux, les ruines d'un ancien château et une église du douzième siècle.

Le pic nommé le *Montet,* qui s'élève en face de Cransac, est curieux à visiter; la houille qu'il renferme est en feu depuis fort longtemps et des tourbillons de fumée s'en échappent sans interruption. On a creusé dans la montagne des excavations qui constituent des étuves d'un genre exceptionnel. Ce sont des cavernes ténébreuses, ouvertes en pente douce et au bas desquelles on a pratiqué une niche avec un siége. Ces excavations ont 15 à 16 mèt. en tous sens. Leurs parois ne présentent aucune fissure pouvant livrer passage à la fumée de la houille. L'air qu'on y respire est extrêmement chaud et chargé de vapeurs sulfureuses.

LES EAUX. — Eau froide, sulfatée calcique avec forte proportion de sulfate magnésique.

Connues dès le commencement du dixième siècle.

Émergence : Au pied ou à mi-côte d'une montagne formée de bancs de houille et d'un schiste pyriteux, mêlé de fer carbonaté. Cette montagne, nommée le Montet, est en combustion depuis des siècles.

Cinq sources : Source *Haute* ou *forte Richard;* source *Basse* ou *douce Richard;* source *basse Bezelgues;* plus, deux autres sources dites sources à laver, parce qu'elles ne servent plus aujourd'hui qu'à laver les bouteilles. Il y a aussi, dans le voisinage, des sources dont les eaux prises en boisson déterminent des effets toxiques. Enfin la source *du Fraysse*, qui émerge dans la vallée de Cransac, peut être rattachée au même groupe hydro-minéral, mais comme ferrugineuse manganésienne.

Débit en 24 heures : source basse Richard et source haute, 24 hectol. chacune.

Température : 10° à 12°.

Caractères particuliers : Eau limpide, incolore, inodore, à saveur acide et styptique, laissant déposer des flocons ocracés, source haute Richard; plutôt amarescente que styptique et ne formant aucun dépôt, source basse Richard; cette dernière est celle dont on boit le plus.

Service médical : Un médecin inspecteur.

Emploi : Boisson, bains, douches; étuves dans la montagne en combustion.

Situation : Environ 300 mètres au-dessus de la mer.

Climat de montagnes.

Saison : De juin en octobre.

Action physiologique et thérapeutique : L'eau de la source douce ou Basse Richard est excitante de l'estomac, diurétique et laxative; à la dose de cinq à six verres, elle purge fortement et cause quelquefois le vomissement. La source Haute ou forte constipe au contraire, est d'une digestion plus difficile et produit une excitation plus vive. Ces eaux sont éminemment toniques et reconstituantes. Elles répondent à des indications différentes, mais peuvent dans certains cas s'associer pour le traitement. Les médecins de Cransac s'accordent à conseiller l'usage de la source Basse dans la dyspepsie et la gastralgie chroniques, l'embarras gastrique, la constipation habituelle, l'ictère, les engorgements du foie et de la rate, simples ou tenant à la cachexie paludéenne, le rhumatisme, les divers genres de paralysie, les névralgies et certaines névroses; ils regardent cette source comme très-utile contre les vers intestinaux et notamment le tænia.

La source Haute est employée dans les blennorrhagies anciennes et rebelles, les diarrhées séreuses, la dysenterie, en un mot dans les maladies des muqueuses qui réclament l'usage des astringents. Les eaux de Cransac ont été vantées aussi comme très-efficaces dans les fièvres intermittentes ayant résisté au quinquina. Leur action prophylactique dans les épidémies typhoïdes ou dysentériques semble moins démontrée.

Les étuves sulfureuses, dont la température peut être graduée de 32° à 48°, donnent de bons résultats dans le rhumatisme et dans les manifestations cutanées ou articulaires de la diathèse strumeuse.

MM. O. Henry, Poumarède et Rivot, ingénieur des mines, ont donné des analyses des eaux de Cransac. M. Henry avait trouvé la source Haute très-riche en fer et en manganèse ; M. Rivot trouva pour les 5 sources de 0gr,04 à 0gr,45 d'oxyde de manganèse par litre d'eau, mais point de fer. M. Poumarède avait trouvé dans la source du Fraysse 0gr,045 d'oxyde de fer.

Analyse (Willm, 1879).

		S. BASSE RICHARD. Eau, 1 kilogr.
Acide carbonique libre.........	0gr, 0175	
Sulfate de calcium............		1gr, 5623
— de magnésium.........		1, 9985
— d'aluminium...........		0, 1715
— de manganèse		0, 0704
— de potassium		0, 1446
— de sodium.............		0, 0908
— de nickel.............		0, 0008
— de lithium		traces.
Chlorure de sodium..........		0, 0161
Silice......................		0, 0870
Acide phosphorique, borique, zinc, rubidium...........		traces.
		4gr, 1420
Poids du résidu fixe..........		4gr, 1882

Bibliographie : O. Henry et Poumarède, *in* Bulletin de l'Académie royale de médecine, tomes V et VI. — Murat, Traité sur la nature... des eaux minérales et étuves de Cransac. Rodez, 1843. — Auzouy, Thèse inaugurale. Paris, 1843. — Bras, Notice sur les eaux minérales de Cansac. Paris, 1846. — Ducoux, Notice sur les eaux minérales de Cransac. Paris, 1847. — Gendrin, Lettre à M. le docteur Ducoux sur les propriétés des eaux minérales de Cransac. Paris, 1847. — P. Blondeau, Analyse des eaux minérales de Cransac et des efflorescences de la montagne brûlante. Rodez, 1850. — Auzouy, Aperçu médical et pittoresque sur les eaux minérales et les étuves de Cransac. Rodez, 1855. — Durand-Fardel, Le Bret, Lefort et François, Dictionnaire général des eaux minérales. Paris, 1860.

CUSSET (ALLIER).

368 kil. de Paris. Chemin de fer et route de poste. Trains express en 8 h. 41 min. Trains omnibus en 13 h. 1re cl. 45 fr. 20 c.; 2e cl. 33 fr. 80 c.; 3e cl. 24 fr. 80 c.

DE PARIS À CUSSET PAR VICHY.

De *Paris à Vichy* par Nevers et Saint-Germain-des-Fossés, 365 kil. — Chemin de fer de Lyon. 4 conv. par jour. Trains express en 8 h. 26 min. Trains omnibus en 12 h. 49 min. 1re cl. 44 fr. 95 c.; 2e cl. 33 fr. 55 c.; 3e cl. 24 fr. 65 c.

De *Vichy à Cusset*, 3 kil. Route de poste; voitures toutes les 10 min. Trajet en 15 min. Prix : 25 c.

Cusset est une petite V. de 6478 hab. située au pied de coteaux couverts de vignes et d'une belle végétation, entre le Sichon et le Joland.

HÔTELS. — *Grand Hôtel des Bains Sainte-Marie*, *Hôtel du Centre*. — L'Hôtel des Bains renferme un restaurant, des appartements complets et des chambres particulières, salons de conversation, de lecture, boudoirs, billards, etc.; il est situé dans un parc magnifique de 8 hectares, qui sert de promenade aux baigneurs.

L'Établissement thermal est grand et très-élégant. Il a 34 cabinets de bains avec baignoires en cuivre étamé, 5 cabinets de douches de toute espèce dont 2 de douches ascendantes, 1 cabinet pour bains sulfureux, 1 cabinet pour bains de siége. On a récemment annexé aux thermes un établissement hydrothérapique des plus complets, avec une grande piscine de 8 mètres de côté sur 1 mètre 70 de profondeur, et dont l'eau se renouvelle à volonté.

MONUMENTS. — Cusset possède un ancien couvent de chanoinesses où est installée la mairie, et une vieille tour qui sert actuellement de prison.

EXCURSIONS. — On visitera avec intérêt : (2 kil.) *Grivats*, fabrique de cotonnades occupant 300 ouvriers; — (6 kil.) l'*Ardoisière*; — (12 kil.) le château de *Busset*, antérieur à 1374; — (12 kil.) *Saint-Germain-des-Fossés*, dont l'église remonte au douzième siècle; l'*église Saint-Saturnin* (mon. hist.); — (17 kil.) les ruines du château de *Billy* (quatorzième siècle), pittoresquement assises sur une éminence.

Un service de voitures très actif est établi entre Cusset et Vichy (*V.* ce mot) qui n'est qu'à 3 kilomètres. La route suit les bords riants du Sichon qui traverse des prairies et de jolis ombrages.

LES EAUX. — Eaux froides, bicarbonatées sodiques, ferrugineuses.

Connues depuis 1845, époque où a été foré le premier des puits artésiens qui les fournissent.

Émergence : D'un terrain silico-argileux. On trouve, dans l'ouvrage de M. Bouquet, sur les eaux de Vichy et de Cusset, une coupe géologique d'un des puits de Cusset, dressée par M. Degouzée : le puits Sainte-Marie a 115^m,75 de profondeur, le puits Sainte-Élisabeth a 90 mètres.

Quatre sources : Source *Sainte-Marie*, source *Sainte-Élisabeth*, desservant l'établissement ; source ou *Puits Tracy*, source de l'*Abattoir Saint-Jean*, appartenant à la ville. Ces sources résultent de forages artésiens; l'eau des dernières est puisée par des pompes.

Débit en 24 heures : source Sainte-Marie 280 hectol., source Élisabeth 230 hectol. Les puits Tracy et de l'Abattoir ont à peu près le même débit.

Densité : 1,008.

Température : 16°,8.

Caractères particuliers : Eau limpide, incolore dans le bassin et dans le verre, blanche et mousseuse par le dégagement du gaz à son point d'émergence, odeur d'acide carbonique, saveur alcaline, piquante, fraîche, agréable, avec arrière-goût ferrugineux. On remarque dans le bassin de la source Sainte-Marie une couche épaisse de sédiment ocracé.

Service médical : Un médecin inspecteur.

Emploi : Boisson, bains et douches. — Traitement hydrothérapique.

Situation : 277 mètres au-dessus de la mer.

Climat tempéré, agréable

Action physiologique et thérapeutique : Ces eaux sont très-analogues aux sources froides de Vichy, et M. Durand-Fardel les range dans le groupe des eaux ferrugineuses de cette station; mais leur teneur en fer est plus forte. Elles sont diurétiques chez la plupart des malades et rendent les urines alcalines, surtout quand le traitement est à la fois interne et externe. Quelquefois elles agissent comme purgatives et généralement elles ont un effet un peu laxatif. Elles déterminent, après quelques jours de traitement, la courbature et un peu d'agitation, symptômes précurseurs de la fièvre thermale, qui se dissipent d'eux-mêmes ou à l'aide des moyens appropriés. Leur grande richesse en acide carbonique les fait supporter facilement par l'estomac, mais détermine quelquefois un peu d'ébriété carbonique. Ces eaux portent leur action principalement sur les organes digestifs et leur indication principale est la dyspepsie en général, mais non accompagnée de gastralgie. La quantité de fer qu'elles contiennent est, pour la source Sainte-Marie, presque double de celle qu'on trouve dans le puits Lardy, à Vichy. Les indications thérapeutiques ne sont donc pas absolument les mêmes pour ces deux stations minérales, et l'eau de Cusset peut trouver son application comme ferrugineuse dans des cas pour lesquels les sources de Vichy ne sont pas assez riches en fer. Cette propriété ne permet pas non plus de soumettre indifféremment à l'usage de ces deux groupes l'hépatite et ses conséquences; on doit nécessairement tenir compte de ce que la quantité de fer dans les sources fournit d'indication suivant les malades. D'un usage précieux dans certaines manifestations de l'anémie, l'eau de Cusset donne aussi de bons résultats dans la cachexie paludéenne.

Les eaux de Cusset se transportent et se conservent bien.

Analyse (Bouquet, 1854).

	PUITS DE L'ABATTOIR. Eau, 1 kilogr.	PUITS SAINTE-MARIE. Eau, 1 kilogr.	PUITS ÉLISABETH. Eau, 1 kilogr.
Acide carbonique libre dissous.	1gr, 405	1gr, 642	1gr, 770
Bicarbonate de soude	5, 130	4, 733	4, 837
— de potasse	0, 274	0, 262	0, 253
— de magnésie	0, 532	0, 463	0, 460
— de strontiane	0, 005	0, 003	0, 003
— de chaux	0, 725	0, 692	0, 707
— de protoxyde de fer	0, 040	0, 053	0, 022
— de manganèse.....	traces.	traces.	traces.
Sulfate de chaux............	0, 291	0, 340	0, 340
Phosphate de soude...........	traces.	traces.	traces.
Arséniate de soude............	0, 003	0, 003	0, 003
Borate de soude..............	traces.	traces.	traces.
Chlorure de sodium...........	0, 534	0, 453	0, 468
Silice.......................	0, 032	0, 025	0, 034
Matière organique bitumineuse.	traces.	traces.	traces.
	8gr, 971	8gr, 669	8gr, 897

DAX (LANDES).

733 kil. de Paris. Chemin de fer. *V.* ci-dessous le trajet et les prix.

DE PARIS À DAX PAR BORDEAUX.

De *Paris à Dax* par Orléans, Tours, Angoulême et Bordeaux, 733 kil. — Chemins de fer d'Orléans et du Midi. 4 conv. par jour. Trains express en 15 h. 5 min. Trains omnibus en 19 h. 14 min. 1re cl. 90 fr. 30 c.; 2e cl. 67 fr. 70 fr.; 3e cl. 49 fr. 65 c.

Dax, ch.-lieu d'arrond. du départ. des Landes, est une V. de 10 250 hab., située sur la rive g. de l'Adour. La gare du chemin de fer, bâtie sur la rive dr., est à plus d'un kil. de la ville.

HÔTELS. — Du *Figaro*, de l'*Europe*, du *Commerce*. Les baigneurs ont avantage à se loger à l'établissement des *Thermes* ou à celui, plus modeste, des *Baignots*.

Dax possède sept établissements thermaux :

1° Le *Grand établissement des Thermes*, situé au bord de l'Adour, construit en 1872, occupe une surface de 1560 mèt. Il se compose d'un corps de bâtiment central et de deux ailes qui, se repliant à angle droit, forment un grand quadrilatère et circonscrivent, à droite et à gauche du bâtiment central, deux vastes cours. Le rez-de-chaussée, les premier, deuxième et troisième étages du pavillon central, sont destinés au logement du médecin inspecteur et des malades pensionnaires. Le sous-sol est consacré tout entier à l'installation balnéaire : 20 cabinets de bains à une ou deux baignoires, 12 piscines à boues, 2 salles d'étuves, 1 salle de humage, 1 salle pour les applications locales de boues, 1 salle de bains de vapeurs en caisse, 25 douches variées, 7 douches de vapeur, 2 grandes piscines à eau minérale, 1 bassin de natation à eau minérale courante, etc.

Les logements des baigneurs ouvrent sur des galeries qui permettent de se rendre aux salles de bains, sans s'exposer à l'air extérieur.

Alimentés par les sources du Bastion et Sainte-Marguerite, les Thermes utilisent aussi les eaux mères des salines de Dax, les eaux chloro-bromurées de Pouillon et les eaux sulfureuses de Gamarde.

2° L'*Etablissement des Baignots* ou *Marion*, le plus ancien de Dax, situé au S. de la ville, près de l'Adour, sur une belle allée d'ormes. Il a 12 cabinets de bains et douches et 6 piscines à boues. Il peut loger environ 30 personnes. Un beau parc encadre l'établissement et offre aux pensionnaires une charmante promenade.

3° Le *Bain Lauquet*, situé sur la route d'Orthez, a 9 cabinets de bains et 1 piscine.

4° Le bain *Hirigoyen*, avec 9 baignoires.

5° Le bain *Lavigne*, avec 12 cabinets de bains et douches.

6° Le bain *César-Auguste*.

7° Les *Bains Romains*. Ces quatre derniers établissements sont alimentés par la *Fontaine chaude* ou *Fontaine de Nesle*, une des curiosités de Dax. Elle jaillit sur la place qui porte son nom, à une centaine de mèt. du pont de l'Adour, et est entourée d'une enceinte carrée dont un côté présente trois arcades monumentales. — Au milieu d'un bassin d'environ 400 mèt. de surface, la source émerge en bouillonnant par une large ouverture, et débite en 24 heures 15 144 hectol. d'eau à 60°.

MONUMENTS. — Ancien *château fort*, reconstruit au quatorzième siècle et servant maintenant de caserne. — Une *enceinte* gallo-romaine, la plus complète qui existât en France, a été démolie en grande partie par l'administration municipale. — La *cathédrale*, du treizième siècle, reconstruite de 1656 à 1719, n'a conservé que peu de parties anciennes. — *Église Saint-Paul* (mon. hist.) d'ordre ionique.

EXCURSIONS. — On peut visiter : (2 kil.) *Saint-Paul-lès-Dax* et son église du quinzième siècle ; — (17 kil.) *Tercis* (*V.* ce mot), qui possède des eaux minérales.

LES EAUX. — Eaux thermales, sulfatées mixtes, avec proportion notable de chlorure sodique. L'Annuaire les classe parmi les chlorurées.

Connues de temps immémorial.

Emergence : du terrain tertiaire. Le sol de Dax, comme celui de Carlsbad, repose sur une nappe d'eau; il suffit de creuser à une profondeur de 4 à 10 mètres pour faire jaillir une source chaude.

Quatre groupes de sources : 1° *Fontaine Chaude;* 2° source du *Bastion* et sources du *Port;* 3° sources *Roth*, de *Saint-Pierre*, *Séris*, etc., non captées ; 4° sources des *Baignots* dont la principale est celle du *Pavillon*.

Température : Fontaine Chaude et sources du Port, 60°; source du Bastion, 59°,8; source du Pavillon, variable de 47° à 53° (Fauconneau-Dufresne).

Caractères particuliers : Eau limpide, incolore, à odeur et saveur fades, dégageant de grosses bulles de gaz au griffon, produisant des conferves dans les bassins de réception.

Service médical : Un médecin inspecteur.

Emploi : Boisson, bains de baignoires et de piscines, douches, applications et frictions de boues.

Situation : 40 mèt. au-dessus de la mer.

Climat doux et peu variable, très convenable pour les séjours d'hiver. On peut prendre les eaux en toute saison ; cependant les mois de juin, juillet et août, sont un peu chauds pour les personnes venant de pays moins méridionaux. Les établissements sont ouverts toute l'année.

Action physiologique et thérapeutique : Ces eaux, comme leurs analogues de Néris, causent d'abord une excitation légère qui fait bientôt place à la sédation, elles agissent principalement sur le système nerveux et sur les tissus fibreux ; les conferves et les boues de Dax agissent localement comme excitants et résolutifs.

Le rhumatisme chronique, articulaire ou musculaire, les névralgies et les suites de traumatismes graves sont les indications principales de ces eaux. Elles réussissent dans la paralysie rhumatismale, dans certaines affections de la peau où leur action sédative et la souplesse qu'elles donnent au tégument les rend encore utiles, ainsi que dans les maladies de l'utérus avec éréthisme prononcé. Dax, comme séjour d'hiver, convient aux personnes très excitables et qui doivent rechercher un climat sédatif; les variations brusques et considérables du thermomètre y sont très rares.

Analyse (Serres, 1869).

	FONTAINE CHAUDE. Eau, 1 litre.
Sulfate de chaux	0gr, 35921
— de magnésie	0, 16893
— de soude	0, 04306
— de potasse	traces.
Chlorure de sodium	0, 30077

Carbonate de chaux...........	Cgr, 09151
— de magnésie........	0, 01558
— de fer.............	traces.
— de manganèse.......	traces
Silicate de chaux.............	0, 04318
Phosphate de chaux..........	traces.
Iode	traces.
Brome	traces.
Matière organique	traces.
	1gr, 02224
Gaz acide carbonique.............	5c.c. 90
— Oxygène.....................	3, 40
— Azote	11, 40

Gaz dégagé des sources, pour 100 parties :

Oxygène.......................	0, 35
Acide carbonique...............	1, 62
Azote	98, 03

Bibliographie : Delmas et Larauza, Étude comparative sur les stations de boues minérales françaises et allemandes; 1872. — Massicault, Guide de la station thermale de Dax; Bordeaux, 1872. — Anonyme, Titres médicaux des thermes de Dax comme station hivernale; Paris, 1877.

EAUX-BONNES (BASSES-PYRÉNÉES).

862 kil. de Paris. Chemin de fer et route de poste. Train express en 21 h. 51 min. Trains omnibus en 31 h. 19 min. 1re cl. 109 fr. 50 c.; 2e cl. 83 fr. 25 c.; 3e cl. 61 fr. 80 c.

DE PARIS AUX EAUX-BONNES
PAR BORDEAUX ET PAU.

De *Paris à Pau* par Orléans, Tours, Angoulême, Bordeaux et Dax, 818 kil. — Chemins de fer d'Orléans et du Midi. 3 conv. par jour. Trains express en 17 h. 24 min. Trains omnibus en 22 h. 35 min. 1re cl. 100 fr. 75 c.; 2e cl. 75 fr. 55 c.; 3e cl. 55 fr. 40 c.

De *Pau aux Eaux-Bonnes*, 44 kil. Route de poste. Diligences. 2 départs par jour, celui du matin à l'arrivée de l'express. Trajet en 4 h. 30 min. Coupé 8 fr. 80 c.; intérieur et banquette 7 fr. 70 c.; rotonde 6 fr. 40 c.

Le village des **Eaux-Bonnes**, 53 hab., est situé à l'entrée de la gorge étroite de la Sourde, au-dessus du confluent de ce ruisseau et du torrent le Valentin.

HÔTELS. — De *France*, *Richelieu*, de la *Paix*, d'*Espagne* et d'*Orient*, de l'*Univers*, *Bernis*, de *Paris*, des *Princes*, de la *Poste*, de l'*Europe*, etc. — Nombreuses maisons meublées. — *Casino* comprenant une salle de spectacle, des salons de conversation, de lecture, de jeux, de bal, de concert, un restaurant et un café. — Musique tous les jours, de 3 à 5 heures, au jardin Darralde.

Le village se compose d'une grande rue, jadis unique, qui

monte par une pente assez raide à l'établissement thermal, et de quelques rues nouvelles, qui forment au S. et au N. E. de la Grande-Rue les quartiers neufs de l'Église, de la rue des Guides, de la rue de la Cascade et d'Orteig. Quand on entre aux Eaux-Bonnes, on a sur la g. une ligne de maisons et d'hôtels, et, sur la dr., un espace assez vaste planté d'arbres, appelé le *jardin anglais* ou *Darralde*, et au-dessous duquel passe la Sourde canalisée. Au S., on aperçoit à travers les arbres une rangée d'hôtels neufs adossés à la montagne.

Au delà du jardin Darralde, la rue est bordée des deux côtés de maisons ou plutôt d'hôtels, jusqu'à l'établissement et à l'église. Au delà encore, tout un nouveau quartier s'est élevé récemment dans la vallée de la Sourde. En 1806, il n'y avait aux Eaux-Bonnes que des maisons de bois. Depuis cette époque s'élèvent chaque année, souvent à la place des rochers que la mine a fait sauter, des constructions plus ou moins élégantes.

Les Eaux-Bonnes ont deux établissements thermaux.

Le *Grand Établissement* contient 20 baignoires, des salles de pulvérisation, de gargarismes, de bains de pieds et une buvette, le tout alimenté par la source Vieille.

L'établissement d'*Ortech* ou *Orteig*, gracieux édifice, construit au bord du Valentin, bien aménagé et renfermant une buvette, 8 baignoires et une installation pour douches d'eau pulvérisée.

Une buvette, alimentée par la source Froide et abritée sous un kiosque, est située près de l'*hospice*, maintenant consacré aux écoles.

On trouve de plus aux Eaux-Bonnes un établissement hydrothérapique, installé sur la rive droite du Valentin.

Promenades. — Le jardin *Darralde*, ombragé de grands arbres et embelli par des massifs de fleurs, est le principal rendez-vous des promeneurs et des guides. — Deux sentiers montent à la *Promenade Gramont* qui conduit jusqu'à l'un des premiers plateaux du *Gourzy* (belle vue). — Mentionnons encore: la *Promenade Jacqueminot*, qui monte à travers une belle forêt de sapins ; — le *Kiosque*, petit pavillon bâti sur une hauteur rocheuse et boisée qui domine la gorge de la Sourde ;— la *Promenade Eynard*, taillée sur les pentes boisées qui dominent la rive g. du Valentin ; — la *Promenade Horizontale* qui contourne le flanc de la montagne de Gourzy et doit, quand elle sera terminée, rejoindre la route des Eaux-Chaudes ; — la promenade de la *Montagne Verte* (1 h. des Eaux-Bonnes au sommet) ; — les *Cascades* formées par le Valentin. — Parmi les buts d'excursions plus éloignés nous citerons (10 h. env., aller et retour), l'ascension du *Pic de Ger* (2613 mèt. ; beau et vaste panorama); — (6 kil.) le *Lac d'Artouste*, entouré de toutes parts de rochers élevés ; — (8 kil.) les *Eaux-Chaudes* (*V.* ce mot), où conduit un omnibus plusieurs fois par jour (1 fr. 10 c. par place); — (19 kil.) la *Grotte d'Izeste ;* — (une forte journée) ; l'ascension du *Pic du Midi d'Ossau* (2885 mèt.), l'une des plus agréables promenades qu'on puisse faire aux environs des Eaux-Bonnes ; de cette cime on découvre un panorama presque aussi beau que celui du Pic du Midi.

LES EAUX. — Eau thermale ou froide, sulfurée sodique.

Connue depuis le commencement du seizième siècle.

Émergence : du calcaire, non loin du point d'affleurement des ophites.

Cinq sources : Source *Vieille*, source *Nouvelle*, source d'*En-bas*, source d'*Ortech*, source *Froide*.

Débit en 24 heures : Source Vieille et source d'Ortech 452 hectol. (Cazenave). La Compagnie fermière estime le débit total des sources à 900 hectol.

Température : Source Vieille, 32°; source Nouvelle, 31°; source d'En-bas, 28°; source d'Ortech, 22°; source Froide, 12°.

Caractères particuliers : Eau limpide, onctueuse au toucher, à odeur hépatique. On se fait rapidement à cette odeur, et le goût même de l'eau n'est pas désagréable.

Service médical : Un médecin inspecteur, un inspecteur adjoint, nombreux médecins consultants.

Situation : 748 mètres au-dessus de la mer.

Climat : Doux, assez constant pendant la belle saison, atmosphère habituellement calme.

Saison : Du 1er juin au 1er octobre.

Action physiologique et thérapeutique : Les Eaux-Bonnes agissent en stimulant les fonctions des muqueuses et de la peau, elles sont excitantes du système nerveux et de la circulation, enfin elles sont reconstituantes. Sous leur influence l'appétit s'accroît et les sécrétions de la muqueuse bronchique éprouvent des modifications heureuses. Ces eaux deviennent diurétiques à la dose d'un demi-litre, dose minime pour d'autres eaux, mais assez élevée pour celles-ci que l'on a signalées depuis longtemps comme devant être employées avec prudence et surveillées dans leurs effets. Le traitement interne est aujourd'hui beaucoup plus en usage que l'externe, qui jadis était presque seul employé. Célèbres alors sous le nom d'*eaux d'arquebusades*, comme guérissant les plaies, et quoique pouvant être fort utiles dans certaines formes des maladies de la peau, dans les manifestations lymphatiques ou scrofuleuses, en un mot, dans la plupart des indications communes aux eaux sulfureuses, les Eaux-Bonnes ne sont guère employées maintenant que contre les maladies des voies respiratoires. On comprend dès lors que le traitement externe soit peu usité. Parmi les affections des voies aériennes, celle qui amène le plus de malades, pour ne pas dire presque tous les malades, à cette station, c'est la phthisie, et, de toutes les eaux justement préconisées à ce point de vue, aucune ne compte plus de succès. Il s'en faut de beaucoup pourtant que tous les phthisiques puissent être envoyés aux Eaux-Bonnes avec des chances égales d'amélioration dans leur état et même sans risques d'aggravation.

La phthisie est une indication des Eaux-Bonnes lorsqu'elle revêt la forme torpide, chez un sujet lymphatique, faible, à fibre molle et peu excitable; lorsque le mal, encore obscur, ne se trahit pas par des signes diagnostiques certains, mais que l'hérédité ou d'autres raisons donnent lieu d'en soupçonner l'existence. A un dégré plus avancé, quand l'exploration de la poitrine fait reconnaître la présence des tubercules, lorsque l'état catarrhal existe avec les autres symptômes généraux ou locaux, mais sans acuité, sans que le mal affecte une marche rapide et toujours dans les mêmes conditions de constitution, les Eaux-Bonnes ne manquent presque jamais d'amener rapidement un mieux sensible. La dysepsie disparaît, l'appétit et les forces se relèvent, le catarrhe, après un peu d'exacerbation, vient en quelques jours à résolution ainsi que les engorgements pulmonaires, et le tissu du poumon redevient perméable à l'air, partout où le tubercule n'existe pas. Tout semble réparé, et le malade peut en effet, avec une hygiène et des soins convenables, voir s'éloigner, pour un temps plus ou moins long, les accidents qui hâtaient la marche de son mal; il peut vivre encore des années et quelquefois jusqu'à la vieillesse. Quand au contraire la phthisie se présente chez un sujet sanguin ou névropathique, lorsque sa marche est rapide et sa forme aiguë, lorsque l'éréthisme est accentué, que la congestion sanguine fait craindre l'hémoptysie ou l'a déjà causée, les Eaux-Bonnes ne peuvent qu'aggraver le mal. C'est par exception rare que les hémoptoïques ont à se louer de ces eaux; elles doivent en général leur être interdites.

L'angine glanduleuse, l'engorgement des ganglions bronchiques, le catarrhe pulmonaire et la variété d'asthme qu'il détermine quelquefois cèdent en général à l'usage des Eaux-Bonnes. Ces eaux agissent alors sur la diathèse strumeuse ou herpétique et sur un mal qui n'est plus seulement accessoire comme lorsqu'il s'ajoute à la phthisie. Sans doute elles ne sont pas les seules qui donnent de bons résultats dans les affections de ce genre, mais nulle autre ne leur est préférable, quand on soupçonne ou qu'on a reconnu la présence des tubercules.

On a dans ces derniers temps conseillé les Eaux-Bonnes comme prophylactiques de la phthisie. Il faut distinguer ici, de même que pour la phthisie confirmée, les personnes à qui ces eaux peuvent convenir de celles chez qui elles concourraient activement au développement de la maladie. Étant données les conditions favorables, nul doute qu'on ne puisse obtenir un bon résultat des Eaux-Bonnes, comme aussi de la gymnastique, des bains de mer chez quelques sujets, des eaux chlorurées chez d'autres, des voyages à pied et de l'ensemble des moyens constituant une hygiène appropriée aux indications; mais nous pensons que parmi ces moyens les Eaux-Bonnes ne tiennent pas le premier rang.

Analyse (Filhol, 1861).

	SOURCE VIEILLE. Eau, 1 kilogr.
Sulfure de sodium	0gr, 0214
— de calcium	traces.
Chlorure de sodium	0, 2640
Chlorure de calcium	traces.

Sulfate de soude	0gr, 0277
— de chaux	0, 1644
— de potasse	traces.
— de magnésie	traces.
Silice en excès	0, 0500
Silicate de soude	traces.
Borate de soude	traces.
Ammoniaque	0, 0005
Phosphate de chaux	traces.
Iodure de sodium	traces.
Phosphate de magnésie	traces.
Fer	traces.
Matière organique	traces.
Fluorure de calcium	0, 0480
	0, 0500
	0gr, 5760

Analyse (Willm, 1879).

Composition élémentaire.

	S. VIEILLE. Eau, 1 litre.	S. D'ORTECH. Eau, 1 litre.
Acide carbonique total	0gr, 0102	0gr, 0063
Titre sulfhydrométrique (en soufre supposé à l'état de sulfure)	0, 0076	0, 0089
Soufre (hyposulfite)	0, 0025	
Soufre des sulfures	0, 0090	0, 0089
Acide hyposulfureux	0, 0062	
Hydrogène sulfuré	0, 0093	0, 0093
Acide carbonique combiné	0, 0072	0, 0043
— sulfurique	0, 1 13	0, 1393
— phosphorique	traces.	traces.
Chlore	0, 1740	0, 1814
Brome	0, 0031	0, 0024
Iode	non	non
Calcium	0, 0460	0, 0487
Magnésium	0, 0003	0, 0005
Sodium	0, 1470	0, 1279
Potassium	0, 0113	0, 0116
Lithium	0, 0001	0, 0001.15
Ammoniaque	0, 0019	0, 0005.5
Silice	0, 0625	0, 0670
Arsenic	traces.	traces.
Total	0gr, 5802	0gr, 5930.6
Poids du résidu calciné	0, 5780	0, 5990
Matière organique	0. 0021	0, 0022
Total du résidu observé, séché vers 200°.	0gr, 5990	0gr, 0621

Les résultats précédents peuvent être groupés comme il suit :

	S. VIEILLE. Eau, 1 litre.	S. D'ORTECH. Eau, 1 litre.
Hyposulfite de sodium....................	0gr, 0080	
Sulfhydrate d'ammonium.................	0, 0054	0gr, 0015.5
— et sulfure de sodium............	0, 0098	0, 0141
Carbonate de calcium.......................	0, 0120	0, 0072
Silice..	0, 0625	0, 0670
Sulfate calcique..............................	0, 1401	0, 1568
— sodique..................................	0, 0479	0, 0421
Chlorure de sodium.........................	0, 2665	0, 2775
— de potassium........................	0, 0216	0, 0222
— de lithium............................	0, 0005	0, 0007
— de magnésium.......................	0, 0012	0, 0020
Bromure de sodium..........................	0, 0040	0, 0031
Matière organique............................	0, 0210	0, 0220
	0gr, 6005	0gr, 6162.5
Résidu observé	0, 5990	0, 6210

Bibliographie : A. F. Andrieu, Essai sur les Eaux-Bonnes. Paris, 1847. — E. Cazenave, Recherches cliniques sur les Eaux-Bonnes. Paris, 1854. — Tondut, Traité historique, clinique et médical des Eaux-Bonnes, 1857. — Cazenave, De l'action thérapeutique des Eaux-Bonnes dans la phthisie, 1862. — Pietra-Santa, Les Eaux-Bonnes, 1862. — Pidoux, Traitement de la phthisie par les eaux sulfureuses, 1864. — Schnepp, De l action électrique des eaux.... de Bonnes, 1865. — Cazenave, Dix-sept années de pratique aux Eaux-Bonnes, 1867. — Garrigou, Étude comparative des sources thermales des Pyrénées...., 1867. — Leudet, Des effets immédiats et éloignés des Eaux-Bonnes, 1868.

EAUX-CHAUDES (BASSES-PYRÉNÉES).

862 kil. Chemin de fer et route de poste. Train express en 21 h. 51 min. Train omnibus en 31 h. 19 min. 1re cl. 109 fr. 50 c.; 2e cl. 83 fr. 25 c.; 3e cl. 61 fr. 30 c.

DE PARIS AUX EAUX-CHAUDES PAR BORDEAUX ET PAU.

De *Paris à Pau* par Orléans, Tours. Angoulême, Bordeaux et Dax, 818 kil. — Chemins de fer d Orléans et du Midi. 3 conv. par jour. Train express en 17 h. 24 min. Trains omnibus en 22 h. 35 min. 1re cl. 100 fr. 75 c.; 2e cl. 75 fr. 55 c.; 3e cl. 55 fr. 40 c.

De *Pau aux Eaux-Chaudes*, 44 kil. — Route de poste. Diligence. 2 départs par jour, celui du matin à l'arrivée de l'express. Trajet en 4 h. 30 min. Coupé 8 fr. 80 c.; intérieur et banquette 7 fr. 70 c.; rotonde 6 fr. 40 c.

Le village des **Eaux-Chaudes** (commune de Laruns) est situé sur le Gave d'Ossau ou de Gabas, à

675 mèt. au-dessus de la mer, dans une gorge sauvage, qui s'étend du N. au S., tellement étroite que les maisons ont trouvé à peine la place nécessaire pour s'y construire des deux côtés de la route. La nature n'y est pas riante, mais âpre et grandiose.

HÔTELS. — de l'*Etablissement*, *Baudot*, de *France*. — Maisons meublées. — Voitures et chevaux à louer, guides et porteurs.

L'*Établissement thermal*, situé sur la rive dr. du Gave, complétement restauré en 1870, est un des mieux aménagés des Pyrénées. Il forme un carré de 32 mèt. de côté et tourne sa principale façade vers le midi ; de ce côté se trouve la grande salle des Pas-Perdus, où se sont établis les marchands. A l'O., au N. et à l'E., l'édifice est flanqué de trois bâtiments semi-circulaires, qui contiennent les réservoirs, les buvettes, les cabinets de bains, la piscine et les douches des quatre sources, les deux Esquirette (O.), le Clot (N.) et le Rey (E.); la galerie qui fait le tour de l'édifice donne accès à ces hémicycles. L'établissement comprend 30 cabinets de bains, avec appareils à douches variées, fixes ou mobiles, une piscine pouvant recevoir 30 malades, et des buvettes élégantes. Le bâtiment principal, en marbre, est en partie consacré aux malades; il se compose de salons de réunion, de galeries couvertes et d'appartements bien disposés, réservés au médecin inspecteur. La cour est ornée d'un bassin et d'un jet d'eau.

Les sources Baudot, Larresecq et Minvielle alimentent trois buvettes sur le griffon même des sources.

PROMENADES. — A l'extrémité du village s'étend une promenade ombreuse, garnie de bancs commodes. On l'appelle indifféremment *promenade d'Henri IV*, *Bussy* ou *du Château*. — La *Promenade d'Argout* serpente sur le flanc de la montagne, vis-à-vis du village, de l'autre côté du torrent. Pour y aller, on passe sur un pont dit *Pont d'Enfer*. A 5 min. env. au-dessus de ce pont tombe une jolie cascade. — Aux Eaux Bonnes, 9 kil. par la route, 3 ou 4 h. par le Gourzy; — (45 min.) hameau de *Goust;* — (8 kil.) *Gabas*, grands et beaux paysages de montagnes, d'où l'on peut visiter (45 min.) la grotte des *Eaux-Chaudes;* — (15 kil.) *Bious-Artigues*, l'une des vallées les plus pittoresques des Pyrénées; — (une journée aller et retour) le lac d'*Aule;* — (une journée) ascension du *Pic du Midi d'Ossau* (2885 mèt.), etc.

LES EAUX. — Eaux thermales ou froides, sulfurées sodiques.

Connues de temps immémorial.

Émergence : Du terrain primitif, granite.

Sept sources : Source du *Rey;* source du *Clot;* source de l'*Esquirette chaude*; source de l'*Esquirette tempérée;* source *Baudot;* source *Larresecq ;* source *Minvielle*.

Débit en 24 heures : le Clot, l'Esquirette et le Rey 1365 hectol.

Température : M. Lemonnier et, après lui, d'autres observateurs ont reconnu que la température de quelques-unes des sources était variable dans les limites de 1° à 2°. D'autres sources ont une température constante. Clot, 36°,25 ; Esquirette chaude, 35° ; Esquirette tempérée, 31°,5; Rey, 33°,5; Baudot, 25°,5; Larresecq, 24°,35; Minvielle, 10°,6 (Mialhe et Lefort).

Caractères particuliers : Eau limpide, à odeur et saveur hépatiques plus ou moins prononcées, déposant une quantité de barégine variable suivant les sources, dégageant (source Minvielle) des bulles de gaz nombreuses et très-fines.

Service médical : Un médecin inspecteur, un inspecteur adjoint.

Emploi : Boisson, bains et douches d'eau et de vapeur.

Situation : 675 mèt. au-dessus de la mer.

Climat de montagnes, variations fréquentes et brusques de température, moyenne annuelle 10°,5; moyenne des mois de juin, juillet et août 1858 : 20°,8.

Saison : Du 1er juin au 1er octobre; on donne des bains toute l'année aux gens du pays, et la moyenne de ces bains pris hors saison est d'environ 12 000.

Action physiologique et thérapeutique : Ces eaux sont excitantes à différents degrés, elles agissent principalement sur les muqueuses et sur la peau, généralement elles causent, dès les premiers jours, une diurèse abondante ou des sueurs, quelquefois la poussée se manifeste. Moins énergiques dans leur action que beaucoup de leurs congénères des Pyrénées, et variant, suivant les sources, d'une excitation notable à la sédation, elles sont précieuses par cela même et répondent à des indications nombreuses. La source Baudot est considérée comme se rapprochant, dans ses effets, des Eaux-Bonnes, mais elle est moins forte. Ici comme ailleurs, on remarque que les effets d'excitation ou de sédation coïncident avec la température élevée ou tempérée des bains.

Le catarrhe, le rhumatisme et les maladies de la peau sont les indications principales des Eaux-Chaudes. On obtient de ces eaux de très-bons résultats dans le catarrhe chronique des voies aériennes ou des organes génito-urinaires, ainsi que dans la métrite chronique. Elles conviennent dans le rhumatisme en général, même à l'état subaigu, et surtout dans le rhumatisme nerveux contre lequel leurs propriétés sédatives trouvent une application spéciale. Il en est de même des névralgies et des accidents où domine l'éréthisme et que l'on observe chez les malades névropathiques. Ces eaux réussissent encore dans l'intoxication métallique.

Analyse (Mialhe et Lefort, 1866).

	CLOT. Eau, 1 litre.	ESQUIRETTE. Eau, 1 litre.
Soufre	0gr, 003625	0gr, 003753
Acide chlorhydrique........	0, 0561	0, 0556
— sulfurique	0, 0811	0, 0807
— silicique.......... ..	0, 0550	0, 0546
— carbonique..	0, 0048	0, 0048

Acide iodhydrique	traces.	traces.
— borique	douteux.	douteux.
Potasse	0gr, 0079	0gr, 0071
Soude	0, 0922	0, 0920
Chaux	0, 0284	0, 0280
Ammoniaque et lithine	indices.	indices.
Magnésie et alumine	indices.	indices.
Oxyde de fer	indices.	indices.
Matière organique	indiquée.	indiquée.
	0gr, 329125	0gr, 326553

M. Lemonnier a signalé la variabilité du degré de sulfuration dans les différentes sources.

Quantité de soufre et de sulfure de sodium dans l'eau des sources au griffon (Mialhe et Lefort).

	Soufre.	Sulfure de sodium.
Source du Clot	0gr, 003625	0gr, 00882
— de l'Esquirette chaude	0, 003753	0, 00913
— Rey	0, 003565	0, 00868
— Baudot	0, 003565	0, 00868
— Larrescq	0, 003565	0, 00868
— Minvielle	0, 001607	0, 00391

Bibliographie : J. Laffore, Notice historique et médicale sur l'établissement thermal des Eaux-Chaudes. Paris, 1849. — Izarié, Aperçu sur les Eaux-Chaudes. Pau, 1852. — Lemonnier, Spécialité thérapeutique de l'établissement des Eaux-Chaudes, 1865. — Mialhe et Lefort, Étude chimique et physique sur les Eaux-Chaudes, 1867.

ENCAUSSE (HAUTE-GARONNE).

852 kil. de Paris, *par Limoges*. Chemins de fer d'Orléans, du Midi et route de voitures. Le trajet n'est direct que jusqu'à Toulouse. Trains express en 19 h. 51 min. Trains omnibus en 29 h. 11 min. 1re cl. 101 fr. 65 c.; 2e cl. 76 fr. 85 c.; 3e cl. 55 fr. 90 c.

943 kil. de Paris, *par Bordeaux*. Chemins de fer d'Orléans, du Midi et route de voitures. Trains express en 20 h. Trains omnibus en 28 h. 20 min. 1re cl. 116 fr. 85 c.; 2e cl. 87 fr. 55 c.; 3e cl. 64 fr. 55 c.

DE PARIS À ENCAUSSE PAR BORDEAUX, TOULOUSE ET SAINT-GAUDENS.

De *Paris à Saint-Gaudens* par Tours, Angoulême, Bordeaux, Agen et Toulouse, 933 kil. — Chemin de fer. 5 conv. par jour. Trains express en 19 h. 10 min. Trains omnibus en 27 h. 30 min. 1re cl. 115 fr. 50 c.; 2 cl. 86 fr. 20 c.; 3e cl. 63 fr. 20 c.

De *Saint-Gaudens à Encausse*, 10 kil. Route de voitures. Omnibus. Trajet en 1 h. Prix : 1 fr. 35 c.

Encausse, v. de 564 hab., est situé sur la rive dr. du Job, et adossé à la colline du Plech, à l'entrée de la vallée de Cabanac qui remonte au S. vers les escarpements du Cagire.

HÔTELS. — de *Londres*, de *Paris*, de *France*.

L'*Établissement* thermal, reconstruit depuis quelques années, contient 18 baignoires, deux douches et une buvette. Entre les deux galeries qui donnent accès aux cabinets de bains est un jardin anglais.

PROMENADES ET EXCURSIONS. — On peut monter sur la colline du Plech dont le sommet est couronné par les ruines du *château de Notre-Dame* (belle vue). — On visite la *grotte d'Argut*, à 10 min. d'Encausse (50 cent. d'entrée). — On peut aussi faire de nombreuses et charmantes excursions à l'O. dans la vallée de l'Arrousset, au S. dans celle du Job qui descend en ligne droite des flancs du Cagire. — Ascension du pic de *Cagire* (6 h. aller et retour); du sommet (1912 mèt.), petite plate-forme de 3 à 4 mèt. de diamètre, on découvre une vue magnifique sur la vallée du Gers, le pic du Gar, Bacanère, les montagnes de la Barousse et la grande chaîne des Pyrénées.

LES EAUX. — Eau thermale, sulfatée calcique.

Connue dès l'époque romaine.

Émergence : Du calcaire néocomien, dans le voisinage des ophites.

Trois sources : Grande source ; *Petite* source ; source *Dargut*.

Débit en 24 heures : Grande et Petite sources réunies 669 hectol.

Densité : 1,0042 à la température de 16° (Filhol).

Température : En 1851, 22°,20 (Filhol); après le nouveau captage exécuté en 1854, 28°,75; en 1857, après une longue sécheresse, 25°,20 (Camparan, *Thèse inaugurale*).

Caractères particuliers : Eau limpide, incolore, inodore, à saveur légèrement amère. Du fond du réservoir se dégagent de nombreuses bulles de gaz qui viennent crever à la surface et sont formées d'un mélange d'azote et d'oxygène avec un peu d'acide carbonique.

Service médical : Un médecin inspecteur.

Emploi : Boisson, bains, douches.

Situation : 362 mèt. au-dessus de la mer.

Climat doux.

Action physiologique et thérapeutique : Les eaux d'Encausse agissent spécialement sur les muqueuses gastro-intestinale et génito-urinaire, sur le foie et sur le système vasculaire en général ; à la dose de 2 à 6 verres elles déterminent dès le second jour une excitation marquée, l'effet laxatif et diurétique se manifeste dès le troisième ou le quatrième jour, assez souvent il s'y joint de la sueur et plus rarement un exanthème (poussée). L'excitation cesse quand l'effet laxatif a lieu, en même temps l'appétit devient insatiable et s'accompagne d'un sentiment de vigueur et de bien-être, ainsi que d'un peu d'amaigrissement (Camparan, *Thèse inaugurale*). Comme certaines eaux purgatives de l'Allemagne, celles d'Encausse sont à la fois laxatives, diurétiques, sudorifiques et agissent en même temps comme toniques et reconstituantes et comme médicament altérant. Leur action secondaire est sédative du système nerveux. Aussi elles réussissent très-bien dans les affections utérines accompagnées d'excitabilité nerveuse ou inflammatoire de l'utérus. Elles conviennent, dit M. Durand-Fardel, aux hystériques et aux personnes très-névropathiques, affectées de dermatoses et de troubles fonctionnels des organes abdominaux, et qui ne sauraient supporter des eaux plus spéciales mais plus actives. Les médecins exerçant à Encausse ont reconnu depuis longtemps à ces eaux la propriété de guérir les fièvres d'accès. C'est un fait de notoriété dans le pays.

Analyse (Filhol, 1851).

	GRANDE ET PETITE SOURCE. Eau, 1 kilogr.
Sulfate de chaux	2gr, 1390
— de potasse	traces.
— de soude	0, 0204
— de magnésie	0, 5420
Chlorure de sodium	0, 3202
Carbonate de chaux	0, 0270
— de magnésie	0, 0155
Oxyde de fer	traces.
— de manganèse	traces.
Silicate de soude	traces.
Silice en excès	0, 0100
Matière organique	traces.
Arsenic	traces.
	3gr, 0741

Gaz oxygène	004c.c. 5
— azote	019, 0
— acide carbonique	005, 0

M. Camparan a reconnu l'existence de l'iode et du brome dans l'eau des sources Grande et Petite, et celle du brome dans la source Dargut, où M. Filhol avait déjà trouvé de l'iode. Cette dernière source diffère très-peu des deux autres au point de vue chimique.

Bibliographie : Filhol, Eaux minérales des Pyrénées. Paris, 1853. — Tapie, Les eaux d'Encausse, thèse inaugurale, 1854. — Camparan, Etude chimique et thérapeutique sur les eaux thermo-minérales d'Encausse, thèse inaugurale, 1858.

ENGHIEN (SEINE-ET-OISE).

12 kil. de Paris. Chemin de fer du Nord, 10 conv. par jour. Trajet en 18 min. 1re cl. 1 fr. 45 c.; 2e cl. 1 fr. 10 c.; 3e cl. 80 c.

LES BAINS D'ENGHIEN.

Enghien est un v. de 1200 hab. et qui ne s'est formé qu'à la fin du siècle dernier, quand ses eaux furent connues; il est situé au bord de l'étang dit *lac* d'Enghien, et au pied des collines sur lesquelles s'élève la ville de Montmorency.

HÔTELS. — des *Bains*, des *Quatre Pavillons*, de *Bellevue*, de *Paris*, des *Cygnes*, des *Trois Pavillons*, du *Petit Pavillon*, d'*Enghien*, de la *Paix*. — Restaurant *Talma*. — *Casino*, théâtre, gymnase. — Pension aux établissements. — Nombreux appartements à louer.

Enghien a deux établissements thermaux aujourd'hui réunis sous la même direction. Le *Grand Etablissement* a été construit il y a une dizaine d'années, à peu près sur l'emplacement de l'ancien; il a la forme d'un carré long, dont les deux grands côtés sont occupés : au rez-de-chaussée par les douches, au premier étage par les cabinets de bains. Ces deux côtés laissent entre eux un grand intervalle relié aux bâtiments par une galerie de 28 mèt. de long, sur 14 de large, servant de promenoir et de salle d'attente. Les deux petits côtés du rectangle sont également composés d'un rez-de-chaussée et d'un étage, destinés, l'un aux cabinets de grandes douches et à la salle d'inhalation, l'autre au service hydrothérapique et aux cabinets de douches locales. On compte plus de 100 baignoires, munies chacune de trois robinets, donnant l'eau ordinaire froide, l'eau ordinaire chaude et l'eau sulfureuse froide; trente cabinets de douches avec les appareils les plus perfectionnés; des cabinets de bains russes, etc., tous précédés d'un vestiaire ou cabinet de toilette. Installation très-complète pour l'hydrothérapie.

Le *Petit Etablissement* construit plus récemment, à quelques centaines de mètres du grand, est d'une installation qui répond à toutes les exigences scientifiques, mais avec moins de luxe et à des prix moins élevés.

PROMENADES. — On se promène en bateau sur le lac, long de 1000 mèt. du S. au N. et large de 500 mèt. On va à pied au *bois Jacques*; — au *parc d'Enghien* (entrée : 25 cent.); — à *Saint-Gratien*, à *Montmorency*, V. située à l'extrémité S. E. des collines couvertes par la forêt à laquelle elle a donné son nom, etc. — Pour les promenades et les excursions, on trouve des voitures, des chevaux et des ânes à louer.

LES EAUX. — Eau froide, sulfurée calcique.

Connue depuis 1773, époque où elle fut découverte par le P. Cotte, employée surtout depuis 1820.

Émergence : D'un banc de calcaire grossier.

Huit sources : Source *Cotte* ou du *Roi*; source *Deyeux*; source *Péligot*; source *Bouland*; source de la *Pêcherie*; source du *Lac*; source des *Roses*; source du *Nord*. Les quatre premières de ces sources ont présenté, pour la plupart, des différences sensibles d'une année à l'autre, quant à la quantité du principe sulfureux. La source de la Pêcherie n'a pas varié.

Débit en 24 heures : variable suivant le niveau des eaux de l'étang, presque nul quand l'étang est vidé pour la pêche. MM. de Puysaye et Leconte l'ont vu le 28 septembre 1852 de 269 hectol., et le 27 février 1853 de 618 hectol.

Densité : source Cotte, 1,0008.

Température : source Cotte, 13°; source Deyeux, 10°,5; source Péligot, 12°; source Bouland, 14°; source de la Pêcherie, 15°.

Caractères particuliers : Eau limpide, incolore, à odeur et saveur hépatiques plus ou moins intenses suivant les sources, déposant un sédiment jaunâtre sur les parois des bassins.

Service médical : Un médecin inspecteur, un inspecteur adjoint.

Emploi : Boisson, bains, douches de tout genre, gargarismes, inhalations, pulvérisation.

Situation : 44 mètres au-dessus de la mer.

Climat de Paris, pays accidenté, courants atmosphériques assez sensibles. Quoique le voisinage de l'étang donne un peu de fraîcheur et d'humidité aux habitations placées sur ses bords, le climat d'Enghien est salubre.

Saison : Du 1er mai au 1er octobre ; elle ne commence réellement qu'en juin.

Action physiologique et thérapeutique : Les eaux d'Enghien sont excitantes, toniques et reconstituantes, elles déterminent assez souvent vers la fin de la première semaine du traitement quelques-uns des signes de la fièvre thermale, plus rarement la saturation et la poussée; diurétiques et très-légèrement laxatives, elles portent principalement leur action stimulante sur les muqueuses, notamment sur celle des voies aériennes, et sur la peau.

Les dermatoses chroniques et de forme humide et les maladies des voies aériennes sont les indications les plus spéciales aux eaux d'Enghien. Si l'on ne peut attendre de ces eaux froides et calciques les mêmes effets que des eaux thermales et sodiques des Pyrénées, elles conviennent en revanche comme moins excitantes à des malades qui ne pourraient affronter des eaux plus énergiques dans leur action. L'eczéma est une des maladies de peau qui se trouvent le mieux d'Enghien ; les plaies variqueuses, qui bien souvent tiennent de l'eczéma, sont également amendées ou guéries à cette station. Enfin les affections catarrhales, quel que soit leur siége, et les maladies de la voix, c'est-à-dire du larynx et de l'arrière-gorge, amygdalite chronique, angine glanduleuse, engorgement des glanglions bronchiques, pharyngo-laryngite herpétique ou rhumatismale, trouvent là des secours toujours utiles, souvent d'un succès merveilleux et d'autant plus précieux que bien des malades, vivant à Paris et retenus par leurs affaires, ne pourraient songer à un voyage lointain. Le catarrhe des voies génito-urinaires et certaines diarrhées chroniques sont encore des affections dans lesquelles la station d'Enghien compte chaque année des succès.

L'eau d'Enghien se transporte en grande quantité et se conserve bien en bouteilles. Les hopitaux de Paris consomment en moyenne 7500 bouteilles par an de la source Bouland.

Analyse (de Puysaye et Leconte, 1855).

SOURCES :	COTTE. Eau, 1 kil.	DEYEUX. Eau, 1 kil.	PÉLIGOT. Eau, 1 kil.	BOULAND. Eau, 1 kil.	PÊCHERIE. Eau, 1 kil.
Carbonate de potasse.					0gr,016750
— de soude......					0, 067747
— de chaux......	0gr,217850	0gr,181110	0gr,189580	0gr,228200	0, 297772
— de magnésie..	0, 016766	0, 058204	0, 007482	0, 058333	0, 087232
Sulfate de potasse....	0, 008903	0, 006362	0, 0 9108	0, 010493	
— de soude......	0, 050310		0, 042777	0, 031904	
— de chaux......	0, 319093	0, 354200	0, 276964	0, 358228	0, 176129
— de magnésie ..	0, 090514	0, 013089	0, 091848	0, 022214	
— d'alumine.....	0, 039045	0, 0 3017	0, 0333[illegible]0	0, 045443	0, 022098
Chlorure de sodium...	0, 039237	0, 032157	0, 036527	0, 060986	0, 043003
— de magnésium.		0, 007210			
Acide silicique.......	0, 028782	0, 015104	0, 017924	0, 038385	0, 050978
Oxyde de fer	traces.	traces.	traces.	traces.	traces.
Matière organ. azotée.	indét.	indét.	indét.	indét.	indét.
	0gr,810500	0gr,700453	0gr,705530	0gr,854189	0gr,761709

	lit.	lit.	lit.	lit.	lit.
Gaz azote..................	0,015425	0,016766	0,015367	0,017854	0,011742
— acide carbonique libre..	0,090363	0,059404	0.070444	0,061231	0,091640
— — sulfhydrique libre.	0,016499	0,018998	0,010438	0,015991	0,029897
	0,092287	0,095168	0,098949	0,095076	0,133279

MM. de Puysaye et Leconte regardent comme libre tout l'acide sulfhydrique contenu dans ces sources. Ce fut autrefois l'opinion de Fourcroy. MM. Frémy et O. Henry pensent qu'une partie de cet acide est combinée.

Bibliographie : Bouland, Études sur les propriétés physiques, chimiques et médicales des eaux minérales d'Enghien. Paris, 1850. — C. de Puysaye et Ch. Leconte : Des eaux d'Enghien. Paris, 1853. — O. Reveil, Analyse des sources du Lac, des Roses et du Nord, à Enghien, 1865. — de Puysaye, De l'inhalation sulfureuse.... dans le traitement des maladies des voies respiratoires, 1867.

ESCALDAS [LES] (PYRÉNÉES-ORIENTALES).

1070 kil. de Paris, *par Limoges*. Chemins de fer d'Orléans, du Midi et route de voitures. Le trajet n'est direct que jusqu'à Toulouse. Trajet jusqu'à Prades non compris les arrêts à Toulouse : Trains express en 22 h. 31 min. Trains omnibus en 31 h. 15 min. Prix jusqu'à Prades : 1re cl. 120 fr. 30 c.; 2e cl. 90 fr. 50 c.; 3e cl. 65 fr. 60 c.

1161 kil. de Paris, *par Bordeaux*. Chemins de fer d'Orléans, du Midi et route de voitures. Trains express en 20 h. 5 min. Trains omnibus en 36 h. 11 min. Prix jusqu'à Prades : 1re cl. 134 fr. 90 c.; 2e cl. 101 fr. 20 c.; 3 cl. 74 fr. 25 c.

DE PARIS AUX ESCALDAS PAR BORDEAUX, TOULOUSE, NARBONNE, PERPIGNAN ET PRADES.

De *Paris à Narbonne* par Bordeaux, Agen, Toulouse et Carcassonne, 991 kil. — Chemin de fer. 3 conv. par jour. Trains express en 16 h. 58 min. Trains omnibus en 32 h. 16 min. 1re cl. 122 fr.; 2e cl. 91 fr. 55 c.; 3e cl. 67 fr. 15 c.

De *Narbonne à Perpignan*, 64 kil. — Chemin de fer. 5 conv. par jour. Train de nuit express en 1 h. 7 min. Trains de jour omnibus en 1 h. 55 min. 1re cl. 7 fr. 25 c.; 2e cl. 5 fr. 90 c.; 3e cl. 4 fr. 30 c.

De *Perpignan à Prades*, 41 kil. — Chemin de fer. 4 conv. par jour. Trajet en 2 h. 1re cl. 5 fr. 5 c.; 2e cl. 3 fr. 75 c.; 3e cl. 2 fr. 80 fr.

De *Prades à Bourg-Madame* par Mont-Louis, 59 kil. Route de voitures. Correspondance avec le chemin de fer.

De *Bourg-Madame aux Escaldas*, 6 kil. Route de voitures, omnibus pendant la saison des bains.

Les **Escaldas** sont un hameau dépendant de la commune de Villeneuve (Pyrénées-Orientales) et situé sur une hauteur d'où l'on découvre au S. tout le bassin de la Cerdagne. A dr. la rivière de Villeneuve coule dans un lit hérissé de blocs de granit; sa rive dr. est bordée par une vaste prairie où se groupent de beaux massifs d'arbres. Le v. des Escaldas, dont le nom vient de *Aguas Caldas* (eaux chaudes), doit son existence à ses sources minérales.

L'*Etablissement* thermal se compose de 4 corps de logis séparés, avec de vastes terrasses dominant un magnifique panorama. Il renferme des appartements pour 200 baigneurs, un salon de réunion, une salle de bal, un théâtre, un restaurant, un café, etc. Un pavillon spécial est destiné aux ménages, un autre, en dehors de l'établissement, aux indigents. Un parc et des jardins offrent de charmantes promenades et un gymnase pour enfants.

L'installation balnéaire comprend 32 baignoires réparties dans 4 galeries, une salle de douches munie des appareils les plus variés et les plus modernes, un aménagement perfectionné pour bains de siége, des étuves, des salles d'inhalation, de pulvérisation et 6 buvettes.

PROMENADES ET EXCURSIONS. — Outre les promenades du parc et des environs, on peut aller à la *Tour de Carol* (8 kil. route de voitures); à *Notre-Dame de Belloc* (1 h. 45 min. d'ascension, magnifique panorama), à *Mont-Louis*, par *Font Romeu*.

On trouve à l'établissement des voitures et des chevaux pour la promenade.

LES EAUX. — Eaux thermales ou froides, sulfurées sodiques, ou bicarbonatées sodiques, ou ferrugineuses.

Émergence : d'un terrain granitique.

Dix sources dont les principales sont désignées sous les noms de : *Grande source, source Merlat, Tartère d'En Margaill, source Colomer, source de la Cazette, Bains de Dorres, source Sainte-Lucie.*

Débit en 24 heures : Bains de Dorres, 7920 hectol. ; débit total : 12990 hectol.

Température : de 17°,15 à 42°,5, suivant les sources (Companyo).

Caractères particuliers : Eau légèrement opaline, onctueuse au toucher, à odeur sulfhydrique, à saveur un peu sulfureuse.

Service médical : Un médecin inspecteur.

Emploi : Boisson, bains, douches, inhalation, pulvérisation.

Climat salubre, tempéré, frais sans humidité.

Saison : du 1er juin au 1er octobre.

Action physiologique et thérapeutique : Ces eaux ont toutes les propriétés des eaux sulfureuses du groupe pyrénéen. Leur thermalité et leur degré de sulfuration, variables suivant les sources, permettent de les employer avec succès lorsque l'on veut obtenir une excitation assez vive, aussi bien que si le malade exige des ménagements à cet égard. Le rhumatisme, les névralgies, les névroses, les maladies de la moelle épinière au premier degré, les dermatoses, les manifestations du lymphatisme et de la scrofule, les affections utérines à l'état chronique et même récentes, mais après la période aiguë, les blessures et leurs suites, telles sont les principales indications de ces eaux moins connues jusqu'ici que leurs congénères, si nombreuses dans la chaîne des Pyrénées françaises, mais offrant au même titre des moyens de guérison précieux.

Les eaux des Escaldas se transportent.

Analyse (Anglada).

	GRANDE S. Eau, 1 kilogr.	S. MERLAT Eau, 1 kilogr.
Carbonate de soude	0gr, 0274	0gr, 0479
— de potasse	0, 0117	
— de chaux	0, 0003	0, 0064
— de magnésie	0, 0005	
Sulfure de sodium	0, 0333	indét.
Sulfate de soude	0, 0181	0, 0945
— de chaux	0, 0003	
Chlorure de sodium	0, 0064	0, 0218
Acide silicique	0, 0390	0, 0261
Glairine ou barégine	0, 0075	0, 0261
Perte		0, 0070
	0gr, 1445	0gr, 2298

Une analyse sulfurométrique faite, en juillet 1878, par MM. Garrigou et Companyo, a donné les résultats suivants :

Soufre (pesée directe) par litre :	
S. n° 1 Colomer........................	0gr, 0037
S. n° 2 Morlat..........................	0, 0041
S. n° 5 Sainte-Lucie....................	0, 0000

Bibliographie : Filhol, Eaux minérales des Pyrénées, 1853.

ESCOULOUBRE (ARIÈGE). *Voy.* CARCANIÈRES.

EUZET (GARD).

689 kil. de Paris. Chemin de fer et route de poste. Trains express en 19 h. Trains omnibus en 22 h. 30 min. *V.* ci-dessous les prix.

DE PARIS À EUZET PAR SAINT-GERMAIN-DES-FOSSÉS ET ALAIS.

De *Paris à Alais* par Nevers, Moulins, Saint-Germain-des-Fossés, Clermont-Ferrand et Langogne, 675 kil — Chemin de fer de Lyon, ligne de Nîmes. 2 conv. par jour. Trains express en 17 h. 27 min. Trains omnibus en 21 h. 1re cl. 83 fr. 15 c.; 2e cl. 62 fr. 30 c.; 3e cl. 45 fr. 65 c.

D'*Alaïs à Euzet*, 14 kil. Route de poste. Voitures. Trajet en 1 h. 30 min.

Euzet ou **Yeuzet** est un v. de 298 hab. situé au pied de collines assez élevées, dans un vallon où coule un affluent de la Droude, et dans le voisinage de forêts assez importantes.

Deux *établissements* thermaux exploitent les *sources minérales*; le plus récent, construit en 1858, est convenablement aménagé, avec tous les appareils nécessaires au traitement hydro-minéral. Il contient des logements confortables et pouvant recevoir plus de 100 malades, 23 cabinets de bains, des cabinets de douches et d'étuves. De plus une installation hydrothérapique très-complète.

LES EAUX. — Eaux froides, sulfurées calciques.

Connues anciennement, étudiées pour la première fois en 1746.

Trois sources : Source *de la Marquise*, source *de la Comtesse* ou *Piscine*, source *de Lavalette*. — A 1 kil. se trouve la source de *Saint-Jean de Ceyrargues*, analogue aux précédentes.

Débit en 24 heures : Source Marquise, 250 hectol. ; source Comtesse, 150 hectol.; source Lavalette, 130 hectol. Les conditions atmosphériques de sécheresse ou de pluie n'influent pas sur le débit de ces sources.

Température : Source Lavalette, 13°; source Marquise 16° à 18°, en juillet et août, 9° en décembre; source Comtesse, 13° (Auphan).

Caractères particuliers : Eaux limpides, incolores, à odeur et saveur sulfureuses et très-sensiblement bitumineuses. Au griffon, des bulles d'acide carbonique se dégagent, et l'on remarque des filaments d'une matière onctueuse et blanchâtre que M. le docteur Auphan croit être de la sulfuraire.

Service médical : Un médecin inspecteur.

Emploi : Boisson, bains de baignoires et de piscines, douches, étuves.

Situation : environ 150 mètres au-dessus de la mer.

Climat chaud dans la belle saison.

Action physiologique et thérapeutique : Eaux laxatives, diurétiques et néanmoins activant la sécrétion sudorale, excitantes des fonctions digestives et de la circulation. Sous leur influence l'appétit devient assez vif et l'embonpoint augmente. En boisson elles déterminent de la chaleur et de la sécheresse du gosier, avec injection de la muqueuse de l'isthme, et la soif devient assez prononcée. Les ménagements convenables dans le traitement préviennent l'excitation ou la calment bientôt. Les affections des voies aériennes, angine, laryngite, catarrhe pulmonaire chronique sont des indications formelles à l'usage de ces eaux. M. le docteur Auphan, ancien inspecteur à Euzet, les conseille également contre la dyspepsie, les engorgements du foie, le rhumatisme et les dermatoses de formes papuleuse et squammeuse. Il les considère comme nuisibles, au contraire, dans les maladies de peau à sécrétion humide.

Dans la dyspepsie flatulente on donne les eaux en boisson à la dose de 8 à 12 verres, avec lotions et douches froides; dans la gastralgie la dose de boisson est beaucoup moindre et on donne des bains tempérés.

L'eau de la source Lavalette se transporte.

Analyse (O. Henry, 1854).

	SOURCE LAVALETTE. Eau, 1 kilogr.	SOURCE MARQUISE. Eau, 1 kilogr.
Bicarbonate de chaux .... / — de magnésie	0gr, 733	0gr, 776
Sulfate de chaux	1, 660	1, 933
— de magnésie .... / — de soude	0, 491	0, 466
Chlorure de sodium .... / — de magnésium	0, 080	0, 030
Acide silicique, oxyde de fer, phosphate, matière organique, bitume *sensible* et perte	0, 166	0, 135
	3gr, 130	3, 340
Acide sulfhydrique libre	4c.c. 7	traces.

Bibliographie : Auphan, Considérations médicales sur les eaux sulfuro-bitumineuses d'Euzet-les-Bains, 1858.

EVAUX (CREUSE).

357 kil. de Paris. Chemin de fer et route de poste. Trajet en 11 h. 46 min. ou 13 h. 33 min. 1re cl. 44 fr. 5 c.; 2e cl. 33 fr. 45 c.; 3e cl. 25 fr. 45 c.

DE PARIS À ÉVAUX PAR MONTLUÇON.

De *Paris à Montluçon* par Vierzon et Bourges, 326 kil. — Chemin de fer d'Orléans. 3 conv. par jour. Trajet en 7 h. 46 min. ou 9 h. 33 min. 1re cl. 40 fr. 15 c.; 2e cl. 30 fr. 10 c.; 3e cl. 22 fr. 10 c.

De *Montluçon à Évaux*, 31 kil. — Route de poste, voitures de correspondance du chemin de fer. 2 départs par jour. Trajet en 4 h. Coupé 3 fr. 90 c.; intérieur et banquette, 3 fr. 35 c.

Évaux, v. de 2836 hab., est situé à l'extrémité du département de la Creuse, au milieu d'une vallée arrosée par le ruisseau la Tardes, affluent du Cher.

HÔTELS. — *Lépine*, du *Midi*, de la *Fontaine*, de *Rome*.

L'*Etablissement* thermal est à 500 mèt. d'Évaux. Il comprend trois bâtiments distincts :

1° Le *Petit* ou l'ancien établissement, se composant de 12 cabinets de bains; — 2° l'établissement nouveau ou *Grand* établissement, renfermant 24 cabinets de bains et 3 cabinets aménagés pour douches variées d'eau et de vapeur et pour bains de vapeur.

Le troisième bâtiment abrite une piscine servant aux deux sexes, mais à des heures différentes; 31 personnes peuvent s'y baigner à la fois.

Évaux possède une ancienne église et des restes de thermes antiques classés au nombre des monuments historiques.

LES EAUX. — Eau thermale, sulfatée sodique, ou ferrugineuse.

Connues dès l'époque romaine.

Émergence : du terrain primitif.

Dix-huit sources : parmi lesquelles plusieurs sont multiples : *Puits de l'Escalier*, *Puits de César*, trois *sources sans nom*, source *du Grand Mur* et *du Petit Cornet*, *puits du Milieu du bassin*, source *du Bain de vapeur*, source *du Puits carré* ou *Delamarre*, source *de la Piscine ronde*, source *Marien*, *Bassin des cinq sources*, *puits Desglaudes*, deux sources *chaudes*, source *du Midi*, *puits du Premier Juillet*, *Puits des Médailles*, source *du Centre du bassin de gauche*, *Puits Triangulaire*, sources *Ferrugineuses;* ces dernières ont été signalées pour la première fois par M. Rotureau. Une foule d'autres sources jaillissent de toutes parts aux environs d'Évaux.

Température : Puits de César, 56°,7; Petit Cornet et Bain de vapeur, 54°,5; Grand Mur, 53°,8; Puits Carré, 49°,9; Premier Juillet, 48°; Milieu du bassin, 47°,8; deux sources chaudes, 46°; Escalier, 43°,9; trois sources sans nom, 40°; 42°,8; 46°; Médailles, 42°,8; Piscine ronde, 39°; Ferrugineuses, 38°,5; cinq sources, 38°,1 ; Midi, 34; Triangulaire, 28°,8 (Rotureau).

Caractères particuliers : Ces eaux sont limpides, incolores, inodores, sauf les sources du Grand Mur et du Petit Cornet qui ont une odeur sulfureuse; leur saveur est lixivielle, elles ne déposent aucun sédiment et donnent naissance à des conferves vertes, assez semblables pour la forme à des stalagmites, contenant des bulles de gaz azote et des sels en cristaux microscopiques, en un mot, très-analogues ou même, suivant M. de Laurès, identiques à la conferve de Néris. Les sources ferrugineuses ont une saveur styptique et atramentaire; elles déposent un sédiment ocracé.

Service médical : Un médecin inspecteur, un inspecteur adjoint.

Emploi : Boisson, bains de baignoires, de piscines, de vapeur, douches ; fomentations et frictions avec les conferves.

Situation : Les eaux sont situées un peu en aval du village d'Évaux, qui est à 460 mètres au-dessus de la mer.

Climat de montagnes, la chaleur est assez forte dans le milieu de la journée; les matinées et les soirées sont fraîches et humides, les oscillations thermométriques fréquentes et étendues, aussi les baigneurs doivent-ils se munir de vêtements chauds pour obvier aux variations brusques de la température.

Saison : Du 1er juin au 30 septembre.

Action physiologique et thérapeutique : Eaux excitantes et amenant la sudation comme effet secondaire; les sources du Grand Mur et du Petit Cornet agissent spécifiquement comme sulfureuses; enfin les sources ferrugineuses, signalées par M. Rotureau, ont le rare avantage d'être en même temps thermales.

Les principales indications des eaux non ferrugineuses d'Évaux sont le rhumatisme sous toutes ses formes, les névralgies, les maladies de la peau et notamment l'herpès, l'eczéma, le lichen, le prurigo, le psoriasis et l'acné. Les sources du Petit Cornet et du Grand Mur réussissent dans le catarrhe bronchique et dans les laryngites de nature catarrhale. On emploie avec succès dans certaines névroses les bains de baignoires et de piscine, et la thermalité différente des sources permet de graduer le traitement suivant l'excitabilité plus ou moins grande des malades. Les conferves en applications topiques ou en frictions, sont ici, comme à Néris, d'un usage fréquent et utile. Le traitement externe, sous ses différentes formes, donne aussi d'excellents résultats dans les suites de grands traumatismes et dans les fausses ankyloses consécutives soit à l'arthrite rhumatismale, soit à d'autres maladies du tissu fibreux. Enfin, on a conseillé ces eaux contre la gravelle, les manifestations du lymphatisme ou de la scrofule et les engorgements des viscères abdominaux.

Nous donnons ici l'analyse des deux sources principales, par M. O. Henry. Six autres sources ont donné à ce chimiste des résultats presque identiques, et toutes lui ont paru devoir provenir d'un même réservoir.

Analyse (O. Henry, 1834).

	PUITS DE CÉSAR. Eau, 1 kilogr.	PETIT CORNET. Eau, 1 kilogr.
Sulfate de soude supposé anhydre	0gr, 71700	0gr, 70790
— de potasse	0, 00500	0, 00500
Chlorure de sodium	0, 16740	0, 17620
— de potassium	0, 00600	0, 00860
Silicate de soude (bisilicate)	0, 11700	0, 13000
Sulfhydrate de soude	indices.	0, 00789
Bicarbonate de soude anhydre	0, 05000	0, 05500
— de chaux	0, 15200	0, 25800
— de magnésie	0, 04500	0, 10200
— de strontiane	0, 00400	0, 00350
— de fer et manganèse évalué	0, 00050	0, 00050
Silicate? de lithine	0, 00130	0, 00110
Phosphate soluble	traces.	traces.
Sulfate de chaux	0, 02000	0, 02000
Silice, alumine (silicates?)	0, 07000	0, 06400
Matière organique azotée	sensible.	sensible.
Bromure? Iodure? alcalins	sensible.	sensible.
	1gr, 35520	1gr, 53969

Le gaz qui se dégage des sources a été trouvé composé, pour 100 parties, de :

Acide carbonique	3, 5
Azote	86, 6
Oxygène	9, 9
	100, 0

Bibliographie : O. Henry, Analyse de eau minérale d'Évaux. (Bulletin de l'Académie de Médecine, IX, 656, année 1844). — Rotureau, Des principales eaux minérales de l'Europe; Paris, 1859.

ÉVIAN (HAUTE-SAVOIE).

527 kil. de Paris. Chemin de fer et bateau à vapeur. *V.* ci-dessous le trajet et les prix.

DE PARIS À ÉVIAN PAR LAUSANNE.

De *Paris à Lausanne* par Dijon, Pontarlier et Jougne, 527 kil. — Chemin de fer de Lyon. 1 conv. direct par jour. Trajet en 11 h. 45 min. 1re cl. 64 fr. 2e cl. 47 fr. 80 c.; 3e cl. 35 fr.

De *Lausanne à Évian*, bateau à vapeur, plusieurs départs par jour. Trajet en 35 min. Prix : 2 fr. et 1 fr.

On va aussi à Évian par Genève; chemin de fer et route de poste ou bateau à vapeur.

Évian est une ville de 2450 hab., admirablement située et bâtie en amphithéâtre sur la rive g. du lac de Genève.

HÔTELS. — Des *Bains* (casino-restaurant), d'*Évian*, de la *Paix* et du *Nord*, de *France*, des *Alpes*, du *Cheval-Blanc*, *Fonbonne*, etc. — Appartements meublés dans un grand nombre de maisons.

La ville est bâtie de manière que les maisons aient leur façade le plus possible à l'abri de la bise; il en résulte un aspect assez sombre des rues qui rappellent les anciennes rues de Genève; un beau port et des quais ont été construits depuis une dizaine d'années.

Deux *établissements* de bains, *Cachat* et *Bonnevie*, renferment ensemble 47 baignoires, 2 salles de douches, des salles pour bains de vapeur, traitement hydrothérapique, etc. Ces établissements sont installés suivant toutes les exigences de la science hydro-minérale. Le casino a des salles de jeux, de danse et de concert. Trois *chalets* servent au logement des baigneurs. Évian reçoit chaque année environ 4000 malades.

PROMENADES. — Le *bois des Grottes* (15 min.) près de la *Grande Rive* (villa Châtillon), offre d'agréables et fraîches promenades. — A *Neuvecelle* (20 min.) on va visiter un châtaignier gigantesque. Les baigneurs visiteront encore avec intérêt (45 min.; service régulier d'omnibus) *Amphion* (*V.* ce mot), qui possède des eaux ferrugineuses froides; — (1 h.) la chartreuse de *Ripaille*, château bâti par Amédée V, duc de Savoie, devenu pape sous le nom de Félix V; — (1 h. 10 min.) *Thonon*, V. de 5501 hab., d'où l'on découvre de beaux points de vue; — (2 h.) *Meillerie*, petit village de pêcheurs, dont les rochers ont été rendus célèbres par J.-J Rousseau et Byron : — (17 kil.) *Saint-Gingolph*, qui sert de limite à la Savoie et au Valais, etc.

LES EAUX. — Eau froide, bicarbonatée mixte.

Connue depuis 1789.

Émergence : Au pied d'une colline formée principalement de terrain morainique; les montagnes voisines sont calcaires.

Six sources : Source *Cachat*, source *Bonnevie*, source *Montmasson*, source *Vignier*, source *Guillot*, sources *Nouvelles*.

Débit en 24 heures : Ensemble des six sources, 2952 hectol.

Densité : Source Vignier, 1,0003; source Cachat, 1,0008.

Température : 12°.

Caractères particuliers : Eau limpide, incolore, inodore, sans saveur particulière, et ne différant pas au point de vue physique d'une eau douce ordinaire ; elle laisse déposer un sédiment rougeâtre et onctueux au toucher.

Emploi : Boissons, bains, douches.

Situation : 378 mètres au-dessus de la mer.

Climat tempéré, variations brusques de température sous l'influence des vents du lac.

Action physiologique et thérapeutique : L'eau d'Évian est considérée par plusieurs auteurs comme diurétique et comme stimulant les muqueuses de l'appareil digestif; elle agit, dit-on, sur l'hématose à la manière des eaux alcalines et présente une certaine analogie, au point de vue thérapeutique, avec les eaux de Vichy. D'autres observateurs remarquent, avec raison, que cette eau agit probablement par la quantité qu'on en boit, plus que par ses éléments chimiques, et que la proportion minime de carbonates alcalins qu'elle renferme, tout en la classant parmi les eaux bicarbonatées, ne permet pas de la considérer comme succédanée des eaux de Vichy. La source Vignier, qui contient un peu plus de fer que les autres, doit en être distinguée de ce chef, quoiqu'elle ne puisse être classée parmi les eaux ferrugineuses. Les eaux d'Évian conviennent dans les affections chroniques du tube digestif, dans la dyspepsie, avec ou sans gastralgie, quand le malade est très-excitable et que son état général ou la forme de sa maladie ne lui permettent pas de supporter l'usage des eaux bicarbonatées fortes. Il en est de même dans les maladies des voies urinaires, le catarrhe vésical, la gravelle ou l'irritation de la vessie causée par la présence de calculs ou succédant à des opérations de lithotritie, quand l'éréthisme nerveux ou un peu d'état aigu commandent beaucoup de ménagement et l'usage d'eaux faibles. C'est par son effet sédatif que cette eau agit principalement, et cette propriété la rend fort utile dans les circonstances que nous venons de mentionner.

L'eau d'Évian s'exporte en grande quantité.

Analyse (Brun, 1869).

		S. BONNEVIE. Eau, 1 kilogr.	S. CACHAT. Eau, 1 kilogr.
Oxygène	6c.c.,6 — 5c.c.,5	0gr, 00946	0gr, 00788
Azote	19, 6 — 1, 65	0, 02156	0, 0200
Acide carbonique libre	18, 5 — 17, 9	0, 036[illegible]2	0, 3538
Bicarbonate de potasse		0, 00372	0, 00388
— de soude		0, 01340	0, 01401
— d'ammoniaque		0, 00024	0, 00026
— de protoxyde de fer		0, 00280	0, 00282
— de chaux		0, 27878	0, 27797

Bicarbonate de magnésie	0gr, 12279	0gr, 10640
Chlorure de sodium....	0, 00244	0, 00104
Acétate de chaux......	0, 00386	0, 00577
Sulfate de magnésie....	0, 00283	0, 00810
Alumine..............	0, 00360	0, 00200
Silice.................	0, 01312	0, 01002
Phosphate de soude.....	traces.	0, 00060
Glairine..............	0, 01520	0, 01460
	0gr, 53352	0gr, 51083

La source Vignier a donné au même chimiste, en protoxyde de fer 0gr,0044.

Bibliographie : Davet de Beaurepaire, Histoire et description des sources minérales du royaume de Sardaigne. Paris, 1852. — Dessaix, La Savoie historique. Chambéry, 1860. — Barbier, La Savoie thermale et minérale. Chambéry, 1878.

FONCAUDE (HÉRAULT).

844 kil. de Paris. Chemin de fer et route de poste. *V.* ci-dessous le trajet et les prix.

DE PARIS À FONCAUDE PAR MONTPELLIER.

De *Paris à Montpellier* par Lyon et Tarascon, 841 kil. — Chemin de fer de Lyon. 5 conv. par jour. Train express en 19 h. 16 min. Trains omnibus en 27 h. 47 min. 1re cl. 103 fr. 55 c.; 2e cl. 77 fr. 65 c.; 3e cl. 56 fr. 95 c.

De *Montpellier à Foncaude*, 3 kil. — Route de poste.

Foncaude est agréablement situé dans un vallon solitaire arrosé par la petite rivière de la Mosson.

L'établissement thermal contient quarante baignoires, une piscine et un aménagement assez complet pour les douches.

On peut visiter : (11 kil.) la *source du Lez;* (16 kil.) le *Pic de Saint-Loup* (633 mèt.).

LES BAUX. — Eau thermale, bicarbonatée calcique.

Connue fort anciennement, aménagée et exploitée régulièrement depuis 1844.

Émergence : Des marnes bleues du terrain pliocène, près de leur contact avec le terrain tertiaire lacustre qu'elles recouvrent.

Une source.

Débit en 24 heures : 1296 hectol.

Densité : 1,001.

Température : 25°,5.

Caractères particuliers : Eau limpide, incolore, inodore, à saveur fade, onctueuse au toucher, dégageant des bulles de gaz, se couvrant au contact de l'air d'une pellicule irisée et donnant naissance à une sorte de limon noirâtre dans lequel Fontan a reconnu des oscillaires et un infusoire.

Service médical : Un médecin inspecteur.

Emploi : Peu en boisson, bains de baignoires et de piscines, douches.

Situation : 40 mèt. au-dessus de la mer.

Climat chaud, variations brusques de température, surtout le soir.

Action physiologique et thérapeutique : L'eau de Foncaude, employée en boisson, est diurétique et paraît stimuler modérément les fonctions digestives. En bains de 32° à 34° et de trois quarts d'heure à une heure de durée, elle agit comme sédatif du système nerveux et de la circulation ; sous son influence le pouls diminue de fréquence, la température de la peau s'abaisse et des frissons surviennent, après quoi la réaction se produit assez facilement en général, quand le bain n'est pas trop prolongé. A l'action sédative succède un effet tonique, les fonctions de la peau sont modifiées, la transpiration augmente et la poussée se montre quelquefois.

Les névralgies et notamment la sciatique, le rhumatisme, surtout dans sa forme nerveuse, la gastralgie et les affections névropathiques ou congestives de l'utérus sont traités avec succès à Foncaude. Il en est de même de l'eczéma, chez les malades très-excitables et quand on a lieu de craindre un retour à l'état aigu.

Analyse (Bérard, 1846).

	Eau, 1 kilogr.
Carbonate de chaux	0^{gr}, 1880
— de magnésie	0, 0163
Alumine, et carbonate de fer	0, 0067
Chlorure de magnésium	0, 0589
— de sodium	0, 0162
Sulfate de chaux	quantité minime indéterminée.
Substance organique analogue à la barégine	quantité minime indéterminée.
	0^{gr}, 2861

Gaz acide carbonique et air en quantité à peu près égale.. $50^{c.c.}$

Bibliographie : E. Bertin, Nouvelle notice sur les eaux minérales.... de Foncaude ; Montpellier, 1846. — Des eaux minérales.... de Foncaude...., Rapport à l'Académie de médecine ; Montpellier, 1855.

FORGES (SEINE-INFÉRIEURE).

116 kil. de Paris. Chemin de fer. *V.* ci-dessous le trajet et les prix.

DE PARIS À FORGES-LES-EAUX PAR GISORS.

De *Paris à Forges* par Pontoise, Gisors et Gournay-Ferrières, 116 kil. — Chemin de fer de l'Ouest, gare Saint-Lazare. 4 conv. par jour. Trajet en 3 h. 25 min. 1re cl. 14 fr. 30 c.; 2e cl. 10 fr. 70 c.; 3e cl. 7 fr. 85 c.

Forges, b. de 1684 hab., est situé au centre du pays de Bray. Les environs, dans un rayon de 5 à 6 kil., sont presque uniquement occupés par des herbages.

HÔTELS. — Des *Thermes*, des *Eaux minérales*, du *Mouton*. Appartements meublés dans des maisons particulières.

L'*Établissement* thermal situé dans la partie inférieure du bourg, est un bâtiment quadrangulaire composé d'un rez-de-chaussée élevé sur un sous-sol voûté. Il comprend: un pavillon central, renfermant une salle de bal, une salle de lecture avec bibliothèque et une salle de billard, et deux ailes où se trouvent les cabinets de bains et de douches, plus l'installation nécessaire au traitement hydrothérapique.

PROMENADES. — Le séjour de Forges convient parfaitement aux personnes qui aiment le calme et la tranquillité; la seule distraction qu'on y trouve est la promenade. — L'établissement est entouré d'un parc bien planté, mais un peu humide.

Parmi les excursions qu'on peut faire dans les environs, nous citerons : (4 kil.) le château du *Fossé*; (6 kil.) les hauteurs de *la Ferté*, où l'on domine un vaste panorama; (7 kil.) le château de *Gaillefontaine*, ancienne résidence du général Hoche; les ruines de l'*abbaye de Beaulieu*, au milieu de la forêt de l'Epinay; (20 kil.) le château du *Héron*, magnifique habitation, dont le parc contient des oiseaux rares et des plantes exotiques; (23 kil.) le château de *Mesnières*, sur la ligne de Forges à Dieppe, magnifique édifice de la fin du dix-septième siècle.

LES EAUX. — Eau froide, ferrugineuse bicarbonatée.

Connue depuis le seizième siècle, mais surtout depuis 1632, epoque où Anne d'Autriche s'y rendit avec Louis XIII et Richelieu.

Émergence : au voisinage d'une tourbière pyriteuse.

Trois sources : source Royale, source Reinette, source Cardinale.

Débit en 24 heures : 367 hectol.

Température moyenne : 7°.

Caractères particuliers : Eau limpide au griffon, incolore, inodore, à saveur atramentaire, déposant au contact de l'air un sédiment rougeâtre.

Service médical : Un médecin inspecteur.

Emploi: Boisson, bains, douches.

Situation: environ 160 mèt. au-dessus de la mer.

Climat assez doux, mais pluvieux.

Saison : Du 15 juin à la fin de septembre.

Action physiologique et thérapeutique : Eaux toniques, reconstituantes, agissant comme les ferrugineux en général. Parmi les eaux de même nature qui peuvent être employées médicalement, celles de Forges sont des plus riches en fer.

La chlorose, l'anémie et leurs manifestations si diverses sont l'indication principale de ces eaux. Ainsi la dyspepsie atonique, les diarrhées séreuses, l'alanguissement général qui tiennent si souvent à une hématose incomplète, à des hémorrhagies répétées, à la diathèse paludéenne; les troubles nerveux de tout genre, l'irrégularité ou l'insuffisance de la menstruation, l'hystérie et toutes ses conséquences, y compris la paralysie, en un mot toutes les affections dans lesquelles l'usage du fer est indiqué, sont en peu de temps modifiées profondément sous l'influence des eaux de Forges. Elles sont encore très-utiles dans certaines affections des organes génito-urinaires, dans le catarrhe utérin ou vésical, dans la leucorrhée, etc., lorsque les muqueuses ont besoin d'une excitation légère et qu'on n'a pas à craindre de ramener l'état aigu. On les a vues réussir dans la dysenterie chronique et notamment dans celle que déterminent les climats tropicaux.

Analyse (O. Henry, 1854.

	S. CARDINALE. Eau, 1 kilogr.
Bicarbonate de magnésie........	0gr, 0761
Protoxyde de fer (crénaté)......	0, 0980
— de manganèse........	traces.
Sulfate de chaux..............	0, 0400
— de soude.............	0, 0060
Chlorure de sodium...........	0, 0120
— de magnésium........	0, 0030
Crénate alcalin (potasse)........	0, 0020
Alumine.......................	0, 0330
Sel ammoniacal (carbonate ?)....	traces.
	0gr, 2701
Acide carbonique libre.............	225c.c.
Azote avec oxygène................	traces.

Une analyse plus récente a donné à M. le Dr Labat des résultats presque identiques, sauf une proportion plus forte d'acide carbonique libre.

Bibliographie : O. Henry, Analyse de l'eau ferrugineuse de Forges-les-Eaux Paris, 1854.

GALMIER [SAINT-] (LOIRE).

483 kil. de Paris. Chemin de fer de Lyon. *V.* ci-dessous le trajet et les prix.

DE PARIS À SAINT-GALMIER PAR ROANNE.

De *Paris à Saint-Galmier* par Nevers, Moulins, Saint-Germain-des-Fossés et Roanne, 483 kil. — Chemin de fer de Lyon, ligne du Bourbonnais. 3 conv. par jour. Train express en 11 h. 31 min. Trains omnibus en 15 h. 11 min. 1re cl. 59 fr. 45 c.; 2e cl. 44 fr. 55 c.; 3e cl. 32 fr. 65 c.

De la station à la ville, voitures de correspondance. Trajet en 30 min. Prix 30 c.

Saint-Galmier, petite V. de 3035 hab., est bâtie en amphithéâtre sur le penchant d'un coteau, au bas duquel passe la Coise. Ses eaux, connues aujourd'hui du monde entier, sont au moins égales aux eaux de table les plus célèbres. Peu de personnes boivent les eaux à Saint-Galmier. Les cinq sources fournissent annuellement plus de huit millions de bouteilles à l'exportation.

LES EAUX. — Eau froide, bicarbonatée calcique, gazeuse.

Connue dès l'époque romaine.

Émergence : d'un terrain granitique.

Cinq sources : source *Cherbouquet-Badoit*, source *Rémy*, source *Centrale*, source *Noël*, source *Courbière*.

Débit en 24 heures, environ 500 hectol.

Température : 8°.

Caractères particuliers : Eau limpide et d'une pureté admirable, inodore, à saveur piquante, fraîche et très-agréable, dégageant beaucoup de gaz, n'altérant pas la couleur du vin.

Service médical : Un médecin inspecteur.

Emploi : Boisson.

Situation : 400 mèt. au-dessus de la mer.

Climat de montagnes assez doux.

Action physiologique et thérapeutique : Cette eau stimule les fonctions digestives, éveille l'appétit, facilite la digestion et constitue une boisson très-agréable. Elle n'est pas beaucoup plus diurétique que l'eau ordinaire et, comme eau de table, elle l'emporte sur la plupart de celles qui sont le plus en usage, mais dont le plus grand nombre contiennent des principes qui ne peuvent être donnés indifféremment et sans le conseil du médecin. Très-gazeuse et minéralisée presque uniquement par le carbonate de chaux, l'eau de Saint-Galmier convient aux personnes chez qui la digestion est languissante, dans la dyspepsie de tout genre; elle peut être bue à haute dose et agit très-utilement contre la gravelle, urique ou phosphatique. Il faut du reste distinguer les sources qui ne contiennent pas de fer (Badoit), des sources où l'on en trouve une quantité minime (Rémy).

L'eau de Saint-Galmier se conserve parfaitement en bouteille et s'exporte en quantité très-considérable.

Analyse (O. Henri, 1849. — Bouis, 1864).

	SOURCE BADOIT. Eau 1 kilogr.	SOURCE RÉMY. Eau 1 kilog.
Bicarbonate de chaux.........	1gr, 0200	0gr, 780
— de magnésie......	0, 4200	
— de soude.........	0, 5600	0, 089
— de potasse........	0, 0200	
— de strontiane.....	indiqué.	
Sulfate de soude............ } — de chaux............ }	0, 2000	
— de magnésie.........		0, 741
Chlorure de sodium..........		0, 200
Chlorure de sodium } — de magnésium....... } — de silicium.......... }	0, 4800	
Azotate alcalin...............	0, 0550	
Silicate d'alumine.............	0, 1340	
Alumine et oxyde de fer......		0, 020
Fer et matière organique......	insensib.	
Résidu insoluble..		0, 020
	2gr, 8890	1gr, 850
Gaz : Air riche en oxygène... } — Acide carbonique libre.. }	1500c.c.	1500c.c.

Bibliographie : Ladevèze, Essai sur les eaux minérales de Saint-Galmier ; Lyon, 1833. — Munaret, Les trois sources de Saint-Galmier.... Lyon, 1851. — Diday, Les eaux gazeuses de Saint-Galmier.... Lyon, 1855.

GAZOST (HAUTES-PYRÉNÉES).

872 kil. de Paris. Chemin de fer; route de voitures et chemin de mulets. *V.* ci-dessous le trajet et les prix.

DE PARIS À GAZOST PAR PAU OU PAR TARBES ET LOURDES.

De *Paris à Lourdes*, 1° par Orléans, Tours, Angoulême, Bordeaux, Dax et Pau, 857 kil. — Chemin de fer d'Orléans et du Midi. 2 conv. par jour. Train express en 19 h. 31 min. Train omnibus en 23 h. 1re cl. 106 fr. 60 c.; 2e cl. 79 fr. 20 c.; 3e cl. 58 fr. 5 c. — 2° Par Bordeaux et Tarbes, 872 kil. — Chemin de fer. 3 conv. par jour. Train express en 20 h. Train omnibus en 23 h. 44 min. 1re cl. 104 fr. 75 c.; 2e cl. 78 fr. 55 c.; 3e cl. 57 fr. 65 c.

De *Lourdes à Gazost*, 15 kil. Route de voitures jusqu'à (14 kil.) Gazost, chemin de mulets de Gazost à (1 kil.) l'établissement de bains.

Gazost-les-Bains, ou *la Scierie*, est un hameau où se trouve une scierie considérable, au confluent des deux torrents qui forment le Nez, dominé par un promontoire faiblement boisé. Un chalet, une chapelle s'élèvent à côté de la scierie : c'est là que s'arrête la route de voitures. Le chemin qui monte à l'établissement, pénètre dans le vallon étroit que parcourt le ruisseau de la Penne.

Il n'y a du reste dans ce qu'on appelle l'*Établissement* que quatre baignoires et l'installation est tout à fait insuffisante. Il est vrai que les bergers du pays et quelques habitants des environs sont les seuls clients de cette station où, si l'on a besoin d'un médecin, il faut aller le chercher à une ou deux heures de distance.

LES EAUX. — Eau froide, sulfurée sodique.

Connue très-anciennement sous le nom de *Houn-pude* (fontaine puante).

Émergence : Des schistes de transition?

Quatre sources : Source *Burgade*, source *Nabeas*, source *du Pré*, source *du Torrent*.

Débit en 24 heures : abondant.

Température : 12°,5 à 14° (O. Henry).

Caractères particuliers : Eau limpide, à odeur et saveur sulfureuses.

Action physiologique et thérapeutique : Eau détersive, résolutive, réunissant aux propriétés des eaux sulfureuses froides, celles des eaux iodo-bromurées. Elle est moins excitante que les eaux sulfurées thermales et la proportion, relativement forte, de chlorure de sodium, d'iode et de brome qu'elle renferme, lui donne une action marquée dans les manifestations lymphatiques. Elle est très-employée par les gens du pays contre les blessures et les plaies en général.

Analyse (O. Henry).

	Eau, 1 kilogr.
Sulfure de sodium	0gr, 0320
— de calcium	0, 0036
— de magnésium	trac. sens.
Chlorure de sodium	0, 4000
Iodure et bromure alcalins	0, 0101
Carbonate de soude et de potasse. Silicate de soude et de potasse	0, 0180
Carbonate de chaux et de magnésie. Silicate de chaux et de magnésie	0, 0480
Sulfate de soude	0, 0100
Alumine avec silice. Phosphate terreux. Sel ammoniacal sensible. Oxyde de fer. Matière organique azotée. — sulfurée. Glairine rudimentaire	0, 0540
	0gr, 5757
Azote	indét.

Bibliographie : Filhol, eaux minérales des Pyrénées. — O. Henry, eaux sulfureuses iodo-bromurées de la vallée de Gazost, analyse chimique ; Bordeaux, 1857.

GERVAIS [SAINT-] (HAUTE-SAVOIE).

692 kil. de Paris. Chemin de fer et route de poste. Trains express en 19 h. 20 min. Trains omnibus en 27 h. 1re cl. 97 fr. 5 c.; 2e cl. 74 fr. 85 c.; 3e cl. 57 fr. 35 c.

DE PARIS À SAINT-GERVAIS PAR GENÈVE.

De *Paris à Genève* par Dijon, Mâcon, Ambérieux et Culoz. 626 kil. — Chemin de fer de Lyon. 4 conv. par jour. Train express en 11 h. 47 min. Trains omnibus en 16 h. 49 min. 1re cl. 77 fr. 5 c.; 2e cl. 57 fr. 85 c.; 3e cl. 42 fr. 35 c.

De *Genève à Saint-Gervais* par Bonneville et Sallanches, 65 kil. — Route de poste. Diligence. 1 départ par jour. Trajet en 6 h. Coupé 20 fr.; intérieur et banquette 15 fr. et 18 fr.

Les bains de **Saint-Gervais** occupent le fond d'une gorge sauvage, d'où sort le Bon-Nant et qui est resserrée entre de hautes parois abruptes qu'ombrage une forêt de hêtres et de sapins.

L'*Établissement* thermal remplit toute la largeur du vallon. Il est précédé d'une vaste cour à trois corps de logis. Le bâtiment du milieu, surmonté d'un clocher, se termine à chaque extrémité par deux tours servant de jonction aux ailes latérales. Il contient plus de 300 chambres, une vaste salle à manger, des salles de réunion, de bal, de concert, etc. 30 cabinets de bains, 2 salles de douches, pourvues d'appareils variés, une salle de pulvérisation, 2 buvettes et 2 grands réservoirs.

Promenades. — Outre les belles *cascades* que forme le Bon-Nant derrière les bâtiments des bains, les environs de Saint-Gervais offrent un grand nombre de promenades et d'excursions intéressantes. On peut: 1° faire ce qu'on appelle le *tour du Pont du Diable*, ou de la *Fontaine froide*, ou du *Fayet d'en Haut*, c'est-à-dire parcourir sur les hauteurs l'espèce de fer-à-cheval qui entoure l'établissement (belles vues); — 2° aller au moulin des *Rateaux*; — 3° remonter le large ravin qui descend de la Forclaz, entre le Mont-Fort et le Prarion, et où se trouvent (40 min.) les *Cheminées des Fées*, curieuses pyramides formées dans une ancienne moraine; — 4° faire l'ascension du *Mont-Joli* (3 h.), au sommet duquel (2670 mèt.) on peut aller à cheval; on y découvre un magnifique panorama; — 5° visiter (1 h. 50 min.) *Sallanches* (Hôt. Belle Vue, des Messageries, Chalet suisse), pet. V. d'env. 2000 hab.; c'est le point le plus favorable pour voir le Mont-Blanc et pour bien jouir de son illumination au coucher du soleil; — aller voir la *cascade de Chède* (2 h. 15 m.). — Les gorges de la *Dioza*, près de Servoz (2 h. 30 min.); — mais le but d'excursion le plus recommandé est (5 h. 30 min.) Chamonix. On s'y rend : 1° par la route de Genève à Chamonix; 2° par (30 min. env.) *Saint-Gervais-le-Village*

(Hôt. : du Mont-Joli, du Mont-Blanc, des Voyageurs (pension), Launay), situé à l'entrée de la riche vallée de Montjoie, au milieu de magnifiques vergers, sur les pentes inférieures du Prarion : — (2 h. 30 min) le *col de Voza* (1810 mèt.), d'où l'on découvre une vue magnifique sur la vallée de Chamonix ; — plus belle encore du *Prarion* (45 min.; 2090 mèt.); — une descente roide, mais pittoresque, conduit de là (3 h.) à *Chamonix* (Hôt. Royal, de Londres et d'Angleterre, deSaussure, de la Couronne, du Mont-Blanc, etc.), grand v. situé au pied du Brévent, sur la rive droite de l'Arve. Les excursions qu'on peut faire autour de Chamonix sont aussi nombreuses qu'intéressantes. Le Jardin, le Brévent, le Buet, la source de l'Arveiron, les Bossons, la cascade des Pèlerins, le Montenvers, la Flégère, la Pierre à l'Echelle, les Grands-Mulets, ne sauraient être trop recommandés aux voyageurs. C'est de Chamonix qu'on fait généralement l'ascension du *Mont-Blanc*.

LES EAUX. — Eau thermale, sulfurée calcique, ou chlorurée sodique, ou chlorurée sodique bicarbonatée, ferrugineuse.

Connues depuis les premières années du dix-neuvième siècle.

Émergence : Sur les limites du terrain de transition de la rive droite du Bon-Nant et du terrain secondaire de la rive gauche; dolomie, schistes. L'ancienne moraine, aux dépens de laquelle se forment les *cheminées des fées*, recouvre une partie de ces terrains et a parsemé le vallon des bains de ses blocs erratiques.

Quatre sources principales, qui ont souvent changé de noms. On les appelle maintenant : source *du Torrent*, source *Gonthard*, source *de Mey*, source *ferrugineuse*.

Débit en 24 heures : source de Mey, 987 hectol. (Davet).

Densité : source Gonthard, 1,004350, source de Mey, 1,004484, source du Torrent, 1,004454, source ferrugineuse, 1,004437.

Température : source Gonthard et du Torrent, 39°; source de Mey, 42°; source ferrugineuse, 20°.

Caractères particuliers : Eau limpide et incolore au point d'émergence, à odeur sulfureuse, à saveur sulfureuse, lixivielle et un peu amère; blanchissant à l'air et déposant un sédiment composé principalement de soufre et de glairine; elle est onctueuse à la peau.

Emploi : Boisson, bains, douches, bains d'étuve, pulvérisation.

Situation : 630 mèt. au-dessus de la mer.

Climat de montagnes, assez âpre, courant d'air très-vif et constant dans le vallon des bains, le long du Bon-Nant.

Saison : Du 1er juin au 15 septembre.

Action physiologique et thérapeutique : Eau laxative à la dose de trois à six verres, diurétique, apéritive par son action stimulante sur le tube digestif; elle est en général bien supportée par l'estomac; primitivement elle agit comme excitant modéré du système nerveux et produit ensuite la sédation; elle est en outre reconstituante par le chlorure sodique; la source ferrugineuse a les propriétés des martiaux. En bains, les eaux de Saint-Gervais rendent la peau douce et onctueuse sans augmenter la sécrétion sudorale, elles agissent cependant sur la peau et déterminent chez certains malades de petites éruptions cutanées, la *poussée* se produit même dans des cas exceptionnels. Ces eaux conviennent expressément aux malades chez qui l'on craint l'excitation que causent les eaux fortes, chlorurées ou sulfureuses. Telle affection de la peau qui serait exaspérée à Aix ou à Luchon, s'amende et guérit à Saint-Gervais; l'éréthisme, qui rend souvent impossible un traitement à des eaux d'une plus haute thermalité ou d'une minéralisation très-active, cède au contraire ici, et l'on peut, sous ce rapport, comparer Saint-Gervais à Saint-Sauveur. Les maladies de la peau, le rhumatisme, les dyspepsies, la scrofule et l'anémie, sont les principales indications de Saint-Gervais. Les dermatoses avec cette exagération de la sensibilité, cette irritabilité si commune dans l'eczéma et l'acné, sont ramenées en quelques jours à un état d'apaisement et de calme; les démangeaisons, l'ardeur à la peau cessent de torturer le malade, l'éruption pâlit et le tégument se reconstitue à l'état normal. Le rhumatisme articulaire et les névralgies sont également influencés de la manière la plus heureuse par ces eaux. En boisson, elles font cesser la constipation et rendent aux dyspeptiques la digestion facile; elles réussissent encore dans les manifestations de la scrofule, et ce qui précède suffit à expliquer leur succès dans les affections gastro-intestinales, utérines, laryngiennes ou bronchiques, procédant de l'arthritisme ou de l'herpétisme et succédant à une dartre, à un rhumatisme disparus. Enfin, la source ferrugineuse contient assez de sulfates pour agir comme les martiaux sur l'hématose sans produire la constipation. Payen a vu ces eaux réussir contre le tænia, non par leur action directe, mais en facilitant, comme adjuvant, l'effet des remèdes spéciaux.

Analyse (Lossier).

	SOURCE GONTHARD. Eau 1 litre.	SOURCE DE MEY. Eau 1 litre.	SOURCE DU TORRENT. Eau 1 litre.
Soude	1gr, 664346	1gr, 677820	1gr, 678981
Potasse	0, 047405	0, 050079	0, 048889
Lithine	0, 023465	0, 023526	0, 023439
Strontiane	traces.	traces.	traces.
Chaux	0, 487600	0, 478500	0, 472800
Magnésie	0, 054064	0, 053898	0, 054054
Chlore	1, 090692	1, 102408	1, 077445
Brome	traces.	traces.	traces.
Iode		tr. tr.-faib.	
Acide sulfurique	1, 695528	1, 700098	1, 702603
Silice	0, 045780	0, 045700	0, 055860
Acide carbonique libre	0, 125664	0, 125216	0, 121841
— — des bicarb.	0, 143220	0, 218758	0, 148770
— nitrique		tr.tr.-faib.	
— phosphorique	traces.	traces.	traces.
— sulfhydrique libre	traces.	traces.	0, 003851
— — combiné			0, 000311
Substances organiques	traces.	traces.	traces.
Résidu d'évaporation	4, 984500	5, 022000	5, 016600

Bibliographie : A. Mathey, les Bains de Saint-Gervais. Paris et Genève, 1818. — Bourne, Analyse des eaux de Saint-Gervais. Genève, 1849. — Grange, Analyse des eaux de Saint-Gervais. 1850. — Saint-Gervais-les-Bains et le Mont-Blanc, aperçus.... Paris, anonyme, sans date. — J. F. Payen, Notice sur les eaux minérales de Saint-Gervais.... 3e édit. Paris, 1854. — Billout, Note sur les eaux minérales de Saint-Gervais, 1865. — Indications spéciales des eaux de Saint-Gervais, 1875.

GRÉOULX (BASSES-ALPES).

879 kil. de Paris. Chemin de fer et route de poste. Trains express en 20 h. 37 min. Trains omnibus en 27 h. 1re cl. 107 fr. 20 c.; 2e cl. 80 fr. 85 c.; 3e cl. 59 fr. 85 c.

DE PARIS À GRÉOULX PAR AVIGNON, PERTUIS ET MANOSQUE.

De *Paris à Avignon* par Dijon, Lyon et Valence, 742 kil. — Chemin de fer de Lyon. 5 conv. par jour. Trains express en 13 h. Trains omnibus en 19 h. 24 min. 1re cl. 91 fr. 40 c.; 2e cl. 68 fr. 55 c.; 3e cl. 50 fr. 25 c.

D'*Avignon à Pertuis* par Cavaillon, 77 kil. — Chemin de fer. 3 conv. par jour. Trajet en 4 h. 1re cl. 9 fr. 45 c.; 2e cl. 7 fr. 5 c.; 3e cl. 5 fr. 20 c.

De *Pertuis à Manosque* par Mirabeau, 35 kil. — Chemin de fer de Marseille à Grenoble. 2 conv. par jour. Trajet en 1 h. 7 min. 1re cl. 4 fr. 35 c.; 2e cl. 3 fr. 25 c.; 3e cl. 2 fr. 40 c.

De *Manosque à Gréoulx*, 25 kil. — Route de poste. Voitures de correspondance. 1 départ par jour. Trajet en 2 h. 30 min. Prix : 2 fr.

Gréoulx, v. de 1378 hab., est bâti près de la rive dr. du Vernon, sur le penchant d'un coteau qui l'abrite des vents du N. O. et dominé par un *château* des Templiers (mon. histor.), vaste construction carrée, flanquée de tours.

L'*Établissement* thermal est situé sur le bord du Valensole, dans une vallée qui se couvre d'élégantes villas, et à 500 mèt. du village. Il est précédé d'une magnifique promenade de platanes en quinconces.

« L'hôtel, dit M. le docteur Jaubert, construit au-dessus des bains, dans un même local, se compose d'un avant-corps de logis orné de deux ailes et d'une immense construction qui se prolonge en arrière sous la forme d'un carré long. Au rez-de-chaussée se trouvent les divers salons, le cercle, le café, un restaurant et quelques chambres. Les salons sont ouverts tous les soirs.

Deux autres hôtels et plusieurs villas en location, sont à la disposition des baigneurs.

Les étages supérieurs de l'établissement, au nombre de trois, sont exclusivement destinés au logement des malades, qui se baignent sans sortir de la maison.

Au-dessous du sol et dans le voisinage immédiat de la source est l'établissement thermal, composé de diverses galeries où se distribuent les eaux. Dix-huit baignoires en marbre blanc, disposées dans autant de cabinets propres et bien éclairés; deux étuves, des salles d'inhalation, une piscine médicinale, une piscine de natation, onze cabinets de douches munis de tous les appareils propres aux diverses applications de ce moyen, tels sont les éléments qui constituent le service médical.

PROMENADES. — On trouve à louer des ânes, des chevaux et des voitures. Les malades peuvent faire de charmantes promenades aux environs de Gréoulx. On peut aller visiter (2 kil.) *Laval*, ravissante maison de campagne; — la *chapelle de Notre-Dame-des-Œufs*; — (4 kil.) le château de *Lineau*, d'où l'on jouit d'un beau point de vue; — (11 kil.) *Allemagne* et ses deux châteaux; — (14 kil.) le château de *Cadarrache*, vieux manoir féodal bâti sur les rochers qui surplombent la vallée de la Durance; — (12 kil.) le château de *Rousset*, dans une position analogue, etc.

LES EAUX. — Eau thermale, sulfurée calcique, avec forte proportion de chlorure sodique, iodo-bromurée.

Connues dès l'époque romaine, longtemps oubliées, puis employées de nouveau depuis le quinzième siècle.

Émergence : Du calcaire néocomien recouvert d'un dépôt alluvial.

Deux Sources : Source *Ancienne* ou *Gravier*, source *Nouvelle*.

Débit en 24 heures: 17280 hectol.

Température : Source Gravier 37°,5 (Grange).

Caractères particuliers : Source Gravier, l'eau paraît limpide sous un petit volume, mais en masse elle prend une teinte bleuâtre, odeur sulfhydrique, saveur un peu salée avec arrière-goût nauséeux, onctueuse au toucher, donnant de la douceur à la peau; elle dépose de la glairine dans les conduits.

Service médical : Un médecin inspecteur.

Emploi : Boisson, bains de baignoires et de piscine à eau courante, douches, pulvérisation.

Situation : 350 mèt. au-dessus de la mer.

Climat doux et régulier.

Saison : du 15 avril au 15 octobre.

Action physiologique et thérapeutique : Les sources de Gréoulx ont été comparées à quelques-unes des sources de Baréges; elles agissent, comme ces dernières, sur l'économie en général et notamment sur la peau; mais elles contiennent une proportion beaucoup plus forte de chlorure sodique et, suivant M. Grange, d'iodure et de bromure alcalins : de là une puissante action reconstituante. Elles sont excitantes, mais à un degré moindre que les sources fortes de Baréges, et le climat de Gréoulx répond par sa douceur à certaines indications que ne peut remplir le rude climat des hautes montagnes. La thermalité de ces eaux permet de les employer soit à leur température native, soit en les ramenant facilement à celle du bain tempéré. La barégine qu'elles contiennent en abondance ajoute ses propriétés excitantes à celles des autres principes minéralisateurs, et peut être employée en applications locales.

Les dermatoses, de forme humide ou sèche, à l'exception toutefois des affections papuleuses, comme le prurigo et le lichen, sont, avec le rhumatisme et la scrofule, les indications principales de Gréoulx. Aux dermatoses se rattachent nécessairement les affections des muqueuses d'origine herpétique, comme l'angine glanduleuse et certains catarrhes des bronches ou des organes génito-urinaires, etc. Il en est de même des manifestations du rhumatisme et des névralgies en général. On a moins à craindre ici qu'aux sources plus excitantes le retour de l'état aigu, et, lorsqu'il tend à se produire, on peut l'enrayer plus facilement par les ménagements appropriés. M. le docteur Jaubert, inspecteur à Gréoulx, fait observer que la saison chaude, favorable au traitement chez les malades dont la peau fonctionne mal, est au contraire une cause d'insuccès chez ceux dont la peau fonctionne bien, et qui doivent être soumis à l'usage des eaux vers la fin de l'été préférablement. M. Jaubert considère la goutte comme une contre-indication aux eaux de cette station. En revanche, il les conseille dans les affections du cœur d'origine rhumatismale. — Le lymphatisme et la scrofule, sous toutes leurs formes, relèvent aussi de Gréoulx, et ce sont, avec le rhumatisme et les maladies de la peau, le genre d'affections qui conduisent à cette station thermale le plus grand nombre de baigneurs.

La phthisie de forme torpide, à marche lente, surtout quand le malade est scrofuleux ou rhumatisant, peut être amendée par l'usage de ces eaux. Telle est la conclusion à laquelle s'arrête M. le docteur Jaubert, très-réservé du reste sur ce point. Quant aux formes aiguës et éréthiques du mal, elles excluent ici comme presque partout le traitement hydro-minéral. Gréoulx ne convient pas non plus aux dyspepsies, aux gastralgies et à la gravelle.

Analyse (Grange).

	S. GRAVIER. Eau, 1 kilogr.
Carbonate de chaux	0gr, 155
— de magnésie	0, 059
Sulfure de calcium	0, 050
Sulfate de soude	0, 150
— de chaux	0, 156
Chlorure de sodium	1, 451
— de magnésium	0, 195
Iodure et bromure	0, 064
Acide silicique	0, 120
Alumine	0, 049
Matière organique	0, 062
	2gr, 629
Résidu salin à 100°	2gr, 61
— — au rouge faible	2, 38

M. le docteur Jaubert a reconnu dans un litre d'eau de Gréoulx l'existence du gaz acide sulfhydrique à la dose de 0gr,00157 et des traces d'azote.

Bibliographie : Doux, Eaux minérales-sulfureuses thermales de Gréoulx (1er mémoire); Nîmes, 1847. — Jaubert, Guide aux eaux de Gréoulx (Basses-Alpes); Marseille, 1858. Cet ouvrage a été traduit en anglais. — Gréoulx et ses eaux; Hyères, 1878.

GUAGNO (CORSE).

1123 kil. de Paris. Chemin de fer de Lyon, bateau à vapeur et route de voitures. Trajet en trois jours environ.

DE PARIS À GUAGNO PAR MARSEILLE ET AJACCIO.

De *Paris à Marseille* par Lyon, 865 kil. — Chemin de fer de Lyon. 6 conv. par jour. Trains express en 15 h. 25 min. Trains omnibus en 22 h. 53 min. et 29 h. 10 min. 1re cl. 106 fr. 30 c.; 2e cl. 79 fr. 75 c.; 3e cl. 58 fr. 45 c.

De *Marseille à Ajaccio*, 185 kil. — Bateau à vapeur. 1 départ par semaine. Trajet en 24 h. 1re cl. 36 fr.; 2e cl. 24 fr.; 3e cl. 15 fr.

D'*Ajaccio à Guagno* par Vico, 73 kil. — Route de voitures. Diligences et voitures particulières.

Guagno ou *Sant' Antonio di Guagno*, v. de 900 hab., situé dans un vallon, possède trois établissements de bains.

L'*Établissement* thermal, dit M. de La Rocca, se compose de trois corps de bâtiment qui, réunis entre eux à angle droit, circonscrivent une vaste cour par laquelle on entre. L'aile gauche est occupée par des piscines destinées aux militaires malades envoyés de France et d'Afrique, pour le compte du gouvernement, par des cabinets de bains pour les officiers et par des douches. L'aile droite est réservée aux malades civils.

Le bâtiment du milieu se compose de deux grands réservoirs alimentés par la source principale. Deux cent quatorze personnes peuvent se baigner à la fois dans les piscines. Cet établissement compte 32 cabinets à baignoires, 25 piscines à 4 places, 4 à 10 et 2 à 20 places.

L'établissement *civil* forme le premier étage de l'établissement thermal. Il se compose d'une soixantaine de chambres meublées très-convenablement, de salons de réception, etc. En ce moment, il est à peine suffisant pour recevoir les nombreux visiteurs qui y affluent tous les ans.

L'hôpital *militaire*, situé sur une petite élévation, à une faible distance de l'édifice thermal, et très-agrandi depuis 1835, peut recevoir plus de deux cents malades, officiers et soldats.

Guagno offre pour les promenades une forêt magnifique et des montagnes gigantesques qui rappellent celles de la Suisse.

LES BAUX. — Eau thermale, sulfurée sodique.

Connue fort anciennement, puis abandonnée. L'usage régulier en fut repris vers 1711 et surtout depuis 1810.

Émergence : Du granite.

Deux sources : Grande Source; Petite Source ou *Source des yeux*.

Débit en 24 heures : Grande Source, 864 hectol.; Petite Source, 93 hectol.

Densité : 1,000271 (Milliet).

Température : Grande Source, 51°; Petite Source, 37°.

Caractères particuliers : Eau limpide, incolore, à odeur sulfhydrique, à saveur douceâtre et salée, onctueuse au toucher, laissant déposer des filaments blancs de glairine.

Service médical : Un médecin inspecteur.

Emploi : Bains de baignoires et de piscines, douches.

Action physiologique et thérapeutique : On observe d'abord l'excitation, puis la révulsion et la résolution, mais, dit M. Milliet, jamais nous n'avons vu ces eaux amener une réaction tumultueuse. Elles excitent particulièrement la circulation et les fonctions de la peau, rarement elles déterminent la fièvre thermale, mais la poussée survient communément au début du traitement. En même temps qu'elle augmente l'exhalation cutanée, l'eau de Guagno agit sur les organes urinaires et sur l'appareil digestif. Les urines deviennent sédimenteuses et plus abondantes, la constipation a lieu quand on boit l'eau à faible dose, mais à la dose d'un à deux litres, l'effet laxatif est produit. Ces phénomènes sont modérés facilement dans leur évolution. — Les accidents consécutifs aux grands traumatismes, et notamment aux blessures par armes à feu, sont avec certaines affections cutanées les principales indications de ces eaux, qui réussissent également dans le rhumatisme et les névralgies, surtout dans la sciatique, dans l'anémie, et, suivant quelques observateurs, dans les manifestations du lymphatisme et de la scrofule. Elles sont suivant d'autres auteurs, contre-indiquées chez les scrofuleux et les syphilitiques.

Analyse (Poggiale, 1852).

	Eau, 1 kilogr.
Sulfure de sodium	0gr, 024
Carbonate de soude	0, 131
Chlorure de sodium	0, 044
— de calcium	0, 017
Acide silicique, oxyde de fer et alumine	0, 046
Azotate de potasse	traces.
Carbonate de chaux	traces.
— de magnésie	traces.
Iodure alcalin	quant. not.
Matière organique (glairine)	quant. not.
	0gr, 262

Gaz acide carbonique libre	15c.c.
— air atmosphérique	190c.c.
— acide sulfhydrique	traces.

Bibliographie : Thiriaux, Topographie de l'eau de Guagno, thèse; Strasbourg, 1829. — Poggiale, *in* Journal de chimie médicale, 2e série, tome II. — J. de La Rocca, Bains de Guagno; Ajaccio, 1851. — Milliet, Rapport sur les eaux minérales de Guagno, 1855. — De La Rocca, La Corse et son avenir, Paris, 1857.

HAUTERIVE (ALLIER).

371 kil. de Paris. Chemin de fer et route de voitures. *V.* ci-dessous le trajet et les prix.

DE PARIS À HAUTERIVE PAR VICHY.

De *Paris à Vichy* par Nevers et Saint-Germain-des-Fossés, 365 kil. — Chemin de fer de Lyon. 4 conv. par jour. Train express en 8 h. 26 m. Trains omnibus en 12 h. 51 min. 1re cl. 44 fr. 95 c.; 2e cl. 33 fr. 55 c.; 3e cl. 24 fr. 65 c.

De *Vichy à Hauterive*, 6 kil. Route de voitures.

Hauterive, v. de 416 hab., est situé près de la rive g. de l'Allier.

Une longue et belle allée conduit aux sources qu'avoisine un très-beau parc.

Il n'y a pas d'établissement thermal à Hauterive et on n'y boit pas l'eau sur place; mais cette eau se transporte en grande quantité.

LES EAUX. — Eau froide, bicarbonatée sodique, ferrugineuse, gazeuse.

Connue anciennement, quoique rien n'indique que les Romains l'aient utilisée.

Emergence : Du terrain alluvial de l'Allier; suivant toute probabilité, cette eau appartient à la même nappe que les sources de Vichy.

Deux sources naturelles existaient autrefois; l'une des deux ayant cessé de couler, le propriétaire, M. Brosson, fit pratiquer un sondage pour la retrouver et obtint, en forant un puits de 50 mèt., la source actuelle.

Débit en 24 heures : 540 hect.

Température : 15°,8 (Rotureau).

Caractères particuliers : Eau limpide, incolore, ayant l'odeur *sui generis* (*V.* Vichy) qu'on remarque dans quelques sources bicarbonatées; goût alcalin et légèrement styptique.

Service médical : Un médecin inspecteur qui réside à Vichy.

Emploi : En boisson et seulement exportée.

Situation : Environ 260 mèt. au-dessus de la mer, sur la rive gauche et à quelques mètres au-dessus du lit de l'Allier qui recouvre quelquefois les orifices des sources.

Action physiologique et thérapeutique : Cette eau est très-analogue, dans ses effets comme dans ses éléments, à celles qui, dans le groupe de Vichy, sont notablement ferrugineuses; elle tient le milieu entre la source Lardy et la source de Mesdames, et par conséquent ne peut se donner comme succédané des eaux de la Grande grille, de l'Hôpital et de l'ancienne source des Célestins; à l'effet hyposthénisant et antiplastique des alcalis, elle joint celui des ferrugineux. On ne l'emploie qu'en boisson. Comme ses congénères du même groupe, elle doit être réservée aux affections de l'appareil digestif ou des organes génito-urinaires qui se compliquent d'anémie et lorsqu'on n'a pas à craindre une exacerbation aiguë dans l'affection que l'on combat. C'est au médecin seulement qu'il appartient de juger quand l'eau d'Hauterive est applicable, et les personnes qui en feraient un usage inconsidéré pourraient s'exposer à de graves accidents (*V.* Vichy).

Cette eau s'exporte en grande quantité.

Analyse (Bouquet, 1855).

	PUITS FORÉ. Eau, 1 litre
Acide carbonique libre	2^{gr}, 183
Bicarbonate de soude	4, 687
— de potasse	0, 189
— de magnésie	0, 501
— de strontiane	0, 003
— de chaux	0, 432
— de protoxyde de fer	0, 017
— — de manganèse	traces.
Sulfate de soude	0, 291
Phosphate de soude	0, 046
Arséniate de soude	0, 002
Borate de soude	traces.
Chlorure de sodium	0. 535
Acide silicique	0, 071
Matière organique bitumineuse	traces.
	8^{gr}, 956
Gaz acide carbonique libre, en volume	$1101^{c.c.}$, 9

HONORÉ [SAINT-] (NIÈVRE).

309 kil. de Paris. Chemin de fer et route de poste. Trajet en 10 h. 1re cl. 37 fr. 10 c.; 2e cl. 27 fr. 85 c.; 3e cl. 20 fr. 40 c.

DE PARIS À SAINT-HONORÉ PAR LAROCHE ET CLAMECY.

De *Paris à Clamecy* par Laroche, 227 kil. — Chemin de fer de Lyon, ligne de Nevers. 4 conv. par jour. Trajet en 7 h. 10 min. 1re cl. 27 fr. 90 c.; 2e cl. 20 fr. 95 c.; 3e cl. 15 fr. 35 c.

De *Clamecy à Vandenesse-Saint-Honoré* par Corbigny et Moulins-Engilbert, 75 kil. — Chemin de fer, ligne de Clamecy à Cercy-la-Tour. 3 conv. par jour, dont 2 correspondent avec les trains venant de Paris. Trajet en 2 h. 20 min. 1re cl. 9 fr. 20 c.; 2 cl. 6 fr. 90 c.; 3e cl. 5 fr. 5 c.

De *Vandenesse à Saint-Honoré*, 7 kil. Route de poste. Omnibus de correspondance. Trajet en 30 min.

Saint-Honoré, b. de 1400 hab., est situé dans une position pittoresque, au centre des belles montagnes du Morvan.

HÔTELS. — Des *Bains*, du *Morvan*, appartenant tous deux à l'établissement thermal et situés dans e parc, près du Casino. On trouve en outre dans le bourg d'autres hôtels, des maisons et des chambres meublées.

L'*Établissement* thermal, dont la construction remonte à une vingtaine d'années, a été successivement perfectionné dans son installation et peut passer pour un des plus complets de France. Il est vaste et contient de belles salles centrales d'attente et de réunion, un promenoir, des cabinets de bains et de douches, des salles d'inhalation, une buvette et une piscine de natation mesurant 10 mèt. de longueur sur 5 mèt. 63 de largeur et 1 mèt. 16 de profondeur. Les appareils sont nombreux et au niveau de la science. Enfin un matériel complet et bien aménagé permet de suivre le traitement hydrothérapique.

L'eau des bains et surtout des douches est chauffée au degré convenable dans un bâtiment attenant à l'établissement.

Le parc offre aux malades une promenade agréable, et ils trouvent au Casino les distractions nécessaires à la vie thermale.

MONUMENTS.— Sur la Vieille montagne on voit encore des vestiges de l'ancien château, ceint de fossés, et les restes d'une construction romaine. On découvre de là une vue très-étendue sur les vallées nivernaises, les plaines du Berry et les monts d'Auvergne.

PROMENADES. — On visite, au S. de Saint-Honoré, le beau et vaste *château* de la famille d'Espeuilles; — *Glux-en-Glaine*, vieux château en ruine près duquel l'Yonne prend sa source; — *Onlay*, village d'un aspect sauvage; — *Vandenesse*, château du quinzième siècle; — *Sémelay*, dont l'église est très-ancienne; — *la Rochemillay*, très-riche en trésors archéologiques, etc.

LES EAUX. — Eau thermale sulfurée sodique.

Connue dès l'époque romaine.

Émergence : Des arkoses qui enveloppent le soulèvement du Morvan et se trouvent entre les porphyres roses et le calcaire à gryphées.

Cinq sources : Source *des Romains*, source *de la Marquise*, source *de l'Acacia*, source *de la Crevasse*, source *de la Grotte*.

Débit en 24 heures : 9600 hectol.

Densité : 1,00707 (Allard).

Température : Sources Romaine et Marquise, 31° au griffon; les trois autres, 26° aux buvettes (Allard).

Caractères particuliers : Eau limpide, incolore, à odeur sulfureuse, à goût alcalin et légèrement sulfureux, dégageant par intervalles des bulles de gaz à odeur sulfhydrique. Les sources des Romains, de la Marquise et de l'Acacia marquent 2° au sulfhydromètre, celles de la Crevasse et de la Grotte marquent 3°. Plusieurs conferves se développent dans les conduits et les réservoirs.

Service médical : Un médecin inspecteur, plusieurs médecins consultants.

Emploi : Boissons, bains, douches, inhalations, pulvérisation.

Situation : L'établissement est à 272 mèt. au-dessus de la mer; le bourg de Saint-Honoré à 302 mèt.

Climat doux, mais avec des soirées et des matinées assez fraîches, surtout à la fin de mai et en septembre; les variations de température sont peu sensibles pendant le reste de la saison.

Saison : Du 15 mai au 1er octobre.

Action physiologique et thérapeutique : Suivant Allard, qui fut pendant plusieurs années inspecteur à Saint-Honoré, ces eaux en boisson donnent des renvois sulfureux, plus marqués pour les sources de la Crevasse et de l'Acacia. Toutes stimulent l'appétit; la Crevasse et l'Acacia pèsent quelquefois à l'estomac, surtout au début du traitement; elles sont souvent alors un peu laxatives à la dose de cinq à six verres. Après quelques jours, l'eau de l'Acacia se supporte bien et constipe quelquefois, à la dose de six verres et plus. Les sources Marquise et des Romains ne causent pas de pesanteur à l'estomac. Toutes sont diurétiques. En bains, ces eaux sont onctueuses et le corps se couvre d'une multitude de bulles de gaz, l'excitation de la peau va quelquefois jusqu'à produire de la démangeaison avec éruptions papuleuses.

Les eaux de Saint-Honoré sont, comme toutes leurs congénères, indiquées dans les affections de nature catarrhale ou herpétique, mais elles doivent à leur sulfuration faible et à leur thermalité peu élevée d'être moins excitantes que la plupart des eaux Pyrénéennes, aussi peuvent-elles être employées dans certaines formes subaiguës qui excluent les eaux fortes de Cauterets, d'Amélie, etc. On traite avec succès et très-fréquemment à Saint-Honoré, les rhumatismes, les manifestations lymphatiques ou strumeuses et les maladies des muqueuses pharyngiennes, laryngiennes et bronchiques, ainsi que les affections, catarrhales surtout, de l'utérus. Une débilitation profonde rend le succès moins probable. — La phthisie amène aussi beaucoup de malades à Saint-Honoré. Suivant Allard, ces eaux agissent dans la phthisie, non pas directement sur la tuberculose, mais en atténuant ou faisant cesser les complications de catarrhe, d'herpétisme ou autres, et amenant un état stationnaire avec retour de l'appétit et des forces. Le même observateur considérait la deuxième période comme celle où le traitement thermal était surtout indiqué. M. Collin, inspecteur actuel, sans renoncer à l'usage de ses eaux chez les phthisiques, pense qu'elles sont utiles principalement contre la congestion pulmonaire et notamment lorsqu'elle est d'origine arthritique. La chlorose, l'anémie et les névroses qu'elle détermine souvent sont encore une indication des eaux de Saint-Honoré.

Comparables dans leurs effets à certaines eaux des Pyrénées, les sources de Saint-Honoré ont, pour une grande partie de la France, l'avantage d'être plus rapprochées de beaucoup. Ce sont les seules de ce genre dans notre pays, en dehors du groupe Pyrénéen.

Analyse (O. Henry, 1855).

	Eau, 1 kilogr.
Bicarbonate de chaux / — de magnésie	0^{gr}, 098
— de soude et de potasse	0, 040
Silicate de potasse / — de soude	0, 034
— d'alumine	0, 023
Sulfure alcalin	0, 003
Sulfate anhydre de soude	0, 132
— — de chaux	0, 032
Chlorure de sodium	0, 300
— de potassium, évalué	0, 005
Bromure	traces.
Iodure alcalin / Lithine	traces.
Oxyde de fer et matière organique	0, 007
Magnésie	indices.
Matière organique / — glairine rudimentaire	quant. indét.
	0^{gr}, 674
Gaz acide sulfhydrique libre	7c.c.
— carbonique libre	111
— azote / — oxygène, traces	indét.

Les conferves vertes sont très-riches en iode.

Par une analyse récente et non publiée, M. Personne a constaté la présence de l'arsenic dans la source de la Crevasse, à la dose d'environ 1 millig. par litre d'eau. La proportion est moins forte pour les autres sources qui toutes sont pourtant arsenicales.

Bibliographie : O. Henry, Eau minérale sulfureuse et thermale de Saint-Honoré (Nièvre); Analyse. Paris, 1855. — C. Allard, Considérations sur le traitement thermal des affections pulmonaires et particulièrement sur l'utilité thérapeutique des inhalations minérales.... Paris, 1857. — Guide médical aux eaux sulfureuses thermales de Saint-Honoré. Nevers, 1857. — Eaux thermales sulfureuses de Saint-Honoré. Strasbourg, 1859. — E. Collin, Du traitement des affections pulmonaires par les inhalations de Saint-Honoré. Paris, 1864. — Saint-Honoré et les maladies qu'on y traite. Paris, 1872. — Etudes médicales sur les eaux sulfureuses de Saint-Honoré-les-Bains. Paris, 1877. — Du diagnostic de la congestion pulmonaire de nature arthritique.... Paris, 1877.

LAURENT-LES-BAINS [SAINT-] (ARDÈCHE).

616 kil. de Paris. Chemin de fer et route de poste. Trajet en 18 h.

DE PARIS À SAINT-LAURENT-LES-BAINS PAR SAINT-GERMAIN-DES-FOSSÉS ET LA BASTIDE.

De *Paris à la Bastide* par Nevers, Saint-Germain-des Fossés, Clermont-Ferrand et Langogne, 607 kil.—Chemin de fer de Lyon, ligne de Nîmes. 1 convoi par jour. Trajet en 16 h. 42 min. 1re cl. 74 fr. 75 c.; 2e cl. 56 fr.; 3e cl. 41 fr. 0 c.

De *la Bastide à Saint-Laurent-les-Bains*, 9 kil. Route de poste.

Saint-Laurent-les-Bains, v. de 778 hab., est situé sur le penchant de l'Espervelouze, dans une gorge étroite que parcourt la Borne, a environ 900 mètres d'altitude.

L'eau thermale, qui jaillit au centre du village, alimente trois petits *établissements* de bains, appartenant à trois propriétaires différents et munis d'appareils balnéaires suffisants; ils ont environ 40 cabinets de bains, des douches, des piscines et des étuves. Les eaux de deux sources minérales, sont réunies près de leur émergence sous une voûte en maçonnerie, et passent dans une cuve en bois qui les divise en cinq branches.

LES EAUX. — Eau thermale, bicarbonatée sodique.

Connue anciennement, étudiée au commencement du dix-huitième siècle.

Une source.

Débit en 24 heures : 540 hectolitres.

Température : 53°,5.

Caractères particuliers : Eau limpide, inodore, insipide et ne déposant aucun sédiment.

Service médical : Un médecin inspecteur.

Emploi : Boisson, bains de baignoire et de piscine, douches, étuves.

Situation : 882 mèt. au-dessus de la mer.

Climat de montagnes.

Action physiologique et thérapeutique : Cette eau, qui doit être rangée parmi les moins riches en principes minéralisateurs, paraît agir surtout par sa thermalité et déterminer la sédation consécutive à une excitation modérée. Elle réussit contre le rhumatisme en général. Les douleurs sont réveillées ou augmentées dans les premiers jours du traitement, puis cèdent à l'usage des bains, des douches et des étuves. Mais, dans les névralgies, les douches et l'étuve paraissent seules convenir, tandis que les bains seraient contre indiqués, suivant Patissier. M. le docteur Coulet a obtenu de bons résultats de l'électricité, associée au traitement hydro-minéral, dans la surdité d'origine rhumatismale et dans les accidents consécutifs aux grands traumatismes. On a aussi préconisé ces eaux contre la scrofule, bien qu'à elle seule la thermalité ait, dans ce cas, une efficacité douteuse.

Peut-être de nouvelles analyses feraient-elles reconnaître dans l'eau de Saint-Laurent des principes qui expliqueraient mieux leur action.

Analyse (Bérard).

	Eau, 1 kilogr.
Carbonate de soude..............	0gr, 505
Sulfate de soude..................	0, 040
Chlorure de sodium...............	0, 085
Acide silicique et alumine........	0, 052
	0gr, 682

Bibliographie : B. Coulet, Observations médicales recueillies à Saint-Laurent-les-Bains, 1864.

LUXEUIL (HAUTE-SAONE).

487 kil. de Paris. Chemin de fer de l'Est. *V.* ci-dessous le trajet et les prix.

DE PARIS À LUXEUIL PAR NANCY.

De Paris à Luxeuil par Nancy, Épinal et Aillevillers, 487 kil. Chemin de fer de l'Est. 4 conv. par jour. Train express en 11 h. 43 min. Trains omnibus en 16 h. 9 min. 1re cl. 60 fr.; 2e cl. 44 fr. 95 c.; 3e cl. 32 fr. 95 c.

Luxeuil, chef-lieu de canton de l'arrondissement de Lure, est une ville de 3706 hab., protégée par un coteau boisé contre le vent du nord. Sa position est charmante.

HÔTELS. — Des *Thermes*; du *Lion Vert*. — Maisons particulières. Ces hôtels et l'établissement sont situés dans la partie moderne de la ville appelée le *faubourg des Romains*.

Une large avenue, longue de deux cents pas et bordée de maisons, conduit du faubourg des Romains à l'*Établissement* thermal, situé à l'extrémité nord de la ville. Vis-à-vis de la grille de l'établissement on voit le salon de conversation, des salles de bal, de billard, etc.

Le bâtiment des thermes est un des plus beaux qui existent en France; son architecture est noble et sévère en même temps; il s'élève au milieu d'un beau parc précédé d'une cour spacieuse. Ce bâtiment, reconstruit en 1768 et agrandi en 1853, se divise en trois ailes principales, et couvre 1200 mèt. carrés.

Derrière les bâtiments s'étend un vaste parc, limité à dr. et à g. par deux belles allées de hêtres et de platanes.

Ce magnifique établissement possède : trois grandes piscines dans lesquelles on se baigne en commun (elles peuvent contenir 130 personnes), 72 cabinets de bains, 49 cabinets de bains avec douches froides et chaudes, 5 salles pour douches écossaises et douches en pluie, 6 cabinets de douches ascendantes, des appareils pour injections nasales, 3 piscines alimentées par l'eau ferrugineuse et des cabinets pour bains de vapeur. Les vestiaires complétant l'aménagement balnéaire sont chauffés par des cheminées, et des chaises à porteurs sont à la disposition des malades. Toute cette installation balnéaire est répartie en huit salles ou divisions.

1° *Bain des Bénédictins*, se composant d'une vaste piscine dans laquelle 25 personnes peuvent se baigner à l'aise. L'eau s'y renouvelle continuellement, comme dans toutes les piscines de Luxeuil.

2° *Bain des Dames.*

3° *Bain des Fleurs.*

4° *Bain gradué*, un des plus beaux que l'on connaisse en ce genre. Deux vastes galeries vitrées lui servent de péristyle et de promenoir couvert pour les baigneurs. Le bassin destiné aux malades se divise en 4 compartiments ; autour de ce bassin sont disposés 12 cabinets de bains.

5° *Grand Bain.* L'eau est montée à l'aide d'une turbine dans des réservoirs destinés à l'alimentation des appareils de douches. Cette division contient une installation pour bains de vapeur et douches écossaises.

6° *Bain des Cuvettes*, servant, pour ainsi dire, de salle d'introduction à la nouvelle construction dans laquelle se trouve le bain ferrugineux.

7° *Bain ferrugineux*, le plus élégant et se composant d'une galerie qui se termine par une belle salle en hémicycle. De chaque côté du vestibule se trouve une fontaine destinée aux buveurs : à dr. l'eau ferrugineuse, à g. celle du *Bain des cuvettes*. 20 cabinets de bains, luxueusement aménagés, et deux piscines de famille complètent cette division.

8° *Bain des Capucins*, renfermant deux bassins séparés par une cloison en pierre et destinés aux deux sexes. Chaque bassin peut recevoir 15 personnes.

Monuments. — L'*église*, grande et bien proportionnée, date du quatorzième siècle (1340) ; — l'ancien *Hôtel de ville*, ou *Maison carrée*, est un édifice du quinzième ou du seizième siècle, très-bien conservé à l'extérieur. — On remarque encore à Luxeuil quelques maisons intéressantes du seizième siècle et la *tour* ou beffroi de l'ancien Hôtel de ville dont l'architecture a beaucoup d'analogie avec celle du beffroi d'Arras.

Promenades. — Les environs de Luxeuil sont charmants. On visite surtout (2 kil.) la *Fontaine d'Apollon*, où les baigneurs font des repas champêtres ; — (4 kil.) l'ermitage de *Saint-Valbert*, où l'on admire un site magnifique ; — (4 kil.) *Breuche* ; — (6 kil.) la *Forge de Beuchot* ; — (17 kil.) *Faucogney*, v. pittoresque ; — *Fougerolles* et le pittoresque *Val d'Ajol*, etc.

Les eaux. — Eaux thermales, chlorurées sodiques, ou ferrugineuses manganésiennes.

Connues et en usage dès avant la conquête romaine.

Émergence : du grès vosgien, à travers un sol silico-alumineux.

Quinze sources : Source *du Grand Bain*, source *des Cuvettes*, deux sources *du Bain des Capucins*, deux sources *du Bain gradué*, source *Ouest du Bain des Fleurs*, source *Est* ou *gélatineuse du Bain des Fleurs*, source *du Bain des Dames*, sources *Sud* et *Nord du Bain des Bénédictins*, source *d'Hygie, source de Labienus*, source *du Temple*, source *du Puits Romain*.

Débit en 24 heures : Sources chlorurées 3042 hectol.; sources ferrugineuses, 5360 hectol.

Température : Grand Bain, 51°,5; Cuvettes, 42°5; Bain des Capucins, 34°,6; Bain gradué, 43° et 40°,3; source Ouest du Bain des Fleurs, 37°,6; Gélatineuse, 33°; Bain des Dames, 42°,4; Bénédictins, 42°,6 et 37°,2; Hygie, 29°,8; Puits Romain, 27°,9 au griffon, 25°,5 au robinet; Labienus, 34°,6.

Caractères particuliers : L'eau ferrugineuse du Puits Romain n'est pas limpide, elle est inodore et d'un goût styptique; celle des autres sources est limpide, incolore, inodore, à saveur saline peu marquée, laissant un peu d'arrière-goût styptique, dégageant des bulles de gaz azote plus ou moins nombreuses, suivant les sources, dont quelques-unes coulent par saccades, déposant en quantité plus ou moins grande un sédiment noirâtre qui incruste les bassins et les objets qu'on y laisse plongés.

Service médical : Un médecin inspecteur, plusieurs médecins consultants.

Emploi : Boisson, bains de baignoires et de piscines, de vapeurs, douches, fomentations d'eau et de dépôt des sources.

Situation : 404 mèt. au-dessus de la mer.

Climat : Assez doux et moins variable que ne semble le comporter un pays montagneux.

Saison : Du 15 mai à la fin de septembre.

Action physiologique et thérapeutique : L'eau de Luxeuil est très-modérément excitante et produit un effet secondaire de sédation; elle est en même temps tonique et reconstituante; elle augmente les sécrétions urinaire et cutanée, détermine rarement la constipation et plus fréquemment tend à agir comme faiblement laxative. Elle n'est du reste bien supportée par les organes digestifs que dans l'état normal. Les bains de piscine se prennent dans une eau courante, ce qui ajoute beaucoup à leur action.

Les sources ferrugineuses du Temple et du Puits Romain doivent être classées à part. Cette dernière source est précieuse par sa température thermale, qui permet de l'employer en bains sans la chauffer. En bains frais, elle agit comme sédative du système nerveux, en même temps que ses principes toniques et reconstituants modifient puissamment l'hématose; elle est diurétique comme celle des autres sources de Luxeuil.

Le rhumatisme sous toutes ses formes est la principale indication des eaux chlorurées de Luxeuil, mais les auteurs qui ont traité de ces eaux les considèrent comme utiles surtout dans le rhumatisme musculaire et nerveux. Les névralgies et notamment la sciatique y sont soumises avec succès aux bains d'une température élevée. Ces eaux réussissent dans les paralysies et dans les paraplégies rhumatismales ou consécutives à certaines affections de la moelle. La dyspepsie et la gastralgie, surtout quand elles procèdent du rhumatisme, guérissent aussi très-bien à Luxeuil.

La thermalité si variée de ces sources permet de les employer très-utilement contre l'hystérie, car cette névrose exige, comme on sait, des eaux chaudes chez certains malades et des bains tempérés ou même le bain froid chez d'autres. La scrofule relève aussi de cette station, suivant les observateurs les plus autorisés. Il ne semble pas douteux, en effet, que des eaux reconstituantes et l'association des sources ferrugineuses aux sources chlorurées, ne puissent donner ici de très-bons résultats, cependant les eaux chlorurées fortes doivent en général être préférées. L'anémie et la chlorose trouvent en revanche à cette station des moyens de traitement bien précieux. Ses eaux ferrugineuses, manganésiennes et sensiblement arsenicales ont, presque seules en Europe, le privilége de la thermalité ; elles permettent un traitement interne et balnéaire à la fois, aussi les accidents si divers que détermine l'anémie, depuis la dyspepsie la moins grave jusqu'aux affections utérines et aux névroses, obtiennent à Luxeuil toujours du soulagement et souvent une guérison complète et rapide.

Analyse (Leconte, 1862).

	S. SUD DU BAIN DES CAPUCINS. Eau 1 kil. grammes.	S. SUD DES BÉNÉDICTINS. Eau 1 kil. grammes.	SOURCE DU BAIN DES DAMES. Eau 1 kil. grammes.	SOURCE GÉLATINEUSE. Eau 1 kil. grammes.	SOURCE DU TEMPLE. Eau 1 kil. grammes.
Sesquicarb. de potasse.	0,01773	0,03084	0,04350	0,02621	0,01551
Chlorure de potassium...		0,0186t	0,02589	0,03175	
Sesquicarb. de soude....	0,00286				
Sulfate de soude........	0,16212	0,19206	0,13716	0,14427	0,10826
Chlorure de sodium.....	0,30750	0,72957	0,72333	0,73042	0,11122
— de calcium.....					0,02470
— de magnésium.					0,02230
Carbonate de chaux.....	0,02127	0,04421	0,03859	0,03276	0,15489
— de magnésie...	0,00232	0,00215	0,00215	0,00416	0,02428
Fluorure de calcium...					0,00359
Alumine...............					0,00479
Oxyde rouge de manganèse.................	0,01118	0,01145	0,01385	0,01486	0,01220
Sesquioxyde de fer.....					0,02500
Acide silicique.........	0,05404	0,03649	0,09810	0,07982	0,03120
Matières organiques....	0,02137	0,03019	0,02589	0,01673	0,00405
Iode..................	t.tr.-faib.	t. tr.-faib.	t. tr.-faib.	t. tr.-faib.	t.tr.-faib.
Arsenic...............	t.tr.-faib.	t. tr.-faib.	t. tr.-faib.	t. tr.-faib.	t.tr.-faib.
Perte résultant des calculs..................	0,(0001	0,00003		0,00002	0,00001
Total des matières solides	0,54040	1,14560	1,10846	1,10100	0,54200
Eau....................	999,45960	998,85443	998,916: 0	998,8 900	999,45800
Gaz : oxygène..........	non dét.	0c.c.,32	2c.c.,26	non dét.	
— acide carbonique..	non dét.	4, 44	7, 54	non dét.	25c.c.,95
— azote.............	non dét.	20, 84	25, 66	non dét.	17, 45

Bibliographie : Aliès, Études sur les eaux minérales en général et sur celles de Luxeuil en particulier; Paris, 1850. — Chapelain, Luxeuil et ses bains, propriétés physiques, etc., des eaux de Luxeuil; Paris, 1851 et 1857. — Revillout, Notice sur les eaux minérales de Luxeuil; Besançon, 1856. — A. Billout, Notice sur les eaux minérales thermales de Luxeuil; Paris, 1857. — Leconte, Etudes physiques et chimiques sur les eaux thermales de Luxeuil, 1862. — Delacroix, Luxeuil et ses bains, 1869. — Champouillon, Les anémiques à Luxeuil, 1874.

MALOU [LA] (HÉRAULT).

947 kil. de Paris, *par Montpellier*. Chemins de fer de Lyon, du Midi, et route de poste. Le trajet n'est direct que jusqu'à Montpellier. Trains express en 23 h., arrêts compris. Trains omnibus en 35 h. 1re cl. 113 fr. 75 c.; 2e cl. 85 fr. 35 c. 3e cl. 62 fr. 45 c.

1008 kil. de Paris, *par Bordeaux*. Chemins de fer d'Orléans, du Midi et route de poste. Trajet direct jusqu'à Beziers. Trains express en 21 h. 46 min., arrêts compris. Trains omnibus en 36 h. 1re cl. 130 fr. 50 c.; 2e cl. 97 fr. 90 c.; 3e cl. 71 fr. 80 c.

DE PARIS À LA MALOU PAR MONTPELLIER, PAULHAN ET BÉDARIEUX.

De *Paris à Montpellier* par Lyon, Tarascon et Nîmes, 841 kil. — Chemin de fer. 6 conv. par jour. Trains express en 15 h. 30 min. Trains omnibus en 30 h. 1re cl. 103 fr. 55 c.; 2e cl. 77 fr. 65 c.; 3e cl. 56 fr. 95 c.

De *Montpellier à Faugères* par Paulhan, 88 kil. — Chemin de fer. 3 conv. par jour. Trajet en 3 h. 12 min. 1re cl. 9 fr.; 2e cl. 6 fr. 75 c.; 3e cl. 4 fr. 85 c.

De *Faugères à Bédarieux* 10 kil. — Chemin de fer. 6 conv. par jour. Trajet en 31 min. 1re cl. 1 fr. 20 c.; 2e cl. 95 c.; 3e cl. 65 c.

De *Bédarieux à La Malou*, 8 kil. Route de poste. Voitures de correspondance. Trajet en 45 min.

La Malou est un v. situé dans un joli vallon dirigé du nord au sud, entre des montagnes élevées.

Cette station thermale se compose de trois *établissements* espacés dans la vallée à la distance de 500 et de 800 mèt., alimentés par des sources particulières et autour desquels s'élèvent des hôtels et des maisons de location. On les nomme, de leur situation respective, La Malou-le-Bas ou l'Ancien, La Malou-le-Centre et La Malou-le-Haut.

L'établissement de *La Malou-le-Bas* ou *l'Ancien* est alimenté par deux sources provenant d'une galerie creusée dans la montagne et dont l'eau est amenée par des rigoles dans un bassin d'approvisionnement, d'où elles se distribuent aux baignoires, piscines, etc. Les thermes sont divisés en deux quartiers distincts, l'un pour les hommes, l'autre pour les femmes, et comprennent chacun une piscine dite *réservée*, deux baignoires, un cabinet de douches, un chauffoir-vestiaire commun, plus deux piscines dites *populaires*. Cette installation fait partie d'un vaste hôtel, autour duquel sont groupés des hôtels moins importants et des maisons de location.

L'établissement de *La Malou-le-Centre* est situé à 500 mèt. environ, au nord de La Malou-le-Bas. Il utilise trois sources dont une alimente la *buvette de Capus*, et les deux autres une seconde buvette et les bains. La source des bains arrive par une galerie, à l'extrémité de laquelle est creusé le bassin d'approvisionnement, et de là se distribue dans l'établissement thermal. Celui-ci, construit autour du réservoir, se compose de deux piscines, une pour chaque sexe, d'une salle de douches, bien installée et pourvue d'appareils modernes, et de cabinets de bains où l'on accède par une galerie. L'établissement donne sur un jardin planté de beaux arbres et dont un côté est occupé par un hôtel élégant; des maisons de location sont groupées tout auprès.

L'établissement de *La Malou-le-Haut*, est situé au nord et à 800 mèt. environ du précédent. Il est alimenté par cinq sources, trois pour les buvettes, deux pour les bains. Ces dernières proviennent, l'une, source *Ancienne*, d'une galerie de recherches, l'autre, source *Nouvelle*, d'un forage artésien. L'établissement thermal se compose de deux quartiers distincts, un pour chaque sexe, séparés par une galerie centrale construite sur la source Nouvelle. Chacun de ces quartiers comprend deux grandes piscines communes, dont une est dite *réservée*, parce que le prix des places y est plus élevé, une piscine de famille a cinq places, deux piscines-baignoires à une place, une salle de douches et un grand chauffoir-vestiaire. A l'établissement est attenant un grand hôtel, très-confortable, dont le perron et la façade principale donnent sur un jardin, sur des massifs d'arbres et de fleurs occupant toute la surface d'un vaste plateau. Un second hôtel, moins important et bon nombre de maisons de location complètent le groupe de La Malou-le-Haut.

En dehors du vallon de La Malou, mais à proximité, se trouve la source de *la Vernière*, analogue aux précédentes comme principes et utilisée comme elles.

PROMENADES. — On peut visiter dans les environs: la chapelle de *Notre-Dame de Cavimont*; l'*Ermitage de Saint-Michel*; *Villemagne*, son ancien hôtel des monnaies et ses deux églises; (10 kil. à l'O.), le *Mont-Caroux* (1093 mèt.), magnifique panorama).

LES EAUX. — Eaux thermales ou froides, ferrugineuses bicarbonatées.

Connues ou du moins étudiées depuis le siècle dernier.

Émergence : Au voisinage de la ligne qui sépare les schistes siluriens des formations triasiques.

Neuf sources principales : source *Chaude*, source *Stoline*, à La Malou-le-Bas; source *de Capus*, source *Bourges*, source *Marie*, à La Malou-le-Centre; source *Ancienne*, source du *Puits artésien*, source *du Petit-Vichy*, source *Carrière*, source *de la Mine* à la Malou-le-Haut. Plusieurs autres sources, comme la source de *la Vernière*, de nature analogue, émergent dans le voisinage.

Débit en 24 heures : puits artésien à La Malou-le-Haut, environ 3900 hectol.

Température : La Malou-le-Bas (au griffon), source Chaude, 46°;

source Stoline, 30°,8; ces sources perdent dans leur trajet du griffon aux baignoires, 2° à 3° de leur chaleur native; La Malou-le-Centre, buvette de Capus, 21°,14; source Marie, 21°,5; La Malou-le-Haut, Puits artésien, 30°; Petit-Vichy, 16°,5; source de la Mine, 17°,6.

Caractères particuliers : source Chaude de La Malou-le-Bas : Eau limpide, odeur légèrement sulfureuse, commune à plusieurs sources bicarbonatées, saveur acidule, déposant un sédiment ocracé, dégageant de temps à autre et sans régularité, une quantité considérable de gaz non respirable, auquel succède un flot d'eau thermale plus abondante qu'à l'ordinaire, d'une température plus élevée et de couleur jaune. Sources des buvettes, goût légèrement atramentaire, plus prononcé dans la buvette de Capus; Petit-Vichy, eau très-gazeuse, agréable à boire et se conservant bien en bouteille.

Service médical : Un médecin inspecteur.

Emploi : Boisson, bains de baignoire et de piscine, douches.

Situation : L'altitude moyenne du vallon de La Malou est de 190 mèt. au-dessus de la mer.

Climat d'une chaleur modérée.

Action physiologique et thérapeutique : Ces eaux sont à la fois reconstituantes et remarquablement sédatives. Celle de la buvette de Capus, la plus ferrugineuse de toutes, stimule fortement l'appareil digestif et n'est pas supportée par quelques malades; les autres buvettes, dont la richesse en fer n'atteint pas 2 centigrammes, conviennent à un plus grand nombre, la source du Petit-Vichy agit spécialement sur les reins. En bains ces eaux produisent à la peau les picotements qu'amènent plusieurs eaux bicarbonatées, et qui fait paraître le bain plus chaud qu'il ne l'est réellement. La variété des sources, au point de vue surtout de leur thermalité, est un des grands avantages de cette station où le traitement peut être facilement gradué suivant les indications. L'anémie et la chlorose sont en première ligne parmi les états morbides qui relèvent de ces eaux, et la buvette de Capus leur convient essentiellement. La Malou remonte les constitutions épuisées par les excès de tout genre, déprimées par des causes morales, névropathiques en même temps et ne pouvant supporter un traitement surexcitant, celui des bains de mer, par exemple. Les bains de thermalité faible excitent d'abord légèrement, puis la sédation se produit, pourvu que le traitement soit conduit avec mesure et que, chez les névropathiques surtout, le bain ne soit pas de longue durée. Le rhumatisme nerveux et les névralgies sont des indications spéciales à cette station, surtout quand ces maladies s'accompagnent, comme c'est l'ordinaire, d'éréthisme et d'état névropathique. La paralysie hystérique et les autres accidents de même origine relèvent aussi de ces eaux. Il en est de même de certaines paraplégies et d'autres accidents symptomatiques d'une affection de la moelle; on reçoit à La Malou un assez grand nombre de malades affectés d'ataxie locomotrice. M. le docteur Privat considère les dermatoses en général, la tuberculose et la scrofule comme des contre-indications aux eaux de La Malou.

Analyse (Willm, 1879).

	LA MALOU-LE-BAS. S. CHAUDE Eau, 1 litre.	LA MALOU-LE CENTRE. S. CAPUS. Eau, 1 litre.	LA MALOU-LE-HAUT. PETIT-VICHY. Eau, 1 litre.
Acide carbonique libre	0gr, 6391	0gr, 7315	1gr, 6036
Silice........................	0gr, 0532	0gr, 0590	0gr, 0473
Carbonate ferreux	0, 0100	0, 0567	0, 0052
— de manganèse.......	0, 0013	0, 0058	traces
— de calcium..........	0, 4956	0, 1135	0, 3820
— de magnésium	0, 2074	0, 0603	0, 1526
— de sodium	0, 4714	0, 0097	0, 2939
— de potassium........	0, 1822		0, 1044
— de lithium	non dosé	0, 0006	0, 0016
Sulfate de sodium	0, 0516	0, 0787	0, 8411
— de potassium...........		0, 0535	
Chlorure de sodium	0, 0288	0, 0173	0, 0180
Phosphate de sodium	0, 0009	0, 0021	
Arséniate de sodium	0, 0008	0, 0010	0, 00010
	1gr, 5032	0gr, 4560	1gr, 04620

Quantité des bicarbonates correspondant aux carbonates ci-dessus :

Bicarbonate ferreux	0gr, 0138	0gr, 0782	0gr, 0072
— de manganèse.....	0, 0018	0, 0052	
— de calcium........	0, 7137	0, 1634	0, 5391
— de magnésium	0, 3152	0, 0917	0, 2314
— de sodium	0, 7472	0, 0154	0, 4658
— de potassium......	0, 2642		0, 1514
— de lithium........		0, 0011	0, 0029

La quantité d'acide carbonique libre, exprimée en poids par M. Willm, représente en volume.......... 322c.c. 374c.c. 809c.c.

Bibliographie : Boissier, Étude sur le vallon thermal de La Malou; Montpellier, 1855.— Privat, Notice statistique et médicale sur La Malou-les-Bains, 1858. — Durand-Fardel, Lebret, Lefort et François, Dictionnaire général des eaux minérales..; Paris, 1860. — Privat, Rapport sur les eaux minérales de La Malou, 1863 et 1867. — Willm, Analyse des eaux minérales de La Malou, *in* Annales du Comité consultatif d'hygiène; 1879.

MARIE [SAINTE-] (HAUTES-PYRÉNÉES).

872 kil. de Paris, *par Limoges*. Chemins de fer d'Orléans, du Midi, et route de voitures. Trains express en 23 h. Trains omnibus en 31 h. 15 min. 1re cl. 103 fr. 75 c.; 2e cl. 78 fr. 5 c.; 3e cl. 56 fr. 35 c.

963 kil. de Paris, *par Bordeaux*. Chemins de fer d'Orléans, du Midi, et route de voitures. Trains express en 20 h. 8 min. Trains omnibus en 34 h. 27 min. 1re cl. 118 fr. 35 c.; 2e cl. 88 fr. 75 c.; 3e cl. 66 fr.

DE PARIS À SAINTE-MARIE PAR BORDEAUX, TOULOUSE ET SALÉCHAN.

De *Paris à Montréjeau* par Bordeaux, Agen et Toulouse, 946 kil. — Chemin de fer. 5 conv. par jour. Trains express en 19 h. 45 min. Trains omnibus en 33 h. 55 min. 1re cl. 116 fr. 50 c.; 2e cl. 87 fr. 40 c.; 3e cl. 65 fr. 5 c.

De *Montréjeau à Saléchan*, 15 kil. — Chemin de fer. 4 conv. par jour. Trajet en 23 min. 1re cl. 1 fr. 85 c.; 2e cl. 1 fr. 35 c.; 3e cl. 95 c.

De *Saléchan à Sainte-Marie*, 2 kil. Route de voitures. Omnibus à tous les trains.

Les bains de **Sainte-Marie**, ham. de 58 hab., sont situés au pied d'une montagne élevée, à l'entrée de la charmante vallée de Siradan, non loin du chemin de fer de Montréjeau à Bagnères de Luchon, et près des Bains de Siradan (*V.* ce mot).

HÔTEL : dans l'établissement. — Les baigneurs trouvent aussi des appartements meublés dans trois jolies maisons situées au voisinage des bains.

L'*Établissement* thermal est assez élégant et assez bien aménagé. Il contient 16 cabinets de bains, 2 douches, un restaurant et des logements convenables pour les baigneurs.

LES EAUX. — Eau froide, sulfatée calcique.

Connue depuis la fin du siècle dernier, exploitée depuis 1811.

Émergence : Près du point d'affleurement des ophites.

Quatre sources, dont deux connues sous les noms de *Grande-Source* et de source *Noire* (Mérat et Delens).

Débit en 24 heures : 1200 hectolitres ; dans ce volume n'est pas comprise une source qui se trouve vers le milieu du vestibule de l'établissement et n'est pas utilisée.

Densité : 0°,5 à l'aréomètre.

Température : 17°,5.

Caractères particuliers : Eau limpide, incolore, inodore ; son goût, d'abord douceâtre, devient légèrement amer lorsqu'on la garde quelque temps dans la bouche.

Service médical : Un médecin inspecteur, pour les eaux de Sainte-Marie et pour celles de Siradan.

Emploi : Boisson, bains, douches.

Situation : Environ 450 mèt. au-dessus de la mer.

Climat : Doux, air vif et pur.

La *saison* commence à la fin de mars et se prolonge jusqu'à la fin de décembre : les mois d'août, septembre et octobre sont ceux où ces eaux sont le plus fréquentées.

Action physiologique et thérapeutique : M. le docteur Bruguère décrit les eaux de Sainte-Marie comme toniques, purgatives et diurétiques : « En boisson, elles ont, dit-il, à la dose de 4 à 10 verres, une action marquée sur le tube intestinal et sur le système des voies urinaires, elles impriment aux fonctions digestives une énergie inaccoutumée, qui se traduit en général par un appétit plus vif, par des digestions plus faciles et plus promptes, mais qui n'est jamais portée, à moins d'imprudences graves, jusqu'à l'irritation pathologique. Leurs effets ne sont pas limités à un temps court, ils se continuent encore longtemps après qu'on a cessé d'en faire usage. En bains, à la température de 31° à 34°, elles sont très-sédatives, à une température plus élevée, le bain devient excitant. Il y a analogie, mais non pas identité, entre les eaux de Sainte-Marie et celles de Siradan ; ces dernières sont plus excitantes, celles de Sainte-Marie sont plutôt sédatives. »

L'eau de Sainte-Marie est employée avec succès contre les éphélides hépatiques ; on la conseille aussi dans les engorgements du foie et de la rate, dans la cachexie paludéenne et chez les personnes dont les organes digestifs fonctionnent difficilement. Ses propriétés sédatives la rendent fort utile chez les malades névropathiques et dans les affections qui s'accompagnent le plus d'éréthisme nerveux, comme celles des voies urinaires et de l'utérus.

L'analyse suivante, citée par M. Filhol, est de date trop ancienne pour n'être pas incomplète.

Analyse (Save, 1812).

	Eau, 1 kilogr.
Carbonate de chaux	0gr, 37
— de magnésie	0, 02
Sulfate de chaux	1, 43
— de magnésie	0, 58
	2gr, 40
Acide carbonique	16c.c.

Bibliographie : Fontagnères, Eaux minérales de Sainte-Marie et Siradan ; Paris, 1837. — Filhol, Analyse de l'eau de Siradan ; Saint-Gaudens, 1837. — H. Castillon, Notice sur les bains de Siradan, suivi d'un itinéraire dans les environs ; Toulouse, 1851.

MARLIOZ (SAVOIE).

584 kil. de Paris. Chemin de fer. *V.* ci-dessous l'itinéraire et les prix.

DE PARIS À MARLIOZ PAR AIX.

De *Paris à Aix* par Mâcon, Ambérieux et Culoz, 582 kil. — Chemin de fer de Lyon. 4 conv. par jour. Trains express en 13 h. 18 min. Trains omnibus en 15 h. 45 min. 1re cl. 71 fr. 65 c.; 2e cl. 53 fr. 70 c.; 3e cl. 39 fr. 40 c.

D'*Aix à Marlioz*, 3 kil. Route de poste. Omnibus toutes les demi-heures. Trajet en 10 min. Prix, aller et retour, 60 c.

Marlioz est un ham. situé à 2 kil. d'Aix-les-Bains, en face de la colline de Tresserve et qui doit à ses eaux sulfureuses toute son importance.

L'*Établissement* thermal actuel date de 1861. Il se compose de deux bâtiments distincts. Le premier, qui est sur le flanc du coteau, près des sources minérales, a au centre un grand vestibule où se trouve la buvette. L'eau s'y débite soit à sa température naturelle, soit chauffée au degré prescrit par le médecin. Le vestibule donne accès à trois salles d'inhalation parfaitement installées. Derrière la buvette sont le cabinet du médecin et la salle des douches de la gorge et de la face, avec des appareils très-complets et les plus nouveaux. L'autre bâtiment renferme les cabinets de bains et de grandes douches.

Le parc, d'une étendue de 33 hectares, est une promenade charmante, grâce à ses beaux arbres, à ses massifs de verdure et à ses eaux jaillissantes. Deux gymnases, dont un couvert, permettent de joindre l'exercice au traitement thermal. Un beau chalet-restaurant s'élève au milieu du parc, dans une situation ravissante. Les environs offrent de nombreuses excursions et de belles promenades (*V.* Aix-les-Bains).

LES EAUX. — Eau froide, sulfurée sodique.

Connue de tout temps par les habitants du pays, exploitée régulièrement depuis 1850.

Émergence : Du terrain néocomien.

Trois sources : source *d'Esculape*, source *Adélaïde*, source *Bonjean*.

Débit en 24 heures : les trois sources, 518 hectol.

Densité : 1,00023 (Bonjean).

Température : 14°.

Caractères particuliers : Eau limpide, incolore, dégageant par intervalles à la source des bulles de gaz qui la font bouillonner; quand on l'agite dans le verre après l'avoir puisée, elle dégage aussi pendant quelque temps de petites bulles de gaz; odeur et saveur fortement hépatiques, toucher savonneux; elle contient une quantité notable de glairine et dépose autour des bassins et le long de son parcours un sédiment limoneux, grisâtre extérieurement et verdâtre à l'intérieur. Au contact de l'air cette eau se trouble, se décompose et laisse déposer le soufre qu'elle contient.

Emploi : Boisson, bains, douches, gargarismes, inhalations.
Situation : Environ 250 mèt. au-dessus de la mer.
Climat doux et salubre.

Action physiologique et thérapeutique : Eau excitante, tonique et reconstituante; stimulant les fonctions de l'estomac et celles de l'appareil urinaire; sous son influence les urines et la sueur deviennent alcalines, l'hématose est activée et modifiée. Son action spécifique sur les voies aériennes la rapproche, comme ses éléments chimiques, des Eaux-Bonnes, de celles de Labassère, de la Raillière, de Saint-Honoré. Elle est plus riche en soufre que beaucoup de ses congénères, mais sa température ne permet pas de l'employer en bains sans la chauffer. C'est du reste principalement en boisson et en inhalations qu'elle est employée sur place, mais on en fait aussi grand usage à Aix comme adjuvant au traitement de cette station. — Les affections des voies respiratoires, catarrhe bronchique, laryngites de toute nature et surtout pharyngo-laryngites granuleuses, les maladies de la peau, le catarrhe vésical ou utérin, telles sont les principales indications des eaux de Marlioz. C'est quand ces affections sont d'origine herpétique que les résultats sont les meilleurs. Pour ce qui tient aux diathèses rhumatismale et scrofuleuse, les eaux de Marlioz ne peuvent faire concurrence à leurs voisines d'Aix.

L'eau de Marlioz se transporte.

Analyse (Willm, 1879).

	Eau, 1 litre.
Carbonate de calcium	0gr, 1912
— de magnésium	0, 0011
Total du dépôt	0, 1923
Soufre (dosé par iode)	0, 0168
Silice	0, 0260
Alumine (ferrugineuse)	0, 0024
Sodium	0, 0957
Calcium	0, 0178
Magnésium	0, 0163
Iode	0, 0013
Chlore	0, 0478
Acide sulfurique	0, 2206
Principes restés dissous	0, 4446
Total général	0gr, 6369

Groupement hypothétique des éléments :

Carbonate de sodium	0gr, 1923
Sulfhydrate de sodium	0, 0295
Sulfate de sodium	0, 2631
— de calcium	0, 0605

Chlorure de magnésium........	0gr, 0640
Iodure de sodium	0, 0015
Silice....	0, 0260
Alumine	0, 0024
	0gr, 6393

Bibliographie : Bonjean, Analyse chimique de l'eau minérale de Marlioz; Chambéry, 1857. — Petrequin et Socquet, Traité général pratique des eaux minérales; Lyon, 1859. — V. Barrier, La Savoie thermale et minérale; Chambéry, 1878. — Ed. Willm, sur la composition des eaux minérales d'Aix-en-Savoie et de Marlioz; *in* Bulletin de la Société chimique de Paris; 1879.

MOLITG (PYRÉNÉES-ORIENTALES).

1012 kil. de Paris, *par Limoges*. Chemins de fer d'Orléans, du Midi, et route de poste. Le trajet n'est direct que jusqu'à Toulouse. Trains express en 23 h. 11 min. Trains omnibus en 31 h. 65 min. Prix jusqu'à Prades : 1re cl. 120 fr. 30 c.; 2e cl. 90 fr. 50 c.; 3e cl. 65 fr. 60 c.

1105 kil. de Paris, *par Bordeaux*. Chemins de fer d'Orléans, du Midi, et route de poste. Trains express en 20 h. 55 min. Trains omnibus en 36 h. 51 min. 1re cl. 134 fr. 90 c.; 2e cl. 101 fr. 20 c.; 3e cl., 74 fr. 25 c.

DE PARIS À MOLITG PAR BORDEAUX, TOULOUSE, NARBONNE, PERPIGNAN ET PRADES.

De *Paris à Narbonne* par Bordeaux, Agen, Toulouse et Carcassonne, 991 kil. — Chemin de fer. 3 conv. par jour. Trains express en 16 h. Train omnibus en 32 h. 16 min. 1re cl. 122 fr.; 2e cl. 91 fr. 55 c ; 3e cl. 67 fr. 15 c.

De *Narbonne à Perpignan*, 64 kil. — Chemin de fer. 5 conv. par jour. Train de nuit express en 1 h. 7 min. Trains de jour omnibus en 1 h. 55 min. 1re cl. 7 fr. 85 c.; 2e cl. 5 fr. 90 c.; 3e cl. 4 fr. 30 c.

De *Perpignan à Prades*, 41 kil. — Chemin de fer. 4 conv. par jour. Trajet en 2 h. 1re cl. 5 fr. 5 c.; 2 cl. 3 fr. 75 c.; 3e cl. 2 fr. 80 c.

De *Prades à Molitg*, 7 kil. Route de voitures. Service de voitures régulier. Trajet en 40 min.

Molitg, v. de 580 hab., est situé dans les Pyrénées, à mi-côte d'une montagne bien arrosée et couverte de jardins et de prairies. A l'O., au pied des rochers, coule la petite rivière de la Castellane.

HÔTELS. — *Auler*, *Laguerre*, *Marty*. Le premier tient une pension avec table d'hôte pour les baigneurs. Dans les deux autres les locataires font eux-mêmes leur cuisine.

Molitg a trois établissements appartenant au même propriétaire et compris aujourd'hui sous le nom d'*établissement Massia*. Ils étaient précédemment nommés établissements : *Llupia*, *Mamet* ou *Massia* et *Barrère*. Ces deux derniers ont été, depuis quelque temps, fort améliorés, embellis, restaurés de fond en comble et ne laissent rien à désirer. L'établissement Barrère, construit sur la source du même nom, a au rez-de-chaussée 8 baignoires symétriquement disposées des deux côtés d'un corridor d'environ 12 mètres de longueur. Les trois établissements ont des tables d'hôte.

Les sources thermales de Molitg jaillissent toutes d'une masse granitique, près de l'embouchure du petit torrent de Riel dans la Castellane. Cette station minérale est en progrès sensible à tous égards.

Sur la montagne aride située en face de Molitg, de l'autre côté de la Castellane, se dressent les ruines du château de *Paracols*, qui, d'après une légende (d'origine phénicienne ?), aurait été fondé sur un espace de terrain circonscrit par la peau d'un bœuf coupée en lanières.

On peut aussi visiter, aux environs de Molitg, les ruines du monastère de Notre-Dame-de-Corbiac et du château de Pierre de Corbiac.

LES EAUX. — Eau thermale, sulfurée sodique.

Connue depuis le dix-huitième siècle.

Émergence : Du terrain primitif.

Douze sources, réparties entre les trois établissements Llupia, Mamet ou Massia et Barrère ; désignées en général par des numéros ou d'après leur emploi en bains, douches, etc., ou bien encore sous le nom de l'établissement qu'elles desservent.

Débit en 24 heures : source n° 1 Llupia, 734 hectol.

Température : Sources Llupia de 36° à 38° ; sources Mamet de 35° à 38° ; source Barrère, 25°.

Caractères particuliers : Eau limpide, incolore et ne se troublant pas sensiblement au contact de l'air, même après un temps assez long ; très-onctueuse au toucher, dégageant des bulles de gaz (azote, oxygène, acide carbonique), odeur sulfureuse légère, saveur sulfo-alcaline ; dépose de la glairine.

Service médical : Un médecin inspecteur.

Emploi : En boisson et surtout en bains et douches ; boues et conferves en applications topiques.

Situation : 450 mèt. au-dessus de la mer.

Climat très-doux en hiver ; en juillet et août, chaleurs intenses, mais se supportant bien grâce à l'altitude et à la pureté de l'air.

Action physiologique et thérapeutique : L'eau de Molitg a des propriétés émollientes et sédatives : elle se rapproche à cet égard de celles de Saint-Sauveur et de la Preste. Elle a sur la peau, les muqueuses et le système nerveux une action spéciale de sédation. A la dose de 3 à 5 verres par jour, elle se digère facilement ; au début du traitement quand les voies digestives sont à l'état normal, elle amène de la constipation qui cesse bientôt. Elle est modérément diurétique et après avoir causé dans les premiers temps un peu d'excitation générale, elle produit la sédation dans tout l'organisme.

Cette eau a pour indication principale et spéciale la diathèse herpétique, surtout quand ses manifestations s'accompagnent d'éréthisme, d'hypersthésie du tégument et de vives démangeaisons. Elle réussit également dans les affections des muqueuses de même origine. On l'emploie avec succès dans le rhumatisme en général, même à l'état subaigu ; les bains sont donnés, dans ce cas, à une température modérée ; dans le rhumatisme chronique on les donne au contraire à 37° et 38°.

Le catarrhe des voies aériennes, digestives ou génito-urinaires, les plaies et les ulcères atoniques relèvent aussi de cette station minérale, surtout dans les conditions d'éréthisme et quand ces affections peuvent se rapporter à la diathèse dartreuse. M. le docteur Picon, depuis longtemps inspecteur à Molitg, a reconnu l'utilité de ces eaux dans les manifestations même les plus graves du lymphatisme et de la scrofule, dans la gravelle et dans les engorgements hépatiques de date récente.

Importantes par leur thermalité variée comme par leur sulfuration modérée, devenues d'un accès facile grâce aux nouvelles voies de communication, ces eaux ne peuvent manquer d'être un jour très-fréquentées. Elles le sont déjà beaucoup plus depuis une dizaine d'années.

Analyse (Garrigou, 1877).

	S. LLUPIA. Eau, 1 kilogr.	S. BARRÈRE. Eau, 1 kilogr.	S. MAMET. Eau, 1 kilogr.
Soufre	0gr, 0062	0gr, 0062	traces.
Acide sulfurique	0, 0216	0, 0243	0gr, 0299
— carbonique	0, 0369	0, 0209	0, 0528
— phosphorique	traces.	traces.	0, 0001
— silicique	0, 0474	0, 0467	0, 0501
— nitrique	abondant.	0. 0151	abondant.
Chlore	0, 0128	0, 0143	0, 0120
Soude	0, 1034	0, 0733	0, 0926
Potasse	0, 0041	0, 0048	0, 0044
Lithine	tr. nettes.	tr. nettes.	0, 00018
Ammoniaque	traces.	traces.	traces.
Chaux	0, 0013	0, 0067	0, 0010
Strontiane	traces.	traces.	traces.
Magnésie	0, 00029	0, 0055	0, 00024
Fer	traces.	0, 0008	traces.
Alumine, Zinc, Manganèse, Cuivre, Plomb, Arsenic	traces.	traces.	traces.
Matière organique	abondante.	abondante.	0, 0234

Le soufre est à l'état de monosulfure alcalin et d'acide sulfhydrique.

Bibliographie : Bouis, Eaux minérales sulfureuses de Molitg.... Perpignan, 1841. — Filhol, Eaux minérales des Pyrénées; Paris, 1853. — Massot, Notice médicale sur les eaux minérales sulfureuses de Molitg, 1861. — Picon, Notice et observations cliniques sur les eaux minérales de Molitg-les-Bains, 1868.

MONT-DORE (PUY-DE-DOME).

463 kil. de Paris. Chemin de fer et route de voitures. Trains express en 13 h. 50 min. Trains omnibus en 20 h. 1re cl. 64 fr. 25 c.; 2e cl. 49 fr. 20 c.; 3e cl. 38 fr. 90 c.

DE PARIS AU MONT-DORE PAR CLERMONT-FERRAND.

De *Paris à Clermont-Ferrand* par Nevers et Saint-Germain-des-Fossés, 420 kil. — Chemin de fer de Lyon. 5 conv. par jour. Trains express en 8 h. 50 min. Trains omnibus en 15 h. 4 min. 1re cl. 51 fr. 75 c.; 2e cl. 38 fr. 70 c.; 3e cl. 28 fr. 40 c.

De *Clermont au Mont Dore* par Randanne et le lac de Guéry, 43 kil. Route de voitures. Voitures publiques, place de Jaude, 2 départs par jour. Trajet en 6 h. Coupé 12 fr. 50 c.; intérieur et banquette 10 fr. 50 c. — Correspondance du chemin de fer, 1 départ par jour. Trajet et prix comme ci-dessus, plus le prix de l'omnibus de la gare au bureau de diligences.

Le **Mont-Dore** est un bourg de 1248 hab., comprenant environ 250 maisons bien construites et propres, situé sur la rive dr. de la Dordogne, dans une vallée pittoresque, dirigée du Sud au Nord et entourée de montagnes d'un aspect grandiose.

HÔTELS. — *Grand hôtel*, de *Paris*, *Chabory*, de la *Poste*, de l'*Univers*, des *Thermes*, de *France*, *Ramade-Chambosson*, *Ramade aîné*, *Boyer-Bertrand*, de *Lyon*, *Brugière*, de *Bordeaux*, du *Nord*, etc. — Nombreuses *maisons garnies*.

L'*Établissement* thermal se compose de deux parties distinctes. La première, bâtie au pied de la montagne de l'*Angle*, sur l'emplacement des thermes romains et sur les sources minérales, comprend trois divisions : au deuxième étage, le pavillon; au premier, la grande salle, l'administration et ses dépendances; au rez-de-chaussée, les galeries du Nord et du Midi, la buvette, les piscines, le bureau où se délivrent les cartes et la pharmacie.

Le pavillon renferme sept baignoires pourvues d'appareils à douches et dont cinq sont à eau courante. Deux portes donnent accès à deux salles ayant chacune 16 cabinets de bains. — La grande salle est une vaste galerie où s'ouvrent de chaque côté 9 cabinets pour bains tempérés et douches. Le grand salon, qui fait suite, sert de salle de spectacle, de lecture et de jeu; il doit être transformé en galerie avec 30 cabinets de bains. — Au rez-de-chaussée se trouve : 1° la partie des thermes réservée aux indigents; elle contient cinq petites piscines et deux grandes avec appareils de douches; 2° le promenoir couvert, la buvette, sources Bertrand et Ramond, et le bureau des cartes. De chaque côté du promenoir est une galerie, celle du Nord avec 20 cabinets de bains et douches et 2 cabinets de douches ascendantes, celle du Midi avec 13 cabinets de bains et de petites piscines à bains de pieds, réservées aux dames.

La seconde partie de l'établissement, située au côté Nord de la place des Thermes est consacrée à l'emploi de la vapeur d'eau minérale. Récemment agrandi, ce bâtiment contient 8 salles d'aspiration,

2 salles de pulvérisation, 22 cabinets de douches de vapeur et 2 cabinets de douches naso-pharyngiennes.

Promenades. Le *parc* de l'établissement, planté sur les bords de la Dordogne, est la promenade la plus facile et la plus rapprochée, on y remarque une fontaine en fonte et des ruines du Panthéon et des Thermes romains. Pour les excursions on trouve à louer des chevaux et des voitures.

Les baigneurs visitent surtout : (30 min.) le *Salon* et le *Puy* ou *Pic du Capucin* (belle vue) ; — (2 kil.) le *Salon de Mirabeau*, enceinte gazonnée, entourée par de hautes roches ; — (4 kil.) la *Cascade de la Vernière ;* — (5 kil.) le *Plat à barbe*, bassin circulaire dans lequel un torrent retombe en blanche écume ; — (6 kil.) la *Grande Scierie ;* — (7 kil.) la *Bourboule* (*V.* ce mot); — (1 kil.) les cascades de *Queureuilh* et du *Rossignolet* dont la première tombe d'une hauteur de 15 mèt. ; — (6 kil.) le lac de *Guéry ;* — (8 kil.) les roches *Tuilière* et *Sanadoire ;* — (15 kil.) *Orcival*, dont l'église du dixième siècle est très-intéressante ; — (15 kil.) *Murol*, les ruines de son château (quinzième siècle) et le lac *Chambon*, le plus célèbre de l'Auvergne ; — (20 kil.) *Saint-Nectaire* (*V.* ce mot); — (12 kil.) *Vassivières*, dont la statue de Notre-Dame est un but de pèlerinage dans le pays, — (15 kil.) le *lac Pavin ;* — (20 kil.) *Besse ;* — (2 kil.) la *Grande Cascade*, qui se précipite de 33 mèt. ; la charmante *Cascade du Serpent ;* — (6 kil.) le *Puy de Sancy* (1886 mèt.); du sommet on découvre un très-beau panorama.

Les eaux. — Eau thermale ou froide, bicarbonatée mixte, arsenicale, ou ferrugineuse bicarbonatée, arsenicale.

Connue et utilisée dès avant l'invasion romaine.

Émergence : Du terrain volcanique ancien.

Huit sources sont utilisées au Mont-Dore : source *de César* et source *Caroline* réunies dans un même bassin ; source *du Pavillon*, ou de *Saint-Jean ;* source *de la Madeleine* actuellement nommée source *Bertrand*, source *Ramond*, source *Rigny ;* source *Boyer ;* source *Pigeon :* source *Sainte-Marguerite ;* cette dernière est la seule source froide employée au Mont-Dore.

Débit en 24 heures : 4752 hectol. La source Bertrand, la plus abondante de toutes, fournit à elle seule 1440 hectol.

Densité : Source Caroline et source Rigny, 1,00218 ; sources de César, Ramond et du Pavillon, 1,00190 ; source Bertrand, 1,00170 ; source Sainte-Marguerite, 1,00055.

Température : En 1836, des observations prolongées pendant quatre mois avec tout le soin nécessaire, ont donné aux docteurs Bertrand et G. Chabory une température constante des sources. D'autres observateurs ont obtenu depuis des chiffres différant entre eux de quelques dixièmes de degré ou même de 1° à 1°,2. Il est très-probable que, comme l'a dit M. Lefort, ces différences tenaient aux thermomètres employés plutôt qu'aux eaux. Voici les températures observées par M. Lefort : Source Bertrand, 45° ; source Boyer, 43° ; source Pigeon, 38° ; source du

Pavillon nos 1 et 3, 44°; nos 2, 4 et 5, 42°,5; source de César, 43°,1; source Ramond, 42°,4; source Rigny, 43°,2; source Sainte-Marguerite, 10°,5.

Caractères particuliers : Les sources diffèrent à cet égard; la source de la Madeleine est limpide et incolore au griffon; mais au contact de l'air elle se trouble, blanchit presque comme une eau sulfureuse et se couvre d'une pellicule irisée; elle a une odeur d'acide carbonique, une saveur lixivielle et dégage avec bruit des bulles de gaz; les sources César et Caroline sont limpides, incolores, inodores, à saveur piquante légèrement salée, lixivielle; elles dégagent du gaz avec plus de bruit que la précédente. La source du Pavillon est louche et se couvre, dit M. Rotureau, de gouttes huileuses s'étendant peu à peu et formant une couche mince et irisée, odeur nulle, saveur ferrugineuse et lixivielle. Les sources Ramond et Rigny sont troubles, surtout la dernière, sans odeur, à saveur ferrugineuse, dégageant quelques bulles de gaz. Enfin la source Sainte-Marguerite est un peu trouble, inodore, à saveur acidule et piquante avec arrière-goût amer, et dégage beaucoup de gaz; elle donne naissance à des conferves.

Service médical : Un médecin inspecteur, deux inspecteurs adjoints; nombreux médecins consultants.

Emploi : Boisson, bains de baignoires ou de petites piscines, bains de pieds, douches, inhalation, pulvérisation.

Situation : 1046 mèt. au-dessus de la mer.

Climat de montagnes, rude et à variations brusques, souvent des brouillards et de la pluie; la chaleur est assez forte au milieu du jour pendant les mois de juillet et d'août, mais les matinées sont fraîches, les orages sont fréquents, et sur les bords de la Dordogne il règne, surtout le soir, un courant d'air vif et froid, les vêtements d'hiver sont indispensables; en un mot, le séjour de ce pays serait expressément interdit aux malades qui s'y rendent, s'ils n'y devaient trouver dans ses eaux un moyen thérapeutique des plus efficaces.

Saison : du 15 juin au 15 septembre. C'est surtout des premiers jours de juillet au commencement d'août que les malades affluent.

Action physiologique et thérapeutique : Eaux excitantes, toniques et reconstituantes, agissant particulièrement sur la peau et sur la muqueuse des voies aériennes. En boisson elles sont généralement bien supportées et, dans le cas contraire, l'estomac s'y accoutume bientôt; souvent l'embarras gastrique et la diarrhée surviennent vers le cinquième jour, des éruptions furonculeuses ou autres se montrent quelquefois, mais ces troubles cèdent aux moyens appropriés et la tolérance s'établit jusqu'au moment de la saturation. Pendant le traitement, l'appétit est augmenté et la constipation est constante chez la plupart des malades. Les bains, et surtout les bains chauds du Pavillon, qui sont considérés comme le moyen le plus actif et que l'on prend en général très-courts, déterminent une congestion rapide vers la poitrine, la tête et les téguments, puis une diaphorèse énergique; les douches agissent comme résolutif ou comme révulsif, enfin les bains de pieds chauds sont donnés comme révulsifs. Ce traitement réussit parfaitement au Mont-Dore, entre les mains de médecins expérimentés, qui savent l'appliquer suivant les indications propres aux différents malades.

Ce sont les affections des voies respiratoires que les médecins pratiquant au Mont-Dore considèrent comme l'indication spéciale à cette station. Le catarrhe bronchique, les laryngites et surtout la laryngite granuleuse, le coryza chronique, l'asthme, l'emphysème pulmonaire, enfin la phthisie sont les maladies que l'on y traite en plus grand nombre. La plupart des auteurs qui ont écrit sur le Mont-Dore rapportent des observations de phthisies guéries par ses eaux. Sans discuter les faits énoncés et des témoignages respectables, on se demande si les diathèses herpétique, rhumatismale ou scrofuleuse ne sont pas ici plus en jeu que la diathèse tuberculeuse? Pour l'asthme et les laryngites, on n'en saurait douter; quant à la phthisie, peut-être, ici comme à Saint-Honoré et ailleurs, les malades doivent-ils un amendement plus ou moins notable dans leur état, à la guérison de symptômes secondaires tels que le catarrhe et la congestion pulmonaire. Ce qui n'est pas contestable, c'est que des tuberculeux au premier et au second degré, trouvent au Mont-Dore un soulagement très-grand et un temps d'arrêt dans leur maladie, sinon la guérison.

Les rhumatisants chez qui l'éréthisme n'est pas très-développé, peuvent aussi recourir à ces eaux avec la presque certitude d'excellents résultats. De même que le catarrhe bronchique, le catarrhe utérin guérit très-bien au Mont-Dore et l'on pourrait encore y adresser les scrofuleux, si l'établissement de la Bourboule n'était pas tout près de là.

Les eaux de la source Bertrand et de quelques autres se transportent.

On sait que Thénard a démontré la présence de l'arsenic déjà signalée par Chevallier, dans les eaux du Mont-Dore.

Analyse (Lefort, 1862).

	SOURCE BERTRAND.	S. N° 3 DU PAVILLON.	SOURCE CÉSAR.	SOURCE RAMOND.
	Eau, 1 kil.	Eau, 1 kil.	Eau, 1 kil.	Eau, 1 kil.
Acide carbonique libre...	0gr, 3522	0gr, 3810	0gr, 5967	0gr, 4997
Bicarb. de soude........	0, 5362	0, 5432	0, 5361	0, 5362
— de potasse.......	0, 0309	0, 0309	0, 0212	0, 0212
— de rubidium.... / — de cæsium ..... / — de lithine.....	indices	indices	indices	indices
— de chaux........	0, 3423	0, 3142	0, 3209	0, 2720
— de magnésie	0, 1757	0, 1676	0, 1676	0, 1647
— de fer...........	0, 0207	0, 0235	0, 0258	0, 0317
— de manganèse...	traces	traces	traces	traces
Chlorure de sodium.....	0, 3685	0, 3630	0, 3587	0, 3578
Sulfate de soude........	0, 0661	0, 0761	0, 0756	0, 0737

Arséniate de soude......	0gr, 0009	0gr, 0009	0gr, 0009	0gr, 0009
Borate de soude........ Iodure et fluorure de sodium................	traces	traces	traces	traces
Silice..................	0, 1654	0, 1686	0, 1552	0, 1550
Alumine................	0, 0112	0, 0094	0, 0083	0, 0065
Matière organique.......	traces	traces	traces	traces
	2gr, 0801	2gr, 0717	2gr, 2613	2gr, 1194
Gaz acide carbonique en volume...............	177c.c.,69	192c.c.	301c.c	252c.c

Bibliographie : V. Nivet, Études sur les eaux minérales de l'Auvergne et du Bourbonnais ; Paris, 1850. — Lamotte, Recherches sur la présence de l'arsenic dans les dépôts des eaux minérales d'Auvergne. — Thénard, Communication à l'Académie des sciences (Comptes rendus de 1854). — A. Chevallier, Notice historique sur la découverte de l'arsenic dans les eaux minérales. (Bulletin de l'Académie de médecine, janvier et février 1855). — Chabory-Bertrand, Études médicales sur les eaux minérales du Mont-Dore ; Paris, 1859. — Goupil des Pallières, Notice sur les eaux du Mont-Dore ; Paris, 1859. — Lefort, Étude chimique des eaux minérales du Mont-Dore (Annales de la Société d'hydrologie médicale de Paris, VIII, 461). — Léon Chabory, Guide complet du promeneur au Mont-Dore et à la Bourboule, suivi de : — Chabory-Bertrand, Guide du baigneur aux eaux du Mont-Dore ; Grenoble, 1877. — Truchot, Dictionnaire des eaux minérales du département du Puy-de-Dôme, Paris, 1878. — Boucomont, Les eaux minérales d'Auvergne; Paris, 1879.

MOTTE [LA] (ISÈRE).

677 kil. de Paris. Chemin de fer de Lyon et route de poste. Trains express en 16 h. 44 min. Trains omnibus en 20 h. 50 min. 1re cl. 83 fr. 30 c.; 2e cl. 62 fr. 70 c.; 3e cl. 46 fr. 60 c.

DE PARIS À LA MOTTE PAR LYON ET GRENOBLE.

De *Paris à Lyon* par Dijon et Mâcon, 512 kil. — Chemin de fer. 7 conv. par jour. Trains express en 8 h. 37 min. Trains omnibus en 12 h. 43 min. 1re cl. 63 fr. 5 c.; 2e cl. 47 fr. 30 c.; 3e cl. 34 fr. 70 c.

De *Lyon à Saint-Georges-de-Commiers* par Grenoble, 130 kil. — Chemin de fer, ligne de Lyon à Gap. 2 conv. par jour. Trajet en 5 h. 28 min. 1re cl. 17 fr. 25 c.; 2e cl. 12 fr. 90 c.; 3e cl. 9 fr. 40 c.

De *Saint-Georges à la Motte*, environ 25 kil. Route de poste. Voitures de correspondance. 2 départs par jour. Trajet en 2 h. 25 min. Coupé 3 fr.; intérieur et rotonde 2 fr. 50 c.

La Motte-les-Bains, dépendant de La Motte-Saint-Martin, v. de 808 hab., a ses sources situées à peu de distance de la rive dr. du

Drac, dans une gorge extrêmement profonde et abrupte, qui s'ouvre à l'O. sur le Drac où les torrents de Vaux et d'Oula réunis, se précipitent par une cascade haute de 130 mètres.

L'*Établissement* occupe l'ancien château, qui domine un monticule isolé. Il peut recevoir environ 300 baigneurs à la fois, et renferme une chapelle, un beau salon, des salles de lecture, un café, un billard, de grands et de petits salons de restaurant. Devant la façade orientale se trouve une vaste terrasse en demi-cercle, avec un réservoir d'une contenance de 3000 hectolitres. En avant, on a établi deux rangs de galeries en hémicycle, le rang supérieur destiné aux cabinets de bains (20 baignoires), et l'inférieur réservé aux cabinets et appareils de douches.

Un chemin ombragé conduit à une roche qui surplombe le Drac; de là on contemple l'abîme pittoresque dans lequel se précipite cette rivière. Le petit toit qu'on aperçoit à quelques mètres de distance, sur le bord du Drac, abrite la pompe hydraulique qui fait monter l'eau thermale jusqu'au château, à une hauteur de 283 mèt., dans des tuyaux de fonte, dont la longueur, depuis la source jusqu'au réservoir est d'environ 1900 mèt.

Près de la maison renfermant la machine hydraulique, se trouve une cascade qu'on peut franchir sur un pont en pierre; ce pont sert d'aqueduc à l'eau thermale nouvellement recueillie.

PROMENADES. — Les baigneurs choisissent généralement pour buts de promenade : — le château de *Marcieu;* — (3 h.) le *Mont-Sénèpe* (emporter des provisions; vue magnifique); — (3 h.) le *Rocher inaccessible* ou *Mont-Aiguille*, qui est à 1457 m. de hauteur au-dessus de l'établissement de La Motte; — le *Monestier*, dont la source laisse échapper une grande quantité d'acide carbonique. — *Monteynard;* — (une journée aller et retour) la *Fontaine ardente*, dont les jets de feu sont une des merveilles du Dauphiné; — les carrières d'anthracite d'*Aveillans*, dignes de fixer l'attention du voyageur.

LES EAUX. — Eau thermale, chlorurée sodique.

Connue fort anciennement et probablement à l'époque romaine, exploitée régulièrement depuis 1830.

Émergence : D'un calcaire à bélemnites recouvrant un grès anthracifère.

Deux sources : Source *du Puits ;* source *de la Dame.*

Débit en 24 heures : Source du Puits, 1357 hectol.; source de la Dame, 4320 hectol.

Température : 60° au griffon ; malheureusement, dans le trajet de la source à l'établissement, la température de l'eau s'abaisse à 3?°, en sorte qu'il faut, pour le service des douches, la réchauffer dans un serpentin.

Caractères particuliers : Eau limpide, à faible odeur de miel, à goût salé et un peu amer.

Service médical : Un médecin inspecteur.

Emploi : Boisson, bains, douches, étuves, etc.

Situation : Le château est à 600 mèt. au-dessus de la mer.

Climat : Presque aussi chaud pendant l'été que celui de Lyon, mais sujet à des variations brusques de température; air sec et salubre.

Saison : du 1er juin au 20 septembre.

Action physiologique et thérapeutique : Eau excitante, tonique et reconstituante, analogue dans ses effets comme dans ses principes à l'eau de mer et surtout aux eaux de salines. Elle est purgative chez un certain nombre de malades et produit chez d'autres un effet contraire; le fer, le manganèse et l'arsenic ajoutent leur action altérante à celle du chlorure et des bromures alcalins, et l'air des montagnes, qui est à lui seul un reconstituant énergique, vient s'associer comme adjuvant aux éléments minéralisateurs des eaux.

On extrait, par l'évaporation, des eaux de La Motte un résidu salin, qui permet de les imiter tant bien que mal en faisant dissoudre ce résidu dans l'eau ordinaire.

Le rhumatisme dans toutes ses manifestations, y compris la paralysie, est, avec la scrofule, l'indication spéciale de ces eaux, comme des chlorurées fortes en général. Elles donnent d'excellents résultats dans toutes les affections qui tiennent de ces diathèses. On voit souvent, au début du traitement, des douleurs rhumatismales se réveiller ou se montrer sur des points indemnes jusqu'alors, et cette recrudescence est considérée comme de bon augure. Les névralgies en général et surtout la sciatique, sont traitées avec succès à La Motte, ainsi que la paraplégie consécutive aux maladies de la moelle et la paralysie apoplectique. M. le docteur Gubian, inspecteur de ces eaux, en a obtenu de beaux succès dans les blessures par armes à feu. On les conseille aussi dans les engorgements utérins et ovariques. Comme beaucoup d'autres eaux minérales, celles de La Motte revendiquent la propriété de faire réapparaître les signes de syphilis ancienne ou larvée, d'en faciliter ainsi le diagnostic dans certains cas obscurs et de contribuer à la guérison d'un mal jusque-là rebelle. Nous ne pouvons que redire ici, comme pour Aulus que, de l'avis des médecins les plus autorisés sur la question de la syphilis, aucune eau minérale n'a, sous ce rapport, les propriétés que certaines stations s'attribuent.

Analyse (O. Henry, 1842).

	S. DU PUITS. Eau, 1 litre.	S. DE LA DAME. Eau, 1 litre
Acide carbonique	q. ind.	q. ind.
Carbonate de chaux et de magnésie	0gr, 80	0gr, 64
Crénate et carbonate de fer / Traces de manganèse	0, 02	0, 01
Sulfate de chaux	1, 65	1, 40
— de magnésie	0, 12	0, 10
— de soude	0, 77	0, 67

Chlorure de sodium	3gr, 80	3gr, 56
— de magnésium	0, 14	0, 12
— de potassium	0, 06	0, 05
Bromure alcalin	0, 02	traces.
Silicate d'alumine	0, 06	0, 05
	7gr, 44	6gr, 60

MM. Chevallier, Breton et Buissard ont signalé dans les eaux de La Motte la présence de l'arsenic et de l'iode. M. Gubian y a trouvé depuis, de la lithine.

Bibliographie : Dorgeval Dubouchet, Guide du baigneur aux eaux thermales de La Motte ; Paris, 1849. — Buissard, La Motte-les-Bains, lettres à M. le rédacteur de la *Gazette médicale de Lyon ;* Lyon, 1851. — Eaux thermales et salines fortes de La Motte, études cliniques ; Grenoble, 1854. — Gubian, De l'action des eaux de La Motte dans les blessures par armes à feu, 1871. — Traitement de la syphilis par les eaux de La Motte, 1872. — La Motte-les-Bains... ; Grenoble, 1873.

MONTMIRAIL (VAUCLUSE).

729 kil. de Paris. Chemin de fer et route de voiture. *V.* ci-dessous le trajet et les prix.

DE PARIS À MONTMIRAIL PAR LYON ET ORANGE.

De *Paris à Orange* par Dijon, Lyon et Valence, 714 kil. — Chemin de fer de Lyon. 6 conv. par jour. Trains express en 15 h. 31 min. Trains directs omnibus en 19 h. 1re cl. 87 fr. 90 c. ; 2e cl. 66 fr. ; 3e cl. 48 fr. 40 c.

D'*Orange à Montmirail*, 15 kil. Route de voitures. Correspondance. Trajet en 1 h. 30 min. Prix : 1 fr. 50 c.

Montmirail est une station d'eaux minérales, située, à 3 kil. de *Vacqueiras*, v. de 883 hab., au pied des derniers contreforts du Mont-Ventoux, dominant les belles plaines d'Orange et de Carpentras, abritée au N. par les cimes des *Dentelles* et entourée de vastes forêts d'essences résineuses. Cette station réunit les avantages de la plaine à ceux de la montagne, sans les brusques changements de température ordinaires à une certaine altitude.

L'*Établissement* thermal comprend deux parties principales : le bâtiment des bains et un hôtel pour les baigneurs. Ce dernier, situé à peu de distance des cabinets de bains, peut recevoir env. 150 personnes. Le bâtiment des bains, qui date d'une trentaine d'années, a été notablement amélioré dans ces derniers temps. Il comprend 30 cabinets de bains avec baignoires en zinc, 2 étuves, 1 cabinet de douches, 1 salle d'inhalation et de pulvérisation, une installation complète d'hydrothérapie, alimentée par un cours d'eau naturelle et pouvant utiliser aussi l'eau minérale, enfin un aménagement de bains de vapeurs térébenthinées et aromatiques, disposé d'après les procédés les plus récents. — A l'établissement se rattachent une chapelle, un *Casino* avec salons de conversation, de lecture, de jeux, de musique et un beau parc.

PROMENADES ET EXCURSIONS. 700 hectares, plantés d'arbres résineux et contigus au parc de l'établissement, offrent aux baigneurs de magnifiques promenades et le plaisir de la chasse. On peut visiter, aux environs et dans un rayon de 2 kil., un menhir dit la *Pyramide*, seul monument druidique du département; la *grotte de l'Eau Verte;* la *Chambre des Turcs;* les *Ruines d'Urban;* l'église *Notre-Dame d'Aubune* (mon. hist.); la *Pierre du Diable*, belle vue. — Les monuments antiques d'*Orange* (15 kil.); *Carpentras* (18 kil.); *Avignon* (30 kil.); les *Dentelles sarrazines*, la *Tour-Sarrazin* et le *Mont-Ventoux* offrent des buts d'excursions et d'ascensions aux touristes.

LES EAUX. — Eau froide, sulfatée magnésique avec forte proportion de sulfate sodique, ou sulfurée calcique, ou ferrugineuse sulfatée.

Connues : Très-anciennement (source Sulfureuse), depuis le commencement du siècle (eau Verte), depuis peu d'années (source Ferrugineuse).

Émergence : De plâtres alternant avec des marnes tertiaires.

Trois sources : Eau Verte (source purgative); source *Sulfureuse;* source *Ferrugineuse.*

Débit en 24 heures : Source Sulfureuse, 360 hectol.

Densité : Source Sulfureuse, 0,994 (Millet).

Température : Eau Verte, 18°; source Sulfureuse, 16° (Millet).

Caractères particuliers : Eau Verte, assez limpide, d'une teinte verte, inodore, à saveur amère non désagréable; source Sulfureuse, limpide, incolore, à odeur hépatique, à saveur salée, un peu amère; exposée à l'air, son odeur sulfurée se développe, puis se perd très-lentement; source Ferrugineuse, limpide, incolore, se couvrant à l'air d'une pellicule irisée, saveur atramentaire, déposant dans son bassin des flocons jaunâtres.

Service médical : Un médecin inspecteur.

Emploi : Eau Verte et source Ferrugineuse, en boisson seulement eau Sulfureuse, boisson, bains, douches, inhalation, pulvérisation, applications de boues minérales.

Situation : Environ 100 mèt. au-dessus de la mer.

Climat tempéré, agréable, salubre.

Saison : Du 1er juin au 1er octobre. Pour l'hydrothérapie l'établissement est ouvert toute l'année.

Action physiologique et thérapeutique : Nous devons à M. le docteur Millet, inspecteur à Montmirail, des renseignements précieux sur les eaux de cette station. L'eau Verte de Montmirail, à la dose de 75 centilitres (3 à 4 verres), est purgative et agit comme l'eau de Sedlitz factice à 45 grammes. Elle ne cause ni coliques, ni sécheresse à la bouche, ni constipation à la suite de son emploi. Son effet se manifeste une demi-heure à une heure après l'ingestion et se continue pendant

4 à 6 heures. A la dose d'un verre elle est laxative. Sous son influence l'appétit augmente, les fonctions digestives sont plus faciles, les viscères engorgés ou congestionnés reviennent à l'état normal. Cette source, unique en France, nous dispense de recourir aux eaux étrangères de même nature et dont aucune ne lui est supérieure comme agent thérapeutique; elle égale ou même dépasse en teneur de sels purgatifs les eaux les plus vantées de l'Allemagne. On l'emploie avec succès contre l'embarras gastrique, la dyspepsie, les divers accidents qui surviennent quand les fonctions du foie sont troublées ou incomplètes, notamment dans cet état congestif du système de la veine porte que les Allemands ont nommé pléthore abdominale; elle réussit également dans l'obésité, dans la congestion des centres nerveux, en un mot dans les affections où une révulsion sur l'intestin peut être utile. — La source Sulfureuse répond aux indications des eaux du même ordre : dermatoses, manifestations lymphatiques ou rhumatismales, catarrhe, etc. Enfin la source Ferrugineuse donne des résultats excellents dans l'anémie et dans les troubles fonctionnels si divers qu'elle détermine.

Les eaux de Montmirail se transportent.

Analyse (O. Henry, 1856).

	EAU VERTE. Eau, 1 litre.
Sulfate de magnésie supposé anhydre.....	9gr, 31
— de soude —	5, 06
— de chaux —	1, 00
Chlorure de magnésium................	0, 83
— de sodium.................. } — de calcium.................. }	0, 18
Bicarbonate de chaux....................	0, 37
— de magnésie................	0, 16
Iodure.....................................	traces sensibles.
Sels de potasse et d'ammoniaque.........	non appréciables.
Phosphates terreux..................... } Silice, alumine.......................... } Sesquioxyde de fer...................... } Principe arsenical........................ }	0, 39
Matière organique de l'humus......... ..	très-sensib.
	17gr, 30
A l'état de cristallisation :	
Sulfate de magnésie.......................	19gr, 00
— de soude	11, 21
— de chaux.........................	1, 00
	31gr, 21

NECTAIRE [SAINT-] (PUY-DE-DOME).

460 kil. de Paris. Chemin de fer et route de voitures. *V.* ci-dessous le trajet et les prix.

DE PARIS À SAINT-NECTAIRE PAR CLERMONT-FERRAND.

De *Paris à Coudes* par Nevers, Saint-Germain-des-Fossés et Clermont-Ferrand, 445 kil. — Chemin de fer de Lyon, ligne de Nîmes. 2 conv. par jour. Train express en 12 h. 10 min. Train omnibus en 17 h. 44 min. 1re cl. 54 fr. 85 c.; 2e cl. 41 fr. 5 min.; 3e cl. 30 fr. 10 c.

De *Coudes à Saint-Nectaire*, environ 15 kil. Route de voitures. Omnibus correspondant avec les trains. Trajet en 1 h. 30 min.

Saint-Nectaire, v. de 1318 hab., se divise en deux parties : Saint-Nectaire-le-Bas et Saint-Nectaire-le-Haut, situés dans une vallée granitique très-pittoresque, au pied des pentes orientales des Monts-Dore, et séparés par une distance d'environ 1200 mèt. Plus de 40 sources minérales, de composition analogue, mais fort différentes comme température, jaillissent des fentes du granite, sur les deux côtés du Courançon, ruisseau qui parcourt la vallée. Plusieurs de ces sources sont incrustantes et servent à préparer ces objets pétrifiés qui se vendent en grande quantité dans les départements du Centre.

Saint-Nectaire-le-Bas. — Hôtels. — De *Paris*, *Madeuf*, *Bauger-Boëtte* (avec chapelle où l'on dit la messe le dimanche). — Appartements meublés.

Saint-Nectaire-le-Bas a deux *établissements* thermaux, les bains *Boëtte* et les bains romains ou *Mandon*, exploités aujourd'hui par un seul propriétaire. Chacun de ces établissements a 12 cabinets de bains avec installation pour douches variées, bains de pieds, etc Les bains Boëtte sont alimentés par la grande source Boette, la source Saint-Césaire et la source des Dames ; les bains romains utilisent la source Mandon ou du Gros Bouillon et la source de la voûte ou de la Coquille.

Saint-Nectaire-le-Haut. — Hôtels. — Du *Mont-Cornadore* (appartements complets avec salon, chambres nombreuses, tables d'hôte de 1re et 2e classe, pouvant recevoir 300 personnes, salle à manger spéciale pour les touristes); de *France*, *Villa des Bains*. — Maisons garnies.

L'*Établissement* thermal du *Mont-Cornadore*, récemment mis au niveau des exigences actuelles de la science, comprend : 3 buvettes, 30 cabinets de bains, avec vestibule, douches et appareils d'irrigation à températures graduées; une installation pour bains et douches d'acide carbonique, bains de pieds, douches de tout genre, pulvérisation et inhalation. Il est alimenté par la source du Mont-Cornadore, la source du Rocher, la source du Parc, la source Intermittente et la Petite source Rouge; ces trois dernières desservent les buvettes.

Monuments. — L'*église*, qui date du dixième ou du onzième siècle, est classée parmi les monuments historiques. Elle est construite sur une roche à pic. On remarque les 98 colonnes engagées qui soutiennent la voûte, et les curieux chapiteaux des colonnes du chœur, représentant, avec une singulière naïveté, la Passion. Dans la sacristie, on voit un buste byzantin en chêne recouvert de cuivre, avec les yeux en émail, représentant un saint.

PROMENADES. — On visite, aux environs de Saint-Nectaire, sur un plateau qui domine les anciens bains, un beau *dolmen* en granit; deux autres existent sur des plateaux voisins; — le *saut de la cascade du Sailhant*, où une digue de lave, arrêtant le cours de la rivière, produit une belle chute de 7 mèt. de hauteur; — la *Roche Longue;* — le v. de *Grandeyval* et la tour qui existe près du pont de Rognon; — le *pont de Verrière*, de construction romaine; — le ham. de *Fontenille* et les curieuses caves de *Jaunas;* — le château de *Saint-Diery;* — et (20 kil.) les bains du *Mont-Dore* (*V.* ce mot).

LES EAUX. — Eaux thermales ou froides, chlorurées sodiques bicarbonatées, ferrugineuses, gazeuses.

Connues dès l'époque romaine, étudiées et décrites à la fin du dix-septième siècle ; la plupart des sources actuelles ont été découvertes depuis 1815.

Émergence : Du granite.

Dix sources sont utilisées : *Grande source Boëtte*, source *Saint-Césaire*, source *des Dames*, source *Mandon* ou du *Gros Bouillon*, source *de la Voûte* ou *de la Coquille*, source *du Mont-Cornadore*, source *du Rocher*, source *du Parc*, source *Intermittente*, *Petite source Rouge*. Les cinq premières alimentent Saint-Nectaire-le-Bas, les cinq autres Saint-Nectaire-le-Haut.

Débit en 24 heures : Sources du Rocher, 1512 hectol.; source du Mont-Cornadore, 720 hectol.; Gros Bouillon, 720 hectol.; Grande source Boëtte, 432 hectol.; source du Parc, 72 hectol.; Petite source Rouge, 86 hectol. (Truchot).

Densité : Sources de Saint-Nectaire-le-Bas, 1,003 ; sources de Saint-Nectaire-le-Haut, 1,001.

Température : Grande source Boëtte, 46°; source du Rocher 43°,7; source du Mont-Cornadore, 41°; source Saint-Césaire, 40°,9 ; source du Gros Bouillon, 37°,5 ; source de la Coquille, 26°; source Intermittente, 25° ; sources du Parc et source des Dames, 19°; Petite source Rouge, 18° (Truchot).

Caractères particuliers : Ces eaux sont limpides et incolores dans les bassins et quand on les reçoit dans le verre, mais elles se troublent assez rapidement au contact de l'air ; en se refroidissant elles deviennent jaunâtres et précipitent un sédiment ocracé; quelques sources exhalent cette odeur dite sulfureuse qu'on remarque dans certaines eaux bicarbonatées sodiques, leur saveur est salée, plus ou moins lixivielle, plus ou moins ferrugineuse, chaude ou fraîche et piquante suivant les sources; elles dégagent peu de bulles de gaz dans le verre, quoique de fortes colonnes gazeuses fassent bouillonner les bassins à intervalles très-rapprochés, et forment au-dessus de quelques sources une couche épaisse d'acide carbonique ; enfin elles sont incrustantes comme l'eau de Saint-Allyre.

Service médical : Un médecin inspecteur.

Emploi : Boisson, bains et douches d'eau, de vapeur et de gaz, inhalations, pulvérisation.

Situation: La source la plus élevée de Saint-Nectaire-le-Haut est à 784 mètres au-dessus de la mer; Saint-Nectaire-le-Bas est à environ 700 mètres.

Climat de montagnes, matinées et soirées fraîches et humides.

Saison : Du 1er juin au 15 septembre.

Action physiologique et thérapeutique : Ces eaux sont stimulantes des fonctions digestives au début du traitement ; à dose modérée, elles excitent la soif et déterminent la constipation, elles sont diurétiques et rendent l'urine alcaline; employées en bains, elles produisent une excitation marquée du système nerveux en général, tandis que par leur acide carbonique elles agissent comme anesthésiques sur la peau. En résumé elles sont excitantes, toniques et reconstituantes par l'acide carbonique, le chlorure sodique, le fer et l'arsenic qu'elles contiennent, en même temps que résolutives et antiplastiques par le bicarbonate de soude.

M. Rotureau les rapproche à certains points de vue des eaux de Carlsbad et fait observer que, spécialement indiquées dans les affections du foie avec ou sans hypertrophie, elles conviennent aux malades qui ne pourraient tenter, sans de graves inconvénients, un traitement excitant et dépressif comme celui de la station allemande. Elles réussissent très-bien dans les engorgements mésentériques des enfants avec selles nombreuses et liquides, dans les hypertrophies hépatiques et spléniques d'origine paludéenne et dans l'anémie de même cause, en guérissant des fièvres contre lesquelles a échoué le quinquina. La dyspepsie atonique et la gastralgie caractérisée par ces douleurs périodiques qu'on a comparées à des crampes, sont traitées avec succès à Saint-Nectaire ; il en est de même de la gravelle. On y guérit aussi les manifestations du lymphatisme et de la scrofule, notamment la leucorrhée, si fréquemment symptomatique de la diathèse strumeuse. Le rhumatisme est une des affections que l'on voit le plus souvent à cette station ; les névralgies, et surtout la sciatique, y cèdent assez rapidement au traitement balnéaire. On a préconisé ces eaux contre les dermatoses qui se rapportent aux diathèses arthritique ou strumeuse ; enfin, elles ont dans beaucoup de cas amené la résolution de kystes et de tumeurs bénignes de l'ovaire.

M. Garrigou a signalé récemment la présence du mercure dans la source du Rocher. Le savant chimiste, opérant sur 500 litres d'eau et même sur un litre seulement, a obtenu du mercure soit à l'état métallique soit en cristaux de carbonate. Jusqu'à présent les eaux de Saint-Nectaire n'avaient pas été présentées comme guérissant la syphilis, tandis que dans plusieurs autres stations minérales, sans prononcer le mot de spécifique, on accorde aux eaux une influence toute spéciale à cet égard. Il n'est pas possible d'admettre que la quantité de mercure trouvée dans la source du Rocher, donne à cette eau des propriétés antisyphilitiques. C'est du reste une question sur laquelle l'expérience aura bientôt prononcé.

Une analyse, faite à l'École des mines en 1877 et que nous donnons plus loin, ne signale pas le mercure parmi les principes de la source du Rocher.

M. Willm, opérant dans le laboratoire de M. Wurtz, à la Faculté de médecine, a obtenu des indices de la présence du mercure dans 9 litres d'eau de la source du Rocher, puisée sous ses yeux, en mars 1878. Il n'en a pas trouvé dans la source du Mont-Cornadore, non plus que dans un échantillon de la source du Rocher que lui avait soumis M. Lefort, et dans le dépôt abandonné par la source du Rocher.

Enfin, en supposant que le mercure soit un élément constant de cette source, la quantité accusée par la seule expérience positive de M. Willm est bien loin de pouvoir se comparer à celle qui résulte des expériences de M. Garrigou (Comptes rendus de l'Institut, 19 mai 1879).

Analyse (Garrigou, 1877).

Les résultats, obtenus sur les produits d'évaporation de 500 lit. d'eau, ont été rapportés à un litre.

	SOURCE DU ROCHER. Eau, 1 litre.
Acide carbonique	1gr, 8878
— sulfurique	0, 2658
— silicique	0, 2458
— phosphorique	traces nettes.
— nitrique	id.
— borique	id.
Chlore	1, 0992
Iode	0, 0002?
Soude	2, 9999
Potasse	0, 1069
Lithine	0, 0213
Ammoniaque	0, 0005?
Chaux	0, 2068
Strontiane	traces nettes.
Baryte	id.
Alumine	0, 0096
Chrome	trac. tr.-faib.
Glucine	id.
Fer (sesquioxyde)	0, 0118
Manganèse (sesquioxyde)	0, 0057
Zinc (oxyde)	0, 0005

Cobalt	évalués en tout à 0gr, 008?
Nickel	
Cuivre	
Plomb	
Mercure	
Argent	
Arsenic	
Antimoine	
Étain	
Matière organique dialysable	dosage approximatif. 0, 0580?
Matière organique non dialysable	

Analyse (École des mines, 1877).

	SOURCE DU ROCHER. Eau, 1 litre.	SOURCE DU MONT-CORNADORE. Eau, 1 litre.
Acide carbonique libre	0gr, 8077	0gr, 6016
— — des bicarbonates	2, 0850	1, 9430
— sulfurique	0, 0789	0, 0721
— silicique	0, 0184	0, 0523
— arsénique	0, 0031	0, 0034
— chlorhydrique	1, 5240	1, 3462
Iode	traces	traces
Potasse	0, 1057	0, 1615
Soude	2, 3011	2, 0961
Lithine	traces	traces
Chaux	0, 2290	0, 2408
Magnésie	0, 1245	0, 0732
Protoxyde de fer	0, 0076	0, 0078
Matières organiques	0, 0092	0, 0067
Résidu sec	5gr, 0650	4gr, 6900

Analyse (Lefort, 1875).

	SOURCE DU PARC. Eau, 1 litre.
Acide carbonique libre	0gr, 683
Chlorure de sodium	2, 544
— de rubidium et de cæsium	indices
Iodure de sodium	indices
Bicarbonate de soude	2, 127
— de potasse	0, 346
— de lithine	0, 057
— de chaux	0, 582
— de magnésie	0, 480

Bicarbonate de fer...............	0gr, 009
— de manganèse.......	traces
Sulfate de soude.................	0, 168
— de strontiane.............	traces
Arséniate de soude..............	traces
Alumine.........................	0, 018
Silice............................	0, 125
Matières organiques.............	traces
	7gr, 139

Bibliographie : P. Rigal, Notice sur les eaux minérales et médicinales de Saint-Nectaire. Clermont, 1843. — Saint-Nectaire et ses établissements thermaux, Clermont, 1845. — Nivet, Dictionnaire des eaux minérales du Puy-de-Dôme. Clermont, 1846. — A. Vernière, Première lettre sur les eaux minérales de Saint-Nectaire. Clermont, 1852. — P. Basset, Notice sur les eaux minérales de Saint-Nectaire, 1858. — Étude sur les eaux de Saint-Nectaire, 1860. — Dumas-Aubergier, Etude médicale sur les eaux de Saint-Nectaire, 1870. — J. Lefort, Les eaux de Saint-Nectaire, in Annales de la Société d'hydrologie médicale, XX. — Truchot, Dictionnaire des eaux minérales du département du Puy-de-Dôme; Paris, 1878. — Boucomont, Les Eaux minérales d'Auvergne; Paris, 1879. — E. Willm, Analyses (Bulletin de la Société chimique, 1879).

NERIS (ALLIER).

334 kil. de Paris. Chemin de fer et route de poste. *V.* ci-dessous le trajet et les prix.

DE PARIS A NÉRIS PAR BOURGES ET CHAMBLET.

De *Paris à Chamblet* par Orléans, Vierzon, Bourges et Montluçon, 326 kil. — Chemin de fer d'Orléans. 3 conv. par jour. Train rapide en 8 h. 12 min. Trains omnibus en 10 h. 1re cl. 40 fr. 15 c.; 2e cl. 30 fr. 10 c.; 3e cl. 22 fr. 10 c.

De *Chamblet à Néris*, 5 kil. Voitures de correspondance à tous les trains. Prix : 75 c.

Néris, V. de 2180 hab., située dans la partie supérieure d'un vallon qu'arrose un affluent du Cher et divisée en ville haute et ville basse. Les principaux hôtels et les thermes sont dans la ville basse.

HÔTELS. — *Rochette*, *Dumoulin*, de *Rome*, *Berger*, de *Paris*, de la *Promenade*, de *France*, du *Jardin*, *Lafont-Muret*, du *Parc*, de l'*Europe*, de la *Source*, du *Puits-César*, du *Pavillon*, du *Midi*, etc. — Nombreuses maisons meublées.

Néris a deux établissements thermaux. Le petit *Établissement*, situé au milieu de la place des Thermes, est destiné aux malades peu fortunés et à ceux de l'hôpital.

Le grand *Établissement*, un des plus judicieusement aménagés de l'Europe, possède l'installation balnéaire la plus complète, 62 cabinets de bains avec les appareils nécessaires pour douches de tout genre, des étuves pour les bains de vapeur sèche ou humide et quatre belles piscines, deux pour les hommes et deux pour les femmes. Des deux piscines de chaque côté l'une, dite *tempérée*, a 8 mèt. de longueur sur 6 mèt. de largeur et une profondeur qui varie de 1 mèt. 40 à 1 mèt., suivant une pente douce que l'on a eu soin de ménager. L'eau s'y renouvelle en proportion suffisante pour que la température, de 34° à 34°,5, n'y varie pas sensiblement et pour les exigences de propreté. Les deux autres piscines, dites *intermédiaires*, ont 4 mèt. 15 de longueur sur 2 mèt. 60 de largeur et 0m,80 de profondeur; leur température est maintenue de 36°,5 à 37° dans la matinée, elle est portée à 42° dans l'après-midi.

Une installation existe aussi pour l'hydrothérapie; mais l'eau non minérale et froide manque à Néris, les douches écossaises et en cercle qu'on y donne sont tièdes et il serait fort à désirer qu'on pût amener de l'eau commune et froide, au moyen d'aqueducs, comme l'avaient fait les Romains.

L'entrée de l'établissement, sur la place des Thermes, est entre deux bassins, l'un pour la production des conferves, l'autre pour permettre à l'eau de se refroidir avant sa distribution aux appareils balnéaires, deux autres bassins de réfrigération sont dans le jardin.

Au rez-de-chaussée de l'établissement et dans le bâtiment central, du côté du jardin, est un vaste et beau salon où se donnent les concerts et les bals; aux deux extrémités du salon s'ouvrent une salle de billard et une salle de lecture.

Du côté de la place, un péristyle élégant renferme des fûts de colonnes, de beaux chapiteaux de marbre blanc et d'autres antiquités découvertes dans des fouilles successives.

Monuments. — Outre les objets exposés dans le péristyle de l'établissement, on voit à Néris les restes intéressants d'un amphithéâtre romain. Un plan, récemment gravé sur marbre, indique la direction et le réseau des aqueducs qui, dans l'antiquité, fournissaient l'eau froide à Néris. Non loin de l'amphithéâtre, dans une propriété, dite le *jardin de la grenouille*, à cause d'une fontaine qui s'y trouve, on voit une inscription antique et votive.

L'amphithéâtre et l'église sont classés parmi les monuments historiques. — L'*église* date de la fin du onzième siècle ou du commencement du douzième.

Promenades. — Les environs de Néris n'offrent pas d'excursions bien intéressantes. On peut néanmoins visiter (8 kil.), sur les hauteurs qui dominent la rive dr. du Cher, une vieille tour nommée le *Château de l'Ours*; — *Commentry*, ses forges importantes et sa houillère; — *Montluçon*, etc.

Les eaux. — Eau thermale, bicarbonatée sodique.

Connue : dès l'époque romaine.

Émergence : D'un terrain granitique.

Six puits donnent issue à l'eau minérale, ce sont : le *Grand puits* ou *puits de César* ou *puits d'Enfer*, le *puits de la Croix*, le *puits Carré*, le *Grand puits*, le *puits du Noyer* et le *puits* sans nom. L'eau de ces puits paraît appartenir à la même nappe; toutefois sa force d'émergence et sa température ne sont pas les mêmes dans les différents puits, qui ne donnent pas une quantité de gaz égale.

On trouve dans Boirot-Desserviers, la relation suivante d'un phénomène observé aux sources de Néris, lors du tremblement de terre de Lisbonne : « En 1755 (le 10 novembre), à onze heures du matin, une colonne d'eau s'éleva de la source à 3 ou 4 mèt. de hauteur et se soutint pendant quelques secondes. Le volume des sources dans le bassin thermal fut prodigieusement augmenté ; l'eau prit une couleur laiteuse, les fondements du puits de César furent emportés, et la source nouvelle se creusa à ses pieds un bassin plus vaste et plus profond.... » Un phénomène analogue fut observé en 1759 par le curé Renaud.

Débit en 24 heures : 10,000 hectol. quand le niveau d'émergence est très-élevé, augmentant jusqu'à 17,000 hectol. quand le niveau vient à baisser à 1 mèt. ou 1 mèt. 50 en contre-bas du sol du petit établissement.

Densité : 1,0012, puits de César.

Température : M. le docteur Maurin a mesuré avec le thermomètre de Walferdin la température des puits de César et de la Croix, au fond, au milieu et à 0m,30 de la surface; il a obtenu comme moyenne : puits de César, 52°,92; puits de la Croix, 50°,81 ; puits Carré et Boirot, 50° ; puits Falvart et du Noyer, 49°,2. M. Rotureau a trouvé pour ces sources et dans le même ordre : 53°,9 ; 52°,2 ; 49°,7 ; 46°,4 ; 52°,7 ; 49°,5. L'eau des puits dits du Jardin est à 25° et à 28°.

Caractères particuliers : Eau limpide, incolore dans le verre, paraissant verte dans quelques-uns des puits par le reflet des conferves, inodore, d'une saveur légèrement salée et non désagréable à sa température d'émergence, assez mauvaise quand elle est refroidie ; onctueuse à la peau, dégageant d'abondantes vapeurs à l'orifice des puits et traversée dans le puits de César par de grosses bulles de gaz qui viennent crever avec bruit à la surface. Ces bulles de gaz sont très-fines, non bruyantes, et quelquefois intermittentes dans le puits de la Croix ; des conferves vertes se développent dans plusieurs des puits et dans les bassins de réfrigération.

Service médical : Un médecin inspecteur, un inspecteur adjoint.

Emploi : Boisson chez quelques malades, bains, douches d'eau et de vapeurs, piscines, étuves, fomentations et frictions avec les conferves.

Situation : Environ 260 mèt. au-dessus de la mer.

Climat assez chaud, mais variable pendant la belle saison, orages fréquents.

Saison du 15 mai au 30 septembre ; mais en arrivant à Néris avant la fin de juin et en y restant après le 15 septembre on s'expose à souffrir du froid.

Action physiologique et thérapeutique : L'eau de Néris agit comme sédative du système nerveux, mais ainsi que la plupart des eaux du même genre, elle est d'abord excitante. En boisson, elle constipe pendant les premiers jours, puis détermine la diarrhée chez beaucoup de personnes, même à dose très-modérée; on s'y habitue cependant, car à Néris les puits ne donnent qu'une eau très-analogue à l'eau minérale, ou plutôt on n'y boit réellement que de l'eau minérale refroidie, ce dont les habitants ne souffrent pas, tandis que les étrangers s'y font difficilement.

Les principales indications des eaux de Néris sont les névroses et le rhumatisme. Parmi les névroses, l'hystérie est celle qui conduit à ces eaux le plus de malades, mais cette affection protéiforme est presque aussi capricieuse au point de vue du traitement hydro-minéral que dans ses manifestations. Nous avons vu des malades, notablement soulagées après une saison à Néris, éprouver l'année suivante une aggravation marquée dans leur état, bien que le traitement eût été savamment conduit par le même praticien et rigoureusement suivi par les malades. Les hystériques se trouvent généralement bien de ces eaux très-chaudes; mais il en est un certain nombre qui s'en trouvent fort mal au contraire, et chez qui des eaux tempérées, les bains de mer ou l'hydrothérapie réussissent parfaitement. C'est au médecin ordinaire d'apprécier l'opportunité des eaux à thermalité élevée; quand elles sont indiquées, Néris est, sans contredit, la station qui doit être choisie préférablement. La chorée de date récente a quelquefois cédé aux eaux de Néris, mais ce n'est pas aux eaux chaudes qu'il faut généralement envoyer les choréiques. Il n'en est pas de même de la paralysie hystérique, dans laquelle ces eaux ont souvent du succès. Elles en ont aussi contre cet état particulier qui a été décrit sous le nom de nervosisme et qui, sans se rapporter à une névrose en particulier, répond à toutes, comme les diathèses répondent à toutes les manifestations qui s'y rattachent.

Le rhumatisme, surtout dans la forme nerveuse, est peut-être l'affection contre laquelle ces eaux réussissent le mieux et, ce qu'il importe de remarquer, on peut envoyer à Néris des malades souffrant encore, et présentant cet état subaigu dans lequel la plupart des eaux minérales sont redoutées avec raison. La sub-inflammation, l'éréthisme sont ici des conditions plutôt favorables, bien qu'au début du traitement les douleurs soient presque toujours ravivées. Les maladies viscérales de cause rhumatismale, et notamment certaines formes de métrite, certaines affections des organes génito-urinaires, masculins ou féminins, guérissent encore à Néris, ainsi que la paralysie rhumatismale et les contractures de même origine. Toutefois c'est bien moins à la diathèse même qu'à l'état névropathique que ces eaux s'adressent. La sciatique est de toutes les névralgies celle qui en obtient les meilleurs effets. C'est encore comme sédatives qu'elles agissent dans l'eczéma, le prurigo, le lichen, le prurit vulvaire, affection ou l'hypéresthésie de la peau joue un si grand rôle.

Les applications et les frictions avec les conferves ont été longtemps considérées comme fort utiles. Ce moyen a perdu de son prestige depuis une vingtaine d'années, et si on l'emploie encore, c'est un peu pour contenter les malades qui s'en montrent souvent fort désireux.

Analyse (Lefort, 1857).

	PUITS DE CÉSAR. Eau, 1 litre.
Bicarbonate de soude	0gr, 4169
— de potasse	0, 0129
— de magnésie	0, 0057
— de chaux	0, 1455
— de fer	0, 0042
— de manganèse	traces
Sulfate de soude	0, 3896
Chlorure de sodium	0, 1788
Iodure de sodium	traces
Fluorure de sodium	traces
Silice	0, 1121
Matière organique azotée	traces
	1gr, 2657

100 parties de gaz ont donné :

Azote	88,52
Acide carbonique	11,48
	100,00

Bibliographie : Boirot-Desserviers, Recherches historiques et observations médicales sur les eaux..., de Néris; Paris, 1822. — Robiquet, Réflexions sur les eaux de Néris (Journal de chimie médicale, I, 6 7, 2e série), 1835. — Falvart-Montluc, Précis sur l'aménagement des eaux de Néris (Revue médicale), 1841. — Forichon, Les eaux thermale de Néris, propos médical tenu aux malades et aux médecins; Montluçon, 1853. — Richond (des Brus), Notice sur les eaux thermales de Néris, le Puy, 1855. — De Laurès et Becquerel, Recherches sur les conferves des eaux thermales de Néris...; Paris, 1855. — De Laurès, Les eaux de Néris, 1869. — A. Maurin, Étude historique et clinique sur les eaux minérales de Néris; Paris, 1858. — Lefort, Etude chimique sur les eaux de Néris, 1859. — Bonnet de Malherbe, Guide médical aux eaux de Néris, 1874.

OLETTE (PYRÉNÉES-ORIENTALES).

1021 kil. de Paris, *par Limoges*. Chemins de fer d'Orléans, du Midi et route de voitures. Le trajet n'est direct que jusqu'à Toulouse. Trains express en 24 h. Trains omnibus en 32 h. 45 min. 1re cl. 120 fr. 30 c.; 2e cl. 90 fr. 50 c.; 3e cl. 65 fr. 60 c. Plus le prix de Prades à Olette.

1112 kil. de Paris, *par Bordeaux*. Chemins de fer d'Orléans, du Midi et route de voitures. Trains express en 21 h. 35 min. Trains omnibus en 37 h. 41 min. 1re cl. 134 fr. 90 c.; 2e cl. 101 fr. 20 c.; 3e cl. 74 fr. 25 c.

DE PARIS À OLETTE PAR BORDEAUX, NARBONNE, PERPIGNAN ET PRADES.

De *Paris à Narbonne* par Bordeaux, Agen, Toulouse et Carcassonne, 991 kil. — Chemin de fer. 3 conv. par jour. Trains express en 17 h. Trains omnibus en 32 h. 16 min. 1re cl. 122 fr.; 2e cl. 91 fr. 55 c.; 3e cl. 67 fr. 15 c.

De *Narbonne à Perpignan*, 64 kil. — Chemin de fer. 5 conv. par jour. Train (de nuit) express en 1 h. 7 min. Trains omnibus en 1 h. 55 min. 1re cl. 7 fr. 85 c.; 2e cl. 5 fr. 90 c.; 3e cl. 4 fr. 30 c.

De *Perpignan à Prades*, 41 kil. — Chemin de fer. 4 conv. par jour. Trajet en 2 h. 1re cl. 5 fr. 5 c.; 2e cl. 3 fr. 75 c.; 3e cl. 2 fr. 80 c.

De *Prades à Olette*, 16 kil. Route de voitures. Trajet en 1 h. 30 min.

Olette, petite V. de 1053 hab., forme, entre la rive g. de la Têt et la montagne, une longue rue dominée par des rochers, au-dessus desquels quelques maisons s'élèvent en terrasse.

HÔTELS. — Du *Midi*, de la *Fontaine*.

Les sources se trouvent à quelque distance du village. Le bel *Établissement* thermal des *Graus d'Olette* a été construit en 1862. Il a au rez-de-chaussée et au premier étage une galerie fort bien aménagée pour bains, douches, etc. La galerie supérieure est alimentée par les sources désulfurées, la galerie inférieure par les sulfurées. 22 baignoires fonctionnent à eau courante, et les appareils de douches sont installés d'après les systèmes les plus récents. L'établissement compte 57 chambres très-confortables, et on l'agrandit encore. Un escalier intérieur permet aux baigneurs de se rendre de leurs chambres aux galeries sans s'exposer à l'air du dehors. Les baigneurs sont nourris à l'établissement (table d'hôte et service particulier).

A l'extrémité occidentale de la ville, deux ruisseaux, celui d'Évol et celui de Cabrils, viennent se réunir sous un vieux pont et se jeter ensemble dans la Têt. Sur le promontoire au pied duquel s'unissent ces deux cours d'eau, s'élève une maison carrée flanquée de petites tourelles, d'un aspect pittoresque.

Aux environs d'Olette on visite : (3 h. de marche) les *étangs de Nohédes*; — (25 kil.) *Formiguères*, avec une église fondée, dit-on, en 873; — *Montlouis*, V. forte, située sur un rocher escarpé, etc.

LES EAUX. — Eaux thermales, sulfurées sodiques.

Connues depuis le siècle dernier, indiquées par Carrère en 1756.

Émergence : Du granite.

Quarante-deux sources divisées en trois groupes : *Groupe de Saint-André, groupe de l'Exalada, groupe de la Cascade*, renfermant chaeun plusieurs sources de température et de nature différentes. « Leur ensemble, disait en 1833 Anglada, forme sans contredit de plus beau monument d'eaux thermales qu'on rencontre dans nos Pyrénées. »

Débit en 24 heures: 17726 hectolitres; quelques sources sont de véritables rivières sulfureuses.

Température : De 27° à 78° suivant les sources. La source de la Cascade (78°) est la plus chaude des sources sulfurées sodiques connues.

Caractères particuliers : Ceux qui distinguent les eaux sulfurées sodiques; quelques sources sont de celles qu'Anglada nommait sulfureuses dégénérées et qu'on désigne aussi sous le nom d'eaux *désulfurées*, bien qu'elles contiennent une forte proportion de soufre; elles sont pour la plupart très-riches en barégine; elles contiennent, dit M. Filhol, une énorme quantité de silice, aussi fournissent-elles des incrustations de soufre.

Service médical : un médecin inspecteur, un inspecteur adjoint.

Emploi : Boisson, bains, douches, inhalation.

Situation : Olette, 584 mèt., pont des Graus, 690 mèt. au-dessus de la mer.

Climat de montagnes, doux et agréable dans la belle saison.

Action physiologique et thérapeutique : Ces eaux, plus ou moins excitantes et agissant sur tels ou tels organes en particulier, suivant leur température, leurs principes et leur état d'eaux sulfurées ou dégénérées, peuvent être appliquées au traitement de beaucoup d'affections diverses et réunissent la plupart des propriétés curatives que l'on trouve disséminées dans les eaux minérales des Pyrénées. Les eaux sulfurées sont excitantes, surtout à une haute thermalité, comme toutes leurs congénères; les eaux dégénérées ou désulfurées sont au contraire sédatives, et M. le docteur Puig, médecin inspecteur à Olette, les signale aussi comme toniques et reconstituantes. Aucune station minérale n'offre d'ailleurs plus de variété dans les sources comme thermalité et comme sulfuration, aucune ne présente au médecin des agents thérapeutiques mieux gradués dans leur puissance. Aussi les indications thérapeutiques de ces eaux sont nombreuses. Le rhumatisme aigu ou chronique, sous toutes ses formes et dans ses conséquences diverses, paralysies, etc., les névralgies en général, les maladies des voies urinaires, catarrhe vésical, etc., la gravelle, certaines formes de dermatoses et la diathèse herpétique, les affections utérines, celles du larynx et des bronches, notamment le catarrhe et l'angine glanduleuse, les blessures anciennes et les suites de traumatisme grave, enfin le lymphatisme et la scrofule trouvent à Olette la guérison ou du moins un amendement notable. Les différents degrés de thermalité et de sulfuration des sources permettent d'obtenir d'excellents résultats chez les malades névropathiques avec les sources désulfurées et sédatives, de même que, chez les personnes à constitution torpide, avec les sources sulfurées et excitantes.

Analyse (Bouis, 1852-1857).

	SOURCE ST-ANDRÉ. Eau, 1 kil.	SOURCE N° 14 CASCADE. Eau, 1 kil.	SOURCE ST-LOUIS. Eau, 1 kil.	SOURCE N° 4 BUVETTE. Eau, 1 kil.
Sulfure de sodium.....	0gr, 02829	0gr, 03010		0gr, 012
Potasse..............	0, 00821	0, 00940	0gr, 007	0, 006
Soude...............	0, 03542	0, 03841		0, 030
Chaux	0, 00813	0, 00733		0, 011
Carbonate de soude....	0, 04785	0, 03842	0, 032	0, 031
— de chaux...			0, 020	
Sulfate de soude......	0, 06500	0, 06200	0, 070	0, 068
— de magnésie...			0, 008	
— de chaux......			0, 019	0, 007
Chlorure de sodium...	0, 03160	0, 03200	0, 036	0, 033
Silice...............	0, 14300	0, 16400	0, 078	0, 100
Alumine, fer, magnésie, iode..............	0, 03000	0, 04200		
Alumine, iode, acide borique, fer, manganèse, cuivre..............			0, 030	0, 030
Composé azoté.......	0, 03400	0, 03600	0, 010	0, 022
	0gr, 43150	0gr, 45966	0gr, 310	0gr, 350

Bibliographie : Filhol, Eaux minérales des Pyrénées. Paris, 1853, in-12. — Puig, Observations médicales sur les eaux thermales sulfureuses et non sulfureuses d'Olette, 3e série. Perpignan, 1854, in-8°. — Bouis, vallée de la Tet, affluents et itinéraires. Perpignan, 1858, in-8°. M. Bouis a publié en 1851 un travail sur les eaux d'Olette. — Soubeyran, Essai sur la matière organisée des sources sulfureuses des Pyrénées. — M. et B. Puig, Observations médicales sur les eaux.... d'Olette, 4e série, 1863.

OREZZA (CORSE).

1135 kil. environ de Paris. Chemin de fer, bateau à vapeur et route de poste. Trajet en trois jours environ.

DE PARIS À OREZZA PAR MARSEILLE ET BASTIA.

De *Paris à Marseille* par Lyon, 865 kil. — Chemin de fer de Lyon. 6 conv. par jour. Trains express en 15 h.25 min. Trains directs omnibus en 23 h. ou 29 h. 1re cl. 106 fr. 30 c.; 2e cl. 79 fr. 75 c.; 3e cl. 58 fr. 45 c.

De *Marseille à Bastia*, env. 220 kil. Bateaux à vapeur tous les dimanches à 9 h. du matin. Traversée en 20 h. 1re cl. 38 fr.; 2e cl. 26 fr.

De *Bastia à Orezza* par Cervione,

Piedorezza et Stazzona, 50 kil. Route de voitures. Trajet en 6 h.

Orezza, v. dépendant du canton de Piedicroce, est admirablement situé. De hautes montagnes, couvertes de neiges jusqu'au commencement de l'été, l'entourent de tous côtés.

Les eaux y attirent tous les ans un grand nombre de baigneurs.

HÔTELS. — A Stazzona, *Casino d'Orezza.*

On peut faire aux environs d'Orezza de charmantes promenades à travers de belles forêts de châtaigniers.

LES EAUX. — Eau froide, ferrugineuse bicarbonatée, gazeuse.

Connue dans l'antiquité.

Émergence : Du terrain crétacé.

Deux sources situées à 150 mèt. environ l'une de l'autre et désignées sous les noms de *Sorgente soprana*, source d'en haut, *Sorgente sottana*, source d'en bas. Cette dernière est de beaucoup la plus employée et la seule qui donne l'eau connue sous le nom d'eau d'Orezza.

Densité : 0,99839.

Température : 11°.

Caractères particuliers : Source d'en bas, eau limpide, incolore, inodore, à saveur aigrelette, piquante et très-agréable, avec arrière-goût styptique, pétillant dans le verre et dégageant au griffon de grosses bulles d'acide carbonique; au contact de l'air, en perdant son gaz, elle se couvre d'une pellicule irisée, se trouble et dépose un sédiment d'un blanc rougeâtre qu'on observe dans les canaux près de la source. Elle se conserve parfaitement dans les bouteilles bien bouchées. La source d'en haut a une odeur hépatique prononcée et dégage aussi du gaz acide carbonique.

Service médical : Un médecin inspecteur.

Emploi : Boisson.

Situation : Au pied de hautes montagnes, à 603 mèt. au-dessus de la mer.

Climat : Doux et constant pendant l'été.

Saison : En juillet et août.

Action physiologique et thérapeutique : Cette eau agit énergiquement à la manière des ferrugineux; le gaz qu'elle contient en abondance la rend de digestion facile, aussi, quoique plus riche de fer que ses congénères de Pyrmont et de Spa, elle est mieux supportée par l'estomac. Elle réussit particulièrement dans les affections qui procèdent de l'anémie, dyspepsie leucorrhée, névroses, etc. Dans les engorgements du foie et de la rate tenant à la cachexie paludéenne, dans les convalescences difficiles à la suite de maladies graves. Son emploi doit être surveillé, car elle est riche en fer et très-active. C'est de toutes les eaux ferrugineuses fortes, la plus agréable à boire, et aucune ne donne des résultats meilleurs en thérapeutique.

L'eau d'Orezza, source d'en bas, s'exporte en très-grande quantité.

Analyse (Poggiale, 1853).

	S. D'EN BAS. Eau, 1 kilogr.
Carbonate de chaux	0gr, 602
— de magnésie	0, 064
— de lithine	tr. très-sens.
— de protoxyde de fer	0, 128
— — de manganèse	tr. très-sens.
— de cobalt	traces
Sulfate de chaux	0, 021
Chlorure de potassium / — de sodium	0, 014
Alumine	0, 006
Acide silicique	0, 004
— arsénique	traces
Fluorure de calcium	traces
Matières organiques	traces
	0gr, 849

Gaz acide carbon. libre ou provenant des bicarb.	1248c.c.
Air atmosphérique	11

Bibliographie : Poggiale, Analyse de l'eau minérale acidule ferrugineuse d'Orezza. Paris, 1854.

PARDOUX [SAINT-] ET LA TROLLIÈRE (ALLIER).

361 kil. de Paris. Chemin de fer de Lyon et route de poste.

DE PARIS À SAINT-PARDOUX PAR MOULINS ET BOURBON-L'ARCHAMBAULT.

De *Paris à Bourbon l'Archambault*, 341 kil. (*V.* Bourbon-l'Archambault).

De *Bourbon-l'Archambault à Saint-Pardoux* par Ygrande et Theneuille, 20 kil. Route de voitures.

Saint-Pardoux est un v. de 246 hab. situé à 3 kil. au nord de Theneuille. La source, dont on ne boit pas l'eau sur place, est renfermée dans un réservoir rectangulaire d'environ 3 mètres de profondeur, surmonté d'un toit en zinc que supportent des pilastres en pierre réunis par d'élégantes arcades. Autour du réservoir on a établi une large plate-forme circulaire entourée d'une belle et haute grille en fer.

A 2 kil. de Saint-Pardoux et 1 kil. de Theneuille se trouve la source de **La Trollière** qui émerge près du château du même nom. Elle est reçue dans un réservoir circulaire couvert par un toit en zinc supporté par des pilastres de pierre. Tout autour règne une plate-forme qui permet la circulation des voitures; on y arrive par une belle avenue.

LES EAUX. — Eaux froides, ferrugineuses bicarbonatées, gazeuses.

Connue anciennement (Saint-Pardoux), décrite pour la première fois en 1600.

Émergence : (Saint-Pardoux) D'un sol argilo-siliceux.

Une source à Saint-Pardoux, *une source* à la Trollière.

Débit en 24 heures : Les sources Saint-Pardoux et la Trollière donnent chacune 48 hectol.

Densité : (Saint-Pardoux) Très-voisine de celle de l'eau distillée.

Température : (Saint-Pardoux) 7°.

Caractères particuliers : Source de Saint-Pardoux; eau limpide et incolore, mais paraissant trouble et jaunâtre quand elle est vue en masse, à cause du dépôt ocreux dont est revêtu son réservoir, bouillonnant par le dégagement du gaz, inodore, à saveur piquante et aigrelette, avec arrière-goût terreux qui disparaît quand l'eau est mêlée à du vin.

Service médical : On ne boit pas l'eau de Saint-Pardoux sur place, et la source est, comme celle de la Trollière, sous l'inspection de Bourbon-l'Archambault, d'où chaque jour on en envoie chercher aux sources mêmes la provision nécessaire.

Emploi : En boisson ; à Bourbon-l'Archambault elle est presque toujours employée pendant le traitement comme adjuvant.

Situation : Environ 300 mèt. au-dessus de la mer.

Action physiologique et thérapeutique : L'eau de Saint-Pardoux, bue en certaine quantité, cause l'ivresse carbonique; elle est diurétique, apéritive, tonique par le fer qu'elle contient, et agit, dans certains cas sous forme de gargarisme, comme un très-bon antiseptique.

L'eau de Saint-Pardoux se conserve bien en bouteilles et s'exporte en grande quantité.

La source de la Trollière, située à 1 kilomètre de celle de Saint-Pardoux, émerge des marnes irisées au milieu d'une prairie tourbeuse; sa densité et sa température sont à peu près celles de l'eau de Saint-Pardoux; elle est un peu plus gazeuse et dégage de l'acide carbonique et de l'acide sulfhydrique. Elle est limpide, mais il faut quelque temps pour se faire à son goût sulfureux qui augmente par le mélange au vin. On ne la boit pas sur place et elle n'est guère employée qu'à Bourbon-l'Archambault. Ses effets sont les mêmes que ceux de l'eau de Saint-Pardoux; de plus elle paraît avoir des propriétés spéciales tenant au gaz sulfhydrique.

L'eau de Saint-Pardoux réussit contre les engorgements hépatiques et spléniques tenant à la cachexie paludéenne, et elle a été considérée par E. Regnault comme donnant de bons résultats dans certains cas d'hydropisie. Elle est indiquée chez les sujets à constitution molle et lymphatique, c'est-à-dire chez une partie notable des clients de Bourbon-l'Archambault. L'eau de la Trollière a, suivant E. Regnault, une action spéciale dans le catarrhe bronchique, l'irritation des voies urinaires due à la présence de calculs dans les reins, la diarrhée chronique et quelques maladies de la peau.

Analyse (O. Henry).

	SAINT-PARDOUX. Eau, 1 kilogr.	LA TROLLIÈRE. Eau, 1 kilogr.
Bicarbonate de chaux............. — de magnésie........	0gr, 0287	0gr, 0309
— de soude anhydre....	0, 0254	0, 0240
Sulfate de soude............... — de chaux...............	0, 0100	0, 0180
Chlorure de sodium............. — de magnésium.........	0, 0300	0, 0400
Silicate de chaux............... — d'alumine..............	0, 0700	0, 0600
Crénate de fer....................	0, 0200	0, 0200
	0gr, 1841	0gr, 1929
Gaz acide carbonique..............	1c.c.016	1c.c.033

Bibliographie: E. Regnault, Précis descriptif et pratique sur les eaux minéro-thermales de Bourbon-l'Archambault; Paris, 1842. — G. Périer, Notice sur les eaux minérales de Bourbon-l'Archambault; Paris, 1878.

PASSY (SEINE).

Plusieurs lignes d'omnibus ou de tramways conduisent à Passy.

Passy, qui forme le seizième arrondissement de Paris, est situé sur une colline dominant la rive dr. de la Seine.

L'entrée de la propriété particulière où se trouvent les sources minérales, est sur le quai de Billy, n° 28. En traversant une grande cour, occupée par diverses industries, on arrive à la grille du parc. A dr. sont les sources anciennes, maintenant sans usage; à g. et à l'extrémité d'une avenue de marronniers, un escalier de quelques marches descend au souterrain où se trouvent les sources nouvelles. On peut y boire l'eau minérale ou en emporter moyennant une faible rétribution. Les personnes qui veulent s'arrêter quelque temps près des sources, payent pour une heure 60 c. et peuvent se promener dans l'avenue qui ne leur offre d'ailleurs que quelques siéges et pas d'autre abri que celui des arbres.

Sans être abandonnées complétement, les eaux de Passy ont perdu depuis bien des années la vogue dont elles jouissaient autrefois. Peu de personnes en font usage.

LES EAUX. — Eau froide, ferrugineuse sulfatée.

Connue et découverte vers 1650, décrite en 1657.

Emergence : d'un terrain de sédiment supérieur, sous le calcaire grossier.

Cinq sources : deux *anciennes* et trois *nouvelles* désignées par numéros d'ordre.

Densité : 1,0046.

Température : 3°,88.

Caractères particuliers : Eau limpide, incolore, inodore, à saveur ferrugineuse, styptique et un peu amère, elle se recouvre au contact de l'air d'une pellicule irisée et dépose dans les canaux et les bouteilles un sédiment ocreux.

Service médical : Un médecin inspecteur.

Emploi : En boisson, sur place et exportée.

Situation : environ 35 mèt. au-dessus de la mer.

Action physiologique et thérapeutique : Cette eau agit uniquement comme ferrugineuse. Elle s'emploie contre la chlorose, l'anémie et les troubles divers qui résultent d'une hématose insuffisante. Pesante à l'estomac et se digérant difficilement, à cause du sulfate de chaux qu'elle contient en grande quantité, l'eau de Passy est maintenant presque oubliée.

Analyse (O. Henry, 1832).

	S. NOUVELLE N° 3. Eau, 1 kilogr.
Sulfate de chaux	2gr, 774
— de soude	0, 340
— de magnésie	0, 300
Persulfate et sous-persulfate de fer donnant en fer métallique	0, 412
Sulfate acide d'alumine	0, 248
Alun	quant. minime
Chlorure de sodium	0gr, 060
— de magnésium	0, 226
Matière pseudo-organique indéterm.	
	4gr, 360
Gaz azote	quant. indét.

Les autres sources contiennent un peu moins de fer ; une des sources anciennes contient 2gr,800 de sulfate de chaux.

Bibliographie : Chenu, Essai sur l'action thérapeutique des eaux ferrugineuses de Passy ; Paris, 1845. Ce travail donne une bibliographie complète sur la matière.

PIERREFONDS (OISE).

98 kil. de Paris. Chemin de fer du Nord et route de poste. Trajet en 2 h. 52 min. ou 3 h. 35 min, 1re cl. 12 fr. 30 c.; 2e cl. 9 fr. 50 c.; 3 cl. 7 fr. 40 c.

DE PARIS À PIERREFONDS PAR COMPIÈGNE.

De *Paris à Compiègne*, 84 kil. Chemin de fer du Nord. 12 conv. par jour, dont 3 correspondant avec Pierrefonds.

De *Compiègne à Pierrefonds*, 14 kil. Route de poste. Voitures de correspondance. 3 départs par jour. Trajet en 1 h. 15 min. Coupé 2 fr.; intérieur et banquette 1 fr. 75 c.

Pierrefonds, b. de 1800 hab., est situé sur la lisière méridionale de la forêt de Compiègne qui le sépare de cette ville. En face du château, nouvellement restauré, se trouve la grille de l'établissement thermal.

HÔTELS. — Des *Bains*, du *Château*, des *Ruines*, des *Étrangers*.

L'hôtel des Bains, qui fait partie de l'établissement, est au milieu d'un parc comprenant un lac charmant, sur lequel les personnes logées à l'hôtel ont droit de promenade et de pêche. Le restaurant est dans un pavillon séparé. Le bâtiment principal, vaste et bien construit, renferme les appartements et les chambres destinées aux baigneurs. Au rez-de-chaussée sont un grand salon, une salle de lecture et un billard.

L'*Établissement* thermal situé dans le parc, à quelques pas de l'hôtel des Bains, possède une installation complète, sous le rapport des bains et des douches de tout genre, et les aménagements nécessaires au traitement hydrothérapique. Il se compose de deux galeries sur lesquelles s'ouvrent les cabinets de bains, l'une des galeries est destinée aux hommes, l'autre aux femmes. A l'extrémité de la galerie de gauche, sont trois salles de pulvérisation. La première, consacrée à l'eau sulfureuse, peut recevoir 20 personnes en séance commune; la seconde, destinée à la pulvérisation de l'eau ferrugineuse, reçoit six malades à chaque séance; la troisième est consacrée aux douches pharyngo-laryngiennes, les appareils pulvérisateurs sont construits d'après les derniers perfectionnements du docteur Sales-Girons.

MONUMENTS. — Le magnifique château de Pierrefonds couronne le sommet d'une éminence escarpée et domine majestueusement le paysage. Cette forteresse féodale, construite en 1390 par le duc d'Orléans, frère de Charles VI, a été restaurée complétement d'après les plans et sous la direction de Viollet-le-Duc L'église date du seizième siècle.

EXCURSIONS. — Parmi les nombreuses et intéressantes excursions qu'on peut faire aux environs de Pierrefonds, et qui sont presque toutes comprises dans la forêt de Compiègne, nous citerons: — (1 h.) *Beaux-Monts*, promenade agréable; — (1 h.) *Mont Saint-Marc*, belle vue; —(1 h. 30 m.) *Grands-Monts*, belle promenade; — (1 h. 30 m.) *Champlieu*, où se trouvent un camp romain et des débris curieux; — (1 h.) *Saint-Jean aux Bois*, remarquable par son arbre gigantesque et par son ancienne abbaye;

— (30 min.) *Morienval*, chapelle en ruine; — (1 h.) *Cuise-la-Motte*, montagnes de coquilles fossiles, but d'excursions pour les géologues; — 30 min. *Saint-Pierre en Chastre*, ruines d'abbaye; — (2 h.) *Offémont*, délicieuses ruines gothiques; — (2 h.) *Villers-Cotterets*, belle forêt; — (4 h. 1/2) Coucy, grandes ruines féodales; — (4 h.) *Soissons*, etc.

LES EAUX. — Eau froide, sulfurée calcique, ou ferrugineuse bicarbonatée.

Connue depuis 1846.

Deux sources, l'une sulfureuse, l'autre ferrugineuse.

Densité : 1,006, source sulfureuse.

Température : 12°,4 source sulfureuse; 9°,9 source ferrugineuse.

Caractères particuliers : Source sulfureuse, eau limpide, à odeur et saveur hépatiques, mais peu intenses, dégageant dans le verre de fines bulles de gaz qui montent lentement.

Service médical : Un médecin inspecteur.

Emploi : Boisson, bains, douches, salle d'aspiration d'eau poudroyée.

Situation : 84 mèt. au-dessus de la mer.

Climat : Assez froid, variable et humide, matinées et soirées fraîches, nécessité des vêtements de laine.

Saison : du 1er juin au 1er octobre; juillet et août sont les mois les plus favorables.

Action physiologique et thérapeutique : La source sulfureuse est légèrement excitante de la circulation. Stimulant l'appétit au début du traitement et déterminant une augmentation d'embonpoint, elle active la sécrétion des muqueuses et la modifie comme la plupart des eaux du même genre; diurétique par les temps froids et humides, sudorifique par les journées chaudes, disposant à la constipation. — La source ferrugineuse a les propriétés de ses congénères, elle active l'hématose.

L'eau sulfureuse de Pierrefonds, analogue à celle d'Enghien, est employée surtout dans les affections des voies aériennes, soit catarrhales, soit d'origine herpétique. Le catarrhe bronchique et l'angine granuleuse sont traités avec succès dans cette station minérale. L'aspiration de l'eau pulvérisée est une des formes de traitement dont on obtient les meilleurs résultats à Pierrefonds et elle a été adoptée pour l'emploi de l'eau ferrugineuse que l'on n'y prend pas seulement en boisson. L'anémie et ses manifestations diverses sont l'indication spéciale à cette dernière eau qui ajoute singulièrement à l'importance et aux ressources thérapeutiques de la station.

Analyse (O. Henry, 1846).

	SOURCE SULFURÉE. Eau, 1 litre.
Sulfhydrate de chaux	0gr, 0156
Sulfate de chaux / — de soude	0, 0260
Bicarbonate de chaux / — de magnésie	0, 2100

Chlorure de sodium et de magnésium.....	0gr, 0220
Silice et alumine......................	0, 0500
Sels de potasse........................	
Matière organique......................	
	0gr, 3236
Gaz azote..............................	fort peu
— acide carbonique libre...............	
— — sulfhydrique libre.............	1c.c.4

Bibliographie : Sales-Girons, Études médicales sur les eaux sulfureuses de Pierrefonds-les-Bains; Paris, 1853. — Traité des salles de respiration à l'eau minérale pulvérisée... pour le traitement des maladies de poitrine, 1858. — Étude médicale sur les eaux minérales de Pierrefonds... 1864.

PIETRAPOLA (CORSE).

1180 kil. de Paris. Chemin de fer de Lyon, bateau à vapeur et route de poste. Trajet en trois jours environ.

DE PARIS À PIETRAPOLA PAR MARSEILLE ET BASTIA.

De *Paris à Marseille par Lyon*, 865 kil. — Chemin de fer de Lyon. 6 conv. par jour. Trains express en 15 h. 25 m. Trains omnibus en 23 h. ou 29 h. 1re cl. 106 fr. 30 c.; 2e cl. 79 fr. 75 c.; 3e cl. 58 fr. 45 c.

De *Marseille à Bastia*, environ 220 kil. — Bateau à vapeur tous les dimanches à 9 h. du matin. Traversée en 20 h. 1re cl. 38 fr.; 2e cl. 26 fr.

De *Bastia au Migliacciaro*, par Aleria, 88 kil. Route de poste. Diligence 1 départ par jour. Trajet en 12 h. environ.

Du *Migliacciaro à Pietrapola*, 7 kil. Route de voitures. Trajet en 1 h.

Pietrapola est un v. de 150 hab., encaissé au milieu de belles montagnes. Son nom paraît venir de *pietra*, pierre, et *polla*, source; l'eau minérale émerge en effet d'un rocher. Une route départementale qui s'embranche, au Migliacciaro, sur la route nationale de Bastia à Bonifacio, conduit à Pietrapola, à travers une contrée pittoresque et boisée.

Les baigneurs sont assez confortablement logés dans trois corps de bâtiments, appartenant au fermier des eaux et dans diverses maisons de la localité. Le pays fournit en abondance de la viande de bœuf, d'excellent mouton, de bonnes truites, du gibier et du vin agréable.

L'*Établissement* thermal, a quatorze cabinets de bains et de douches, trois piscines et un bassin de réfrigération. Le plateau sur lequel sont bâtis les thermes, ne laisse rien à désirer sous le rapport de la salubrité, mais pour arriver à la vallée de Pietrapola, il faut traverser des plaines insalubres à l'époque des grandes chaleurs. Aussi ne doit-on pas s'y rendre pendant les mois de juillet et d'août.

LES EAUX. — Eau thermale sulfurée sodique.

Connue au quinzième siècle et même dès l'époque romaine.

Émergence : d'un terrain granitique.

Dix sources dont les principales sont : la *Grande source,* la *Petite source, Pozzo spiritato,* source *de la Doccia* (douche), source *de la Leccia,* source *de l'Occhiera.*

Température : Pozzo spiritato, 48°; Doccia, 57°; Grande source, 55°; Occhiera, 43°.

Caractères particuliers : Eaux limpides, goût salé, analogue à celui d'un bouillon faible, odeur sulfureuse ; riches en barégine et formant dans les conduits et les réservoirs des dépôts gélatineux.

Service médical : Un médecin inspecteur.

Emploi : Boisson, bains de baignoires et de piscines, douches.

Climat : Tempéré au printemps et en automne, très-chaud en juillet et août.

Deux saisons : du 1er mai au 30 juin, et du 1er septembre au 1er novembre.

Action physiologique et thérapeutique : Eaux sédatives du système nerveux, diurétiques, reconstituantes. Suivant M. le docteur Carlotti, ancien inspecteur à Pietrapola, elles sont indiquées dans le rhumatisme en général et surtout dans sa forme nerveuse ; contre les névralgies et certaines névroses, spécialement contre l'état névropathique et l'hystérie, compliquée ou non de chlorose. Elles réussissent également dans les manifestations du lymphatisme et de la scrofule, accompagnées d'éréthisme, et dans les troubles nerveux survenant à l'époque de la puberté ; dans certaines affections de la peau et dans celles des muqueuses, tenant à un vice herpétique : bronchites, laryngites, dyspepsies, etc.

Une des sources, non encore analysée, contient évidemment, dit M. Carlotti, des éléments ferrugineux.

L'analyse suivante a été faite il y a déjà longtemps, à Paris, sur de l'eau transportée. L'importance de ces sources mériterait qu'une analyse en fût faite sur place et que la station thermale reçût plus de développement.

Analyse (O. Henry).

	Eau, 1 kilogr.
Bicarbonates de chaux et de magnésie.	0gr, 200
Carbonate, silicate et sulfate de soude..	0, 080
Sulfure de sodium....................	0, 021
Chlorure de sodium...................	0, 060
Sel de potasse.......................	tr. sens.
Acide silicique et glairine............	0, 020
	0gr, 381

PLOMBIÈRES (VOSGES).

402 kil. de Paris. Chemin de fer de l'Est. 4 conv. par jour. Trajet en 10 h. 36 min. ou 12 h. 1re cl. 49 fr. 50 c.; 2e cl. 37 fr. 10 c.; 3e cl. 27 fr. 20 c.

DE PARIS À PLOMBIÈRES PAR TROYES, LANGRES, PORT-D'ATELIER-AMANCE ET AILLEVILLIERS.

Plombières, V. de 1725 hab., est située dans la vallée de l'Augronne « dans une fondrière, dit Montaigne, entre plusieurs collines hautes et coupées qui le serrent de tous côtés. Au fond de cette vallée naissent plusieurs fontaines tant froides naturelles que chaudes (Voyage en Allemagne et en Italie) ». Cette position au fond d'un ravin profond et étroit n'a laissé place que pour deux ou trois rues principales, de plain-pied; les autres, plus ou moins escarpées, sont tracées sur les deux versants de la vallée et principalement sur le versant nord.

HÔTELS. — *Grand-Hôtel*, de la *Tête d'Or*, de l'*Ours*, du *Lion d'Or*. — Toutes les maisons de la ville reçoivent des baigneurs comme locataires en garni, mais on n'est pas nourri dans toutes. Il faut alors faire venir ses repas d'une pension ou d'un hôtel.

Casino ouvert du 1er juin au 15 septembre. Tous les soirs à 8 h. on y fait de la musique et on danse. — *Cabinet de lecture* sous les Arcades.

En 1859, les sources de Plombières ont été l'objet de travaux de captage exécutés sous la direction de MM. Daubrée et Jutier, ingénieurs des mines. Les fouilles mirent à découvert, au milieu des substructions antiques, un robinet de bronze qui alimentait l'étuve romaine et portait encore la clef destinée à le faire mouvoir. « Il nous fut possible, dit M. Lefort, de le faire tourner dans sa boîte et il s'en échappa aussitôt un volume d'eau, estimé à 21 litres par minute, à la température de 73°,9. »

Plombières a six *établissements* thermaux distincts :

1° Le *Bain Romain*, sur l'emplacement de l'ancienne piscine romaine. C'est un édifice demi-souterrain, surmonté d'une vitrine en forme de coupole, et dans le vestibule duquel s'ouvrent 24 cabinets de bains revêtus de marbre.

2° Le *Bain des Dames*, ainsi nommé de l'ancienne abbaye des dames de Remiremont dont il était la propriété. Il se compose d'un rez-de-chaussée et d'un premier étage. Le rez-de-chaussée, exclusivement consacré aux malades de l'hôpital, renferme deux piscines pouvant contenir chacune 16 personnes. Le premier étage a 14 cabinets de bains.

3° Le *Bain Tempéré* : 4 piscines circulaires revêtues de marbre et plusieurs cabinets de bains.

4° Le *Bain des Capucins*, près du Bain tempéré dont il forme une dépendance; bassin carré divisé en deux compartiments.

5° Le *Bain National*, le plus considérable et le plus complet des établissements anciens de Plombières. Il renferme au rez-de-chaussée 4 piscines, 15 cabinets de bains et une étuve commune que sa haute température a fait nommer l'*étuve d'Enfer*. Au premier étage sont 25 cabinets de bains, et dans une aile en retour, appelée le *bain des Princes*, deux baignoires revêtues de marbre. Les salons de conversation, de lecture, de bal et de concert sont au premier étage du Bain Tempéré et du Bain National, qui communiquent entre eux par un pont couvert, en fer, jeté sur la rue de la Préfecture. Tous ces établissements sont pourvus d'appareils pour douches de tout genre, de chauffoirs, de vestiaires, etc.

6° Le *Grand Bain* ou les *Thermes*, élevé depuis 1857, en même temps que les deux splendides et vastes hôtels qui l'encadrent à dr. et à g., est aujourd'hui le plus considérable de tous les établissements de Plombières. Cet édifice, d'aspect monumental, se compose d'un bâtiment principal flanqué de deux ailes dans le même alignement, mais un peu en retraite. Il a 55 mèt. de façade, 15 mèt. de profondeur et 11 mèt. de hauteur de voûtes; il contient 52 salles de bains, douches, étuves, inhalation, etc. Les deux hôtels (126 chambres, vastes salles à manger et salons) sont rattachés aux Thermes par des galeries couvertes. Une cour centrale est occupée par un parterre orné de corbeilles de fleurs.

L'*hôpital* a 25 lits pour militaires, et 55 lits pour malades civils, hommes et femmes. Il est de construction moderne et remplace celui qui, fondé au quatorzième siècle, avait été reconstruit par Stanislas.

Industrie. — On fait à Plombières des broderies d'un travail remarquable. On y fabrique aussi en grande quantité des objets en fer et acier poli : garnitures de cheminées, bracelets, etc.

Promenades. — Les promenades intérieures sont : Le *Parc*, charmant jardin anglais, situé à quelques pas des établissements et très-heureusement dessiné ; — la *promenades des Dames*, belle et large avenue formée d'arbres magnifiques qui offrent aux malades un abri contre la chaleur du jour.

On visite aussi : la *Ferme Jacquot*, jolie habitation rustique qui domine la ville du côté du S., et dont le jardin est ouvert à tout le monde ; — *Bellevue*, d'où l'on découvre un beau panorama ; — (2 kil.) la *Fontaine Stanislas*, dans un site ravissant. C'est un monument agreste élevé à la mémoire de l'ancien roi de Pologne. Ces excursions, dans le voisinage, se font généralement à pied. — Les *Feuillées* sont des abris rustiques établis à peu de distance l'un de l'autre, sous des ombrages dominant le Val-d'Ajol. On fait habituellement en voiture cette promenade et celles qui suivent : — la *Vallée de la Semouze*, où se trouvent des usines intéressantes, et *Bellefontaine*, dont l'église date des premières années du onzième siècle ; — le *Val d'Ajol*, vaste commune rurale dont *Laitre* est le village principal ; — *Hérival* et ses ruines ; — (1 h.) *Remiremont*, ville pittoresque dont l'ancienne abbaye offre des restes intéressants, etc.

Les Eaux. — Eaux thermales ou froides, sulfatées sodiques avec fortes proportions d'acide silicique ; ou froide, ferrugineuse bicarbonatée. M. Lefort a proposé de les classer à part, comme sulfatées et silicatées.

Connues dès l'époque romaine.

Émergence : du terrain primitif. M. Jutier a signalé un filon de spath fluor intercalé dans le granite porphyroïde que traversent les sources.

Vingt-huit sources réparties en 4 groupes : 1° sources Nationales : source du *Robinet Romain*, source *Stanislas*, source *Vauquelin ;* 2° sources de l'aqueduc du Thalweg, désignées par numéros d'ordre de 1 à 8, plus la source *Mougeot* et la source du *Puisard;* 3° sources de la galerie des Savonneuses, désignées par numéros de 1 à 5 ; 4° sources isolées : source des *Capucins*, source des *Dames*, source du *Crucifix*, source *Müller*, source *Simon*, source *Lambinet*, source du *Trottoir*, source *Fournie*, source *Bizot*, source *Ferrugineuse* ou *Bourdeille*.

Débit en 24 heures : Sources sulfatées 7300 hectol.; source ferrugineuse 90 hectol.

Température : Sources isolées : de 11°,45 (source Bizot) à 50°,7 (source des Dames); sources Savonneuses : de 15° (n° 1) à 59°,5 (n° 5) ; sources du Thalweg : de 27°,7 (n° 8, filet n° 3) à 47°,7 (n° 6) et 64° (n° 5); sources Nationales : en 1861, de 67°,2 (Robinet Romain) à 68°,4 (source Vauquelin). M. Lefort donne comme moyennes : source la plus froide 11°,45, source la plus chaude 69°,63.

Caractères particuliers : Eau limpide, inodore, incolore, d'une saveur qui n'est pas désagréable quand on la boit chaude ; l'eau savonneuse de la source Müller est, comme son nom l'indique, onctueuse au toucher. Cette propriété, plus ou moins marquée dans les autres sources, tient à la glairine qu'elles contiennent et à la soude qui y domine, tandis qu'elles sont presque dépourvues de chaux. La source Ferrugineuse a une odeur et une saveur atramentaires.

Service médical : Un médecin inspecteur, un inspecteur adjoint.

Emploi : Boisson, bains de baignoires et de piscines, douches de tout genre, étuves.

Situation : 421 mètres au-dessus de la mer.

Climat de montagnes, chaleur vive au milieu du jour, matinées et soirées fraîches et brumeuses, orages fréquents.

Saison : du 15 mai au 15 octobre.

Action physiologique et thérapeutique : Ces eaux, en boisson (sources du Crucifix et des Dames), sont excitantes des systèmes nerveux et sanguin, diaphorétiques, apéritives, diurétiques, déterminant ordinairement la constipation au début du traitement, difficilement supportées par quelques personnes et plus facilement digérées par les unes à leur plus haute température, par d'autres quand elles sont refroidies. L'embarras gastrique et les prodromes de la fièvre thermale se montrent souvent après les premiers jours.

La source ferrugineuse agit ordinairement comme laxative, différant en ce point seulement de ses congénères pour les effets physiologiques.

Employées extérieurement, les eaux de Plombières sont excitantes et agissent secondairement comme sédatives. On a remarqué qu'en bain prolongé pendant une heure et demie à deux heures, elles ralentissent la circulation et causent de la pesanteur de tête en même temps qu'une dépression marquée des forces musculaires. C'est à peu près l'effet d'un bain semblable dans de l'eau ordinaire. L'usage des eaux de Plombières détermine quelquefois des éruptions analogues à celles de la poussée. Leur action hyposthénisante a été rapportée par M. Lhéritier à l'arsenic qu'elles contiennent, en quantité bien minime cependant. Cette action paraît être leur propriété spéciale, et c'est par là qu'elles réussissent contre les affections très-diverses qui relèvent de cette station.

Le rhumatisme est une de leurs indications principales. Lorsque l'état aigu n'a pas complétement cédé, que les douleurs persistent encore, avec l'éréthisme, les bains gradués comme température et comme durée, suivant les indications, ramènent le calme et permettent d'arriver aux bains plus chauds et plus longs, à la douche et à l'étuve. A l'état chronique, ces derniers moyens sont généralement employés dès le début, avec la prudence nécessaire. Les hémiplégies, suites d'hémorrhagies cérébrales, les paraplégies causées par une affection de la moelle, sont traitées avec succès à Plombières, surtout quand elles ne sont pas de date récente. Dans les paralysies rhumatismales, le résultat est meilleur encore et plus assuré. Certaines dermatoses, comme le psoriasis et l'eczéma relèvent aussi de Plombières dont les eaux assouplissent la peau, facilitent l'exhalation cutanée, font cesser l'éréthisme et le prurit qui l'entretient, agissent enfin sur la cause rhumatismale quand la maladie cutanée s'y rattache. On s'accorde généralement sur les résultats heureux que ces eaux procurent dans certaines affections du tube digestif, notamment la dyspepsie et la diarrhée chronique. M. Lhéritier les a signalées comme très-efficaces dans les fièvres d'accès rebelles, en attribuant leur action dans cette affection comme dans toutes les autres à l'arsenic qu'elles contiennent. Elles donnent d'excellents résultats dans les hypertrophies hépatiques et spléniques d'origine paludéennne; dans certaines hépatites contre lesquelles les eaux bicarbonatées fortes n'ont pas réussi; dans les désordres consécutifs à de grands traumatismes. Enfin on obtient ici comme à Néris le soulagement et souvent la guérison dans le catarrhe utérin avec ou sans déplacement de l'organe.

Sans méconnaître les effets thérapeutiques de l'arsenic, on peut douter qu'une dose infiniment petite de ce métal suffise à expliquer l'action des eaux de Plombières. Ne vaudrait-il pas mieux renoncer pour ces eaux, comme pour d'autres non moins importantes, celles de Néris par exemple, à une explication qui ne peut être justifiée quant à présent.

En 1862, MM. Jutier et Lefort avaient signalé dans les eaux de Plombières des traces de fluor, déjà indiquées avec réserve par MM. Henry et Lhéritier. Peu après, Nicklès établit d'une manière certaine la présence de ce corps, et M. Jutier reconnut un filon de spath fluor dans une roche traversée par les sources.

Analyse (Lefort, 1862).

	SOURCE VAUQUELIN. Eau, 1 lit.	S. N° 5 AQUEDUC DU THALWEG. Eau, 1 lit.	S. N° 1 AQUEDUC DU THALWEG. Eau, 1 lit.	SOURCE DES DAMES. Eau, 1 lit.	SOURCE DU CRUCIFIX. Eau, 1 lit.	S. N° 5 GALERIE DES SAVONNEUSES. Eau, 1 lit.
Oxygène	2c.c.72	2c.c.00	2c.c.53	1c.c.77	2c.c.50	4c.c.75
Azote	12, 60	10, 59	11, 86	9, 62	10, 50	12, 24
	grammes.	grammes.	grammes.	grammes.	grammes.	grammes
Acide carbon. libre	0,00688	0,00689	0,00879	0,01267	0,00825	0,00309
— silicique	0,02155	0,02517	0,00739	0,02731	0,00749	0,01589
Sulfate de soude	0,13564	0,11776	0,07534	0,09274	0,10670	0,04685
— d'ammoniaque. Arséniate de soude.	traces.	traces.	traces.	traces.	traces.	traces.
Silicate de soude	0,12803	0,07998	0,07343	0,05788	0,10611	0,04209
— de lithine.. — d'alumine..	traces.	traces.	traces.	traces.	traces.	traces.
Bicarbon. de soude	0,02288	0,01732	0,01426	0,01123	0,02902	0,00818
— de potasse	0,01673	0,00637	0,00125	0,00133	0.00233	traces.
— de chaux	0,02778	0,03542	0,04065	0,03868	0,03639	0,04451
— de magnésie	traces.	tr. sens.	tr. tr.-not.	0.00670	traces.	0,01253
Chlorure de sodium	0,01044	0,00892	0,00794	0,00927	0.01004	0,00651
Fluorure de calcium. Oxyde de fer et de manganèse	traces.	traces.	traces.	traces.	traces.	traces.
Matières organ. azot.	indiq.	indiq.	indiq.	indiq.	indiq.	indiq.
	0,37053	0,29783	0,22905	0,25281	0,29823	0,19965

Bibliographie : A. Jacquot, Dissertation sur les eaux minérales froides et thermales de Plombières, 1813; 2e édit., Strasbourg, 1835. Cet ouvrage contient une bibliographie. — L. Turck, Du mode d'action des eaux minéro-thermales de Plombières; Paris, 1846. — V. Duval, Considérations théoriques et pratiques sur les eaux minérales de Plombières; Paris, 1849. — Lhéritier, Eaux de Plombières, clinique médicale du rhumatisme et de son traitement, 1re année, Paris, 1853; 2e année, Paris, 1854. — Lhéritier et Henry, Hydrologie de Plombières, 1855. — Delacroix, Notice sur Plombières et ses bains, 1860. — Turk, Essai sur le bain tiède à Plombières. — Jutier et Lefort, Études sur les eaux minérales et thermales de Plombières, 1862. — Verjon, Études médicales sur les eaux de Plombières, 1867. — Bottentuit, Des diathèses chroniques et de leur traitement par les eaux de Plombières, 1870. — Annales de la Société d'hydrologie médicale de Paris, tomes VII, XI et XVI.

POUGUES (NIÈVRE).

241 kil. de Paris. Chemin de fer. *V.* ci-dessous le trajet et les prix

DE PARIS À POUGUES PAR GIEN.

De *Paris à Pougues*, par Fontainebleau, Montargis et Gien, 241 kil. — Chemin de fer de Lyon par le Bourbonnais. 6 conv. par jour. Train express en 5 h. 12 m. Trains omnibus en 7 h. 1re cl. 29 fr. 70 c.; 2e cl. 22 fr. 25 c.; 3e cl. 16 fr. 30 c.

Pougues, v. de 1321 hab., est situé sur la ligne de Paris à Lyon par le Bourbonnais, au milieu d'une jolie vallée.

HÔTELS. — de l'*Établissement*, du *Parc*, du *Chalet*, de *France*, *Renaissance*, du *Prince de Conti*.

L'*Établissement* se compose d'un corps de bâtiment flanqué de deux ailes dont l'une est affectée aux femmes, l'autre aux hommes. Il contient 24 baignoires, une installation de douches très-complète et tous les appareils nécessaires au traitement hydrothérapique et à la gymnastique.

En face du parc, et à droite de la grille d'entrée s'élève un vaste et gracieux bâtiment, dont le rez-de-chaussée se compose d'une salle de lecture bien garnie, d'une vaste salle de bal, d'un salon de conversation, et d'une salle de billard.

Un parc étendu, bien dessiné, offrant de belles pelouses et de charmants bouquets d'arbres, est à la dispositlon des malades. — On y trouve une pièce d'eau sur laquelle on peut faire des promenades en bateau.

PROMENADES. — On peut faire de nombreuses excursions aux environs de Pougues; voici les principales : (14 kil.) *Nevers*, V. de 16 082 hab., chef-lieu du département de la Nièvre; on y visite : l'église romane de *Saint-Étienne*, datant du onzième siècle, un des plus beaux édifices de ce genre que possède la France; la *cathédrale*, consacrée à saint Cyr, commencée au onzième siècle, continuée sous la Renaissance et terminée au seizième siècle; l'*hôtel de ville*, autrefois château ducal, construit au quinzième siècle, dans le style gothique flamboyant; la *porte du Croux*, reste des anciennes fortifications; une fonderie de canons, etc. — (8 kil.) *Urzy*, v. en face duquel se dresse le château des Bordes, manoir du quatorzième siècle; — (7 kil.) le château de *Guérigny* et les forges de la *Chaussade*, immense et curieux établissement possédant deux hauts fourneaux, seize forges, deux fonderies, etc.; — (7 kil.) le château de *Villemenant* et la *grotte des Fées*; — (12 kil.) *Saint-Aubin*, dont les forges méritent d'être visitées; à 1 kil. de Saint-Aubin se trouve la vallée de la *Douée*, gorge sauvage qu'entourent des collines escarpées et couvertes de forêts magnifiques; — (20 kil.) *Prémery*, avec une cathédrale du treizième siècle et un château bâti vers 1316; — (8 kil.) *Champvoux*, la plus charmante excursion des environs de Pougues; l'église date de la fin du onzième siècle; — (12 kil.) *La Charité*, v. possédant une curieuse église commencée en 1056, et consacrée en 1106; — (6 kil.) *Germigny* avec une église construite en 1540; — (3 kil.) *Garchizy* et son église byzantine du douzième siècle; — (3 kil.) *Fourchambault* et ses forges; — (11 kil.) *Varzy* et son église romane, etc.

LES EAUX. — Eau froide, bicarbonatée calcique, ferrugineuse, gazeuse.

Connue, dans les temps modernes, depuis le seizième siècle.

Émergence : du terrain jurassique.

Trois sources : source *Saint-Léger*, source *Bert*, source *Saint-Marcel.* Cette dernière située à une vingtaine de mètres de la source Saint-Léger, fournit une eau qui diffère de la première en cela seulement qu'elle n'est pas gazeuse, et qui, mêlée à l'eau non utilisée de la buvette, alimente les bains.

Densité : 1,00312.

Température : 12°.

Caractères particuliers : Source Saint-Léger, eau trouble et louche dans le bassin de captage, recouverte d'une pellicule irisée et de couleur de rouille, à odeur d'acide carbonique, à saveur atramentaire mais en même temps piquante, aigrelette, fraîche et agréable; traversée par des bulles de gaz nombreuses et très-fortes qui la font bouillonner; tenant en suspension un sédiment très-divisé.

Service médical : Un médecin inspecteur.

Emploi : Boisson, bains et douches chaudes et froides, bains de siége à eau courante, bains de gaz acide carbonique.

Situation : Environ 200 mètres au-dessus de la mer.

Climat : Doux et assez constant pendant l'été.

Saison : Du 15 mai au 1er octobre.

Action physiologique et thérapeutique : Eau excitante, tonique et reconstituante, diurétique, apéritive, constipant au début du traitement, puis agissant, même à dose modérée, comme laxative chez quelques personnes. En général, après quelques jours de traitement, l'excitation devient très-vive et l'on voit apparaître cet ensemble de symptômes auxquels on donne communément le nom de fièvre thermale et qui cèdent rapidement aux moyens appropriés. L'eau de Pougues agit d'une manière spéciale sur les muqueuses, et notamment sur celles de l'estomac et des organes génito-urinaires. Quoique fort peu alcaline, elle donne à l'urine de l'alcalinité, suivant les observations de Crozant; mais loin d'agir à la manière des eaux bicarbonatées sodiques et comme antiplastique, elle est douée de propriétés tout à fait contraires, car elle est analeptique et plastique comme les martiaux en général.

Elle réussit dans la gravelle, dans le catarrhe des voies urinaires, même quand il s'accompagne de douleurs, dans la dyspepsie et la gastralgie. Mais, après un premier effet sédatif, elle détermine un effet secondaire de recrudescence, dont le malade doit être prévenu et qui cède bientôt pour faire place à une amélioration définitive. Cette exacerbation passagère est considérée comme de très-bon augure pour le succès du traitement. Dans les coliques hépatiques non calculeuses, et dans les engorgements du foie à l'état subaigu, douloureux et de date récente, cette eau donne aussi d'excellents résultats, de même que dans le catarrhe utérin, le diabète et les accidents qui se rattachent à la diathèse paludéenne. De Crozant et Roubaud l'ont vu réussir dans la scrofule; mais le traitement hydrothérapique a sans doute contribué beaucoup au succès. Enfin les eaux de Pougues sont indiquées dans l'anémie et le fer qu'elles contiennent explique ici leur action.

On exporte les eaux de Pougues, après les avoir chargées, au moment de l'embouteillage, d'une dose supplémentaire d'acide carbonique.

Analyse (Moissenet, 1874).

	SOURCE SAINT-LÉGER. Eau, 1 litre.
Acide carbonique	1gr, 3190
— — des bicarbonales	1, 6692
— chlorhydrique	0, 1271
— sulfurique	0, 1098
Silice	0, 0250
Oxyde de fer	0, 0120
Chaux	0, 6400
Magnésie	0, 1172
Soude	0, 4776
Potasse	traces.
Lithine	0, 0040
Matières organiques	0, 0320
	4gr, 5329
Résidu fixe par litre d'eau	2gr, 3400

M. Mialhe a trouvé dans l'eau de Pougues des traces notables d'iode.

Bibliographie : De Crozant, De l'emploi des eaux minérales de Pougues dans le traitement de quelques affections chroniques....; Paris, 1846. — Notice médicale sur les eaux minérales de Pougues (sans nom d'auteur); Paris, 1856. — Roubaud, Pougues.... Paris, 1860. — Les eaux minérales de Pougues, 1863. — Des différents modes d'action des eaux de Pougues, 1867. — Logerais, Notices et analyses sur les eaux de Pougues, 1867. — Du traitement de certaines affections chroniques par les eaux minérales de Pougues, 1869. — Roubaud, Traitement des affections utérines par les eaux minérales, 1870. — Logerais, Du diabète sucré et de son traitement par l'eau minérale de Pougues, 1873.

PRESTE [LA] (PYRÉNÉES ORIENTALES).

1033 kil. de Paris, *par Limoges*. Chemins de fer d'Orléans, du Midi et route de voitures. Le trajet n'est direct que jusqu'à Toulouse. Trajet jusqu'à Perpignan : Trains express en 21 h. Trains omnibus en 31 h. 49 min. 1re cl. 115 fr. 25 c.; 2e cl. 86 fr. 75 c.; 3e cl. 62 fr. 80 c.

1125 kil. de Paris, *par Bordeaux*. Chemins de fer d'Orléans, du Midi et route de voitures. Trajet jusqu'à Perpignan : Trains express en 18 h. 5 min. Trains omnibus en 34 h. 11 min. 1re cl. 129 fr. 85 c.; 2e cl. 97 fr. 45 c.; 3e cl. 71 fr. 45 c.

DE PARIS À LA PRESTE PAR BORDEAUX, NARBONNE ET PERPIGNAN.

De *Paris à Narbonne* par Bordeaux, Agen, Toulouse et Carcassonne, 991 kil. — Chemin de fer. 3 conv. par jour. Trains express en 17 h. Trains omnibus en 32 h. 16 m. 1re cl. 122 fr.; 2e cl. 91 fr. 55 c.; 3e cl. 67 fr. 15 c.

De *Narbonne à Perpignan*, 64 kil. — Chemin de fer. 5 conv. par jour. Train express (de nuit) en 1 h. 7 m. Trains omnibus en 1 h. 55 m. 1re cl. 7 fr. 85 c.; 2e cl. 5 fr. 90 c.; 3e cl. 4 fr. 30 c.

De *Perpignan à la Preste* par Prats-de-Mollo, 70 kil. Route de voitures. Diligence.

La Preste est un v. de 90 hab. A 2 kil. de ce village se trouvent les *Bains*, situés sur un étroit plateau qui forme comme un promontoire entre la gorge du Tech au S. et celle de la Llabane à l'O. De grands arbres, croissant sur le penchant de la montagne, empêchent de voir au fond des gorges l'eau des deux torrents, et montrent à peine, à travers leur épais feuillage, les rochers coupés à pic qui s'élèvent en face du côté de l'O. Au-dessus de la gorge du Tech, se redressent dans le lointain les longues et faciles pentes du Costabona, et vers le S. se dessine le sentier qui mène en serpentant au col d'Ares.

On loge aux bains.

L'*Établissement* thermal, successivement agrandi, a 6 mèt. 15 c. de largeur sur 7 de longueur; il est surmonté d'une belle voûte et reçoit la lumière par la partie supérieure. Dans le sens du plus grand axe sont disposés de chaque côté 4 cabinets de bains, avec baignoires en marbre blanc.

Au milieu règne un large corridor à l'extrémité duquel s'élève, en face de la porte d'entrée, une fontaine ornée de stalactites, et fournissant l'eau thermale destinée à la boisson. A la façade N. est adossé extérieurement un réduit voûté surmonté d'une lucarne et servant à abriter le bouillon de la principale source, la seule utilisée.

PROMENADES. — De vastes terrasses, ombragées par de belles plantations, ont été construites, le long du plateau, autour des bains de la Preste, et forment comme une suite de belvédères, d'où l'on peut voir les différents aspects des gorges du Tech et de la Llabane. L'une de ces terrasses se prolonge jusqu'à la belle grotte *den Birtchot*, grand labyrinthe riche en stalactites.

Des sommets du *Costabona* (2465 mèt., 3 ou 4 h. de la Preste), on jouit d'une vue très-étendue sur les vallées qui convergent dans tous les sens autour du Cigou.

LES EAUX. — Eau thermale, sulfurée sodique.

Connue dès le siècle dernier.

Cinq sources suivant Carrère, qui indique leur point d'émergence sans donner leurs noms, sauf pour celle dite *bain des Lépreux*. Une seule, *Grande source* ou *source d'Apollon*, est en usage aujourd'hui.

Débit en 24 heures : 3084 hectol.

Température : Grande source, 43°,5 à 44°.

Caractères particuliers : Eau limpide, incolore, à odeur légèrement sulfureuse, à saveur plutôt alcaline; laissant déposer des filaments blancs de glairine.

Service médical : Un médecin inspecteur.

Emploi : Boisson, bains, douches.

Saison : du 1er juin au 1er octobre.

Action physiologique et thérapeutique : C'est celle des eaux sulfureuses faibles ou plutôt de certaines eaux bicarbonatées sodiques. La Preste passait au siècle dernier pour succédanée des Eaux-Bonnes, elle est diurétique, même à faible dose, l'estomac la supporte bien et elle augmente l'appétit. En bains à température moyenne, elle détermine une sueur abondante, sans affaiblissement. Son indication principale est la gravelle, phosphatique ou urique. Elle facilite l'expulsion des calculs rénaux et produit aussi de bons effets dans certaines affections chroniques du foie. Peu chargée de minéraux salins, fortement dégénérée au point de vue de la sulfuration, elle est, dit M. Filhol, plutôt alcaline que sulfureuse. C'est sans doute à sa faible minéralisation qu'elle doit d'être, en général, mieux tolérée que les bicarbonatées sodiques dont elle se rapproche dans ses effets sur le foie et surtout sur les voies urinaires.

Analyse (Anglada).

	GRANDE SOURCE. Eau, 1 kilogr.
Carbonate de soude	0gr, 0397
— de potasse	traces.
— de chaux et de magnésie	0, 0011
Sulfure de sodium	0, 0127
Sulfate de soude	0, 0206
— de chaux (par réaction)	0, 0007
Chlorure de sodium	0, 0014
Acide silicique	0, 0421
Barégine ou glairine	0, 0103
Perte	0, 0051
	0gr, 1337

Bibliographie : Filhol, Eaux minérales des Pyrénées; Paris, 1853.

PROVINS (SEINE-ET-MARNE).

95 kil. de Paris. Chemin de fer de l'Est. 7 convois par jour. Trains express en 1 h. 45 min. Trains omnibus en 3 h. 9 min. 1re cl. 10 fr. 75 c.; 2e cl. 8 fr.; 3 cl. 5 fr. 75 c.

Provins, V. de 7256 hab., est située sur la Voulzie et son affluent le Durtein. On la divise en haute ville (vieille ville) et ville basse.

La fontaine se trouve au N. de la ville.

HÔTELS. — de la *Boule d'Or*, de la *Fontaine*, du *Coq-à-la-Poule*, du *Pont-au-Poisson*.

L'*Établissement* hydro-minéral, reconstruit il y a quelques années, renferme un grand vestibule, une vaste salle où se trouve la buvette, des cabinets de bains, plus une salle affectée à l'hydrothérapie, pourvue de tous les appareils de douches et où s'emploie une source abondante d'eau froide, non minérale.

MONUMENTS. — Provins a conservé une grande partie de son ancienne enceinte, qui a un développement de près de 5 kil. La partie la plus curieuse est celle qui entoure la ville haute; on y visite : la *tour de César*, qui avait 42 mèt. de hauteur, et dont il ne reste que le premier et le second étage; — l'église *Saint-Quiriace*, commencée en 1160; le chœur a de belles proportions et le trésor possède les ornements pontificaux de saint Edme, archevêque de Cantorbéry; — la *Grange des dîmes*; — la *Porte Saint-Jean*; — l'*église Saint-Ayoul*, qui renferme un beau retable orné de sculptures en bois; — l'*église* de *Sainte-Croix*, qui date des quinzième et seizième siècles, etc.

LES EAUX. — Eau froide, ferrugineuse bicarbonatée.

Connue depuis 1648.

Émergence : D'un limon d'atterrissement calcaire et arénacé superposé à un banc de terre argileuse au-dessous de laquelle on trouve un banc de lignite mêlé d'argile et de débris organiques. Ces trois couches, dont la puissance est au total de 11 mètres, sont riches en fer.

Une source : Source *de Sainte-Croix*.

Débit en 24 heures : environ 336 hectol.

Température : 7° à 8° (Chevalier).

Caractères particuliers : Eau d'une teinte légèrement ocreuse, au sortir de la source, et tenant en suspension une foule de petits corps jaunâtres; odeur ferrugineuse, saveur fraîche, piquante, ferrugineuse et styptique; au contact de l'air les flocons tenus en suspension se précipitent au fond du vase, et une pellicule irisée se forme à la surface de l'eau, qui perd son odeur et sa saveur atramentaire et devient limpide.

Emploi : Boisson.

Situation : 88 mètres au-dessus de la mer.

Climat variable des environs de Paris.

Action physiologique et thérapeutique : L'eau de Provins agit comme toutes les eaux ferrugineuses froides et assez gazeuses pour être facilement supportées par l'estomac. Elle a pour indications spéciales la chlorose et l'anémie avec les troubles et les accidents si variés qui s'y rattachent. Depuis quelques années on a joint à l'installation hydro-minérale, celle d'une salle d'hydrothérapie, pourvue de tous les appareils nécessaires et desservie par une abondante source d'eau froide, non minérale.

Analyse (Vauquelin et Thénard, 1813).

	Eau, 1 kilogr.
Carbonate de chaux	0gr, 5525
— de magnésie	0, 0225
Oxyde de fer	0, 0760
Manganèse	0, 0170
Chlorure de sodium	0, 0425
— de calcium	traces.
Acide silicique	0, 0250
Matière grasse	quant. inappréc.
	0gr, 7355

Bibliographie : Naudot, Notice sur les eaux minérales ferrugineuses, acidules, froides de Provins; Provins, 1841. — Modin, Thèse inaugurale (Faculté de Paris), 1852.

PUZZICHELLO (CORSE).

1171 kil. de Paris. Chemin de fer, bateau à vapeur et route de poste. — Trajet en trois jours environ.

DE PARIS À PUZZICHELLO PAR MARSEILLE, BASTIA ET ALERIA.

De *Paris à Marseille* par Lyon, 863 kil.— Chemin de fer de Lyon. 6 conv. par jour. Trains express en 15 h. 25 m. Trains omnibus en 23 h. ou 29 h. 1re cl. 106 fr. 30 c.; 2e cl, 79 fr. 75 c.; 3e cl. 38 fr. 45 c.

De *Marseille à Bastia* env. 220 kil. Bateau à vapeur tous les dimanches à 9 h. du matin. Traversée en 20 h. 1re cl. 38 fr.; 2e cl. 26 fr.

De *Bastia à Aleria* 71 kil. Route de poste. Diligence tous les jours. Trajet en 10 h. environ.

D'*Aleria à Puzzichello*, 15 kil. Route de voitures.

Puzzichello, v. de 200 hab. est situé dans une belle vallée, sur les bords du Tagnone, affluent du Tavignano.

L'*Établissement* thermal ne laisse rien à désirer et les baigneurs y affluent chaque année de tous les points de l'île. Il contient 14 cabinets de bains, des douches, deux piscines, deux buvettes et une installation pour les bains de boues. A côté, sur la rive opposée d'un ruisseau qui se jette dans le Tagnone, s'élève un petit bâtiment affecté au logement des malades, et entouré de jardins et de plantations. De nombreuses fermes sont établies aux environs, des vignes y ont été plantées et la contrée est une des plus prospères de l'île.

LES EAUX. — Eaux froides, sulfurées calciques.

Connues dans l'antiquité, puis abandonnées et découvertes de nouveau en 1820.

Émergence : D'un terrain argilo-calcaire.

Deux sources dont l'une est nommée *acqua grigia,* eau grise. Une troisième, située dans le voisinage, est ferrugineuse.

Débit en 24 heures : 150 hectol. environ.

Densité : à la source, 1,0165 ; dans les réservoirs, 1,00280.

Température : 16°,8.

Caractères particuliers : L'eau d'une des sources est limpide, celle de l'autre est louche et laiteuse; toutes deux ont une odeur et une saveur très-sulfureuses et déposent des flocons qui paraissent formés en grande partie de glairine.

Service médical : Un médecin inspecteur.

Emploi : Boisson, bains, douches, applications locales du limon des réservoirs.

Situation : presque au niveau de la mer.

Climat : Très-beau; mais pendant les mois de juillet, août et septembre, la fièvre intermittente règne sur les côtes basses de la Corse.

Saison : Mai et juin, octobre et novembre.

Action physiologique et thérapeutique : « Ces eaux, disent Petrequin et Socquet, sont actives et un peu excitantes; les bains portent à la peau. Ils réussissent dans les maladies cutanées ; on signale leur efficacité dans les cas où il y a complication d'ulcérations atoniques et serpigineuses. A la dose de plusieurs verres, ces eaux purgent légèrement et congestionnent le plexus hémorrhoïdal. On en vante l'emploi dans les flux hémorrhoïdaux supprimés. Elles réussissent dans les engorgements des viscères abdominaux, dans la goutte atonique, nous pensons qu'on pourrait les employer avec avantage dans les maladies chroniques des voies respiratoires. »

Analyse (Loetscher, 1842).

	Eau, 1 litre.
Carbonate de chaux	0gr, 2175
— de magnésie	0, 1010
Sulfate de chaux	0, 0999
— de magnésie	0, 0407
— de soude	0, 1314
Chlorure de sodium	0, 0692
— de magnésium	0, 0124
Acide silicique	0, 00999
Matière bitumineuse	0, 0045
Glairine. Quantité indéterminée...	
	0gr, 68659
Gaz azote. Quantité indéterminée.	
— acide sulfhydrique	30c.c.,93

Bibliographie : Loetscher, Examen des eaux minérales sulfureuses de Puzzichello; Ajaccio, 1842.

ROYAT (PUY-DE-DOME).

422 kil. de Paris. Chemin de fer. — V. ci-dessous le trajet et les prix.

DE PARIS À ROYAT PAR CLERMONT-FERRAND.

De *Paris à Clermont-Ferrand* par Nevers et Saint-Germain-des-Fossés, 420 kil. Chemin de fer de Lyon. 5 conv. par jour. Trains express en 9 h. 15 m. Trains omnibus en 14 h. 30 m.; 1re cl. 51 fr. 75 c.; 2e cl. 38 fr. 70 c.; 3e cl. 28 fr. 40 c.

De *Clermont à Royat*, 2 kil. Tramway et voitures particulières.

Royat est un v. de 1208 hab., sur le ruisseau de Tiretaine, dans une gorge qui s'ouvre entre deux montagnes de basalte, et qui est plantée de superbes châtaigniers.

HÔTELS. — Du *Grand Établissement*, des *Étrangers*, du *Grenier de César*, de la *Grotte*, *Guibert*, *Mazet*, du *Parc*, de *Royat*, de *Saint-Mart*. — Maisons meublées.

Il y a deux établissements thermaux à Royat, tous deux appartenant à une société fondée en 1876 et propriétaire des sources : 1° Le *Grand Établissement* construit sur la route du Mont-Dore a une façade monumentale de 88 mèt. de longueur, et divisée en deux ailes par un frontispice d'ordre dorique. L'aile dr. est affectée aux dames, l'aile g. aux hommes. L'établissement s'est accru dans ces dernières années de plusieurs annexes très-importantes. Il renferme 94 cabinets de bains, avec baignoires en lave de Volvic et en marbre blanc; 14 appareils de grandes douches, et des appareils de douches de toute espèce; une grande piscine de natation à eau courante, réservée le matin aux dames et l'après-midi aux hommes; des salles d'inhalation installées dans des conditions spéciales et à température graduée, oscillant de 22° à 27° sur les gradins inférieurs; des salles de pulvérisation avec douches pharyngiennes; une installation de bains et douches de gaz acide carbonique; une installation complète d'hydrothérapie et un gymnase.

Le *casino* de l'établissement a une salle de spectacle, des salons de conversation, de jeux et de lecture. — Le parc forme une charmante promenade où l'on donne chaque jour des concerts.

2° L'*Établissement du bain de César*, dépendance du précédent, consiste en une salle, celle de la source, autour de laquelle s'ouvrent 12 cabinets de bains.

MONUMENTS ET CURIOSITÉS. — En face de l'église, sur la place, on remarque une belle croix gothique, où sont sculptés les douze Apôtres. L'église, du style romano-byzantin, date du douzième siècle. Son abside et sa tour sont remarquables. De cette place un sentier conduit à une grotte célèbre, formée de rochers basaltiques ; sa largeur est de 8 mètres 66 c. ; sa profondeur de 11 mèt. ; sa hauteur de 3 mèt. ;

des jets d'eau limpide et intarissable s'élancent dans un lavoir. A côté de cette grotte principale s'en trouve une autre où émergent la plupart des sources qui alimentent Clermont.

PROMENADES. — Les environs de Royat offrent les sites les plus pittoresques. — On visite (3 kil.) *Fontanat*, village renommé pour la beauté de son paysage. — (5 kil.) le ham. de *la Baraque*, vue admirable sur Clermont, la plaine de la Limagne et les montagnes du Forez. — L'excursion la plus intéressante est celle du Puy-de-Dôme (2 h. 30 min. de marche) où se trouvent un observatoire météorologique, des ruines antiques, et d'où l'on découvre, par un temps clair, un immense et magnifique panorama. On voit à ses pieds Clermont, au delà, la Limagne, le Bourbonnais, Riom, toute la chaîne des Monts-Dômes, qu'un mamelon, où brille le lac d'Aydat, sépare de celle des Monts-Dore, les montagnes du Cantal, etc.

LES EAUX. — Eau thermale, bicarbonatée mixte, ferrugineuse, gazeuse, ou ferrugineuse bicarbonatée, gazeuse.

Connues dès l'époque romaine.

Emergence : Du terrain volcanique.

Quatre sources : Grande source ou source *Eugénie*, source de *César*, source *Saint-Mart*, source *Saint-Victor*.

Débit en 24 heures : Grande source, 144 000 hectol.; Saint-Mart, 734 hectol.; César, 360 hectol.; Saint-Victor, 210 hectol.

Densité : Grande source, 1,0025 ; César, 1,00016 ; Saint-Mart, 1,0020.

Température : Grande source, 35°,5; Saint-Mart, 31°; César, 29°; Saint-Victor, 20°.

Caractères particuliers : Grande source, eau limpide, incolore, sans odeur autre que celle de l'acide carbonique, saveur piquante et alcaline au premier abord, puis légèrement ferrugineuse sans être désagréable; au contact de l'air, une pellicule irisée se forme à sa surface et elle prend une couleur jaune. Elle jaillit en bouillonnant avec bruit et sa force d'émergence augmente dans les temps orageux ; elle perd alors un peu de sa transparence et devient jaunâtre ; elle dépose dans son réservoir un sédiment ocracé. Source de César, limpide, incolore, inodore, saveur acidule, légèrement alcaline et ferrugineuse, mais agréable. La source de Saint-Mart diffère peu des précédentes; celle de Saint-Victor a une saveur atramentaire plus marquée.

Service médical : Un médecin inspecteur; plusieurs médecins consultants.

Emploi : Boisson, bains à eau courante, douches, inhalation, pulvérisation, bains et douches d'acide carbonique.

Situation : 450 mèt. au-dessus de la mer.

Climat doux et assez constant pendant l'été.

Saison : Du 1er mai au 1er octobre.

Action physiologique et thérapeutique : Les eaux de Royat sont excitantes, toniques et reconstituantes par l'acide carbonique, le chlorure sodique, le fer, le manganèse et l'arsenic qu'elles renferment;

elles ont encore les propriétés des eaux alcalines, mais à un degré moindre que celles de Vichy, par exemple, et peuvent être indiquées dans des cas où l'action dépressive et antiplastique de ces dernières serait redoutée comme trop forte. M. Rotureau les rapproche des eaux d'Ems à plusieurs points de vue, et Royat peut remplacer avantageusement la station allemande dans toutes ses indications. Les eaux de Royat sont diurétiques, légèrement laxatives, même à faible dose, chez quelques malades et par exception; elles ont sur la muqueuse des voies aériennes une action qui les rapproche des eaux du Mont-Dore, au point de vue thérapeutique, et tient sans doute à l'arsenic et aux iodo-bromures que l'analyse y décèle.

Grâce à la quantité d'acide carbonique qu'elles contiennent, elles sont très-bien supportées par l'estomac et facilitent la digestion.

L'atonie, l'anémie, le rhumatisme, les accidents névropathiques sont des indications spéciales aux eaux de Royat, comme eaux reconstituantes, et d'autres états pathologiques réclament leur usage comme eaux bicarbonatées. Cela explique le grand nombre d'affections, si différentes dans leur forme, pour lesquelles ces eaux sont conseillées. Des troubles fonctionnels très-variés, la dyspepsie, par exemple, peuvent dépendre de l'atonie, constitutionnelle ou déterminée par une convalescence longue, de l'anémie dont les causes sont si nombreuses, du rhumatisme, d'une névrose, d'une hépatite ou d'une affection des voies urinaires. Aussi voit-on guérir ou s'amender à Royat le rhumatisme musculaire ou nerveux, même à l'état subaigu, la chlorose, le catarrhe des organes génito-urinaires, la dysménorrhée, l'aménorrhée, les troubles cardiaques nerveux ou anémiques et beaucoup d'autres maladies dont l'énumération paraît exagérée quand on ne les rapporte pas à un nombre restreint de causes originelles. Les affections des voies aériennes, surtout sous forme de catarrhe, indiquent aussi l'emploi de ces eaux et Royat prétend au même succès que le Mont-Dore dans le traitement de la phthisie. Quelque différents que soient les modes de traitement dans ces deux stations, l'une et l'autre obtiennent des résultats précieux dans les complications de la diathèse tuberculeuse, plutôt que contre la diathèse même. Le diabète, la gravelle urique et la goutte, que Vichy réclame avec raison, sont considérés par les médecins de Royat comme relevant de leurs thermes au même titre, mais non dans les mêmes conditions d'idiosyncrasie. Les sujets sanguins, athlétiques, pouvant et devant même perdre de leurs forces pour guérir, trouvent à Vichy les eaux qui leur conviennent; nous venons de voir, au contraire que Royat convient à ceux qui ne pourraient sans danger être soumis à des eaux débilitantes. Nous n'avons pas à examiner ici quel rôle joue, dans l'action des eaux de Royat, la lithine que ces eaux contiennent en grande quantité. On n'est pas encore fixé, au point de vue thérapeutique, sur les propriétés de ce corps.

Les eaux de Royat se transportent.

Les analyses suivantes sont dues, pour la source César, à M. Lefort, pour la Grande source, Saint-Mart et Saint-Victor, à M. Truchot.

Analyse (Lefort, 1857. — Truchot, 1878).

	GRANDE SOURCE. Eau, 1 lit.	SOURCE CÉSAR. Eau, 1 lit.	SOURCE ST-MART. Eau, 1 lit.	SOURCE ST-VICTOR. Eau, 1 lit.
Bicarbonate de soude.....	1gr, 128	0gr, 392	0gr, 8003	0gr, 8886
— de potasse...	0, 381	0, 286	0, 1701	0, 8886
— de chaux....	1, 005	0, 686	0, 9696	1, 0121
— de magnésie.	0, 374	0, 397	0, 6508	0, 6464
— de fer.......	0, 042	0, 025	0, 0230	0, 0560
— de manganèse	traces	traces	traces	traces
Sulfate de soude........	0, 195	0, 115	0, 1463	0, 1656
Phosphate de soude.... .	0, 008	0, 014	traces	traces
Arséniate de soude......	traces		traces	traces
Chlorure de sodium.....	1, 714	0, 766	1, 5655	1, 6497
Iodure et brom. de sodium.	indices	traces	traces	traces
Silice..................	0, 132	0, 167	0, 0945	0, 0950
Alumine et mat. organiq.	traces	traces	traces	traces
Chlorure de lithium.....	0, 035	0, 009	0, 0350	0, 0350
	5gr, 623	2gr, 857	4gr, 4551	5gr, 437
Gaz acide carb. libre....	0gr, 645	1gr, 229	1gr, 709	1gr, 492
— en volume....	325c.c.,5	670c.c.,7	862c.c.,6	753c.c.

Bibliographie : Nivet, Recherches sur les eaux thermo-minérales de Royat. Clermont-Ferrand, 1855. — Notice sur l'établissement thermal de Royat. Clermont-Ferrand, 1855. — Homolle, Établissement thermal de Royat, in *Union médicale*, 1858. — Allard, Précis sur les eaux thermales de Royat, 1861. — Basset, Études sur les eaux thermales de Royat, 1866. — Laugaudin, Etudes sur les eaux thermales de Royat, 1867. — Truchot, Dictionnaire des eaux minérales du département du Puy-de-Dôme, 1878. — Boucomont, Les eaux minérales d'Auvergne, 1879. — E. Willm, Analyses (Bulletin de la Société chimique, 1879).

SAIL-LES-BAINS (LOIRE).

395 kil. de Paris. Chemin de fer et route de voitures. — V. ci-dessous le trajet et les prix.

DE PARIS À SAIL-LES-BAINS PAR SAINT-GERMAIN-DES-FOSSÉS ET SAINT-MARTIN-D'ESTRÉAUX.

De *Paris à Saint-Martin-d'Estréaux* par Nevers, Saint-Germain-des-Fossés et La Palisse, 389 kil. — Chemin de fer de Lyon. 3 conv. par jour. Train express en 8 h. 51 m. Trains omnibus en 13 h. 29 m. 1re cl. 47 fr. 90 c.; 2e cl. 35 fr. 95 c.; 3e cl. 26 fr. 30 c.

De *Saint-Martin-d'Estréaux à Sail-les-Bains*, 6 kil. Route de voitures. Trajet en 1 h.

Sail-les-Bains ou **Sail-lès-Château-Morand** est un v. de

645 hab. situé au milieu de collines, dans un petit vallon.

HÔTELS. — *Grand-Hôtel.*

L'*Établissement* thermal, bien installé, a 25 cabinets de bains avec appareils pour douches variées, et une grande piscine de natation pouvant recevoir vingt personnes : chacune des sources alimente une buvette. Le parc dépendant de l'établissement offre aux baigneurs une promenade agréable.

LES EAUX. — Eau thermale, bicarbonatée mixte, ou sulfureuse, ou froide, ferrugineuse bicarbonatée.

Connues dès l'époque romaine, étudiées depuis environ 50 ans.

Emergence : Du porphyre quartzifère.

Six sources : Source *Duhamel*, source *d'Urfé*, source des *Romains*, source *Bellety*, source *Sulfureuse*, source *Ferro-sulfureuse.*

Débit en 24 heures : 14,000 hectol.

Température : Source Duhamel, 34°; source des Romains, 27°; source d'Urfé, 26°,5 ; source Ferro-sulfureuse, 26°,4 ; source Sulfureuse, 23° : source Bellety, 10°.

Service médical : Un médecin inspecteur.

Situation : 250 mèt. au-dessus de la mer.

Action physiologique et thérapeutique : Les sources bicarbonatées sont excitantes des fonctions digestives et diurétiques; une d'elles, la source d'Urfé, est légèrement purgative. Les sources sulfureuses agissent, comme leurs congénères, sur la peau et les muqueuses dont elles activent les fonctions. La source Bellety, riche en fer et assez gazeuse, est tonique, reconstituante et convient dans les affections où l'usage des martiaux est indiqué.

La dyspepsie, les dermatoses, le rhumatisme et l'anémie sont les indications principales de ces eaux dont la variété de composition et la thermalité offrent à la thérapeutique hydro-minérale des ressources précieuses. Aussi la station de Sail-les-Bains voit chaque année s'accroître le nombre de ses clients et tout lui assure un avenir digne de son importance.

Analyse (O. Henry, 1850).

	SOURCE DUHAMEL. Eau, 1 litre.	SOURCE D'URFÉ. Eau, 1 litre.	SOURCE DES ROMAINS. Eau, 1 litre.	SOURCE SULFUREUSE. Eau, 1 litre.
Silicate de soude... / — de potasse..	0gr, 1032	0gr, 1001	0gr, 0816	0gr, 0830
Bicarb. de soude.... / — de potasse...	0, 0482	0, 1357	0, 0490	0, 0360
Sulfate de soude.....	0, 0800	0, 1440	0, 0460	0, 1280
Chlor. de sodium.... / — de magnésium	0, 0903	0, 0400	0, 0720	0, 0950
Bicarb. de chaux.... / — de magnésie.	0, 1122	0, 0700	0, 1830	0, 1880

Iodure alcalin.....	éval.	0^{gr}, 0030	sensible	tr.-sens.	0^{gr}, 0020
Alumine } Lithine } silicat..	éval.	0, 0100	0, 0300	0, 0300	0, 0250
Mat. organ. azotée.	éval.	0, 0070			
		0^{gr}, 4539	0^{gr}, 5198	0^{gr}, 4616	0^{gr}, 5570
Azote presque pur... } Acide carb. libre..... }		pet. quant.	peu	peu	peu
— sulfhydrique....					$0^{c.c.}$,612

SAIL-SOUS-COUZAN (LOIRE).

503 kil. de Paris. Chemin de fer.— V. ci-dessous le trajet et les prix.

DE PARIS À SAIL-SOUS-COUZAN PAR CLERMONT-FERRAND.

De *Paris à Clermont-Ferrand* par Nevers et Saint-Germain-des-Fossés, 420 kil.— Chemin de fer de Lyon. 5 conv. par jour. Trains express en 8 h. 48 m. Trains omnibus en 14 h. 30 m. 1re cl. 51 fr. 75 c.; 2e cl. 38 fr. 70 c.; 3e cl. 28 fr. 40 c.

De *Clermont-Ferrand à Sail-sous-Couzan* par Thiers, 83 kil. — Chemin de fer de Clermont à Saint - Étienne. 2 conv. par jour. Trajet en 3 h. 20 m. 1re cl. 10 fr. 20 c.; 2e cl. 7 fr. 60 c.; 3e cl. 5 fr. 60 c.

Sail-sous-Couzan, v. de 792 hab., est dans une charmante situation, au confluent du Chagnon et du Lignon, dominé au S. par un promontoire escarpé qui porte les ruines du château de Couzan.

Un grand nombre de maisons dans le village sont appropriées à l'usage des baigneurs.

L'*Établissement* thermal est bien installé, il contient 24 cabinets de bains, avec tube à aspiration d'acide carbonique, des appareils pour douches de tout genre, une salle pour l'aspiration du gaz acide carbonique, une salle d'hydrothérapie, une installation pour bains et douches de vapeur. Les cabinets de bains s'ouvrent dans une galerie qui donne sur un parterre.

LES EAUX. — Eau froide, bicarbonatée mixte, ou ferrugineuse bicarbonatée, gazeuse.

Connue depuis 1612.

Émergence : D'une roche granitique à base d'albite.

Deux sources : Source *Fontfort*, découverte en 1612; source *Rimaud*, découverte en 1853.

Débit en 24 heures : source Fontfort, 160 hectol.; source Rimaud, 288 hectol.

Température : Source Fontfort, 13°; source Rimaud, 12°.

Caractères particuliers : La source Rimaud est agitée à sa surface par le dégagement de grosses bulles de gaz acide carbonique. Dans le verre elle paraît laiteuse, mousse et pétille; elle est inodore, à saveur acidule et légèrement atramentaire; elle laisse sur le sol un dépôt d'oxyde de fer. En bouteille elle s'altère peu.

Service médical : Un médecin inspecteur.

Emploi : Boisson, bains, douches, inhalation et douches locales d'acide carbonique.

Situation : Environ 400 mèt. au-dessus de la mer.

Climat : Agréable et modérément chaud pendant la saison des eaux.

Saison : Du 1er juin au 15 septembre.

Action physiologique et thérapeutique : — Eau excitante au début du traitement, bien supportée par l'estomac chez la plupart des malades ; amenant chez quelques personnes, pendant la première semaine, un peu d'ébriété carbonique, quelquefois un peu de fièvre thermale, généralement un léger embarras gastrique, rarement un peu de poussée papuleuse ou furonculeuse. Les bains déterminent une excitation générale, de l'insomnie, de l'agitation. A ces troubles sans importance succède la période reconstituante et de sédation. Le traitement doit être conduit avec prudence et ménagement.

L'anémie, la chlorose, la dyspepsie, la gravelle urique, la goutte, l'état névropathique, certaines affections de l'utérus (engorgement, catarrhe) telles sont les principales indications de cette station. On obtient d'excellents résultats dans les maladies utérines par les douches d'acide carbonique pur ou mélangé d'eau.

Analyse (Lefort, 1866).

		SOURCE RIMAUD. Eau, 1 litre.
Acide carbonique libre	(en vol. 0c.c.,217).	0gr, 4317
Bicarb. de soude		1, 9509
— de potasse		0, 3034
— de chaux		0, 3870
— de magnésie		0, 3436
— de protoxyde de fer		0, 0177
— de protoxyde de mangan.		indices
— de lithine		indices
Chlorure de sodium		0, 0876
Iodure de sodium		indices
Arséniate de soude		indices
Sulfate de chaux		0, 0465
Alumine		indices
Silice		0, 0410
Matière organique		indices
		3gr, 6094

Bibliographie : Goin, Notice sur les Eaux minérales de Sail-sous-Couzan, 1867.

SALIES-DE-BÉARN (BASSES-PYRÉNÉES).

72 kil. de Paris. Chemin de fer et route de voitures. — V. ci-dessous le trajet et les prix.

DE PARIS À SALIES-DE-BÉARN PAR DAX ET PUYÔO.

De *Paris à Dax* par Orléans, Angoulême et Bordeaux, 733 kil. — Chemins de fer d'Orléans et du Midi. 4 conv. par jour. Trains express en 15 h. 5 m. Trains omnibus en 19 h. 14 m. 1re cl. 90 fr. 30 c ; 2e cl. 67 fr. 70 c.; 3e cl. 49 fr. 65 c.

De *Dax à Puyôo*, 31 ki l.—Chemin de fer du Midi, ligne de Bordeaux à Pau, 4 conv. par jour. Train express en 40 m. Trains omnibus en 1 h. 5 m. 1re cl. 3 fr. 75 c.; 2e cl. 2 fr. 85 c.; 3e cl. 2 fr. 5 c.

De *Puyôo à Salies* env. 8 kil. Route de voitures. Omnibus. Trajet en 45 m.

Salies, V. de 5140 hab., est située au pied d'une colline rapide, à l'extrémité d'un charmant vallon.

HÔTELS. — Du *Cheval Blanc*, de *France*, de *Paris*, des *Bains*.

Les sources minérales réunissent leurs eaux dans un réservoir, placé au centre de la ville et qui alimente une usine pour la fabrication du sel. Ce n'est qu'en 1857 que les eaux de Salies furent déclarées d'utilité publique et que leur exploitation au point de vue médical fut autorisée. Elles sont à cet égard des plus importantes et la Compagnie fermière des salines a l'intention de créer à Salies-de-Béarn un splendide établissement balnéaire. L'exécution de ce projet a été jusqu'à présent entravée par l'opposition des habitants du pays. On doit souhaiter, dans l'intérêt local et général, qu'il soit bientôt réalisé.

L'*Établissement* thermal actuel est installé convenablement et muni des appareils nécessaires au traitement hydro-minéral.

LES EAUX. — Eau froide, chlorurée sodique.

Connue depuis le onzième siècle, employée comme agent thérapeutique dès cette époque.

Émergence : De la base d'une colline gypseuse.

Une source principale, dite *le Raillat.*

Débit en 24 heures : 700 hectolitres.

Densité : 1,208.

Température : 150.

Caractères particuliers : Eau limpide, incolore, inodore, d'une saveur fortement salée avec arrière-goût amer.

Service médical : Un médecin inspecteur.

Emploi : Boisson, bains, douches variées.

Situation : 30 mèt. au-dessus de la mer.

Climat : doux et assez constant pendant la belle saison.

Saison : De juin en octobre.

Action physiologique et thérapeutique : Eau tonique, reconstituante, excitant les fonctions de la peau et des muqueuses. En boisson, à l'état naturel et à la dose de plusieurs grands verres, c'est une eau purgative; chaude, coupée avec du bouillon de poulet et par verres de 130 grammes, elle n'a point d'effet laxatif, active les sécrétions, excite l'appétit et facilite la digestion. En bains tempérés, à 28°, elle est sédative du système nerveux et de la circulation, elle agit comme tonique, résolutive et reconstituante. A une température supérieure à 30°, les bains sont très-excitants, ils activent la circulation, congestionnent la peau, diminuent l'excrétion urinaire et déterminent une sueur abondante à la face et la céphalalgie.

Les manifestations du lymphatisme et de la scrofule sont l'indication spéciale à l'eau de Salies. Comme ses congénères du Jura et de la Savoie, elle reconstitue le sang et réussit très-bien dans tous les accidents strumeux ou anémiques : Engorgements ganglionnaires, dermatoses lymphatiques, affections des yeux, otorrhée, plaies, arthrites, maladies des os de même origine ; chlorose, névropathies de cause anémique, dyspepsie, gastralgie, dysménorrhée, catarrhe utérin, etc. Ces eaux donnent encore de bons résultats dans le rhumatisme, surtout chez les sujets à constitution strumeuse ou chez les anémiques, mais les eaux thermales, comme Salins en Savoie, Bourbon-l'Archambault et Balaruc seront avec raison préférées par ceux des rhumatisants qui doivent être adressés aux eaux chlorurées.

En revanche, l'eau de Salies-de-Béarn répond aux indications des eaux de Salines au moins aussi bien que ses congénères de l'Allemagne, trop longtemps fréquentées par nos compatriotes. Elle n'a de rivales qu'en France.

Aucune eau n'est, en effet, plus riche que celle de Salies-de-Béarn en chlorure sodique. Elle en contient cinq fois plus que la source la plus minéralisée de Nauheim, et présente en outre des quantités très-notables de brome, d'iode et de fer.

Analyse (Garrigou).

	Eau, 1 litre.
Chlorure de sodium	229gr, 254
— de potassium	0, 354
— de lithium	traces
— de calcium	6, 495
— de magnésium	6, 792
Sulfate de soude	9, 094
— de potasse	0, 212
— de lithine	traces
— de magnésie	3, 750
— de chaux	0, 797
Silicate de soude	0, 255
Iodure de sodium	0, 005
Bromure de magnésium	0, 473
Alumine et fer	0, 460
	257gr, 938

Bibliographie : O. Henry, Réveil et Nogaret, Notice sur les eaux, les eaux mères et les sels de Salies-de-Béarn, 1860 et 1867. — De Coustalé de Laroque, Salies-de-Béarn et ses eaux chlorurées sodiques, 1864. — Etude théorique et clinique des eaux..., de Salies..., 1865. — Lettre médicale sur... les bains entiers aux eaux de Salies-de-Béarn, 1867.

SALINS (JURA).

402 kil. de Paris. Chemin de fer. — *V.* ci-dessous le trajet et les prix.

DE PARIS À SALINS PAR DIJON.

De *Paris à Salins* par Dijon, Dole et Mouchard, 402 kil. — Chemin de fer de Lyon. 3 conv. par jour. Train express en 10 h. 55 m. Trains omnibus en 11 h. 30 m. 1re cl. 49 fr. 45 c.; 2e cl. 37 fr. 6 c.; 3e cl. 27 fr. 15 c.

Salins, ville de 6045 hab., longue de 5 kil., est située sur la Furieuse, entre les montagnes de Saint-André et de Belin, couronnées toutes deux par un fort.

HÔTELS. — De l'*Établissement des bains*; des *Messageries*; du *Sauvage*.

En 1855, M. de Grimaldi a fondé dans la petite saline (*V.* ci-dessous) un *établissement de bains*, constamment agrandi et amélioré depuis. Cet établissement compte 45 cabinets de bains. La piscine, une des plus belles qui existent, contient 86 000 litres d'eau (de 28 à 30°); on peut s'y livrer à la natation, 17 cabinets l'entourent.

Un établissement hydrothérapique a été créée en 1858-59, dans le principal corps de bâtiment, qui renferme une vaste salle à manger, de beaux salons richement meublés et des appartements pour les baigneurs. Un jardin, agrandi en 1859, permet à ceux-ci de passer au grand air une partie de la journée sans sortir de la ville.

SALINES. — Les salines, auxquelles Salins doit son origine et son nom, sont situées au milieu de la ville. Elles produisent 60 000 quintaux de sel par an. Dans les souterrains, on voit de grandes roues mettre en mouvement les pompes aspirantes qui montent l'eau d'une nappe souterraine, minéralisée au contact d'un banc de sel gemme et marquant 23 à 24° de salure.

MONUMENTS. — Salins possède un édifice classé parmi les monuments historiques, l'*église Saint-Anatole*, qui domine la ville au-dessous du fort Belin. L'église *Saint-Maurice* est du treizième siècle. — La *Bibliothèque* contient 8000 à 9000 vol. — Sur la place d'Armes, on remarque une *fontaine* monumentale du statuaire Devoge, construite en 1720 (une naïade assise dans une niche rustique).

PROMENADES. — A l'intérieur de la ville, on se promène dans la *Barbarine*, jardin public bien planté. Les environs offrent de nombreux buts d'excursions : on va à *Gouailles*, à *Pretin*, à la *Cascade des Conches*, à *Nans*, à *la Source du Lison*, à *Alaise*, etc. La course la plus recommandée est l'ascension du *Poupet* (853 mèt. 3 h. aller et retour ; admirable panorama).

Salins communique par chemin de fer avec Genève, Lausanne, Pontarlier, Neuchâtel, etc.

LES EAUX. — Eau froide, chlorurée sodique.

Connue de temps immémorial.

Émergence : Des marnes salifères, à travers une série de terrains marneux et calcaires, recouverts d'une couche d'alluvions.

Trois sources ou *puits* dans lesquels se réunissent les différentes sources d'eau salée. Le plus important autrefois était le *Puits-à-Muire.*

Densité : Eau du trou de sonde à 9°,1068.

Température : Eau des sources, 11°,5; sortant des trous de sonde, 14°,2.

Caractères particuliers : Eau limpide, incolore, inodore en général (l'eau du puits à Gray répand une légère odeur sulfureuse), à saveur plus ou moins salée suivant les sources, et plus intense après les grandes pluies ; dégageant à la sortie des sources quelques bulles de gaz acide carbonique, déposant dans les récipients et les canaux un sédiment ocreux.

Service médical : Un médecin inspecteur.

Emploi : En boisson, pure ou additionnée de gaz acide carbonique, de sirop, etc., l'eau de Salins est, en général, assez bien supportée par l'estomac ; bains de baignoire ou de piscine, douches chaudes ou froides.

Situation : 340 mèt. au-dessus de la mer.

Climat assez chaud, variable, matinées et soirées fraîches ; moyenne annuelle, 11°,5.

Saison : Du 1er juin au 15 septembre.

Action physiologique et thérapeutique : Les eaux des salines ont sur l'économie une action très-analogue à celle de l'eau de mer. Celles de Salins sont, comme leurs congénères, excitantes, toniques, résolutives et reconstituantes. Elle ont sur la constitution, en général, et notamment sur le système lymphatique, une action puissante. Le lymphatisme et la scrofule sont les indications spéciales de l'eau de Salins ; elle réussit contre toutes les manifestations de la diathèse scrofuleuse, surtout dans l'enfance et la jeunesse. Ses propriétés reconstituantes donnent d'excellents résultats dans l'anémie ou, du moins, l'hématose insuffisante que l'on observe toujours chez les sujets très-lymphatiques et souvent chez les rhumatisants, chez les goutteux ; aussi la chlorose et l'anémie, le rhumatisme, anémique dès l'origine ou devenu tel par une cause quelconque, et la goutte atonique sont traités avec succès à Salins. Il en est de même des engorgements utérins, de la leucorrhée développés ou entretenus par les mêmes influences constitutionnelles ou occasionnelles, des convalescences lentes et difficiles, de la cachexie paludéenne et des accidents scorbutiques. M. le docteur Dumoulin, inspecteur à Salins, a obtenu dans le diabète une amélioration notable par l'usage de cette eau en bains et en boisson.

L'eau de Salins est, comme agent thérapeutique, au moins égale à ses congénères de l'Allemagne, si longtemps recherchées par nos compatriotes.

Analyse (Reveil, 1865).

	SOURCE DE SALINS. Eau, 1 kilogr.
Iodure de sodium...........	traces
Bromure de potassium.......	0gr, 03065
Chlorure de potassium.......	0, 25662
— de magnésium.....	0, 87012
— de sodium.........	22, 74515
Carbonate de chaux..........	traces
— de magnésie.......	traces
Sulfate de chaux.....	1, 41666
— de potasse...........	0, 68080
	26gr, 00000

	EAUX MÈRES DE SALINS. Eau, 1 kilogr.
Iodure de sodium..	traces
Bromure de potassium.......	2gr, 84 0
Sulfate de potasse...........	65, 5856
— de soude............	22, 0600
Chlorure de magnésium......	60, 9084
— de sodium..........	168, 0400
Peroxyde de fer.............	traces
Eau par différence...........	680, 5640
	1000gr, 0000

Bibliographie : Germain, Sources minérales, eaux mères iodo-bromurées de la saline de Salins. Paris, 1854. — Durand-Fardel, Étude sur les eaux mères des salines et en particulier sur celles de Salins (Jura), Paris, 1856. — Dumoulin, Du traitement de la scrofule, 1867. — De l'action reconstituante des eaux de Salins, 1877. — Considération sur la pathogénie et sur le traitement du diabète, 1877.

SALINS-MOUTIERS (SAVOIE).

107 kil. de Paris. Chemin de fer de Lyon et route de voitures. Trains express en 19 h. 20 min. Trains omnibus en 27 h. 1re cl. 85 fr. 35 c.; 2e cl. 64 fr. 60 c.; 3e cl. 49 fr. 25 c.

DE PARIS À SALINS-MOUTIERS PAR CHAMBÉRY ET CHAMOUSSET.

De *Paris à Chamousset* par Dijon, Mâcon, Culoz, Aix-les-Bains, Chambéry et Montmélian, 624 kil. — Chemin de fer de Lyon. 3 conv. par jour. Trains express en 14 h. 36 m. Trains omnibus en 21 h. 18 m. 1re cl. 76 fr. 85 c.; 2e cl. 57 fr. 60 c.; 3e cl. 42 fr. 25 c.

De *Chamousset à Salins* par Albertville et Moutiers, 77 kil. — Route de voitures. Diligences. Trajet en 5 h. 45 m. Coupé 8 fr. 50 c.; intérieur et banquette, 7 fr.

Salins, v. de 279 hab. est situé sur la rive dr. du Doron, qu'on y traverse sur un pont de bois à quelques mèt. en aval de son confluent avec le torrent de Belleville.

HÔTELS. — De *Tarentaise* (à Moûtiers), d'*Italie*. — Chambres meublées. Omnibus pour Brides et Moutiers.

Les sources jaillissent près de l'église, au pied d'un rocher calcaire s'élevant du côté du N. à une trentaine de mèt. de hauteur.

L'*Établissement* thermal, fort agrandi depuis quelques années et parfaitement aménagé, a, au rez-de-chaussée, une buvette, 23 cabinets de bains avec baignoires en marbre blanc, 2 cabinets de douches, l'une écossaise, l'autre circulaire, et 3 piscines à eau courante dont une assez grande pour qu'on puisse y nager; les deux autres, moins spacieuses, servent pour bains de famille. L'établissement est très-bien installé et pourvu des appareils les plus modernes pour douches de tout genre. L'étage supérieur est consacré aux salles d'attente et de service.

Au-dessus de Salins, on voit encore les ruines d'un vieux château où furent imprimés plusieurs livres dans les premiers temps qui suivirent la découverte de Gutenberg.

EXCURSIONS. — Les baigneurs visitent surtout (15 min.) *Moutiers* (Hôtels : de *Tarentaise*, *de la Couronne*, *des Courriers*), V. de 2072 hab., dominée de tous côtés par de hautes montagnes, dont la plus élevée porte le nom de *Roc du Diable* (ascension en 3 h. 30 m., dont 2 h. à dos de mulet). — (2 h. 10 m.), *Aime*, avec une église ancienne et un château féodal; — (4 h.) *Macot* et ses mines de plomb argentifère, etc.

Brides (*V.* ce mot) est à 6 kil. de Salins.

LES EAUX. — Eau thermale, chlorurée sodique.

Connue et exploitée comme saline dans l'antiquité, employée depuis 1840, comme eau médicinale.

Émergence : Au pied d'un massif calcaire.

Une source qui jaillit par filets nombreux. Primitivement il y avait deux sources : l'une, plus petite et plus chaude, alimentait les bains, et la plus grande les salines ; à la suite du tremblement de terre de Lisbonne les deux sources cessèrent de couler pendant quarante-huit heures ; ce fut encore après un tremblement de terre, en 1848, que la source des bains se réunit à l'autre. Les eaux sont recueillies dans deux bassins souterrains désignés sous les noms de *grande* et de *petite source*.

Débit en 24 heures : 58 262 hectol.

Densité : 1,011.

Température : 35°.

Caractères particuliers : Eau limpide et incolore dans le verre ; vue en masse, elle présente une teinte légèrement orangée due au dépôt qui revêt les parois du récipient ; elle est inodore, à saveur franchement salée, un peu amère, pas très-désagréable à boire; elle dégage au griffon beaucoup de petites bulles gazeuses, se couvre au contact de l'air d'une pellicule irisée, dépose sur son parcours un sédiment ocracé et dégage, suivant Trésal, lors des changements de temps une odeur d'iode. On voit, à sa surface et surtout dans les canaux, des conferves de couleurs variées, la plupart sont d'un beau vert.

Emploi : Boisson, bains, douches, applications de boues minérales.

Situation : 492 mètres au-dessus de la mer.

Climat de montagnes, température moyenne des cent jours d'été, 15°.

Saison : Du 1er juin au 1er octobre.

Action physiologique et thérapeutique : Excitantes, toniques et reconstituantes, comme leurs congénères de Salins (Jura), ces eaux agissent principalement sur l'hématose, sur le système glandulaire et sur les muqueuses ; en boisson, elles sont assez facilement supportées par l'estomac ; à la dose de plusieurs verres, elles agissent comme purgatives et diurétiques, mais leur usage à cette dose est exceptionnel.

Elles ont sur l'eau de Salins, du Jura, l'avantage d'être thermales et gazeuses, ce qui les rend plus faciles à supporter en boisson.

Supérieures à tous égards aux eaux trop vantées de Creuznach, presque égales, comme thermalité, aux sources les plus chaudes de Nauheim et beaucoup plus riches en iode, elles peuvent remplacer avantageusement ces eaux chlorurées de l'Allemagne.

En bains, elles produisent, à la peau d'abord et bientôt dans l'organisme, une excitation marquée, à laquelle succède, au sortir du bain, un sentiment de bien-être et de force. Les signes précurseurs de la fièvre thermale se montrent ordinairement après quelques jours de traitement, ainsi que des phénomènes de poussée sans importance. Les boues minérales en topiques agissent comme résolutives.

Les indications de ces eaux sont nombreuses. Le lymphatisme et la scrofule figurent en première ligne dans toutes leurs manifestations, depuis la faiblesse de constitution et le développement difficile, jusqu'aux symptômes les plus graves de la diathèse scrofuleuse. Le rhumatisme, chez les sujets lymphatiques, et l'anémie, avec les troubles si divers qu'elle détermine, trouvent également à cette station le remède le mieux approprié. L'eau de Salins-Moutiers n'est pas moins utile dans les maladies atoniques des organes génito-urinaires, dans les suites de traumatismes graves, et dans la cachexie paludéenne, quand rien ne fait craindre une hépatite aiguë. Ces eaux sont en effet contre-indiquées dans toutes les affections aiguës ou même subaiguës, chez les personnes à constitution sanguine, pléthoriques et disposées aux congestions, chez les tuberculeux et dans les affections du cœur et des gros vaisseaux.

Différentes analyses ont signalé dans l'eau de Salins-Moutiers la présence de la lithine, de la potasse, du brome, de l'iode, de l'arsenic, etc. Il serait à désirer, vu l'importance de cette eau, que de nouvelles recherches permissent de formuler d'une manière complète sa composition.

Analyse (Bouis, 1863).

	SALINS-MOUTIERS. Eau, 1 litre.
Résidu insoluble	0gr, 036
Carbonate de chaux	0, 005
Sulfate de chaux	1, 392
— de magnésie	0, 752
— de soude	0, 641
Chlorure de sodium	11, 317
Iode, fer, arsenic, matières organiques	traces
	15gr, 143

Les eaux mères de Salins-Moutiers marquent 30 degrés à l'aréomètre; on peut y constater directement la présence de l'iode.

Bibliographie : Bertini, Idrologia minerale degli stati Sardi. Turin, 1843. — Savoyen, Bulletin des eaux minérales de Salins (Savoie); Moutiers, 1854. — Trésal, Salins (Savoie), Eaux de mer thermales; Moutiers, 1858. — Gobley, Rapport à l'Académie de médecine sur les eaux.... de Salins, 1863. — Laissus, Etudes médicales sur les eaux de Brides.... et de Salins.... 1863. — Notice.... sur les eaux.... de Salins, 1869. — Les eaux de mer thermales de Salins-Moutiers, 1877. — Girard de Cailleux, Etude sur les eaux minérales.... de Salins-Moutiers.... 1877.

SAUVEUR [SAINT-] (HAUTES-PYRÉNÉES).

835 kil. de Paris. Chemins de fer d'Orléans, du Midi, et route de poste. Trains express en 22 h. 43 min. Trains omnibus en 25 h. 39 min. 1re cl. 109 fr. 30 c.; 2 cl. 82 fr. 45 c.; 3e cl. 61 fr. 5 c.

DE PARIS À SAINT-SAUVEUR PAR BORDEAUX, TARBES ET PIERREFITTE-NESTALAS.

De *Paris à Pierrefitte-Nestalas* par Bordeaux, Morcenx, Mont-de-Marsan, Tarbes et Lourdes, 872 kil. — Chemin de fer. 2 conv. par jour. Train express en 20 h. 43 m. Train omnibus en 23 h. 39 m. 1re cl. 107 fr. 30 c.; 2e cl. 80 fr. 45 c.; 3e cl. 59 fr. 5 c.

De Pierrefitte à Saint-Sauveur, 13 kil. Route de poste. Omnibus. Trajet en 2 h. Prix 2 fr.

« **Saint-Sauveur** (80 hab.), dit M. Taine, est une rue en pente, régulière et jolie; tout y est simple, propre et de bon goût. Les maisons alignent sans monotonie leurs croisées encadrées de marbre brut : à droite, elles s'adossent contre des rochers à pic d'où l'eau suinte; à gauche, elles ont sous les pieds le Gave qui tonne au fond du précipice. »

HÔTELS. — De *France*, de *Paris*, du *Parc*, des *Bains*, des *Princes*. Beaucoup de baigneurs se logent à

Luz (2 kil.), où l'on trouve plus facilement des appartements.

Maisons meublées. — A Saint-Sauveur comme à Cauterets, toutes les maisons sont construites pour les étrangers.

On trouve des *voitures*, des *chevaux*, des *guides* et des *chaises à porteurs* pour les promenades et les excursions.

L'*Établissement* thermal communal, où l'eau de la source *des Dames* est employée immédiatement, à sa température naturelle et avec sa sulfuration native, est un édifice à la fois simple et majestueux, disposé en péristyle rectangulaire, orné de colonnes corinthiennes, et offrant une vue charmante sur le Gave. Il vient d'être augmenté d'une annexe importante pour l'administration des douches de toutes sortes et de l'hydrothérapie. L'établissement a un vaste salon de lecture, et la cour intérieure, couverte d'une toiture vitrée, forme une sorte de galerie fermée, servant de promenoir par le mauvais temps.

Un *Établissement* élégant et commode a été inauguré en 1858 près de la source de la Hontalade, qui jaillit à 250 mètres au-dessus de Saint-Sauveur et à 50 m. du point d'émergence de la source des thermes.

Promenades. — A l'extrémité du village se trouve le *Jardin anglais* et, un peu plus loin, le pont et les nombreux lacets qui conduisent au Gave, à 80 mèt. plus bas. — Vis-à-vis de l'établissement thermal s'ouvre une rampe qui conduit au *plateau de Bellevue* d'où la vue est en effet très-belle. — Le *chemin de Sassis*, celui de *Sazos* et la route de Gavarnie offrent aussi d'agréables promenades. La plus fréquentée par les baigneurs est la route de (1 kil. 1/2) *Luz* (Hôt.: de l'*Univers*, des *Pyrénées*), le chef-lieu de la vallée de Baréges, petite ville pittoresque, dont la vieille église fut construite par les Templiers. Avant d'y arriver, on rencontre la *fontaine pétrifiante*, qui se trouve sur la rive g. du Gave: les plantes, les racines, les mousses qui trempent dans ses eaux sont bientôt revêtues d'une couche de pierre. — Parmi les excursions plus éloignées, nous citerons : (3 h. pour monter, 2 h. pour descendre) le *pic de Bergons* (2502 mèt.), le belvédère le plus favorable pour admirer la grande chaîne calcaire des Pyrénées; — (4 h. de marche) le *pic d'Aubiste* (2791 mèt.), d'où l'on découvre une vue très-étendue; — (19 kil.) *Gavarnie*, qui doit sa réputation plus qu'européenne au cirque dont il porte le nom (1 h. de marche). Ce cirque a 1400 à 1700 mèt. de hauteur, 3600 mèt. de tour, trois étages de murs verticaux, et, sur chaque étage, des gradins innombrables d'où tombent des cascades; la principale a 400 mèt. de chute. On va souvent de Saint-Sauveur à Barèges, à Cauterets, au Pic du Midi, à la vallée d'Argelès (*V.* Barèges et Cauterets).

A 2 kil. de Saint-Sauveur jaillit la source de *Visos* (*V.* ce mot), v. de 148 hab., situé sur l'un des versants du pic de Sardey.

Les eaux. — Eau thermale, sulfurée sodique.
Connue depuis le commencement du siècle dernier.
Émergence : D'une roche euritique (Filhol).

Deux sources : Source des *Dames*; source de la *Hontalade*, alimentant deux établissements distincts.

Débit en 24 heures : source des Dames, 1440 hectol.

Température : Source des Dames, à la douche 34°,2; à la baignoire de 34° à 32°; source de la Hontalade 20°,9.

Caractères particuliers : Eau limpide, à odeur et saveur hépatiques, très-onctueuse à la peau, analogue à celle de Barzun par ses caractères physiques et chimiques, dégageant dans le verre une multitude de petites bulles de gaz, assez stable et ne blanchissant pas, contenant beaucoup de barégine. La source de la Hontalade présente à peu près les mêmes caractères.

Service médical : Un médecin inspecteur.

Situation : 770 mètres au-dessus de la mer.

Climat de montagnes, assez peu variable cependant, matinées et soirées fraîches; la vallée, orientée du Nord au Sud, est à l'abri des vents de l'Ouest et de l'Est.

Saison : Du 1er juin au 1er octobre.

Action physiologique et thérapeutique : L'eau de Saint-Sauveur est éminemment diurétique, elle agit à la fois comme tonique et antispasmodique, elle est sédative par sa température peu élevée sans doute, mais aussi par une propriété particulière; car d'autres eaux sulfureuses, comme le fait très-bien observer M. Rotureau, excitent encore à la température des bains de Saint-Sauveur. « Ces vertus sédatives spéciales, dit M. le docteur Caulet, inspecteur de cette station thermale, ne ressortissant pas communément à la médication sulfureuse et, d'ailleurs fort rares en thérapeutique thermale, différencient ces eaux de leurs congénères et déterminent le caractère clinique de la station ». L'eau de Saint-Sauveur est quelquefois laxative au début du traitement et active les fonctions du système biliaire. Cette eau passait au siècle dernier pour favoriser la conception, ce qui s'explique par son action thérapeutique sur l'utérus.

L'eau de la Hontalade a beaucoup d'analogie, dans ses effets, avec la source Vieille des Eaux-Bonnes : moins diurétique et plus laxative que celle de Saint-Sauveur, elle est à la fois sédative et reconstituante. Ces eaux déterminent toujours au début du traitement une abondante sécrétion des muqueuses et notamment de celle des bronches, c'est-à-dire que, comme presque toutes les eaux minérales, elles semblent d'abord exagérer les maux que bientôt leur effet secondaire amende ou guérit.

Non loin de Saint-Sauveur et dans un rayon de trois kilomètres, on trouve plusieurs sources dont les eaux sont employées dans l'établissement comme adjuvants : ce sont les sources de Viscos, Saligos et Bué; celle-ci est indiquée par M. A. Fabas comme la seule source sulfureuse des Pyrénées qui contienne du fer. Ces trois sources sont employées comme ferrugineuses. Près de là se trouve aussi la source de Visos, à laquelle nous consacrons un article particulier.

Les principales indications thérapeutiques de Saint-Sauveur sont : les maladies des voies génito-urinaires et notamment l'engorgement de l'utérus avec ou sans granulations ou ulcérations du col; la cystite chronique, la gravelle, le rhumatisme articulaire, même lorsque l'état aigu persiste encore, les névralgies en général, certaines névroses et particulièrement l'hystérie; la paralysie d'origine apoplectique, quand les accidents primitifs ne sont pas très-récents. L'eau de la Hontalade réussit très-bien dans les affections catarrhales ou granuleuses des voies respiraroires, dans les gastro-entéralgies, dans les engorgements hépatiques ou spléniques. Enfin les eaux de Saint-Sauveur, précieuses par leurs propriétés sédatives, ne le sont pas moins comme toniques et reconstituantes dans l'anémie consécutive aux maladies aiguës ou aux hémorrhagies, ainsi que chez les malades névropathiques, épuisés par de longues douleurs et qui trouvent à la fois, dans cette station, l'apaisement de leurs souffrances et le relèvement de leurs forces.

Analyse (Filhol, 1855; Bérard, 1854).

	S. DES DAMES. Eau, 1 kilogr.	S. LA HONTALADE. Eau, 1 kilogr.
Sulfure de sodium........ ...	0gr, 0218	0gr, 0316
Sulfate de soude............	0, 0400	
— de magnésie.........		0, 0063
Carbonate de chaux.........		0, 0040
— de magnésie......		0, 0045
Chlorure de sodium.........	0, 0695	0, 0760
Acide silicique.....		0, 0145
Silicate de soude............	0, 0704	
— de chaux............	0, 0062	
— de magnésie.........	0, 0031	
— d'alumine...... .	0, 0070	
— de potasse.......... .	traces	
Iode.........................	traces	
Acide borique............. ..	traces	
Matière organique...	0, 0320	
Barégine		0, 0260
	0gr, 2500	0gr, 1629

Bibliographie : A. Fabas, Aperçu sur les propriétés de la source thermale sulfureuse de Saint-Sauveur. Paris, 1845. — De l'action des eaux sulfureuses et en particulier de l'action des eaux de Bué (Revue médicale). — O. Henry, Rapport sur la source de la Hontalade, Bulletin de l'Académie de médecine, 1855. — Charmasson de Puylaval, Eaux de Saint-Sauveur, 1860. — Lécorché, Les eaux de Saint-Sauveur, 1865. — Caulet, Des impressions cutanées, sensitives et thermiques pendant le bain à Saint-Sauveur, 1877. — Byasson, Nouvelle analyse des eaux de la Hontalade, 1877.

SERMAIZE (MARNE).

231 kil. de Paris. Chemin de fer.

DE PARIS À SERMAIZE PAR CHALONS-SUR-MARNE.

De *Paris à Sermaize* par Château-Thierry, Epernay et Châlons-sur-Marne, 231 kil. — Chemin de fer de l'Est, 5 conv. par jour. Train express en 5 h. 12 min. Trains omnibus en 6 h. 50 m. 1re cl. 28 fr. 40 c.; 2e cl. 21 fr. 30 c.; 3e cl. 15 fr. 65 c.

Sermaize est une petite ville de 2600 hab., agréablement située sur la Saulx.

HÔTELS. — De la *Source* à l'établissement. — Hôtels et maisons meublées dans la ville.

L'*Établissement* thermal se trouve à 2 kil. de la station du chemin de fer (omnibus à tous les trains), dans une vallée fertile, arrosée par une petite rivière, la Laume.

Cet établissement, de construction nouvelle, est divisé en deux bâtiments distincts. Celui des bains contient 30 baignoires, une salle de douches pour les hommes et une pour les femmes, une salle spéciale pour douches et bains de vapeur et différents cabinets pour douches locales. L'autre bâtiment forme le casino et contient des salons de conversation, de lecture et de jeux, ainsi que des logements très-confortables pour les baigneurs. Une galerie dallée et vitrée relie les deux édifices et passe au-dessus de la source abritée elle-même par un élégant pavillon octogonal à flèche.

Sermaize est voisine d'une grande forêt et la vallée qu'elle domine est arrosée par de nombreux cours d'eau fort appréciés des amateurs de pêche.

LES EAUX. — Eau froide, sulfatée magnésique, ferrugineuse.

Connue dès l'époque romaine.

Emergence : Du terrain Jurassique.

Une source dite source des *Sarrasins.*

Débit en 24 heures : 400 hectol.

Température : 10°.

Caractères particuliers : Eau limpide, incolore, inodore, d'une saveur agréable avec arrière-goût ferrugineux, elle se recouvre au contact de l'air d'une pellicule irisée, et dépose un sédiment ocracé.

Service médical : Un médecin inspecteur.

Emploi : Boisson, bains, douches.

Climat assez doux pendant l'été, mais variable.

Action physiologique et thérapeutique : L'eau de Sermaize paraît avoir, comme celle de Contrexéville, une action spécifique sur les organes urinaires et sur le foie; elle est de plus tonique et reconstituante par le fer et le manganèse qu'elle renferme. Suivant M. le docteur Damourette, inspecteur à Sermaize, cette eau, prise méthodiquement, est purgative, pendant les trois ou quatre premiers jours seulement, et diurétique pendant tout le traitement.

L'anémie et les troubles qu'elle cause dans l'organisme sont au premier rang parmi les indications de cette eau ; elle réussit dans la dyspepsie et la gastralgie, la dysménorrhée, l'aménorrhée, le catarrhe utérin ou vésical. On l'a considérée de tout temps comme utile dans la gravelle et dans les engorgements du foie, dans les fièvres d'accès rebelles et les manifestations lymphatiques ou scrofuleuses. Son action dérivative et tonique à la fois explique les résultats qu'on en obtient dans ces affections diverses.

L'eau de Sermaize se transporte.

Analyse (Calloud).

	S. DES SARRASINS. Eau, 1 litre.
Azote avec traces d'oxygène	indéterm.
Acide carbonique libre..........	indéterm.
Bicarbonate de chaux...	0gr, 4800
— de magnésie....	0, 0077
— de strontiane.........	0, 0200
Sulfate de magnésie.......... ..	0, 7000
— de soude.............	0, 0450
— de chaux..............	0, 0850
Chlorure de magnésium....	0, 0100
Iodure alcalin ou terreux.........	sensible
Silice	0, 0100
Phosphate d'alumine.............	traces
Oxyde de fer carbonaté..........	0, 0100
Matière organique..	0, 1900
	1gr, 5518

SIRADAN (HAUTES-PYRÉNÉES).

872 kil. de Paris, *par Limoges*. Chemins de fer d'Orléans, du Midi, et route de voitures. Trains express en 22 h. 56 min. Trains omnibus en 31 h. 15 min. 1re cl. 103 fr. 75 c.; 2e cl. 78 fr. 5 c.; 3e cl. 56 fr. 35 c.

963 kil. de Paris, *par Bordeaux*. Chemins de fer d'Orléans, du Midi, et route de voitures. Trains express en 20 h. 8 min. Trains omnibus en 34 h. 27 min. 1re cl. 118 fr. 35 c.; 2e cl. 88 fr. 75 c.; 3e cl. 66 fr.

DE PARIS À SIRADAN PAR BORDEAUX, TOULOUSE ET SALÉCHAN.

De *Paris à Montréjeau* par Bordeaux, Agen et Toulouse, 946 kil. — Chemin de fer. 5 conv. par jour. Trains express en 19 h. 45 min. Trains omnibus en 33 h. 55 min. 1re cl. 116 fr. 50 c.; 2e cl. 87 fr. 40 c.; 3e cl. 65 fr. 5 c.

De *Montréjeau à Saléchan*, 15 kil. — Chemin de fer. 4 conv. par jour. Trajet en 23 min. 1re cl. 1 fr. 85 c.; 2e cl. 1 fr. 35 c.; 3e cl. 95 c.

De *Saléchan à Siradan*, 2 kil. — Route de voitures. Omnibus à tous les trains.

Siradan, v. de 408 hab., est situé dans la jolie vallée du même nom, près de la Garonne et du chemin de fer de Montréjeau à Luchon, sur le bord d'un petit lac, à 1 kil. des Bains de Sainte-Marie (V. ce mot).

L'*Établissement* thermal, entièrement reconstruit en 1874 et fort agrandi, est très-bien installé. Il contient des cabinets de bains et de douches auxquels on accède par deux grandes galeries, deux buvettes et une installation balnéaire complète. La partie destinée au logement des baigneurs comprend 90 chambres, des appartements confortables pour familles, des salles de conversation, de jeux, de billard; un restaurant, une table d'hôte, un café, etc. — Le parc, bien dessiné, au milieu duquel sont les sources, forme une charmante promenade. Les environs sont très-beaux et offrent aux baigneurs des buts d'excursions nombreuses sous un beau ciel.

LES EAUX. — Eau thermale ou froide, sulfatée calcique, ou ferrugineuse bicarbonatée.

Connue depuis la fin du siècle dernier, vers 1780.

Émergence : Du calcaire, non loin du point d'affleurement des ophites.

Quatre sources principales : Source du *Lac*, captée en 1852 par M. François, et qui précédemment se mêlait aux eaux du lac de Siradan; source du *Pré;* source de *Sarrieu;* source du *Chemin*. D'autres sources forment le groupe de Boubourg, à l'est de Siradan; elles sont sans usage ou appartiennent à l'établissement de Sainte-Marie.

Débit en 24 heures : Source du Lac 700 à 800 hectol. avant le tremblement de terre de 1856.

Densité : Source du Lac 1,0024, source du Chemin 1,0004.

Température : Source du Lac 13°.

Caractères particuliers : Source du Lac, eau limpide, incolore, inodore, à saveur légèrement amère, dégageant dans le verre des bulles de gaz (azote et acide carbonique) très-fines et très-nombreuses; source du Chemin, eau limpide, à odeur et saveur atramentaires, se troublant et se couvrant d'une pellicule irisée au contact de l'air; déposant un sédiment calcaire et ferreux.

Service médical : Un médecin inspecteur pour les deux stations de Siradan et Sainte-Marie.

Emploi : Source du Lac, boisson, bains, douches; source ferrugineuse, seulement en boisson.

Situation : 450 mètres au-dessus de la mer.

Climat doux.

Saison : Du 1er avril à la fin de novembre.

Action physiologique et thérapeutique : M. le docteur Bruguère décrit les eaux sulfatées calciques de Siradan comme analogues dans leurs effets à celles de Sainte-Marie, purgatives et diurétiques, mais plus excitantes. « Elles sont contre-indiquées, dans des cas où celles de Sainte-Marie sont administrées avec succès; ainsi les inflammations subaiguës et quelques affections nerveuses seraient surexcitées par les eaux de Siradan, qui conviennent au contraire chez les sujets phlegmatiques, à fibre molle. » Les eaux ferrugineuses de cette station agissent sur l'économie comme leurs congénères de moyenne force; les personnes dont l'estomac est impressionnable les supportent difficilement à l'état naturel.

A des titres différents, les eaux sulfatées et les eaux ferrugineuses de Siradan sont employées avec succès contre les troubles des fonctions digestives, dans la dyspepsie, par exemple. Les sulfatées réussissent dans la gravelle et le catarrhe vésical, dans les engorgements hépatiques ou spléniques. Les ferrugineuses ont pour indications la chlorose, l'anémie et ses manifestations si variées, les convalescences difficiles et la faiblesse de constitution, surtout chez les enfants ou les adolescents.

Les eaux sulfatées de Siradan se transportent en grande quantité et se conservent très-bien.

Analyse (Garrigou, 1877).

	Eau, 1 kilogr.
Acide carbonique libre	0gr, 1562
— — fixe	0, 0044
— sulfurique	0, 1041
— azotique	traces
— phosphorique	traces
— silicique	traces
Chlore	0, 00278
Iode	traces
Soude	0, 0547
Potasse	0, 0013
Chaux	0, 6000
Magnésie	0, 1049
Ammoniaque	traces
Fer et alumine	0, 00044
Chrome, Manganèse, Zinc, Plomb, Cuivre, Arsenic, Etain, Antimoine	traces
Matière organique	à peine sens.
Lithine	à peine sens.

Bibliographie : Fontagnères, Eaux minérales de Sainte-Marie et de Siradan. Paris, 1837. — Filhol, Analyse de l'eau de Siradan. Saint-Gaudens, 1847. — Analyse de l'eau d'une source.... à Siradan, 1853. — Castillon, Notice sur les bains de Siradan. Toulouse, 1851.

SYLVANÈS (AVEYRON).

1021 kil. de Paris. Chemin de fer et route de voitures. Trains express en 26 h. Trains omnibus en 36 h. 8 min. 1re cl. 121 fr. 15 c.; 2e cl. 92 fr. 60 c.; 3e cl. 67 fr. 90 c.

DE PARIS À SYLVANÈS PAR TOULOUSE, BÉZIERS ET ROQUEREDONDE.

De *Paris à Toulouse* par Orléans et Limoges, 751 kil. — Chemin de fer d'Orléans. 4 conv. par jour. Trains express en 17 h. Trains omnibus en 22 h. 40 min. 1re cl. 89 fr. 10 c.; 2e cl. 67 fr. 10 c.; 3e cl. 48 fr. 40 c.

De *Toulouse à Béziers* par Carcassonne et Narbonne, 175 kil. — Chemin de fer du Midi. 6 conv. par jour. Trains express en 3 h. Trains omnibus en 6 h. 28 min. 1re cl. 20 fr. 55 c.; 2e cl. 16 fr. 15 c.; 3e cl. 11 fr. 85 c.

De *Béziers à Roqueredonde*, 69 kil.— Chemin de fer du midi. 3 conv. par jour. Trajet en 3 h. ou 4 h. 1re cl. 8 fr. 50 c.; 2e cl. 6 fr. 35 c.; 3e cl. 4 fr. 65 c.

De *Roqueredonde à Sylvanès*, 26 kil. — Route de voitures. Omnibus à tous les trains, trajet en 3 h. env., prix 3 fr.

Sylvanès est une commune de 429 hab., située au milieu de collines boisées, sur le Cabot, affluent du Dourdon, au pied du Mounié, à 6 kil. de Camarès et à 4 kil. env. d'Andabre.

HÔTEL, à l'établissement thermal.

L'*Établissement* thermal s'élève au fond d'une grande prairie qui occupe presque tout le vallon, entre le ruisseau du Cabot et la route de Figeac à Lodève. Il est complétement isolé de tout centre de population, mais un hôtel, construit sur les sources, peut loger 200 personnes et les baigneurs ont l'avantage de passer de leurs appartements aux salles de bains sans s'exposer à l'air extérieur.

Une belle allée de marronniers et de platanes, longue de 80 mètres, conduit à l'établissement qui renferme 14 cabinets de bains, la plupart à deux baignoires, une salle de douches générales de tout genre, avec cabinets particuliers pour douches locales, 6 piscines, dont 2 dites des *Moines* et 4 dites des *Petites-Eaux*, suivant la source qui les alimente. Chacune de ces piscines peut recevoir 10 à 12 personnes. Il y a de plus 2 buvettes alimentées, l'une par la source des Moines, l'autre par celle des Petites Eaux. Les cabinets de bains et surtout les piscines laissent à désirer sous plusieurs rapports, et l'importance de ces eaux mériterait une installation plus conforme aux exigences de la vie actuelle.

Il y a dans l'établissement trois tables d'hôte à des prix différents. — Les thermes sont entourés de belles allées d'arbres et de prairies dominées par des collines boisées.

MONUMENTS. — Ancienne abbaye de Bernardins du nom de *Salvanès*, cloître et réfectoire à 2 nefs du XIIe s. — Église du XIIe et du XIVe s.

LES EAUX. — Eaux thermales, ferrugineuses bicarbonatées avec proportion notable d'arsenic.

Connues fort anciennement (douzième siècle), étudiées pour la première fois en 1775.

Émergence : Du calcaire alternant avec des schistes micacés ou talqueux et sous lequel passe un filon de porphyre quartzifère.

Trois sources : Source *des Moines ;* source *des Petites-Eaux*, source *Carrière* non utilisée.

Température : Source des Moines, 36° ; source des Petites-Eaux, 34° ; source Carrière, 31°,5.

Débit en 24 heures : Source des Moines, 273 hectol. ; source des Petites-Eaux, 144 hectol. ; source Carrière, 360 hectol.

Caractères particuliers : Eau limpide, incolore, inodore, à saveur légèrement styptique et salée, douce au toucher. Exposée à l'air elle devient laiteuse, se remplit de flocons jaunâtres et se couvre d'une pellicule irisée.

Service médical : Un médecin inspecteur.

Emploi : Boisson, bains, douches.

Situation : 400 mèt. au-dessus de la mer.

Action physiologique et thérapeutique : Eau tonique, reconstituante, excitante du système nerveux au début du traitement, puis amenant la sédation ; activant la circulation, la sécrétion des muqueuses et des glandes, les fonctions digestives et la sécrétion urinaire ; déterminant la congestion hémorrhoïdaire ; augmentant d'abord la diarrhée chez les malades qui en sont affectés, puis la faisant cesser et causant la constipation.

L'anémie et les troubles si variés qu'elle détermine sont l'indication principale des eaux de Sylvanès. C'est en reconstituant le sang, qu'elles produisent la sédation du système nerveux et l'amendement des affections différentes auxquelles on les oppose. Le rhumatisme nerveux, la dyspepsie, la gastralgie de même nature, les névroses et notamment l'hystérie, le catarrhe utérin et la leucorrhée par conséquent, la dysménorrhée à tous ses degrés et les engorgements chroniques de l'utérus, les convalescences difficiles et la dépression générale de la constitution, les suites de la cachexie paludéenne et les fièvres d'accès rebelles, toutes ces affections relèvent au même titre de ces eaux. M. le docteur Planche les présente aussi comme résolutives des embarras hépatiques par leur action excitante des sécrétions en général. Notre savant confrère attribue à l'arsenic une grande part dans les effets de ces eaux. On associe fréquemment à leur usage celui des sources du groupe d'Andabre, les unes comme plus riches en soude, d'autres comme plus ferrugineuses.

Analyse (Cauvy, 1848).

	S. DES PETITES-EAUX. Eau, 1 litre.
Silice en partie combinée avec de la chaux et de la magnésie	0gr, 0476
Chaux	0, 1281
Magnésie	0, 0434
Oxyde de sodium	0, 0333

Sodium	0gr, 1052
Arsenic combiné à la magnésie surtout et à une petite quantité de fer	0, 0161
Acide sulfurique	0, 0440
— carbonique des bicarbonates	0, 1605
Oxyde de fer, chaux, magnésie mêlés	0, 0181
Matières organiques	traces
	0gr, 7583
Gaz acide carbonique libre ou combiné	120c.c.

La source Carrière, identique en principes, diffère à peine en quantités.

Bibliographie : Planche, Études sur les eaux minérales de Sylvanès, 1875. Ce travail contient des documents intéressants sur les eaux du groupe d'Andabre.

TERCIS (LANDES).

739 kil. de Paris. Chemin de fer et route de voitures.— *V.* ci-dessous le trajet et les prix.

DE PARIS À TERCIS PAR BORDEAUX ET DAX.

De *Paris à Dax* par Orléans, Tours, Angoulême et Bordeaux, 733 kil. — Chemins de fer d'Orléans et du Midi. 4 conv. par jour. Train express en 15 h. 5 min. Trains omnibus en 19 h. 14 min. 1re cl. 90 fr. 30 c.; 2e cl. 67 fr. 70 c.; 3e cl. 49 fr. 65 c.

De *Dax à Tercis*, 6 kil. — Route de voitures.

Tercis est un village de 698 hab., situé dans un joli vallon arrosé par le Luy. Son établissement, très-fréquenté pendant la belle saison, contient des cabinets de bains et des appareils pour douches, il est environné d'une jolie promenade et d'un jardin anglais, et, à quelques pas de l'installation balnéaire, se trouve un hôtel, avec table d'hôte bien tenue, qui répond parfaitement aux convenances des habitués de ces bains.

LES EAUX. — Eau thermale, chlorurée sodique sulfureuse.

Connue de temps immémorial et probablement à l'époque romaine.

Emergence : D'une roche calcaire.

Une source : Source *de la Bagnère.*

Débit en 24 heures : 980 hectol.

Température : 37°,5.

Caractères particuliers : Eau limpide, incolore, onctueuse au toucher, à odeur hépatique très-prononcée, à saveur légèrement salée et piquante ; déposant sur les bords du bassin de captage, dans les conduits et les baignoires, des cristaux de chlorure sodique et des filaments de sulfuraire assez abondants.

Service médical : Un médecin inspecteur.

Emploi : Boisson, bains, douches.

Situation : 15 mètres au-dessus de la mer.

Climat chaud.

Saison : Du 1er avril au 1er octobre.

Action physiologique et thérapeutique : L'eau de Tercis est excitante ; bue à petite dose, un à deux verres par jour, elle est très-bien supportée par l'estomac. A la dose d'un demi-litre à un litre, elle devient purgative ; elle agit sur la peau et sur les muqueuses à la manière des eaux sulfureuses ; par la proportion notable de chlorure sodique qu'elle renferme, elle est tonique et reconstituante et peut ainsi remplir les mêmes indications que certaines eaux purgatives de l'Allemagne.

Cette eau a pour indications spéciales le rhumatisme, le lymphatisme et la scrofule dans toutes leurs manifestations. Moins énergique dans ses effets d'excitation que les eaux plus chlorurées de Bourbon-l'Archambault et de Balaruc, dont elle se rapproche par la thermalité, elle convient aux rhumatisants chez qui l'éréthisme domine ou que leur constitution pléthorique éloigne d'eaux plus fortes. Elle réunit d'ailleurs les propriétés des eaux sulfureuses faibles à celles des sources chlorurées, ce qui ajoute beaucoup à son efficacité dans le rhumatisme et dans les affections qui procèdent de la diathèse scrofuleuse, notamment dans les scrofulides et les autres manifestations cutanées de même origine. Les névralgies et les paralysies en général, surtout celles qui ont pour cause le rhumatisme, sont également soumises avec avantage à l'usage de ces eaux.

Nous devons à M. le docteur Massie, inspecteur à Tercis, une partie des renseignements qui précèdent.

Analyse (Coudanne, 1866).

	S. DE LA BAGNÈRE. Eau, 1 litre.
Chlorure de sodium	2gr, 1652
— de magnésium	0, 1127
— de calcium	0, 0172
Silicate de soude	0, 0290
Sulfate de chaux	0, 0935
— de magnésie	0, 0085
Bicarbonate de chaux	0, 1357
— de magnésie	0, 0123
— d'ammoniaque	0, 000813
— de lithine	traces
— de fer	traces
Borates	traces
Phosphates	traces
Alumine	traces
Iodure alcalin	traces
Matière organique	0, 1030
	2gr, 577913
Acide sulfhydrique	1c.c.,818

Bibliographie : Delmas et Larauza. Les richesses hydrologiques du département des Landes. Bordeaux 1878.

URIAGE (ISÈRE).

646 kil. de Paris. Chemin de fer de Lyon et route de voitures. Trains express en 15 h. 37 min. Trains omnibus en 20 h. 48 min. 1re cl. 79 fr. 20 c.; 2e cl. 59 fr. 45 c.; 3e cl. 43 fr. 85 c.

DE PARIS À URIAGE PAR LYON ET GRENOBLE.

De *Paris à Grenoble* par Dijon, Lyon et Bourgoin, 633 kil. — Chemin de fer. 4 conv. par jour. Trains express en 13 h. Trains omnibus en 20 h. 40 min. 1re cl. 77 fr. 95 c.; 2e cl. 58 fr. 45 c.; 3e cl. 42 fr. 85 c.

De *Grenoble à Uriage*, 13 kil. — Route de voitures. Voitures à tous les trains. Trajet en 1 h. 15 min. Prix 1 fr. 25 c. et 1 fr.

On peut aller en chemin de fer de Grenoble à la station de Gières-Uriage (ligne de Chambéry, 6 kil.). — Trajet en 12 min. 1re cl. 70 c.; 2e cl. 55 c.; 3e cl. 35 c. — De *Gières à Uriage*, route de voitures, 7 kil. — Voitures de correspondance. Trajet en 40 min. Prix 1 fr. ou 75 c.

Uriage, un des principaux centres d'habitation (1827 hab.) de la commune de Saint-Martin-d'Uriage, est situé dans la vallée du Sonnant, une des plus charmantes du Dauphiné, au pied d'une colline couronnée par un vieux château.

HÔTELS. — Dans la cour de l'établissement thermal : *Grand-Hôtel*, *hôtel du Cercle*, *Ancien Hôtel*, *hôtel des Bains*, *Grand chalet*; — sur la route : hôtels : *du Rocher*, *du Midi*, *du Nord*, *du Louvre*, des *Thermes*, du *Globe*, de l'*Europe*, des *Alpes*, de l'*Univers*. — Plusieurs auberges. — Villas, appartements et chambres meublées.

L'*Établissement* thermal, construit sur les ruines enfouies de constructions romaines, forme un ensemble grandiose de bâtiments groupés autour d'une cour plantée d'arbres. Il contient, non compris l'installation balnéaire destinée aux indigents, 122 cabinets de bains, 14 cabinets de grandes douches, précédés d'un vestiaire, 2 cabinets pour douches locales, 4 salles d'inhalation de gaz, d'eau pulvérisée et de vapeur. La buvette principale est dans une galerie vitrée. 12 cabinets de bains, 2 de douches, une étuve et une salle tempérée sont consacrés aux indigents.

L'établissement comprend en outre un *casino* avec grand salon, salle de spectacle, cabinet de lecture, salons de conversation, de jeux, etc. Il y a tous les jours bal, spectacle ou concert. — Dans le parc se trouve un kiosque où l'on fait chaque jour de la musique. — Chapelle catholique, service protestant, le dimanche.

MONUMENTS. — Une belle fontaine sculptée fait face à l'entrée de la cour principale de l'établissement. — Le *château*, bâti pendant le XIIe ou le XIIIe s. à l'extrémité d'un promontoire escarpé, et appartenant à M. de Saint-Ferriol, est situé au-dessus d'Uriage. Entre autres curiosités, on y remarque, autour de la grande galerie, une tapisserie parfaitement conservée, représentant François Ier à la chasse; un portrait de Bayard, peint sur bois, etc. De la terrasse du château on jouit d'une vue délicieuse.

PROMENADES. — Les environs d'Uriage abondent en promenades aussi intéressantes que variées. Le petit bois qui avoisine l'établissement offre un abri contre la chaleur du jour. Si l'on veut s'éloigner un peu, on visitera (1 h. 30 m.) le *Combloux* (belle vue); — (2 h.) le *Marais*; là se trouve une ferme où les baigneurs vont faire quelquefois des déjeuners champêtres; de ce plateau, on jouit d'une vue magnifique; — (2 h. 30 m.) *Prémol*, ancien monastère fondé en 1232; — (8 kil.) *Vizille*, dont le château a été construit au commencement du dix-septième siècle; — (3 ou 4 h.) la *cascade de l'Oursière*, qui forme le torrent de Revel; — (1 h. 15 m.) *Grenoble*. — On peut faire aussi (2 h.) l'ascension des montagnes des *Quatre-Seigneurs*, et (5 h.) de *Champrousse* (belles vues).

LES EAUX. — Eau thermale, chlorurée sodique, sulfureuse.

Connue dès l'époque romaine.

Émergence : D'un terrain de transport et, plus profondément, du calcaire à bélemnites du lias.

Une source : Source Principale.

Débit en 24 heures : 4000 hectol.

Température : Au griffon, 27°,3.

Caractères particuliers : Au griffon l'eau est limpide, incolore, d'une odeur sulfureuse, d'une saveur hépatique et salée ; elle dégage des bulles de gaz fines et abondantes. Elle blanchit au contact de l'air et laisse précipiter une partie du soufre qu'elle contenait à l'état de combinaison.

Service médical : Un médecin inspecteur, plusieurs médecins consultants.

Emploi : Boisson, bains et douches d'eau et de vapeurs, salles d'inhalation de gaz, d'eau pulvérisée et de vapeur.

Situation : 414 mètres au-dessus de la mer.

Climat de montagnes, matinées et soirées fraîches, température assez élevée au milieu du jour pendant l'été.

Saison : Du 15 mai au 15 octobre.

Action physiologique et thérapeutique : Cette eau est excitante, comme les eaux sulfureuses en général, elle est, de plus, par son chlorure, tonique et reconstituante. A faible dose elle constipe, et elle devient purgative à dose plus forte. En bains elle agit aussi comme excitante et tonique ; quelquefois une dépression notable succède à l'excitation ; les sécrétions muqueuses et tégumentaires ainsi que la menstruation sont activées, on voit survenir cet ensemble de symptômes qu'on a nommé fièvre thermale, et une poussée plus ou moins intense, qui est considérée comme un signe favorable.

En résumé l'eau d'Uriage porte son action principalement sur les muqueuses et la peau, sur l'hématose et le système nerveux. Outre la source chlorurée sodique sulfureuse, il existe à Uriage une source ferrugineuse.

Sa richesse en chlorure sodique suffirait à placer parmi les plus importantes la source d'Uriage, mais le soufre qu'elle contient en proportion considérable lui donne encore plus de prix. Elle doit à ces deux principes dominants des propriétés spéciales et qui répondent aux nombreuses indications que se partagent les eaux chlorurées et les eaux sulfureuses. Parmi ces indications, les principales sont : le lymphatisme, la scrofule et le rhumatisme, dans toutes leurs manifestations, ainsi que les dermatoses, qu'elles procèdent de la diathèse strumeuse, rhumatismale ou herpétique ; ces dernières, en effet, relèvent particulièrement des eaux sulfureuses, tandis que les manifestations cutanées de la scrofule et du rhumatisme doivent être adressées surtout aux eaux chlorurées. C'est dans les premiers âges de la vie que l'on obtient les succès les plus rapides, mais à tout âge, un traitement bien dirigé et suivi avec persévérance donne des résultats excellents.

Depuis l'adénite scrofuleuse jusqu'à la tumeur blanche et aux maladies des os de même nature, depuis la simple douleur jusqu'à l'arthrite et à la paralysie rhumatismales, on voit guérir à Uriage les maladies les plus diverses de forme. Le catarrhe cède à l'usage de ces eaux, qu'il ait pour siége les voies aériennes, l'oreille externe ou les organes génito-urinaires; il en est de même de l'angine glanduleuse. Les dermatoses humides ou sèches, eczéma, impetigo, psoriasis, lichen, etc., les troubles fonctionnels qui résultent d'une constitution faible dès l'origine ou déprimée, les affections non congestives de l'utérus ; enfin les névroses en général et notamment leurs manifestations gastro-entéralgiques accompagnées d'éréthisme, sont traitées à Uriage avec le plus grand succès.

Les sources d'Aix-la-Chapelle, longtemps considérées comme type unique des eaux chlorurées sodiques sulfureuses, peuvent seules être comparées à l'eau d'Uriage, mais elles lui sont très-inférieures comme richesse en chlorure et perdent presque tout leur soufre entre le griffon et la baignoire, tandis que le principe sulfureux est beaucoup plus fixe à Uriage.

Analyse (Lefort, 1865).

	SOURCE PRINCIPALE. Eau, 1 litre.
Azote.................... 19c.c.,5	
Acide carbonique libre....	0gr, 0062
— sulfhydrique.......	0, 0113
Chlorure de sodium......	6, 0369
— de potassium....	0, 4088
— de lithium......	0078
— de rubidium...	impondérable
Iodure de sodium........	impondérable

Sulfate de chaux.........	1^{gr}, 5205
— de magnésie......	0, 6048
— de soude.........	1, 1875
Bicarbonate de soude.....	0, 5555
Hyposulfite de soude......	indices
Arséniate de soude.......	0, 0021
Sulfure de fer...........	impondérable
Silice....................	0, 0790
Matière organique........	indices
	10^{gr}, 4262

Bibliographie : V. Gerdy, Étude sur les eaux minérales d'Uriage, 1849. — Lefort, Analyse chimique des eaux d'Uriage, 1864. — Doyon, Uriage et ses eaux minérales, 1863. — Du traitement des maladies de la peau par les eaux minérales et en particulier par les eaux d'Uriage, 1869. — Le lymphatisme, etc. Hygiène préventive et traitement curatif par les eaux d'Uriage, 1874.

USSAT (ARIÉGE).

849 kil. de Paris, *par Limoges*. Chemins de fer d'Orléans, du Midi et route de poste. Le trajet n'est direct que jusqu'à Toulouse. Trains express en 22 h. 10 min. Trains omnibus en 30 h. 24 min. 1re cl. 100 fr. 80 c.; 2e cl. 75 fr. 90 c.; 3e cl. 54 fr. 30 c.

940 kil. de Paris, *par Bordeaux*. Chemins de fer d'Orléans, du Midi et route de poste. Trains express en 23 h. 40 min. Trains omnibus en 29 h. 5 min. 1re cl. 115 fr. 40 c.; 2e cl. 86 fr. 60 c.; 3e cl. 63 fr. 45 c.

DE PARIS À USSAT PAR BORDEAUX, FOIX ET TARASCON.

De *Paris à Tarascon* par Bordeaux, Agen, Toulouse et Foix, 932 kil. — Chemin de fer. 2 conv. par jour. Trains express en 22 h. 10 min. Train omnibus en 27 h. 35 min. 1re cl. 115 fr. 40 c.; 2e cl. 86 fr. 60 c.; 3e cl. 63 fr. 45 c.

De *Tarascon à Ussat*, 8 kil. — Route de poste. Omnibus à tous les trains. Trajet en 1 h. 30 min.

Ussat est un ham. de 50 hab., séparé par l'Ariége de la route de poste de Foix à Ax.

HÔTELS. — Du *Grand Établissement*; *Cassagne* père; *Cassagne* fils; *Bosc*; *Delpech*; *Rouan*. — Maisons meublées.

L'*Établissement* thermal, situé au-dessous d'une montagne rocheuse criblée de cavités, entouré d'un beau parc, est un édifice de construction nouvelle; il se compose d'un corps de logis renfermant 44 cabinets de bains, précédé d'un péristyle d'ordre dorique, et flanqué de deux pavillons, dont l'un est réservé aux douches et l'autre aux piscines. Les appareils pour douches sont des modèles les plus récents, très-variés et installés au grand complet; 8 cabinets spéciaux y sont consacrés. Dans une saison régulière, on pourrait donner à Ussat 40 000 bains environ; dans chacune des dernières années, on a donné à 1500 malades un total de plus de 32 000 bains.

PROMENADES. — De nombreuses et belles promenades ont été créées dans ces dernières années. Le parc est très-beau et très-fréquenté des baigneurs qui, vers le soir, se disséminent dans ses allées, dans les promenades voisines de l'établissement et sur la grande route au bord de l'Ariége. — Les *grottes* dont la principale est la grotte *Lombrive* sont situées vis-à-vis de l'établissement, sur la rive gauche de l'Ariége. Après avoir franchi le pont de pierre qui relie la route à l'établissement thermal, on y monte en 30 min. L'une d'elles est très-vaste et il faut, dit-on, une heure entière pour en atteindre l'extrémité, où l'on trouve un lac très-profond; certaines salles ne peuvent être visitées qu'à l'aide d'échelles.

A 3 kil. d'Ussat se trouve *Tarascon*, petite V. de 1557 hab., située au confluent de l'Oriége et de l'Ariége, dominée de tous côtés par des montagnes arides, et possédant des restes de ses anciennes fortifications et d'un vieux château.

LES EAUX. — Eau thermale, bicarbonatée calcique.

Connue depuis longtemps.

Emergence : D'anciennes alluvions recouvrant le pied des rochers qui bordent à droite la vallée.

Une source ou plutôt un lac souterrain alimentait l'ancien établissement. M. François est parvenu à capter dans l'intérieur de la montagne les vraies sources, dont le produit est maintenant préservé de tout mélange. Ces eaux, séparées du lit de l'Ariége par une banquette de terrain perméable, filtraient à travers cette banquette et se perdaient dans la rivière, lorsque le niveau de celle-ci baissant, la pression de ses eaux ne s'opposait plus aux filtrations de la nappe minérale. Un canal latéral à l'Ariége fut creusé et rempli par l'eau de cette rivière, de manière à obtenir un barrage liquide à pression hydrostatique constante. Grâce à ces travaux la déperdition des eaux minérales et de leur élément thermal a cessé.

Débit en 24 heures : 820 mèt. cubes d'eau minérale sont retenus par des barrages convenables dans l'intérieur de la montagne, et 520 mèt., soit 5 200 hectol., sont à la disposition de l'établissement pour l'usage quotidien.

Température : 39°,5 à 40° au griffon (Filhol), elle s'abaisse à mesure que l'eau s'éloigne du griffon, de manière que marquant 36°,25 à la baignoire n°1, elle n'est plus que de 31°,55 à la baignoire n° 44; ce qui permet de donner aux malades, suivant les indications, des bains de température graduée, sans mélange de l'eau minérale. En outre, l'abondance de l'eau thermale permet de la laisser se renouveler incessamment dans les baignoires qui sont à eau courante et, par conséquent, à température constante. C'est un avantage précieux et dont jouissent peu de stations thermales.

Caractères particuliers : Eau limpide, incolore, sans odeur, à saveur amère très-faible; onctueuse à la peau.

Service médical : Un médecin inspecteur.

Emploi : Surtout en bains et douches, exceptionnellement en boisson.

Action physiologique et thérapeutique : Eau adoucissante et sédative quand on l'emploie à une température modérée, excitante à sa plus haute température, surtout chez les personnes impressionnables. Mais c'est comme sédative que l'eau d'Ussat est employée presque uniquement, et l'excellente installation des appareils balnéaires permet, comme nous l'avons dit plus haut, de graduer son action dans les justes proportions qu'exige chaque malade. En général, dès les premiers bains, il se produit une excitation légère, un peu d'exacerbation de la maladie et l'ensemble de ces troubles fonctionnels que l'on a nommé fièvre thermale; toutefois ces accidents ne sont pas constants et ils cèdent rapidement d'ailleurs aux moyens appropriés. Souvent dès les premiers jours, quelquefois un peu plus tard, l'action sédative se manifeste et va croissant pendant toute la durée du traitement qui varie de 30 à 40 bains. Un certain nombre de malades prennent deux bains par jour.

C'est principalement sur le système nerveux qu'agissent les eaux d'Ussat et, parmi leurs indications spéciales, figure au premier rang l'état névropathique presque toujours développé par la métrite chronique. Rebelle aux agents thérapeutiques les mieux dirigés, tant que l'éréthisme ne s'est pas dissipé, l'affection utérine cède au contraire, et souvent comme d'elle-même, quand le calme est rétabli. L'utérus reprend ses fonctions normales et M. le docteur Bonnans, inspecteur à Ussat, a reconnu, par de nombreux faits d'observation, l'influence que ces eaux peuvent avoir ainsi dans certains cas de stérilité.

Certaines névroses générales ou localisées relèvent aussi des eaux d'Ussat. M. Bonnans les voit réussir dans l'hystérie et la chorée, dans les névralgies rebelles de l'estomac ou de l'abdomen, dans la sciatique et, en général, chez les malades à constitution nerveuse prédominante.

Analyse (Filhol, 1856).

	Eau, 1 kilogr.
Carbonate de chaux	0gr, 6995
— de soude	0, 0381
— de magnésie	traces
— de fer	traces
Sulfate de magnésie	0, 1791
— de soude	0, 0583
— de potasse	0, 0200
— de chaux	0, 1920
Chlorure de magnésium	0, 0420
Matière organique et perte	0, 0471
	1gr, 2761

Chevallier a reconnu la présence de l'arsenic dans le dépôt ferrugineux de cette eau. M. Filhol n'en a pas trouvé.

Bibliographie : Dieulafoy, Notice sur l'établissement des bains d'Ussat; Toulouse, 1848. — F. Vergé, Nouvelle notice sur les eaux d'Ussat; Foix, 1856. — Filhol, Analyse chimique des eaux minérales d'Ussat; Pamiers, 1856. — Bonnans, Guide pratique des bains d'Ussat, 3e édit. 1875.

VALS (ARDECHE).

713 kil. de Paris. Chemin de fer et route de voitures. Trains express en 22 h. 23 min. Trains omnibus en 25 h. 26 min. 1re cl. 87 fr. 60 c.; 2e cl. 66 fr. 20 c. 3e cl. 49 fr.

DE PARIS À VALS PAR LYON, LIVRON ET VOGÜÉ.

De *Paris à Livron* par Dijon, Lyon et Valence, 635 kil. — Chemin de fer de Lyon. 5 conv. par jour. Trains express en 14 h. Trains omnibus directs en 17 h. 1re cl. 78 fr. 10 c.; 2e cl. 58 fr.; 65 c.; 3e cl. 43 fr.

De *Livron à Vogüé*, 63 kil. — Chemin de fer de Lyon, embranch. de Nimes. 2 conv. par jour. Trajet en 6 h. 9 min. 1re cl. 7 fr. 75 c.; 2e cl. 5 fr. 80 c.; 3e cl. 4 fr. 25 c.

De *Vogüé à Vals* 15 kil. — Route de voitures. Correspondance. Trajet en 2 h. 15 min. Prix 1 fr. 75 c.

Vals est un joli bourg de 3240 hab., sur la rive dr. de la Volane, entouré de montagnes volcaniques en amphithéâtre. Ce n'est qu'une longue rue bordée d'hôtels, de cafés et de maisons meublées de belle apparence. A l'extrémité s'élève l'église (XVIIe ou XVIIIe siècle). Un château ruiné par le duc de Montmorency, en 1627, domine la vallée.

HÔTELS. — *Grand Hôtel des Bains*; de *l'Europe;* du *Louvre;* de *Paris*; de *France;* du *Jardin;* etc. — Nombreuses maisons meublées.

Vals a deux *Etablissements* thermaux, alimentés l'un par six et l'autre par dix des sources minérales. Tous deux ont un aménagement balnéaire complet. Le principal appartient à la *Société Laforêt* ou Société Centrale, et un grand bâtiment, spécialement consacré à l'hydrothérapie, forme annexe à l'installation thermale.

PROMENADES ET EXCURSIONS. — Une charmante promenade est celle de la visite des sources. La plupart sont renfermées dans le *Parc des sources*, où se trouve aussi la belle *fontaine* intermittente qui jaillit à 4 ou 5 mèt. de hauteur, après un intervalle de 75 min. Les environs de Vals offrent de plus aux baigneurs de ravissantes excursions dans les nombreuses vallées qui s'ouvrent sur celle de la Volane. On peut visiter dans le voisinage la *Maison Blanche*, le *Calvaire*, le *col de Vals;* puis, dans un rayon plus grand : (5 kil.) *Aubenas;* (8 kil.) *Antraigues* et son *volcan rouge;* (9 kil.) les *Gorges du Pont de la Baume;* (15 kil.) *Thueyts*, la cascade dite *Gueule d'Enfer*, l'*Échelle du Roi* et le *Pavé des Géants*, énormes gradins de basalte, la plus belle chaussée basaltique du Vivarais; ses parois s'élèvent à pic comme un mur de forteresse.

LES EAUX. — Eaux froides, bicarbonatées sodiques, gazeuses, ou bicarbonatées sodiques, ferrugineuses, gazeuses, ou ferrugineuses sulfatées, arsenicales.

Connues : Quelques sources depuis le commencement du XVIIe s. La plupart depuis 10 à 40 ans.

Émergence : D'une roche de transition quartzeuse et feldspathique, au voisinage de coulées volcaniques anciennes, sur la rive g. de la Volane.

Seize sources désignées sous les noms suivants : *Saint-Jean, Précieuse, Madeleine, Rigolette, Désirée, Marquise, Marie, Chloé, Alexandre, Victorine, Souveraine, Pauline, des Convalescents, Constantine, Dominique, Saint-Louis.*

Débit en 24 heures : source Chloé 881 hectol.; source Madeleine 65 hectol.

Température : 13° à 16° suivant les sources.

Caractères particuliers : Sources bicarbonatées; eau limpide, incolore, à odeur *sui generis* due à l'acide carbonique, à saveur piquante et un peu lixivielle, non désagréable dans les sources fortes, agréable dans les sources faibles ; onctueuse ou toucher, dégageant au griffon et (source St-Jean) dans le verre de grosses bulles de gaz. — Sources ferrugineuses sulfatées : eau limpide, incolore, inodore, à saveur douceâtre avec arrière-goût atramentaire ; se troublant au contact de l'air et déposant un sédiment ocracé.

Service médical : Un médecin inspecteur; plusieurs médecins consultants.

Emploi : Boisson, bains, douches d'eau et de gaz.

Situation : 260 mèt. au-dessus de la mer.

Climat agréable, assez constant, modérément chaud pendant la saison des eaux.

Saison : Du 1er juin au 1er octobre.

Action physiologique et thérapeutique : Les sources bicarbonatées sodiques de Vals se divisent en deux groupes distincts par leur minéralisation : Les unes, non ferrugineuses, sont antiplastiques, altérantes, résolutives et hyposthénisantes. Telles sont les sources Constantine et Souveraine; elles produisent dans l'économie des effets analogues à ceux de leurs congénères de Vichy et répondent aux mêmes indications, mais, plus riches en soude et en acide carbonique, elles ont une action plus forte en général et notamment comme excitantes du système nerveux et comme hyposthénisantes. Elles conviennent aux sujets sanguins et robustes qui peuvent, sans inconvénient ou même avec avantage, perdre un peu de leurs forces. En boisson et en bains, elles rendent l'urine et la sueur alcalines pendant les quelques heures de leur passage dans l'économie, elles donnent au sang et à la bile plus de fluidité, activent les sécrétions des muqueuses des voies digestives et urinaires, augmentent l'appétit et déterminent une excitation générale qui s'accompagne d'un peu d'ébriété carbonique. Ces phénomènes, le dernier surtout, varient nécessairement suivant la quantité d'eau bue et les conditions particulières au malade. A ce premier groupe se rattachent les sources Saint-Jean et Pauline, faibles en bicarbonate sodique et, par cela même, d'une grande valeur comme agent thérapeutique dans les cas nombreux où les sources fortes sont contre-indiquées, soit au début du traitement, soit pendant toute sa durée. Ces deux sources n'ont pas d'analogues à Vichy.

Les sources du deuxième groupe, bicarbonatées sodiques ferrugineuses agissent comme les précédentes sur les voies digestives et urinaires, elles sont fluidifiantes et résolutives, mais le fer qu'elles contiennent les rend toniques et reconstituantes. Loin d'amener la dépression des forces, elles les relèvent au contraire et conviennent aux personnes dont la constitution molle ou débilitée, dont le sang pauvre en globules rouges contre-indiquent l'usage des hyposthénisants. Ces eaux sont très-analogues aux sources d'Hauterive et de Lardy et de Mesdames, à Vichy; elles contiennent une proportion de fer moindre pour les sources Désirée, Précieuse et Marquise, égale pour les sources Rigolette et Chloé, mais toutes sont plus fortes en bicarbonate sodique (1 à 3 grammes de plus par litre) et l'eau d'Hauterive peut seule leur être comparée pour l'acide carbonique libre. Les sources Précieuse et Désirée, qui contiennent une quantité notable de chlorure sodique, sont laxatives, et la seconde a plus d'action que la première en ce sens. L'une et l'autre entretiennent pendant le traitement un relâchement modéré du ventre, effet recherché dans certaines affections du foie ou de l'intestin, mais cette purgation quotidienne s'accompagne d'un sentiment d'augmentation des forces et non d'une dépression.

Il faut encore ici mentionner séparément la source des Convalescents, qui se rapproche des sources Pauline et Saint-Jean par sa faible teneur en bicarbonate sodique, mais dépasse de beaucoup, comme teneur en fer, les autres sources du deuxième groupe. On pourrait même la classer à part comme ferrugineuse bicarbonatée, car elle contient par litre 0gr,0475 de bicarbonate ferreux.

De ce qui précède on peut déduire l'application des sources sodiques de Vals aux diverses maladies qui réclament l'usage de ce genre d'eaux, la graduation facile du traitement et le choix des sources suivant les indications.

Les affections contre lesquelles ces eaux réussissent le mieux sont : la dyspepsie sous toutes ses formes, l'hépatite, les engorgements du foie, quand l'état aigu a cessé, et les accidents dus à la présence de calculs biliaires, les maladies des voies urinaires et notamment la gravelle urique ou phosphatique. La goutte trouve ici, comme à Vichy, un remède agissant sur la diathèse même par les modifications qu'il apporte dans la nutrition, les fonctions de la peau, la qualité et la quantité des urines. On sait d'ailleurs que cette affection commande la plus grande prudence dans le traitement. L'anémie et ses manifestations utérines ou autres, sont rapidement amendées ou guéries par l'usage des sources où le fer est associé au bicarbonate sodique; le diabète est enrayé dans sa marche et, temporairement tout au moins, la quantité de sucre excrété diminue dans une forte proportion. Enfin ces eaux donnent d'excellents résultats contre les engorgements hépatiques et spléniques dus à la cachexie paludéenne et dans les fièvres d'accès rebelles. Vals possède en outre deux sources fort importantes à tous égards, ce sont les sources Dominique et Saint-Louis. Leur minéralisation, où le fer et l'arsenic dominent, les rend fort utiles dans l'anémie et dans l'épuisement ou la dépression des forces à la suite de maladies graves ou d'excès; contre certaines dermatoses tenant du lymphatisme et, en général, dans tous les cas où il faut tonifier et reconstituer l'organisme.

Les eaux de plusieurs sources de Vals s'exportent en quantité considérable, environ 5 millions de bouteilles par an; mais aucune de ces sources ne donne une simple eau de table, ce sont des eaux médicinales et dont on ne doit pas faire usage sans consulter un médecin.

Analyse (O. Henry et Lavigne).

	SOURCE MADELEINE. Eau, 1 lit.	SOURCE CONSTANTINE. Eau, 1 lit.	SOURCE ST-JEAN. Eau, 1 lit.	S. DES CONVALESCENTS Eau, 1 lit.
Acide carb. libre....	2050c.c.	2100c.c.	425c.c.	1240c.c.
Bicarb. de soude ...	7gr, 280	7gr, 0530	1gr, 4800	1gr, 7140
— de potasse ...	0, 255	0, 0710	0, 0400	traces
— de chaux. ...	0, 520	0, 4370	0, 3100	0, 0538
— de magnésie.	0, 672	traces	0, 1200	traces
— de lithine....	tr.-sens.	traces	indices	indices
— de fer		0,0067		0, 0475
— de fer et mang.	0, 029		0, 0060	
Chlor. de sodium....	0, 160	0, 2800	0, 0600	0, 2280
Sulfate de soude ...	0, 235	0, 0204	0, 0540	0, 4270
— de chaux ...			0, 0700	
Alumine, silice	0, 097		0, 0110	
Silice, alumine, phosphate de fer......				0, 1390
Iodure alcalin.......	sensible		indice	
Arséniate de soude...	sensible		tr.-sens.	
Matière organique...	peu	traces	indéterm.	
	9gr, 248	7gr, 8681	2gr, 1510	2gr, 6093

VERNET [LE] (PYRÉNÉES ORIENTALES).

1016 kil. de Paris, *par Limoges*. Chemins de fer d'Orléans, du Midi et route de poste. Le trajet n'est direct que jusqu'à Toulouse. Trains express en 22 h. 31 min. Trains omnibus en 31 h. 15 min. 1re cl. 122 fr. 30 c.; 2e cl. 92 fr. 50 c.; 3e cl. 67 fr. 60 c.

1107 kil. de Paris, *par Bordeaux*. Chemins de fer d'Orleans, du Midi et route de poste. Trains express en 21 h. 5 min. Trains omnibus en 37 h. 11 min. 1re cl. 136 fr. 90 c.; 2e cl. 103 fr. 20 c.; 3e cl. 76 fr. 25 c.

DE PARIS AU VERNET PAR BORDEAUX, NARBONNE, PERPIGNAN ET PRADES.

De *Paris à Narbonne* par Bordeaux, Agen, Toulouse et Carcassonne, 991 kil. — Chemin de fer. 3 conv. par jour. Trains express en 17 h. Trains omnibus en 32 h. 16 min. 1re cl. 122 fr.; 2e cl. 91 fr. 55 c.; 3e cl. 67 fr. 15 c.

De *Narbonne à Perpignan*, 64 kil. — Chemin de fer. 5 conv. par jour. Train express (de nuit) en 1 h. 7 min. Trains omnibus en 1 h. 55 min. 1re cl. 7 fr. 85 c.; 2e cl. 5 fr. 90 c.; 3e cl. 4 fr. 30 c.

De *Perpignan à Prades*, 41 kil. — Chemin de fer. 4 conv. par jour. Trajet en 2 h. 1re cl. 5 fr. 5 c.; 2e cl. 3 fr. 75 c.; 3e cl. 2 fr. 80 c.

De *Prades au Vernet*, 11 kil. — — Route de poste. Omnibus 2 fois par jour. Trajet en 1 h. Prix 2 fr. — Voitures particulières.

Le Vernet est un v. de 920 hab. qui, dominé par l'église et par une vieille tour en ruines, couronne l'extrémité d'une arête remontant au S. E. vers le Canigou. Depuis que ses eaux thermales sont devenues célèbres, il s'est étendu dans la vallée sur la rive droite du ruisseau de Castell, et quelques maisons se sont même groupées sur la rive gauche, autour des thermes des Commandants. La température y est généralement douce en hiver; aussi les malades y peuvent-ils séjourner en toute saison.

HÔTELS. — *Thermes des Commandants; Thermes Mercader;* maisons à louer dans le village.

Le Vernet a deux établissements thermaux.

Les *Thermes des commandants*, comprenant plusieurs bâtiments séparés, sont situés sur la rive g. du ruisseau de Castell, au pied de la montagne rocheuse de *Pène*, et au milieu d'un beau groupe d'arbres.

Le grand établissement thermal s'élève au centre; à dr. se trouvent la maison du médecin, la Source Élisa, la Source Mère; à g. la maison du Petit-Saint-Sauveur, la Préfecture et le café du même nom, ombragé de grands arbres.

L'établissement renferme 50 chambres. La salle à manger peut recevoir 95 personnes; le salon, aussi vaste que la salle à manger, est décoré avec élégance. Tout est réuni dans le même édifice : aménagement balnéaire, logements, remises, etc. Des modifications considérables y ont été apportées durant ces dernières années en vue de la saison d'hiver et de l'installation nécessaire au traitement hydrothérapique. En outre, toutes les parties de l'établissement central sont maintenues par la source des douches à une température constante de 15° à 18°. Les thermes des Commandants ont 40 baignoires, 5 cabinets de bains de siége, des appareils de douches variées, des buvettes, des salles d'inhalation, de pulvérisation, etc.

Le bâtiment du *Petit-Saint-Sauveur* est composé de trois étages, au-dessus du rez-de-chaussée, où se trouvent les bains; il contient 40 lits. Il peut être divisé en deux parties distinctes, ayant chacune leurs terrasses particulières.

La construction appelée la *Préfecture*, parce qu'elle fut élevée par un préfet des Pyrénées-Orientales, contient 6 grandes chambres, une salle à manger, un salon de compagnie, etc.

Enfin, l'*établissement de la Source Mère* est consacré aux malades pauvres; il peut recevoir 200 personnes et possède une installation complète au point de vue du traitement hydro-minéral.

Les *Thermes Mercader*, construits à côté des sources découvertes par M. Mercader en 1832, sont situés sur la rive dr. du ruisseau de Castell, à 150 mèt. env. au S. de la grande place du Vernet, que réunit aux Thermes une allée de beaux platanes.

L'établissement se compose de plusieurs maisons isolées et indépendantes les unes des autres, pouvant ensemble recevoir 120 baigneurs. La plus vaste de toutes, hautes de trois étages, est précédée d'une espèce de péristyle qui donne sur une terrasse bordée d'un petit jardin anglais. Les cabinets de bains s'ouvrent sur ce péristyle.

Le second bâtiment est situé au bas du jardin anglais, sur le bord de la grande route. Il contient au rez-de-chaussée des cabinets de bains, un vaporarium et une grande salle de douches. Au premier étage se trouvent des logements commodes et le *salon sulfuraire*.

La troisième maison, attenante à la précédente, est spécialement destinée aux baigneurs « qui aiment le confortable et qui peuvent le payer. »

Les thermes Mercader renferment 15 baignoires, un cabinet de bains de siége, 2 cabinets de douches, 2 buvettes, des salles d'inhalation, de pulvérisation, etc.

Excursions. — On visite : (2 kil.) *Cornella*, dont l'église est un édifice intéressant du style roman; — (5 kil.) *Villefranche*, ville forte, située dans une gorge étroite qu'elle ferme entièrement, et bâtie en marbre rouge; — (4 kil.) les *mines de fer et forges de Sahorre*; sur la place du village de ce nom s'élève un orme magnifique, célèbre dans toute la contrée; — (45 min.) *Castell* et les ruines de *l'abbaye de Saint-Martin du Canigou*, bâtie en l'an 1001 au bord d'un précipice à pic. — Mais l'excursion la plus intéressante qu'on puisse faire aux environs du Vernet est l'ascension du *Canigou* (8 ou 10 h. environ, aller et retour); du sommet, élevé de 2787 mèt., on découvre un des plus magnifiques panoramas de la chaîne des Pyrénées.

Les eaux. — Eaux thermales, sulfurées sodiques.

Connues très-anciennement et, suivant Carrère, dès l'époque romaine.

Émergence : D'un schiste micacé.

Dix sources principales : Source *des Anciens thermes*, source *du Vaporarium*, source *Petit Saint-Sauveur*, source *Élisa*, source *de la Comtesse*, *la Mère source*; ces sources sont désignées aussi par des numéros d'ordre; source *Ursule*, source *du Torrent* ou *de la Providence*, source *Castell*, source *de la Buvette* ou *de la Santé*.

Débit en 24 heures : l'ensemble des sources fournit 2754 hectol.

Température : Mère source 57°,8; Vaporarium, 56°,2; source des Anciens thermes, 54°,8; Petit Saint-Sauveur, 47°,1; source Ursule, 41°,8; source du Torrent, 39°,2; source Castell, 36°,5; source Elisa, 34°,8 (Rotureau).

Caractères particuliers : Eaux limpides, incolores, à odeur et saveur sulfureuses plus ou moins intenses suivant les sources, onctueuses à la peau, déposant plus ou moins de barégine.

Service médical : Un médecin inspecteur.

Emploi : Boisson, bains, douches, vaporarium, inhalations, traitement hydrothérapique. Séjour d'hiver disposé de manière que les malades puissent être complétement soustraits au contact de l'air extérieur et placés dans une atmosphère à température constante.

Situation : 620 mèt. au-dessus de la mer, au pied du Canigou, à l'abri des vents froids.

Climat beau et peu variable, hiver très-doux.

Action physiologique et thérapeutique : Eaux plus ou moins excitantes, suivant les sources, toniques, sudorifiques, diurétiques, apéritives, agissant spécialement sur la peau et sur les muqueuses. Outre les propriétés remarquables de ses eaux, le Vernet a l'avantage d'un climat et surtout d'une installation parfaitement appropriée aux malades qui doivent vivre dans une atmosphère tiède et éviter les variations brusques de température.

Les eaux du Vernet réussissent dans les affections des voies respiratoires en général, la laryngite, l'angine glanduleuse, la bronchite chronique avec sécrétion catarrhale abondante et puriforme. C'est surtout quand les muqueuses sont devenues malades après la disparition d'une affection cutanée que ces eaux donnent d'excellents résultats. Elles conviennent également quand le mal a pour siége la muqueuse des organes digestifs ou génito-urinaires, dans la dyspepsie stomacale ou intestinale, dans le catarrhe vésical, utérin ou vaginal et dans la néphrite de même nature. Le Vernet guérit ou améliore notablement les dermatoses de forme vésiculeuse ou squammeuse, de nature herpétique ou arthritique; que la maladie exige une excitation assez forte, ou que l'indication soit contraire, la variété des sources, au point de vue de leur thermalité, permet ici, comme dans un petit nombre d'autres stations, privilégiées à cet égard, de graduer le traitement sans altérer ni mélanger l'eau minérale. Le rhumatisme, sous toutes ses formes, et les névralgies relèvent essentiellement de ces eaux; grâce au climat ainsi qu'aux installations du séjour d'hiver, on peut soumettre ces malades au traitement hydro-minéral dans la saison où, d'ordinaire, ils souffrent le plus. L'atonie générale, si commune chez les personnes à constitution lymphatique et si souvent accompagnée d'aménorrhée ou de dysménorrhée, la paralysie rhumatismale, les rétractions musculaires, suites de grands traumatismes, sont encore des indications à ces eaux. Enfin, elles donnent, comme quelques-unes de leurs congénères, des résultats remarquables dans la tuberculose au premier et même au second degré, mais elles doivent être interdites aux personnes dont la maladie est plus avancée. On n'enverra pas non plus au Vernet les malades très-excitables, les sujets pléthoriques ou disposées aux congestions et aux hémorrhagies.

Analyse (Bouis, 1836; Buran, 1853).

	SOURCE PETIT ST-SAUVEUR. Eau, 1 kilogr.	SOURCE DU DU TORRENT. Eau, 1 kilogr.
Sulfure de sodium	0^{gr}, 0406	0^{gr}, 0420
Sulfite de soude		0, 0050
Sulfate de soude	0, 0270	0, 0225
— de magnésie		0, 0035
— de chaux		0, 0010
Carbonate de chaux	0, 0040	0, 0015
— de magnésie		0, 0020
— de soude	0, 0730	0, 0910
— de potasse	traces	0, 0100
Chlorure de sodium	0, 0120	0, 0160
Silicate de soude		0, 0628
Silice	0, 0600	
Alumine		0, 0010
Glairine ou barégine	0, 0110	0, 0150
Iodure de potassium		0, 0001
	0^{gr}, 2276	0^{gr}, 2734

Bibliographie : Notice sur le grand établissement thermal de Vernet-les-Bains; Paris, 1842. — Notice sur l'établissement thermal des anciens thermes de Vernet....; Perpignan, 1851. — Filhol, Notice sur les eaux minérales sulfureuses du Vernet; Montpellier, 1852. — O. Henry, Analyse de l'eau minérale sulfureuse du Vernet (Bullet. de l'Acad. de médecine); 1853. — Filhol, Eaux minérales des Pyrénées.... ; Paris, 1853. — Piglowski. Quelques considérations sur l'emploi des eaux minérales sulfureuses du Vernet; Paris, 1856. — Rotureau, des Principales Eaux minérales de l'Europe, 1859.

VICHY (ALLIER).

365 kil. de Paris. Chemin de fer. *V.* ci-dessous le trajet et les prix.

DE PARIS À VICHY PAR SAINT-GERMAIN-DES-FOSSÉS.

De *Paris à Vichy* par Nevers, Moulins et Saint-Germain-des-Fossés, 365 kil. — Chemin de fer de Lyon. 5 conv. par jour. Trains express (1re, 2e, 3e cl.) en 8 h. 1re cl. 44 fr. 95 c.; 2e cl. 33 fr. 55 c.; 3e cl. 24 fr. 65.

Vichy, V. de 5666 hab., située sur l'Allier, dans un vallon protégé à l'E. par de petits coteaux d'où l'on découvre les chaînes du Forez et de l'Auvergne, est divisée en *Vieux-Vichy* ou *Vichy-la-Ville* et *Vichy-les-Bains*. Cette dernière partie contient presque tous les hôtels.

Hôtels. — Du *Parc* ou *Germot*, des *Ambassadeurs*, de la *Paix*, des *Princes*, de *Cherbourg*, des *Thermes*, *Victoria*, des *Bains*, *Guillermin*, de *Paris*, etc. — Maisons et appartements meublés.

L'*Établissement thermal*, propriété de l'État, est exploité par une compagnie fermière. Il comprend dans son ensemble :

1° Le *Grand établissement* contenant les bains et douches de 1re classe, une piscine, plus les bureaux de l'administration.

2° Le *Nouvel établissement* contenant les bains et douches de 2e et 3e classe. La quantité et la qualité des eaux sont les mêmes pour les trois classes qui diffèrent seulement par le prix des bains, etc., par l'installation plus ou moins recherchée et la quantité de linge attribuée aux baigneurs.

3° L'*établissement* ou *Bains de l'Hôpital*, sur la place Rosalie, contenant des bains et douches de 1re et de 2e classe, une piscine, etc.

Le service balnéaire de ces trois établissements comprend : en 1re classe, 96 baignoires, 10 appareils de douches à percussion variées, 7 de douches ascendantes, 3 de douches en baignoires, 2 piscines pouvant contenir l'une 20, l'autre 14 personnes; en 2e classe 198 baignoires, 11 douches à percussion, 8 douches ascendantes, 5 douches en baignoires; en 3e classe, 24 baignoires et 4 douches. A cette installation il faut ajouter 156 appareils de douches vaginales, un pour douches et bains de vapeur, 2 salles pour bains, douches et inhalation d'acide carbonique, une salle d'inhalation d'oxygène, une d'inhalation d'eaux pulvérisées, 10 baignoires pour bains de siége, 10 pour bains de pieds.

A l'établissement se rattachent : le *Nouveau Casino* qui renferme une salle de spectacle, une salle de bal, des salons de conversation, de lecture, de jeux, etc.; le *kiosque* de la musique, un *café*, l'ancien *parc* et les *salons* et le *parc des Célestins*.

L'*hôpital militaire*, grand bâtiment entouré de jardins, est aménagé pour le service balnéaire journalier de 120 officiers et 60 sous-officiers ou soldats.

Vichy possède en outre un petit établissement thermal, les *Bains Lardy*, propriété particulière ainsi que la source Lardy, dont il dépend, et un établissement hydrothérapique très-complet et très-bien installé.

MONUMENTS. — Les plus intéressants sont : la *tour de l'Horloge*, qui faisait partie d'un ancien château bâti par Louis II; une vieille maison, dite du bailliage, rue du Verrier; la *fontaine des trois Cornets* (1653), sur la place de ce nom.

PROMENADES. — Le *parc* de Vichy est planté de beaux platanes et de tilleuls; ses allées sont bien entretenues; on a creusé un bassin dans l'allée centrale. L'*allée des Dames*, également plantée de beaux arbres et d'un parcours de 3 kil., est la promenade la plus fréquentée après celle du parc. — Parmi les excursions habituelles les baigneurs, nous citerons : (4 kil.) la *montagne Verte* (restaurant et tour avec longue-vue); — (4 kil.) la *côte Saint-Amand* (beau panorama, on découvre la chaîne des Monts-Dore); — (3 kil.) *Cusset* (*V.* ce mot); (10 kil.) l'*Ardoisière*; les *Grivats*; *cascade du Gour Saillant*. — (13 kil.) *le Pont de Ris*; — les châteaux de (6 kil.) *Randan*, de (10 kil.) *Maumont*, de (19 kil.) *Busset*, et (20 kil., d'*Effiat* (1620); — (20 kil.) *Chateldon* (*V.* ce mot).

LES EAUX. — Eaux thermales ou froides, bicarbonatées sodiques, gazeuses, ou bicarbonatées sodiques ferrugineuses, gazeuses.

Connues dès l'époque romaine, fréquentées surtout depuis le dix-septième siècle.

Émergence : Du calcaire d'eau douce qui forme le fond de la vallée de l'Allier; elles proviennent des terrains primordiaux (Annuaire).

Quinze sources principales : douze appartiennent à l'État, ce sont les sources de la *Grande Grille*, du *Grand Puits Carré*, du *Petit Puits Carré* ou *Puits Chomel*, du *Gros Boulet* ou de l'*Hôpital*, du *Peti Boulet* ou des *Acacias*, *Lucas*, des *Célestins* ou du *Rocher*, des *Célestins de la Grotte*, *Nouvelle des Célestins* découverte en 1870, du *Parc* ou *Brosson*, d'*Hauterive*, de *Mesdames*. Trois sont des propriétés particulières : Source *Lardy*, source *Saint-Yorre*, source *Prunelle*.

Débit en 24 heures : Puits carré, 2400 hectol.; source Lucas, 520 hectol.; Grande Grille, 960 hectol.; Hôpital, 530 hectol.; Lardy, 70 hectol.; Hauterive, 300 hectol.; Célestins (1870), 225 hectol.; Mesdames, 200 hectol.

Température : Puits Carré, 43°,6; Puits Chomel, 43°,6; Grande Grille, 42°,5; source Lucas, 28°,5; Hôpital, 31°,7; Célestins du Rocher, 14°,3; Lardy, 23°,9; Brosson, 22°; Mesdames, 17°; Hauterive, 15°; Saint-Yorre, 10°,5.

Caractères particuliers : L'eau de Vichy est limpide dans le verre, quoiqu'elle ne paraisse pas telle dans le bassin de toutes les sources; incolore, exhalant à toutes les sources, dit M. Durand Fardel, une odeur légère d'hydrogène sulfuré, plus marquée dans les sources Lucas, Chomel et du Parc. Son goût est alcalin, peu agréable aux sources chaudes, point désagréable aux sources froides, légèrement ferrugineux à quelques sources. Des bulles de gaz font bouillonner la plupart des sources à leur émergence. Dans le bassin de la source de l'Hôpital il se produit des conferves désignées dans le pays sous le nom de limon, et qui nécessitent un nettoyage assez fréquent; à d'autres sources on voit se former des incrustations analogues à celles de Clermont et de Saint-Nectaire, et qui sont légèrement colorées par l'oxyde de fer (source Lardy).

Service médical : Un médecin inspecteur, un inspecteur adjoint; plusieurs médecins consultants.

Emploi : Boisson, bains, douches de tout genre avec l'eau minérale, douches écossaises; inhalation de gaz acide carbonique, de gaz oxygène, d'eaux pulvérisées; massage. On donne aussi des bains sulfureux, aromatiques, des bains et des douches de vapeur.

Situation : Environ à 250 mètres au-dessus de la mer.

Climat assez beau pendant l'été, ordinairement très-chaud pendant le mois de juillet et la première moitié d'août; ces chaleurs vives paraissent contrarier l'effet des eaux chez la plupart des malades, et c'est pourtant alors que l'affluence est le plus considérable à Vichy. Les mois d'avril, mai, juin et septembre sont les plus convenables pour le traitement.

Saison : Du 15 mars au 1er octobre.

Action physiologique et thérapeutique: Le groupe des eaux de Vichy doit être divisé sous ce rapport en deux classes : la première comprenant les eaux bicarbonatées sodiques presque pures, la seconde, les bicarbonatées sodiques ferrugineuses. Les premières sont antiplastiques, fluidifiantes, résolutives, mais leur usage amène presque toujours vers la fin du traitement une dépression des forces plus ou moins marquée. Cet effet dépressif, observé ou reconnu par la grande majorité des médecins, n'est pas admis toutefois par M. Durand-Fardel, dont nous devons consigner ici l'opinion comme des plus autorisées.

Toutes les sources n'ont pas d'ailleurs des effets identiques. L'eau de l'hôpital, dit le savant inspecteur que nous venons de citer, est la moins excitante de toutes, ne cause pas de chaleur à l'estomac et ne porte pas à la tête, mais elle se digère quelquefois un peu difficilement. La Grande Grille, plus stimulante, se digère mieux et plus vite. L'eau des Célestins agit plus directement que les autres sur l'appareil urinaire qu'elle stimule assez vivement. Si la région lombaire est le siége de douleurs un peu vives, s'il existe quelque disposition à la néphrite ou de la sensibilité du col vésical, on doit craindre de voir cette eau amener des accidents quand elle est employée au début du traitement, tandis qu'elle est tolérée et très-utile lorsque telle ou telle autre source, suivant les indications, a été employée d'abord.

Toutes les sources de la première classe sont, à divers degrés, excitantes des appareils digestif et urinaire; au début du traitement et bues à dose modérée, elles constipent, ramènent l'appétit, favorisent l'assimilation, augmentent les forces et stimulent les organes génitaux; elles rendent l'urine alcaline, claire et en activent l'excrétion sans en augmenter beaucoup la quantité; elles disposent à la transpiration et à la congestion vers la tête. L'eau des Célestins, comme nous l'avons vu, est la plus excitante, et son action porte notamment sur les voies urinaires et le cerveau. Après deux ou trois semaines, l'embonpoint augmente, mais les forces diminuent et la dépression est presque toujours sensible à la fin du traitement.

Les eaux de la seconde classe doivent au fer d'être toniques et analeptiques en même temps qu'elles agissent comme alcalines. On ne voit pas se produire sous leur influence la dépression des forces, elles ont du reste des effets analogues à ceux des autres sources comme eaux résolutives, et contribuent singulièrement à la richesse thérapeutique de cette station minérale par leurs propriétés spéciales. Tel malade qui ne pourrait sans danger être soumis à l'usage de la Grande-Grille ou de l'hôpital, guérit promptement sous l'influence d'une des sources ferrugineuses, employée seule ou associée à des bains d'eau non ferrugineuse. Le traitement est presque toujours à la fois interne et externe. Les bains stimulent énergiquement la peau et, au début, les fonctions en général; de même que l'eau en boisson, ils rendent l'urine alcaline, augmentent la transpiration, ralentissent la circulation, tout en disposant à la congestion cérébrale, et contribuent à l'action résolutive et dépressive qui se manifeste à la fin du traitement. Ces divers effets sont faciles à modérer dans leur marche par une direction méthodique. Ils sont d'ailleurs assez peu marqués en général, et ce qui doit surtout attirer l'attention, dit M. Durand-Fardel, c'est « qu'il est inutile, pour les résultats définitifs du traitement, que des phénomènes physiologiques extérieurs se manifestent; que plus l'action physiologique du traitement est insensible, mieux on doit augurer de son action curative ».

En résumé, l'usage exclusif des eaux non ferrugineuses de Vichy est généralement contre-indiqué chez les malades à constitution très-lymphatique, anémiques ou profondément débilités, tandis que ces eaux conviennent parfaitement aux sujets robustes et pléthoriques, à ceux qui peuvent, impunément ou même avec avantage, perdre quelque chose de leurs forces. Isolément ou associées, les différentes sources donnent les résultats les plus remarquables et les plus heureux.

Parmi leurs nombreuses indications figurent en première ligne les maladies de l'estomac et surtout la dyspepsie simple, non accompagnée de douleurs ni d'état saburral. La dyspepsie douloureuse ou gastralgie est une contre-indication aux eaux de Vichy, sauf quand elle se présente par accès, avec intermittences bien marquées. Alors, au contraire, les eaux de Vichy réussissent presque toujours, à la condition d'être données seulement dans la période d'intermission. Elles sont également indiquées dans la dyspepsie intestinale avec point douloureux et diarrhée glaireuse, ainsi que dans la dysenterie chronique des pays chauds. Pour les autres formes de l'entéralgie et, généralement, pour les maladies de l'intestin, le succès est plus douteux. Les affections du foie, coliques hépatiques, gravelle biliaire, hépatite chronique, engorgements consécutifs à l'hépatite aiguë ou à la fièvre intermittente, sont autant d'indications spéciales à Vichy. Mais c'est quand l'état aigu a cédé complétement qu'on peut conseiller ces eaux; le malade doit savoir aussi que souvent l'efficacité du traitement ne se montre qu'après la saison minérale. L'eau de la Grande-Grille est celle qui s'emploie le plus contre les maladies du foie.

Dans la gravelle urique et les coliques néphrétiques, les eaux de Vichy agissent sur la diathèse même, et le succès est la règle générale. Chez certains malades trop excitables ou quand les coliques sont très-rapprochées, des eaux moins fortes doivent être préférées. — La goutte aiguë mais régulière peut trouver à Vichy un amendement notable, toutefois le traitement hydro-minéral est ici palliatif et non curatif dans le sens absolu. C'est en dehors des attaques et jamais pendant leur durée qu'il doit être appliqué, toujours avec beaucoup de prudence et de ménagement; il est formellement contre-indiqué dans la goutte irrégulière avec tendance métastatique.

« Les eaux de Vichy, dit M. Durand-Fardel n'offrent au diabète qu'un traitement palliatif mais qui s'adresse directement aux caractères les plus essentiels de la maladie, et qui vient seconder à un très-haut degré les ressources imparfaites de l'hygiène et de la thérapeutique. Cette action des eaux de Vichy, si incomplète qu'elle soit, est cependant assez formelle pour qu'on place leur usage parmi les indications les plus constantes du traitement du diabète. »

La chlorose et l'anémie ne relèvent pas directement de Vichy, mais les sources ferrugineuses de cette station peuvent rendre de grands services dans la dyspepsie et d'autres troubles fonctionnels, quand ils sont causés par l'anémie. La cachexie paludéenne, les engorgements du foie ou de la rate et les autres accidents qu'elle détermine sont également traités avec le plus grand succès par l'usage de ces eaux.

Les eaux de Vichy se transportent en quantité considérable.

Analyse (Bouquet, 1855).

	GRANDE-GRILLE. Eau, 1 lit.	PUITS CHOMEL. Eau, 1 lit.	PUITS CARRÉ. Eau, 1 lit.	SOURCE LUCAS. Eau, 1 lit.	SOURCE DE L'HOPITAL Eau, 1 lit.
Acide carb. libre dissous..	0gr, 908	0gr, 768	0gr, 876	0gr, 751	1gr, 067
Bicarb. de soude	4, 883	5, 091	4, 893	5, 004	5, 029
— de potasse........	0, 352	0, 371	0, 378	0, 282	0, 440
— de magnésie......	0, 303	0, 338	0, 335	0, 275	0, 200
— de strontiane......	0, 003	0, 003	0, 003	0, 005	0, 005
— de chaux	0, 434	0, 427	0, 421	0, 545	0, 570
— de protoxyde de fer.	0, 004	0, 004	0, 004	0, 004	0, 004
— de prot. de mang..	traces	traces	traces	traces	traces
Sulfate de soude...........	0, 291	0, 291	0, 291	0, 291	0, 291
Phosphate de soude.......	0, 130	0, 070	0, 028	0, 070	0, 046
Arséniate de soude........	0, 002	0, 002	0, 002	0, 002	0, 002
Borate de soude...........	traces	traces	traces	traces	traces
Chlorure de sodium.......	0, 534	0, 534	0, 534	0, 518	0, 518
Silice	0, 070	0, 070	0, 068	0, 050	0, 050
Mat. org. bitumineuse.....	traces	traces	traces	traces	traces
	7gr, 914	7gr, 959	7gr, 833	8gr, 797	8gr, 222
Acide carb. en volume.....	45 c.c.	387c.c.	442c.c.	538c.c.	538c.c.

	CÉLESTINS S. ANCIENNE. Eau, 1 lit.	SOURCE DU PARC. Eau, 1 lit.	SOURCE LARDY. Eau, 1 lit.	SOURCE DE MESDAMES. Eau, 1 lit.	SAINT-YORRE. Eau, 1 lit.
Acide carb. libre dissous..	1^{gr}, 049	1^{gr}, 555	1^{gr}, 750	1^{gr}, 908	1^{gr}, 549
Bicarb. de soude..........	5, 103	4, 857	4, 910	4, 016	4, 838
— de potasse........	0, 315	0, 292	0, 527	0, 189	0, 337
— de magnésie......	0, 328	0, 213	0, 238	0, 425	0, 274
— de strontiane......	0, 005	0, 005	0, 005	0, 003	0, 007
— de chaux..........	0, 462	0, 614	0, 710	0, 604	0, 683
— de protoxyde de fer.	0, 004	0, 004	0, 028	0, 026	0, 010
— de prot. de mang..	traces	traces	traces	traces	traces
Sulfate de soude..........	0, 291	0, 314	0, 314	0, 250	0, 280
Phosphate de soude.......	0, 091	0, 140	0, 081	traces	traces
Arséniate de soude........	0, 002	0, 002	0, 003	0, 003	0, 002
Borate de soude..........	traces	traces	traces	traces	traces
Chlorure de sodium.......	0, 534	0, 550	0, 534	0, 355	0, 555
Silice....................	0, 060	0, 055	0, 065	0, 032	0, 035
Mat. org. bitumineuse.....	traces	traces	traces	traces	traces
	8^{gr}, 244	8^{gr}, 601	9^{gr}, 165	7^{gr}, 811	8^{gr}, 570
Acide carb. en volume....	$529^{c.c.}$	$784^{c.c.}$	$883^{c.c.}$	$963^{c.c.}$	$781^{c.c.}$

Bibliographie : Beaulieu, Notice sur la ville et les antiquités de Vichy; Clermont-Ferrand, 1841. — F. Barthez, Guide pratique des malades aux eaux de Vichy.... Paris, 1849-1859. — A. Chevallier et M. Barthez, Essai sur les proportions d'arsenic contenues dans les eaux minérales de Vichy, de Cusset et d'Hauterive (Journal de chimie médicale), 1849. — Durand-Fardel, Mémoires sur les réactions acides ou alcalines présentées sur l'urine des malades soumis au traitement des eaux de Vichy (Revue médicale), 1849. — Finot, Observations sur l'action thérapeutique des eaux thermales de Vichy (Mémoires de méd. chir. et pharm. milit.), 1850. — Petit, Du mode d'action des eaux minérales de Vichy.... Paris, 1850. — Durand-Fardel, Des eaux de Vichy, considérées sous les rapports chimique et thérapeutique ... Paris, 1851. — Petit, Lettre à M. le docteur Latour sur les eaux minérales de Vichy. Paris, 1851. — E. Bouchet, Impressions médicales sur Vichy en 1850. Lyon, 1851. — Bouquet, Étude chimique des eaux minérales de Vichy, Cusset, Hauterive, etc. (Annales de chim. et de phys., tome XLII), 1854. — Bouquet, Histoire chimique des eaux minérales et thermales de Vichy.... Paris, 1855. — Durand-Fardel, Lettres médicales sur Vichy, 1857-1866. — Willemin, De l'emploi des eaux de Vichy dans les affections chroniques de l'utérus, 1857. — Daumas, Les eaux minérales de Vichy, 1860, 1866. — Durand-Fardel, De la goutte et de son traitement par les eaux minérales. — Le diabète et son traitement par les eaux minérales, 1862. — Willemin, Des coliques hépatiques et de leur traitement par les eaux de Vichy, 1862. — Daumas, Notice scientifique et médicale sur les eaux de Vichy, 1862. — Note sur l'utilité des verres gradués pour boire l'eau de Vichy à la source, 1864. — Baradon, Conseils médicaux aux malades de Vichy, 1864. — Durand de Lunel, Des incidents du traitement thermo-minéral de Vichy, 1864. —

Notice sur le mode d'action des eaux de Vichy dans le traitement des affections consécutives aux fièvres intermittentes, 1865. — Note sur le traitement de la goutte ... par les eaux de Vichy, 1866. — Gaudin, Vichy au point de vue de l'hygiène et du traitement, 1867. — Lavigerie, Guide médical aux eaux de Vichy, 1868. — Barbier, La vie ecclésiastique et les maisons religieuses au point de vue des maladies qu'on y observe chez l'homme et chez la femme et des eaux de Vichy appliquées au traitement qu'elles comportent, 1868. — Souligoux, De l'examen organique et physiologique du malade.... à Vichy, 1869. — Durand de Lunel, Des indications et des contre-indications des eaux de Vichy, 1872.

VIC-SUR-CÈRE (CANTAL).

566 kil. de Paris. Chemins de fer de Lyon et d'Orléans. Trains express en 14 h. 51 min. Trains omnibus en 23 h. 25 min. 1re cl. 61 fr. 70 c.; 2e cl. 46 fr. 35 c.; 3e cl. 34 fr. 15 c.

DE PARIS À VIC-SUR-CÈRE PAR ARVANT.

De *Paris à Arvant* par Nevers, Moulins, Saint-Germain-des-Fossés, Clermont-Ferrand et Issoire, 480 kil. — Chemin de fer de Lyon. 3 conv. par jour. Trains express en 10 h. 45 min. Trains omnibus en 15 h. 28 min. et 17 h. 28 min. 1re cl. 59 fr. 15 c.; 2e cl. 44 fr. 30 c.; 3e cl. 32 fr. 45 c.

D'*Arvant à Vic-sur-Cère* par Murat, 86 kil. — Chemin de fer d'Orléans, ligne de Capdenac. 2 conv. par jour. Trajet en 3 h. 16 min. et 3 h. 42 min. 1re cl. 2 fr. 55 c.; 2e cl. 2 fr. 5 c., 3e cl. 1 fr. 70 c.

Vic-sur-Cère, V. de 1876 hab., est bâti dans une situation pittoresque, sur les deux rives de l'Iraliot, affluent de la Cère. Il se divise en ville haute et ville basse. Celle-ci se compose de maisons modernes, tandis que la ville haute, avec ses restes de fortifications et ses curieuses maisons fortes, a conservé son aspect du moyen âge.

HÔTELS. — *Vialette, Lasmartres, Castang, Valette, Baduel, Lavaissières.*

L'Etablissement, situé à 1200 mèt. de la ville, est adossé à la montagne boisée du Griffoul. Il est précédé de promenades plantées d'ormes et de tilleuls. On y prend les eaux seulement en boisson.

Les environs offrent des promenades agréables et variées, soit que l'on parcoure la vallée, soit que l'on monte sur les plateaux qui la couronnent. On y jouit de beaux points de vue.

LES EAUX. — Eau froide, ferrugineuse bicarbonatée, gazeuse.

Connue à l'époque romaine, puis oubliée et découverte de nouveau en 1640.

Émergence : Du terrain volcanique sur les limites de l'îlot tertiaire qui entoure Aurillac.

Quatre sources : Première et *deuxième sources droites, première* et *deuxième sources gauches*, réunies deux à deux par le captage.

Température : 12°,2.

Caractères particuliers : Eau limpide, incolore, inodore, à saveur aigrelette, un peu saline avec arrière-goût ferrugineux, se troublant au contact de l'air, dégageant de nombreuses bulles de gaz qui la font bouillonner.

Service médical: Un médecin inspecteur.

Emploi : Boisson.

Situation : 670 mètres au-dessus de la mer.

Climat tempéré de montagnes.

Saison : Du 15 juin au 15 septembre.

Action physiologique et thérapeutique : L'eau de Vic agit à la fois comme résolutive et sédative par le bicarbonate sodique et le gaz acide carbonique, et comme excitante, tonique et reconstituante par le fer et le chlorure sodique qu'elle renferme. Elle est très-bien supportée par l'estomac et augmente notablement la diurèse. Moins riche en principes alcalins que les eaux du groupe de Vichy, elle répond à des indications qui n'appartiennent pas à ces eaux fortes. Sa minéralisation complexe lui donne aussi des avantages sur les eaux purement ferrugineuses, en un mot elle occupe une place distincte et importante dans la thérapeutique hydro-minérale. La chlorose et l'anémie, dans toutes leurs manifestations, sont les indications spéciales des eaux de Vic. La dysménorrhée, l'atonie générale ou partielle des organes, la dyspepsie de cause anémique, la cachexie paludéenne et les engorgements du foie et de la rate qui en sont la suite, les convalescences difficiles, l'épuisement consécutif à des excès ou à l'hémorrhagie cèdent à l'usage de ces eaux. Elles donnent aussi d'excellents résultats dans la dyspepsie pituiteuse, avec prédominance saburrale, et dans la dyspepsie douloureuse ou gastralgie qui ne devraient jamais être adressées à Vichy. Il en est de même du catarrhe vésical pour lequel les eaux de Vichy sont aussi trop fortes en général.

Analyse (Soubeiran, 1857).

	Eau, 1 litre.
Bicarbonate de soude	1gr, 8600
— de potasse	0, 0040
— de chaux	0, 6680
— de magnésie	0, 6010
— de fer	0, 0500
Sulfate de soude	0, 8600
Chlorure de sodium	1, 2370
Arséniate de soude anhydre	0, 0085
Silicate de soude	0, 1600
Phosphate de soude	0, 0600
Iode } Brome }	traces
Silice et alumine	0, 0540
	5gr, 5675
Gaz acide carbonique libre	766 c.c.
Air atmosphérique	18, 4.

Bibliographie : Cavaroc, Notice sur les eaux minérales de Vic, arrondissement d'Aurillac (Cantal) ; Aurillac, 1855. — Soubeiran, Notice sur l'eau minérale de Vic-sur-Cère (Cantal); Paris, 1857 (Journ. de pharm. et de chim.). — Cavaroc, Notice sur l'eau minérale de Vic-sur-Cère, 1873.

VISOS (HAUTES-PYRÉNÉES).

885 kil. de Paris, *par Tarbes.* Chemins de fer d'Orléans, du Midi et route de poste. Trains express en 22 h. 43 min. Trains omnibus en 25 h. 39 min. 1re cl. 109 fr. 30 c.; 2e cl. 82 fr. 45 c.; 3e cl. 61 fr. 5 c.

DE PARIS À VISOS PAR BORDEAUX, TARBES ET PIERREFITTE-NESTALAS.

De *Paris à Pierrefitte-Nestalas* par Bordeaux, Morcenx, Mont-de-Marsan, Tarbes et Lourdes, 872 kil. — Chemin de fer. 2 conv. par jour. Train express en 20 h. 43 min. Train omnibus en 23 h. 39 min. 1re cl. 107 fr. 30 c.; 2e cl. 80 fr. 45 c.; 3e cl. 59 fr. 5 c.

De *Pierrefitte-Nestalas à Visos,* 13 kil. — Route de poste. Omnibus en 2 h. Prix 2 fr.

Visos, v. de 94 hab., est situé à 3 kil. de Luz-Saint-Sauveur, sur le penchant méridional du Som de Néré; dans une contrée pittoresque.

La source jaillit à 1 kil. du village, sur le flanc de la montagne.

Les promenades qu'on peut faire aux environs de Visos sont nombreuses. On peut visiter (3 kil.) *Luz* et son charmant bassin; — les ruines du *château de Sainte-Marie*, de la deuxième moitié du XIVe siècle; — la *fontaine pétrifiante*, entre Luz et Saint-Sauveur; le ruisseau qu'elle produit dépose sur le sol des incrustations calcaires en forme de larges dalles. — On peut faire les ascensions suivantes : le *pic de Bergons* (2710 mèt.); — le *pic de Viscos* (2141 mèt.); — le pic ou *Som de Néré* (2401 mèt.), au pied duquel est situé Visos. Ces différentes sommités offrent d'admirables panoramas, sur la partie centrale et la plus élevée de la chaîne des Pyrénées.

LES EAUX. — Eau froide, sulfurée calcique.

Connue de temps immémorial dans le pays.

Émergence : D'un schiste calcaire.

Une source.

Débit en 24 heures : Environ 9 hectol.

Température : 11°.

Caractères particuliers : Eau limpide, à odeur sulfureuse, contenant une substance analogue à la barégine, ne s'altérant pas au contact de l'air.

Emploi : Boisson, lotions et fomentations sur les plaies.

Action physiologique et thérapeutique : Cette eau est vantée non-seulement par les habitants, mais par des médecins dignes de toute confiance, comme détersive et cicatrisante. Presque toutes les eaux, minérales ou non, jouissent de ces propriétés, mais l'expérience paraît avoir prouvé qu'elles sont développées à un haut degré dans l'eau de Visos. Cette eau réussit également dans l'état d'épuisement causé par les maladies aiguës et dans l'anémie qui en est la suite ou qu'ont déterminée des hémorrhagies.

Analyse (Bérard, 1833).

	Eau, 1 kilogr.
Carbonate de chaux	0gr, 1247
— de magnésie	0, 0526
— de soude et chlor. de sodium..	quant. min.
Sulfate de chaux	0, 0490
— de magnésie	0, 0050
Chlorure de calcium	0, 0180
Barégine mêlée de bitume	0, 0340
	0gr, 2563

Bibliographie: Notice sur l'eau bitumineuse de Visos; Toulouse, 1849. — Mullet, Essai hydrothimétrique de l'eau minérale de Visos (Annales de la Société hydrologique, 1874).

VITTEL (VOSGES).

381 kil. Chemin de fer de l'Est et route de voitures. Train express en 11 h. 25 min. Trains omnibus en 13 h. 45 min., 1re cl. 48 fr. 60 c.; 2e cl. 36 fr. 65 c.; 3e cl. 27 fr. 65 c.

DE PARIS À VITTEL PAR NEUFCHATEAU ET CHATENOIS.

De *Paris à Chatenois* par Bologne et Neufchateau, 365 kil. — Chemin de fer de l'Est. 4 conv. par jour. Train express en 9 h. 40 min. Trains omnibus en 12 h. 1re cl. 44 fr. 85 c.; 2e cl. 33 fr. 65 c.; 3e cl. 24 fr. 65 c.

De *Chatenois à Vittel*, 16 kil. — Route de voitures. Trajet en 1 h. 45 min.; coupé, 3 fr. 75 c. intér. et banquette, 3 fr.

Vittel est un v. de 1325 hab. situé dans une large vallée qu'arrose le Vair, à 5 kil. de Contrexéville.

HÔTELS. — De l'*Établissement*; — dans le village: de la *Source*, du *Commerce*; maisons meublées.

L'*Établissement* thermal comprend l'aménagement et les appareils nécessaires pour bains et douches variées, plus les buvettes. Il renferme en outre une salle de spectacle et de bal, des salons de conversation, de jeux, de lecture, etc. Une belle galerie de 44 mètres de longueur, éclairée par huit fenêtres au levant et huit au couchant est d'une grande ressource pour les buveurs d'eau quand le temps ne leur permet pas de se promener dans le parc.

LES EAUX. — Eau froide, sulfatée calcique, ou ferrugineuse bicarbonatée.

Connues depuis vingt ans.

Émergence : Du terrain triasique, muschelkalk.

Quatre sources : Grande source, source *Marie,* source *Salée,* source des *Demoiselles.*

Débit en 24 heures : Grande source, 1282 hectol.; source Marie, 720 hectol.; source Salée, 1296 hectol.

Température : Grande source, 11°,5; source Marie, 11°; source Salée, 11°.

Caractères particuliers : Eau limpide (Grande source et source des Demoiselles), tenant en suspension des flocons jaunâtres (source Marie), incolore, inodore, à saveur fraîche avec arrière-goût ferrugineux plus prononcé à la source des Demoiselles; de grosses bulles de gaz sont dégagées de temps en temps par la Source Marie.

Service médical : Un médecin inspecteur; un médecin consultant.

Emploi : Principalement en boisson; bains, douches chaudes et froides.

Situation : 336 mèt. au-dessus de la mer.

Climat : Assez doux; variations fréquentes.

Saison : Du 1er juin au 1er octobre.

Action physiologique et thérapeutique : Les eaux de Vittel ont sur l'appareil urinaire une action très-analogue à celle de la buvette de Contrexéville, mais elles produisent leurs effets à des doses moins fortes, et les médecins de Vittel n'admettent pas que leurs sources purgent par indigestion, comme l'eau de Contrexéville passe généralement pour le faire.

Les eaux de Vittel sont, de plus, toniques et analeptiques à la manière des ferrugineux; l'estomac les supporte bien à dose modérée, elles aiguisent l'appétit et disposent à la sueur.

La gravelle est au premier rang parmi les indications thérapeutiques de ces eaux qui paraissent agir, comme celles de Contrexéville et non moins utilement, en facilitant l'expulsion des calculs plutôt qu'en s'attaquant à la diathèse même. Cependant les résultats heureux qu'elles donnent dans la goutte sembleraient indiquer une action sur la diathèse urique. Quoi qu'il en soit, les goutteux sont en grand nombre parmi les malades de Vittel, et les médecins distingués de cette station s'accordent à signaler l'utilité de leurs eaux dans l'arthrite goutteuse, principalement chez les sujets anémiques. Les coliques hépatiques cèdent également à l'usage des eaux de Vittel; il en est de même de la dyspepsie atonique ou acide, gastrique ou intestinale, avec ou sans douleurs épigastriques, et surtout quand elle s'accompagne d'inappétence et de constipation. Enfin les eaux de Vittel réussissent dans le catarrhe vésical et dans les engorgements de la prostate. La source des Demoiselles a pour indications spéciales l'anémie et la chlorose.

Les eaux de Vittel se transportent.

Analyse (O. Henry, 1856).

	GRANDE SOURCE. Eau, 1 lit.	SOURCE MARIE. Eau, 1 lit.	SOURCE DES DEMOIS. Eau, 1 lit.	SOURCE SALÉE. Eau, 1 lit.
Bicarbonate de chaux..........	0gr, 185	0gr, 310	0gr, 730	0gr, 120
— de magnésie....... / — de soude..........	0, 079			0, 290
— de protoxyde de fer avec manganèse (indices).....	0, 010			
Bicarbonate de protoxyde de fer avec crénate et manganèse....			0, 041	
Sulf. (supposé anhydre) de chaux.	0, 440	1, 100	0, 440	1, 005
— de magnésie..............	0, 432	1, 020	0, 610 (magnésie et soude)	1, 070
— de soude.................	0, 326	0, 350		
— de strontiane..............	traces			
Chlor. de sodium et de magnésium	0, 220	0, 100		0, 640
Oxyde de fer..................		traces		
Silice, alumine, phosphate calcaire. / Principe arsenical............		0, 400	0, 480	0, 005
Sels de potasse et d'ammoniaque / Iodure .... / Matière organique de l'humus.	0, 047 indices			
	1gr, 739	3gr, 280	2gr, 301	3gr, 130
Gaz acide carbonique libre.....	100c.c.	fort peu	400c.c.	132c.c.

Bibliographie: Peschier, Notice sur les eaux minérales de Vittel, près Contrexéville (Vosges) ; Paris, 1855, in-8. — O. Henry, Analyse des eaux minérales de Vittel (Bulletin de l'Académie de médecine, 1856). — Patézon, Vittel, ses eaux minérales, 1859-1867. — Des coliques hépatiques et de leur traitement par les eaux de Vittel, 1872-1878. — Goutte et gravelle, 1876. — Bouloumié, Du catarrhe vésical et de son traitement par les eaux de Vittel, 1866. — Médication hydro-minérale de Vittel, 1876. — Patézon et Bouloumié, Traitement des coliques hépatiques par les eaux de Vittel, 1878.

ITALIE.

ABANO (PROVINCE DE PADOUE).

1190 kil. de Paris. — Chemin de fer de Lyon et chemins de fer italiens. — Trains express en 31 h. Trains omnibus en 43 h. 13 min. 1re cl. 144 fr. 25 c.; 2e cl. 105 fr. 65 c.; 3e cl. 76 fr. 40 c.

DE PARIS À ABANO PAR TURIN ET PADOUE.

De *Paris à Turin* par Dijon, Culoz, Aix-les-Bains et le tunnel du Mont-Cenis, 801 kil. — Chemin de fer de Lyon. 3 conv. par jour. Trains express en 21 h. 35 min. ou 22 h. 20 min. Train omnibus en 27 h. 20 min. 1re cl. 100 fr. 20 c.; 2e cl. 74 fr. 65 c ; 3e cl. 54 fr. 25 c.

De *Turin à Padoue* par Santhià, Verceil, Milan, Brescia, Vérone et Vicence, 379 kil.—Chemin de fer. 2 conv. par jour. Train direct en 9 h. Train omnibus en 15 h. 29 min. 1re cl. 42 l. 90 c.; 2 cl. 30 l. 10 c.; 3e cl. 21 l. 55 c. (sur les lignes de la haute Italie, le prix des places dans les trains directs est de 10 p. 100 plus élevé que dans les trains omnibus).

De *Padoue à Abano*, 10 kil. — Chemin de fer. 3 conv. par jour. Trajet en 17 ou 24 min. 1re cl. 1 l. 15 c.; 2e cl. 80 c.; 3e cl. 60 c.

Abano, V. de 3500 hab., est situé au pied des monts Euganéens. Ses eaux, très-fréquentées à l'époque romaine, le sont beaucoup moins aujourd'hui, quoiqu'elles attirent encore un assez grand nombre de malades. On y compte 8 *établissements* thermaux. Les mieux aménagés et les plus fréquentés sont : 1° l'établissement *Orologio*, contenant 118 chambres de maîtres, 19 cabinets de bains, dont 2 à deux baignoires, 1 douche et un cabinet pour les applications de boues; 2° l'établissement *Todeschini :* 52 chambres de maîtres, 12 cabinets de bains avec baignoires en marbre, 1 cabinet pour bains de vapeur et douches. Tous deux ont un café, un restaurant, des écuries, et l'*Orologio* a de plus une grande salle de réunion, de bal, etc. Les autres maisons de bains ont aussi des logements pour les baigneurs et des cabinets de bains, mais pas de douches. On compte en tout 275 chambres de maîtres ou de domestiques et 55 baignoires. Il n'y a pas de buvettes. — Un établissement thermal est consacré aux indigents.

Abano possède quelques restes de thermes antiques.

PROMENADES. — Aux environs, on visite : *Arquà ;* on y montre la maison que Pétrarque habitait et où il mourut ; son tombeau est de l'autre côté d'Arquà, en face de l'église; — *Padoue;* — *Venise,* etc.

LES EAUX. — Eau thermale, chlorurée sodique.

Connue et utilisée dès l'époque romaine.

Émergence: Du Monte Irone, colline calcaire, au milieu de monticules d'origine volcanique : porphyres et trachytes.

Une source : Acqua di Monte Irone, se faisant jour par quantité d'ouvertures. Beaucoup d'autres sources, thermales pour la plupart, jaillissent dans les environs.

Débit très-considérable ; la source forme un lac d'eau minérale qui alimente les thermes et fait tourner la roue d'un moulin.

Densité : 1,002.

Température : 81°,25 (Coletti), 86°,5 (Schivardi).

Caractères particuliers : Eau limpide, à odeur hépatique selon quelques observateurs bitumineuse suivant d'autres, à saveur salée, amère et nauséeuse, dégageant des bulles de gaz. Au voisinage des sources une odeur bitumineuse se mêle, dans l'atmosphère, à celle de l'acide sulfhydrique. Les sources d'Abano contiennent une vase de couleur grisâtre imprégnée des mêmes principes que l'eau minérale; ces eaux, malgré leur température élevée, donnent naissance à des conferves; on y trouve même des animaux, un batracien et un mollusque.

Emploi: Quelquefois en boisson, plus fréquemment en bains et douches; mais surtout en applications topiques de boues minérales; usage interne de l'eau concentrée à l'état d'eau mère.

Les eaux thermales de *Monte Ortone, Monte Grotto, San Pietro Montagnone, della Vergine, Battaglia,* dit M. Coletti (*V.* ci-dessous Bibliographie), sont analogues à celles d'Abano, s'emploient de même et répondent aux mêmes indications.

On boit aussi à Abano l'eau froide sulfureuse de la côte d'Arquà, dite eau *Raineriana,* dans laquelle le professeur Ragazzini a reconnu la présence de l'iode et du brome.

Situation : Au pied des monts Euganéens, à 13 mètres au-dessus de la mer.

Climat tempéré, assez constant.

Action physiologique et thérapeutique : Ces eaux, excitantes à un haut degré par leur température et leurs principes minéralisateurs, sont de plus toniques, reconstituantes et altérantes. Parmi leurs éléments gazeux, outre l'acide sulfhydrique, l'acide carbonique et l'azote, elles contiennent une proportion notable d'huile de naphte à l'état de vapeur, et ce corps est doué, suivant la doctrine italienne, de propriétés hyposthénisantes du système vasculaire. La richesse et la force des eaux d'Abano rendront un jour à ces thermes l'importance qu'ils ont eue dans l'antiquité.

Les médecins d'Abano s'accordent à vanter l'usage de leurs boues minérales dans la goutte et le rhumatisme goutteux. En bains, douches et applications topiques, ces eaux réussissent dans les rétractions musculaires, dans les suites de traumatismes graves. Leur minéralisation et leur thermalité nous semblent les indiquer surtout contre les manifestations du lymphatisme et de la scrofule.

Analyse (Ragazzini, 1844).

	Eau, 1 kilogr.
Chlorure de sodium	3gr, 8712
— de magnésium	0, 1314
— de calcium	0, 0976
Sulfate de chaux	1, 1524
Iodure de magnésium	0, 0225
Bromure de magnésium	0, 0106
Carbonate de chaux	0, 4012
— de magnésie	0, 0984
Silice ou acide silicique	0, 3729
Matière organ. avec silicate de fer.	0, 4288
Perte	0, 0115
	6gr, 5985

Un litre de gaz dégagé de l'eau d'Abano contient :

Gaz acide carbonique	380c.c.
— — sulfhydrique	005
— azote	609
— oxygène	001
Vapeur d'huile de naphte	005

Bibliographie : Capsoni, Guida alle principali acque minerali della Lombardia e del Veneto ; Milan, 1852. — Coletti, Delle acque minerali della Lombardia e del Veneto; Padova, 1855. — Foscarini, Guida alle terme Euganee, 1872.

ACQUI (PROVINCE D'ALEXANDRIE).

926 kil. de Paris. — Chemin de fer de Lyon et chemins de fer italiens. — Train express en 24 h. 29 min. Trains omnibus en 31 h. 41 min. 1re cl. 114 fr. 35 c.; 2e cl. 84 fr. 65 c.; 3e cl. 61 fr. 35 c.

DE PARIS À ACQUI PAR TURIN ET ALEXANDRIE.

De *Paris à Turin* par Dijon, Culoz, Aix-les-Bains et le tunnel du Mont-Cenis, 801 kil. — Chemin de fer de Lyon. 3 conv. par jour. Trains express en 21 h. 35 min. ou 22 h. 20 min. Train omnibus en 27 h. 20 min. 1re cl. 100 fr. 20 c.; 2e cl. 74 fr. 75 c.; 3e cl. 54 fr. 25 c.

De *Turin à Alexandrie* par Asti, 91 kil. — Chemin de fer. 8 conv. par jour. Trains directs en 1 h. 39 min. Trains omnibus en 3 h. 6 min. 1re cl. 10 l. 30 c.; 2e cl. 7 l. 20 c.; 3e cl. 5 l. 15 c. (sur les lignes de la haute Italie le prix des places dans les trains directs est de 10 p. 100 plus élevé que dans les trains omnibus).

D'*Alexandrie à Acqui*, 34 kil. — Chemin de fer. 4 conv. par jour. Trajet en 1 h. 15 min. 1re cl. 3 l. 85 c.; 2e cl. 2 l. 70 c.; 3e cl. 1 l. 95 c. — Omnibus de la station aux bains.

Acqui, V. de 11 000 hab., capitale du haut Montferrat, est située sur la rive g. de la Bormida. Ses thermes étaient connus des anciens sous le nom d'*Aquæ Statiellæ*, du nom de la peuplade ligurienne dont cette ville était la capitale.

Au milieu de la ville, sur la place du Ghetto, une source très-chaude, la *Bollente*, sort d'un rocher calcaire, à la température de 75°. Elle sert aux usages domestiques, mais n'est pas utilisée au point de vue médical.

Acqui possède une cathédrale gothique, un hôtel de ville, un hôpital militaire parfaitement organisé, une bibliothèque, un théâtre, etc.

Les établissements thermaux, au nombre de trois, sont situés à 1300 mèt. de la ville. Ce sont :

1° *L'Établissement civil*, vaste édifice à un étage, au-dessus du rez-de-chaussée, avec corps de bâtiment central et deux ailes, desservi par de grandes galeries et duquel dépendent deux annexes très-rapprochées. L'ensemble comprend 145 chambres dont environ 100 à deux lits, 70 baignoires de marbre, 28 cabinets à deux baignoires, l'une pour le bain, l'autre pour les boues, 1 douche à haute pression, 1 douche écossaise, un cabinet pour bains de vapeur, et différents cabinets pour application locale des boues. L'aménagement et la tenue sont satisfaisants. Les baigneurs trouvent dans l'établissement un café, un restaurant, une table d'hôte, un cabinet de lecture, des salons de conversation et de jeux, une magnifique salle de bal et de musique. Les thermes sont entourés de jardins, de massifs de verdure et d'allées ombreuses. On trouve dans le voisinage des villas et des maisons meublées où l'on peut loger et prendre pension.

2° L'*Établissement des pauvres*, qui contient 20 baignoires, 4 douches, 5 piscines pour les hommes et 5 pour les femmes.

3° L'*Établissement militaire ;* 24 baignoires et 3 douches pour les officiers, 5 piscines pour les sous-officiers et soldats. Acqui reçoit en tout, chaque année, environ 4500 baigneurs.

LES EAUX. — Eau thermale, chlorurée sodique, sulfureuse.

Connues dès l'époque romaine.

Emergence : La source du *Ravanasco* ou source Froide sort d'une roche schisteuse, au pied d'une colline que le torrent du Ravanasco sépare du Mont Stregone. La source Tiède et la source Chaude émergent dans la cour de l'établissement civil; elles proviennent, suivant Mojon, des schistes argileux du Stregone.

Trois sources : source *Froide* ou du *Ravanasco*, source *Tiède* ou *Fontanino*, source *Chaude*. La première émerge à 300 mèt. de l'établissement civil, elle y arrive par une conduite aboutissant à un réservoir d'env. 40 mèt. cubes. La source Chaude est reçue dans trois bassins de maçonnerie dits: *Bassin rond* ou *elliptique*, *bassin du milieu* et *grand bassin* ou *lac de la boue*. Ce dernier est long de 28 mèt. et large de 17 mèt., sur une profondeur de 4 à 6 mèt. La source Tiède émerge près du bassin du milieu et trois conduits la distribuent aux établissements civil et militaire.

Débit en 24 heures : Sources Tiède et Chaude, 5760 hectol.

Densité : Source Froide, 1,0045; source Chaude (refroidie), 1,0009; source Tiède, 1,004.

Température : Source Froide, 20°; source Tiède, 41°; source Chaude (dans les bassins), 45° à 50° suivant les compartiments.

Caractères particuliers : Source Froide, eau légèrement trouble, de couleur citrine, à odeur hépatique intense; sources Tiède et Chaude, eau limpide, à odeur légèrement sulfureuse, d'un goût saumâtre un peu amer, laissant déposer sur son passage et dans les bassins une sorte d'incrustation transparente, floconneuse et dont la couleur varie du blanc au gris et au jaune; dégageant à son émergence des bulles de gaz azote; produisant en petite quantité des conferves appartenant surtout au genre Leptothrix.

Les eaux des sources Tiède et Chaude reposent dans les bassins sur un lit de vase argileuse, *fango*. Les auteurs ne sont pas d'accord sur l'origine de ces boues minérales. Lesne les désigne sous le nom de vase schisteuse; Mojon, sans se prononcer d'une manière explicite, semble penser qu'elles ont été transportées par les eaux minérales, et ajoute qu'on ne doit pas craindre de les voir s'épuiser, puisqu'une grande partie de la montagne d'où sortent les eaux est de même nature et peut donner toute la boue qu'on peut désirer. Cependant ces eaux sont très-limpides avant d'arriver dans les bassins dont les boues forment le fond, et d'autre part on ne comprend pas que ces boues ne diminuent pas sensiblement depuis des siècles qu'on les emploie; car, malgré le soin qu'on a de les mettre en réserve, après qu'elles ont servi, et de les rapporter aux bassins à la fin de la saison balnéaire, malgré la défense absolue d'en détourner la moindre quantité, il doit nécessairement s'en perdre une partie, tout au moins ce qui reste sur la peau du malade et dont il se débarrasse dans le bain dit de propreté. Les auteurs italiens disent qu'ils emploient aujourd'hui les boues qui servaient aux Romains, mais ils ne s'expliquent pas sur la conservation de ces boues inépuisables et toujours en même quantité.

Emploi : Boisson, bains, douches, applications de boues. — Au point du jour un baigneur vient chercher le malade dans sa chambre et le conduit à une salle de bains contenant deux baignoires, dans l'une desquelles est disposé un sommier de paille, relevé du côté de la tête, et couvert d'une épaisse couche de boue chaude, sur laquelle le malade s'étend. Alors le baigneur, *fangarolo*, applique rapidement sur le corps du patient un enduit de boue, épais de 5 à 6 centimètres. Cette enveloppe, dont la température peut aller jusqu'à 40°, n'est désagréable que par sa pesanteur; une sueur abondante coule de toutes parts et le malade reste ainsi trois quarts d'heure; puis le fangarolo enlève la boue et le malade passe dans l'autre baignoire, pleine d'eau chaude, où il achève de se déterger.

Situation : 149 mèt. au-dessus de la mer, dans un pays accidenté.

Climat salubre; variations atmosphériques assez fréquentes. L'atmosphère est toujours umide par suite de la grande quantité de vapeurs que dégagent les sources, mais elle est sans cesse renouvelée par les vents; l'été est sec et la chaleur très-grande au milieu du jour, les matinées et les soirées sont rafraîchies par la brise.

Action physiologique et thérapeutique: Les eaux d'Acqui sont excitantes du système nerveux et de la circulation ; employées avec peu de ménagements, elles déterminent la fièvre thermale qui s'accompagne de vives douleurs musculaires (Champouillon). En général elles ont pour premier effet de ramener momentanément à l'état aigu d'anciennes affections chroniques. Les applications de boue sont plus excitantes que le bain, aussi est-il d'usage de prendre les boues le matin et, dans l'après-midi, le bain qui produit un calme relatif. Les maladies des articulations, sans distinction d'origine, sont, dit M. Schivardi, les plus communément traitées à Acqui ; l'arthrite subaiguë ou chronique, l'hydarthrose, les tumeurs blanches, l'ankylose, l'arthrite goutteuse, déformante, y sont amendées, tout au moins, par le traitement hydro-minéral. On voit que le rhumatisme, la scrofule et la goutte relèvent au même degré de ces thermes, d'après l'expérience de leur savant directeur. Les manifestations scrofuleuses sont pourtant de sa part l'objet d'une certaine réserve. Les névralgies et notamment la sciatique amènent aussi beaucoup de baigneurs à Acqui, de même que les paralysies et les suites de traumatismes graves. La source du Ravanasco en boisson et bains agit, comme ses congénères, principalement sur la peau et les muqueuses.

Nous empruntons l'analyse suivante au Guide aux Eaux d'Italie de M. Schivardi.

Analyse (Bunsen, 1871).

	SOURCE CHAUDE. Eau, 1 kilogr.
Borate de magnésie	0gr, 00942
Sulfate de strontiane	0, 00964
— de chaux	0, 30719
— de potasse	0, 00013
Nitrate de potasse	0, 01377
Chlorure de potassium	0, 02664
— d'ammonium	0, 00923
— de sodium	1, 75918
— de calcium	0, 14039
— de magnésium	0, 00749
Oxyde de fer dissous dans des matières organiques.	0, 00308
Acide silicique	0, 03087
Lithine	traces
	2,gr 31703

Bibliographie : Lesne, Notice historique et statistique sur la ville d'Acqui, ses eaux thermales et l'établissement militaire au delà de la Bormida; Alexandrie, 1807. — Mojon, Analyse des eaux sulfureuses et thermales d'Acqui; Gênes, 1808. — Granetti, Cenni sulle terme d'Acqui; Torino, 1841. — Guida pratica dei balneanti alle terme d'Acqui, 1853. — Bertini, Idrologia minerale; Torino, 1843. — Champouillon, Eaux minérales d'Acqui (Gazette des hôpitaux, décembre 1859). — Schivardi, Guida ai bagni d'Acqui, Milano, 1873. — Guida descrittiva e medica alle acque minerali ed ai bagni d'Italia; Milano, 1875.

LA BATTAGLIA (PROVINCE DE PADOUE).

1198 kil. de Paris. — Chemin de fer de Lyon et chemins de fer italiens. — Trains express en 31 h. 9 min. Trains omnibus en 43 h. 23 min. 1re cl. 145 fr. 15 c.; 2e cl. 106 fr. 20 c.; 3e cl. 76 fr. 85 c.

DE PARIS À LA BATTAGLIA PAR TURIN ET PADOUE.

De *Paris à Turin* par Dijon, Culoz, Aix-les-Bains et le tunnel du Mont-Cenis, 801 kil. — Chemin de fer de Lyon. 3 conv. par jour. Trains express en 21 h. 35 min. ou 22 h. 20 min. Train omnibus en 27 h. 20 min. 1re cl. 100 fr. 20 c.; 2e cl. 74 fr. 65 c.; 3e cl. 54 fr. 25 c.

De *Turin à Padoue* par Santhià, Verceil, Milan, Brescia, Vérone et Vicence, 379 kil. — Chemin de fer. 2 conv. par jour. Train direct en 9 h. Train omnibus en 15 h. 29 min. 1re cl. 42 l. 90 c.; 2e cl. 30 l. 10 c.; 3e cl. 21 l. 55 c. (sur les lignes de la haute Italie, le prix des places dans les trains directs est de 10 p. 100 plus élevé que dans les trains omnibus).

De *Padoue à la Battaglia*, 18 kil. — Chemin de fer. 3 conv. par jour. Trajet en 34 min. 1re cl. 2 l. 5 c.; 2e cl. 1 l. 45 c.; 3e cl. 1 l. 5 c. Omnibus de la station aux Bains, à tous les trains.

La Battaglia est un gros bourg de 3690 hab., situé sur le canal du même nom, près d'Arquà, dans une position charmante, et à 1 kil. d'une colline dite autrefois *della stufa*, et maintenant *di Santa Elena*.

Deux établissements thermaux sont alimentés par les sources qui viennent du flanc oriental de cette colline. Le plus grand, *Stabilimento Grande*, d'une architecture simple, mais assez grandiose, renferme 86 chambres de maîtres et 26 de domestiques; 16 cabinets de bains, mais pas de bains de vapeur ni de douches; des salles spacieuses, un café magnifique, un parc, des jardins, de grandes et belles avenues. Il est bien tenu, éclairé au gaz et fréquenté par une société choisie. L'établissement dit *Piccolo*, parce qu'il est le plus petit des deux, situé à 500 mèt. du précédent, auquel il se relie par une avenue de platanes séculaires, contient 40 chambres pour logement des baigneurs, 8 cabinets de bains avec de belles baignoires et 2 cabinets de bains de vapeur munis de leur boîte.

Les environs, qui offrent de belles promenades et des ombrages, sont parsemés de villas magnifiques. On peut visiter (8 kil.) *Arquà* où se trouve la tombe de Pétrarque; — (8 kil.) les bains d'*Abano*; — (18 kil.) *Padoue*, etc.

LES EAUX. — Eau thermale, chlorurée sodique.

Connue probablement des Romains; dans les temps modernes depuis le XVe siècle.

Émergence : De la colline calcaire de Santa Elena, sur son versant oriental, à quelques mètres au-dessus de la plaine environnante et non loin de terrains d'origine volcanique comme tout le massif des Monts Euganéens.

Une source ou plutôt un groupe de sources bien captées, dont une alimente le grand établissement et une le petit. Les autres servent à chauffer les boues dont on fait usage ici comme à Abano.

Débit en 24 heures : Considérable et beaucoup plus que suffisant aux établissements.

Densité : 1,101319.

Température : Variant suivant les griffons de 68° à 58°.

Caractères particuliers : Eau très-limpide, à odeur légèrement bitumineuse, à saveur un peu salée ; rougissant légèrement le papier de tournesol.

Emploi : Bains d'eau et de vapeur, applications de boues minérales. On fait usage, dans certains cas, des eaux sulfureuses d'Arquà, en boisson.

Situation : Environ 15 mèt. au-dessus de la mer, au pied des Monts Euganéens.

Climat : Doux et agréable pendant l'été.

Action physiologique et thérapeutique : Eaux légèrement excitantes, surtout par leur thermalité, résolutives et reconstituantes. Elles réussissent dans les affections de nature lymphatique ou scrofuleuse, mais pour ces maladies et pour toutes les manifestations de la diathèse strumeuse, leurs voisines, les eaux d'Abano, plus fortes en chlorure sodique, doivent leur être préférées, surtout chez les malades peu excitables. Les eaux et les boues de la Battaglia réussissent mieux, au contraire, dans les affections dépendant du système nerveux ; elles donnent aussi de bons résultats dans les maladies de la peau, dans le rhumatisme chronique, dans les névralgies, surtout chez les personnes à constitution lymphatique.

Analyse (Ragazzini, 1844).

	Eau, 1 kilogr.
Chlorure de sodium	1gr, 734
— de calcium	0, 015
— de magnésium	0, 198
Sulfate de chaux	0, 330
Bicarbonate de chaux	0, 059
— de magnésie	0, 016
— de protoxyde de fer	traces
Bromure et iodure de magnésium	traces
Silice	0, 083
Matière organique avec atomes de fer	0, 056
Perte	0, 046
	2gr, 537

	Boues, 1 kil.
Oxyde de fer en quantité notable……………… Carbonates de chaux et de magnésie……………	216gr, 2
Chlorures de sodium, de magnésium, de calcium, sulfate de chaux, alumine, silice, matière organique végétale……………………	452, 8
Eau……………………………………	330,
	1000, 0

Bibliographie : Menagazzi, Sulla excellenza dei bagni di Santa Elena; Padova, 1836. — Rampini, Bagni termali di S. Elena; Rovigo, 1846. — Capsoni, Guida alle principali acque minerali della Lombardia e del Veneto; Milano, 1852. — Anonyme, I Bagni alla Bataglia; Venezia, 1868. — Schivardi, Guida alle acque minerali.... d'Italia; Milano, 1875.

BORMIO (PROVINCE DE SONDRIO).

986 kil. de Paris, *par Bâle et le Splügen*. — Chemin de fer de l'Est, chemins de fer allemands et route de poste. — Trains express en 49 h. Pas de trains omnibus de Paris à Coire. 1re cl. 124 fr. 85 c.; 2e cl. 100 fr. 50 c.

1157 kil. de Paris, *par Turin*. — Chemin de fer de Lyon, chemins de fer italiens, bateau à vapeur et route de poste. Trains express en 44 h. 49 min. Trains omnibus en 52 h. 10 min. 1re cl. 142 fr. 20 c.; 2e cl. 107 fr. 80 c.; 3e cl. 81 fr. 95 c.

DE PARIS AUX BAINS DE BORMIO PAR TURIN, LE LAC DE COME ET COLICO.

De *Paris à Turin* par Dijon, Culoz, Aix-les-Bains et le tunnel du Mont-Cenis, 801 kil. — Chemin de fer de Lyon. 3 conv. par jour. Trains express en 21 h. 35 min. ou 22 h. 20 min. Train omnibus en 27 h. 20 min. 1re cl. 100 fr. 20 c.; 2e cl. 74 fr. 65 c.; 3e cl. 54 fr. 25 c.

De *Turin à Milan* par Santhià, Verceil et Novarre, 150 kil. — Chemin de fer. 5 conv. par jour. Train direct en 3 h. 34 min. Trains omnibus en 5 h. 10 min. 1re cl. 17 l.; 2e cl. 11 l. 90 c.; 3e cl. 8 l. 55 c.

De *Milan à Come* par Monza, 48 kil. — Chemin de fer. 3 conv. par jour. Trajet en 1 h. 55 min. 1re cl. 5 l. 50 c.; 2e cl. 3 l. 85 c.; 3e cl. 2 l. 75 c.

De *Come à Colico* par le lac, 48 kil. — Bateau à vapeur correspondant avec les trains de Milan, 2 dép. par jour. trajet en 3 h. 45 min. 1re cl. 4 l. 50 c.; 2e cl. 2 l. 50 c. 3e cl. 1 l. 40 c.

De *Colico à Bormio* par Sondrio et Tirano, 105 kil. Route de poste. Diligence correspondant avec les bateaux à vapeur. 1 dép. par jour. Trajet en 14 h. Prix : 15 l.

De *Bormio aux Bains*, 5 kil. Route de poste du Stelvio.

Bormio est un bourg de 1686 hab., chef-lieu de mandement, situé à 1225 mèt. d'altitude dans une petite plaine fertile, ancien fond lacustre, sur la rive dr. du Frodolfo, qui se jette non loin de là dans l'Adda.

HÔTELS.— *Posta*, *Cola*, *Berbenni*

Les deux établissements thermaux sont situés à 4 et 5 kil. du bourg, sur la route du Stelvio, dans une position pittoresque.

Les *Bagni Nuovi* (bains neufs), sont l'établissement le plus important. C'est une vaste construction.

élevée en 1834-35, formant un carré long et dont le bâtiment principal a 3 étages. Le rez-de-chaussée contient les salles à manger, le café, les salons de réunion, etc., plus la plus grande partie de l'installation balnéaire, cabinets de bains, douches, piscines de famille, grandes piscines, etc., disposés séparément pour les deux sexes. Au 1er étage, sont 8 cabinets de bains, voûtés et bien aérés, destinés aux bains particuliers, avec baignoires en marbre blanc, disposées de manière à permettre de prendre les bains à eau courante. Une partie du 1er étage et l'étage supérieur en entier sont occupés par les logements des baigneurs et aménagés pour recevoir commodément 180 personnes.

Les *Bagni Vecchi* (bains vieux), situés à 1 kil. des précédents, sont installés avec moins de luxe. On y accède par une belle route ombragée. Cet établissement se compose de plusieurs bâtiments ; il renferme 8 cabinets de bains avec baignoires en bois, dont 2 pouvant recevoir plusieurs baigneurs et une installée pour les bains de boue avec eau courante; plus une piscine de 11 mètres en surface, également à eau courante. L'établissement peut donner 100 bains par jour. Il contient des logements pour 50 personnes.

Les deux établissements appartiennent à une même direction; le service ne laisse rien à désirer.

Excursions. — Bormio et ses bains sont un centre de belles courses, intéressantes pour les touristes comme au point de vue scientifique, sans parler des ascensions aux cimes voisines : *Pizzo di San Colombano, cima di Piazzi, cima di Gabetta*, etc., qui prendraient trop de temps aux baigneurs et demandent des jarrets exercés. On peut faire de belles promenades : à la *Madonna d'Oga* (2 h. 30 min. aller et retour); à *l'église de San Colombano* (4 h.); sur la route du Stelvio, dont on atteint le point culminant (2814 mèt.) en 5 h. (auberge à la 4e *cantonière*); 3 h. pour redescendre.

Les eaux. — Eau thermale ou froide, sulfatée calcique.

Connue dès l'époque romaine. Pline en fait mention.

Emergence : D'une roche d'ardoise sous-jacente à des masses calcaires.

Cinq sources utilisées : Source de *San Martino* comprenant trois jets qui émergent très-près les uns des autres; source *dell' Arciduchessa; Zampillo dei Bambini* (jet d'eau des enfants) ; source *Pliniana* (de Pline); source *degli Ostrogoti* (des Ostrogoths). Deux sources se perdent dans le lit de l'Adda, elles portent, suivant M. Schivardi, les noms de *Cassiodore* et des *Niebelungen*.

Débit en 24 heures : Arciduchessa, 5212 hectol.; San Martino, 2764 hectol.; Pliniana, 1612 hectol.; Zampillo, 1339 hectol. Total, 13691 hectol.

Densité : 1,00103.

Température : San Martino, 40°,1 ; Arciduchessa, 39°; Pliniana, 37°,4; Ostrogoti et Cassiodoro, 16°. M. Rotureau fait remarquer que les sources sont plus chaudes en hiver qu'en été, ce qu'il attribue à un captage défectueux et permettant le mélange à l'eau minérale des eaux des glaciers voisins.

Caractères particuliers : Eau limpide, incolore, inodore, à saveur légèrement salée (San Martino), insipide dans les autres sources ; au fond du bassin de l'Arciduchessa existe une grande quantité de boue noirâtre dégageant, quand on l'enlève, une grande quantité de gaz acide sulfhydrique. C'est ce qui a fait croire que ces eaux étaient sulfurées ; mais le docteur Lurati a constaté que ce gaz ne provient pas de l'eau. Suivant M. Rotureau, la source San Martino, à sa sortie du souterrain dans lequel elle émerge, laisse déposer une substance d'un gris foncé, d'aspect gélatineux et d'une odeur d'acide sulfhydrique très-prononcée.

Emploi : Boisson, bains, douches, applications de boues.

Situation : Bagni Nuovi, 1340 mèt., Bagni Vecchi, 1448 mèt. au-dessus de la mer.

Climat de montagnes, assez froid, variations fréquentes de température, nécessité de vêtements chauds.

Saison du 15 juin au 30 septembre.

Action physiologique et thérapeutique : Eaux excitantes, amenant dans les premiers jours un sentiment de lassitude générale, des démangeaisons à la peau sans éruption, de l'agitation pendant la nuit, des palpitations et presque toujours de l'amaigrissement. En boisson ces eaux sont diurétiques chez l'homme en santé ; la diurèse n'est augmentée qu'après un certain temps chez les malades. On voit du sable rouge apparaître dans les urines chez des personnes qui n'en avaient jamais rendu. A la période assez courte d'excitation succèdent bientôt le calme et le bien-être.

La nature de quelques-uns de ces phénomènes du début nous semble les rapprocher de ceux qu'on observe sous l'influence de l'air moins dense, plus vif et plus excitant des hautes montagnes, quand on n'y est pas encore acclimaté ; quoique l'altitude des bains de Bormio ne soit pas bien grande, nous nous demandons si elle ne contribue pas aux troubles fonctionnels des premiers jours de traitement.

Le rhumatisme sous toutes ses formes, depuis la névralgie jusqu'à l'arthrite et à la paralysie, est une des indications principales des eaux de Bormio en boisson, bains et douches. Elles sont employées de même, mais surtout en boisson, contre la dyspepsie, les maladies congestives du foie et les coliques hépatiques. C'est seulement en boisson qu'on les donne contre la gravelle et la goutte, ainsi que dans le catarrhe des voies aériennes et urinaires. On vante ces eaux comme très-efficaces dans les dermatoses de forme sèche, alors que les sources sulfureuses et autres, les plus renommées, ont échoué contre le mal. Elles réussissent encore dans les affections utérines catarrhales ou anémiques. Enfin M. Rotureau signale le succès obtenu par les eaux de Bormio, sans aucun autre traitement, dans plusieurs cas de pellagre. Malheureusement on ne trouve rien sur cette question si importante dans les auteurs plus récents.

Analyse (de Planta, 1859).

	S. SAN MARTINO. Eau, 1 kilog.
Chlorure de sodium	0gr, 01120
Sulfate de soude	0, 06040
— de potasse	0, 01810
— de magnésie	0, 25200
— de chaux	0, 48630
Carbonate de chaux	0, 17350
— d'oxyde de fer	0, 00250
— — de manganèse	0, 00140
Phosphate d'alumine	0, 00004
Acide silicique	0, 02070
Total des substances fixes	1gr, 02614
Gaz acide carbonique (en volume 23c.c.9)	0gr, 0474

Bibliographie : De Picchi, Cenni storico-medici sulle acque termali di Bormio; Sondrio, 1835. — Balardini, Sulle fonti minerali e termali della Valtellina; Como, 1838. — Lurati, Le fonti termali di Bormio; Lugano 1861-1862. — Rotureau, Des principales eaux minérales de l'Europe, 1864. — Fedeli, Sulle acque termali di Bormio; Roma, 1869. — Meyer-Ahrens, Die Thermen von Bormio; Zurich, 1869.

CASTELLAMARE (PROVINCE DE NAPLES).

1978 kil. de Paris. — Chemin de fer de Lyon et chemins de fer italiens. — Trains express en 50 h. 20 min. 1re cl. 248 fr.; 2e cl. 177 fr. 65 c. Trains omnibus en 75 h. 1re cl. 232 fr. 35 c.; 2e cl. 166 fr. 70 c.; 3e cl. 119 fr. 10 c.

DE PARIS À CASTELLAMARE PAR TURIN, ROME ET NAPLES.

De *Paris à Turin* par Dijon, Culoz, Aix-les-Bains et le tunnel du Mont-Cenis, 801 kil. — Chemin de fer de Lyon. 3 conv. par jour. Trains express en 21 h. 35 min. ou 22 h. 20 min. Train omnibus en 27 h. 20 min. 1re cl. 100 fr. 20 c.; 2e cl. 84 fr. 05 c.; 3e cl. 54 fr. 25 c.

De *Turin à Rome* par Alexandrie, Plaisance, Parme, Modène, Bologne et Florence, 890 kil. — Chemin de fer. 3 conv. par jour. Trains directs en 20 h. 40 min. 1re cl. 110 l. 45 c.; 2e cl. 77 l. 55 c. Train omnibus en 37 h. 20 min. 1re cl. 100 l. 30 c.; 2e cl. 69 l. 90 c.; 3e cl. 49 l. 60 c.

De *Rome à Naples* par Velletri, Capoue et Caserte, 260 kil. — Chemin de fer. 3 conv. par jour. Trains directs en 7 h. 5 min. 1re cl. 34 l. 25 c.; 2e cl. 23 l. 50 c. Train omnibus en 9 h. 10 min. 1re cl. 28 l. 75 c.; 2e cl. 19 l. 90 c.; 3e cl. 14 l.

De *Naples à Castellamare*, 27 kil. — Chemin de fer. 8 conv. par jour. Trajet en 1 h. 1re cl. 3 l. 10 c.; 2e cl. 2 l. 15 c.; 3e cl. 1 l. 25 c.; 4e cl. 85 c.

Castellamare, V. de 26380 hab.,

est bâtie sur l'emplacement de l'antique *Stabies*, dans une situation charmante, au fond du golfe de Naples, sur lequel on découvre une admirable vue, et au pied de montagnes ombragées. Elle doit son nom à un château construit au bord de la mer par l'empereur Frédéric II. Charles d'Anjou, frère de saint Louis, entoura la ville de murailles et de tours.

HÔTELS. — *Albergo Reale, Antica Stabia, Trattoria Toscana, Caffé dell' Europa.* — *Hôtels-pensions : Anglaise, Weiss.*

Les sources minérales émergent à l'extrémité O. de la ville.

L'*Établissement* thermal, propriété de la ville, exploité par une compagnie fermière qui y a réuni une annexe récemment construite, est un bel édifice séparé en deux divisions par l'avenue conduisant aux sources. Dans la division de gauche sont les bains de 1re classe, dans celle de droite, les bains de 2e classe et un beau café-restaurant. La division de g. à 13 cabinets de bains, peu éclairés et trop petits ; plus une salle d'hydrothérapie ; l'autre division a 6 cabinets de bains d'eau minérale et 12 d'eau commune. L'une et l'autre ont des appareils de douches.

EXCURSIONS. — Au-dessus de Castellamare s'élève la montagne *Quisisana* couverte de villas et à laquelle on monte par des sentiers ombragés ; de son sommet on découvre une vue admirable.

Les baigneurs visitent surtout **Naples** ; — le *couvent de Monte Pozzano*, fondé au seizième siècle par Gonsalve de Cordoue ; — *Sorrente*, V. de 7000 hab., patrie du Tasse ; — *Amalfi* (6500 hab.), un des plus beaux sites du golfe de Salerne, etc.

LES BAUX. — Eau froide, chlorurée sodique, ou chlorurée sodique, sulfureuse, ou chlorurée sodique ferrugineuse, ou bicarbonatée mixte, ou ferrugineuse bicarbonatée.

Connues dans l'antiquité.

Émergence : De roches calcaires recouvertes de terrain volcanique, au pied du mont Sant' Angelo, l'ancien *Gaurus*.

Sept sources : Sementini, Vulpes et Cassola en comptaient six en 1833 ; M. Rotureau, en 1864, en comptait 14 ; M. Schivardi, dans sa 2e édition (1875) en décrit 7, et nous nous tenons à ce nombre : *Acqua Media* eau ou source Media (moyenne), c'est probablement l'*aqua dimidia* (demi-acidule) de Pline ; elle naît par deux griffons très-rapprochés et qu'on distinguait autrefois en deux sources ; *Sorgente Ferrata del Pozzillo*, source ferrugineuse du Petit-Puits ; *Sorgente Ferrata Nuova*, source ferrugineuse nouvelle ; *acqua Rossa ferruginosa*, source rouge ferrugineuse ; *Sorgente Solfurea*, source sulfureuse ; *Sorgente Muraglione*, source du grand Mur ; *Sorgente acetosella*, source acidule (qu'une inscription moderne donne pour la *dimidia* de Pline). Les cinq premières se réunissent très-près de leur origine dans un canal à ciel ouvert, dit *la confluente*, qui les conduit à la mer. Une pompe aspirante fait monter l'eau de *la confluente*, c'est-à-dire les eaux des cinq sources complétement mélangées, dans un grand réservoir, d'où elles sont conduites partie aux baignoires directement, partie aux chaudières, puis aux baignoires, qui ont toutes un robinet d'eau chaude et un d'eau froide.

Densité : Muraglione, 1,006186; Media et Solfurea, 1,004622; Ferrata del Pozzillo, 1,004977; Acetosella, 1,001422; Ferrata Nuova, 1,004088.

Température : Media, 16°,25 à 17°,55; Pozzillo et Ferrata Nuova, 16°,25 à 17°,43; Solfurea, 16°, 31 à 17°,43; Muraglione, 17°,70 à 19°,68; Acetosella, 13°,93 à 17°,50.

Caractères particuliers : Media, eau limpide, incolore, inodore, à saveur salée avec très-faible indice hépatique; Pozzillo, limpide, incolore, inodore, à saveur piquante, saline et atramentaire; Ferrata Nuova, un peu trouble, même goût que la précédente; Solfurea, limpide, incolore, odeur hépatique, saveur salée; Muraglione, dégageant au griffon beaucoup de bulles de gaz, un peu trouble, teinte louche, odeur hépatique marquée, saveur salée assez forte, onctueuse au toucher; Acetosella, limpide, inodore, incolore, saveur acidule et agréable.

Emploi : Boisson, bains et douches.

Situation : 2 mèt. au-dessus de la mer.

Climat : un des plus beaux et des plus salubres du monde.

Action physiologique et thérapeutique : Eaux excitantes du système nerveux et des fonctions en général, constipant à faible dose, purgatives à dose plus forte, diurétiques. Comme toutes les chlorurées sodiques, elles sont toniques et reconstituantes; leur action laxative s'accompagne d'une augmentation des forces et, bien que diurétiques, elles activent la transpiration; elles déterminent au début du traitement des démangeaisons, puis, vers la fin, des éruptions cutanées, vésicules, furoncles, etc. Elles réussissent dans la scrofule, dans les engorgements ganglionnaires et dans ceux du foie, dans la pléthore abdominale et dans la congestion hémorrhoïdale; dans les dermatoses de nature lympathique, dans les accidents causés par la cachexie paludéenne, dans les affections calculeuses ou catarrhales de l'appareil urinaire, dans le catarrhe et l'engorgement de l'utérus. Les sources ferrugineuses répondent à la chlorose et aux formes variées de l'anémie.

Analyse (Sementini, Vulpes et Cassola, 1833).

	MEDIA. Eau, 1 lit.	MURAGLIONE. Eau, 1 lit.	POZZILLO. Eau, 1 lit.	SOLFUREA. Eau, 1 lit.
Acide carbonique libre.	0gr, 1317	0gr, 2520	1gr, 0040	0gr, 8233
Azote	0, 0053	0, 0245	0, 0069	0, 0147
Oxygène	0, 0045	0, 0026	0, 0122	0, 0110
Acide sulfhydrique....				0, 0163
Bicarb. de soude	0, 3416	0, 8246	0, 9092	0, 9053
— de magnésie...	0, 2734	0, 3126	0, 3819	0, 2083
— de chaux......	0, 1562	0, 3906	0, 1736	0, 3975
— de fer.........			0, 0260	0, 0127

Sulfate de soude......	0gr, 9375	0gr, 6250	0gr, 4492	0gr, 4296
— de magnésie...	0, 3211	0, 3211	0, 6510	0, 2170
Chlorure de sodium...	2, 5206	5, 8573	2, 2273	5, 1252
— de calcium....	1, 0502	0, 8265	0, 7052	0, 7018
— de magnésium.		0, 4248	0, 1193	
Acide silicique........	0, 1621	0, 2777		0, 1470
Bromures, sulfures, alumine, oxyde de fer, matière organique..	traces	traces		
Iodures, sulfures, alumine, oxyde de manganèse, mat. organ..			traces	
Bromures, iodures, alumine, oxyde de fer, matières organ......				traces
	5gr, 9042	10gr, 1393	6gr, 6658	9gr, 0097
Gaz en volume :				
Acide carb. libre......	66c.c.,4	127c.c.,2	511c.c.,8	410c.c.,5
Azote................	26, 7	12, 3	3, 4	7, 4
Oxygène..............	2, 2	2, 6	6, 1	5, 2
Acide sulfhydrique....				8, 0

Bibliographie : Sementini, Vulpes et Cassola, Les eaux minérales de Castellamare (Traduction par Chevalley de Rivaz), 1834. — Extrait de l'ouvrage ci-dessus dans Journal de chimie médicale, 2e série, tome 1er.

CHIANCIANO (PROVINCE DE SIENNE).

1563 kil. de Paris. — Chemin de fer de Lyon et chemins de fer italiens. — Trains express en 39 h. 1re cl. 191 fr. 85 c.; 2e cl. 138 fr. 85 c. Trains omnibus en 59 h. 34 min. 1re cl. 185 fr. 5 c.; 2e cl. 134 fr.; 3e cl. 96 fr. 35 c.

DE PARIS À CHIANCIANO PAR TURIN ET FLORENCE.

De *Paris à Turin* par Dijon, Culoz, Aix-les-Bains et le tunnel du Mont-Cenis, 801 kil. — Chemin de fer de Lyon. 3 conv. par jour. Trains express en 21 h. 35 min. ou 22 h. 20 min. Train omnibus en 27 h. 20 min. 1re cl. 100 fr. 20 c.; 2e cl. 74 fr. 65 c.; 3e cl. 54 fr. 25 c.

De *Turin à Florence* par Alexandrie, Plaisance, Parme, Modène et Bologne, 575 kil. — Chemin de fer. 3 conv. par jour. Trains directs en 11 h. 50 min. 1re cl. 72 l. 40 c.; 2e cl. 50 l. 85 c. Trains omnibus en 25 h. 20 min. 1re cl. 65 l. 80 c.; 2e cl. 46 l. 20 c.; 3e cl. 33 l. 5 c.

De *Florence à Chianciano* par Empoli, Sienne et Asciano, 177 kil. — Chemin de fer. 2 conv. par jour. Train direct en 5 h. 42 min. 1re cl. 19 l. 25 c.; 2e cl. 13 l. 25 c. Train omnibus en 6 h. 54 min. 1re cl. 19 l. 5 c.; 2e cl. 13 l. 5 c.; 3e cl. 9 l. 5 c.

Chianciano, bourg d'environ 3000 hab. est situé dans la vallée de la Chiana, à 11 kil. de Montepulciano et 10 kil. de Chiusi, dans une position charmante, sur une colline entre deux vallons. Les sources émergent à 1500 mèt. du bourg.

Chianciano a deux établissements thermaux : 1° le *Bagno Santa Agnese*, bâtiment d'une simplicité peu élégante, et d'un extérieur peu séduisant. Il contient neuf baignoires dont six sont munies d'appareils à douches. Les sources se déversent dans un grand bassin, ancienne piscine qui ne sert plus depuis longtemps, et de là par des conduits se rendent au réservoir d'eau chaude puis aux baignoires, que desservent également deux bassins de réfrigération où l'eau perd assez de sa thermalité pour donner aux bains la température convenable. On s'est occupé depuis quelques années d'installer au Bagno Santa Agnese des bains et des douches de gaz acide carbonique;

2° L'établissement de *l'Acqua Santa*, situé à 500 mètres du précédent, avec 3 cabinets de bains et de douches. Un grand bâtiment consacré à l'hydrothérapie touche à l'établissement thermal dont il est une dépendance.

LES EAUX. — Eaux thermales, sulfatées calciques.

Connues depuis le XIVe siècle et probablement dans l'antiquité.

Émergence : D'une roche de travertin, sur la limite des gypses et des dépôts argilo-tufacés qui caractérisent le terrain de Chianciano.

Quatre sources : Bagno Santa Agnese, bain ou source Sainte-Agnès; *Acqua Santa*, source Sainte; *Acqua della Strada*, source de la Route; *Bagno Casuccini*, source Casuccini. Un certain nombre d'autres sources émergent dans le voisinage.

Débit en 24 heures : Acqua Santa, 218 hectol., source Casuccini env. 14 hectol.

Densité : 1,0064.

Température : Santa Agnese, 39° au griffon ; Acqua Santa, 28°; Casuccini, 32°; source della Strada, 21°,2.

Caractères particuliers : Santa Agnese, eau limpide au griffon, coulant sur un lit de vase grisâtre, couverte d'une couche de matière verte (*oscillaria Targioni*), dégageant une légère odeur hépatique; dans le verre elle se trouble, dégage des bulles de gaz et se couvre d'une pellicule blanche. L'Acqua Santa dépose dans son cours des incrustations tartreuses d'un jaune sale. Source della Strada, limpide, à saveur aigrelette, onctueuse; source Casuccini, limpide, inodore, saveur très-légèrement acide.

Emploi : Boisson, bains et douches.

Situation : 458 mèt. au-dessus de la mer.

Action physiologique et thérapeutique : Eaux modérément excitantes, activant les fonctions digestives, celles des reins et celles de la peau, toniques et reconstituantes par le fer qu'elles contiennent. L'Acqua Santa réussit dans la dyspepsie, dans la diarrhée séreuse chronique, dans le catarrhe bronchique; elle a d'excellents effets dans la gravelle hépatique, dans les engorgements du foie et de la rate et dans les autres manifestations de la cachexie paludéenne. L'eau de Santa Agnese a toujours passé pour très-utile dans les dermatoses et le rhumatisme. Ces eaux ont aussi pour indication l'anémie et les affections utérines qui en dépendent.

Analyse (Targioni-Tozzetti, 1832).

	BAGNO S. AGNESE. Eau, 1 kilogr.	ACQUA SANTA. Eau, 1 kilogr.
Sulfate de chaux	1gr, 2673	1gr, 2557
— de magnésie	0, 1736	0, 2379
— de soude	0, 6163	0, 3558
— d'alumine	0, 0868	0, 1352
Carbonate de chaux	0, 6887	1, 4785
— de magnésie	0, 2762	0, 2633
Chlorure de magnésium	0, 0824	0, 0556
— de sodium	0, 0564	0, 0253
Silice	0, 1345	0, 0962
Oxyde de fer	0, 0477	0, 0962
Mat. bitum. azotée	0, 0173	0, 0216
Mat. organ. végét. et perte	0, 0390	0, 0303
	3gr, 4862	4gr, 0516
Gaz dégagés par la source :		
Gaz acide carbonique	360c.c.	
— acide sulfhydrique	070	
Air atmosphérique	570	
Gaz dégagés par l'ébullition :		
Gaz acide carbonique	180	232c.c.
Azote	010	
Air atmosphérique?	041	020

Bibliographie : Targioni-Tozzetti, Analisi chimica delle acque minerali di Chianciano; Firenze, 1833.

CHITIGNANO (PROVINCE D'AREZZO).

1482 kil. de Paris. — Chemin de fer de Lyon et chemins de fer italiens. — Train express en 34 h. 31 min. 1re cl. 182 fr. 70 c.; 2e cl. 132 fr. 55 c. Train omnibus en 56 h. 1re cl. 175 fr. 60 c.; 2e cl. 127 fr. 50 c.

DE PARIS À CHITIGNANO PAR TURIN, FLORENCE ET AREZZO.

De *Paris à Turin* par Dijon, Culoz, Aix-les-Bains et le tunnel du Mont-Cenis, 801 kil. — Chemin de fer de Lyon. 3 conv. par jour. Trains express en 21 h. 35 min. Trains omnibus en 27 h. 20 min. ou 22 h. 20 min. 1re cl. 100 fr. 20 c.; 2e cl. 74 fr. 65 c.; 3e cl. 54 fr. 25 c.

De *Turin à Florence* par Alexandrie, Plaisance, Parme, Modène et Bologne, 575 kil. — Chemin de fer. 3 conv. par jour. Trains directs en 11 h. 50 min, 1re cl. 72 l. 40 c.; 2e cl. 50 l. 85 c. Train omnibus en 25 h. 20 min. 1re cl. 65 l. 80 c.; 2e cl. 46 l. 20 c.; 3e cl. 33 l. 5 c.

De *Florence à Arezzo*, 88 kil. — Chemin de fer. 5 conv. par jour. Trains directs en 2 h. 6 min. 1re cl. 10 l. 10 c.; 2e cl. 7 l. 5 c. Trains omnibus en 3 h. 18 min. 1re cl. 9 l. 60 c.; 2e cl. 6 l. 55 c.; 3e cl. 4 l. 55 c.

D'*Arezzo à Chitignano*, 18 kil. — Route de poste, diligence tous les jours.

Chitignano est un petit bourg de 2200 hab. situé sur une colline qui se rattache au versant occidental du mont Cerreto. En descendant de Chitignano vers l'E. à travers des bois de chênes et de châtaigniers, on arrive à un ruisseau, dit le *Rio di Chitignano*, près duquel émergent les sources minérales dont l'une, qui sort de terre par deux orifices, est appelée la source du Rio; l'autre émerge non loin de là. Le site est pittoresque; une belle végétation alterne avec de grandes masses de rochers, et le cours de la Rassina, qui reçoit le Rio di Chitignano, offre une charmante perspective. Près de là s'élève le vieux manoir de la famille Ubertini.

LES EAUX. — Eau froide, ferrugineuse bicarbonatée, gazeuse.

Connue depuis le XVIIe siècle.

Émergence : D'un schiste calcaire.

Deux sources : Source *du Rio,* source *Rondinelli.*

Débit en 24 heures : Source du Rio, 45 hectol.

Température : Source du Rio, 14°; source Rondinelli, 12°,5.

Caractères particuliers : Eau limpide, incolore, inodore, à saveur acidule, piquante et styptique, dégageant à la source et dans le verre des bulles de gaz; exposée à l'air elle se couvre d'une pellicule irisée.

Emploi : En boisson, à la source ou transportée.

Situation : env. 350 mèt. au-dessus de la mer, dans un vallon affluent de l'Arno.

Climat : Salubre; chaleur assez forte en été, mais tempérée par des brises.

Action physiologique et thérapeutique : Eau tonique, apéritive et reconstituante. On la conseille dans la dyspepsie atonique et dans certaines affections des voies urinaires; son indication principale est l'anémie.

Cette eau se transporte, surtout en Toscane.

Analyse (Taddei, 1857).

	SOURCE DU RIO. Eau, 1 litre.
Bicarbonate de soude	0gr, 38865
— de chaux	0, 89424
— de magnésie	0, 13035
— de protoxyde de fer	0, 13800
Sulfate de soude	0, 00852

Chlorure de sodium........................	0gr, 00808
Acide silicique, alumine avec traces d'oxyde de manganèse, de pyrophosphate calcaire et de matière organique.........................	0, 04317
	1gr, 61101
Gaz acide carbonique......................	456c.c.
— azote....................................	18, 5
— oxygène..................................	0, 5

D'après l'analyse de la source Rondinelli, faite par M. Bechi en 1861, cette eau contient beaucoup plus d'acide carbonique (plus du double) et un peu plus de fer que la source du Rio.

Bibliographie : G. Taddei, Idrologia ragionata della Sorgente del Rio di Chitignano; Firenze, 1858. — Bechi, Analisi chimica della Sorgente Rondinelli di Chitignano; Firenze, 1861.

COURMAYEUR ET LA SAXE (PROVINCE DE TURIN).

976 kil. de Paris. — Chemin de fer de Lyon, chemins de fer italiens et route de voitures. Trains express en 39 h. Trains omnibus en 45 h. 1re cl. 121 fr. 25 c.; 2e cl. 91 fr. 60 c.; 3e cl. 69 fr. 80 c.

DE PARIS À COURMAYEUR ET À LA SAXE PAR TURIN ET AOSTE.

De *Paris à Turin* par Dijon, Culoz, Aix-les-Bains et le tunnel du Mont-Cenis, 801 kil. — Chemin de fer de Lyon. 3 conv. par jour. Trains express en 21 h. 35 min. ou 22 h. 20 min. Train omnibus en 27 h. 20 min. 1re cl. 100 fr. 20 c.; 2e cl. 74 fr. 65 c.; 3e cl. 54 fr. 25 c.

De *Turin à Ivrée* par Chivasso, 62 kil. — Chemin de fer. 3 conv. par jour. Trajet en 2 h. 35 min. 1re cl. 7 l. 5 c.: 2e cl. 4 l. 95 c.; 3e cl. 3 l. 55 c.

D'*Ivrée à Aoste* par Pont-Saint-Martin, Verres et Châtillon, 68 kil. — Route de voitures. Diligences, 2 dép. par jour. Trajet en 10 h. env. Coupé et banquette 8 l.; intérieur 7 l.

D'*Aoste à Courmayeur*, 45 kil. — Route de voitures. Diligences. Trajet en 5 h. Coupé 6 l.; intér. 5 l. Voitures particulières à 1 chev. 15 l.; à 2 chev. 30 l.

On peut aussi se rendre de Paris à Courmayeur : 1° par Genève, Martigny et le Grand-Saint-Bernard, 2° par Genève, Martigny et le col Ferret, 3° par Genève, Sallanches et les cols du Bonhomme et de la Seigne; 4° enfin par Chambéry, Albertville et le Petit-Saint-Bernard; mais ces différents itinéraires sont plus longs comme durée du trajet, plus coûteux et peu accessibles aux malades.

1° **Courmayeur** est un bourg d'env. 3000 hab., situé au fond de la vallée de la Doire, et sur la rive g. de ce torrent un peu au-dessus du confluent des eaux qui descendent du col de la Seigne et du col Ferret.

HÔTELS. — *Angelo, Royal, Union, Mont-Blanc, Couronne.*

Malgré sa grande élévation, Courmayeur doit à son exposition méridionale un climat assez doux pendant l'été. Les sources minérales y attirent tous les ans un assez grand nombre de malades.

2° **La Saxe** est un village qui touche au bourg de Courmayeur.

EXCURSIONS. — Les environs de Courmayeur présentent un grand nombre de sites pittoresques. On fait facilement (2 h. 30 min.) l'ascension du *mont Chétif* ou de la montagne de la Saxe (*monte di Sasso*), d'où l'on découvre une fort belle vue. L'ascension du *Cramont* (2731 mèt., 9 h. 30 min. aller et retour) est l'une des plus intéressantes, sans contredit, que l'on puisse entreprendre dans toute la chaîne des Alpes. On peut aller à mulet jusqu'à 1 h. 30 min. du sommet. La montée est très-raide, mais sans danger. Du sommet, on découvre un des plus beaux panoramas des Alpes; le massif du Mont-Blanc, les Alpes Graies, etc. Les glaciers de *Miage* et de la *Brenva* méritent aussi une visite particulière (un jour chacun). On peut aller enfin au *Petit-Saint-Bernard*, à *Aoste*, à *Chamonix*, etc.

Il n'y a pas d'établissement thermal à Courmayeur, mais seulement deux buvettes pour les sources de la Victoire et Marguerite, et un bâtiment pour la mise en bouteilles de l'eau minérale.

L'*Établissement* thermal de la Saxe, situé à 600 mèt. au N. O. du village, à 2 kil. 1/2 de Courmayeur, se compose d'un corps de bâtiment central et de deux ailes. Dans l'aile g. se trouvent la source minérale et la buvette. Le bâtiment central et l'aile dr. renferment une belle salle couronnée d'une coupole et 20 cabinets de bains avec 24 baignoires en bois.

LES EAUX. — Eaux thermales ou froides, bicarbonatées calciques.

Connues depuis la fin du XVIIe siècle (Courmayeur); depuis 1740 (la Saxe).

Émergence : Les deux sources de Courmayeur sortent d'anciennes moraines remaniées par les eaux. Le calcaire et les schistes argileux dominent dans le terrain de Courmayeur, où l'on rencontre pourtant des micaschistes en place, comme l'a remarqué de Saussure. C'est au pied d'un roc de cette espèce qu'émerge la source de la Saxe.

Deux sources à Courmayeur : la *Victoire* et la *Marguerite*.

Une source à la Saxe ; elle émerge à 600 mèt. du village de ce nom et à deux kilomètres et demi de Courmayeur.

Débit en 24 heures : La Victoire donne environ 70 hectol. ; la Marguerite est beaucoup plus abondante. La source de la Saxe forme un ruisseau.

Température : La Victoire, 12°; la Marguerite, 21°; la Saxe, 18°,4.

Caractères particuliers : Eaux (Courmayeur) limpides, incolores, à odeur d'acide carbonique, à saveur acidule, légèrement salée, atramentaire; ce dernier goût est plus marqué dans l'eau de la Marguerite, qui dépose sur son parcours un sédiment ocracé. L'eau de la Saxe, limpide et incolore au griffon, blanchit au contact de l'air et dépose un sédiment noirâtre ; elle a une odeur hépatique et un goût douceâtre et nauséeux.

Emploi : Boisson, bains à la Saxe.

Situation : 1215 mètres au-dessus de la mer.

Climat de montagnes, assez doux pendant la belle saison. Courmayeur est abrité des vents du nord par le massif du Mont-Blanc et exposé en plein midi; à 8 kil. plus bas on cultive déjà la vigne.

Saison : Du 15 juin au 1er septembre.

Action physiologique et thérapeutique: Ces eaux sont excitantes, toniques et reconstituantes. On leur attribue des propriétés purgatives qui paraissent dues à la grande quantité de liquide ingéré par les malades. En amendant l'hématose et remontant les forces sanguines, ces eaux agissent comme sédatives du système nerveux. On leur attribue aussi une action spécifique sur les organes de la respiration, mais probablement les chanoines du Saint-Bernard et les habitants des plaines du Piémont qui viennent à Courmayeur chercher du soulagement, trouvent surtout dans le climat tempéré de cette station, le remède à des maux exaspérés par le séjour au milieu des frimas et sous le climat polaire de l'hospice, ou dans l'air embrasé des environs de Turin et d'Alexandrie.

Les eaux de Courmayeur sont utiles dans les troubles fonctionnels qui résultent de l'anémie ou de l'épuisement causé par les excès, par de longues maladies; la source de la Saxe est employée avec succès dans les affections cutanées, le rhumatisme et les maladies des voies aériennes.

Analyse (Picco, 1840).

	LA VICTOIRE. Eau, 1 litre.
Silice	0gr, 0345
Alumine	0, 0101
Sulfate de potasse	0, 0748
— de soude	0, 2171
— de magnésie	0, 6071
Chlorure d'aluminium	0, 0183
— de magnésium	0, 0446
— de calcium	0, 0262
Carbonate de chaux	1, 3356
— de magnésie	0, 2792
	2gr, 6475
Gaz acide carbonique libre	quant. tr.-sens.

SAN-GIULIANO (PROVINCE DE PISE).

1141 kil. de Paris. — Chemin de fer de Lyon et chemins de fer italiens. — Trains express en 31 h. Trains omnibus en 39 h. 1re cl. 138 fr. 70 c.; 2e cl. 101 fr. 60 c.; 3e cl. 73 fr. 50 c.

DE PARIS À SAN GIULIANO PAR TURIN ET PISE.

De *Paris à Turin* par Dijon, Culoz, Aix-les-Bains et le tunnel du Mont-Cenis, 801 kil. — Chemin de fer de Lyon. 3 conv. par jour. Trains express en 21 h. 35 min. ou 22 h. 20 min. Train omnibus en 27 h. 20 min. 1re cl. 100 fr. 20 c.; 2e cl. 74 fr. 65 c.; 3e cl. 54 fr. 25 c.

De *Turin à Pise* par Alexandrie, Gênes et la Spezia, 334 kil. — Chemin de fer. 2 conv. par jour. Train direct en 9 h. 12 min. Train omnibus en 11 h. 31 min. 1re cl. 37 l. 80 c.; 2e cl. 26 l. 45 c.; 3e cl. 18 l. 90 c. (sur les lignes de la Haute-Italie, le prix des places dans les trains directs est de 10 p. 100 plus élevé que dans les trains omnibus).

De *Pise à San Giuliano*, 6 kil. — Chemin de fer. 6 conv. par jour. Trajet en 16 min. 1re cl. 70 c.; 2e cl. 50 c.; 3e cl. 35 c.

San Giuliano, V. de 18000 hab., est situé au pied d'une colline qui se rattache aux Monts Pisans. Ses bains, connus autrefois sous le nom de Bains de Pise, sont fréquentés chaque année par env. 2000 malades, qui logent soit au Casino, soit chez les particuliers, soit à Pise, d'où ils se rendent chaque jour aux bains par le chemin de fer. San Giuliano est dans une position riante, mais le sol est marécageux, l'air humide, la chaleur lourde et fatigante et la fraîcheur du soir très-redoutée; aussi le séjour n'y est pas agréable. La ville de Pise et la ferme de San Rossore, situées dans le voisinage, sont d'une grande ressource aux baigneurs comme distractions.

San Giuliano a deux établissements thermaux, propriété d'une compagnie, l'un dit *Établissement de la Reine* (Regina), l'autre *Établissement du Midi* (Mezzodi), situés sur une place qu'ornent deux fontaines. Entre les deux établissements s'élève le casino *dell' Opera* ou de la Compagnie, qui contient des logements pour les baigneurs, des salles de bal, de concert, etc.

L'établissement de *la Reine* contient deux piscines de marbre, l'une pour les femmes, l'autre pour les hommes, 14 cabinets de bains, 4 cabinets de douches et une petite piscine ou baignoire pour deux personnes. Le *Mezzodi* est divisé en plusieurs sections qui portent les noms des dieux de l'Olympe. Chaque division a une antichambre, un vestiaire et une petite piscine octogonale, pouvant contenir 5 personnes. L'établissement a de plus 6 cabinets de bains et 4 cabinets de douches.

LES EAUX. — Eau thermale, sulfatée calcique.

Connue, mais dédaignée des Romains, mise en usage au XIVe siècle.

Sources nombreuses, formant deux groupes principaux dont l'un, *Bagni Orientali*, bains ou sources de l'Est, comprend 5 sources; l'autre, *Bagni Occidentali*, sources de l'Ouest, 7 sources.

Émergence : Au pied d'une colline calcaire.

Densité : Sources de l'O., 1,003; sources de l'E., 1,002.

Température : Sources de l'O., 24°; sources de l'E., 39°.

Caractères particuliers : Eau limpide, incolore, inodore, à saveur acidule à peine sensible, traversée continuellement à la source par de grosses bulles de gaz.

Emploi : Presque uniquement en bains et douches; quelquefois en boisson à la dose de 2 à 6 verres.

Situation : Très-peu élevée au-dessus de la mer; abritée des vents du Nord par les monts Pisans.

Climat : Assez constant. Il pleut très-rarement à San Giuliano, dit M. Schivardi, et l'on peut s'en étonner, puisque Pise, située à 6 kil., est une des villes d'Italie où la pluie est le plus fréquente.

Action physiologique et thérapeutique : Cette eau se boit sans répugnance, mais elle pèse à l'estomac, détermine du malaise, des renvois et quelquefois des nausées. Elle est purgative et diurétique et, suivant M. Schivardi, son action laxative se manifeste même quand le traitement est seulement externe. On l'emploie dans les maladies des voies urinaires, dans les engorgements utérins, surtout quand ils s'accompagnent d'éréthisme, et généralement chez les sujets nerveux et sanguins, comme pouvant prévenir les congestions et les hémorrhagies. Elle paraît agir surtout comme sédative du système nerveux.

Analyse (Piria, 1851).

	S. DE L'EST. Eau, 1 litre.	S. DE L'OUEST. Eau, 1 litre.
Acide carbonique libre.........	180c.c.	80c.c.
Chlorure de magnésium.......	0gr, 129	0gr, 037
Sulfate de soude...............	0, 381	0, 117
— de potasse.............		0, 009
— d'ammoniaque.........	0, 249	0, 035
— de chaux..............	1, 185	0, 222
Carbonate de magnésie.........	0, 033	0, 033
— de chaux............	0, 384	0, 218
Silice.........................	0, 005	traces
	2gr, 366	0gr, 671

Bibliographie : Cocchi, Bagni di Pisa, 1750. — Santi, Analisi chimica delle acque dei Bagni Pisani, 1789. — Apolloni, Dei Bagni termominerali di San Giuliano, 1851. — Schivardi, Guida alle acque... d'Italia, 1875.

ISCHIA (PROVINCE DE NAPLES).

1747 kil. de Paris. — Chemin de fer de Lyon et chemins de fer italiens jusqu'à Naples. Bateau à vapeur de Naples à Ischia. — Trains express en 48 h. 1re cl. 223 fr. 85 c.; 2e cl. 160 fr. 20 c. Il n'y a pas de trains omnibus de Turin à Rome en trajet direct.

DE PARIS À ISCHIA PAR TURIN, ROME ET NAPLES.

De *Paris à Turin* par Dijon, Culoz, Aix-les-Bains et le tunnel du Mont-Cenis, 801 kil. — Chemin de fer de Lyon. 3 conv. par jour. Trains express en 21 h. 35 min. ou 22 h. 20 min. Train omnibus en 27 h. 20 min. 1re cl. 100 fr. 20 c.; 2e cl. 74 fr. 65 c.; 3e cl. 54 fr. 25 c.

De *Turin à Rome* par Alexandrie, Gênes, la Spezia, Pise, Grosseto et Civita Vecchia, 666 kil. — Chemin de fer. 1 conv. par jour. Train direct en 17 h. 42 min. 1re cl. 84 l. 40 c.; 2e cl. 58 l. 55 c.

De *Rome à Naples* par Velletri, Ceprano, Capoue et Caserte, 260 kil. — Chemin de fer. 3 conv. par jour. Trains directs en 7 h. 5 min. 1re cl. 34 l. 25 c.; 2e cl. 23 l. 50 c. Train omnibus en 9 h. 10 min. 1re cl. 28 l. 75 c.; 2e cl. 19 l. 90 c.; 3e cl. 14 l.

De *Naples à Casamicciola d'Ischia*, env. 20 kil. — Bateau à vapeur, 1 dép. par jour. Trajet en 2 h. 30 min. 1re cl. 5 l.; 2e cl. 3 l. 50 c.

Ischia, petite île de la baie de Naples, est située à environ 20 kil. à l'O. de cette ville. Sa longueur est d'environ 6 kil., sa largeur de 5 kil.; elle a 25000 hab. Son chef-lieu est Ischia, ville de 6500 hab., près de laquelle jaillissent quelques sources minérales et où se trouve un établissement thermal très-incomplet et très-peu fréquenté. Les sources les plus importantes et les plus nombreuses émergent aux environs de Casamicciola, village situé à environ 6 kil. à l'O. d'Ischia. C'est donc à Casamicciola, dernière escale du bateau à vapeur, et non à Ischia que doivent se rendre les personnes qui viennent prendre les eaux.

HÔTELS. — A Casamicciola : *Manzi*, dépendance de l'établissement de ce nom; *Bellevue; Villa Rivaz; Gran Sentinella; des Étrangers; Villa Sauvé et pension Suisse; Villa Pisani; Gran Bretagna.*

Il existe à Casamicciola quatre établissements thermaux dont un, le *Monte della Misericordia* ou la *Carità*, est un hôpital. Les trois autres sont :

1° L'*Établissement Manzi*, un des plus beaux de l'Italie, aménagé suivant les exigences actuelles de la science. Il contient dans une salle vitrée, une grande piscine de natation à eau courante autour de laquelle sont disposés des vestiaires, une salle pour l'électrisation, un cabinet de consultation médicale, etc. Un hôtel de première classe et un délicieux jardin se rattachent aux thermes. — 2° L'*établissement Belliazzi*, convenablement installé, ayant des baignoires en marbre, bien tenu dans toutes ses parties, mais un peu restreint dans les proportions de ses aménagements. — 3° Les *Bagni dell' Occhio*, 4 cabinets de bains avec 10 baignoires.

PROMENADES. — On peut visiter la jolie ville de *Forio*, située à l'extrémité occidentale de l'île, avec ses tours et son cap avancé sur lequel on a construit une charmante église entourée d'une terrasse d'où l'on découvre les îles environnantes ;— la presqu'île pittoresque de *Saint-Ange*, et les ruines d'une tour que les Anglais firent sauter en 1809; — *Pansa*, *Moropano*, etc. — On fait l'ascension (3 h. env.) de l'*Épomée* (816 m), volcan dont la dernière éruption remonte à l'an 1301 ; c'est le point le plus élevé de l'île (vue magnifique sur la baie de Naples, etc.).

LES EAUX. — Eau thermale, chlorurée sodique, ou bicarbonatée sodique, ou ferrugineuse bicarbonatée.

Connues et fréquentées dans l'antiquité.

Émergence : D'un terrain volcanique ancien. Le volcan de l'Epomée n'a pas eu d'éruption depuis 1301, mais de nombreuses fumerolles et la température du sol sur plusieurs points de l'île, prouvent qu'il est toujours en activité.

Treize sources ou groupes de sources: *Sorgente del Pontano*, source de Pontano ; sources du *Bagno d'Ischia*, dites le *Fornello* et la *Fontana;* source du *Castiglione*.

Gurgitello, groupe de onze sources émergeant dans le vallon de Gurgitello et divisées en supérieures, moyennes et inférieures.

Cappone, source du Chapon, autrefois *Sorgente dello Stomaco*, source de l'Estomac.

Bagno fresco, source fraîche, nommée ainsi par comparaison avec les autres, ou *del Cotto*, de la brûlure qu'elle passait pour guérir, ou *del Occhio*, de l'œil; elle dessert l'établissement de ce nom.

La Rita, une source.

Pozzillo di Lacco, petits puits de Lacco, source ainsi nommée du village voisin ; on l'appelle aussi *Pisciarello*, de ses propriétés diurétiques. Il n'existe pas d'autre fontaine dans le village de Lacco, et les habitants y puisent l'eau pour les usages domestiques.

Santa Restituta, comprenant six sources ou puits.

San Montano, une source: *Acqua Paolone*.

Citara, ainsi nommée, suivant les uns, en l'honneur de Cythérée, suivant d'autres, d'un mot grec qui correspond à la qualification d'*engrosseuses*, donnée autrefois à certaines eaux : c'est à peu près la même chose, comme on voit.

Olmitello; au voisinage de cette source, l'eau de la mer près du rivage est à 87°, des fumerolles exhalent non loin de là des vapeurs à 100°, enfin dans le ravin de Cavascura se trouve une source, dite *Acqua della Petrella*, qui marque 95°.

Nitroli, une source.

Étuves. Outre ses sources et ses thermes, Ischia possède des étuves naturelles, ou, pour mieux dire, on a profité, sur quelques points, de la température élevée du sol pour y disposer des salles où règne une température de 43 à 71°. On peut régler cette température en ouvrant ou en fermant la communication avec l'extérieur. Ces étuves existent à Castiglione, Cacciuto, San-Lorenzo et Testaccio. — L'air de ces étuves ne diffère que par sa température de l'air extérieur.

Débit en 24 heures : Quelques-unes des sources d'Ischia donnent beaucoup d'eau et suffisent amplement au service des établissements balnéaires, d'autres sont moins abondantes et employées seulement en boisson.

Densité: Elle varie, suivant les sources, de 1,00129 (Pozzillo), à 1,00589 Bagno d'Ischia; celle des sources de Santa-Restituta est 1,00138, celle de Gurgitello 1,00376.

Température : Pozzillo, 18°; Nitroli, 30°; Pontano, 33°; Bagno fresco, 38°; Cappone, 35°; Olmitello, 47°,7; Paolone, 45°; Santa Restituta, 50°; Citara, 46°,2 à 52°,5; San Montano, 50°; Bagno d'Ischia, 40° à 50°; la Rita, 70°; Castiglione, 78°; Gurgitello 51°.

Caractères particuliers : Ces eaux sont limpides et incolores, d'un goût plus ou moins salé pour la plupart des sources, acidule et agréable (Pozzillo), saumâtre et amer (Bagno d'Ischia); onctueuses à la peau (Gurgitello, Bagno del Cotto, Rita); quelques-unes dégagent des bulles de gaz; celles de Gurgitello déposent un sédiment dans les conduits où elles coulent lentement.

Emploi : En boisson, bains, douches, lotions. Les boues minérales de Gurgitello sont employées en applications topiques. Étuves naturelles.

Situation : La plupart des sources sont peu élevées au-dessus de la mer.

Climat : Admirable, constant et salubre.

Action physiologique et thérapeutique : Les eaux d'Ischia sont excitantes, résolutives et reconstituantes; la plupart agissent comme laxatives et diurétiques; elles stimulent particulièrement l'appareil digestif et la peau. Si leurs principes diffèrent assez peu, comme nature, l'analyse quantitative des sources fait assez voir qu'elles doivent être distinguées en fortes et faibles, qu'elles ne répondent pas aux mêmes indications sous plusieurs rapports, et notamment au point de vue de la constitution plus ou moins nerveuse, plus ou moins excitable des malades. Ces nuances dans les propriétés des sources diverses sont fort utiles au médecin en lui permettant la graduation et les ménagements nécessaires dans le traitement.

Les indications principales de ces eaux sont : les affections atoniques et sans acuité de l'appareil digestif, surtout la dyspepsie, les engorgements du foie, les troubles fonctionnels résultant de la pléthore abdominale, le rhumatisme et la paralysie rhumatismale, les névralgies. La source de Santa Restituta, chlorurée forte, donne d'excellents résultats dans les manifestations du lymphatisme et de la scrofule, soit à la peau, soit dans les articulations, les os, etc.

Les médecins d'Ischia conseillent encore l'usage de leurs eaux dans la gravelle et les maladies chroniques des voies urinaires, les affections de l'utérus de cause lymphatique ou anémique, l'épuisement général dû aux excès ou à la maladie, les plaies de cicatrisation difficile et les convalescences lentes à la suite de fièvres graves.

Nous empruntons les analyses suivantes au Guide de M. Schivardi.

Analyse.

	GURGITELLO. Eau, 1 kilogr.	SANTA RESTITUTA. Eau, 1 kilogr.
Acide carbonique libre.........	20c.c.	293c.c.
Oxygène.....................	2	
Azote.......................	7	
Chlorure de sodium	0gr, 680	13gr, 9000
— de potassium.........		1, 2793
Bicarbonate de soude..........	1, 990	1, 6283
— de potasse.........	0, 140	
— de magnésie.......	0, 105	0, 5188
— de chaux..........	0, 260	0, 4269
Sulfate de soude..............	0, 150	1, 1402
— de chaux..............	0, 085	
Oxyde de fer.................	0, 080	
Silice.......................	0, 660	
Alumine.....................	0, 040	
Iodures et bromures alcalins....		traces
Matière organique.............	0, 010	traces
	4gr, 200	15gr, 8925

Bibliographie : Chevalley de Rivaz, Description des eaux minéro-thermales et des étuves de l'île d'Ischia, 6e édit. Naples, 1859. — Cappa, Dell' analisi chimica e delle virtù medicinali dell' acqua del Gurgitello, Napoli, 1874. — Pallotta, Manuale per l'uso dell' acqua di Gurgitello ; Napoli, 1874.

BAINS DE LUCQUES (PROVINCE DE LUCQUES).

1183 kil. de Paris. — Chemin de fer de Lyon, chemins de fer italiens et route de voitures. Trajet en 34 h. 1re cl. 147 fr. 20 c.; 2e cl. 108 fr. 45 c.

DE PARIS À LUCQUES PAR TURIN ET PISE.

De *Paris à Turin* par Dijon, Culoz, Aix-les-Bains et le tunnel du Mont-Cenis, 801 kil. — Chemin de fer de Lyon. 3 conv. par jour. Trains express en 21 h. 35 min. ou 22 h. 20 min. Train omnibus en 27 h. 20 min. 1re cl. 100 fr. 20 c.; 2e cl. 74 fr. 65 c.; 3e cl. 54 fr. 25 c.

De *Turin à Pise* par Alexandrie, Novi et Gênes, 334 kil. — Chemin de fer. 2 conv. par jour. Trains directs en 9 h. 12 min. ou 11 h. 31 min. 1re cl. 41 l. 60 c.; 2e cl. 29 l. 10 c.

De *Pise à Lucques*, 21 kil. — Chemin de fer. 6 conv. par jour. Trajet en 46 min. 1re cl. 2 l. 40 c.; 2e cl. 1 l. 70 c., 3e cl. 1 l. 20 c. (sur les lignes de la Haute-Italie, le prix des places dans les trains directs est de 10 p. 100 plus élevé que dans les trains omnibus).

De *Lucques aux Bains de Lucques*, 27 kil. — Route de voitures. Diligence.

Trajet en 2 h. 30 min. Prix : 3 l. Voitures particulières. Prix : 15 l.

Les **Bains de Lucques**, *Bagni di Lucca*, sont une commune du mandement de Borgo a Mozzano, dans la province de Lucques, divisée en deux parties, dont la plus grande, la *Villa* ou *Corsena*, et l'autre, *Ponte a Serraglio*, ont ensemble une population d'environ 10 000 hab. Les sources minérales émergent, sur divers points et à des hauteurs différentes, d'une colline (*il Colle*), qui sépare les deux parties de la commune. Le pays est ravissant, le climat doux et salubre. On vient aux Bains de Lucques de toutes les parties de l'Italie et les étrangers s'y rendent en grand nombre.

HÔTELS. — A Ponte a Serraglio : de l'*Europe* et d'*Amérique;* de *New-York* et *Pension Suisse*. — *Casino* avec salles de bal (deux bals par semaine), de concert, de lecture, de jeux. — Théâtre. — A Villa : du *Pavillon; Queen Victoria;* du *Parc*. — Maisons meublées ; villas à louer.

Des six établissements thermaux, cinq appartiennent à la province et le sixième est une propriété particulière. Il y a de plus un hôpital. Les thermes sont : 1° le *Bagno Caldo,* dans une position élevée, alimenté par la source du *Doccione*. Il possède une installation pour bains de vapeur, six grandes baignoires en marbre, deux piscines et une série de douches variées. On y donne aussi des douches écossaises. — 2° le *Bagno di san Giovanni*, avec 2 baignoires de marbre, 2 grandes piscines et un assortiment de douches ; — 3° le *Bagno Bernabò*, avec 2 piscines, 8 baignoires en marbre et 8 cabinets de douches. — 4° Les *Doccie Basse*, 6 cabinets de bains, 22 appareils de douches variées, 4 piscines. — 5° le *Bagno alla Villa*, situé à l'E. du *Colle*, assez loin des autres thermes, 6 baignoires, des douches et 2 piscines. — 6° le *Bagno Cardinali*, propriété privée, situé à l'O. et près des quatre premiers ; il a des baignoires et des douches. Dans tous ces établissements les baignoires et le pavement sont en marbre de Carrare.

L'hôpital, élevé par le comte Nicolas Demidoff en 1827, a 54 lits, 2 piscines, 2 baignoires et des douches.

C'est à Ponte a Serraglio que les baigneurs se réunissent le soir, et le village prend alors l'aspect et l'animation d'une ville populeuse.

EXCURSIONS (voitures, chevaux et ânes à louer). — Les baigneurs vont principalement à Lucques, V. de 68 204 hab., située sur la rive g. du Serchio et entourée de remparts qui forment une promenade très-agréable. On y visite : la *cathédrale Saint-Martin*, belle église gothique fondée en 1060; l'église *San-Frediano*, datant du VIIe siècle, et reconstruite au XIIe ; *San-Giovanni*, curieuse basilique du XIIe siècle ; le palais *grand-ducal*, commencé en 1578, etc. Nous mentionnerons encore aux environs des bains, *Marlia*, villa royale, avec un parc de 5 kil. de tour ; — *Lugliano*, joli village ; — le *Bargello*, vieille tour au sommet d'une montagne d'où la vue s'étend sur le duché de Lucques, la mer et, si le temps est clair, jusqu'à la Corse et l'île d'Elbe ; — *Viareggio*, V. de 11 374 hab., fréquentée pour ses bains de mer ; — *Pise* (*V.* San-Giuliano).

LES BAUX. — Eau thermale, sulfatée mixte.

Connue et fréquentée dès le onzième siècle.

Émergence : D'une roche arénacée, macigno?

Dix-neuf sources dont les principales sont : *Il Doccione,* la grande douche, la plus abondante et la plus chaude de toutes ; les *Doccie basse,* les douches basses, cinq sources : la *Coronale,* source des maux de tête, *Maritata,* de la mariée, *Rossa,* rouge, *Disperata,* des cas désespérés, *Trastullina,* l'amusante ; *San Giovanni, Bernabò, alla Villa, Ospedale, Cardinali* portant les noms des établissements qu'elles alimentent.

Débit en 24 heures : env, 3000 hectolitres au total.

Densité : source Bernabò, 1,0001.

Température : De 35°, Doccie Basse, à 53°75, Doccione.

Caractères particuliers : Eau limpide, inodore, à saveur douceâtre et un peu crue, ne se troublant pas au contact de l'air, déposant un sédiment ocracé et formant des incrustations de même nature sur les parois des bassins et des conduits.

Emploi : Boisson et surtout bains et douches ; bains de vapeur à la température de l'eau du Doccione.

Situation ; Ponte a Serraglio est 119 mèt. au-dessus de la mer.

Climat : Tempéré, assez constant.

Action physiologique et thérapeutique : C'est principalement comme toniques et reconstituantes que ces eaux paraissent agir sur l'organisme ; l'effet sédatif qu'elles ont dans certains cas sur le système nerveux est dû probablement au relèvement des forces. On les considère comme utiles dans le rhumatisme et les névralgies, dans les engorgements ganglionnaires et autres manifestations du lymphatisme, dans les affections de nature herpétique, dans les maladies chroniques des voies digestives, le catarrhe des organes génito-urinaires et l'état congestif des viscères en général

Les sources ne présentent que des différences légères et seulement au point de vue quantitatif.

Analyse (Bechi).

	DOCCIONE. Eau, 1 kilogr.
Chlorure de sodium	0gr, 084
— de magnésium	0, 272
Carbonate de chaux	0, 015
Sulfate de soude	0, 932
— de chaux	1, 760
— de potasse	0, 024
— de strontiane	traces
Silice	traces
	3gr, 087

Bibliographie : Moscheni, De' Bagni di Lucca, Trattato; Lucca, 1792. — Franceschi, Igea de' Bagni e più particolarmente di quelli di Lucca.... Lucca, 1820. — Carina, Dei Bagni di Lucca.... Firenze, 1866. — Dei Nuovi Bagni a vapore presso il Bagno Caldo; Lucca, 1869. — Indicatore topografico e medico dei Bagni di Lucca; Lucca, 1873.

MONTECATINI (PROVINCE DE LUCQUES).

1186 kil. de Paris. — Chemin de fer de Lyon et chemins de fer italiens. — Trajet en 33 h. 1re cl. 147 fr. 60 c.; 2e cl. 107 fr. 80 c.

DE PARIS À MONTECATINI PAR TURIN ET PISE.

De *Paris à Turin* par Dijon, Culoz, Aix-les-Bains et le tunnel du Mont-Cenis, 801 kil. — Chemin de fer de Lyon. 3 conv. par jour. Trains express en 21 h. 35 min. ou 22 h. 20 min. Train omnibus en 27 h. 20 min. 1re cl. 100 fr. 20 c.; 2e cl. 74 fr. 65 c.; 3e cl. 54 fr. 25 c.

De *Turin à Pise* par Alexandrie, Novi et Gènes, 334 kil. — Chemin de fer. 2 conv. par jour. Trains directs en 9 h. 12 min. ou 11 h. 31 min. 1re cl. 41 l. 60 c.; 2e cl. 29 l. 10 c.

De *Pise à Montecatini* par Lucques, 51 kil. — Chemin de fer. 4 conv. par jour. Trajet en 2 h. 6 min. 1re cl. 5 l. 80 c.; 2e cl. 4 l. 5 c.; 3e cl. 2 l. 90 c.

Montecatini est un village pittoresque, situé sur la crête d'une haute colline qui s'élève en forme de bassin (catino) ou de cratère, et domine la *Val-di-Nievole* une des plus fertiles et des plus riantes vallées de la Toscane.

HÔTEL. — De la *Paix*. — Les établissements thermaux ont des logements à la disposition des baigneurs. — Nombreuses maisons meublées; villas à louer.

Une magnifique avenue plantée de beaux arbres conduit aux établissements qui s'élèvent à 1 kil. environ du village. Entre l'avenue de Montecatini et la grande route de Florence à Lucques se trouve le quartier habité pendant la saison des bains, et composé de fort belles villas, dont l'une est le Palais ou Casino, propriété des grands-ducs autrefois, et maintenant du roi d'Italie.

Les établissement thermaux, au nombre de quatre, appartiennent à l'État et sont affermés à une Compagnie. Ce sont de vastes édifices avec des jardins et tous les aménagements nécessaires au traitement hydro-minéral.

1° *Le Terme*, les Thermes, autrefois thermes de Léopold; c'est l'établissement le plus remarquable. Il contient 34 cabinets de bains et de douches, avec baignoires en marbre. Une belle salle d'entrée, qui s'ouvre sur le péristyle, sépare les bains des hommes de ceux des femmes. Elle communique avec quatre salons bien meublés ayant chacun un cabinet contigu dans lequel est une piscine en marbre. Cinq autres salles, à dr. et à g. du vestibule, conduisent aux cabinets avec baignoires.

2° Le *Rinfresco*, autrefois thermes des Médicis, construit avec beaucoup de goût; 12 cabinets de bains y sont disposés sur un plan circulaire, autour du réservoir de la source.

3° Le *Tettuccio*, petit toit, se compose de deux corps de bâtiments parallèles séparés par une cour couverte, au fond de laquelle est un petit jardin qui sert de promenoir aux buveurs d'eau. Le Tettuccio a 20 cabinets de bains.

4° Le *Bagno Regio*, bain Royal, a 8 cabinets de bains, un certain nombre de douches et 1 piscine. Il sert d'hôpital et l'État y entretient 24 lits.

Ces quatre établissements sont alimentés par sept sources minérales, propriété de l'État. D'autres sources, appartenant à des particuliers, sont exploitées par leurs propriétaires dans des buvettes ou pour l'exportation.

PROMENADES ET EXCURSIONS. — Le séjour de Montecatini est fort agréable, dit M. Schivardi, l'air est pur et salubre, la vue magnifique ; on est, grâce au chemin de fer à 1 h. 10 min. de Lucques, 1 h. 30 min. de Pise, 2 h. de Florence, 2 h. 30 min. de Livourne. Les environs offrent de charmantes promenades dans les campagnes admirablement cultivées de la Val-di-Nievole, au château de *Montecatini*, à *Bellavista*, *Pescia*, *Collodi*, *Montecarlo*, etc. ; des curiosités naturelles, comme la grotte de *Monsummano* où, depuis une quinzaine d'années, on a installé des bains de vapeur minérale, ou plutôt d'acide carbonique. Les Apennins sont un but d'excursions intéressantes pour les savants et les touristes.

LES EAUX. — Eaux thermales ou froides, chlorurées sodiques, gazeuses.

Connues surtout depuis le quatorzième siècle.

Émergence : D'un sédiment argileux qui repose sur un banc de travertin. L'espace d'environ deux kilomètres carrés où émergent les eaux est désigné sous le nom de *Campo minerale*, à cause du nombre considérable de sources qu'on y rencontre.

Sources très-nombreuses. Les principales sont :

Terme Leopoldine, Thermes de Léopold ; *Bagno Regio*, bain Royal ; *Tettuccio*, source du Petit Toit, ainsi nommée d'une sorte de velarium qui abrite la cour où se trouve son bassin de captage ; *Rinfresco* ou *Acqua Medicea*, rafraîchissement ou source de Médicis ; *Olivo*, source de l'Olivier, découverte en 1851 ; *Cipollo*, source de l'oignon ; *Regina* source de la Reine (ces sept sources appartiennent à l'État) ; *Torretta*, source de la Tourelle ; *Media*, source moyenne ; *Villino*, source de Villino ; *Fortuna*, source de la Fortune ; *Tamerici*, source des tamarix ; *Martinelli*, source de Martinelli, etc., sont des propriétés particulières.

Débit en 24 heures : La source des Thermes Léopold est la plus abondante et suffit amplement au service des piscines, baignoires, etc.

La source Fortuna débite 26 hectol.

Densité : Fortuna, 1,010 ; Martinelli, 1,0073 ; Tamerici, 1,0027.

Température : Thermes Léopold, 29°,75 ; Cipollo, 25° ; Rinfresco, 24°,25 ; Bagno Regio 21° (Schivardi).

Caractères particuliers : Thermes Léopold, eau un peu trouble, exhalant une odeur hépatique, dégageant incessamment dans le bassin de captage des bulles de gaz, couverte d'une sorte d'écume formée par une conferve et par le limon que soulèvent les bulles de gaz.

Bagno Regio, eau assez limpide, à odeur légère de safran, à saveur un peu amère, dégageant des bulles de gaz, se couvrant dans son réservoir d'une pellicule irisée, formant des incrustations ocracées; dans cette source et aux alentours pullule un insecte aquatique, l'Asellus vulgaris.

Tettuccio, eau d'une transparence imparfaite, inodore, un peu amère, dégageant des bulles de gaz qui viennent crever la pellicule blanchâtre dont elle se couvre.

Rinfresco, Tamerici, Torretta, Fortuna, Martinelli, eaux limpides, inodores, à saveur salée plus prononcée dans l'eau de la Torretta et de la Fortuna, peu sensible dans les autres sources, dégageant des bulles de gaz, ne formant aucun dépôt.

Emploi: Boisson, bains de baignoires et de piscine, douches. On boit principalement l'eau des sources Rinfresco, Olivo, Regina, Tettuccio. Le traitement interne est en première ligne dans la thérapeutique de Montecatini.

Situation : Montecatini Alto, c'est-à-dire la partie supérieure du village, est à 280 mèt. au-dessus de la mer; l'air y est excellent. Les bains situés au pied de la colline sont dans une position un peu moins salubre.

Climat très-chaud en été, assez constant dans la belle saison.

Action physiologique et thérapeutique: Eaux laxatives et diurétiques à différents degrés, résolutives, fondantes, reconstituantes. L'eau des Thermes Léopold, quand, par exception, elle est employée à l'intérieur, agit, dit M. Maunoir, comme un drastique assez violent; l'effet laxatif est de moins en moins marqué avec les eaux Torretta, Tamerici, Fortuna; cette dernière, pour amener deux ou trois selles, doit être donnée à la dose d'un litre au moins. L'eau du Tettuccio, beaucoup moins minéralisée, purge cependant et est très-employée par les médecins toscans, qui la préconisent comme remède spécifique de la dysenterie. L'eau du Rinfresco paraît être surtout diurétique. Employées à l'extérieur, les eaux de Montecatini sont excitantes, diaphorétiques et résolutives; elles ont, en un mot, les propriétés des eaux chlorurées.

Le lymphatisme et la scrofule, dans toutes leurs manifestations, sont l'indication principale de ces eaux, qui sont aussi fort utiles dans le rhumatisme, surtout chez les sujets scrofuleux. Les engorgements hépatiques d'origine inflammatoire ou déterminés, comme ceux de la rate, par la cachexie paludéenne, les affections gastro-intestinales à l'état chronique, depuis la dyspepsie jusqu'à la dysenterie relèvent encore de cette station minérale; on y voit aussi des malades atteints de gravelle ou de catarrhe des voies urinaires, et la source un peu ferrugineuse de l'Olivo réussit chez les anémiques et dans les convalescences difficiles.

Les eaux de plusieurs sources de Montecatini, notamment celle du Tettuccio, se transportent en Italie.

Nous empruntons les analyses suivantes au Guide aux Eaux minérales d'Italie de M. Schivardi.

Analyse (Piria, Targioni-Tozzetti, Taddei, 1853).

	RINFRESCO. Eau, 1 kil.	TETTUCCIO. Eau, 1 kil.	OLIVO. Eau, 1 kil.	BAGNO REGIO. Eau, 1 kil.	TERME LEOPOLD. Eau, 1 kil.
Oxygène.............	0^{gr}, 1039	0^{gr}, 0652	0^{gr}, 0037	0^{gr}, 0216	0^{gr}, 0133
Azote................	0, 1482	0, 1922	0, 0253	0, 1734	0, 1734
Acide carb. libre.....	0, 2333	0, 2861		0, 2559	0, 5295
Bicarb. de chaux.....	0, 2583	0, 0241	0, 3228	0, 2242	0, 5639
— de magnésie..	0, 0271	0, 0736	0, 1126	0, 3822	0, 0071
— de fer.........			0, 0086		
Sulfate de chaux.....	0, 5185	0, 5219	0, 3252	0, 3453	2, 1996
— de potasse....	0, 0924	0, 0585	0, 0787	0, 1597	0, 3719
— de soude......		0, 3087	2, 8293	1, 3286	0, 0831
Chlor. de sodium....	4, 0036	4, 6076	6, 2109	9, 3072	18, 5455
— de magnésium.	0, 1748	0, 4508	0, 1258	0, 9564	0, 7328
Bromures............				traces	traces
Iodures..............				traces	traces
Fluorures...........					
Phosp. de fer........			0, 0195		
— d'alumine....	0, 0027	0, 0087		0, 0145	0, 0196
— de chaux					
Sels de manganèse..					
Acide silicique.......			0, 0082		
Nitrate................	traces	traces		traces	traces
Matière organique....			0, 0072		
	5^{gr}, 0774	6^{gr}, 0539	9^{gr}, 9086	12^{gr}, 7181	22^{gr}, 5235
Acide carb. libre en vol.	117$^{c.c.}$,7	144$^{c.c.}$,4		129$^{c.c.}$,1	267$^{c.c.}$,2

Bibliographie : Targioni-Tozzetti, Relazione ed analisi chimica dell' acqua proveniente dalla polla delle Tamerici a Monte-Catini; Firenze, 1843. — Robert Maunoir, La Porrette et Monte-Catini; Florence, 1848. — Bechi, Analisi chimica dell' acqua minerale del Villino; Firenze, 1848. — Anonyme, Documenti comprovanti la efficacia dell' acqua minerale purgativa della Fortuna.... Firenze, 1853. — Targioni-Tozzetti, Taddei e Piria, Acque minerali e termali... di Montecatini, 1853. — Fedeli, Notices sur les propriétés médicales des eaux minérales de Montecatini; Pise, 1857. — Buonamici e Giuntali, Delle acque minerali della Torretta e della Media; Firenze, 1861. — Savi e Fedeli, Storia naturale e medica delle acque di Montecatini; Pisa, 1870.

PORRETTA [LA] (PROVINCE DE BOLOGNE).

1303 kil. de Paris. — Chemin de fer de Lyon et chemins de fer italiens. — Trains express en 31 h. 1re cl. 163 fr. 55 c.; 2e cl. 69 fr. 10 c. Train omnibus en 49 h. 1re cl. 157 fr. 75 c.; 2e cl. 115 fr. 05 c.; 3e cl. 83 fr. 15 c.

DE PARIS À LA PORRETTA PAR TURIN ET BOLOGNE.

De *Paris à Turin* par Dijon, Culoz, Aix-les-Bains et le tunnel du Mont-Cenis, 801 kil. — Chemin de fer de Lyon. 3 conv. par jour. Train express en 21 h. 35 min. ou 22 h. 20 min. Trains omnibus en 27 h. 20 min. 1re cl. 100 fr. 20 c.; 2e cl. 74 fr. 65 c.; 3e cl. 54 fr. 25 c.

De *Turin à la Porretta* par Alexandrie, Plaisance, Parme, Modène et Bologne, 502 kil. Chemin de fer. 3 conv. par jour. Trains directs en 9 h. 17 min. 1re cl. 62 l. 80 c.; 2e cl. 44 l. 45 c. Train omnibus en 21 h. 30 min. 1re cl. 57 l. 55 c.; 2e cl. 40 l. 40 c.; 3e cl. 28 l. 90 c.

Porretta ou *la Porretta* est une petite ville de 3262 hab. env., située au pied des Apennins, dans la vallée pittoresque où coule le Reno.

HÔTELS. — *Locanda Nuova d'Italia; Palazzina.*

Les établissements thermaux, d'une architecture simple mais non sans élégance, sont au nombre de 5, dont 3 dans la ville, à son extrémité supérieure, et 2 à 1 kil. 1° Le bain *del Leone e del Bove*, du Lion et du Bœuf, a une buvette et 10 cabinets de bains, avec pavement et baignoires en marbre. — 2° Le bain *delle Donzelle*, des jeunes filles, a 1 buvette, 1 salle de douches octogonale, voûtée, avec pavement et soubassement en marbre, contenant 6 appareils de douches, 3 cabinets de bains avec baignoires en marbre, plus deux cabinets aménagés pour les douches rectales. — 3° Le bain del *Marte, del Reale e della Tromba*, de Mars, Royal et de la Trompette, a 6 cabinets de bains avec pavement, soubassement et baignoires en marbre de Carrare, plus 1 cabinet avec 3 appareils pour douches. Les cabinets portent le nom de la source qui les alimente : *Marte Nuovo, Marte Vecchio, Reale* 1°, *Reale* 2°, *Diana, Minerva.* — 4° Le bain *della Puzzola*, de la source puante, situé à 900 mèt. de la ville, est un bâtiment à deux étages, contenant 3 cabinets de bains, 1 buvette et 1 salle d'attente. — 5° Le bain *della Porretta Vecchia*, vieille Porretta, situé à 1 kil. de la ville, contient une buvette et 4 cabinets de bains.

LES EAUX. — Eaux thermales, chlorurées sodiques, sulfureuses. Toutes les sources dégagent de l'hydrogène carboné.

Connues très-probablement dans l'antiquité, mentionnées pour la première fois dans les temps modernes, en 1205. Machiavel en parle dans *la Mandragore*.

Émergence : De collines présentant des couches presque verticales où dominent le macigno et le calcaire ; quelques-unes sont formées d'ardoises, on y trouve des pyrites et du quartz. Les sources forment deux groupes, l'un au pied du *Sasso Cardo* et du *Monte alla Croce*, l'autre près de la colline du nom de *Rocchetta*.

Le *Sasso Cardo*, montagne qui domine la Porretta à l'est et au nord-ouest, présente vers son sommet des fissures d'où s'échappe du gaz hydrogène carboné. En frappant le rocher on s'assure, par le son caverneux qu'il rend, de l'existence de cavités profondes. Le thermomètre placé dans ces fissures marque constamment 35° à 38°.

Huit sources ou groupes de sources : *Porretta Vecchia*, vieille Porretta; *Puzzola*, source Puante; *Donzelle*, les jeunes Filles; *Leone*, le Lion ; *Bovi*, les Bœufs, on en compte deux : *Bue Nuovo*, *Bue Vecchio*, le nouveau et le vieux; *Marte*, Mars, vieux et nouveau; *Bagno Reale*, Bain royal; *Tromba*, la Trompette, deux sources *Diana* et *Minerva*.

Température : Marte 38°; Bagno Reale 37°,50; Minerva 36°; Leone et Porretta Vecchia 35°; Bovi 34°,25 à 36°,25; Donzelle 33° à 31°,25; Diana 28°; Puzzola 27°,5.

Caractères particuliers : Eaux limpides, incolores, à odeur hépatique, à goût saumâtre et nauséabond, douces et onctueuses au toucher, laissant sur la peau une substance huileuse et bitumineuse, déposant sur leur trajet (Porretta Vecchia, Puzzola, Leone) des filaments blanchâtres, sulfuraire? dégageant avec plus ou moins d'abondance des bulles de gaz hydrogène carboné que l'on peut enflammer à la surface de la source du Lion, et dont, pendant quelque temps, on a tiré parti pour l'éclairage. L'eau de cette dernière source est celle que l'on boit avec le moins de répugnance.

Emploi : Boisson, bains, douches.

Situation : A 370 mètres au-dessus de la mer.

Climat de montagnes, variable et paraissant d'autant plus rude qu'à quelques heures de distance règne le climat des plaines d'Italie. A cela près, la Porretta est un séjour très-salubre.

Action physiologique et thérapeutique : Vaccà Berlinghieri considérait la Porretta comme le point de l'Europe le plus favorisé de la nature à l'égard des eaux minérales. On peut en conclure tout au moins que ces eaux sont fort utiles en thérapeutique. Elles sont en général purgatives, diurétiques et résolutives. Elles agissent comme excitantes et altérantes par le soufre et les iodo-bromures, comme reconstituantes par le chlorure sodique et, pour deux sources, par le fer. M. Maunoir compare l'eau du Lion dans ses effets laxatifs à celle du Tettuccio de Montecatini. La fièvre thermale et la poussée sous forme d'urticaire se présentent souvent au début du traitement, et cèdent facilement aux moyens appropriés.

Comme toutes les chlorurées sodiques, ces eaux ont pour indication principale le lymphatisme et la scrofule ainsi que le rhumatisme, surtout chez les sujets lymphatiques et quand l'état aigu a cessé complétement. Les dermatoses de forme humide sont traitées avec succès à la Porretta, ainsi que les affections des muqueuses d'origine herpétique. Ces eaux réussissent encore dans la congestion hémorrhoïdaire, dans les engorgements du foie et dans la gravelle hépatique, dans les constipations opiniâtres et dans les troubles fonctionnels causés par la pléthore du système de la veine porte.

Nous empruntons les analyses suivantes à l'ouvrage de M. Schivardi sur les eaux minérales d'Italie.

Analyse (Sgarzi, 1866).

	LEONE. Eau, 1 kil.	BOVI. Eau, 1 kil.	MARTE. Eau, 1 kil.	PORRETTA VECCHIA. Eau, 1 kil.
Oxygène	0gr, 0030	0gr, 0020	0gr, 0028	0gr, 0030
Azote	0, 0078	0, 0076	0, 0075	0, 0079
Hydrogène carboné	0, 0060	0, 0126	0, 0129	0, 0014
— sulfuré	0, 0010	0, 0016	0, 0020	0, 0204
Acide carbonique libre	0, 0201	0, 0362	0, 0370	0, 0214
Chlorure de sodium	8, 2444	7, 5221	6, 5276	2, 5699
Iodure de sodium	0, 0802	0, 0120	0, 0112	0, 0278
Bromure de sodium	0, 0016	0, 0005	0, 0005	0, 0010
Sulfure de sodium				0, 0019
Bicarbonate de soude	0, 3891	0, 5826	0, 9004	0, 1998
— de chaux	0, 1420	0, 0822	0, 1304	0, 0298
— de magnésie	0, 0444	0, 0264	0, 0210	0, 0472
— de fer			0, 0110	
Silice	0, 0050	0, 0026	0, 0029	0, 0019
Alumine	0, 0060	0, 0060	0, 0 37	0, 0014
Fer	0, 0025	0, 0019		
Sulfate de chaux				0, 0020
Arsenic	traces			
Lithine				indices
Matières organiques	0, 0623	0, 0536	0, 0445	0, 0125
	9gr, 0154	8gr, 3528	7gr, 7154	2gr, 9493

Bibliographie : R. Maunoir, la Porrette et Monte-Catini ; Florence, 1848. — Paolini, Sulle acque termali della Porretta... Bologna, 1842. — Dell' asma e sua cura coi bagni della Porretta ; Bologna, 1861. — Illustrazione delle terme di Porretta.... publié par décision du conseil provincial de Bologne, 1867. — Brugnoli, le Terme Porrettane nella cura della tisi pulmonare ; Bologna, 1875. — Schivardi, Guida alle acque ed ai Bagni d'Italia ; Milano, 1875.

PRÉ-SAINT-DIDIER (PROVINCE DE TURIN).

V. pour l'itinéraire, Co rmayeur.

Pré-Saint-Didier est un v. de 800 hab. situé à 5 kil. de Courmayeur au confluent de la Thuille et de la Doire, dans une position charmante d'où l'on découvre une belle vue sur le Mont-Blanc.

HÔTELS. — *Poste*, *Rosa*.

L'*Établissement* thermal, situé à 200 mèt. du village, est d'une élégante simplicité, bien tenu, mais incomplet comme aménagement balnéaire, car les baignoires n'ont pas de robinet d'eau froide, et il n'y a pas de piscine. 17 cabinets de bains contiennent autant de baignoires en marbre blanc, 1 cabinet de douches est muni d'appareils variés, mais on ne donne que la douche descendante à faible pression; il y a 1 cabinet pour bains de vapeur et 4 chambres avec lits pour les malades qui veulent prendre du repos après le bain; enfin le massage est en usage ici comme à Aix.

Pré-Saint-Didier est dans des conditions analogues à celles de Courmayeur pour les excursions. Le climat y est un peu moins rigoureux.

LES BAUX. — Eau thermale, bicarbonatée calcique.

Connue vers le commencement du dix-huitième siècle.

Émergence : d'une roche contenant du spath calcaire, du quartz et du mica.

Sources nombreuses et très-rapprochées à leur émergence ; une seule est employée aujourd'hui.

Densité : A 20°, 1,00123 à l'établissement; 1,00074 à la source.

Température : 35°,6.

Caractères particuliers : Eau limpide, inodore, à saveur astringente peu sensible, dégageant beaucoup de petites bulles de gaz, déposant dans les conduits un sédiment ocracé.

Emploi : En boisson et surtout en bains; douches, massage.

Situation : A cinq kilomètres de Courmayeur et plus bas que cette station; la source émerge à 15 mèt. au-dessus de l'établissement.

Climat de montagnes assez doux, soirées et matinées fraîches.

Action physiologique et thérapeutique : Suivant M. le docteur Argentier, l'action des bains de Pré-Saint-Didier est tonique et stimulante des fonctions digestives et de la circulation; cette eau paraît agir comme reconstituante et comme sédative du système nerveux; elle n'augmente pas la transpiration et ne détermine pas la poussée, mais elle donne à la peau de la rudesse, ce que le savant observateur attribue à la présence dans l'eau d'un principe ferro-manganeux et du sulfate de chaux.

On se loue des résultats que donne cette eau dans les différentes formes de paralysies, dans les maladies chroniques des articulations, dans le rhumatisme et dans la plupart des dermatoses.

Nous donnons ici l'analyse insérée au *Journal de Pharmacie* (1847); elle diffère un peu comme quantités de celle que M. Argentier cite dans sa monographie.

Analyse (Abbene, 1845).

	S. INFÉRIEURE. Eau, 1 kilogr.
Chlorure de sodium	0gr, 050
— de magnésium } — de calcium }	0, 060
Bromure	traces
Iodure	traces
Sulfate de chaux	0, 060

Sulfate de soude	0^{gr}, 270
— de potasse	traces
Carbonate de chaux	0, 310
— de magnésie	0, 077
Alumine	traces
Oxyde de fer	0, 010
— de manganèse	0, 003
Silice	0, 020
Substance organique, barégine	0, 040
	0^{gr}, 900
Gaz acide carbonique	0^{lit}, 0010
— oxygène	0, 0018
— azote	0, 0047

Borsarelli a constaté, en 1850, la présence de l'arsenic dans les incrustations formées par l'eau minérale.

Bibliographie : Bertini, Idrologia minerale.... Turin, 1843. — Abbene, (Journal de Pharmacie, 1847). — Argentier, Guide pratique aux bains de Pré-Saint-Didier. Aoste, 1857. — Courmayeur et Pré-Saint-Didier, leurs bains, leurs eaux.... Aoste, 1864.

RECOARO (PROVINCE DE VICENCE).

1194 kil. de Paris. — Chemin de fer de Lyon, chemins de fer italiens et route de voitures. — Trains express en 34 heures. Trains omnibus en 45 heures. Prix jusqu'à Vicence : 1re cl. 139 fr. 75 c.; 2e cl. 102 fr. 40 c.; 3e cl. 74 fr. 10 c.

DE PARIS A RECOARO PAR TURIN ET VICENCE.

De *Paris à Turin* par Dijon, Culoz, Aix-les-Bains et le tunnel du Mont-Cenis, 801 kil. — Chemin de fer de Lyon. 3 conv. par jour. Trains express en 21 h. 35 min. ou 22 h. 20 min. Trains omnibus en 27 h. 20 min. 1re cl. 100 fr. 20 c.; 2e cl. 74 fr. 65 c.; 3e cl. 54 fr. 25 c.

De *Turin à Vicence* par Santhià, Verceil, Milan, Brescia et Vérone, 349 kil. — Chemin de fer. 2 conv. par jour. Train direct en 8 h. 19 min. Train omnibus en 13 h. 30 min. 1re cl. 39 l. 55 c.; 2e cl. 27 l. 75 c.; 3e cl. 19 l. 05 c.

De *Vicence à Recoaro* par Valdagno, 44 kil. — Route de poste. Diligence tous les jours de juin à septembre. Trajet en 4 h.

Recoaro, V. de 5639 hab., est situé au fond de l'étroite vallée de l'Agno. Les montagnes dolomitiques qui le dominent au N., à l'O. et au S. sont cultivées jusqu'au sommet et couvertes d'une riche végétation. La plus grande partie de la ville, divisée en plusieurs groupes d'habitations, est sur la rive g. de l'Agno.

HÔTELS. — Près de l'établissement : *Giorgetti fratelli; Hôtel Gotico*, succursale du précédent. Plus bas : *Trattenero; Fortuna*,

Croce d'Oro. L'établissement a des logements et un café-restaurant à l'usage des baigneurs. — Maisons meublées.

L'*Établissement* thermal actuel a été construit récemment en face de l'ancien bâtiment qui renfermait la source Lelia et sur les trois autres sources. Elevé de 3 étages sur une de ses façades, et de 5 sur l'autre, à cause de la pente du terrain, il présente un bâtiment central et deux ailes. Il contient 22 cabinets de bains et des cabinets de douches, une grande et belle salle de réunion, entourée d'une galerie, et des cabinets de consultation; des logements et un café-restaurant. L'ensemble est grandiose et bien aménagé; le service est très-satisfaisant.

Recoaro a, de plus, un établissement militaire et un hôpital de 40 lits.

La ville possède un beau Casino et offre aux étrangers des ressources comme distraction. On y compte chaque année environ 8000 baigneurs.

PROMENADES. — On peut aller à cheval jusqu'au sommet du mont Recoaro qui a donné son nom à la ville, et d'où la vue est fort belle. Des avenues ombragées et bien entretenues conduisent aux buvettes et les environs offrent de charmantes promenades. — On trouve à louer des ânes pour les excursions.

LES EAUX. — Eau froide, ferrugineuse bicarbonatée, gazeuse.

Connue depuis 1689; fréquentée surtout depuis une vingtaine d'années.

Émergence : Au pied du mont Spitz et d'une grande muraille dolomitique qui domine Recoaro à l'ouest et au nord. La base des montagnes d'alentour est en général formée de schiste argileux. En 1841, on a découvert dans le voisinage un filon de dolérite.

Six sources principales : source *Lelia* ou *Regia*, royale; source *Amara*, amère; source *Lorgna;* source *Giuliana*; source *del Capitello,* du chapiteau, ou *Marianna;* source *del Franco*, nom du torrent près duquel elle émerge. Une septième, la *Giausse* découverte en 1830, puis perdue et retrouvée en 1862, n'est pas utilisée. Les quatre premières appartiennent à l'État, les autres à des particuliers.

Débit en 24 heures. Lelia, 61 hectol.; Giuliana, 43 hectol.; Lorgna, 31 hectol.; Amara, 23 hect.; Capitello, 9 hectol.

Densité : 1,0034.

Température : 11°.

Caractères particuliers : Eau limpide, à odeur ferrugineuse, à saveur acidule, piquante et ferrugineuse, désagréable et amère (Amara et Giuliana), atramentaire et styptique (Lorgna); dégageant des petites bulles de gaz, incrustant rapidement les verres et le bassin des sources.

Emploi : Boisson, bains, applications des boues ferrugineuses.

Situation : Recoaro, 463 mèt., source Lelia, 511 mèt. au-dessus de la mer.

Climat de montagnes, assez doux; le mont Xon di Staro abrite le pays du vent du nord; la température moyenne en juillet et août est de 20°, c'est-à-dire 2 degrés au-dessous de celle des plaines voisines.

Action physiologique et thérapeutique : Eaux excitantes, toniques et reconstituantes. Toutes les sources ont un effet plus ou moins laxatif; elles doivent au fer et à l'acide carbonique leurs propriétés les plus importantes, mais le sulfate de chaux que contiennent en forte proportion les sources Lelia, Amara et Lorgna les rend indigestes et l'estomac les supporte mal. On commence quelquefois le traitement par l'eau moins séléniteuse du Capitello. Les boues agissent comme résolutives et toniques.

L'anémie sous toutes ses formes est l'indication principale des eaux de Recoaro. Capsoni les a vantées contre les affections de l'estomac et de l'intestin, notamment contre la dyspepsie, dans les engorgements du foie et de la rate, tenant à la cachexie paludéenne, et dans un assez grand nombre d'affections qui seraient aujourd'hui considérées non comme idiopathiques, mais comme des manifestations de l'hystérie. Enfin M. Chiminelli regarde ces eaux, dans lesquelles sont réunis les sels calciques et ferriques, comme très-utiles contre les formes lentes du lymphatisme.

Analyse (Bizio, 1862-1864).

	LELIA. Eau, 1 kilogr.	CAPITELLO. Eau, 1 kilogr.
Acide carbonique libre	1gr, 46217	1gr, 41976
— — des bicarbonates	0, 35945	0, 31538
Oxygène	0, 00060	0, 00080
Azote	0, 00680	0, 00400
Carbonate de protoxyde de fer	0, 04624	0, 04077
— de — de manganèse	0, 00322	0, 00358
— de chaux	0, 76933	0, 47641
— de magnésie	0, 00417	0, 15889
— de soude		0, 01373
Chlorure de magnésium	0, 00513	
— de sodium		0, 00406
Sulfate de chaux	1, 24316	0, 01263
— de magnésie	0, 66027	0, 15921
— de strontiane	0, 00016	0, 00009
— de potasse	0, 01562	0, 02036
— de soude	0, 03257	0, 01555
— d'ammoniaque	0, 00805	0, 00645
Phosphate d'alumine	0, 00017	0, 00014
Acide silicique	0, 01271	0, 02459
Sulfate de lithine / Matière organique	traces	traces
	2gr, 80090	0gr, 93654
Acide carbonique libre, en volume	730c.c.,0	716c.c.,6
— — des bicarbonates	181, 4	139, 1

Bibliographie : Gratiani, bergomensis, Thermarum patavinarum examen, cui accedit : Dissertatio de situ.... et viribus fontis Lelii acidi Recobarii; Patavii, 1701. — Lorgna, Osservazioni fisiche intorno all' acqua minerale di Recoaro; Vicenza, 1780. — Melandri-Contessi, Nuove ricerche fisico-chimiche ed analisi dell' acqua di Recoaro; Padova, 1830. — Capsoni, Guida alle principali acque minerali della Lombardia e del Veneto (avec une bibliographie très étendue); Milano, 1852. — Bologna, Brevi Notizie sopra Recoaro; Valdagno, 1871. — Chiminelli, Recoaro, le sue fonti minerali e i suoi dintorni; Bassano, 1872.

TABIANO (PROVINCE DE PARME).

1141 kil. de Paris. — Chemin de fer de Lyon, chemins de fer italiens et route de voitures. — Trains express en 25 h. 48 min. 1re cl. 144 fr. 50 c.; 2e cl. 106 fr. 30 c. Trains omnibus en 44 h. 1re cl. 140 fr. 55 c.; 2e cl. 103 fr. 60 c.; 3e cl. 75 fr. 55 c.

DE PARIS À TABIANO PAR TURIN, PLAISANCE ET BORGO SAN DONNINO.

De *Paris à Turin* par Dijon, Culoz, Aix-les-Bains et le tunnel du Mont-Cenis, 801 kil. — Chemin de fer de Lyon. 3 conv. par jour. Trains express en 21 h. 35 min. ou 22 h. 20 min. Train omnibus en 27 h. 20 min. 1re cl. 100 fr. 20 c.; 2e cl. 74 fr. 65 c.; 3e cl. 54 fr. 25 c.

De *Turin à Borgo San Donnino* par Alexandrie et Plaisance, 332 kil. — 2 conv. par jour. Train direct en 4 h. 48 min. 1re cl. 42 l. 20 c.; 2e cl. 29 l. 65 c. Train omnibus en 14 h. 11 min. 1re cl. 38 l. 35 c.; 2e cl. 26 l. 95 c.; 3e cl. 19 . 30 c.

De *Borgo San Donnino à Tabiano*, 8 kil. — Route de voitures. Omnibus à tous les trains. Prix : 2 l.

Tabiano est un village bâti sur une riante colline, dominée par un antique château et offrant de beaux points de vue.

HÔTELS. — *Grand-Hôtel*, avec Casino, salles de conversation, de bal, de musique, etc. — Plusieurs hôtels moins importants.

Une des trois sources émerge près du sommet de la colline et à peu de distance de l'église paroissiale. Plus bas, vers l'O. à 1000 ou 1200 mèt., on trouve une seconde source, qui émerge sur le penchant du mont Pozzinello. La troisième, plus abondante que les deux premières, jaillit sur le bord septentrional d'une autre colline, appelée les Pergoli, à 1200 mèt. env. de la précédente.

L'*Établissement* thermal, construit en 1838, contient 24 cabinets de bains, dont 12 pour les hommes et 12 pour les femmes, avec baignoires de marbre, plus, les appareils nécessaires pour douches, bains de vapeur et inhalation de gaz. Une machine à vapeur chauffe l'eau minérale. Des jardins et des promenades ombragées entourent l'établissement, qui est fort bien tenu ainsi que le Grand-Hôtel, appartenant aux mêmes propriétaires.

EXCURSIONS. — La promenade ordinaire, et fort agréable du reste, est la route qui conduit au vieux château. On peut aussi visiter Plaisance, Parme, Reggio, à une distance d'environ deux heures, par chemin de fer.

LES EAUX. — Eau froide, sulfatée calcique.

Connue depuis un siècle environ.

Trois sources, dont une seule a quelque importance et s'échappe d'une colline nommée *i Pergoli*. Les paysans du voisinage nomment ces sources *Acqua Puzza*, eau puante.

Débit en 24 heures : 384 hectol.

Densité : 1,0017.

Température : 13°,75.

Caractères particuliers : Eau limpide et incolore au griffon, devenant opaline au contact de l'air, à odeur hépatique, à saveur nauséeuse et amère, non persistante.

Emploi : En boisson et surtout en bains.

Action physiologique et thérapeutique : Cette eau est légèrement laxative, très-diurétique et sudorifique. Elle agit principalement sur la peau, dont elle stimule et modifie les fonctions; elle a, de plus, sur les tissus fibreux et sur les muqueuses, l'action commune à toutes les eaux sulfureuses.

Les maladies de la peau sont considérées en Italie comme l'indication spéciale de cette eau. Elle donne aussi d'assez bons résultats dans les affections de la vessie, de la prostate et de l'urèthre.

Analyse (Del Bue, 1843).

	Eau, 1 kilogr.
Sulfhydrate de protosulfure de lithium	0gr, 03766
Chlorure de sodium	0, 06850
— de magnésium	0, 05046
Sulfate de soude	0, 07782
— de chaux	1, 67562
— de magnésie	0, 02125
Bicarbonate de chaux	0, 35750
— de magnésie	0, 02805
— de manganèse	0, 00189
— de fer	0, 00275
Iodure probablement sodique, chlorure de manganèse, matière organique azotée et non azotée	quant. indét.
Silice	traces
	2gr, 32150

Gaz azote	7c.c.,91
— acide carbonique libre	61, 16
— acide sulfhydrique libre	62, 77

Bibliographie : Del Bue, Analisi dell' acqua solforosa di Tabiano. Parma, 1843. — Berzieri, Notizie sui Bagni delle acque solforose minerali di Tabiano. Borgo San Donnino, 1847. — Guida alle acque di Tabiano. Parma, 1873.

TRESCORE (PROVINCE DE BERGAME).

1018 kil. de Paris. — Chemin de fer de Lyon, chemins de fer italiens et route de voitures. — Trains express en 26 h. 48 min. 1re cl. 126 fr. 15 c.; 2e cl. 92 fr. 85 c. Trains omnibus en 37 h. 15 min. 1re cl. 124 fr. 45 c.; 2e cl. 91 fr. 65 c.; 3e cl. 66 fr. 40 c.

DE PARIS À TRESCORE PAR TURIN, MILAN, BERGAME ET GORLAGO.

De *Paris à Turin* par Dijon, Culoz, Aix-les-Bains et le tunnel du Mont-Cenis, 801 kil. — Chemin de fer de Lyon. 3 conv. par jour. Trains express en 21 h. 35 min. ou 22 h. 20 min. Train omnibus en 27 h. 20 min. 1re cl. 100 fr. 20 c.; 2e cl. 74 fr. 65 c; 3e cl. 54 fr. 25 c.

De *Turin à Milan* par Santhià et Verceil, 150 kil. — Chemin de fer. 5 conv. par jour. Train direct en 3 h. 34 min. 1re cl. 18 l. 70 c.; 2e cl. 13 l. 10 c. Train omnibus en 5 h. 10 min. 1re cl. 17 l.; 2e cl. 11 l. 90 c.; 3e cl. 8 l. 55 c.

De *Milan à Bergame* par Treviglio, 52 kil. — Chemins de fer. 5 conv. par jour. Trajet en 1 h. 53 min. 1re cl. 5 l. 90 c.; 2e cl. 4 l. 15 c.; 3e cl. 2 l. 95 c.

De *Bergame à Gorlago*, 12 kil. — Chemin de fer. 5 conv. par jour. Trajet en 21 min. 1re cl. 1 l. 35 c.; 2e cl. 95 c.; 3e cl. 65 c.

De *Gorlago à Trescore*, 3 kil. — Route de voitures.

Trescore, surnommé *Balneario* pour le distinguer de Trescorre dans la province de Crémone, est un gros bourg de 2906 hab., situé à l'entrée de la Val Cavallina, dans une plaine fertile et une charmante position. Il est séparé par un ruisseau, le Cherio, du village de Zandobbio.

Plusieurs *hôtels* et des maisons meublées sont à la disposition des baigneurs qui peuvent aussi loger dans les établissements thermaux.

Trois établissements desservent cette station.

1° A Trescore, l'*Établissement Municipal*, propriété de la ville de Bergame; 13 cabinets de bains avec baignoires de marbre, 4 salles pour les applications de boues, 1 cabinet de douches et 1 pour bain de vapeur; de plus, 12 baignoires destinées aux indigents; 1 café-restaurant, des salles de conversation, de billard, etc. Une cour plantée sert de promenoir.

2° L'*Établissement Grena* qu'alimente la source de ce nom. Il a 14 baignoires, auxquelles on accède par une galerie, et des logements convenables.

3° A Zandobbio, l'*Établissement Beroa*, le plus important des trois. Une avenue de platanes conduit aux thermes, édifice à 2 étages qui renferme 40 baignoires de marbre; les cabinets de bains sont disposés en amphithéâtre et l'on y accède par un portique demi-circulaire à colonnes élégantes. 8 cabinets sont installés pour les applications de boues; des douches variées, des bains de vapeur complètent l'aménagement balnéaire. Des logements sont à la disposition des baigneurs.

MONUMENTS. — On remarque à Trescore le *palais* du comte Gianforte Soardi et la *chapelle* de Santa Barbara in Novale avec les fresques magnifiques (1524) de Lorenzo Lotto.

On peut visiter aux environs : les deux petits lacs *Spinone* et *Gajono*; — *Gorlago*, station du chemin de fer, dont l'église est ornée de belles peintures; — le lac d'*Iseo* que parcourt un bateau à vapeur (2 services par jour); — à l'extrémité N. du lac, la petite V. de *Lovere* qui possède des églises remarquables, ornées de belles peintures et, au palais Tadini, une galerie de tableaux.

LES EAUX. — Eau froide, sulfurée calcique.

Connue de temps immémorial.

Émergence : D'un calcaire marneux.

Six sources, dont trois dans la commune de Trescore : source *San Pancrazio ;* source *Grena ;* source *Nuova*, nouvelle; et trois dans la commune de Zandobbio, sur la rive g. du Cherio : source *Beroa ;* source *Vigani ;* source *Nuova*.

Débit en 24 heures : Total des 6 sources, environ 1420 hectol.

Température : 15°.

Caractères particuliers : Eau limpide, à odeur hépatique, à saveur amère, saline, astringente, atramentaire ; noircissant l'argent, onctueuse au toucher.

Emploi : Boisson, bains et douches d'eau et de vapeur; applications de boues minérales.

Action physiologique et thérapeutique : Cette eau est, comme toutes les eaux sulfureuses froides, modérément excitante de la peau et des fonctions en général. Suivant Capsoni, elle est diurétique et détermine souvent la constipation. Sa richesse en iode explique les bons effets qu'elle produit dans toutes les manifestations du lymphatisme et de la scrofule. En boisson elle est utile dans la dyspepsie ; en bains elle réussit contre les maladies cutanées ; enfin on lui attribue de bons résultats dans les suites de traumatismes graves.

D'après M. Ruspini, les six sources de Trescore sont à peu près identiques dans leurs éléments chimiques.

Analyse (Ruspini, 1845).

	S. BEROA. Eau, 1 kilogr.
Chlorure de sodium	0gr, 624
— de magnésium	0, 422
Iodure de sodium	0, 226
Brome à l'état de bromure	traces
Sulfate de magnésie	0, 062
— de soude	0, 061
— de chaux	0, 022
Carbonate de chaux	0, 222
Silice	0, 011
Matière organique	0, 069
	1gr, 719

Gaz acide sulfhydrique libre	0gr, 0655	80c.c.,1
— — carbonique —	0, 1261	63, 0

Bibliographie : Ruspini, Analisi chimica della nuova sorgente di Zandobbio; Milano, 1846. — Sulla presenza dell' iodio nelle acque minerali di Trescore e Zandobbio; Bergamo, 1847. — Comi, Manuale sull' uso dell' acqua minerale di Trescore e Zandobbio; Bergamo, 1848. — Galli, I fanghi di Trescore-Zandobbio; Bergamo, 1874.

VALDIERI (PROVINCE DE CUNEO).

933 kil. de Paris. — Chemin de fer de Lyon, chemins de fer italiens et route de voitures. Trains express en 28 h. 30 min. Trains omnibus en 37 h. 21 min. Prix jusqu'à Cuneo : 1re cl. 110 fr. 5 c.; 2e cl. 81 fr. 65 c., 3e cl. 59 fr. 25 c.

DE PARIS À VALDIERI PAR TURIN ET CONI.

De *Paris à Turin* par Dijon, Culoz, Aix-les-Bains et le tunnel du Mont-Cenis, 801 kil. — Chemin de fer de Lyon. 3 conv. par jour. Trains express en 21 h. 35 min. ou 22 h. 20 min. Trains omnibus en 27 h. 20 min. 1re cl. 100 fr. 20 c.; 2e cl. 74 fr. 65 c.; 3e cl. 54 fr. 25 c.

De *Turin à Coni*, 88 kil. — Chemin de fer. 4 conv. par jour. Trajet en 3 h. 1re cl. 9 l. 85 c.; 2e cl. 7 l.; 3e cl. 5 l.

De *Coni à Valdieri-les-Bains*, 44 kil. — Route de voitures. Trajet en 4 h. 30 min. environ.

Valdieri, en patois et en français *Vaudier*, est une V. de 2500 hab., située dans la vallée du Gesso, et qui donne son nom aux *Bains de Valdieri* situés à 14 kil. de distance, en amont, dans un petit bassin triangulaire et sur les deux rives du Gesso. De toutes parts l'horizon est limité par les hautes montagnes de la Merà, du Matto ou Rocca del Mat, de la Stella et de la Rocca San Giovanni.

L'*Établissement* thermal, construit de 1860 à 1862, est un vaste édifice à trois étages, situé à la base de la Stella, sur la rive dr. du Gesso que traverse un beau pont en pierre, d'une seule arche. L'aménagement balnéaire répond aux exigences actuelles de la science et comprend environ 40 cabinets de bains, des douches variées, des étuves et les installations nécessaires aux applications de conferves, à l'inhalation, à l'hydrothérapie et au traitement par l'électricité. On peut donner par jour 600 bains, et de nouveaux travaux de captage permettraient d'en porter le nombre à 1000.

L'établissement renferme environ 300 chambres d'étrangers, une immense salle à manger, un bazar, une fort belle salle de bal, des salons de conversation, de jeux, de lecture. La belle galerie qui donne sur le torrent sert de café; une autre galerie couverte unit le grand corps de bâtiment des Thermes à l'ancien établissement de Santa Lucia, où se trouve le restaurant. Des *chalets* pittoresques s'élèvent dans le voisinage et sont réservés aux baigneurs, enfin les bâtiments de l'ancien établissement du *Baraccone*, sur la rive g. du torrent, complètent l'ensemble de l'aménagement.

PROMENADES ET EXCURSIONS. — Quelques charmantes allées ont été tracées pour les promeneurs sur les pentes des montagnes environnantes. Une route ombragée conduit par une série de lacets à la terrasse gazonnée qu'on nomme *Piazza Castello*, par allusion à la grande place de Turin. Une autre, également ombreuse, longe la rive g. du Gesso et aboutit à la petite *chapelle San Giovanni*. Des sentiers bien entretenus pénètrent dans les vallons voisins. On peut se rendre en 45 min. à la *Tombe de l'enchanteur Merlin*. D'autres buts d'excursions sont : le *Dieu-Grand*, le *Jardin Anglais*, le *Tombeau du Chien*, la combe du *Vallasco*. — On peut faire l'ascension des monts *Stella* et *Orosa*, du *col Saint-Jean*. Les routes de chasse, tracées pour Victor-Emmanuel, rendent facile l'accès des montagnes environnantes.

LES EAUX. — Eau thermale, sulfurée sodique.

Connue dans l'antiquité, suivant quelques auteurs. Le premier établissement de ces thermes paraît remonter à la moitié du XVIe siècle.

Émergence : Du granite.

Quatre sources utilisées : Source de *San Lorenzo*, émergeant par deux griffons dont l'un est appelé source de San Martino ; *Vitriolata*, source vitriolée ; *Magnesiaca*, source magnésienne ; *Santa Lucia*, source de Sainte-Lucie. — Trois sources sont abandonnées : *I Polli*, source des poulets ; *San Carlo*, source Saint-Charles ; source *Cavour*.

Débit en 24 heures : San Lorenzo, env. 1000 hectol. ; Magnesiaca, 57 hectol. ; Santa Lucia, 18 hectol.

Densité : 1,00084.

Température : San Martino, 69° ; Magnesiaca, 36° ; Santa Lucia, 24°,2 ; Vitriolata, 21° (Rotureau).

Caractères particuliers : Magnesiaca, eau limpide, incolore, inodore, à saveur un peu amère ; Vitriolata, limpide au moment où on la puise, déposant bientôt un sédiment noirâtre, inodore, à saveur amère ; Santa Lucia, un peu trouble, de couleur citrine, onctueuse au toucher, odeur hépatique, saveur un peu amère et nauséeuse.

Ces eaux donnent naissance à des conferves, *muffe*, de même espèce que celles de Vinadio et d'Acqui. Leur couleur varie du rouge au jaune suivant l'âge de la conferve et la température de l'eau ; des insectes y pullulent malgré la haute température. Elles appartiennent, suivant M. del Ponte, au genre *Leptothrix*.

Emploi : Boisson, bains, douches d'eau et de vapeur, applications de conferves, inhalation, hydrothérapie.

Situation : 1349 mèt. au-dessus de la mer.

Climat de montagnes, tempéré dans la saison des bains, matinées et soirées fraîches. Le thermomètre ne s'élève pas au-dessus de 19° dans les jours les plus chauds.

Action physiologique et thérapeutique : Les eaux de Valdieri forment deux groupes distincts dans leurs effets comme dans leurs principes. Les sources San Lorenzo et Santa Lucia sont sulfureuses ; les sources Vitriolata et Magnesiaca ne contiennent pas d'acide sulfhydrique. De plus, la thermalité considérable de la source San Lorenzo la distingue des autres qui sont beaucoup moins chaudes. Les sources sulfureuses sont, comme la plupart de leurs congénères, excitantes et reconstituantes, elles activent les fonctions de la peau et des organes urinaires. En boisson, l'eau de Santa Lucia excite le système nerveux et la circulation; elle produit quelquefois, dit M. Rotureau, de l'agitation, de l'insomnie et même de la fièvre chez les sujets impressionnables, elle facilite l'expectoration et augmente la sécrétion salivaire. En bains, les eaux de Santa Lucia et de San Lorenzo déterminent l'afflux du sang à la peau, un prurit général et assez souvent la poussée, quand le traitement, à la fois interne et externe, dure depuis assez longtemps et que les bains sont prolongés. L'eau de Santa Lucia en bains a, suivant le même auteur, une action dépressive sur le pouls qui reste plein, mais se ralentit. C'est sans doute un effet sédatif analogue à celui que M. Armieux a constaté pour les eaux de Barèges et M. Vidal pour celles d'Aix-en-Savoie. Il est à remarquer que la source Santa Lucia n'a qu'une température de 35°, tandis que celle de San Lorenzo est de 69°, et l'on sait que la thermalité native est dans les eaux minérales un élément d'excitation très-puissant.

La source Vitriolata, à peine minéralisée, ne paraît pas avoir d'effet bien déterminé. Quant à la source dite Magnésienne, elle semble devoir sa propriété laxative, moins aux sels qu'elle contient en quantité minime, qu'à la quantité qu'on en boit.

Les manifestations du lymphatisme et de la scrofule sont, avec le rhumatisme, les indications principales des eaux sulfureuses de Valdieri. Les dermatoses et les affections des muqueuses procédant de l'une ou l'autre diathèse, strumeuse ou arthritique, sont traitées avec grand avantage à cette station. Il en est de même des engorgements ganglionnaires, des maladies des articulations et des paralysies rhumatismales; ces eaux réussissent encore dans l'intoxication métallique. Les applications de conferves sont très-utiles contre les accidents locaux du rhumatisme et dans les névralgies.

La source Magnésienne donne de bons résultats dans l'atonie de l'estomac et des intestins, dans les maladies des voies urinaires et dans la gravelle néphrétique ou hépatique.

Analyse (Peyrone et Brugnatelli).

	SAN LORENZO. Eau, 1 kilogr.	SANTA LUCIA. Eau, 1 kilogr.	MAGNESIACA. Eau, 1 kilogr.
Chlorure de sodium.........	0gr, 03999	0gr, 04519	0gr, 00981
Sulfate de soude............	0, 08736	0, 09625	0, 03533
Silicate de potasse..........	0, 04190	0, 05350	0, 01037
— de soude...........	0, 03298	0, 04334	
— de chaux...........	0, 00902	0, 00825	0, 02188
— de magnésie........	0, 00082	0, 00006	0, 30208
Oxyde de fer et de manganèse.	0, 00130	0, 00036	
Oxyde de fer, alumine.......			0, 01300
Alumine.	0, 00200	0, 00174	

Acide phosphorique.........	0gr, 00078	0gr, 00241	
— silicique............	0, 02531	0, 00397	0, 00872
— sulfhydrique.........	0, 00014	trac. sens.	
— carbonique...........			
Iode, ammoniaque, acide apocrénique et mat. organique.		trac. sens.	
Mat. org. avec acide apocrén.	traces		
	0gr, 24160	0, 25507	0, 10119
Acid. sulfhyd. en vol........	0c.c.,17		

Cantù a trouvé des traces d'iode et de brome dans la source San Lorenzo.

Bibliographie: Giobert, Des eaux sulfureuses et thermales de Vaudier; Turin, 1793. — Garelli, Valdieri e le sue acque; Torino, 1855. — Saggio intorno alle Muffe nelle acque termali di Valdieri, 1857. — Del Ponte, Analisi microscopica delle Muffe di Valdieri; Torino, 1857. — Rotureau, Des principales eaux minérales de l'Europe, 1864.

VESUVIANA-NUNZIANTE (PROVINCE DE NAPLES).

1971 kil. de Paris. — Chemin de fer de Lyon et chemins de fer italiens. Trains express en 49 h. 1re cl. 245 fr. 70 c.; 2e cl. 176 fr. 5 c. Trains omnibus en 76 h. 40 min. 1re cl. 230 fr. 5 c.; 2e cl. 165 fr. 10 c.; 3e cl. 118 fr. 15 c.

DE PARIS À VESUVIANA-NUNZIANTE PAR TURIN, ROME, NAPLES ET TORRE DELL' ANNUNZIATA.

De *Paris à Turin* par Dijon, Culoz, Aix-les-Bains et le tunnel du Mont-Cenis, 801 kil. — Chemin de fer de Lyon. 3 conv. par jour. Trains express en 21 h. 35 min. ou 22 h. 20 min. Trains omnibus en 27 h. 20 min. 1re cl. 100 fr. 20 c.; 2e cl. 84 fr. 65 c.; 3e cl. 54 fr. 25 c.

De *Turin à Rome* par Alexandrie, Plaisance, Parme, Modène, Bologne et Florence, 890 kil. — Chemin de fer. 3 conv. par jour. Trains directs en 20 h. 40 min. 1re cl. 110 l. 45 c.; 2e cl. 77 l. 55 c. Trains omnibus en 37 h. 20 min. 1re cl. 100 l. 30 c.; 2e cl. 69 l. 90 c.; 3e cl. 49 l. 60 c.

De *Rome à Naples* par Velletri, Capoue et Caserte, 260 kil. — Chemin de fer. 3 conv. par jour. Trains directs en 7 h. 5 min. 1re cl. 34 l. 25 c.; 2e cl. 23 l. 50 c.; Trains omnibus en 9 h. 10 min. 1re cl. 28 l. 75 c.; 2e cl. 19 l. 90 c.; 3e cl. 14 l.

De *Naples à Torre dell' Annunziata*, 20 kil. — Chemin de fer. 8 conv. par jour. Trajet en 40 min. 1re cl. 2 l. 30 c.; 2e cl. 1 l. 60 c.; 3e cl. 95 c.; 4e cl. 65 c.

De *Torre dell' Annunziata* aux bains de Nunziante, 400 mèt. Route de voitures. Trajet en 3 min.

Les bains de **Vesuviana-Nunziante** sont situés au bord de la mer au pied du promontoire de l'*Uncino*. Une route, qui traverse en tranchée la base de l'Uncino, relie les bains à la ville de Torre dell' Annunziata qui n'en est éloignée que d'environ 400 mèt.

L'*Etablissement* thermal n'est séparé de la mer que par la route. Un portique assez élégant règne sur toute la longueur du bâtiment, et donne accès aux cabinets de bains, placés au rez-de-chaussée. L'étage supérieur est consacré aux logements des baigneurs. L'installation balnéaire comprend 24 cabinets de bains et deux salles de douches variées, avec des appareils satisfaisants.

LES BAUX. — Eau thermale, bicarbonatée sodique, ferrugineuse, gazeuse.

Connue depuis 1831, époque où elle fut obtenue par un forage artésien, exécuté sous la direction et aux frais du marquis Nunziante. On a trouvé dans le voisinage des puits antiques donnant une eau analogue.

Émergence : D'un terrain volcanique dans lequel des bancs de calcaire alternent avec les roches ignées.

Une source.

Densité : 1,004695.

Température : 30°,5.

Caractères particuliers : Eau limpide, incolore, se troublant à l'air, puis redevenant limpide après avoir déposé un précipité rouge brun; odeur analogue à celle de l'huile de pétrole, saveur acidule et ferrugineuse non désagréable; dégageant beaucoup de gaz.

Emploi : Boisson, bains, douches, lotions.

Situation : Au bord de la mer.

Action physiologique et thérapeutique : Eau diurétique, tonique, reconstituante. Elle excite l'appétit et facilite les fonctions digestives. En boisson elle détermine chez quelques personnes l'ébriété carbonique et des étourdissements; elle est quelquefois laxative, surtout au début du traitement. On la conseille dans la dyspepsie, dans les affections du foie et surtout dans les troubles fonctionnels qui résultent de l'anémie. Elle réussit dans les maladies des voies urinaires quand l'usage des eaux bicarbonatées faibles et ferrugineuses est indiqué. En bains et en douches elle est employée avec succès contre les manifestations rhumatismales, dans les contractures, les paralysies et autres accidents, suites de traumatisme. Les affections chroniques des voies aériennes, surtout quand elles sont de nature catarrhale, la gravelle, la goutte au début, quand elle s'accompagne d'anémie, les coliques néphrétiques ou hépatiques sont aussi des indications à l'usage de cette eau. Enfin elle passe dans le pays pour très-utile dans la conjonctivite et la blépharite chroniques, si souvent de nature strumeuse.

L'éréthisme nerveux, de même qu'une constitution sanguine et pléthorique, contre-indiquent l'usage de l'eau de Nunziante.

Analyse (Ricci, 1833).

	Eau, 1 kilogr.
Bicarbonate de potasse	0gr, 39930
— de soude	1, 23975
— de magnésie	0, 62500
— de chaux	0, 32551
— de fer	0, 05736

Sulfate de potasse	0gr, 42968
— de soude	0, 12586
— de magnésie	0, 00651
Chlorure de potassium	0, 76388
— de sodium	0, 19097
— de calcium	0, 07052
— de magnésium	0, 30923
Phosphate de chaux	0, 00650
Peroxyde de fer	0, 01700
Silice	0, 03905
	4gr, 60612
Acide carbonique libre	714c.c.

Bibliographie : Giuseppe Ricci, Analisi dell' acqua termo-minera e Vesuviana-Nunziante.... Ce travail est réuni à une série d'observations publiées, sans nom d'auteur, en deux fascicules. Naples, 1833 et 1834. — Rotureau, Des principales eaux minérales de l'Europe, 1864.

VINADIO (PROVINCE DE CONI).

933 kil. de Paris. — Chemin de fer de Lyon, chemins de fer italiens et route de voitures. — Trains express en 30 h. Trains omnibus en 39 h. 1re cl. 118 fr. 5 c.; 2e cl. 89 fr. 65 c.; 3e cl. 67 fr. 25 c.

DE PARIS À VINADIO PAR TURIN ET CONI.

De *Paris à Turin* par Dijon, Culoz, Aix-les-Bains et le tunnel du Mont-Cenis, 801 kil. — Chemin de fer de Lyon. 3 conv. par jour. Trains express en 21 h. 35 min. ou 22 h. 20 min. Trains omnibus en 27 h. 20 min. 1re cl. 100 fr. 20 c.; 2e cl. 74 fr. 65 c.; 3e cl. 54 fr. 25 c.

De *Turin à Coni*, 88 kil. — Chemin de fer. 4 conv. par jour. Trajet en 3 h. 1re cl. 9 l. 85 c.; 2e cl. 7 l.; 3 cl. 5 l.

De *Coni à Vinadio* par Borgo San Dalmazzo et Demonte, 38 kil. — Route de voitures. Diligences. Trajet en 5 h. Prix : 8 l.

De *Vinadio aux Bains*, 6 kil. — Route de chars.

Vinadio est un gros bourg de 3400 hab., chef-lieu de mandement, situé dans la vallée de la Stura, au pied du mont Oliva.

HÔTEL : d'*Italia*.

L'*Etablissement* thermal est exposé au midi, dans une situation à l'abri des avalanches et des torrents; il a trois étages. Une partie est destinée aux militaires, l'autre aux malades du civil. Comme installation balnéaire, ce dernier a 14 cabinets de bains, contenant ensemble 22 baignoires et dont 6 ont des appareils pour douches, plus, l'aménagement nécessaire aux applications de boues et de conferves qui sont la partie capitale du traitement à Vinadio. Une étuve comprenant deux pièces, taillée dans le roc et dans laquelle émergent deux sources très-chaudes, sert à prendre des bains de vapeur.

L'établissement militaire a des piscines, quelques baignoires, des douches et une étuve.

LES EAUX. — Eau thermale, chlorurée sodique, sulfureuse.

Connue dans l'antiquité.

Émergence : Des failles d'une roche quartzeuse.

Huit sources : Source *de la Chapelle*, sources *de l'Étuve de la Cuisine* et *de l'Étuve du Quartier*, sources *du Rocher latérale, supérieure* et *inférieure*, source *de la Boue*, source *de la Madeleine*. Les sept premières émergent au-dessus des bâtiments des bains, la dernière plus bas que ces bâtiments.

Débit en 24 heures : Source de la Madeleine, environ 53 hectol.

Densité : 1,0012.

Température : Sources de l'Étuve, 62°,5 et 67°,5; source de la Boue, 62°,5; source du Rocher supérieure, 60°; source inférieure, 57°,5; source latérale, 31°,7; source de la Madeleine, 47°,5; source de la Chapelle, 45°.

Caractères particuliers : Eau limpide, à odeur et saveur hépatiques, dégageant par l'agitation beaucoup de petites bulles de gaz; au contact de l'air elle devient visqueuse et adhérente aux parois du vase, elle est savonneuse au toucher et se conserve bien en bouteille. Les boues et les conferves de Vinadio ont la plus grande analogie avec celles d'Acqui et de Valdieri.

Emploi : Boisson, bains et douches; applications topiques et frictions de boues et de conferves; bains d'étuve.

Situation : 1330 mèt. au-dessus de la mer.

Climat de montagnes, variations brusques de température, matinées et soirées fraîches; nécessité des vêtements de laine. Pendant la belle saison, le thermomètre oscille entre 9° et 19° dans les journées les plus chaudes.

Saison : Du 20 juin au 1er septembre.

Action physiologique et thérapeutique : Les sources de la Chapelle et de la Madeleine, qu'on emploie en boisson seulement, sont légèrement purgatives et diurétiques; de plus elles ont, comme les autres sources, des propriétés excitantes et reconstituantes. Les eaux de Vinadio agissent spécialement sur la peau et sur le système des vaisseaux lymphatiques. Elles doivent à leur thermalité non moins qu'à leurs principes d'exciter fortement l'organisme; aussi faut-il les employer avec beaucoup de ménagement, sinon les interdire quand l'éréthisme domine dans la constitution du malade ou quand on craint de ramener un état aigu.

Les affections de la peau en général, mais surtout celles de forme humide, les manifestations rhumatismales, de même que celles du lymphatisme et de la scrofule, l'angine glanduleuse et le catarrhe chronique des voies aériennes, celui des voies urinaires et surtout de la vessie, enfin la dyspepsie d'origine herpétique ou rhumatismale, sont autant d'indications aux eaux de Vinadio. Les applications de boues et de conferves sont employées surtout chez les rhumatisants et contre les maladies chirurgicales, en dehors de l'état aigu. Elles sont, dans leur action comme dans leur nature, fort analogues, pour ne pas dire identiques, à celles d'Acqui et de Valdieri.

Analyse (Borelli).

	Eau, 1 kilogr.
Chlorure de sodium	1gr, 0180
Sulfate de chaux	0, 1710
Carbonate de chaux	0, 0045
Acide silicique	0, 0180
Matière bitumineuse et perte	0, 0310
	1gr, 2425
Gaz acide sulfhydrique	13c.c.
— — carbonique	1
— azote	7

Bibliographie : Bertini, Idrologia minerale... degli stati Sardi... 1843. — Borelli, Tavole sinottiche statistiche delle malattie curatte ai Bagni di Vinadio dal 1830 al 1870; Torino, 1871. — Paventa, Le sorgenti termo-minerali di Vinadio; Cuneo, 1873.

VITERBE (PROVINCE DE ROME).

679 kil. de Paris. — Chemin de fer de Lyon, chemins de fer italiens et route de poste. — Trains express en 40 h. 46 min. Prix jusqu'à Orte : 1re cl. 199 fr. 5 c.; 2e cl. 144 fr. 10 c. Trains omnibus en 66 h. 1re cl. 191 fr. 15 c.; 2e cl. 138 fr. 5 c.; 3e cl. 99 fr. 20 c.

DE PARIS À VITERBE PAR TURIN FLORENCE ET ORTE.

De *Paris à Turin* par Dijon, Culoz, Aix-les-Bains et le tunnel du Mont-Cenis, 801 kil. — Chemin de fer de Lyon. 3 conv. par jour. Trains express en 21 h. 35 min. ou 22 h. 20 min. Train omnibus en 27 h. 20 min. 1re cl. 100 fr. 20 c.; 2e cl. 74 fr. 65 c.; 3e cl. 54 fr. 25 c.

De *Turin à Florence* par Alexandrie, Plaisance, Parme, Modène, Bologne et Pistoie, 575 kil. — Chemin de fer. 3 conv. par jour. Trains directs en 11 h. 50 min. 1re cl. 72 l. 40 c.; 2e cl. 50 l. 90 c. Train omnibus en 25 h. 1re cl. 65 l. 80 c.; 2e cl. 46 l. 20 c.; 3e cl. 33 l. 5 c.

De *Florence à Orte* par Arezzo, Chiusi et Orvieto, 282 kil. — Chemin de fer. 3 conv. par jour. Trains directs en 6 h. 1re cl. 26 l. 45 c.; 2e cl. 18 l. 55 c. Train omnibus en 9 h. 8 min. 1re cl. 25 l. 15 c.; 2e cl. 17 l. 20 c.; 3e cl. 11 l. 90 c.

D'*Orte à Viterbe*, 22 kil. env. — Route de poste. Diligence tous les jours. Trajet en 2 h. env.

Viterbe, V. de 14 612 hab., est située sur les pentes occidentales du mont Cimino et, à ce que l'on croit, sur l'emplacement d'un temple étrusque. Elle est entourée d'anciennes murailles. Ses rues sont étroites et montueuses, ses maisons noires et enfumées, à corniches sculptées, à croisées gothiques.

HÔTELS. — *Posta ; Aquila Nera ; Tre Re ; Angelo.*

Les sources émergent à 4 kil. env. à l'O. de Viterbe, sur les bords d'un ravin au fond duquel coule un ruisseau nommé le Faul.

L'*Établissement* thermal forme un carré long dont la base repose sur l'un des côtés du ravin. L'une de ses façades est au N., l'autre au S. Lorsqu'on regarde la façade N., on n'aperçoit qu'un seul étage et un rez-de-chaussée comprenant deux salons assez convenables, une salle à manger, une cuisine et une remise. Le premier étage se compose de deux ou trois petits appartements, et de huit ou dix chambres. La maison, étant construite sur la pente même du ravin, présente deux étages, lorsqu'on regarde la façade du midi.

L'installation balnéaire comprend 38 cabinets de bains, dans lesquels sont réparties 46 baignoires en marbre et 5 douches, une piscine de natation pouvant contenir 15 à 20 personnes, et des cabinets d'étuve. Deux buvettes sont alimentées par les sources sulfureuses, une troisième par la source ferrugineuse *della Grotta*. Le service est très-bien organisé.

La plupart des baigneurs se logent à Viterbe, et, pendant la saison des eaux, des voitures fermées à 2 chevaux font un service régulier entre la ville et les bains.

MONUMENTS. — Viterbe est renommée pour ses belles fontaines. On remarque surtout celle de la grande place, *Fontana Grande*, la plus élégante ; celle de la place aux Herbes (XIIIe siècle), celle de la place Carlano et celle de la place della Rocca (1566) attribuée à Vignole.

ENVIRONS. — On visite surtout aux environs de Viterbe : la *Madonna della Quercia* (chemin de Narni) ; — la *villa Lante*, à Bagnaia ; — les restes des cités étrusques à *Castel d'Asso*, *Toscanella*, *Norchia* ; — le *Bulicame*, source minérale sulfureuse, une de celles qui alimentent l'établissement thermal. Elle forme en sortant du sol un bassin au milieu duquel l'eau bouillonne avec force, ce qui lui a valu son nom. Dante parle du Bulicame (*Enfer*, ch. XIV), où venaient se baigner les *peccatrici*. L'accès des autres bains leur était interdit sous des peines sévères ; — *Montefiascone* ; — les *lacs de Vico* et de *Bolsena*, au fond d'anciens cratères dont les hauteurs sont couvertes de forêts ; — le château de *Craprarola*, bâti par Vignole pour le cardinal Farnèse, etc.

LES EAUX. — Eau thermale, sulfurée calcique, ou sulfatée calcique, ferrugineuse, ou froide, ferrugineuse bicarbonatée.

Connue dans l'antiquité.

Émergence : D'un terrain volcanique ; un peu plus bas que Viterbe, vers Ferento, les coulées basaltiques recouvrent des bancs de terrain coquillier, et sont elles-mêmes recouvertes par des couches de travertin (Armand).

Sept sources sont utilisées : *Il Bulicame*, source bouillonnante ; *Sorgente della Crociata*, source du carrefour ; *sorgente della Torretta*, source de la Tourelle ; *Bagnaccio*, vilain bain ; *sorgente Magnesiaca*, source Magnésienne ; *sorgente della Grotta*, source de la Grotte ; *Acqua Acetosa*, eau acidule.

Débit en 24 heures : M. Armand estime à un carré d'au moins $0^m,50$ de côté, la section de la veine liquide du Bulicame, ce qui, en supposant un courant de $0^m,50$ par seconde, donne, pour 24 heures, 180 000 hectol.

La Crociata peut alimenter 120 bains, et la source de la Grotte 80 bains par jour (Poggiale), ce qui suppose un débit d'au moins 500 hectol. pour la première et de 350 pour la seconde.

Densité : Bulicame, 1,00295; source de la Grotte, 1,00290.

Température : Bulicame, 61°,5; source de la Grotte, 45°; Crociata, 59°; Torretta, 58°,5; Magnesiaca, 32°; Acqua Acetosa, 13°,75.

Caractères particuliers : Bulicame, eau limpide, dégageant au griffon de grosses bulles de gaz, formant autour de la source des dépôts calcaires abondants; conservée quelque temps en vase clos, elle blanchit par la décomposition de l'acide sulfhydrique. L'eau de la Crociata est limpide, incolore, d'une odeur et d'un goût hépatiques. Elle se couvre au contact de l'air d'une pellicule d'un blanc jaunâtre, et forme dans les bassins des incrustations blanches. Torretta, eau limpide mais incrustant les conduits et les vases, odeur légèrement hépatique.

L'eau de la source de la Grotte, ou source ferrugineuse, est limpide, incolore, inodore; dégage, quand on l'agite, un peu d'acide carbonique; se couvre au contact de l'air d'une pellicule irisée; forme dans les bassins des incrustations ocracées. Enfin l'Acqua acetosa est limpide, pétillante, très-gazeuse et d'un goût ferrugineux prononcé.

Emploi : Boisson, bains de baignoires et de piscine, douches d'eau et de vapeur; l'Acqua acetosa n'est pas employée à sa source, mais seulement transportée. Suivant M. Schivardi, on emploie en applications les boues du Bagnaccio.

Situation : 380 mèt. au-dessus de la mer.

Climat de montagnes. La saison chaude ne commence qu'en juin et finit avec le mois d'août. En juillet et août la différence de température est très sensible entre le milieu du jour et les heures du matin et du soir.

Saison : du 15 juin au 15 septembre.

Action physiologique et thérapeutique : Ces eaux, bues à faible dose, un litre au plus, sont diurétiques; à dose plus forte, elles sont laxatives, diaphorétiques et agissent plus énergiquement sur la diurèse; l'estomac les supporte bien, même en grande quantité. Elles sont apéritives, surtout l'eau ferrugineuse, qui agit rapidement comme reconstituante. L'eau sulfureuse communique son odeur aux exhalations pulmonaires et cutanées des personnes qui la boivent. Ici comme partout, les propriétés excitantes des eaux se manifestent d'autant plus par l'usage externe, qu'on prend le bain à une température plus élevée.

L'Acqua acetosa, très-ferrugineuse et agréable à boire, grâce à une forte proportion d'acide carbonique, agit comme adjuvant dans le traitement par l'eau de la Grotte; mais son activité commande d'en user avec prudence.

Les eaux sulfureuses de Viterbe ont pour indications principales le rhumatisme sous toutes ses formes et notamment les névralgies ; les dermatoses de forme humide, à l'état chronique et même à l'ét subaigu; les contractures, les cicatrices vicieuses et autres accidents consécutifs à un traumatisme grave. En boisson, elles réussissent dans la dyspepsie et les affections congestives du foie, dans les maladies calculeuses ou catarrhales de l'appareil urinaire, dans les bronchites et les laryngites chroniques, et notamment dans celles qui procèdent de l'herpétisme.

Les sources ferrugineuses donnent d'excellents résultats dans l'anémie sous toutes ses formes, dans les convalescences lentes et difficiles et chez les personnes épuisées par des excès ou par une cause pathologique.

Analyse (Gilet, Dusseuil, Monsel, Poggiale, 1852).

	BULICAME. Eau, 1 kilogr.	SOURCE DE LA CROCIATA. Eau, 1 kilogr.	SOURCE DE LA GROTTE. Eau, 1 kilogr.
Carbonate de chaux........	0gr, 946	0gr, 7320	0gr, 778
— de magnésie.....	0, 268	0, 0140	0, 009
Sulfate de chaux..........	1, 160	1, 2440	1, 178
— de magnésie	0, 513	0, 1470	0, 102
— de soude...........	0, 447		
— d'alumine et de potasse............	0, 100		
Chlorure de sodium	0, 040		
— de calcium.........		0, 0290	0, 019
— de magnésium......		0, 0070	0, 008
Iode.....................	traces		
Iodure de sodium.....		0, 0130	0, 010
Bromure de sodium........		traces	traces
Alumine		0, 0150	0, 018
Acide silicique...........	0, 070		0, 089
Acide arsénique			tr. sens.
Carbonate de fer..........	0, 321		
— d'oxyde de fer...		0, 0200	0, 073
Sulfate de fer............	0, 855		
Fluorure de calcium.......		traces	
Matières organiques........		0, 1980	0, 021
Perte.....................	0, 130		
Gaz acide carbonique libre ou provenant des bicarbonates		0, 4520	0, 248
— acide sulfhydrique.....		0, 0097	0, 004
	4gr, 850	2gr, 8897	2gr, 757

En volume :

Gaz acide carbonique..............	228c.c.,1	125c.c.,1
— — sulfhydrique..............	6, 2	2, 5

D'après M. Cozzi, la source du Bulicame contient pour 1 kilog. d'eau :

Gaz acide	carbonique libre......	13c.c.
— —	sulfhydrique..........	19
—	Azote................	58
—	Oxygène..............	18

Bibliographie : Mencarini, Le acque di Viterbo; Rome, 1846. — Gillet, Dusseuil et Monsel, Rapport adressé au Conseil de santé des armées sur les opérations et les expériences exécutées aux eaux de Viterbe.... — Poggiale, Mémoire sur les eaux minérales de Viterbe. Paris, 1852. — Cozzi, Idrologia minerale delle acque di Viterbo ; Florence, 1855. — Spinedi, Guida Medica ai Bagni di Viterbo ; Viterbe, 1874. — Armand, Des Eaux minérales de Viterbe et de son climat.... Viterbe, 1853. — 2e édit. Paris, 1857.

SUISSE.

BADEN (ARGOVIE).

591 kil. de Paris. — Chemin de fer (*V.* ci-dessous le trajet et les prix).

DE PARIS À BADEN PAR BELFORT ET BALE.

De *Paris à Baden* par Troyes, Belfort, Mulhouse, Bâle et Brugg, 591 kil. — Chemin de fer de l'Est, chemins de fer Allemands et Suisses. 3 conv. par jour. Trains express en 13 h. 21 min. et 15 h. 13 min. Train semi-direct en 19 h. 20 min. 1re cl. 71 fr. 5 c.; 2e cl. 52 fr. 60 c.

Baden, V. de 3412 hab., entourée de murailles, est située dans un défilé étroit, sur la rive g. de la Limmat que traverse un pont couvert.

HÔTELS. — *Waage; Bahnhof; Linde; Schwert;* du *Télégraphe.*

Les eaux minérales de Baden furent connues et fréquentées par les Romains qui les appelèrent *Thermæ Helveticæ,* et qui bâtirent dans les environs un château fort nommé *Castellum Thermarum.* Des ruines, des médailles, des ustensiles de tout genre attestent la présence des Romains. Reconstruite au moyen âge, la ville actuelle ne fut longtemps qu'une forteresse importante connue sous le nom de Rocher e Bade (*Stein zu Baden*), et dont on voit les ruines sur une éminence voisine.

Les *Bains,* situés sur les deux rives de la Limmat, à 10 min. env. au-dessous et au N. de la ville, sont divisés en *Grands Bains,* Grossen Bäder, sur la rive g., et *Petits Bains,* Kleinen Bäder ou *Ennetbaden,* bain séparé, sur la rive dr. Un pont de bois les réunit.

Les établissements thermaux des Grands et des Petits Bains sont des hôtels aménagés pour le traitement hydro-minéral et desservis à cet effet par les sources thermales. On compte 16 hôtels aux grands bains et 6 aux petits bains. Ces derniers ne sont fréquentés que par des personnes peu aisées ou des gens de la campagne.

Grands Bains. — *Hôtels* principaux: *Staadhof; Schiff; Limmathof; des Bains; Bær; Freihof, Venerahof; Ochs; Sonne; Sterne.*

Petits Bains. — *Hôtels : Engel; Schwan; Rebstock,* etc.

Les établissements des Grands Bains ont des cabinets de bains, de douches variées et de bains de vapeur. Dans quelques-uns les baignoires sont remplacées par des piscines de famille.

Les corridors, qui donnent accès aux salles de bains et dont l'atmosphère est constamment à une température assez élevée, servent de salles d'inhalation. Outre les buvettes particulières à chaque hôtel, en existe deux communes aux Grands Bains, et une aux Petits Bains. Enfin plusieurs hôtels ont une installation spéciale pour le traitement pendant l'hiver.

MONUMENTS. — On remarque à Baden : l'*Hôtel de ville*, l'*église* paroissiale catholique, l'*église* réformée ; l'*Hôpital*, fondé au XVIe siècle par l'impératrice Agnès ; un petit *théâtre*, etc.

PROMENADES ET EXCURSIONS. — Les promenades les plus agréables qu'on puisse faire aux environs de Baden sont : au Château, sur les bords de la Limmat ; — à la propriété *Baldinger* ; — (15 min.) au Kreuzberg ; — (30 min.) au dessus de *Dættwyl* ; — (1 h.) sur la *Baldegg* ; auberge et belle vue de la chaîne du Jura ; — (15 min.) au Chaos appelé *Teufelskeller* ; — (2 h. 30 min.) sur la *Lægern-Hochwacht*, haute de 856 mèt. ; — à l'abbaye de *Wettingen* ; — (11 kil. ; chemin de fer) à *Schinznach* (*V.* ce mot) ; — (25 kil. ; chemin de fer) à *Zurich* (Hôt. : *Baur*, du *Lac*, *Zuricherhof*, *Bellevue*, *Schwert*, etc.), V. de 21 199 hab., chef-lieu du canton de ce nom, située à l'extrémité septentrionale du lac de Zurich, sur les deux rives de la Limmat.

LES EAUX. — Eau thermale, chlorurée sodique, avec forte proportion de sulfate calcique.

Connue dès l'époque romaine.

Emergence : D'un terrain calcaire et liasique, gypse, marne, argiles, dolomie, houille.

Vingt et une sources : Elles émergent sur les bords de la Limmat, et, presque identiques au point de vue chimique, elles diffèrent un peu plus par leur température. On distingue les sources *de la Limmat*, *du Staadhof*, *de Sainte-Vérène*, etc. Elles prennent, en général, le nom de l'établissement qu'elles desservent.

Débit total en 24 heures : 12 960 hectol.

Densité : 1,0037.

Température : Varie de 48°,6, source de Sainte-Vérène, à 51°, source du Staadhof et petite source de Bären (Löwig).

Caractères particuliers : Eau limpide, incolore, dégageant dans le verre des bulles nombreuses, saveur douceâtre avec arrière-goût salé et légèrement sulfureux, odeur sulfureuse au griffon, incrustations de soufre sur les couvercles des réservoirs. Le principe sulfureux se dissipe rapidement au contact de l'air, et l'analyse n'a pas jusqu'à présent constaté la présence de l'acide sulfhydrique.

Emploi : Boisson, bains d'eau et de vapeur, douches, inhalation. Les bains se prennent de plusieurs heures et deux fois par jour.

Situation : Environ 360 mèt. au-dessus de la mer, 20 mèt. au-dessous de la ville de Baden, et 63 mèt. au-dessus du niveau du lac de Zurich.

Climat très-doux ; température moyenne de l'été 20°,6.

Action physiologique et thérapeutique : Cette eau, diurétique à petite dose, est diaphorétique et laxative à dose plus élevée ; on est quelquefois obligé de lui associer un sel purgatif ou l'eau amère de Birmensdorf ; assez souvent elle est mal supportée par l'estomac. On remarque que les sources sont d'autant plus laxatives qu'elles sont plus chaudes. En bains, l'eau de Baden agit fortement sur la peau, soit par ses propriétés spéciales, soit grâce à la durée du séjour dans l'eau, et détermine, en général vers le vingtième jour, les phénomènes de la poussée. Cet exanthème, qu'on s'applique à produire et dont on favorise le développement, dure ordinairement cinq à six semaines. Le malade ne doit pas cesser le traitement avant la cessation de la poussée qui se termine par desquammation.

C'est principalement contre le rhumatisme qu'on emploie les eaux de Baden et le traitement consiste dans ce cas en bains d'eau prolongés et bains de vapeur. C'est au contraire le traitement interne qui tient le premier rang pour les goutteux et les sujets atteints d'hémorrhoïdes graves et permanentes ou de pléthore abdominale. On joint cependant à l'usage de l'eau en boisson des bains d'eau et de vapeur et des douches. Ces eaux ont encore pour indications la paralysie consécutive à l'apoplexie, quand elle n'est pas trop récente, les engorgements glandulaires, le catarrhe bronchique et l'asthme. Enfin on les conseille contre les manifestations superficielles de la scrofule, les névralgies, les affections de la peau, l'engorgement et le catarrhe de l'utérus.

L'état aigu en général, la pléthore et la disposition aux hémorrhagies, les suppurations abondantes et la dépression profonde de l'organisme sont autant de contre-indications.

Analyse (Löwig, 1837).

	PETITE SOURCE DU STAADHOF. Eau, 1 kilogr.
Sulfate de soude	0gr, 29800
— de magnésie	0, 31800
— de chaux	1, 41418
Chlorure de potassium	0, 09262
— de sodium	1, 69820
— de magnésium	0, 07375
— de calcium	0, 09362
Fluorure de calcium	0, 00209
Phosphate d'alumine	0, 00086
Carbonate de chaux	0, 33854
— de magnésie	0, 01992
— de strontiane	0, 00066
Silice	0, 00096
Bromure de magnésium	traces
Iodure de magnésium	traces
Lithium	traces
Matière organique	traces
	4gr, 35140

Gaz dégagés spontanément :

Acide carbonique	33c.c.,33
Azote	66, 35
Oxygène	00, 32
	100, 00

Bibliographie : Die Bäder und Kurorte der Schweitz. Zurich, 1857. — Helfft, Handbuch der Balneotherapie. Berlin, 1857. — Meyer-Ahrens, Die Heilquellen und Kurorte der Schweiz. Zurich, 1867.

BIRMENSDORF (ARGOVIE).

(*V.* pour l'itinéraire Schinznach.)

Birmensdorf est un v. situé au pied de la colline du Petersberg, sur la rive dr. de la Reuss, à 6 kil. à l'E. des bains de Schinznach (*V.* ce mot). On y exploite une source d'eau minérale qui ne se boit pas sur place, et il n'y a pas d'établissements balnéaire. Sur la rive g. de la Reuss, en face de Birmensdorf, est situé *Müllinen*, v. où se trouve également une source minérale, exploitée pour le transport.

LES EAUX. — Eau froide, sulfatée magnésique.

Connue depuis 1842, époque où la source fut découverte.

Émergence : De la formation jurassique, sur la rive droite de la Reuss.

Une source.

Densité : 1,020.

Température : 10°.

Caractères particuliers : Eau limpide, inodore, à saveur amère et salée, analogue à celle des eaux de Püllna et de Sedlitz, mais ne laissant pas d'arrière-goût.

Emploi : En boisson et transportée. On n'en fait pas usage à la source.

Situation : La source émerge au pied d'une montagne nommée le Petersberg à 539 mètres au-dessus de la mer.

Action physiologique et thérapeutique : Cette eau est purgative. A la dose d'environ 300 grammes, c'est-à-dire de 1/3 de litre, elle détermine 4 à 5 selles, 3/4 de litre produisent un effet purgatif énergique (12 à 15 selles) et qui se prolonge deux ou trois jours en diminuant chaque jour. La purgation a lieu sans coliques et sans pesanteur à l'épigastre. L'eau de Birmensdorf est préférable, dans l'usage médical, à ses congénères de l'Allemagne, car elle agit à dose plus faible que les eaux de Püllna, de Sedlitz, etc., sans être d'une saveur plus désagréable et sans laisser, comme les eaux allemandes, un arrière-goût persistant.

Analyse (Bolley, 1842).

	Eau, 1 kilogr.
Sulfate de potasse.............	0gr, 1042
— de soude...............	7, 0356
— de chaux..............	1, 2692
— de magnésie...........	22, 0135
Chlorure de magnésium........	0, 4604
Carbonate de chaux............	0, 0133
— de magnésie.........	0, 0324
Crénate de magnésie...........	0, 1010
Peroxyde de fer...............	0, 0107
Alumine......................	0, 0277
Silice........................	0, 0302
Nitrate de magnésie...........	quant. indét.
Chlorure de sodium...........	
Phosp. de chaux et de magnésie.	
Matière résineuse.............	
Humus.......................	
	31gr, 0982

Bibliographie : Bolley, Bitterwasser von Birmensdorf (Zeitschrift für rationnelle Medizin, tom. I); Zurich, 1844. — Cornaz, Notizen über die Fabrikation des Wassers von Birmensdorf.... (Echo médical, tome II); Neuchatel, 1858. — Meyer-Ahrens, Die Heilquellen und Kurorte der Schweiz; Zurich, 1867.

GURNIGEL (BERNE).

573 kil. jusqu'à Berne. — Chemin de fer. Route de voitures de Berne aux bains. — Trains express en 21 h. 10 min. Trains omnibus en 25 h. 45 min. 1re cl. 77 fr. 95 c.; 2e cl. 58 fr. 5 c.; 3e cl. 44 fr. 40 c.

DE PARIS AUX BAINS DE GURNIGEL PAR PONTARLIER ET BERNE.

De *Paris à Berne* par Dijon, Dôle, Pontarlier et Neuchâtel, 573 kil. — Chemin de fer de Lyon et chemins de fer Suisses. 2 conv. par jour. Train express en 14 h. 45 min. Train omnibus en 25 h. 45 min. 1re cl. 69 fr. 95 c.; 2e cl. 51 fr. 55 c.; 3e cl. 37 fr. 90 c.

De *Berne aux Bains de Gurnigel*.— Route de voitures. Trajet en 6 h. 25 min. Diligence 2 dép. par jour. Coupé 8 fr. 50 c.; intérieur 7 fr.

Les **Bains de Gurnigel** sont situés près d'une vaste forêt de sapins, sur le versant N. O. d'une chaîne de montagnes comprenant le Hoch-Gurnigel et le Seelibühl; cette chaîne se relie à celle du Stockhorn.

L'*Établissement* thermal se compose de plusieurs bâtiments construits à différentes époques, récemment améliorés et agrandis. L'ensemble forme un long édifice, dont la plus grande partie est à 3 étages et en pans de bois, avec un corps de bâtiment central qui présente, au premier étage, une terrasse supportée par des colonnes. La façade regarde le S. et domine une belle promenade disposée en jardin anglais.

L'installation balnéaire comprend 26 salles de bains et de douches variées dont les appareils répondent aux exigences actuelles de la science. L'eau est chauffée dans les baignoires au moyen de la vapeur.

L'établissement contient 186 chambres pouvant loger 300 baigneurs, une salle à manger pour 200 personnes, des salons de conversation et de lecture, une salle de billard, etc. Dans une annexe se trouvent un jeu de quilles, un tir au pistolet, des logements supplémentaires, etc.

A une distance de 5 min. est un autre établissement thermal destiné aux indigents, qu'on nomme la *Sennhütte*, le châlet.

De Gurnigel, on découvre une belle vue sur une grande partie du canton de Berne, la chaîne du Jura, les montagnes de l'Emmenthal, le lac et la ville de Neuchâtel.

EXCURSIONS.—(15 min.) à la *Charlottenbühl*, belle vue. — 45 min. à *Seftigschwand*, vue magnifique sur l'Oberland, le lac de Thun, le massif de la Jungfrau, etc. — (1 h.) au sommet du *Hoch-Gurnigel*, panorama comparable à ceux du Rigi et du Weissenstein: le lac de Thun, la chaîne de la Jungfrau et ses glaciers, le Pilate, etc. — (5 h.) à *Thun*, V. de 4623 hab., sur l'Aar, à 15 min. du beau lac auquel elle a donné son nom.

LES EAUX. — Eau froide, sulfurée calcique, gazeuse.

Connue depuis le XVIe siècle (1591). Une des sources a été découverte seulement en 1728 et la troisième en 1864.

Émergence : D'un terrain où dominent le flysch et les ardoises à pyrites.

Trois sources : Stockquelle, source du bâton; *Schwarzbrünneli,* petite source noire. La troisième, découverte en 1864, n'a pas de nom. — A 10 min. de l'établissement existe une source ferrugineuse.

Densité : Stockquelle, 1,00182; Schwarzbrünneli, 1,00192.

Température : Stockquelle, 7°; Schwarzbrünneli, 8°,43.

Caractères particuliers : Eau limpide, mais tenant en suspension quelques petits flocons blanchâtres ; incolore au moment où on la puise, se troublant au bout de quelque temps au contact de l'air, et se couvrant d'une pellicule grisâtre qui forme un dépôt dans les réservoirs ; odeur franchement hépatique, plus forte dans la Schwarzbrünneli ; goût légèrement amer et styptique, plus prononcé dans la Schwarzbrünneli. L'eau de cette dernière source noircit rapidement le cuivre, le plomb et l'argent, ce qui lui a valu son nom de source noire.

Emploi : En boisson principalement ; bains et douches.

Situation : 1153 mèt. au-dessus de la mer.

Climat rude et froid des hautes montagnes.

Saison: Du 10 juin au 10 septembre; les mois de juillet et d'août doivent être préférés.

Action physiologique et thérapeutique : Les sources de Gurnigel produisent des effets analogues, en général, dans leur nature, mais différents comme intensité. En boisson, la Schwarzbrünneli n'est purgative qu'à la dose de 6 à 7 verres, elle purge sans coliques, et, loin de s'affaiblir, le malade éprouve un sentiment de bien-être. La diurèse est augmentée, le pouls diminue sensiblement de fréquence et l'appétit devient plus vif. On observe assez souvent un peu de pesanteur de tête, de disposition au sommeil et de paresse des facultés intellectuelles. En général il ne se produit rien à la peau, quelquefois cependant il survient de la démangeaison. L'époque menstruelle est avancée de quelques jours et plus forte. La Stockquelle purge davantage, elle est aussi plus diurétique, mais n'a point d'action notable sur la fréquence du pouls; elle agit peu sur les fonctions menstruelles et sur le système nerveux. En bains, ces eaux n'ont pas d'action physiologique sensible, mais le limon qu'elles déposent, employé en fomentations, excite fortement la peau et tend à ramener l'état aigu pour les affections locales.

On emploie les eaux de Gurnigel dans la dyspepsie, la diarrhée chronique, l'engorgement congestif du foie, la pléthore abdominale et d'autres maladies qui tiennent de plus ou moins près à l'appareil digestif; dans les névralgies et les névroses; dans les affections de l'utérus qui procèdent de l'anémie, dysménorrhée, métrorrhagie passive, engorgements, leucorrhée; dans les affections chroniques de la peau, notamment dans l'eczéma, et dans celles du larynx et du pharynx d'origine herpétique; dans le catarrhe bronchique ou vésical; dans les manifestations de la diathèse scrofuleuse, à laquelle peuvent se rattacher plusieurs des maladies ci-dessus; enfin dans la goutte et dans l'affaiblissement général, suite de maladies graves.

On associe quelquefois l'usage de la source ferrugineuse à celui des eaux sulfurées. Le lait et le petit-lait sont quelquefois aussi donnés pendant le traitement comme adjuvants.

Analyse (Fellenberg, 1848).

	STOCKQUELLE. Eau, 1 kilogr.	SCHWARZBRÜNN. Eau, 1 kilogr.
Sulfate de chaux	1gr, 5833	1gr, 3039
— de strontiane	0, 0073	0, 0138
— de magnésie	0, 1033	0, 0550
— de soude	0, 0322	0, 0512
— de potasse	0, 0090	0, 0846
Hyposulfite de chaux	0, 0045	0, 0084
Chlorure de sodium	0, 0041	0, 0053
Phosphate de chaux	0, 0029	0, 0031
Carbonate de chaux	0, 1668	0, 1903
— de magnésie	0, 0111	0, 1C07

Carbonate d'oxyde de fer.....	0gr, 0018	0gr, 0037
Silice......................	0, 0127	0, 0194
Sulfure de calcium..........		0, 0045
— de magnésium.......		0, 0012
	1gr, 9390	1gr, 8451

Gaz :

Acide sulfhydrique....	1c.c.,326	18c.c.,094
Azote......................	18, 843	24, 074
Acide carbonique libre.......	185, 311	401, 136

Bibliographie : Weber, Les Bains de Gurnigel; Berne, 1839. — De Fellenberg, Analyse der Schwefelquelle des Gurnigelbades; Berne, 1849. — Verdat, Études sur les eaux sulfureuses de Gurnigel; Berne, 1851.

HEUSTRICH (BERNE).

622 kil. de Paris. — Chemin de fer de Lyon, chemins de fer Suisses et route de voitures. — Train express en 17 h. 20 min. Train omnibus en 22 h. 1re cl. jusqu'à Thun, 73 fr. 5 c.; 2e cl. 53 75 c.; 3e cl. 39 fr. 45 c.

DE PARIS À HEUSTRICH PAR PONTARLIER, BERNE ET THUN.

De *Paris à Berne* par Dijon, Dôle, Pontarlier et Neuchâtel, 573 kil.— Chemin de fer de Lyon. 2 conv. par jour. Train express en 14 h. 45 min. Train omnibus en 19 h. 25 min. 1re cl. 68 fr. 15 c.; 2e cl. 50 fr. 85 c.; 3e cl. 37 fr. 25 c.

De *Berne à Thun*, 31 kil. — Chemin de fer. 5 conv. par jour. Train poste en 50 min. Trains ordinaires en 1 h. 8 min. 1re cl. 3 fr. 10 c.; 2e cl. 2 fr. 20 c.; 3e cl. 1 fr. 55 c.

De *Thun à Heustrich*, 18 kil. Omnibus. Trajet en 1 h. 30 min.

Les **Bains de Heustrich** sont situés sur la pente orientale et au pied du Niesen; ils sont séparés par la Kander du ham. de *Emdthal* situé sur la rive dr. de ce torrent. Les noms de Heustrich (terre de foin) et Emdthal (vallée du regain) disent assez que cette station minérale est entourée de prairies. La position d'Heustrich est magnifique et les environs sont une des plus belles et des plus riantes parties de l'Oberland bernois.

L'*Établissement* thermal se compose de plusieurs pavillons entourés de vastes dépendances. Il renferme 170 chambres comprenant 238 lits, plusieurs petits appartements de famille complétement séparés, deux salles à manger dont la plus grande peut contenir 300 convives, une salle de concert et de bal, une grande galerie vitrée servant de promenoir et de cabinet de lecture, 2 salles de billard, un fumoir, un estaminet, etc. Un orchestre est attaché à l'établissement.

Les cabinets de bains sont au nombre de 14, dont un à deux baignoires. Tous ont un vestiaire et des appareils pour douches variées. Une salle d'inhalation et de pulvérisation est installée d'après les données les plus récentes; enfin des sonnettes électriques et des tuyaux acoustiques rendent le service très-rapide.

Un chemin bordé d'arbres et serpentant au milieu des prairies, monte de l'établissement à la source. Le trajet est de 8 à 10 min. et, de distance en distance, on trouve des pavillons où l'on peut se reposer. Vers le milieu du trajet se trouve le *Kuhsalon*, salon des Vaches, très-coquettement disposé et très-fréquenté aux heures de la traite, par les personnes qui font à Heustrich une cure de lait ou de petit-lait. Un peut plus haut se trouve la buvette, ou Trinkhalle, de l'eau sulfureuse; enfin on arrive à la source, d'où l'on découvre une vue admirable sur les collines et les prairies, du pied du Niesen au lac de Thun, la chaîne qui domine l'autre rive, de la Sigriswylergrat au Beatenberg, enfin les cimes nombreuses entre le Dreispitz et la Blümlisalp.

PROMENADES ET EXCURSIONS. — On peut visiter (20 min. en voiture) *Æschi*, belle vue sur les lacs de Thun et de Brienz. — (30 min.) *Wimmis*, à l'entrée du Simmenthal, belle vue de la terrasse du château; — (30 min.) *Spiez* sur le lac de Thun. A Spiez on peut prendre le bateau à vapeur jusqu'à *Dœrlingen*, d'où un chemin de fer conduit à Aarmühle près d'*Unterseen;* — Ascension du Niesen (4 h. de montée; chevaux et guides à Heustrich, auberge à 5 min. du sommet), admirable panorama; — (1 h.) *Frutigen* et (3 h.) *Kandersteg* (*V.* l'*Itinéraire de la Suisse*, par A. Joanne, Paris, Hachette et Cie).

LES EAUX. — Eau froide, sulfurée sodique.

Connue depuis longtemps dans le pays, employée régulièrement depuis 1831.

Émergence : D'un calcaire schisteux.

Une source, desservant la buvette. Les bains sont alimentés par deux autres sources différant à peine de l'eau commune.

Débit en 24 heures : 24 hectol.

Densité : 1,000671.

Température : 5°,8 à 10°,8, suivant les saisons; plus basse en hiver qu'en été.

Caractères particuliers : Eau limpide, incolore, à odeur hépatique très-marquée, à saveur légèrement saline et non désagréable; exposée à l'air, elle devient en quelques jours verdâtre et il s'y forme un dépôt blanc qui disparaît ensuite.

Emploi : Boisson, gargarismes, inhalation. — Les bains et douches sont donnés avec l'eau de deux sources non minérales.

Situation : 630 mèt. au-dessus de la mer.

Climat tempéré de montagnes, soirées fraîches. Les vêtements de laine sont nécessaires.

Saison du 25 mai au 25 septembre.

Action physiologique et thérapeutique : Cette eau doit à sa basse température de n'être que peu excitante. Ses indications principales sont les maladies des voies aériennes, coryza chronique, angine glanduleuse, laryngite, bronchite chronique. L'angine glanduleuse est peut-être l'affection contre laquelle cette eau réussit le mieux. On l'emploie alors en douches pharyngiennes, en gargarismes, en inhalations en même temps qu'en boisson. L'eau de Heustrich compte aussi des succès dans le catarrhe chronique des bronches ou des organes génito-urinaires, dans la dyspepsie et notamment dans celles que causent l'alcool et le tabac, dans le rhumatisme chronique et dans les maladies arthritiques ou herpétiques de la peau. Le traitement interne est le seul qui puisse être compté à Heustrich, puisque l'eau des sources, employées pour les bains et les douches, n'est point une eau minérale et ne saurait agir autrement que l'eau commune, dans les mêmes conditions.

Analyse (Müller, 1865).

	Eau, 1 kilogr.
Sulfate de soude................	0^{gr}, 2005
— de potasse..............	0, 0064
Hyposulfite de soude............	0, 0262
Sulfure de sodium..............	0, 0339
Chlorure de sodium............	0, 0093
Bicarbonate de soude...........	0, 6710
— de lithine..........	0, 0039
— de chaux...........	0, 0125
— de magnésie........	0, 0076
— de fer..............	traces
Phosphate de chaux et d'alumine.	0, 0020
Silice.........................	0, 0090
	0^{gr}, 9823

Gaz Acide sulfhydrique..	$11^{c.c.}$,09
— Azote..........................	31, 45

Bibliographie : Gautschy, Kurze Beschreibung der Heilquellen in Heustrich....Berne, 1856. — Schærer, Die Mineralquellen in Heustrich.... Berne, 1857. — Christeller, Berichte über die Sommersaison.... 1863 bis 1865 ; Thun, 1866. — Müller, Analyse der Heustrich-Schwefelquelle.... Berne, 1866. — Chevallereau, Heustrich et ses environs ; Paris, 1878.

LAVEY (VAUD).

578 kil. de Paris. — Chemin de fer de Lyon, chemins de fer Suisses et route de voitures. — Trains express en 16 h. 33 min. Trains omnibus en 21 h. 8 min. 1re cl. 70 fr. 65 c.; 2e cl. 51 fr. 25 c.; 3e cl. 37 fr. 35 c.

DE PARIS AUX BAINS DE LAVEY PAR LAUSANNE ET SAINT-MAURICE.

De *Paris à Lausanne* par Pontarlier et Jougne, 527 kil. — Chemin de fer de Lyon. 2 conv. par jour. Train express en 13 h. 45 min. Trains omnibus en 18 h. 25 min. 1re cl. 65 fr. 20 c.; 2e cl. 47 fr. 80 c.; 3e cl. 34 fr. 95 c.

De *Lausanne à Saint-Maurice* par Vevey, 53 kil. — Chemin de fer. 5 conv. par jour, en 1 h. 45 min.; 2 h.; 2 h. 10 min.; et 2 h. 30 min.; 1re cl. 5 fr. 40 c.; 2e cl. 3 fr. 80 c.; 3e cl. 2 fr. 70 c.

De *Saint-Maurice aux Bains de Lavey*, env. 3 kil. — Route de voitures. Trajet en 25 min.

Les **Bains de Lavey** sont situés sur la rive dr. du Rhône à 3 kil. env. du pont de Saint-Maurice. Une bonne route y conduit en 25 min. Elle passe au-dessous du joli village de *Lavey*, presque caché dans les vergers et les bois, puis, longeant le cours du fleuve, vient aboutir à une place entourée de deux hôtels, d'une chapelle, d'un hospice et de la maison des bains.

HÔTEL. — Des *Bains*. La source qui alimente les bains est à env. 600 mèt. plus loin dans le lit du Rhône. Un pêcheur l'avait découverte en 1813, mais il n'en révéla pas l'existence. Elle fut découverte de nouveau le 27 février 1831. Comme elle appartenait à l'État, puisqu'elle jaillissait dans les eaux du Rhône, le gouvernement Vaudois fit construire au milieu du fleuve un puits vertical, puis creuser le gneiss d'où l'eau chaude jaillissait en cinq filets. Ces filets furent réunis et bientôt l'eau s'éleva à une hauteur de 13 mèt., dans des conduits de mélèze qui la transportèrent sur le rivage.

L'Établissement thermal se compose de plusieurs bâtiments dont le principal contient des cabinets de bains avec appareils pour douches variées et pour la pulvérisation de l'eau minérale.

EXCURSIONS. — Nous citerons seulement les principales : (25 min.) *Bex*, bourg de 3860 hab., et ses *salines* qui produisent annuellement 40 000 quintaux de sel ; — (10 min.) *Saint-Maurice*, pet. V. de 1666 h., dont l'abbaye passe pour le plus ancien monastère des Alpes ; — la *Dent Valcrette*, dont l'ascension demande 4 h. — Un pont de bois jeté sur le Rhône met Lavey en communication avec la route de Martigny. — On passe devant (1 h. 50 min.) la cascade de *Sallanche* ou de *Pissevache*, haute de 64 mèt. env. et formée par la Sallanche, avant d'atteindre (45 min.) *Martigny-la-Ville*, V. de 1400 hab., situé près du confluent de la Dranse et du Rhône, au-dessous de la tour ruinée du château de la Bâtie, construit en 1260 (belle vue).

LES EAUX. — Eau thermale, sulfatée mixte.

Connue depuis 1831.

Émergence : Dans le lit du Rhône, d'un banc de gneiss à couches verticales, orientées du N. E. au S. O.

Une source formée de la réunion de plusieurs filets.

Débit en 24 heures : 987 hectol.

Densité : 1,00114.

Température : A l'émergence 46° en mai et juin, 44°,5 en juillet et août, 46°,5 en septembre. Au fond du puits de captage la température est plus élevée de 5°. Rendue à l'établissement, l'eau n'a plus que 36°,3 de chaleur.

Caractères particuliers : Eau limpide, incolore, à odeur hépatique assez forte, à saveur un peu lixivielle. On y voit souvent des flocons grisâtres qui tombent bientôt au fond du verre et sont analogues, suivant Meyer-Ahrens, à des conferves.

Emploi : Boisson, bains, douches. — On augmente l'activité de l'eau de Lavey en y mêlant une certaine quantité d'eau mère des salines de Bex.

Situation de l'établissement : Au bord du Rhône, environ 375 mèt. au-dessus de la mer.

Climat : L'air est vif et salubre, les variations de température sont plus rares, moins brusques et moins considérables que dans les stations de montagne en général. La chaleur est assez forte dans la saison des eaux, mais elle n'est pas lourde et accablante.

Action physiologique et thérapeutique : En boisson et à la dose de 5 à 6 verres, l'eau de Lavey est diurétique, elle augmente l'appétit et détermine, dans les premiers jours, un peu de constipation. A dose plus forte, mais non exagérée, ces effets sont plus marqués et s'accompagnent d'un peu de pesanteur à l'épigastre, de quelques nausées passagères et d'une tendance à la transpiration.

On mélange souvent, comme nous venons de le dire, une certaine proportion d'eau mère de Bex à l'eau de Lavey, et l'on obtient alors un effet laxatif.

En bains d'une durée ordinaire, cette eau ne produit pas d'autres effets sensibles que celui des bains d'eau commune, mais les bains de deux à quatre heures, donnés en deux fois dans la journée, déterminent souvent la fièvre thermale et la poussée, qui se présente ordinairement sous forme d'exanthème rubéolique avec saillie à la peau.

Le lymphatisme et la scrofule sont l'indication principale des eaux de Lavey. Ces eaux donnent des résultats excellents chez les enfants rachitiques, dans les maladies des os et dans les dermatoses qui procèdent de la diathèse strumeuse. On les conseille aussi dans les affections atoniques du tube digestif, comme certaines diarrhées chroniques et la dyspepsie stomacale ou intestinale; dans le catarrhe des organes génito-urinaires; dans le rhumatisme chronique, surtout chez les sujets scrofuleux; dans l'anémie et dans les troubles fonctionnels auxquels l'anémie contribue toujours, comme les convalescences difficiles, l'affaiblissement général, etc.

Quoique l'eau de Lavey, sans mélange, ait une action favorable dans ces différentes affections, il est certain qu'elle agit bien mieux et plus sûrement lorsqu'elle est additionnée d'eau mère.

Analyse (Baup, 1833).

	Eau, 1 kilogr.
Sulfate de soude	0gr, 7033
— de magnésie	0, 0068
— de chaux	0, 0907
— de strontiane	0, 0023
Chlorure de sodium	0, 3633
— de magnésium	0, 0045
— de calcium	0, 0015
— de potassium	0, 0034
— de lithium	0, 0056
Carbonate de magnésie	0, 0018
— de chaux	0, 0730
Silice	0, 0566
Bromure, iodure, fluorure de calcium, phosphate de chaux, oxydes de fer et de manganèse, matière extractive	traces ou quantités indét.
	1gr, 3128

Gaz acide sulfhydrique	3c.c.,51
— — carbonique	4, 34
— azote	27, 80

Bibliographie : Lebert, Monographie de l'eau minérale de Lavey et comptes rendus publiés en 1840, 41 et 42. — Cossy, Bulletin clinique de l'hôpital des Bains de Lavey (saison de 1847). — Rotureau, Des principales eaux minérales de l'Europe, 1864. — Meyer-Ahrens, Die Heilquellen und Kurorte der Schweiz; Zurich, 1867.

LENK (BERNE).

659 kil. de Paris. — Chemin de fer de Lyon et route de poste. — Trains express en 23 h. 50 min. Trains omnibus en 28 h. 25 min. 1re cl. (jusqu'à Thoune) 73 fr. 5 c.; 2e cl. 53 fr. 75 c.; 3e cl. 39 fr. 45 c.

DE PARIS À LENK PAR PONTARLIER, BERNE ET THUN.

De *Paris à Berne* par Dijon, Dôle, Pontarlier, Neuchâtel et Berne, 573 kil. — Chemin de fer de Lyon. 2 conv. par jour. Train express en 14 h. 45 min. Train omnibus en 19 h. 20 min. 1re cl. 69 fr. 95 c.; 2e cl. 51 fr. 55 c.; 3e cl. 37 fr. 90 c.

De *Berne à Thun*, 31 kil. — Chemin de fer. 5 conv. par jour dont 2 correspondant à l'arrivée du train de Paris. Trajet en 1 h. 5 min. 1re cl. 3 fr. 10 c.; 2e cl. 2 fr. 20 c.; 3e cl. 1 fr. 55 c.

De *Thun à Lenk*, 55 kil. — Route

de poste. Diligence. 2 dép. par jour dans la saison des bains. Trajet en 8 h.

Lenk ou *An-der-Lenk*, bourg de 2312 hab., est situé à l'extrémité S. de la belle vallée du Simmenthal que borne de ce côté une magnifique enceinte de montagnes formant deux gradins, le premier couvert de pâturages et de forêts, le second couronné de glaciers.

HÔTELS.—*Krone; Hirsch; Stern; Bär*.

Les Bains de Lenk, situés à 7 min. du bourg, un peu au-dessus du fond de la vallée, sont assez bien abrités des vents du N. par les rochers du Spielgarten et la colline de Hohliebe. L'air y est vif et salubre, la température assez douce, et les brouillards montent rarement des régions plus basses jusqu'au plateau large et peu incliné sur lequel sont le bourg et les bains.

L'*Établissement* thermal se compose de 6 à 8 bâtiments, tout récemment construits, d'un aspect riant, ayant leur façade principale exposée au midi et recevant toute la journée les rayons du soleil. Le bâtiment des bains contient au rez-de-chaussée 24 cabinets de bains et 5 cabinets de douches variées, auxquels sont annexés des vestiaires. D'autres cabinets de bains et de douches occupent le rez-de-chaussée d'une partie de l'hôtel. La buvette et la salle d'inhalation forment un bâtiment séparé. L'eau minérale des appareils balnéaires est chauffée au moyen de la vapeur. Un escalier couvert fait communiquer les bains et l'hôtel; ce dernier est composé de trois bâtiments dont le principal, à 4 étages, renferme la salle de billard, les salles de jeux, un fumoir, une salle de lecture, la pharmacie et 28 chambres de baigneurs ; un autre bâtiment, moins important, contient aussi des logements et, de plus, au rez-de-chaussée, une installation balnéaire. Ils sont reliés par une construction ayant au rez-de-chaussée la grande salle à manger et au premier étage la salle de réunion et le salon des dames.

Les étages supérieurs du bâtiment des bains sont occupés aussi par des logements de baigneurs, l'ensemble de l'établissement comprend 84 chambres et 120 lits. Un joli parterre, des gazons et des plantations à l'anglaise entourent l'établissement, d'où la vue s'étend librement sur la vallée et les montagnes voisines.

PROMENADES ET EXCURSIONS. — (15 min.) la *Seefluh* belle vue sur la vallée ; — (4 h. aller et retour). Les *chutes de la Simme* et les *Sept Fontaines* (Sieben Brunnen) écoulement d'un petit lac situé au pied du glacier de Räsli et sources de la Simme ; — (8 h. aller et retour) le *lac d'Iffigen*; — le *Laubhorn*, belle vue du sommet; — (une journée) le *glacier de Räsli*, en passant par les chutes de la Simme et les Sept Fontaines. — Les touristes exercés peuvent faire les ascensions plus ou moins difficiles du *Wildstrubel* et des cimes ou des cols voisins.

LES EAUX. — Eau froide, sulfurée calcique, ou ferrugineuse bicarbonatée.

Connues depuis fort longtemps des gens du pays; exploitées depuis 1843.

Émergence : D'une roche d'ardoise verte (Balmquelle).

Trois sources : Hohliebequelle, source de Hohliebe; *Balmquelle,* source du Balm, nom de la montagne d'où elle jaillit; source *Ferrugineuse*. Cette source est très-peu riche en fer.

Débit en 24 heures : Balmquelle, 282 hectol.

Densité : Balmquelle, 1,002466; Hohliebequelle, 1,001595.

Température : Hohliebequelle, 8°,5; Balmquelle, 8°,75.

Caractères particuliers : Eau limpide, incolore au griffon, un peu laiteuse (Balmquelle) quand elle arrive à l'établissement; déposant par la congélation une partie de son soufre; odeur et goût hépatique très-forts (Balmquelle), presque nuls (Hohliebequelle).

Emploi : Boisson, bains, douches, inhalations.

Cures de lait et de petit-lait. — Salle de gymnastique.

Situation : Lenk, 1075 mèt., l'établissement, 1105 mèt. au-dessus de la mer.

Climat de montagnes assez doux relativement à l'altitude; matinées et soirées fraîches, vêtements de laine nécessaires.

Saison : Du 15 juin au 15 septembre.

Action physiologique et thérapeutique : En boisson, l'eau de la Hohliebequelle à faible dose, 1 à 2 verres, détermine un peu de pesanteur à l'épigastre avec des renvois sulfureux; à dose plus forte, ces effets deviennent plus marqués, il survient un peu d'alanguissement qui dure quelques heures, le pouls diminue de fréquence, la diurèse augmente et les garde-robes sont plus faciles. Quand les organes digestifs sont faibles et impressionnables, une petite dose amène en deux ou trois jours un malaise général, du mal de tête, la diminution ou la perte d'appétit, la fréquence du pouls et les autres signes de la fièvre thermale. Tout rentre dans l'ordre sous l'influence d'une purgation spontanée ou de quelques verres d'eau de la Balmquelle, qu réussit mieux alors que tout autre purgatif.

L'eau de la Balmquelle est la seule employée en bains. Le bain à la température de 34° à 35° détermine, quand on y entre, un léger frisson auquel succède bientôt un sentiment de force et de bien-être. Les bains tempérés et d'une demi-heure à une heure ne déterminent pas en général la poussée, mais on la voit survenir à la suite des bains chauds et prolongés. C'est un érythème léger avec de petites papules, siégeant le plus souvent autour des articulations; mais on conseille aux baigneurs de ne pas cesser le traitement avant la disparition de la poussée. L'usage interne et extérieur des eaux de Lenk est éminemment reconstituant, et l'air de la montagne contribue aussi à l'augmentation des forces et de l'appétit.

Ces eaux réussissent dans la dyspepsie stomacale ou intestinale, notamment chez les alcooliques ; dans le catarrhe bronchique, intestinal, utérin ou vésical ; dans les maladies chroniques de la peau et dans l'angine glanduleuse.

On les présente aussi comme utiles dans les manifestations de la scrofule, dans la cachexie métallique, dans le rhumatisme, enfin dans la goutte et dans la phthisie. Ces deux dernières indications nous paraissent commander beaucoup de réserve.

Analyse (Fellenberg, 1856).

	HOHLIEBEQUELLE. Eau, 1 kilogr.	BALMQUELLE. Eau, 1 kilogr.
Chlorure de sodium..........	0gr, 00567	0gr, 00528
Sulfate de soude...........	0, 00395	0, 04072
— de potasse...........	0, 00223	0, 00640
— de magnésie..........	0, 18937	0, 20290
— de strontiane........	0, 00330	0, 00957
— de chaux............	0, 77144	1, 67920
Carbonate de magnésie.......		0, 02104
— de chaux............	0, 33468	0, 27618
Phosphate de chaux.........}	0, 00403	0, 00399
Oxyde de fer...............}		0, 01057
Silice.......................	0, 01099	0, 01506
	1gr, 32566	2gr, 27091

Gaz acide sulfhydrique (à 0° et 760mm de pression).

Suivant Meyer-Ahrens...........	2c.c.,41	52c.c.,90
Suivant Treichler...............	4, 00	44, 50

Bibliographie : De Fellenberg, Analyse der Schwefelquellen in der Lenk (Mittheilungen der Naturforschenden Gesellschaft); Bern, 1857. — Anonyme, Notizen über den Gebrauch der Schwefelquellen an der Lenk; Lausanne, 1864. — Meyer-Ahrens, Die Heilquellen und Kurorte der Schweiz; l'article sur Lenk a été fait, pour la partie médicale, d'après un travail publié en 1867 par le Dr Rau, médecin aux Bains de Lenk. — Treichler et Buss, Bains et station climatérique de la Lenk; Berne, 1877.

LOUÈCHE-LES-BAINS (VALAIS).

632 kil. de Paris jusqu'à la station de Louèche, env. 20 kil. de la station aux Bains. — Chemin de fer de Lyon, chemins de fer suisses et route de voitures. Trains express en 22 h. 24 min. Trains omnibus en 26 h. 55 min. 1re cl. 85 fr. 50 c.; 2e cl. 61 fr. 90 c.; 3e cl. 46 fr. 50 c.

DE PARIS À LOUÈCHE-LES-BAINS PAR LAUSANNE ET LOUÈCHE.

De *Paris à Lausanne* par Dijon, Pontarlier et Jougne, 527 kil. — Chemin de fer de Lyon. 2 conv. par jour. Trains express en 13 h. 45 min. Train omnibus en 18 h. 25 min. 1re cl. 65 fr. 20 c.; 2e cl. 47 fr. 80 c.; 3e cl. 34 fr. 95 c.

De *Lausanne à Louèche* (station) par Vevey, Saint-Maurice, Martigny, Sion et Sierre, 105 kil. — Chemin de fer. 3 conv. par jour. Trajet en 5 h. 9 min., 4 h. 5 min. ou 4 h. 47 min. 1re cl. 13 fr. 80 c.; 2e cl. 9 fr. 10 c. 3e cl. 6 fr. 65 c.

De *Louèche* (station) *à Louèche-les-Bains*, env. 20 kil. — Route de voitures. Omnibus. 2 dép. par jour en été. Trajet en 3 h. 30 min. Prix : 6 fr. 50 c. ou 5 fr.

Les **Bains de Louèche**, en allemand *Leukerbad*, v. de 600 h. cath., sont situés au fond d'un vallon sauvage et triste, dominé au N. O. par la sombre *Gemmi*; à l'O. par le *Daubenhorn*, 2880 mèt., le *Læmmerhorn*, 3113 mèt., et le *Strubelstock*, 2985 mèt.; au N. par le *Plattenhorn*, 2849 mèt., le *Rinderhorn*, 3466 mèt., et l'*Altels*, 3634 mèt.; au S. E. par le *Maing-horn* ou *Torrenthorn*, 2950 mèt., et le *Chermignon* ou *Galmhorn*. 3463 mèt.

HÔTELS. — Des *Alpes*, de *Bellevue*, de *France*, de l'*Union*, *Maison-Blanche*, *Brunner*, des *Bains* ou de la *Promenade*, du *Grand Bain*, de la *Croix Fédérale*, *Guillaume Tell*; — pensions, etc.

Les bains de Louèche jouissent d'une réputation européenne; ils sont fréquentés chaque année par un grand nombre de malades.

Louèche a cinq *Etablissements* thermaux qui sont ouverts tous les jours de 5 à 10 h. du matin et de 2 à 5 h. du soir. Ce sont :

1° Le *Bain Neuf* ou *Grand Bain*, dont la façade présente un péristyle à colonnes, renferme 2 grandes piscines et une quinzaine de piscines de famille. Aux unes et aux autres sont annexés en nombre suffisant des vestiaires et des cabinets de douches variées.

2° Le *Bain Werra* contient 4 grandes piscines et 4 petites. Chacune des grandes piscines a deux vestiaires et un cabinet de douches; chaque piscine de famille a un vestiaire et un cabinet de douches.

3° Le *Bain des Alpes*, dépendance de l'hôtel du même nom, renferme 3 grandes piscines, pouvant contenir chacune 20 à 40 baigneurs, 12 piscines de famille et quelques cabinets de bains pour une seule personne. Des vestiaires et des cabinets de douches sont annexés aux piscines.

4° Le *Bain Valaisan* ou *Bain Vieux* a 3 grandes piscines, des vestiaires et des cabinets de douches.

5° Le *Bain Zuricois*, destiné aux indigents, a 2 grandes piscines, une pour chaque sexe, et une installation séparée, les *bains-ventouses*, consacrée, comme ce nom l'indique, à l'application des ventouses scarifiées pendant le bain, chez les malades de toutes conditions. Cette division du bain Zuricois contient deux piscines, une pour chaque sexe.

Outre l'installation balnéaire, chaque établissement a des robinets qui fournissent l'eau minérale aux malades chez qui le traitement interne est employé.

Il est, comme on voit, d'un usage général à Louèche de se baigner dans les piscines et, par conséquent, en commun. Excepté au bain Zuricois, où différents motifs ont fait séparer les deux sexes, hommes, femmes, enfants, militaires, prêtres, remplissent les piscines qui présentent un tableau bizarre et tenant beaucoup de la caricature. On joue, on chante, on lit, on mange, on boit; presque tous les baigneurs ont devant eux une petite table en bois qui surnage et porte le livre, la tabatière, le déjeuner, etc. Les naufrages ne sont pas sans exemple. Chaque baigneur est vêtu d'une chemise ou tunique de laine qui l'enveloppe depuis le cou jusqu'aux pieds. Le corps entier plonge dans l'eau, la tête seule apparaît au-dessus de la surface; les mains ne se montrent que lorsqu'elles sont appelées à rendre quelque service. Autour des piscines règne une galerie avec balustrade qui permet aux visiteurs de s'approcher des malades et aux voyageurs de voir dans ses détails cette curiosité principale de Louèche. Si par malheur quelqu'un néglige en entrant de fermer la porte derrière lui, ou se croit permis de garder son chapeau sur la tête, des cris nombreux le rappellent à l'ordre. De même, quand un baigneur n'entre pas dans la piscine ou n'en sort pas suivant les règles établies, des éclats de rire et des critiques bruyantes prouvent combien tout ce monde a besoin de tromper son ennui et de se distraire pendant les longues heures de son séjour dans l'eau. Les bains de piscines sont de 30 min. à 1 heure dans les premiers jours, puis se prolongent jusqu'à 5 ou 6 heures de durée; autrefois même on les prenait de 7, 8 et 10 heures. Ils se divisent en 2 séances, la plus longue dans la matinée, l'autre dans l'après-midi.

Excursions. — Les environs de Louèche offrent un grand nombre de promenades et d'excursions intéressantes. Nous mentionnerons surtout : —l'ascension de la *Gemmi*, haute montagne de la chaîne des Alpes bernoises, dont les formes ne sont pas moins extraordinaires que les couleurs. On en atteint la base en 30 min., et le sommet (2302 mèt.) en 1 h. 45 min. Le col offre une vue admirable sur la vallée de Louèche, et sur les hautes cimes des Alpes du Valais et du Piémont. — On peut visiter aussi les *Echelles*, au nombre de huit, presque verticales, appliquées contre les parois d'un escarpement de rochers, la *Wandfluh*, qui domine la rive gauche du torrent de la Dala, et qu'il faut escalader pour se rendre au v. d'*Albinen*; 25 min. suffisent pour se rendre des Bains au pied des Échelles; — la *chute de la Dala*, à 30 min. au N. E., qui forme une belle cascade resserrée entre deux rochers; — (1 h.) l'*alpe Foljéret* ou *Feuillerette*, sur la rive g. de la Dala; — (2 h. 30 min.) le glacier de *Rinder* ou de la Dala. — (3 h.) le *Guggerhubel*, qui intéressera vivement le botaniste et le géologue; — (3 h. 45 min. du Guggerhubel) le *Galmhorn* (2463 mèt.); — (7 h. 30 min. aller et retour) le *Torrenthorn* ou *Mainghorn* (2950 mèt.), ascension très-recommandée, magnifique panorama.

Les eaux. — Eaux thermales, sulfatées calciques.

Connues depuis le douzième siècle et surtout depuis le commencement du seizième.

Émergence : D'un terrain composé de schiste argileux et de calcaire; on y rencontre des cristaux de quartz et des pyrites.

Vingt sources et plus, toutes thermales, jaillissent dans un espace assez restreint. Les principales sont : la *Lorenzquelle*, source de Saint-Laurent, qui émerge sur la place du village et forme un petit torrent;

la *Goldbrünneli*, petite source d'Or, qui doit son nom à ce qu'elle est la première où l'on ait observé le phénomène des pièces d'argent jaunies, en un jour ou deux, par le dépôt d'un sel de fer qu'on prit d'abord pour de l'or, puis pour du soufre ; la *Fussbadquelle*, source du bain de pieds ; les trois sources de l'*Armenbade* ou *Aussätsigenbade*, bain des Pauvres ou des Lépreux, qui alimentaient autrefois un bain désigné sous ce nom et qui n'existe plus ; une de ces trois sources, aujourd'hui réunies dans un même réservoir, était autrefois nommée *Kotzgülle* ou *Brechquelle*, source vomitive, parce qu'on l'avait employée quelque temps comme émétique en y ajoutant une substance vomitive ; la *Heilbadequelle*, source du bain de guérison, ainsi nommée d'un ancien bain qu'elle desservait ; la *Roosgülle*, forme patoise de *Röstquelle*, source du Routoir, qui servait autrefois à rouir le chanvre et donnait très-peu d'eau ; c'est maintenant la source la plus abondante, après celle de Saint-Laurent, elle n'est pas utilisée médicalement.

Débit en 24 heures : Suivant Meyer-Ahrens, la source Saint-Laurent débite, d'après le calcul de Morin, 14112 hectol. ; suivant Brunner, Morin aurait estimé le débit à 60 000 hectol.

Densité : 1,0023 (Morin).

Température : Source Saint-Laurent, au griffon, 51° ; source des Guérisons, 50° ; Bain des pauvres, 46°,30 ; Bains de pieds, 38°,80.

Caractères particuliers : Eau limpide en général, se troublant quelquefois, surtout au printemps et en automne, après la fonte des neiges ou les grandes pluies, et déposant alors un sédiment grisâtre ; exposée quelque temps à l'air, elle ne se trouble pas, mais dépose sur le fond et les parois du réservoir un précipité d'oxyde de fer jaune, brun ou brun-rouge. Une pièce d'argent décapée qu'on y laisse séjourner un jour ou deux, s'y revêt d'une couche de cet oxyde et prend une couleur jaune d'or, par suite de phénomènes qui paraissent analogues à ceux qu'on observe dans le bain galvanoplastique. Inodore à la source, l'eau de Louèche, par le contact prolongé de l'air, prend l'odeur des œufs gâtés ; son goût est, suivant les différents observateurs, métallique, amer, salé ou comparable à celui de l'eau chaude ; au premier abord elle produit sur la peau l'effet d'une eau savonneuse, mais son usage prolongé rend l'épiderme sec et rude.

Emploi : Boisson, bains, douches, bains-ventouses, lotions, fomentations.

Situation : 1415 mèt. au-dessus de la mer.

Climat de montagnes, rude, variable ; matinées et soirées toujours très-fraîches.

Saison : Le climat des bains de Louèche n'en permet guère le séjour aux malades que du 15 juin au 1er septembre.

Action physiologique et thérapeutique : En boisson, l'eau de Louèche détermine un peu de chaleur et, quelquefois, de pesanteur à l'estomac ; elle augmente l'appétit, facilite les excrétions jusqu'à devenir laxative, et agit en même temps comme diurétique et diaphorétique. Lorsqu'il est bien supporté, le traitement interne paraît contribuer très-efficacement au succès du traitement externe, ce n'est pas cependant un adjuvant nécessaire; assez souvent l'estomac supporte mal cette eau, qu'elle soit prise chaude ou refroidie; il faut alors y renoncer et se borner à son usage externe. C'est surtout dans les affections des organes digestifs et du foie, dans les catarrhes chroniques, l'anémie et les maladies des femmes que l'eau est donnée en boisson; mais ces affections ne sont pas les plus communes chez les clients de Louèche et la majeure partie des malades ne suit que le traitement externe. Quand on juge à propos d'employer l'eau à l'intérieur et à l'extérieur, on commence souvent par la donner exclusivement en boisson, pendant six à huit jours, quelquefois on achève le traitement interne avant d'en venir à baigner le malade.

En bains, l'eau de Louèche agit sur la peau comme excitante, elle ne produit d'abord qu'un sentiment de bien-être et d'augmentation des forces; mais bientôt l'excitation s'étend à tout le système nerveux et les signes de la fièvre thermale se manifestent avec plus ou moins d'intensité, puis on voit survenir un exanthème connu sous le nom de *poussée*. La poussée se montre, avec ou sans fièvre, rarement dès le second ou le troisième jour du traitement, généralement du cinquième au quatorzième jour, rarement plus tard. Cet effet des bains n'est pas particulier aux eaux de Louèche; on l'observe dans beaucoup d'autres stations minérales, mais dans aucune il n'est plus caractérisé, dans aucune on ne cherche à l'obtenir et on ne respecte son développement et ses phases comme on le fait à Louèche. Sans doute la poussée n'y est plus considérée comme indispensable au succès du traitement; mais on reconnaît, dit M. le docteur Brunner, qu'elle exerce une action marquée sur les affections internes, par suite de la révulsion générale et intense à laquelle elle donne lieu. Quoiqu'elle se manifeste, dans des cas exceptionnels et rares, dès le second ou le troisième jour du traitement, on doit admettre que la longue durée des bains contribue notablement à son apparition, puisqu'elle se montre communément du cinquième jour au quatorzième, et que le bain, d'une demi-heure à une heure le premier jour, est prolongé chaque jour d'une heure, en général. M. Brunner, pendant sa longue pratique à Louèche, n'a jamais observé la poussée chez les malades qui n'usaient de l'eau qu'en boisson. La délicatesse ou la force de la constitution, la finesse plus ou moins grande de la peau ne paraissent pas avoir ici d'importance, car des femmes très-délicates et des hommes robustes peuvent également avoir une poussée très-forte ou n'en présenter aucune apparence.

La poussée prend les formes les plus diverses, elle peut être érythémateuse, scarlatineuse, érysipélateuse, ou présenter des papules, des pustules, des vésicules, de simples taches; plusieurs de ces variétés peuvent coexister chez le malade, mais avec prédominance de l'une d'elles.

L'exanthème débute ordinairement au niveau des articulations du coude et du genou, puis s'étend à la surface des membres, au dos, aux flancs et à l'abdomen; on le voit moins souvent à la partie antérieure de la poitrine, à la face dorsale des mains et des pieds, plus rarement encore au cou et aux aisselles, presque jamais aux faces palmaires et plantaires, jamais au visage. Il parcourt plus ou moins rapidement ses périodes de développement, d'état et de déclin; il se termine par desquamation et sa durée totale est de dix à quinze jours. Suivant qu'il se prolonge plus ou moins et suivant son intensité on augmente ou l'on diminue la durée des bains. Assez bénigne chez la plupart des baigneurs, la poussée prend quelquefois les proportions d'une maladie douloureuse, mais sans aucun danger.

La chaleur et le beau temps favorisent la marche de la poussée; on recommande aux baigneurs qui en sont atteints de se tenir chaudement et d'éviter les refroidissements. Jusqu'au moment où elle se montre, les bains sont prolongés d'une heure chaque jour, on les donne avec les ménagements nécessaires pendant son développement, puis on les diminue chaque jour d'une heure pendant sa décroissance, sans les discontinuer avant sa disparition complète. Les malades qui, malgré l'avis du médecin, cessent trop tôt les bains, s'exposent à voir l'exanthème prendre une marche chronique et qui nécessite un nouveau traitement (*V.* Brunner, Louèche-les-Bains et ses eaux thermales).

Autrefois on prolongeait la durée des bains jusqu'à sept, huit et même dix heures. Cette pratique est abandonnée aujourd'hui, et le séjour dans la piscine ne dépasse pas en général cinq heures.

Les douches sont associées aux bains chez beaucoup de malades et, pour quelques-uns, elles constituent exclusivement le traitement externe. On fait aussi usage à Louèche des ventouses scarifiées, appliquées pendant le bain, et ce mode de traitement donne de bons résultats dans les affections rhumatismales ou herpétiques et dans l'état congestif de la peau, vers le déclin de la poussée. Les lotions et les fomentations pratiquées avec l'eau minérale sont aussi fort utiles, soit comme adjuvants moins actifs que la douche, soit comme s'adressant aux régions de la tête qui ne peuvent être soumises à l'action du bain

Les maladies de la peau sont au premier rang parmi les indications des eaux de Louèche, surtout quand elles affectent la forme humide; l'eczéma, l'herpès, l'impetigo, l'ecthyma, l'acné, la mentagre, guérissent ou s'amendent notablement à cette station minérale; on y obtient aussi des succès, mais plus douteux et moins complets dans les dermatoses de forme sèche comme le lichen, le psoriasis, etc. Ces eaux donnent de très-bons résultats dans le rhumatisme articulaire ou musculaire, quand l'état aigu a complétement cessé, dans la goutte atonique, dans les laryngites et les bronchites chroniques, dans l'asthme, dans les différentes manifestations du lymphatisme et de la scrofule, dans les engorgements congestifs ou d'origine paludéenne du foie et de la rate. La chlorose et l'anémie, la paralysie rhumatismale, les maladies de l'utérus sans inflammation, enfin certaines névroses peuvent aussi trouver à Louèche la guérison ou le soulagement.

Ces eaux sont contre-indiquées chez les sujets pléthoriques; dans l'état inflammatoire ou congestif, en général; dans la tuberculose;

dans les maladies organiques du cerveau, du cœur, du foie, etc., ainsi que chez les cancéreux et les hydropiques.

Analyse (P. Morin, 1844).

	S. SAINT-LAURENT. Eau, 1 kilogr.
Sulfate de chaux	1gr, 5200
— de magnésie	0, 3084
— de soude	0, 0502
— de potasse	0, 0386
— de strontiane	0, 0048
Carbonate de protoxyde de fer	0, 0103
— de magnésie	0, 0096
— de chaux	0, 0053
Chlorure de potassium	0, 0065
Iodure de potassium	traces
Silice	0, 0360
Alumine	traces
Phosphate, azotate	traces
Sel d'ammoniaque	traces
Glairine	quant. indét.
	1gr, 9897
Gaz acide carbonique....(2c.c.,38)	0, 0047
— oxygène....(1, 05)	0, 0015
— azote....(11, 51)	0, 0145

Bibliographie : Grillet, Les sources thermales de Louèche; Sion, 1855. — 2e édit. 1866. — Die Bäder und Kurorte der Schweitz; Zurich, 1857. — Pyrame Morin, Analyse de l'eau minérale de Louèche.... (Journal de pharmacie et de chimie); 1846. — Loretan, Notice sur les eaux de Louèche, 1857. — Lombard, Une cure aux bains de Louèche en 1861; Genève, 1862. — Brunner, Louèche-les-Bains, ses eaux thermales et ses environs; Bienne, 1871.

MORITZ [SAINT] (GRISONS).

809 kil. de Paris. — Chemin de fer de l'Est, chemins de fer allemands et suisses, route de poste. Trains express en 31 h. 15 min. Trains omnibus en 37 h. 40 c.; 1re cl. 109 fr. 60 c.; 2e cl. 82 fr. 85 c.

DE PARIS À SAINT-MORITZ PAR BÂLE ET COIRE.

De *Paris à Coire* par Troyes, Belfort, Montreux-Vieux, Mulhouse, Bâle, Zurich et Sargans, 732 kil. — Chemin de fer. 3 conv. par jour. Trains express en 18 h. 15 min. Train semi-direct en 24 h. 45 min. 1re cl. 85 fr. 60 c.; 2e cl. 62 fr. 85 c.

De *Coire à Saint-Moritz* **par le Julier, 77 kil. — Route de voitures, diligences. Trajet en 13 h. pour 24 fr. ou 20 fr.**

Saint-Moritz ou *Saint-Maurice*, en roman *San Murezzan*, v. de 401 hab., est situé dans la haute Engadine, au pied du Rosatsch, montagne boisée et dominant le petit lac de Saint-Moritz.

HÔTELS. — *Victoria*, du *Lac*, *Culm*, de la *Poste*, *Belvedère*, *Saint-Maurice ;* — Pensions nombreuses ; appartements meublés dans plusieurs maisons particulières.

A 25 min. au S. O. du village, dans une prairie marécageuse, sur la rive dr. de l'Inn, jaillissent les sources minérales qui ont fait la réputation de Saint-Moritz.

L'*Etablissement* thermal comprend un grand nombre de bâtiments distincts, qui se sont élevés successivement en proportion du du nombre toujours croissant des baigneurs. Le bâtiment principal et le plus récent est une vaste construction, d'une architecture simple et de bon goût, qui se rattache par une galerie aux anciens bains dont les différents corps de logis communiquent de même entre eux. Le tout représente un village, entre lequel et la rivière s'étend une prairie où l'on a tracé des allées et planté des arbres, pour en faire une assez jolie promenade.

L'ensemble de l'établissement peut loger 300 personnes et leur suite, il contient 219 chambres à 1 ou 2 lits, 18 salons particuliers, la plupart avec balcon, un grand promenoir couvert et bien éclairé, une salle à manger pouvant réunir 400 convives, une salle de bal et de concert, des salons de réunion pour les dames, des salles de lecture, de jeux, etc.

L'installation balnéaire comprend 82 cabinets de bains, avec baignoires en bois de pin cembro, 4 cabinets de douches et plusieurs buvettes. L'eau minérale est chauffée à la vapeur.

On trouve à l'établissement et dans les hôtels des voitures et des chevaux pour la promenade et des guides pour les excursions. Si l'on tient à loger à l'établissement, ce qui présente pour les baigneurs un grand avantage, il faut y retenir sa place un mois ou six semaines d'avance.

PROMENADES ET EXCURSIONS. — Les environs de Saint-Moritz offrent un grand nombre de promenades et d'excursions. Nous nous bornerons à indiquer les suivantes : (20 min.) Le *Kurhügel* ;—(45 min.) *le Johannisberg*, belle vue sur les lacs supérieurs ;—(1 h. 30 min.) *Celerina*, par l'*Alpe Laret*, belle vue sur la vallée ; de l'aiguille qui domine l'alpe Laret (30 min. de montée) on découvre le panorama du massif du Bernina ; — (1 h. 30 min.) *Pontresina ;* —(3 h.) le *Piz Nair*, par l'*Alpe Giop ;* du sommet, on a une vue magnifique sur le Bernina ; — (10 h.) l'*hospice du Bernina* et, en revenant, visiter le *glacier de Morteratsch*. — Promenades en bateau sur le lac de Saint-Moritz.

LES EAUX. — Eau froide, ferrugineuse bicarbonatée, gazeuse.

Connue très-anciennement, Paracelse l'a vantée.

Émergence : D'un terrain granitique ; au-dessus du village de Saint-Moritz on trouve du gypse.

Quatre sources : Altequelle ou *Mauritiusquelle,* vieille source ou source de Saint-Maurice ; *Neuequelle* ou *Paracelsusquelle,* source nouvelle ou de Paracelse ; *Fontana della Maria Huotter,* source de Maria Huotter. Ces deux dernières sources ont été découvertes en 1853. Une quatrième source a été trouvée en 1865. On n'en a pas encore fait l'analyse et, de même que la source Maria Huotter, elle n'est pas utilisée.

Débit en 24 heures : Source nouvelle, 864 hectol. Aujourd'hui la vieille source alimente seule les bains, elle fournit de 400 à 500 bains par jour.

Densité : Vieille source, 1,00215 ; source nouvelle, 1,00239 à 14° ; source de Maria Huotter, 1,0021.

Température : Vieille source, 6°,62 ; source nouvelle, 5°,5.

Caractères particuliers : Eau limpide, inodore, incolore, à saveur piquante, acidule et styptique, dégageant beaucoup de gaz à la source, pétillant dans le verre ; exposée à l'air, elle devient légèrement opaline ; elle forme dans les tuyaux de conduite un dépôt ocreux.

Emploi : Boisson, bains et douches.

Situation : Saint-Moritz, 1855 mèt.; les thermes, 1769 mèt. au-dessus de la mer.

Climat des hautes vallées, rude, variable, à grandes oscillations thermométriques ; air très-sec et pur de la haute Engadine.

Action physiologique et thérapeutique : Eaux toniques et reconstituantes. En boisson, elles sont diurétiques, augmentent l'appétit, activent les fonctions digestives et la circulation, causent un peu d'ivresse carbonique, surexcitent chez quelques personnes le système nerveux et le calment chez d'autres. Suivant M. Rotureau, la source ancienne constipe, tandis que la source de Paracelse laisse le ventre libre. Suivant Meyer-Ahrens, l'une et l'autre source facilitent les garde-robes dans l'atonie du canal digestif et les modèrent quand il y a de l'irritation. En bains, ces eaux agissent comme sédatives de la circulation et du système nerveux.

Les principales indications des eaux de Saint-Moritz sont : la chlorose et l'anémie ainsi que les troubles fonctionnels si divers qui en sont la suite ; le lymphatisme et la scrofule dans la plupart de leurs manifestations ; les cachexies scorbutique, paludéenne ou métallique ; la dyspepsie, la diarrhée chronique et catarrhale ; l'épuisement, les convalescences difficiles à la suite de maladies graves ; la spermatorrhée, le catarrhe des voies génito-urinaires, enfin, suivant M. Jaccoud, le diabète avec anémie notable et l'albuminurie torpide d'emblée, ou dont l'acuité initiale est éteinte depuis un certain temps, sans complication de lésions du cœur, d'hydropisie ou d'affection viscérale secondaire et consécutive à l'albuminurie.

Le lait et le petit-lait sont employés avec avantage, dans certains cas, comme adjuvant au traitement hydro-minéral de Saint-Moritz.

La constitution pléthorique, la tendance à la fièvre et à l'état aigu que présentent chez certains malades les manifestations scrofuleuses, la tuberculose, la disposition aux hémorrhagies, sont autant de contre-indications à ces eaux.

Analyse (Husemann, 1874).

	VIEILLE SOURCE. Eau, 1 kilogr.	SOURCE NOUVELLE. Eau, 1 kilogr.
Chlorure de lithium	0gr, 000848	0gr, 000885
— de sodium	0, 043764	0, 034683
Bromure de sodium	0, 000536	0, 000099
Iodure de sodium	0, 000013	0, 000002
Fluorure de sodium	0, 000630	0, 001740
Nitrate de soude	0. 000334	0, 000721
Borate de soude	0, 003914	0, 005228
Sulfate de soude	0, 307415	0, 321101
— de potasse	0, 014382	0, 014800
Carbonate de soude	0, 192463	0, 128273
— d'ammoniaque	0, 002008	0, 001750
— de chaux	0, 852025	0, 904132
— de strontiane	0, 000088	0, 000092
— de magnésie	0, 129345	0, 132686
— de protoxyde de mangan.	0, 003829	0, 004043
— de protoxyde de fer	0, 023996	0, 028020
Peroxyde de fer hydraté		0, 006108
Acide silicique	0, 040169	0, 053445
— phosphorique	0, 000156	0, 000144
Alumine	0, 000050	0, 000030
Baryte, cæsium, arsenic, Cuivre, matières organiques	traces	traces
	1gr, 615666	1gr, 637982
Acide carbonique libre et demi-combiné à 0° et 760 B.	1500c.c.,906	1553c.c.,160
Acide carbonique libre	1230, 010	1282, 810

Bibliographie : Planta et Kekulé, Chemische Untersuchung der Heilquellen zu Saint-Moritz; Coire, 1854. — Meyer-Ahrens, Saint-Moritz in Oberengadin, seine Heilquellen...., Zurich, 1860. — Sigmund, Der Kurort Saint-Moritz.... (Wochenblatt der Zeitschrift der Gesellschaft der Aerzte, n° 14) ; Vienne, 1861.— Brügger, Œstrhätische Studien zur Geschichte des Badelebens, insbesondere der Kurorte Bormio und Saint-Moritz ; Zurich, 1863. — Jaccoud, La station médicale de Saint-Moritz ; Paris, 1873. — Husemann, Der Kurort Saint-Moritz und seine Eisen-Läuerlinge ; Zurich, 1874. — Sources minérales et bains de Saint-Moritz (extrait de l'ouvrage précédent) ; Coire. — Strambio, Il clima e le acque di San Maurizio ; Milan, 1876.

LE PRESE (GRISONS).

847 kil. de Paris. — Chemin de fer de l'Est, chemins de fer allemands et suisses et route de poste. Trains express en 36 h. 15 min. Train semi-direct en 42 h. 45 min. 1re cl. (chemins de fer et diligences) 119 fr. 40 c.; 2e cl. 91 fr. 05 c.

DE PARIS À LE PRESE PAR BÂLE, COIRE, SAMADEN ET POSCHIAVO.

De *Paris à Coire* par Troyes, Belfort, Montreux-Vieux, Mulhouse, Bâle, Zurich et Sargans, 732 kil. — Chemin de fer. 3 conv. par jour. Train express en 18 h. 15 min. Train semi-direct en 24 h. 45 min. 1re cl. 85 fr. 60 c.; 2e cl. 62 fr. 85 c.

De *Coire à Samaden* par Lenz, Filisur, le col de l'Albula et Ponte, 72 kil. — Route de poste. Diligence tous les jours en été. Trajet en 11 h. 30 min. Coupé 21 fr. 80 c.; intér. 18 fr. 15 c.

On peut aller aussi de Coire à Samaden par le Julier et les bains de Saint-Moritz. Le trajet est aussi beau, mais plus long de 2 h. env. et un peu plus cher.

De *Samaden à Poschiavo* par Pontresina et le col du Bernina, 39 kil. — Route de poste. Diligence tous les jours en été. Trajet en 6 h. Coupé 11 fr. 60 c.; intér. 9 fr. 65 c.

De *Poschiavo à Le Prese*, 4 kil. — Omnibus. Trajet en 30 min. Prix 40 c.

Le Prese sont un hameau de 150 hab. situé sur la rive droite du lac Poschiavo, à l'embouchure du Poschiavino qui le forme. Ce hameau, comme le bourg voisin de Poschiavo, est en voie d'accroissement rapide grâce à l'industrie de ses habitants.

Les thermes ou **Bagni alle Prese**, sont construits sur un petit promontoire. C'est un édifice de style italien, élégant et bien distribué. Le corps de bâtiment central est formé par une belle cage d'escalier et un vestibule derrière lequel 12 cabinets de bains sont disposés en hémicycle. Au rez-de-chaussée de l'établissement on trouve de grandes et belles salles de réunion, de lecture, de jeux, etc.; au premier étage, de jolies chambres destinées aux baigneurs, pouvant recevoir environ 80 personnes, et d'où l'on découvre une vue charmante sur le lac et les environs. Un bâtiment voisin renferme la machine à vapeur qui chauffe l'eau minérale des bains, les dépendances de l'hôtel et un surplus de logements. Les baignoires, au nombre de 16, sont en marbre; un des cabinets de bains est muni des appareils nécessaires aux douches de divers genres. Deux buvettes sont au dehors.

Un petit parc entoure l'établissement et forme une terrasse que baignent les eaux du lac. Ce lac est une charmante nappe d'eau sur laquelle des embarcations de plaisance permettent de se promener et qui nourrit des truites excellentes. Les environs de l'établissement offrent de nombreux buts d'excursions tels que (2 h.) *Madonna di Tirano*, et sa magnifique église en marbre blanc; — (6 h.) le col et l'hospice du Bernina, etc. — On trouve à l'établissement des voitures, des chevaux et des ânes pour la promenade.

LES BAUX. — Eau froide, sulfurée calcique.

Connue dès la première moitié du XVIe siècle; employée méthodiquement depuis 1856.

Émergence : D'un schiste micacé riche en pyrites.

Une source : Source *Caddea.*

Débit en 24 heures : 1080 hectol.

Densité : 1,000263.

Température : 8°,12.

Caractères particuliers : Eau limpide, incolore, inodore, mais d'une saveur hépatique prononcée (Rotureau), tenant en suspension dans le bassin de captage et dans le verre des corpuscules blanchâtres analogues, comme aspect, à la barégine, dégageant lentement dans le verre de petites bulles de gaz.

Emploi : Boisson, bains et douches.

Cures de petit-lait, de raisin; bains de plantes aromatiques et de feuilles de sapin.

Situation : 960 mèt. au-dessus de la mer.

Climat doux et agréable, sans brouillard et sans humidité. La température, dans les mois de juin à septembre ne s'élève pas, à midi, au dessus de 25° et ne s'abaisse pas au-dessous de 15° ; elle est en moyenne de 17°.

Saison : Du 15 juin à la fin de septembre.

Action physiologique et thérapeutique : Eau très-excitante du système nerveux et de la circulation. En boisson elle constipe pendant les premiers jours, puis les selles deviennent régulières, l'appétit augmente la digestion est plus facile, la diurèse est activée ainsi que la transpiration et la sécrétion bronchique. Quand le traitement n'est pas conduit avec ménagement, la fièvre thermale survient bientôt; la poussée a rarement lieu.

Cette eau réussit dans toutes les affections procédant du lymphatisme et de la scrofule, dans le catarrhe chronique des voies aériennes, dans l'angine glanduleuse et les affections des muqueuses d'origine herpétique, dans les dermatoses, de forme humide surtout, et quelquefois même dans les dartres sèches, comme le psoriasis; enfin la chlorose, l'anémie et leurs manifestations si variées sont très-utilement traitées à cette station minérale, ainsi que les différentes intoxications métalliques.

Les contre-indications à l'usage de la Caddea sont la phthisie, une constitution très-excitable et dominée par l'éréthisme, la disposition à la congestion sanguine et aux hémorrhagies.

Analyse (Wittstein, 1855).

	Eau, 1 kilogr.
Sulfate de potasse............	0gr, 021794
— de soude..............	0, 008104
— d'ammoniaque.........	0, 003140
— de chaux.............	0, 125079

Phosphate de chaux...........	0gr, 006334
Chlorure de calcium..........	0, 010867
Hyposulfate de chaux.........	0, 005187
— de magnésie......	0, 015151
Bicarbonate de magnésie......	0, 094697
— d'oxyde de fer....	0, 003014
Acide silicique libre...........	0, 012610
Matière organique azotée.......	0, 059104
	0gr, 365081
Gaz acide carbonique libre.....	0, 053029
— — sulfhydrique.........	0, 008833

Bibliographie : Wittstein, Chemische Untersuchung der Schwefelquelle Alle Prese bei Poschiavo... (Wittstein's Vierteljahrschrift, tome VII). — Meyer-Ahrens, Die Heilquellen und Kurorte der Schweiz; Zurich, 1867.

RAGATZ-PFÆFFERS (SAINT-GALL).

713 kil. de Paris. — Chemin de fer de l'Est, chemins de fer allemands et suisses. (*V.* ci-dessous l'itinéraire.)

DE PARIS À RAGATZ PAR BÂLE ET ZURICH.

De *Paris à Ragatz* par Troyes, Belfort, Bâle, Zurich, Rapperschwill et Sargans, 713 kil. — Chemin de fer. 3 conv. par jour. Train express en 17 h. 31 min. Trains omnibus en 24 h. 5 min. 1re cl. 83 fr. 60 c.; 2e cl. 61 45 c.

Ragatz, b. de 1825 hab., station de chemin de fer, est situé dans une belle plaine, sur les deux rives de la Tamina et à l'entrée de la gorge d'où ce torrent sort pour se jeter un peu plus loin dans le Rhin.

HÔTELS. — *Quellenhof; Hof Ragatz; Tamina-Hôtel; Schweizerhof; Krone; Bahnhof.*—Nombreux hôtels-pensions; restaurants, cafés.

Ragatz a pris depuis une quinzaine d'années un développement considérable. Il s'y est élevé plusieurs établissements thermaux et des hôtels qui peuvent le disputer comme importance à ceux des grandes villes d'eaux. Ces bains et ceux de Pfäffers sont alimentés par les mêmes sources minérales (*V.* ci-dessous les bains de Pfäffers), qui émergent dans la gorge de la Tamina, donnent une partie de leurs eaux à l'établissement de Pfäffers et sont amenées à Ragatz par une conduite de 4 kil. de longueur, en perdant fort peu de leur température dans ce trajet. Ragatz doit sa prospérité à la tristesse du site où se trouvent les bains de Pfäffers, à l'impossibilité d'augmenter beaucoup leur étendue et de construire dans leur voisinage immédiat.

Les Bains de Ragatz. — Parmi les *établissements* thermaux qui s'élèvent à Ragatz, tant sur la rive droite que sur la rive g. de la Tamina, les deux principaux sont le *Quellenhof* et le *Hof Ragatz*, appartenant tous deux au même propriétaire. Ce sont d'énormes édifices, d'une architecture fort simple et un peu lourde, mais parfaitement aménagés, tant au point de vue du logement des baigneurs qu'à celui du traitement. Le Hof Ragatz est une transformation de l'ancienne maison des baillis du couvent de Pfäffers; le Quellenhof est construit depuis une dizaine d'années. Ces deux établissements réunis peuvent recevoir aisément 600 baigneurs; ils contiennent comme salons de conversation, de musique, de jeux, etc., tout ce que l'on trouve aujourd'hui dans les thermes de premier ordre. L'installation balnéaire est au niveau du reste et répond aux exigences actuelles de la science. Les cabinets de bains sont grands et répartis en deux divisions, l'une pour les hommes, l'autre pour les femmes. Les baignoires sont garnies en carreaux de faïence et un certain nombre, de forme octogonale, sont de petites piscines pouvant recevoir deux personnes. Une grande piscine de natation est ouverte aux baigneuses, dans la matinée, aux baigneurs dans l'après-midi. Le service des douches ne laisse rien à désirer comme variété et comme perfection d'appareils; enfin, des galeries couvertes permettent de se rendre aux bains sans s'exposer à l'air extérieur. D'élégantes buvettes, un grand Casino, des promenoirs spacieux, pour les jours de mauvais temps, complètent l'ensemble qu'entourent de beaux jardins et un parc. Vers l'extrémité S. O. du parc, un bâtiment est consacré aux cures de petit-lait.

Sur la rive g. de la Tamina, que trois ponts relient à la rive dr., existe, au milieu du bourg, un autre établissement de bains, le *Dorfbad*, également bien installé et situé entre les hôtels de la Tamina et Schweizerhof.

MONUMENTS. — Dans le cimetière de Ragatz, on voit le tombeau, en marbre de Carrare, du philosophe Schelling, mort à Ragatz en 1854.

PROMENADES ET EXCURSIONS. — (30 min.) les ruines du *château de Freudenberg* (belle vue sur la vallée du Rhin; (40 min.) le *Guschenkopf*, à l'O. de Ragatz; du sommet, belle vue sur la vallée du Rhin, les montagnes de l'Appenzell et du Prättigau, les Graue-Hörner et la Calanda; (30 min.) les ruines de *Wartenstein*; (45 min.) le *Mont-Thabor*. — Ascensions du (2 h.) *Piz d'Alun* (1481 mèt.); du (3 h.) *Fasanenkopf* (2035 mèt.); du (4 h.) *Monte-Luna* (2416 mèt.); de (6 h.) la *Calanda* (2700 mèt.); du (4 h.) *Falknis* (2566 mèt.), etc.

Une route de voitures conduit de *Ragatz* aux *Bains de Pfäffers* (4 kil.). — Omnibus; 45 min. à la montée, 30 min. à la descente; prix : 1 fr. 50. — Voitures particulières.

Les Bains de Pfæffers sont installés dans un ancien couvent dont l'aspect triste est encore assombri par les alentours. Il occupe le fond de la gorge étroite et sauvage où coule la Tamina et où l'on ne voit le soleil que de 11 heures à 3, dans les mois de juillet et d'août.

L'établissement thermal comprend trois corps de bâtiments;

dans celui du milieu est une chapelle; le reste est consacré aux bains et aux logements des baigneurs. On y compte 140 chambres, presque toutes à deux lits, une vaste salle à manger, des salons de lecture, de jeux, etc. L'aménagement balnéaire consiste en 29 cabinets de bains, la plupart avec baignoires en carreaux de faïence, quelques petites baignoires en bois et des piscines anciennes, pouvant contenir chacune 20 ou 30 personnes. Tous les cabinets de bains ont un cabinet pour les douches, et des cabinets séparés sont destinés aux douches ascendantes. La buvette se compose de quatre petites fontaines qui jaillissent dans une vaste salle, éclairée par des fenêtres élevées.

Les sources thermales, situées à 600 mèt. environ des bains, émergent dans la *gorge de la Tamina*, une des merveilles de la Suisse. On s'y rend par un chemin assez étroit mais sûr, avec une rampe à hauteur d'appui, et qui longe le rocher à 10 ou 12 mèt. au-dessus de la Tamina. Les deux parois de l'abîme, au fond duquel le torrent se brise et mugit, s'inclinent l'une contre l'autre et finissent par se rejoindre. On nomme *Beschluss* (la clôture) ce pont naturel sous lequel on est obligé de passer, et où, de midi à 2 heures, le soleil forme avec la vapeur de l'eau des arcs-en-ciel d'un effet magique. Au delà, les rochers s'écartent de nouveau et laissent apercevoir le ciel. La vapeur qui s'élève des sources en fait reconnaître de loin l'emplacement.

Des travaux exécutés en 1857-1858 ont amené la découverte d'une grotte très-curieuse, réservoir naturel d'une source utilisée à Pfäffers et à Ragatz.

Excursions. — Au village de *Pfäffers* (1 h. 15 min.), ancienne abbaye de Bénédictins, transformée en maison d'aliénés; au *mont Tabor* (15 min.), belle vue sur la vallée du Rhin; à la *Calandaschau* (15 min.), belle vue sur les montagnes ; à la *Felsentreppe*, escalier taillé dans le roc (environ 200 marches irrégulières) ; on passe sur le Beschluss, etc. (*V.* ci-dessus les Bains de Ragatz).

LES EAUX. — Eau thermale, bicarbonatée calcique.

Connue depuis le XIIIe siècle. Elle avait été découverte au XIe siècle, puis oubliée.

Émergence : D'un terrain calcaire où l'on rencontre des granites, des schistes alumineux, des grès et du gneiss.

Deux sources principales : *Kesselquelle*, source de la chaudière ou vieille source; *Stollenquelle*, source du forage ou nouvelle source, découverte en perçant le rocher (1860). D'autres sources émergent plus bas dans le lit de la Tamina ou sur ses bords; une d'elles est désignée sous le nom de Gumpen ou source de Hartmann, du nom de l'ingénieur qui l'a captée en 1850. Ces sources coulent dans des tuyaux de fonte de 10 centimètres de diamètre, contenus dans des troncs de mélèzes.

Débit en 24 heures : Variable suivant les années et les saisons. La moyenne de 10 jaugeages faits de 1858 à 1867, 1 en mai, 8 en juin et 1 en juillet, donne 61517 hectol. pour l'ensemble des sources captées (Kaiser).

Densité : 1,0003.

Température : Kessel et Stollen, au griffon, 37°,5 ; à la buvette de Pfäffers, 36°,56 ; à Hof Ragatz, 35° à 34°,37 ; au Dorfbad, 34°,37 à 33°,75 (Kaiser).

Caractères particuliers : Eau limpide, sans odeur ni saveur spéciale, ne donnant aucun dépôt.

Emploi : Boisson, bains et douches.

Cures de petit-lait et de raisin.

Situation : Bains de Pfäffers à 681 mèt.; Ragatz, 521 mèt. au-dessus de la mer.

Climat de montagnes, variable, humide, beaucoup plus rude à Pfäffers qu'à Ragatz où l'on cultive la vigne et le maïs; matinées et soirées très-fraîches.

Action physiologique et thérapeutique : En boisson, cette eau est digérée facilement, même à dose assez forte; elle augmente la transpiration et la diurèse, excite l'appétit, facilite la digestion et montre des propriétés reconstituantes qu'on ne lui supposerait pas d'après sa très-faible minéralisation.

En bains, elle est sédative du système nerveux, assouplit la peau et paraît avoir sur le tégument une action spéciale, analogue à celle de l'eau de Louèche. On observe un peu d'exanthème fort léger aux coudes et aux malléoles, quand les bains ne durent pas plus d'une demi-heure à une heure, comme c'est l'ordinaire aujourd'hui ; mais la poussée se montrait avec tous ses symptômes lorsqu'autrefois on prenait à Pfäffers des bains prolongés, comme on le fait encore à Louèche. La sédation ne s'accompagne pas d'affaiblissement; ces eaux relèvent au contraire l'organisme et combattent avec succès l'anémie, notamment chez les malades d'un certain âge.

Le rhumatisme chronique et la goutte, la dyspepsie, la gastralgie et les autres affections gastro-intestinales, avec prédominance nerveuse et dépression des forces, sont des indications spéciales aux stations minérales de Pfäffers et de Ragatz. Il en est de même des névralgies en général et des névroses. Si l'on ne peut attribuer à ces eaux une action sur la diathèse arthritique, on ne peut douter qu'elles en aient une sur l'éréthisme, sur les troubles fonctionnels et sur l'anémie si souvent associés aux affections que nous venons d'énumérer et souvent même leur cause principale. Certaines formes de l'eczéma, la névralgie consécutive au zôna, celles des organes génito-urinaires figurent dans le même cadre. Enfin les bains et les douches réussissent à Pfäffers et à Ragatz dans les contractures et les autres suites de traumatisme grave. L'utilité de ces eaux dans les maladies de poitrine et dans la tuberculose, acceptée par quelques auteurs, est repoussée par le plus grand nombre. Quant aux malades en puissance de la diathèse strumeuse, si tant est qu'ils ne perdent pas un temps précieux à Pfäffers, ils trouveraient certainement un secours plus utile à Tarasp ou à Wildegg, pour ne parler que des eaux voisines.

Analyse (de Planta, 1868)

	Eau, 1 litre.
Sulfate de potasse	0gr, 0071
— de soude	0, 0316
Chlorure de lithium	0, 0002
— de sodium	0, 0474
Bromure de sodium	0, 00001
Borate de soude	0, 0004
Carbonate de soude	0, 0059
— de chaux	0, 1254
— de magnésie	0, 0509
— de strontiane	0, 0014
— de baryte	0, 0006
— d'oxyde de fer	0, 0017
Phosphate d'alumine	0, 0009
Acide silicique	0, 0135
Rubidium, cæsium, thallium	traces
	0gr, 28701

Acide carbonique libre et demi-combiné (47c.c.)........ 0gr, 0933

Bibliographie : Bellmont et Vogt, Der Kurort Hof Ragaz, in der Schweiz; Bern. 1857. — Ziegler, Die Mineralquelle Pfäffers; Winterthur, 1861. — Rotureau, Des principales eaux minérales de l'Europe, 1864. — Meyer-Ahrens, Die Heilquellen und Kurorte der Schweiz; Zurich, 1867. — Kaiser, Die Therme von Ragaz-Pfäfers; Saint-Gall, 1869.

SAXON (VALAIS).

604 kil. de Paris. — Chemin de fer de Lyon et chemins de fer suisses. Trains express en 17 h. 53 min. Trains omnibus en 22 h. 33 min. 1re cl. 73 fr. 55 c.; 2e cl. 53 fr. 55 c.; 3e cl. 39 fr. 10 c.

DE PARIS À SAXON PAR LAUSANNE

De *Paris à Lausanne* par Dijon, Pontarlier et Jougne, 725 kil. — Chemin de fer. 2 conv. par jour. Trains express en 13 h. 45 min. Trains omnibus en 22 h. 33 min. 1re cl. 65 fr. 20 c.; 2e cl. 53 fr. 55 c.; 3e cl. 39 fr. 10 c.

De *Lausanne à Saxon* par Saint-Maurice et Martigny, 77 kil. — Chemin de fer. 3 conv. par jour. Trajet en 3 h. 26 min. 1re cl. 8 fr. 35 c.; 2e cl. 5 fr. 75 c.; 3e cl. 4 fr. 15 c.

Saxon, v. de 1610 hab. est situé sur la rive g. du Rhône, à 8 kil. de Martigny et 17 kil. de Sion, au pied d'une colline dominée par l'église et les ruines du château des seigneurs de Saxon détruit en 1475.

HÔTELS. — *Grand Hôtel des Bains; Suisse; Pierre-à-Voir;* de la *Gare*.

L'*Établissement* thermal se compose de deux bâtiments dont l'un, à trois étages, contient les logements des baigneurs, les salles à manger, un salon de musique et de lecture, une salle de billard, une salle de bal et de jeux, etc. La roulette et le trente et quarante, qui attiraient à Saxon beaucoup de monde, ont été supprimés en 1877. Ce bâtiment est relié par une galerie couverte à celui des bains. L'installation balnéaire comprend 22 cabinets de bains à 1 ou 2 baignoires, une petite piscine de 9 mèt. en surface sur 1 mèt. 10 de profondeur et des cabinets de douches. L'eau de la source y est amenée dans des conduits de bois, enterrés à 3 mèt. de profondeur sur une longueur de 75 mèt.

L'établissement de Saxon est, comme le village, dans une position magnifique au point de vue pittoresque, « mais, dit Meyer-Ahrens, le climat y est désagréable et insalubre ; les environs sont marécageux, la fièvre y règne et les moustiques y pullulent. Pendant la belle saison, la chaleur est intense ; une brise régulière, chaude et assez forte pour être incommode remonte la vallée de 11 h. du matin à 6 h. du soir; quand elle cesse un instant, la chaleur devient étouffante, quand elle souffle, elle oblige les baigneurs à rentrer dans l'établissement où ils sont en proie aux moustiques »

EXCURSIONS. — Les environs de Saxon offrent de nombreuses promenades, au milieu d'une belle végétation. Dans la vallée, on visite *Saillon*, v. situé en face de Saxon, entouré de murs et de tours ; (30 min. en chemin de fer) *Riddes*; (1 h.) Sion, chef-lieu du Valais. — Parmi les excursions sur les montagnes voisines, l'ascension (5 h. 30 min. de montée) de *Pierre-à-Voie*, qu'on nomme aujourd'hui *Pierre-à-Voir*, est celle qui se recommande le plus, par la facilité qu'on a d'atteindre le sommet à cheval. On y découvre un magnifique panorama sur toute la chaîne des Alpes-Valaisanes, du Mont-Blanc au Cervin, et sur celle des Alpes Bernoises, de la Dent de Morcles à la Jungfrau; sur les vallées du Rhône, d'Entremont, de Bagnes, le glacier de Getroz, etc. On n'aperçoit le lac de Genève qu'en montant ; à 15 min. de la cime, un restaurant a été établi. — On peut faire aussi l'ascension du *Grand-Chavalard*, (2907 mèt., belle vue) dont on atteint la cime en 2 h. 30 min. environ, de Martigny.

La descente (3 h. à pied) peut se faire beaucoup plus vite en traîneau (20 min.).

LES EAUX. — Eau thermale, bicarbonatée calcique.

Connue très-anciennement et employée comme remède par les gens du pays. Exploitée régulièrement depuis environ quarante ans.

Émergence : d'un calcaire dolomitique, rauchwacke, cargneule, contenant de l'iode.

Une source connue dans le pays sous les noms de *Fontaine chaude* ou *Fontaine-aux-Croix*, que parce les gens qui se trouvaient bien de son usage plantaient sur ses bords des petites croix en bois.

Débit en 24 heures : variable suivant les années; 1728 hectol. en août 1848; 4403 hectol. en septembre 1852; 2995 hectol. en 1861.

Densité : Égale à celle de l'eau distillée, à 12° (Morin, 1844); 1,000077 à 11° (Brauns, 1862).

Température : Varie, suivant les observateurs, de 24° à 25°.

Caractères particuliers : Eau limpide, incolore, inodore, sans goût bien défini; suivant Aviolat, sa saveur presque nulle est fade, quelquefois elle laisse un léger arrière-goût salé. En vase clos elle ne dépose pas; laissée au contact de l'air pendant plusieurs jours, elle prend une odeur analogue à celle du safran ou de l'iode. Cette odeur se fait sentir, dans certaines circonstances, au voisinage de la source et provient, suivant Meyer-Ahrens, de l'eau minérale qui a subi le contact de l'air ou de celle dont le sol est imprégné et qui dégageraient des vapeurs d'iode.

Emploi : Boisson, bains et douches, bains de vapeur. L'eau est employée soit à sa température naturelle, soit après avoir été chauffée dans un serpentin, au moyen de la vapeur.

Situation : A 479 mèt. au-dessus de la mer ; peu salubre.

Climat chaud et désagréable pendant la saison des eaux, matinées et soirées fraîches en mai et en octobre.

Saison : Du 1er mai à la fin d'octobre.

Action physiologique et thérapeutique : L'eau de Saxon en boisson est très-diurétique; sous son influence, l'urine prend une odeur particulière, analogue à celle que lui donnent les asperges, et dépose souvent de l'acide urique. Cette eau, sans augmenter le flux menstruel, en hâte quelquefois l'apparition. Elle est presque toujours bien supportée par l'estomac, augmente l'appétit, facilite les digestions et n'a pas en général d'effet sensible sur les garde-robes ; quelquefois elle cause un peu de constipation, plus rarement elle amène la diarrhée qui ne survient alors que par suite d'une ingestion d'eau trop considérable. En bains, elle est excitante du système nerveux et de la circulation, elle détermine quelquefois une poussée bénigne, de forme érythémateuse, papuleuse ou pustuleuse, rarement furonculeuse, peu étendue, de peu de durée et n'obligeant pas à suspendre le traitement. La fièvre thermale ne s'observe que par exceptions très-rares.

Les manifestations du lymphatisme et de la scrofule sont l'indication principale de cette eau. Elle donne de bons résultats dans les engorgements ganglionnaires, dans les tumeurs blanches, dans les affections strumeuses des os, surtout quand elles sont récentes, dans les abcès froids, les dermatoses et les maladies des yeux de nature scrofuleuse, dans le goître et, dit-on, dans certains kystes de l'ovaire. On la conseille aussi dans les engorgements utérins et la leucorrhée qui procèdent de la diathèse strumeuse, dans les affections catarrhales des voies digestives, aériennes ou urinaires, et dans le rhumatisme chez les sujets lymphatiques.

L'eau de Saxon est exportée en bouteilles.

Les *analyses* de cette eau, faites de 1844 à 1856 par un grand nombre de chimistes, ont donné des résultats très-différents pour la proportion d'iode qu'elle contient. Meyer-Ahrens, dans son Traité des eaux minérales de la Suisse, donne à ce sujet des renseignements fort étendus, auxquels nous empruntons ce qui suit :

Auteurs des analyses....	Années.	Eau, 1000 parties.	Iode	Brome.
Morin..................	1844	—	0,0	
—	1852	—	0,0	
Brauns................	1852	—	0,0015	
—	1853	—	0,0658	
Rivier et de Fellenberg.	1852	—	0,0902	
Heidepriem et Polseger.	1853	—	0,0460	
— — .	—	—	0,1480	
O. Henry..............	1856	—	0,0937	0,0324

A diverses reprises, le docteur Aviolat, médecin des Bains de Saxon, en présence de plusieurs chimistes et médecins convoqués par lui. obtint la réaction de l'amidon sur l'iode, soit immédiatement, soit quelques heures après avoir réuni l'eau et le réactif dans des tubes fermés. D'autre part, M. Rotureau et M. Aviolat, reprenant ensemble la même expérience, n'eurent que des résultats complétement négatifs.

Des fragments de cargneule, détachés de la roche à travers laquelle émerge la source, ayant été présentés à la Société d'hydrologie de Paris et à celle des naturalistes de Lausanne, on put y constater la présence de l'iode en quantité considérable, soit par l'odeur et les vapeurs du métalloïde, au moment où les morceaux venaient d'être fragmentés, soit à l'état d'iodure de magnésium. Meyer-Ahrens cite même le docteur Rossier comme ayant vu dans cette cargneule des cristaux d'iode. En revanche M. Rotureau n'a rien obtenu de semblable des fragments rapportés par lui.

Les résultats, si différents, des analyses, firent croire à des manœuvres frauduleuses, à la sophistication de l'eau. Mais MM. Rivier et de Fellenberg, en 1853, et Bischoff, médecin et professeur de chimie à Lausanne, en 1861, ont constaté que l'eau puisée à la source avec toutes les garanties convenables, à des intervalles de quelques heures, d'une heure, d'un quart d'heure et même de cinq minutes, contenait des proportions d'iode très-différentes (de 0gr,0 à 0gr,0981 pour 1000 grammes d'eau); Rivier et Brauns ont reconnu la même inégalité comme teneur en iode dans la cargneule de Saxon (1gr,560 à 1gr,674). Or, en supposant qu'on ait mis de l'iode dans la source et qu'on soit parvenu à tromper des observateurs honorables, dont l'attention était éveillée, comment aurait-on pu imprégner plus ou moins d'iode la cargneule, dans laquelle les hommes les plus compétents ont, à l'exception de M. Rotureau, constaté la présence de ce métalloïde?

Ce qui semble incontestable c'es que, sous l'influence d'une cause inconnue jusqu'à présent, la teneur en iode est variable et intermittente dans l'eau de Saxon. Pour obvier à ces intermittences et donner au traitement hydro-minéral la régularité nécessaire, on crut devoir, à une certaine époque, joindre sans dissimulation l'usage des préparations iodées à celui de l'eau thermale, ce qui montre qu'on ne voulait faire illusion à personne sur l'insuffisance de cette eau, dans certains cas au moins. Meyer-Ahrens qui rapporte le fait en conclut, peut-être un peu sévèrement, qu'il vaut mieux ne pas recourir à cette station minérale, considérée par lui comme insalubre.

Ayant donné plus haut les différentes analyses au point de vue de l'iode et du brome, nous nous bornerons à rapporter ici les deux suivantes.

Analyse (Brauns, 1852-1853).

	Eau, 1 kilog.	Eau, 1 kilog.
Acide carbonique libre et combiné..	0gr, 2533	0gr, 2418
Chlore	0, 0327	0, 0114
Iode........................	0, 0015	0, 0658
Acide sulfurique..................	0, 1639	0, 1655
— phosphorique..............	traces	traces
Silice	0, 0095	traces
Alumine....	traces	traces
Magnésie	0, 0534	0, 0641
Chaux........................	0, 1484	0, 1495
Soude........................	0, 0344	0, 0515
Potasse.......	traces	0, 0173
Oxydule de fer........	traces	traces
	0gr, 6971	0gr, 7669

Bibliographie : Analyse de l'eau minérale de Saxon... par P. Morin, (Bibliot. univ. de Genève), 1844. — Reinvillier, Notice sur les eaux thermales de Saxon... avec l'analyse chimique, par P. Morin ; Paris, 1846. — Rivier et de Fellenberg, Sur la présence de l'iode dans les eaux de Saxon ; Lausanne, 1853. — Heidepriem et Polseger, Der Mineralwasser von Saxon, chemisch Untersucht (Journal für praktische Chemie), Leipzig, 1853. — Pyrame Morin, Nouvelle analyse de l'eau minérale de Saxon, Genève, 1853. — Pignant, Notice sur les eaux minérales iodurées de Saxon, Lausanne, 1853, 1854. — Brauns, Ueber die Existenz des Iodes in der Heilquelle von Saxon ; Sion, 1853. — Girard, Das Bad Saxon in Wallis (Balneologische Zeitung, II), 1856. — Bad Saxon im Kanton Wallis, IV, 1857. — O. Henry, De l'eau minérale naturelle, iodo-bromurée, calcaire de Saxon... Paris, 1859, et Bulletin de l'Académie de médecine, XX.

SCHINZNACH (ARGOVIE).

587 kil. de Paris. — Chemin de fer. (*V.* l'itinéraire ci-dessous).

DE PARIS À SCHINZNACH PAR BELFORT ET BÂLE.

De *Paris à Schinznach* par Troyes, Belfort, Mulhouse, Bâle et Brugg, 587 kil. — Chemin de fer de l'Est, chemins de fer allemands et suisses. 3 conv. par jour. Train express en 14 h. 46 min. Train semi-direct en 20 h. 1re cl. 70 fr. 65 c.; 2e cl. 52 fr. 35 c.

De la station aux Bains, env. 1 kilom. Service de voitures.

Les **Bains de Schinznach** ou de *Habsbourg*, sont situés au pied du Wülpelsberg, sur la rive dr. de l'Aare. Le village de *Schinznach* (1167 hab.) est sur la rive g. La station du chemin de fer est à mi-chemin entre les bains et le village.

Les bains de Schinznach comptent parmi les plus fréquentés de la Suisse. L'*Établissement* thermal se compose d'un vaste édifice demi-circulaire, formant les nouveaux bains et qui se relie à un grand bâtiment de date plus ancienne. L'ensemble de ces constructions renferme une vaste salle qui sert de promenoir par le mauvais temps, une salle à manger de grande étendue, des salons de conversation, des salles de concert, de bal, de jeux, etc.; enfin des chambres destinées au logement des baigneurs et comprenant 450 lits. Les anciens bains sont divisés en deux parties, dont une est consacrée aux indigents.

L'installation balnéaire comprend 120 cabinets de bains ou de douches et 200 baignoires. Les baignoires, doublées en carreaux de faïence, sont assez grandes pour que deux ou trois personnes puissent y tenir à l'aise. Ce sont en réalité de petites piscines. Deux robinets les alimentent d'eau minérale à sa température naturelle ou chauffée à la vapeur. Les appareils pour douches de toutes sortes répondent aux exigences actuelles de la science.

PROMENADES. Outre le jardin de l'établissement, un petit bois attenant offre une promenade agréable. On visite surtout le *château de Habsbourg*, berceau de la maison d'Autriche, bâti au XIe siècle, à 514 mèt., sur le Wülpelsberg. Il se composait de trois corps de bâtiments, dont il ne reste qu'une seule tour carrée, adossée à un édifice d'une forme irrégulière et d'une enceinte peu considérable. Les murailles de la tour, qui est restée debout ont 3 mèt. d'épaisseur. Du sommet, on embrasse d'un seul coup d'œil la vallée de l'Aare, c'est-à-dire tout l'ancien patrimoine de la maison d'Autriche; mais la vue s'étend bien au delà sur le cours des trois rivières qui vont se réunir au-dessous de Brugg, — l'Aare, la Reuss et la Limmat; — sur la Vindonissa romaine et l'abbaye de Kœnigsfelden; au S., sur les ruines du château de Brunegg, au-dessous duquel est le v. de Birr, où mourut et fut enterré Pestalozzi; enfin sur une grande partie de la chaîne des Alpes, depuis le Glärnisch jusqu'au Stockhorn.

A 4 kil. de Schinzbach, au pied du Wülpelsberg, se trouve *Wil-*

degg, petit village dominé par le château du même nom, et qui possède une source minérale émergeant d'un puits artésien foré en 1838. Il n'y a pas d'établissement thermal à Wildegg et cette eau n'est pas utilisée sur place, mais elle se transporte et on l'emploie souvent à Schinznach, comme adjuvant du traitement.

SCHINZNACH. — LES EAUX. — Eau thermale, sulfurée calcique.

Connue depuis 1658, exploitée depuis 1694.

Émergence : D'une roche calcaire, dans le voisinage de massifs de trias et au milieu d'un terrain où l'on rencontre essentiellement le muschelkalk, des gypses, les formations jurassiques, la mollasse et le nagelfluh. L'eau sort de plusieurs ouvertures de la roche en jets qui diffèrent sous le rapport de la température et de la teneur en soufre.

Une source formée par la réunion de ces différents jets, est reçue dans un réservoir en bois.

Débit en 24 heures : 2808 hectol.

Densité : 1,0022 à 1,0024 (Löwig, Bolley et Schweizer), 1,0021 (Grandeau).

Température : Variable suivant les saisons et plus élevée en hiver qu'en été. De 1844 à 1866, différents observateurs l'ont trouvée de 33°,75 à 34°,70 en janvier; 34°,75 en mars; 34°,8 à 36 en novembre; 34°,7 en décembre; 28°,5 en août et septembre. — La proportion d'acide sulfhydrique contenu dans l'eau paraît être en rapport avec sa température; pour 1 litre d'eau : à 34°,7, 0gr,09145; à 28°,5, 0gr,05145 ou 0gr,0558.

Caractères particuliers : Eau limpide en tout temps, légèrement verdâtre sous un petit volume, vert de mer, en masse plus grande, à sa température naturelle, et bleu d'outremer quand elle a été chauffée; dégageant beaucoup de petites bulles de gaz; forte odeur d'acide sulfhydrique, goût sulfureux prononcé, un peu amer, salé. Exposée à l'air elle se trouble et se couvre d'une pellicule; elle se trouble aussi dans les bouteilles, sous l'influence du peu d'air qu'elles contiennent, et dépose quelques flocons imperceptibles; en 24 ou 48 heures elle redevient limpide. Elle revêt les parois des réservoirs d'une couche de soufre sublimé et dépose dans les chaudières un sédiment terreux.

Emploi : Boisson, bains, douches, pulvérisation. Souvent on associe l'usage de l'eau de Wildegg à celui de l'eau sulfureuse.

Situation : 350 mèt. au-dessus de la mer.

Climat salubre, assez doux; les jours de pluie sont rares.

Saison : Du 15 mai au 30 septembre.

Action physiologique et thérapeutique : C'est principalement au soufre que l'eau de Schinznach doit ses propriétés. Elle est à cet égard des plus riches et des plus puissantes. Excitante et résolutive, elle agit fortement sur la peau et sur les muqueuses; aussi doit-elle être employée avec précaution. Elle détermine presque toujours, chez les baigneurs, le phénomène de la poussée, sous une forme érythémateuse plutôt que pustuleuse. Souvent aussi elle cause une conjonctivite qui paraît due à l'action des vapeurs sulfureuses sur la muqueuse oculaire.

Une fièvre très-modérée accompagne quelquefois ces phénomènes qui généralement cèdent au bout de quelques jours. Autrefois on buvait l'eau de Schinznach à très-forte dose, on prenait les bains très-prolongés, comme à Louèche; ces errements ont fait place, depuis une vingtaine d'années, à un traitement plus doux et plus rationnel. Cette eau excite la circulation et le système nerveux, elle cause la sécheresse de la gorge avec surabondance de salivation; bue à dose modérée elle augmente l'appétit et facilite la digestion; à dose très-forte elle est mal supportée par l'estomac dont elle trouble les fonctions; elle est diurétique et aphrodisiaque.

Les maladies de la peau sont l'indication principale de l'eau de Schinznach, qui donne d'excellents résultats dans les dermatoses de forme humide et même dans le lichen, le pityriasis et les autres affections sèches. Les diverses manifestations du lymphatisme et de la scrofule, engorgements ganglionnaires, accidents superficiels de la peau et des muqueuses laryngo-pharyngienne, nasale, oculaire, arthrites, maladies des os, etc., sont également traitées avec beaucoup de succès à cette station minérale, ainsi que l'intoxication métallique. On obtient des résultats moins complets dans le catarrhe des voies aériennes. Quant aux maladies des voies urinaires, elles contre-indiquent généralement l'usage de l'eau de Schinznach qui doit être absolument interdit dans l'éréthysme nerveux, aux pléthoriques et dans la tuberculose à tous les degrés.

Analyse (Grandeau, 1865).

	Eau, 1 litre.
Sulfate de chaux	1gr, 091
— de magnésie	0, 120
Chlorure de sodium	0, 585
— de potassium	0, 086
Carbonate de chaux	0, 250
Alumine	0, 010
Acide silicique	0, 011
Sesquioxyde de fer	0, 005
Sulfure de calcium	0, 008
	2gr, 166
Gaz acide carb. libre et combiné	90c.c.,8
— — sulfhydrique	37, 8

WILDEGG. — LES EAUX. — Eau froide, chlorurée sodique.

Connue depuis 1838.

Emergence : A 4 kil. de la source de Schinznach, d'un puits artésien d'environ 250 mèt. de profondeur, dans le calcaire jurassique, la marne et la mollasse.

Une source.

Débit en 24 heures : environ 1 hectol.

Densité : 1,012.

Température : 12°,4, à la surface du sol.

Caractères particuliers : Eau limpide, incolore, à odeur d'eau de mer, à saveur très-amère, très-salée et désagréable (Rotureau).

Emploi : En boisson.

Situation : 350 mèt. au-dessus de la mer.

Action physiologique et thérapeutique : Eau très-active, tonique et reconstituante; purgative à la dose de 1/2 verre à 2 verres, elle constipe quand on n'en boit que 1/4 de verre à 1/2 verre, en doses fractionnées. Cette eau, riche en chlorure sodique et notablement iodurée, trouve des indications spéciales dans la diathèse sirumeuse et s'emploie souvent à Schinznach comme adjuvant du traitement externe par l'eau sulfureuse.

Analyse (Laué).

	Eau, 1 litre.
Iodure de sodium	0gr, 0283
Bromure de sodium	0, 0308
Chlorure de sodium	10, 4475
— de potassium	0, 0052
— de calcium	0, 2565
— de magnésium	1, 6233
— d'ammonium	0, 0064
— de strontium	0, 0199
Sulfate de chaux	1, 8454
Nitrate de soude	0, 0420
Carbonate de chaux	0, 0760
— de fer	0, 0080
— de manganèse	traces
Silice	0, 0040
	14gr, 3933
Gaz acide carbonique	63c.c.

Bibliographie : J. J. Amsler; les Bains de Schinznach en Suisse; Lensbourg, 1854. — Notices cliniques relativement à l'action curative des eaux thermales de Schinznach, 1862. — Die Heilquellen zu Schinznach und Wildegg... Zurich, 1864, traduction française; Genève, 1865. — A Robert, Notice sur les eaux thermales sulfureuses de Schinznach; Strasbourg, 1865. — Grandeau, Recherches chimiques sur l'eau thermale sulfurée de Schinznach ; Paris, 1866.

TARASP (GRISONS).

850 kil. de Paris. — Chemin de fer de l'Est, chemins de fer allemands suisses et route de poste. Trains express en 34 h. 45 min. Train semi-direct en 41 h. 15 min. 1re cl. 122 fr.; 2e cl. 91 fr. 50 c.

DE PARIS À TARASP PAR BÂLE, COIRE ET PONTE.

De *Paris à Coire* par Troyes, Belfort, Montreux-Vieux, Mulhouse, Bâle, Zurich et Sargans, 732 kil. — Chemin de fer. 3 conv. par jour. Trains express en 18 h. 15 min. Train semi-direct en 24 h. 45 min. 1re cl. 85 fr. 60 c.; 2e cl. 62 fr. 85 c.

De *Coire à Ponte* par Lenz, les bains d'Alveneu, Filisur, Bergün et le col de l'Albula, 66 kil. — Route de poste. Diligence tous les jours en été. Trajet en 11 h. 50 min. Coupé 20 fr.; intér. 16 fr. 65 c.

De *Ponte aux bains de Tarasp* par Zernetz, Süss et Ardetz, 52 kil. — Route de poste. Diligence tous les jours en été. Trajet en 4 h. 40 min. Prix (de Samaden), coupé 16 fr. 40 c.; intér. 12 fr.

On peut aller aussi de Coire à Tarasp par le col du Julier et Samaden. Le trajet est aussi beau, mais un peu plus long et plus cher.

Les **Bains de Tarasp** ou de *Tarasp-Schuls* sont situés sur la rive g. de l'Inn, entre le village de *Tarasp*, dominé par son vieux château, au S. O., et le bourg de *Schuls*, en roman Scuol, au N. E. Les thermes occupent l'emplacement de l'ancienne ferme de Nairs, à 1 kil. en amont du confluent de l'Inn et de la Clemgia.

Le bourg de Schuls, divisé en haut Schuls et bas Schuls, est situé à 2 kil. de l'établissement de Tarasp, sur la rive g. de l'Inn; il possède aussi un établissement de bains, annexe de celui de Tarasp.

Sur la rive dr. de l'Inn, en face et au S. des thermes de Tarasp, auxquels une bonne route le relie, est le hameau de Vulpera.

Au point de vue thermo-minéral, ces trois localités sont les parties solidaires d'un même groupe. Les sources jaillissent sur la rive dr. ou la rive g. de l'Inn et près de Tarasp, de Schuls et de Vulpera.

HÔTELS. — L'établissement de Tarasp loge un grand nombre de baigneurs. — A Schuls : Ancien et nouveau *Belvédère*, la *Poste*, *à Porta*, *Kœnz*, *Helvetia*, *Adler*, etc. — A Vulpera : *Bellevue*, *Steiner*, *Alpenrose*, *Vanoss*, *Tell*, *Conradin*, etc.

L'*Établissement* ou Curhaus de Tarasp est un vaste édifice mesurant en façade 260 mèt. sur 18 mèt. de hauteur et composé d'un corps de bâtiment central et de deux ailes. L'aile dr. renferme une vaste salle à manger, richement décorée et ornée d'un plafond à caissons en bois de pin cembro. Au rez-de-chaussée du bâtiment central sont les salons de conversation, de lecture, de jeux, un café, etc. L'aile g. contient 56 cabinets de bains avec baignoires en bois, et 2 cabinets de douches, répartis en deux divisions, l'une pour les hommes, l'autre pour les femmes. Enfin sur la terrasse qui borde l'Inn, un promenoir long de 90 mèt., et servant à la fois de salle de concert et de bazar, conduit à la buvette, grande rotonde surmontée d'une coupole et dont l'architecture est un peu lourde. L'établissement renferme 166 chambres ou salons destinés au logement des baigneurs et peut recevoir 275 personnes, dont 50 dans une élégante villa située à l'Est du jardin des thermes. Ce jardin s'étend entre les bains et l'Inn ; c'est une jolie promenade avec de grandes allées, de beaux groupes d'arbres et un jet d'eau de 15 mètres de hauteur.

L'*Etablissement* thermal de Schuls renferme 20 cabinets de bains et 2 cabinets de douches.

PROMENADES ET EXCURSIONS. — Les environs de Tarasp sont renommés pour leur beauté et peu de bains, même en Suisse, offrent de plus belles promenades à leurs hôtes et aux touristes. Une route en lacets mène à (15 min.), *Vulpera* hameau situé à 1275 mèt. d'altitude et formé en grande partie d'hôtels. De là, traversant la gorge de la Clemgia puis l'Inn, on peut gagner *Schuls*, d'où plusieurs routes conduisent à l'établissement de Tarasp. On visite aussi (45 min.) le village de *Tarasp*, au-dessus duquel, près d'un petit lac et sur un rocher à pic, s'élève le *château* du même nom, belle vue sur les environs; — (1 h. 30.) le *Kreuzberg*, très-belle vue ; — (2 h.) la ferme d'*Avrona*; — (2 h. 30 min.) le *Schwarz-See*, belle vue sur le Piz Linard ; — (2 h. 30 min.) la *Muotta-Naluns*, ascension facile; le *Piz Glüa* (2400 mèt.), d'où l'on découvre une vue étendue ; — (4 h.) le *Piz Chiampatsch* (2923 mèt.), où l'on peut aller à cheval, beau panorama ; — (5 à 6 h.) le *Piz Lischan* (3103 mèt.) sentier jusqu'au sommet; vue magnifique; — (6 h.) le *Piz Minschun* (3001 mèt.) ; — (7 h.) le *Piz Foraz* (3094 mèt.); — (8 h.) le *Piz Saint-Ion* (3042 mèt.) ; — (8 h.) le *Piz Pisoc* (3178 mèt.), etc.

LES EAUX. — Eau froide, chlorurée sodique bicarbonatée, ou ferrugineuse bicarbonatée, ou sulfurée sodique, ferrugineuse.

Connues et utilisées dès le XVIe siècle.

Emergence : Du schiste désigné par les géologues sous le nom de schiste des Grisons (Bundner Schiefer). Les sources sulfureuses du Val Plafna émergent de rochers de serpentine.

Vingt-trois sources émergent dans un rayon de quatre à cinq kilomètres et forment trois groupes différents par leur minéralisation. Les principales sont, sur la rive dr. de l'Inn : *Grosse* ou *Luciusquelle*, grande source ou source de Saint-Lucius ; *Kleine* ou *Emeritaquelle*, petite source ou source de Sainte-Emérita ; *Bonifaciusquelle*, source Saint-Boniface ; *Carolaquelle*, source de Charlotte ; *source* sulfureuse du *Val Plafna* (non utilisée) ; — sur la rive g. : *Ursusquelle*, source de Saint-Ours ; *Neue Badequelle*, source nouvelle des Bains ; *Campellquelle* ou *Fontana da Wy*, source Campell ou de Wy ; *Florinus* ou *Suotsassquelle*, source de Saint-Florin ou de Suotsass; source sulfureuse *du Val Dragun* ou de *Chialzina* (non utilisée). Les 13 autres sources, de nature ferrugineuse, ne sont pas utilisées.

Outre les sources minérales, il existe aux environs un certain nombre de *mofettes* dégageant un mélange d'acide carbonique, d'azote et d'acide sulfhydrique.

Débit en 24 heures : Sainte-Emerita, 170 hectol.; Saint-Ours,

134 hectol.; Saint-Lucius, 126 hectol.; la source nouvelle des bains débite une quantité d'eau plus considérable que la source Saint-Ours, mais non déterminée. Le débit des autres sources paraît n'avoir pas été jaugé.

Densité: Varie suivant les sources de 1,004331, Saint-Ours, à 1,012380, Sainte-Emérita (Husemann).

Température : Carola, 6°; Saint-Lucius et Sainte-Emérita, 6°,2; Saint-Boniface, 7°,5; Saint-Ours, 8°,1; Campell, 8°,75; Saint-Florin, 9°,3.

Caractères particuliers : Saint-Lucius, eau limpide, incolore, pétillant dans le verre dont les parois se revêtent de bulles de gaz, à saveur piquante avec arrière-goût amer et salé, d'autant plus marqué que l'eau a perdu plus de gaz ; exposée à l'air, elle dépose un précipité de carbonates terreux. Les sources Sainte-Emerita et Saint-Ours présentent à peu près les mêmes caractères. Les sources de Wy, de Saint-Florin, de Charlotte et de Saint-Boniface se distinguent par un goût frais, agréable mais plus ou moins styptique, elles forment dans les bouteilles un léger dépôt ferrugineux; enfin l'eau des sources sulfureuses est limpide, incolore et d'une odeur hépatique très-prononcée.

Emploi : Boisson, bains, douches.

Situation : L'établissement à 1221 mèt., Vulpera à 1275 mèt., Unter-Schuls à 1210 mèt.

Climat assez rude, température moyenne des mois de juillet et d'août 16°, variations brusques et fréquentes, matinées et soirées fraîches, air sec et tonique mais avec une âpreté qui ne convient pas aux constitutions nerveuses.

Saison : Du 1er juin au 30 septembre.

Action physiologique et thérapeutique : L'eau des sources chlorurées est laxative à la dose d'un verre de 25 centilitres; elle constipe au contraire à la dose de 10 à 12 centilitres. Elle est diurétique; facilement supportée par l'estomac, elle en active les fonctions, augmente l'appétit, relève les forces et agit comme résolutive, tonique et reconstituante, sans déterminer trop d'excitation. Les bains aident notablement au succès du traitement interne.

Les sources ferrugineuses sont diurétiques, excitantes des fonctions en général et ne causent pas la constipation comme d'autres eaux analogues. — Les sources sulfureuses sont très-peu excitantes, elles agissent doucement sur les organes digestifs sans produire ni relâchement du ventre ni constipation

La dyspepsie atonique, l'état congestif, l'obésité, l'engorgement et l'hypertrophie du foie, ainsi que la plupart des troubles que ces causes amènent dans les fonctions digestives; la constipation opiniâtre, la congestion hémorrhoïdaire et l'ensemble des accidents qui constituent la pléthore abdominale des Allemands; la gravelle hépatique ou rénale, la prédisposition à la goutte, enfin les engorgements du foie et de la rate dans la cachexie paludéenne sont des indications formelles à l'usage des eaux chlorurées de Tarasp. Ces eaux ont également des résultats excellents dans les diverses manifestations du lymphatisme et de la scrofule, notamment dans les engorgements ganglionnaires du jeune âge,et dans certaines affections de la peau, comme l'eczéma quand il tient à la cachexie strumeuse.

Les sources ferrugineuses réussissent parfaitement dans la chlorose, l'anémie et les troubles si variés qui procèdent d'une hématose insuffisante, dans l'affaiblissement général suite d'excès, de certaines hémorrhagies ou de maladies graves; elles doivent à leur teneur en chlorure et en sulfate sodiques de laisser le ventre libre, et constituent un médicament complexe dont on obtient des effets que les eaux uniquement ferrugineuses sont souvent impuissantes à produire.

Les sources sulfureuses, qui contiennent une proportion notable de fer, sont indiquées dans la plupart des dermatoses, de forme humide surtout, et dans les maladies des voies respiratoires ou digestives qui procèdent de l'herpétisme. Très-peu excitantes, au contraire de la plupart de leurs congénères, ces eaux peuvent être employées dans les affections où l'on pourrait craindre de rappeler trop vivement l'état aigu.

La station minérale de Tarasp a le grand avantage de posséder des eaux qui, différentes dans leurs principes et dans leurs indications spéciales, peuvent se compléter mutuellement comme action thérapeutique.

Analyse (de Planta, 1858, Husemann, 1874).

	SOURCE SAINT-LUCIUS. Eau, 1 kil.	SOURCE SAINT-OURS. Eau, 1 kil.	SOURCE SAINT-BONIFACE. Eau, 1 kil.	SOURCE SULFUREUSE DE TARASP. Eau, 1 kil.
Carb. de chaux.......	1gr, 6188	1gr, 4154	1gr, 9023	0gr, 0994
— de magnésie....	0, 6610	0, 5653	0, 3366	
— d'oxyde de fer..	0, 0198	0, 0135	0, 0330	0, 0214
— de soude.......	3, 5455	2, 9456	1, 0325	
Chlor. de sodium......	3, 8283	2, 8874	0, 0570	0, 0212
— de magnésium..				0, 0051
— de calcium.....				0, 0472
odure de sodium.....	0, 00023			
Sulfate de soude......	2, 1546	1, 5595	0, 2147	0, 0528
— de potasse.....	0, 3903	0, 2828	0, 0955	0, 0247
Silice................		0, 0240		
Acide silicique........	0, 0321		0, 0185	0, 0320
— phosphorique...	0, 0003			
Alumine.............	0, 0002			
Fluor, manganèse.....	traces			
Acide phosph., alumine. Iode, fluor, manganèse.		traces		
	12gr, 25113	9gr, 6935	3gr, 6901	0gr, 3038

Acide carbonique libre et à demi libre......	4^{gr}, 5426	3^{gr}, 8453	3^{gr}, 7215	0^{gr}, 4665
Acide carbonique libre.	2, 0050	1, 7139	2, 2672	0, 4147
— sulfhydrique....				0, 0024

Gaz dégagés de la source sur $1000^{c.c.}$

Acide carbonique........................	$993^{c.c.}$,44
Azote..	4, 27
Oxygène.....................................	2, 29

Les carbonates étant calculés comme bicarbonates anhydres, on a pour 1 kilogr. d'eau :

	ST-LUCIUS.	ST-OURS.	ST-BONIFACE.
Bicarbonate de chaux......	2^{gr}, 3310	2^{gr}, 0381	2^{gr}, 7393
— de magnésie..	1, 0072	0, 8614	0, 5129
— d'oxyde de fer.	0, 0273	0, 0186	0, 0455
— de soude......	5, 0172	4, 1683	1, 4610

et comme total des substances fixes : source Saint-Lucius, 14^{gr},7887 ; source Saint-Ours, 11^{gr},8401 ; source Saint-Boniface, 5^{gr},1444.

Les analyses récentes de M. Husemann (1874), donnent des résultats quantitatifs très-rapprochés des précédents. Ce savant n'a pas trouvé de fluor dans les eaux de Tarasp; d'autre part, il y a reconnu les acides borique et nitrique, la lithine, le brome, l'ammoniaque, la strontiane, le baryum, le rubidium, le cæsium et le thallium.

Bibliographie : Capeller et Kaiser, Die Mineralquellen zu... Schuls, Tarasp, etc.; Coire, 1826. — Kaiser, Die Mineralquelle zu Tarasp : Coire, 1847. — De Planta-Reichenau, Chemische Untersuchung der Heilquellen zu Schuls und Tarasp; Coire, 1858 et 1860. — Killias, Die Heilquellen und Mineralbäder von Tarasp-Schuls; Coire, 1865, 1866 et 1870. — De Planta-Reichenau, Chemische Untersuchung der Schulser Schwefelquelle in der Val Dragun (Chialzina) (Jahresbericht der Naturforschenden Gesellschaft Graubündens); Coire, 1866. — Meyer-Ahrens, Die Heilquellen und Kurorte der Schweiz ; Zurich, 1867.

WEISSENBURG (BERNE).

624 kil. de Paris. — Chemin de fer de Lyon, chemins de er suisses et route de voitures. — Train express en 18 h. 35 min. Train omnibus en 23 h. 28 min. 1re cl. (jusqu'à Thun) 73 fr. 5 c.; 2e cl. 53 fr. 75 c.; 3e cl. 39 fr. 45 c.

DE PARIS À WEISSENBURG PAR PONTARLIER BERNE ET THUN.

De *Paris à Berne* par Dijon, Dôle, Pontarlier et Neuchatel, 573 kil. — Chemin de fer de Lyon. 2 conv. par jour. Train express en 14 h. 45 min. Train omnibus en 19 h. 25 min. 1re cl. 68 fr. 15 c.; 2e cl. 50 fr. 85 c.; 3e cl. 37 fr. 25 c.

De *Berne à Thun*, 31 kil. — Chemin de fer. 5 conv. par jour. Train poste en 50 min. Trains ordinaires en 1 h. 8 min. 1re cl. 3 fr. 10 c.; 2e cl. 2 fr. 20 c.; 3e cl. 1 fr. 55 c.

De *Thun à Weissenburg*, 20 kil. Route de voitures. Diligences. 2 dép. par jour. Trajet en 3 h.

De *Weissenburg aux Bains*, chemin praticable aux chevaux. Trajet en 30 min.

Weissenburg est un joli village situé dans le Simmenthal et dominé par les ruines du château du même nom.

HÔTEL. — *Weissenburg.*

Les **Bains de Weissenburg** ou de *Bunschi*, comprennent deux établissements distincts, les *nouveaux bains* et les *vieux bains*. Ils sont situés dans un vallon ou plutôt un ravin latéral du Simmenthal, le Bunschigraben, qui doit son nom au Bunschibach, dont il forme le lit. Une route de voitures pittoresque et sans danger, conduit en 30 min. du village de Weissenburg aux nouveaux bains et de là, en 8 min. aux vieux bains qui s'élèvent dans une gorge étroite, où l'on ne voit le soleil que pendant cinq heures chaque jour, en juin et en juillet, tandis qu'il donne pendant douze heures sur les nouveaux bains.

Les *nouveaux bains* se composent de plusieurs grands bâtiments contenant 150 chambres à coucher, dont un bon nombre peuvent être chauffées, des salles de réunion, de lecture, de musique, etc. Ils peuvent loger 200 personnes. L'installation hydro-médicale consiste en 10 cabinets de bains avec baignoires en zinc, et une buvette placée dans une trinkhalle spacieuse et qui peut être chauffée.

Les *vieux bains*, construits vers le milieu du XVIIIe siècle, peuvent recevoir environ 170 personnes.

PROMENADES ET EXCURSIONS. — En arrivant aux nouveaux bains, la gorge du Bunschibach s'élargit et forme un petit cirque sur les pentes duquel ont été tracées des allées et des chemins de piétons qui forment des promenades assez limitées, un peu accidentées, mais praticables à la plupart des malades. Ceux qui ne craignent pas la marche peuvent descendre dans la belle vallée de la Simme où les sites pittoresques sont nombreux.

Les excursions plus importantes sont : (4 h. env.) l'ascension du *Stockhorn* (2356 mèt.), montagne de la troisième chaîne des Alpes, dont le sommet, semblable à une tour, n'a que dix ou douze pas de large ; on y découvre une vue magnifique ; — (1 h. 20 min.) *Erlenbach* et les ruines de son château ; — (1 h. 40 min.) *Boltigen ;* le lac de Thun, les Sept Fontaines, etc.

LES EAUX. — Eau thermale, sulfatée calcique.

Connue depuis 1604.

Émergence : D'un calcaire compacte, gris ou noirâtre ; houille, gypse, térébratules.

Une source, conduite du griffon à l'établissement dans des tuyaux de bois.

Débit en 24 heures : 607 hectol.

Densité : 1,00143.

Température variable de 25°,5 à 26°. Elle paraît suivre, dans une certaine mesure, les variations de la température de l'air.

Caractères particuliers : Eau limpide, incolore, inodore, sans saveur marquée, dégageant dans le verre des bulles de gaz qui montent lentement à la surface.

Emploi : Boisson, bains.

Situation : 896 mèt. au-dessus de la mer.

Climat humide, à variations fréquentes, matinées fraiches; la chaleur est quelquefois assez forte dans le milieu du jour, et peut s'élever jusqu'à 31°. Les soirées sont en général moins froides que les matinées.

Action physiologique et thérapeutique : C'est principalement en boisson qu'on emploie l'eau de Weissenburg; en général, après deux ou trois jours de traitement on voit survenir de la pesanteur de tête, un peu d'excitation nerveuse et d'accélération du pouls, la diurèse est activée et il se produit un effet laxatif plus ou moins prononcé; chez quelques malades, au contraire, on observe la constipation et les premiers symptômes de la fièvre thermale qui cèdent facilement à un purgatif salin. Chez d'autres, il survient une diarrhée abondante résultant quelquefois d'une trop forte dose d'eau minérale.

Les médecins qui ont pratiqué à Weissenburg s'accordent à mettre les maladies des voies respiratoires au premier rang des indications thérapeutiques de cette station. Non-seulement on y obtient des résultats excellents et rapides dans le catarrhe bronchique et les laryngites simples à l'état chronique, mais la phthisie au premier et au second degré s'amende notablement ici, comme à Saint-Honoré, au Mont-Dore et dans d'autres stations thermales dont cependant la minéralisation diffère beaucoup de celle de Weissenburg. Quoi qu'il en soit on obtient assez rapidement la résolution de l'état catarrhal, la sédation des symptômes et le relèvement des forces. Même chez les phthisiques au troisième degré, on a vu quelquefois à Weissenburg des résultats inespérés se produire. Il en est de même dans l'emphysème accompagné de catarrhe chronique, et qui devient beaucoup moins pénible lorsque l'état catarrhal a cédé sous l'influence du traitement hydro-minéral. On conseille encore cette eau comme facilitant la résorption des exsudats et des épanchechements consécutifs à la pleurésie; elle réussit dans le catarrhe vésical, dans l'angine glanduleuse; enfin on la considère comme très-utile dans l'état congestif du foie avec engorgement et dans les affections du cœur, même chez les pléthoriques. Toutefois, les réserves faites à l'égard des lésions organiques des valvules ou des orifices, de l'anémie et de l'anasarque restreignent beaucoup les conditions d'utilité de l'eau de Weissenburg dans les maladies du cœur.

Analyse (Stierlin, 1875).

	Eau, 1 litre.
Sulfate de calcium	0gr, 95263
— de magnésium	0, 29364
— de sodium	0, 02991
— de potassium	0, 02192
— de strontium	0, 00208

Phosphate de calcium		0, 00041
Carbonate de calcium	dissous dans l'eau à l'état de bicarbonates	0, 03927
— de magnésium		0, 03083
Oxyde de fer		0, 00045
Protoxyde et peroxyde de manganèse		0, 00017
Azotate de magnésium		0, 00602
Chlorure de sodium		0, 00507
— de lithium		0, 00262
Iodure de lithium		0, 00001
Silice		0, 00316
Produits résineux		0, 00009
Matière extractive		0, 00356
Acide crénique		0, 00005
Acides butyrique et propionique : graisse		0, 00026
Cæsium et rubidium		traces
		1gr, 39206

Gaz :

Acide carbonique libre et combiné	20c.c.,26
Oxygène	5, 12
Azote	12, 02
	37c.c.,40

Bibliographie : Brunner, Chemische Zerlegung des Wassers von Weissenburg (Annalen der allgemeinen Schweizer. Gesellschaft., tome II); Berne, 1824. — De Fellenberg, Analyse de l'eau minérale de Weissenburg; Lausanne, 1846. — Jonquière, Essai sur l'action thérapeutique... de l'eau de Weissenburg; Berne, 1849. — Pointe, Monographie des thermes de Weissenbourg; Lyon, 1853. — A. Müller, Les effets thérapeutiques des eaux thermales de Weissenbourg (avec un supplément de M. Jonquière); 1868. — Appendice destiné à faire connaître la manière d'agir des thermes de Weissenbourg; 1872. — Aperçu populaire géographique... et médical des bains de Weissenbourg; 1873. — Weissenbourg dans les maladies de poitrine et spécialement dans la phthisie pulmonaire; 1875. — Schnyder, Weissenbourg, ses indications thérapeutiques et ses moyens curatifs; Lucerne, 1877.

R.F.

TABLEAU

DES EAUX MINÉRALES D'EUROPE

LES PLUS CONNUES

BIBLIOTHÈQUE NATIONALE R.F. IMPRIMÉS

EXPLICATION DES ABRÉVIATIONS.

A. Bor......	Acide Borique.	F...........	Ferrugineuse.
Al..........	Alumineuse.	fr..........	froide.
Ar..........	Arsenicale.	G...........	Gazeuse.
B...........	Bromurée.	I...........	Iodurée.
Bit.........	Bitumineuse.	M...........	Magnésienne.
C...........	Calcique.	Man	Manganésifère.
Cb..........	Carbonatée.	S...........	Sodique.
Chl.........	Chlorurée.	St.	Sulfatée.
Crl.........	Crénatée.	Sulf........	Sulfurée ou Sulfureuse.
Cuiv........	Cuivreuse.	th..........	thermale.

On a marqué d'un * les eaux qui sont décrites dans ce volume.

ALLEMAGNE.

Abach.............		Cb. C.
Abensberg.........		Cb. C.
Achselmanstein	fr.	Chl. S.
Adelheidsquelle.....	fr.	Chl. S. B. I.
Adelholzen.........		Cb. C.
Adolfsberg.........	fr.	Cb. C.
Adorf..............		St. Chl. S.
Aich...............		Cb. C.
*Aix-la-Chapelle. ..	th.	Chl. Sulf.
Alap..............	fr.	Chl. S.
Alexandersbad......	fr.	Cb. C.
*Alexisbad.........	fr.	St. F.
Al-Giógy	th.	Cb. S.
Also-Sebes.........	fr.	St. Chl. S.
Also-Wacza.........	th.	Sulf.
*Altwasser.........	fr.	Cb. F.
Andersdorf.........	fr.	Cb. C.
Annaberg..........	th.	Cb. S.
*Antogast..........	fr.	Cb. F.
Arangos...........	fr.	Chl. Cb. C.
Arnstadt..........	fr.	Chl. S.
Augustusbad.......	fr.	Cb. F. Chl.
Aussee............	fr.	Chl. S.
*Baden-Wien	th.	St. C.
*Baden-Baden.	th.	Chl. S.
Badenweiler........	th.	Cb. C.
Bajmocz...........	th.	St. S.
*Balaton-Füred.....	fr.	Cb. C. F.
Banko.............	fr.	Cb. F.
Barsfeld...........	fr.	Cb. F.
Bassen............	fr.	Chl. S.
Bentheim..........	fr.	St. C.
Berg..............	th.	Chl. S. F.
Berggiefshübel.....		Cb. S. F.
Beringerbrunnen ...	fr.	Chl. C. S.
Berka.............		St. C. Sulf.F.
*Bertrich	th.	St. S.
Bibra	fr.	Chl. M.
Bikszad	fr.	Cb. Chl. S.
*Bilin	fr.	Cb. S.
Birkenfeld		Cb. F. Man.
*Bocklet.	fr.	Cb. F. Sulf.
Bodajk............	fr.	St. C.
Bodenfelde.........	fr.	Chl. S.
Bodock............	fr.	Cb. S.
Boll..............	fr.	St. S.

*Borcette	th.	Chl. Sulf.
Borsa..............	fr.	Cb. F.
Borsaros...........	fr.	Cb. F.
Borszek............		Cb. C. M.
Braubach...........	fr.	Cb. Chl. S.
*Brückenau, Bav....	fr.	Cb. C. M. F.
Brückenau, Hong....	fr.	Chl. S.
Bruszno............	th.	St. S.
*Bude-Pest.........	th. fr.	Cb. C. St. F.
Büdosko	fr.	Sulf.
Burgbernheim.......	fr.	St. M.
Buschbad	fr.	St. C.
Buzias.............	fr.	Chl. S. F.
*Canstatt.	th.	Chl. S.
*Carlsbad..........	th.	St. S.
*Charlottenbrunn...	fr.	Cb. C. F.
Colberg............	fr.	Chl. S.
*Creuznach.........	fr. th.	Chl. S. I. B.
*Cudowa............	fr.	Cb. S. F.
Czarckow		Cb. F.
Czigelka.	fr.	Cb. S.
Daruvar............	th.	Cb. C.
Deinach............	fr.	Cb. S. C. F.
Dinkhold...........		Cb. C. S.
Dizenbach..........		Cb. C.
Dobbelbad..........	th.	Cb. C. F.
Doberan............	fr.	Chl. F. Sulf.
Dorfgeismar........	fr.	F.
Dorna	fr.	Cb. C. F.
*Driburg...........	fr.	St. F. Sulf.
*Dürkheim..........	fr.	Chl. S.
Eilsen.............	fr.	St. C.
Eimbeck.		Cb. C.
Elisabethbad		Cb. C. F.
Elmeu..............	fr.	Chl. S.
Elöpatak...........	fr.	Cb. S. C. F.
*Elster.	fr.	St. Chl. F.
*Ems...............	th.	Cb. S.
Eppenhausen........		St. C.
Erdöbenye.		St. F.
Erlau..............	th.	Chl. S.
Erlenbad...........	th.	Chl. S.
*Fachingen	fr.	Cb. S.
Feldafing	fr.	St. C.
Fellathal..........	fr.	Cb. S.
Flinsberg	fr.	Cb. C. F.
Francfort M........		Chl. S.
Francfort-O		St. C. F.
Frankenhausen.	fr.	Chl. S.
*Franzensbad.......	fr.	St. S.
Freienwalde.	fr.	Cb. F.
Freyersbach.	fr.	Cb. F.
*Friedrichshall.	fr.	St. Chl. S.
Füstel.	fr.	St. C.

*Gastein...........	th.	St. S.
*Geilnau...........	fr.	Cb. S. F.
Geroldsgrunn.......	fr.	Cb. M. F.
Gieshübel..........	fr.	Cb. S.
*Gleichenberg.	fr.	Cb. S.
Gleissen	fr.	Cb. F.
Gmund	fr.	Sulf.
Godelheim		Cb. F.
Godesberg.	fr.	Cb. S.
Goldbach...........	fr.	Cb. C. S. F.
Goldberg...........		Chl. S.
Göppingen.		Cb. M.
Gortwa-Kisfalu.		Cb. M. F.
Goschwitz..........	fr.	St. C.
Gran	fr.	St. M.
Greifswald	fr.	Chl. S.
*Griesbach.........	fr. th.	Cb. C.
G. Albertshofen.....		St. M.
Gross-Wardein.	th.	St. C.
Gross-Wunitz.	fr.	St. S. M.
Gruben	fr.	St. C. F.
Grüll.	th.	Chl. S.
Gunthersbad	fr.	St. C. Sulf.
Haj-Stubna.........	th.	St. S. C. M.
Hall, Autriche.....	fr.	Chl. S. I. B.
Hall, Tyrol........	fr.	Chl. S.
Hall, Wurtemberg..	fr.	Chl. S.
Halle	fr.	Chl. S.
Hardeck............		St. S.
Harkany	th.	Cb. C. Sulf.
Harzburg	fr.	Chl. S.
Hechingen	fr.	St. S. Sulf.
Heilstein..........	fr.	Cb. S.
Heppingen		Cb. S.
*Herculesbad.......	th.	Chl. Sulf.
Herlein	th.	Cb. F.
Hildegarde-Br.	fr.	St. S. M.
Hinnewieder........	fr.	Cb. F.
Hofgeismar.........	fr.	Chl. S.
Hohenberg..........		Cb. F.
Höhenstedt		Cb. C. Sulf.
Holzhausen.........	fr.	St. C. F.
*Hombourg	fr.	Chl. S.
Homorod	fr.	Cb. F.
Houb...............	th.	Chl. S.
Hubertusbrunn		Chl. S.
*Hunyadi János.....	fr.	St. S. M.
Huttersbach		Chl. S. F.
Imnau	fr.	Cb. C. F.
Inselbad	th.	Chl. Sulf.
*Ischl.............	fr.	Chl. S.
Ivanda.............	fr.	St. S.
Iwonicz.	fr.	Chl. S. B. I.
Jakabfalva	fr.	Cb. S. F.

Jaumicza	fr.	Cb. St. S. F.
Jaxtfeld	fr.	Chl. S.
Johanneshad	th.	Cb. C.
Jood	fr.	St. M. Sulf.
Kanitz	fr.	Sulf.
Kiralimezo	fr.	Chl. S. F. I.
Kis-Czeg	fr.	St. S. M.
Kis-Kalan	th.	Cb. S. C. M.
*Kissingen	fr. th.	Chl. S.
Klausen	fr.	Cb. C. F.
Kleinern		Chl. St. S.
Klokocs	fr.	St. S. Cb. F.
Kondrau	fr.	Chl. S.
Königsborn	fr.	Chl. S.
Königswarth		Cb. F.
Konopkowka	fr.	Sulf.
Korsow		Cb. F.
*Kösen	fr.	Chl. S.
Kostreiniz	fr.	Cb. S. F.
Kovaszna	fr.	St. S. C. F.
Krankenheil	fr.	Cb. Chl. S.
Krapina	th.	Cb. C.
*Kreuth	fr.	St. M. C. Cb.
*Kronthal	fr.	Chl. S.
Krumbach		Cb. C.
Krynica	fr.	Cb. C. F.
Laer	fr.	Chl. S.
Lamscheid	th.	Cb. C. F.
*Landeck	th.	Cb. S.
Langenbrücken	fr.	Cb. C.
Langensalza	fr.	St. C. Sulf.
Laszina		St. Chl. S.
Lauchstadt	fr.	St. C.
Lausigk	fr.	St. C. Al. F.
Leustetten		Cb. C.
Levern	fr.	Cb. C. F.
*Liebenstein	fr.	Cb. C. F.
*Liebenzell	th.	Chl. S.
*Liebwerda	fr.	Cb. M. S. F.
Limmer	fr.	Sulf.
Lippa	fr.	Cb. C. F.
Lippik	th.	Cb. S. I.
*Lippspringe	th.	Cb. St. C.
Lubien	fr.	St. C. Sulf.
Ludwigsbrunn	fr.	Chl. S. Cb.-C.
Luhatschowitz	fr.	Chl. Cb. S.
Luneburg	fr.	Chl. S.
Malnas	th.	St. C. Sulf.
*Marienbad	fr.	St. S.
Marienfels	fr.	Cb. C. M. F.
Mastinecz	fr.	Cb. C. F.
Meinberg	fr.	St. S. Sulf.
*Mergentheim	fr.	Chl. S.
Mindelheim		Cb. C.
Mingolsheim	fr.	Sulf.
Moching		Cb. C.
Moha		Cb. C. G.
Mondorf	th.	Chl. S. C.
Mscheno	fr.	St. C. M. F.
Munsterberg	fr.	Cb. C. F.
Muskau	fr.	St. C. F.
Nammen	fr.	St. C. Sulf.
*Nauheim	th.	Chl. S. B. I.
Naumburg	fr.	Cb. F.
Nenndorf	fr.	St. C. Sulf.
Neuenheim	fr.	Cb. C. F.
Neuhaus, Aut.	th.	Cb. M. C.
Neuhaus, Bav.	fr.	Chl. S.
Neumarkt		St. M. Sulf.
Neuschwalheim		Chl. S. Cb.
Neusiedel	th.	Cb. S.
*Niederbronn	fr.	Chl. S.
Nied.-Langenau	fr.	Chl. S.
Niedernau	fr.	Cb. C.
Nieratz	fr.	Cb. S. C.
Northeim	fr.	St. Sulf.
Oberlahnstein	fr.	Cb. S.
Obertiefenbach		Cb. S.
Obladis		Cb. F. Sulf.
Offenau	fr.	Chl. S.
Œlves	fr.	St. M.
Œynhausen	th.	Chl. S.
Orb	fr.	Chl. S.
Parad	fr.	Chl. S.
Parchim		Cb. C. F.
*Pest. V. Bude	fr.	Cb. F.
Petersthal	fr.	Cb. C. F.
Pilsen	fr.	St. M. F.
Plaue	fr.	Chl. S.
Pojan	fr.	Cb. S. F.
Polzin	fr.	Cb. C. F.
Preblau	fr.	St. S. C.
*Püllna	fr.	St. S. M.
Pyrawarth	fr.	St. Cb. C. F.
*Pyrmont	fr.	Cb. C. F.
*Pystjan	th.	St. C. Sulf.
Rakoczy (Hong.)	fr.	St. S. M.
*Reinerz	fr.	Cb. C. F.
Reutlingen	fr.	Cb. M.
*Rippoldsau	fr.	Cb. C. F.
Rodna	fr.	Cb. S. C. F.
Rohitsch	fr.	St. S. F.
*Saidschütz	fr.	St. M. S.
*Salzbrunn	fr.	Cb. S.
Salzhausen	fr.	Chl. S. I.
*Salzungen	fr.	Chl. S. I. B.
Sarreguemines	fr.	Chl. S.
*Schlangenbad	th.	Chl. S.

Schmalkalden.......	th.	Chl. S.
*Schwalbach........	fr.	Cb. C. M. F.
*Schwalheim.......	fr.	Chl. S. G.
Sebastianweiler.....	fr.	St S. Sulf.
*Selters...........	fr.	Chl. Cb. G.
Sinzig.............	fr.	Chl. Cb. G.
*Soden............	fr. th.	Chl. F. G.
Sooldorf-Rodenbg...		Chl. Sulf.
*Soultzbach........	fr.	Cb. F. G.
*Soultzbad.........	fr.	Chl. S.
*Soultzmatt........	fr.	Cb. S. G.
Steben.............	fr.	Cb C. F. G.
Sulza..............	fr.	Chl. S.
Szczawnica........	fr.	Chl. Cb. F.
*Szkleno..........	th.	St. C.
*Szliacs...........	th. fr.	St. M. F.
Teinach............	fr.	Cb. C. F. G.
*Teplitz...........	th.	Cb. S.
Topusko...........	th.	St. S. Cb. C.
*Trentschin........	th.	Cb. C. Sulf.
Töffer............	th.	Chl. S.
*Warmbrunn......	th.	St. S. Sulf.
*Weilbach.........	fr.	Cb. S. Sulf.
*Wiesbaden........	th.	Chl. S.
*Wildbad..........	th.	Chl. S.
*Wildungen.......	fr.	Cb. S. F.
Wipfeld...........	fr.	St. C. Sulf.
Wittekind.........	fr.	Chl. S.

ANGLETERRE.

Airthrey...........	fr.	F.
Aldfiel.............	fr.	Sulf.
Ashby de la Zouch..	fr.	Chl. S.
Askern............	fr.	Sulf.
*Bath.............	th.	St. C.
Beulah.............	fr.	St. M.
Bournemouthe......	fr.	F.
Brighton...........	fr.	F.
Butterby...........	fr.	Sulf.
*Buxton...........	th.	Cb. C.
*Cheltenham.......	th.	Chl. S.
*Clifton...........	th.	Cb. C.
Croft..............	fr.	Sulf.
Dinsdale..........	fr.	Sulf.
Dorton............	fr.	F.
Dumblane..........	fr.	Chl. S. C.
Epsom.............	fr.	St. M.
Filey..............	fr.	Chl. S.
Gainsborough......	fr.	F.
Gilsland...........	fr.	Sulf.
Gloucester.........	fr.	Chl. S.
Hampstead.........	fr.	F.
*Harrogate........	fr.	Sulf.
Hastings...........	fr.	F.
Hockley............	fr.	St. M.
Horley Green.......	fr.	F.
Howingham........	fr.	Sulf.
Inverleithen........	fr.	Chl. S.
Kilburn............	fr.	St. M.
*Leamington.......	fr.	Chl. F. Sulf.
Malton............	fr.	F.
Malvern............	fr.	St. S.
Matlock............	fr.	St. C.
Melksham..........	fr.	F.
Moffat............	fr.	F. Sulf.
Pitkeathly.........	fr.	Chl. C. S.
Sadler's Wells......	fr.	F.
Sandrock-Wight....	fr.	F.
*Scarborough.......	fr.	St. M. F.
Shap..............	fr.	Chl. C.
Sholley...........	fr.	Chl. C.
Strathpeffer.......	fr.	Sulf.
Tenbury..........	fr.	Chl. S. I. B.
*Tunbridge........	fr.	F.
Tynemouth........	fr.	F.
Victoria...........	fr.	St. S.I
Woodhall..........	fr.	Chl. S. I. B.

BELGIQUE.

Blanchimont........	fr.	F. F.
Chaudfontaine......	th.	Chl. S.
Chevron...........	fr.	F.
Marimont..........	fr.	F.
*Spa..............	fr.	F. G.
Tongres............	fr.	Cb. M. F.

ESPAGNE.

Alange.............	th.	St. S. Chl.
Alcantud..........	th.	St. M. Cb. F.
Alceda. *V.* Ontaneda.		
*Alhama (Aragon)..	th.	St. C. G.
Alhama (Grenade)...	th.	St. M. Chl.
*Alhama (Murcie)...	th. fr.	St. Sulf. C. F.
Almerio...........	th.	St. M.
Aramayona........	fr.	Cb. C. Sulf.

*Archena	th.	Chl. Sulf.
*Arechavaleta	fr.	Sulf. C.
Arenosillo..........	fr.	Chl. Sulf.
*Arnedillo.........	th.	Chl. S.
Arteijo	th.	Chl. S.
Baños, V. Montemayor		
Bar	fr.	Chl. S. F.
Bellus	th.	Cb. C.
Benimarfull	fr.	St. M. Sulf.
Buyeres de Nava....	th.	Sulf.
*Busot	th.	St. C.
Caldas de Besaya...	th.	Chl. S.
Caldas de Bohi.....	th.	St. C.
*Caldas de Cuntis...	th. fr.	Sulf. S.
Caldas de Estrac....	th.	S. Chl.
Caldas de Molar.....	th.	Chl. S.
*Caldas de Mombuy.	th.	Chl. S.
*Caldas de Oviedo..	th.	Cb. C. G.
*Caldas de Reyes....	th.	Chl. S. Sulf.
Caldas de Tuy......	th.	Chl. S.
Caldillas S. Mig.....	th.	Chl. S.
Carballino..........	th.	Sulf.
Carballo	th.	Sulf.
*Carratraca.........	fr.	Sulf. C.
Castañar de Ibor....	fr.	St. M. S. F.
*Cestona...........	th.	Chl. S.
*Chiclana	fr.	Sulf.C.Chl.S.
Coba S. Juan.......	fr.	Cb. M. St. F.
Corcoles	fr.	St. C.
Cortegada..........	th.	Sulf. Crt. F.
Cuervo............	fr.	St. F.
Elorrio	fr.	St. C. Sulf.
Fitero	th.	Chl. C.
Fortuna	th.	Chl. St. S.
Frailes............	fr.	St. M. Sulf.
*Fuencaliente	th.	F.
Fuente Alamo......	fr.	St. C. Sulf.
Gigonza...........	fr.	St. C. Sulf.
Giloca	fr.	St. M. Sulf.
Grávalos.	fr.	Sulf. C.
Graena............	fr.	St. C. M. F.
Guardia Vieja.......	th.	St. S. Sulf.
Hermida (la)........	th.	Chl. S.
Hervideros Fuen S..	th.	Chl. S. F.
Hervideros Villar...	th.	Cb. F. G.
Horcajo de Lucena..	fr.	Chl. S.
Jaen...............	th.	St. C. M.
Lanjaron...........	th.	Chl. S. F.
*Ledesma..........	th.	Sulf. S.
Liérganes..........	fr.	Chl. S. Sulf.
Loujo.............	th.	Chl. S.
Lugo	th.	Sulf.
Mala..............	th.	St. M. Cb. F.
Marmolejo..........	th.	Cb. M. F.
Martos	fr.	Sulf.
*Molar (el).........	th.	Chl. S. Sulf.
*Molinar de Carr....	th.	Chl. S.
*Montemayor.......	th.	Sulf. S.
Mula	th.	St. M. Cb. F.
Navalpino..........	th.	Chl.C. Cb. F.
*Ontaneda..........	th.	Chl. C. Sulf. S.
Orense.............	th.	Cb. Chl. S.
*Panticosa	th.	St. S. Sulf.
Paterna de la Riv...	fr.	St M. Sulf.
Prelo..............	fr.	St. C. Sul.
*Puda (la)..........	th.	Sulf. S.
Puente Viesgo......	th.	Chl. S.
Puertollano.........	th.	Cb. M. F.
Quinto.............	fr.	St. C.
Rio Tinto..........	th.	St. F. Cuiv.
Rivera.............	fr.	St. M. Sulf.
*Sacedon..........	th.	St. C.
San Agustin........	th.	Chl. Cb. C.
San J. de Ascoitia..	fr.	St. C. Sulf.
San J. de Campos...	th.	Chl. Sulf.
*Santa Agueda.....	fr.	Sulf. C. F.
Segura de Arag....	th.	St. C.
Solan de Cabras....	th.	Cb. C. M. G.
Solares	th.	Chl. S.
Tardon	th.	St. M. F.
Tiermas............	th.	Chl. Sulf.
Titus..............	th.	Chl. S.
*Trillo	th.	Chl.S.Sulf.S.
*Urberuaga	th.	Cb. C. F.
Vilamayor..........	fr.	St. F.
Villatoya	th.	Chl. F.
Villav. de Nules....	th.	St. M. Cb. F.
Vilo o Rosa........	fr.	Chl. Sulf.
Zaldivar	fr.	St. C. Sulf.
Zujar..............	th.	St. C. Sulf.

FRANCE.

Abbecourt.........	fr.	Cb. C. F.
Aincille...........	fr.	Chl. S.
*Aix (B. du Rhône).	th.	Cb. C.
*Aix (Savoie).......	th.	Sulf. S.
Albens............	fr.	Cb. F.
*Alet..............	th.	Cb. C.
*Allevard..........	th.	Sulf. C.
Allezani	fr.	Cb. F.
*Amélie-les-Bains...	th.	Sulf. S.
*Amphion	fr.	Cb. C. F.

*Andabre	fr.	Cb. Chl. S. F.
Andard	fr.	F.
Angers	fr.	Cb. F. Sulf.
Anzin	fr.	Chl. S. F.
Arlane	fr.	Cb. C. F.
Aspres s. Buech	th.	Cb.
Auctoville	fr.	Cb. F.
*Audinac	th.	St. C. F.
Augnat	fr.	Cb. F.
*Aulus	th. fr.	St. C.
Aumale	fr.	Cb. F.
Aurensan	fr.	Cb. C. S.
*Auteuil	fr.	F.
Auzon	fr.	St. C.
Availles ou Absac	fr.	Chl. S.
Avesne	th.	Cb. C. G.
*Ax	th.	Sulf. S.
Bachet (le)	fr.	Sulf. S.
*Bagnères, Big	th.	St. Cb. C. F.
*Bagnères, Luch	th.	Sulf. S. F.
Bagnères Saint-Félix	th.	St. M.
*Bagnoles	th.	Chl. Sulf.
*Bagnols	th.	Sulf. S.
*Bains	th.	Chl. S.
*Balaruc	th.	Chl. S.
*Barbazan	th.	Sulf. C.
Barberie	fr.	Cb. F.
*Barbotan	th.	Cb. F.
Bard ou Boudes	fr.	Cb. S.
*Barèges	th.	Sulf. S.
*Barzun	th.	Sulf. S.
Basse-Konts	fr.	Chl. S. B. I.
Bastennes	fr.	Chl. Sulf.
Batignolles	fr.	Sulf. C.
Baugé	fr.	F. Ar.
Baume-des-Arnauds	fr.	Chl. S.
Baulieu	fr.	Cb. F.
Baupréau	fr.	Cb. F.
Beaucens	th.	Chl. Sulf.
Beauregard	th.	Cb. C. F.
Bellesme	fr.	Cb.
Belleville	fr.	Sulf. C.
Belloc	fr.	Cb. F.
Bernos	fr.	Cb. F.
Besse	fr.	Cb. F.
Bétaille	fr.	Cb. F.
Bilazai	th.	Sulf.
Bio	fr.	St. C.
Bléville	fr.	Cb. F.
*Bondonneau	fr.	Cb. C. Sulf.
Bonnefontaine	fr.	Cb. C. F.
Bonneval	th.	Sulf. C.
Bornand (Petit)	fr.	Sulf.
Boulogne	fr.	Cb. F.
*Boulou (le)	th. fr.	Cb. S. F.
*Bourbon-Lancy	th.	Chl. S. F.
*Bourbon-L'Arch.	th. fr.	Chl. S F.
*Bourbonne	th.	Chl. S.
*Bourboule (la)	th.	Chl. S. Ar.
Bourg d'Oisans	fr.	Cb. C.
Bournand	fr.	Sulf. C.
Bourrasol	fr.	Cb. F.
*Brides	th.	St. C. M. Chl. S.
Bromine	fr.	St. Chl. S.
Brughéas	fr.	Cb. S.
Bué	fr.	Cb. C. F.
Bulgnéville	fr.	Cb. C. M.
Busignargues	fr.	Cb. F.
*Bussang	fr.	Cb. F. G.
Bussières	fr.	Cb. M.
*Cadéac	fr.	Sulf. S.
*Caldaniccia	th.	Sul. S.
Calvanella	th.	Sulf.
*Cambo	th. fr.	Sulf. C. F.
Cambrette (la)	fr.	Sulf.
*Campagne	th.	Cb. C. F.
Candé	fr.	St. M. C. F.
*Capvern	th.	St. C.
*Carcanières	th.	Sulf. S.
Cassuéjouls	fr.	Cb. F.
Casteljaloux	fr.	Cb. F.
*Castéra-Verduzan	th.	Sulf. C.
*Cauterets	th.	Sulf. S.
*Cauvalat	fr.	Sulf. C.
*Celles	th. fr.	Cb. C. S. F.
Chaldette (la)	th.	Cb. S. C.
*Challes	fr.	Sulf. I. B.
Chalonnes	fr.	Cb. M. C.
Chamalières	th.	Cb. S. C. F.
Chambon (le)	fr.	Cb. S. C.
Chamonix	fr.	Sulf. C.
Champoléon	fr.	Sulf. C.
Chapelle Godefroy	fr.	Cb. F.
Chapelle-s.-Erdre	fr.	Cb. F.
Chapronnière	fr.	Cb. F.
Charbonnières	fr.	Cb. F.
*Château-Gontier	fr.	Cb. F.
*Châteauneuf	th.	Cb. S. F.
*Chateldon	fr.	Cb. F. G.
*Chatelguyon	th.	Chl. S. F.
Chatenais	fr.	Chl. S.
*Chaudesaigues	th.	Cb. C.
Choranche	fr.	Sulf.
Clermont	th. fr.	Cb. C. F.
Cocherin	fr.	Chl. Sulf.
*Coise	fr.	Cb. S. I. B.
*Condillac	fr.	Cb. C. G.
*Contrexéville	fr.	St. C.

Cordéac...........	fr.	Sulf.
Corenc	fr.	Chl. Sulf.
Courpierre.........	fr.	Cb. F.
Courrière (la).......	fr.	Cb. F.
Cours.............	fr.	Cb. F.
Courtomer.........	fr.	F.
*Cransac..........	fr.	St. C. F. Ar.
Crèches............	fr.	Cb. F.
Credo.............	fr.	Cb. F.
Crol (le)......... .	fr.	St. F. Man.
*Cusset...........	fr.	Cb. S. F.
*Dax	th.	St. S. C.
Desaignes..........	fr.	Cb. S. G.
Dieu-le-Fit.........	fr.	Cb. C.
Digne..............	th.	Sulf.
Dinan..............	fr.	Cb. C. F.
Domaine...........	th.	Sulf.
Domeray...........	fr.	Cb. F.
Dorres............	th.	Sulf. S.
Durtal.............	fr.	Cb. F.
*Eaux-Bonnes......	th. fr.	Sulf. S.
*Eaux-Chaudes.....	th. fr.	Sulf. S.
Ebeaupin..........	fr.	Cb. F.
Echaillon (Isère)....	th.	Sulf. C.
Echaillon (Savoie)..	th.	Chl. St. S.
Esquevilley........	fr.	Chl. S.
Ecuillé.............	fr.	Cb. F. Ar.
*Encausse..........	th.	St. C.
*Enghien..........	fr.	Sulf. C.
Éperviére..........	fr.	Cb. F.
Épinay.............	fr.	Cb. C. F.
*Escaldas..........	th.	Sulf. S.
*Escouloubre.......	th.	Sulf. S.
*Euzet.............	fr. th.	Sulf. C.
Etrembières........	fr.	Sulf. C.
*Évaux............	th.	St. S.
*Évian.............	fr.	Cb. S. C.
Ferrière (la).......	fr.	Sulf. C.
Florins-Saint-André.	fr.	Sulf. C.
Foncaude..........	th.	Cb. C.
Foncirgue..........	th.	Cb. C.
Fonsanche.........	th.	Sulf.
Forbach............	fr.	Chl. S.
Forceral...........	th.	Cb. F.
Forges (Loire-Inf.)..	fr.	Cb. F.
*Forges (Se. Inf)...	fr.	Cb. F.
Fouilloux..........	fr.	Cb. F.
Futeney............	fr.	F. Sulf.
Gabian.............	fr.	Cb. F. Bit.
Gadinière (la).......	fr.	St. C.
Gamarde...........	fr.	Sulf. C.
Garris.............	fr.	Sulf. C.
*Gazost............	fr.	Sulf. S.
Ginoles............	th.	St. M.

Gohier.............	fr.	Cb. F.
Gournay...........	fr.	Cb. F.
Grandeyrol.........	fr.	Cb. F.
Grandrif...........	fr.	Cb. C.
*Gréoulx...........	th.	Sulf. C.
*Guagno...........	th.	Sulf. S.
Guiberts (les).......	fr.	Sulf. C.
Guillon............	fr.	Sulf. C.
Guitera............	th.	Sulf. S.
*Hauterive.........	fr.	Cb. S.
Jalleyrac...........	fr.	Cb. F.
Jarrousset..........	fr.	Cb. F.
Jaude. *V.* Clermont.		
Jenzal.............	th.	Cb. S.
Jouhe..............	fr.	Chl. S.
Labarthe-Neste.....	fr.	Cb. M. C.
Labarthe-Riv.......	th.	St.?
*Labassère.........	fr.	Sulf. S.
Labestz-Biscaye.....	fr.	Sulf. C. F.
La Boisse..........	fr.	Cb. C. F.
*La Caille..........	th.	Cb. C. Sulf.
Lacombe...........	fr.	Cb. F.
La Croix...........	fr.	F.
Lac Villers.........	fr.	Cb. F.
Laifour............	fr.	Cb. F.
*La Malou.........	th. fr.	Cb. F. G.
*La Motte..........	th.	Chl. S.
Langeac...........	fr.	Cb. F.
Laroque *V.* Boulou..	fr.	Cb. F. Ar.
Launoy............	fr.	Cb. F. Ar.
Lautaret...........	th.	Sulf.
Laval..............	th.	Cb. C.
Lavardens..........		
Lhq et Quez........	th. fr.	Sulf.
Liche (la)..........	fr.	Sulf.
*Luxeuil...........	th.	Chl. S. F.
Lyon (Saint-Clair)..	fr.	Cb. F.
Mâcon.............	fr.	Cb. F.
Magnac............	fr.	Cb. F.
Maléon............	fr.	Cb. S.
Marclaz............	fr.	Cb. F.
*Marlioz...........	fr.	Sulf. S.
Martigné-Briant.....	fr.	Cb. F.
Martigny-Lamarche .	?	St. C.
Martres-de-Veyre...	th.	Cb. S.
Mathoney..........	fr.	Cb. F.
Médague...........	fr.	Cb. S.
Menthon...........	fr.	Sulf.
Merens............	th.	Sulf. S.
Mezières...........	fr.	Chl. S.
Miers..............	fr.	St. S.
*Molitg............	th.	Sulf. S.
Monestier (Brianç.).	th.	St. C.
Monestier (Clerm.)..	fr.	Cb. C. S.

Monrepos..........	fr.	Cb. C. F.
Montbrison.........	fr.	Cb. C. F.
Montbrun..........	fr.	Sulf. C.
Montcel............	fr.	Cb. S.
Montaigut..........	fr.	Cb. F.
*Mont-Dore........	th. fr.	Cb. S. F. Ar.
Montégut Sigla.....	fr.	Cb. F.
Montlignon.........	fr.	Cb. F.
*Montmirail........	fr.	St. Sulf.
Mortefontaine.......	fr.	Sulf. C.
Nancy............	fr.	Cb. C. F.
Neffiach............	th.	Chl. S.
*Néris.............	th.	Cb. S.
Neuville(Hte-Saône).	fr.	Sulf. C.
Neyrac.............	th.	Cb. F.
Noirmoutiers.......	fr.	F.
Nyer..............	th.	Sulf.
*Olette............	th.	Sulf. S.
*Orezza............	fr.	Cb. C. F.
Oriol..............	th.	Cb. F.
Panassou...........	fr.	Cb.?
Paris..............	fr.	Sulf. C.
*Passy.............	fr.	St. C. F.
Paute (la)..........	fr.	Sulf. C.
*Pierrefonds........	fr.	Sulf. C.
*Pietrapola.........	th.	Sulf. S.
*Pinac *V.* Bagnères.	th.	Sulf. S.
Plaine (la)..........	fr.	Cb. F.
Planchamp.........	fr.	Cb. C. F.
Plan-de-Phazy......	th.	Chl. S.
*Plombières........	th. fr.	St. S. F. Ar.
Poizou.............	fr.	Sulf. C.
Pont-Gibaud.......	fr.	Cb. S. C.
Pornic.............	fr.	Cb. F.
Porta..............	fr.	Cb. F.
Port Thareau.......	fr.	Cb. S. F.
*Pougues..........	fr.	Cb. C. F.
Pouillon...........	th.	Chl. S.
Préchac............	th.	St. C. S.
Préfailles. *V.* Plaine.	fr.	
*Preste (la)........	th.	Sulf. S.
Propiac............	fr.	Sti C. S.
*Provins...........	fr.	Cb. F.
*Puzzichello........	fr.	Sulf. C.
Rançon............	fr.	Cb. F.
Remallon..........	fr.	Cb. C.
Renaison...........	fr.	Cb. C. G.
Rennes (Aude)......	th. fr.	Chl. M.
Rethel.............	fr.	Chl. S.
Rieu-Majou.........	?	Cb. C. G.
Roche-Cardon (la)...	fr.	Cb. C. F.
Rosheim...........	fr.	Cb. C.
Rosseau...........	fr.	Cb. C. Ar.
Roucas-Blanc.......	th.	Chl. S.
Rouen.............	fr.	Cb.
*Royat............	th.	Chl. Cb. F. Ar.
Ruillé.............	?	Chl. S.
*Sail-Châteaumor...	th. fr.	Cb. Sulf. F.
*Sail-s.-Couzan.....	fr.	Cb. C. S.
*Saint-Alban.......	fr.	Cb. S. G.
Saint-Allyre. *V.* Clermont.		
*Saint-Amand......	th.	Sulf. C.
*Saint-Christau.....	fr.	Sulf. C.Univ.
Saint-Christophe....	fr.	Cb. F.
Saint-Denis........	fr.	Cb. C. F.
Saint-Félix-des-Pail.	fr.	Crt. F.
*Saint-Galmier.....	fr.	Cb. C. G.
*Saint-Gervais......	th.	Sulf. C. Chl. S.
Saint-Hippolyte.....	fr. th.	Cb. C. F.
*Saint-Honoré......	th.	Sulf. S.
Saint-Julien........	fr.	Cb. C. F.
Saint-Laurent......	th.	Cb. S.
Saint-Martin-Fenou.	fr.	Cb. S. G.
Saint-Martin (Cantal)	fr.	Cb. G.
Saint-Myon.........	fr.	Cb. S. F. G.
*Saint-Nectaire.....	th. fr.	Cb. Chl. S. F.
*Saint-Pardoux.....	fr.	Cb. F. G.
Saint-Parize........	fr.	St. Cb. G.
Saint-Pierre-d'Arg..	fr.	Cb. F. G.
Saint-Quitterie......	fr.	St. C. F.
Saint-Remy........	fr.	Cb.
*Saint-Sauveur.....	th.	Sulf. S.
Saint-Simon........	fr.	F. G.
Saint-Thomas......	th.	Sulf. S.
Saint-Yorre. *V.* Vichy	fr.	Cb. S.
Sainte-Claire. *V.* Clermont.		
Sainte-Madeleine....	fr.	Cb. C. F.
Sainte-Marie(Cantal).	fr.	Cb. S. G.
Sainte-Marie (H.Pyr.)	th.	St. C.
Sala...............	fr.	Chl. Sulf.
Salces.............	th.	Chl. S.
Saleich.............	fr.	Cb. C.
Saléon.............	fr.	Cb. F. G.
Salies du Salat......	fr.	St. Sulf. C.
*Salies de Béarn....	fr.	Chl. S. I. B.
*Salins, Jura.......	fr.	Chl. S. I. B.
*Salins-Moutiers....	th.	Chl. S. I. B.
Salz...............	fr.	Chl. S.
Santenay...........	fr.	Chl. S.
Saubuse............	fr.	Chl. C. S.
Saucats............	fr.	Cb. F.
Sauce (la)..........	fr. th.	Cb. F.
Saulx..............	fr.	St. S. F.
Sauxillange.........	fr.	Cb S. G.
Semur.............	fr.	Chl. S.
*Sermaize..........	fr.	St. M. F.

*Siradan	fr.	St. C. Cb. F.
Sixt	fr.	F.
Sorède	th.	Cb. S. G.
Sorinière	fr.	F.
Sotteville	th.	Chl. Sulf.
Soucelle	fr.	F.
Soudon	fr.	F.
Sougragne	fr.	Chl. S.
Soulieux	fr.	St. M. S.
*Sylvanès	th.	Cb. F. Ar.
*Tercis	th.	Chl. S.
Ternant	fr.	Cb. S. G.
Tessières	fr.	Cb. C. G.
Thuez	th.	Cb. S.
Tramezaigues	th.	St. S. I. B.
Trébos	fr.	Cb. C. F.
Tréminis	fr.	Sulf.
Trescléoux	fr.	Sulf.
*Trollière (la)	fr.	Cb. F. G.
*Uriage	th.	Chl. S. Sulf.
*Ussat	th.	Cb. C.
Vaisse. *V.* Vichy	th.	Cb. S. G.
Valence	fr.	Cb. C.
Valmont	fr.	Cb. C. G.
*Vals	fr.	Cb. S. F. Ar. G.
Varinne	fr.	Cb. F. Ar.
*Vernet (le)	th.	Sulf. S.
Versailles	fr.	Cb. F.
Veyrasse	fr.	Cb. S. C. G.
Vic-le-Comte	th.	Cb. Chl. S.
*Vic-sur-Cère	fr.	Cb. S. F.
*Vichy	th. fr.	Cb. S. G.
Vicogne	fr.	St. Chl. S.
Vinça	th.	Cb. S.
Viscos	fr.	F. Sulf.
*Visos	fr.	Sulf. C.
*Vittel	fr.	St. C. F. G.
Watwiller	fr.	Cb. St. C. F.

GRÈCE ET TURQUIE.

Ædepse. *V.* Dipso..		
Aidos	th.	Sulf.
Anaphi	th.	Sulf.
Bania	th.	Sulf.
Bania Louka	th.	Sulf.
Dipso	th.	Chl. Sulf.
Kythnos	th.	Chl. S.
Méthane	th.	Chl. Sulf.
Milo	th.	Cb. F. B. G.
Milo, B. de la Saline.	th.	St. Cb. C.
Palanka	fr.	F. G.
Patraziki	th.	Chl. Sulf.
Placa	th.	St. M.
Santorin	th.	Cb. F.
Thermia	th.	Cb. F.
Thermopyles	th.	Chl. Sulf.

ITALIE.

*Abano	th.	Chl. S.
Acerra	fr.	Chl. S. Sulf.
Aci	fr.	Sulf.
Acqua Santa (Piémont)	th.	Sulf. C.
Acqua Santa (Rom.)	th.	Chl. Sulf.
*Acqui	th.	Chl. S. Sulf.
Agnano (Étuves)...		
Agnano (Tosc.)	th.	Cb.
Albano	th.	F.
Ali	?	Sulf. C. G.
Allegrezza	fr.	Cb. S. C.
Arcidosso	fr. th.	Cb. F.
Armajolo	th.	Sulf. Cb. C.
Arquà	fr.	Sulf.
Asciano	?	St. C.
Bagnaccio	th.	Chl. S.
Bagno a Corsena	th.	F.?
Bagnoli	th.	Sulf.
*Battaglia	th.	Chl. S.
Bellano	fr.	Chl. M. S.
Benetutti	th.	Cb. F. G.
Bergallo	fr.	Cb. C. G.
Boario	fr.	St. M. F.
Bobbio	th.	Chl. Sulf.
Boccheggiano	fr.	Cb. F. St. C.
*Bormio	th. fr.	St. C.
Bovegno	fr.	St. C. F.
Bujuto	fr.	St. Cb. M.
Burrone	fr.	Cb. F.
Caldanelle	th.	Chl. S.
Caldiero	th.	Cb. F. G.
Calliano	fr.	Sulf. C.
Capoterra	fr.	Cb. F.
Carpieghe. *V.* S. Martino.		
Castel Doria	th.	St. C.
*Castellamare	fr.	Chl. Sulf. S. F.
Castelnuovo d'Asti..	fr.	Sulf. I. B.
Castrocaro	fr.	Chl. S. I. B.

Ceresole	fr.	Cb. F.
Cetona.	fr.	St. C.
*Chianciano	th.	St. C.
*Chitignano	fr.	F. G.
Civillina	fr.	St. F.
Colombajo	th.	St. C.
*Courmayeur La Saxe	th. fr.	Cb. C.
Cornasca	fr.	St. Cb. F.
Craveggia	th.	St. S.
Doccio	th.	Sulf.
Dofana	th.	Chl. S.
Dorgali	th.	Cb. F. S.
Falciaj	fr.	Cb. F. G.
Filetta	th.	St. C.
Fonga	fr.	Cb. C. G.
Fordongianus	th.	St. C.
*Ischia	th.	Chl. Cb. S. F.
Lagoni	?	A. Bor.
Lampiano	fr.	Sulf.
Lastra (la)	th.	Chl. S.
Laterina	fr.	Cb. F.
Leccia	th.	Cb. F.
Loittù	?	St. M.?
Lù	fr.	Sulf.
*Lucques	th.	St. C.
Maggiona	th.	Cb. C. G.
Masino	th.	Schl. St. F.
Mirabello	fr.	Sulf. C.
Molla	th.	Cb. F.
Monte-Alceto	th.	Sc. C. M.
*Montecatini	th. fr.	Chl. S.
Monteidda	th.	F.
Monte Ortone	th.	Chl. S.
Montione	th.	Cb. C.
Morba	th.	Cb. F. Sulf.
Mortajone	th.	Chl. S.
Murisengo	fr.	Sulf. I.
Nocera	fr.	Cb. C.
Oddini	th.	Cb. F. G.
Omobono	fr.	St. Chl. S.
Palazzo al Piano	fr.	Sulf. C.
Pelaghe	th.	Cb. S.
Pelago	fr.	Sulf. C.
Penna (la)	th.	Sulf. C.
Petriolo	th.	Sulf. C.
Pietra	fr.	Cb. F.
Pigna	th.	Sulf. S.
Pillo	fr.	Chl. S.
Pisciarelli	th.	St. S. Sulf.
*Pise. *V.* San Giuliano.		
Pitelli	th.	Chl. Sulf.
*Porretta	th.	Chl. S. Sulf.

Pozzuoli	th.	St. F. Sulf.
*Pré Saint-Didier	th.	Cb. C.
Quarello	fr.	F.
Ravanasco	fr.	Sulf. C.
*Recoaro	fr.	Cb. F. G.
Retorbido	fr.	Sulf. C.
Revello	fr.	St. F.
Rio de Chiodi	fr.	F.
Roccabigliera	th.	Sulf. S.
Saint-Vincent	fr.	Chl. S.
Sales	fr.	Chl. S.
Salso	fr.	Chl. S. I. F.
San Casciano	th.	Cb.
San Colombano		
Sant' Antioco	th.	St. M.?
Sant' Antonio. *V.* Valdieri.		
Santa Caterina	fr.	Cb. C. F. G.
San Filippo	th.	Cb. F. Sulf.
San Genesio	fr.	Chl. Sulf.
San Gioanni	fr.	Chl. S.
*San Giuliano	th.	St. C.
Santa Fede	fr.	Sulf.
Santa Giuletta	th.?	St. C.
San Martino	fr.	Cb. C. G.
San Pellegrino	th.	Cb. C. F. I.
San Pietro di Mont.	th.	Chl. S.
San Pietro di Monteg.	th.	Chl. S.
San Salvadore	fr.	Sulf.
San Saturnino	th.	?
Sardara	th.	Cb. S. G.
Serravalle	fr.	Sulf.
Sessame	fr.?	Sulf.
*Tabiano	fr.	St. C.
Taceno	fr.	St. C. M.
Tavolara	?	St M.?
*Trescore	fr.	Sulf. C.
Troglio	fr.	Sulf.
*Valdieri	th.	Sulf. S.
Valenza	fr.	Sulf.
Valle d'inferno	fr.	Cb. C. G.
Vergine	th.	Chl. S.
*Vesuviana-Nunz.	th.	Cb. S. F. G.
Vignale	fr.	Sulf.
Vignoni	th.	Cb. C.
Villadeati	th.	Chl. Sulf.
Villasor	th.	?
*Vinadio	th.	Chl. S. Sulf.
Visone	fr.	Sulf.
*Viterbe	th.	Sulf. C. St. F.
Voltaggio	fr.?	Sulf. C.
Voltri. *V.* Acquasanta		
Zubiena	fr.	Sulf.

POLOGNE.

Busko	fr.	Chl. Sulf.	Siekerki	fr.	F.
Gozdzikow	fr.	F.			

PORTUGAL.

Aaez	th.	Sulf.	Lisbonne	th.	Sulf.
Abrantes	fr.	F.	Longroiva.*	th.	Sulf.
Agoa Santa de Vº	th.	Chl.	Manteigas	th.	Sulf.
Alhandra	fr.	Sulf.	Maria Viegas	fr.	Sulf.
Almafala	fr.	Sulf.	Monzao	th.	Cb.? G.
Alpreada	fr.	Sulf.	Onguella	fr.	Cb.? G.
Alsustrel	fr.	Sulf.	Pombal	th.	Sulf.
Cabezo de Vide	th.	Sulf.	Portalegre	th.	Sulf.
Caldas de Aregos	th.	Sulf.	N. S. do Pranto	th.	Sulf.
Caldas de Chaves	th.	C.	Rauhados	th.	Sulf.
Caldas de Gerez	th.	Sulf.	Rapoila	th.	Sulf.
Caldas da Rainha	th.	Sulf.	Rede de Corvaceira	th.	Sulf.
Caldellas de Rendusc	th.	Sulf.	Rio Real	th.	Sulf.
Cañas de Senhorim	th.	Sulf.	San Mamede	fr.	Sulf.
Canaveres	th.	Sulf.	San Pedro do Sul	th.	Sulf.
Carbalhal	th.	Sulf.	San Tiago de Fraião	fr.	F.
Carlao	th.	Sulf.	Santa Cambadao	fr.	Sulf.
Cascaes o Estoril	th.	Chl.	Santa Gemil	th.	Sulf.
Entre Rios	fr.	Sulf.	Souzel	fr.	Cb.? G.
Freixialiño	fr.	Sulf.	Das Taipas	th. fr.	Sulf.
Gaviño	fr.	Sulf.	Tavira	th.	Cb.? G.
Guimaraens	th.	Sulf.	Torres Vedras	th.	Cb.? G.
Linhares	fr.	Sulf.			

RUSSIE.

Andréyapol	fr.	F.	Piatigorsk	th.	Sulf.
Essentouky	fr.	S. Sulf.	Riga	fr.	Sulf.
Geleznovodsk	th.	S. F.	Sarepta	fr.	Sal.
Kislovodsk	fr.	Cb. F.	Sergiewsk	fr.	Sulf. C.
Orel	fr.	Chl. S.	Staraja Russa	fr.	Chl. S. I. B.
Pattenhof	fr.	Sal.?	Tver	fr.	F.

SUÈDE.

Adolphsberg	fr.	F.	Medewi	fr.	Sulf.
Loka	fr.	Sulf.	Porla	fr.	Cb. F.

SUISSE.

Aarzihl	fr.	St. Chl. S.	Belvedere	fr.	Cb. M. C.
Allerheiligenbad	fr.	Cb. Chl. C.	Bernhardin	fr.	St. C.
Alvencu	fr.	St. C.	Bex	fr.	St. C. Chl.
*Baden	fr.	Chl. S.	*Birmensdorf	fr.	St. M.
Bellerive	fr.	St. C. M.	Bleichebad	fr.	Cb. F. Sulf.

Blumenstein	fr.	Cb. C. G.
Bonn	fr.	Cb. C.
Brunnenthal	fr.	Cb. F.
Bubendorferbad.....	fr.	Cb. C.
Chable (Bagne).....	fr.	Sulf.
Combe-Girard	fr.	Cb. Sulf.?
Domaine	fr.	St. C. Sulf.
Dorfbad............	fr.	Cb. M. G.
Engistein	fr.	Cb. C. G.
Eptingen...........	fr.	St. C. M.
Fideris	fr.	Cb. St. S.
Fläsch.............	fr.	Cb. C. S.
Flüe...............	th.	St. C. F.
Garmyswil	fr.	Cb. C.
Gempelenbad........	fr.	Sulf.
Goutenbad	fr.	Cb. C.
Grabserbad.........	fr.	Chl. Sulf.
Gränichenbad.......	fr.	Cb. F.
*Gurnigel..........	fr.	Sulf. C.
Gyrenbad	fr.	Cb. C.
Gutenburg	fr.	Cb. Crt. F.
Häbernbad	fr.	Sulf.
Heiden.............	fr.	F.
Heinrichsbad	fr.	Cb. C.
*Heustrich	fr.	Sulf. S.
Kaltebad...........	fr.	Cb. C.
Kirchleerau	fr.	Cb. C.
Knutwyl	fr.	Cb. M.
La Liaz............	fr.	St. C. M.
*Lavey.............	th.	St. S.
Leissigen	fr.	St. C. Sulf.
*Lenk..............	fr.	Sulf. C. F.
*Louèche	th.	St. C.
Limpbach...........	fr.	Cb. C. G.
Lochbachbad	fr.	Chl. S.
Lostorf............	fr.	Chl. S.
Meltingen..........	fr.	St. C. F.
Montbarri..........	fr.	St. Sulf.
Niedelbad..........	fr.	Cb. Crt. F.
Niederwyl..........	fr.	Cb. C.
Oberwyl............	fr.	Cb. C. Sulf.
Onsernone	th.	Sulf.
Osterfingen	fr.	Cb. F.
Peiden.............	fr.	St. Cb. C. F.
*Prese (le).........	fr.	Sulf. C.
*Ragatz-Pfäffers.....	th.	Cb. C.
Rigi-Scheideck	fr.	Cb. G
Rolle	fr.	Cb. C.
Romerbad...........	fr.	Chl. Cb. S.
Rosenlaui..........	fr.	Cb. S.
Rothenbrunnen	fr.	F.
Russwyl	fr.	F.
*St. Moritz.........	fr.	Cb. F.
*Saxon	th.	Cb. C. I.
*Schinznach........	th.	Sulf. C.
Schmerikon	fr.	Cb. C.
Schönenbühl	fr.	Sulf.
Schwartzenberg.....	fr.	Cb. C.
Schwarzsee. *V.* Domaine.		
Schwefelbad........	fr.	F. Sulf.
Schwefelberg.......	fr.	St. S. Sulf.
Schweizerhall	fr.	Chl. S.
Scuols.............	fr.	Cb. C.
Seewen	fr.	Cb. C. F.
Serneus............	fr.	Cb. C.
Spine	fr.	Sulf.
Stabio	fr.	Sulf.
Stachelberg	fr.	St. S. M.
Surrheim	fr.	S. Sulf.
*Tarasp............	fr.	Cb. Chl. Sulf. F.
Thal	fr.	Sulf.
Thalgut	fr.	Chl. St. S.
Thusis.............	fr.	St. S.
Troistorrents.......	fr.	St. C.
Unterrechstein......	fr.	Sulf.
Vals ou Saint-Pierre.	th.	St. C.
Visibachbad........	fr.	Cb. C.
Waldstatt	fr.	Cb. C.
Waltwyl............	fr.	Sulf.
*Weissenburg	fr.	Sulf. C.
*Wildegg...........	fr.	Chl. S.
Worben............	fr.	Sulf.
Wylenbad..........	fr.	Sulf.

INDEX ALPHABÉTIQUE

DES EAUX MINÉRALES DÉCRITES DANS CE VOLUME

BIBLIOTHÈQUE NATIONALE R.F.

Typographie A. Lahure, rue de Fleurus, 9, à Paris.

PUBLICITÉ

DES

GUIDES JOANNE

EXERCICE 1885-1886

TABLE DES MATIÈRES

ANNONCES GÉNÉRALES

ANNONCES DE PARIS

ANNONCES DES DÉPARTEMENTS

ANNONCES D'ALGÉRIE ET DE L'ÉTRANGER

ASSOCIATION

DES ARTISTES MUSICIENS

Fondée en 1843 par le Baron TAYLOR, et reconnue comme établissement d'utilité publique par décret du Président de la République française, en date du 31 Mai 1876

ÉMISSION

DE

2,000,000 de Billets à 1 Franc

D'UNE LOTERIE

Autorisée par arrêté ministériel en date du 24 Mars 1884

Au profit de la Caisse de secours et de Pensions de retraite de cette Association

400,000 FRANCS DE LOTS

Déposés à la Banque de France et payables en espèces

DEUX TIRAGES :

1er TIRAGE 12 MARS 1885

1 Gros Lot de		**50,000 fr.**
1 Gros Lot de		25,000 fr.
2 Lots de	10,000	20,000 fr.
2 Lots de	5,000	10,000 fr.
10 Lots de	1,000	10,000 fr.
30 Lots de	500	15,000 fr.
200 Lots de	100	20,000 fr.
246 Lots formant		150,000 fr.

Les Billets qui gagneront à ce premier tirage concourront également au second Tirage.

SECOND ET DERNIER TIRAGE

1 Gros Lot de		**100,000 fr.**
1 Gros Lot de		50,000 fr.
1 Gros Lot de		25,000 fr.
2 Lots de	10,000	20,000 fr.
2 Lots de	5,000	10,000 fr.
10 Lots de	1,000	10,000 fr.
30 Lots de	500	15,000 fr.
200 Lots de	100	20,000 fr.

Au total 493 Lots formant le 5e du capital émis, soit 400,000 fr.

La date de ce second et dernier tirage sera fixée immédiatement après le 12 mars

Ces deux Tirages auront lieu à Paris.

Le payement des lots se fera au Siège du Comité.

On peut souscrire en envoyant espèces, chèques ou mandats-poste à M. Ernest **DÉTRÉ**, Secrétaire général, Directeur de la Loterie, au siège du Comité,

26, rue Grange-Batelière, Paris.

LE BILLET : 1 FR.

Le Secrétaire général, Directeur de la Loterie,

E. DÉTRÉ

LE BILLET : 1 FR.

LOTERIE
DE
NICE

Autorisée par Arrêtés ministériels des 13 février et 11 septembre 1884

6 MILLIONS de BILLETS
20 GROS LOTS
DONT UN DE
500,000 FRANCS

DEUX TIRAGES

PREMIER TIRAGE

1	Gros lot de		50,000 fr.
2	—	10,000	20,000 fr.
2	—	5,000	10,000 fr.
10	—	1,000	10,000 fr.
10	—	500	5,000 fr.
50	—	100	5,000 fr.
75	Lots formant		100,000 fr.

Les billets qui gagneront à ce premier tirage concourront également au tirage définitif.

GRAND TIRAGE DÉFINITIF

1	Gros lot de		500,000 fr.
1	—		100,000 fr.
1	—		50,000 fr.
2	—	25,000	50,000 fr.
5	—	10,000	50,000 fr.
5	—	5,000	25,000 fr.
50	—	1,000	50,000 fr.
100	—	500	50,000 fr.
250	—	100	25,000 fr.

Plus environ 500 lots d'une valeur de **800,000** fr.

SOIT AU TOTAL :

1,800,000 FR. DE LOTS

Les Fonds seront déposés à la Banque de France.

Le Billet : UN FRANC

En vente chez tous les Débitants de tabac, Libraires, Marchands de Journaux, etc. ; et chez **E. STAUDE, 119, boulevard de Sébastopol, Paris.**

Avis important. — Les lots non réclamés dans le délai de trois mois, après le tirage définitif, seront acquis à l'œuvre. Cependant, le Comité à décidé que, dans le cas où le gros lot de **500,000 FR. NE SERAIT PAS RÉCLAMÉ** dans ce délai, il serait procédé à un **NOUVEAU TIRAGE** pour ce gros lot seulement.

JARDIN ZOOLOGIQUE D'ACCLIMATATION

DU BOIS DE BOULOGNE

OUVERT TOUS LES JOURS AU PUBLIC

PRIX D'ENTRÉE			ABONNEMENTS	
En semaine	1 fr.	»	Par personne (hom., femmes, enfants).	25 fr. par an. 15 fr. par semestre.
Dimanches	»	50		
Voitures	2	»	Voitures	50 fr. par an. 30 fr. par semestre.

COLLECTION DES ANIMAUX UTILES

DE TOUS LES PAYS

Et principalement de ceux que l'on cherche à acclimater en France.

LES ÉLÉPHANTS, DROMADAIRES, AUTRUCHES ET PONEYS

Sont employés chaque jours à la promenade des Enfants.

CHENIL	Collection d'étalons et de Lices.
ÉCURIES	Girafes. Eléphants. Zèbres. Poneys. Cerfs et Biches.
CHALET	Antilopes. Lamas. Chèvres. Yacks. Kangurous.
LAPINIÈRE	Collection de différentes races.
VOLIÈRES	Faisans. Perroquets. Perruches. Oiseaux des iles. Paons.
PIÈCES D'EAU	Cygnes. Oies. Bernaches. Canards domestiques. Canards de luxe. Sarcelles.
POULERIE	Coqs et Poules de différentes races.
PIGEONNIER	Pigeons voyageurs, de volières et autres.

OTARIES OU LIONS DE MER

ET

PHOQUES

Repas de 2 à 5 heures.

SINGERIE

GRAND JARDIN D'HIVER. — AQUARIUM

HYDRO-INCUBATEURS, COUVEUSES ARTIFICIELLES

LE JARDIN D'ACCLIMATATION VEND ET ACHÈTE DES ANIMAUX

S'adresser au bureau de l'Administration, près la porte d'entrée.

Exposition permanente et vente des objets industriels

Utiles à l'Agriculture, à l'Horticulture, à l'entretien des Animaux.

MANÈGE. — École d'équitation expressément réservée pour les enfants. Le cachet, donnant l'entrée à l'élève et à la personne qui l'accompagne, 2 fr. 50.

LIBRAIRIE. — On peut se procurer à la librairie spéciale du Jardin d'Acclimatation les ouvrages qui traitent d'agriculture, d'horticulture, d'histoire naturelle et d'acclimatation.

LAIT. — Envoyé à domicile, deux fois par jour, en vases plombés. — Pour les commandes, s'adresser par écrit au Directeur de l'Établissement.

BUFFET. — Déjeuners et dîners. — Rafraîchissements divers.

AVIS. — Les Catalogues publiés par le Jardin d'Acclimation sont envoyés *franco* en réponse à toute demande. (Catalogue des Animaux *et des œufs mis en vente*, Catalogue du Chenil, Catalogue des Plantes, Catalogue des Vignes et Catalogue de la Librairie.)

PANORAMA

DE LA

BATAILLE DE CHAMPIGNY

RUE DE BERRI, 5 (Champs-Élysées)

Par MM. de NEUVILLE & DETAILLE

Bien des Panoramas ont été ouverts à Paris et ailleurs : aucun ne saurait entrer en sérieuse comparaison avec celui-ci.

MM. DE NEUVILLE et DETAILLE, ces artistes justement célèbres qui ont su donner à la représentation des faits militaires un accent de vérité inconnu avant eux, s'y sont surpassés. Tout y est à souhait : la clarté de la mise en scène, le mâle intérêt des épisodes, la beauté accomplie du paysage, le dessin, la couleur, l'exécution, et une magie d'illusion tout à fait extraordinaire.

Le Panorama de la *Bataille de Champigny* est sans contredit la plus belle œuvre d'art de notre époque. Il met le sceau à l'immense et légitime renommée de MM. DE NEUVILLE et DETAILLE.

Nouveau diorama : **COMBAT DANS UNE RUE DE SFAX** (campagne de Tunisie), par M. DETAILLE.

Ouvert tous les jours, de 10 heures du matin à 6 heures du soir, et le **Dimanche,** *de 10 heures du matin à 11 heures du soir.*

5, RUE DE BERRI (Champs-Élysées)

CRÉDIT LYONNAIS

FONDÉ EN 1863

CAPITAL : 200 MILLIONS

LYON : SIÈGE SOCIAL, Palais du Commerce.

PARIS : Boulevard des Italiens.

AGENCES DANS PARIS

B. Rue Vivienne, 31. — **D**. Rue Turbigo, 3. — **E**. Rue de Rivoli, 43. — **G**. Rue de Rambuteau, 15. — **I**. Faubourg Saint-Antoine, 63. — **J**. Boulevard Voltaire, 43. — **K**. Rue du Temple, 201. — **L**. Boulevard Saint-Denis, 10. — **M**. Rue d'Allemagne, 194. — **N**. Boulevard Magenta, 81. — **P**. Avenue de Clichy, 1. — **R**. Boulevard Haussmann, 72. — **S**. Faubourg Saint-Honoré, 82. — **T**. Boulevard Saint-Germain, 1. — **U** Boulevard Saint-Michel, 25. — **V**. Rue de Rennes, 66. — **X**. Boulevard Saint-Germain, 205. — **AB**. Rue de Flandre, 30. — **AC** Place de Passy, 2. — **AF**. Avenue des Ternes, 39. — **AM**. Annexe de l'agence **M** (abattoirs). — **AT**. Entrepôt de Bercy. Porte Gallois.

CRÉDIT LYONNAIS

AGENCES EN FRANCE ET EN ALGÉRIE

Aix-en Provence. — Aix-les-Bains. — Alais. — Alger (Algérie). — **Amiens** — Angers. — Angoulême. — Annecy. — Annonay. — Arras. — **Bar-le-Duc.** — Beaune. — Belleville-sur-Saône. — Besançon. — Béziers. — **Bordeaux.** — Bourg. — Caen. — Cannes. — Cette. — Chalon-sur-Saône. — Chambéry. — Charleville. — Cognac. — Dijon. — Dunkerque. — Epinal. — Grenoble. — Havre (Le). — Lille. — Limoges. — Mâcon. — Marseille. — Menton. — Montpellier. — Moulins. — Nancy. — Nantes. — Narbonne. — Nevers. — Nice. — Nîmes. — Oran (Algérie). — Orléans. — Perpignan. — Reims. — Rennes. — Rive-de-Gier. — Roanne. — Roubaix. — Rouen. — Saint-Chamond. — Sedan. — Saint-Etienne. — Saint-Germain en Laye. — Saint-Quentin. — Thizy. — Toulouse. — Tourcoing. — Troyes. — Valence. — Valenciennes. — Versailles. — Vienne (Isère). — Villefranche-sur-Saône. — Voiron.

AGENCES A L'ÉTRANGER

Londres. — **Saint-Pétersbourg.** — **Madrid.** — **Constantinople.** — **Alexandrie** (Égypte). — Le Caire. — **Genève.**

Escompte et recouvrements. — **Délivrance de chèques.** — **Traites.** — **Lettres de crédit et Mandats** sur toutes les villes de France et de l'Etranger. — **Bons** à échéance. — **Dépôts** à échéance fixe, dont l'intérêt plus élevé que celui des comptes de dépôt, varie suivant la durée des placements. — **Garde** de **Titres.** — **Ordres** de Bourse. — Souscriptions. — Location de coffres-forts. — Payement immédiat, et sans aucun frais, des coupons Paris-Lyon-Méditerranée, Ouest, Est et Midi. — Payement sans frais des coupons échus des Rentes françaises, du Crédit foncier et des Obligations Ville de Paris. — **Régularisation** de titres. — Remboursement d'obligations. — Versements en retard. — Conversions. — Echanges. — Renouvellements, etc., etc. — Transferts.

PRÊTS SUR TITRE

Le **Crédit Lyonnais** prête sur rentes, obligations et actions françaises et étrangères, cotées ou non cotées à la Bourse de Paris.

Les intérêts sont calculés au taux des avances à la Banque de France.

La commission varie suivant la nature des titres.

AVIS IMPORTANT

MM. les Voyageurs peuvent se procurer dans les gares et les librairies les Recueils suivants, seules publications officielles des chemins de fer, paraissant depuis trente-sept ans, avec le concours et sous le contrôle des Compagnies :

L'INDICATEUR-CHAIX, SEUL JOURNAL OFFICIEL,

contenant les services de tous les chemins de fer français et internationaux, publiés avec le concours et sous le contrôle des Compagnies. *Paraissant tous les dimanches.* — Prix : 75 cent.

SOMMAIRE :

TABLE ALPHABÉTIQUE épargnant au voyageur toute difficulté de recherches.
SERVICES DES CHEMINS DE FER.
VOYAGES CIRCULAIRES A PRIX RÉDUITS. — Itinéraires. — Conditions.
SERVICES MARITIMES.
CARTE DES CHEMINS DE FER avec renvois aux pages et indications des lignes desservies par les trains express.
CARTES SPÉCIALES pour chacun des six grands réseaux.

LIVRET-CHAIX CONTINENTAL.

Guide officiel des Voyageurs sur tous les chemins de fer de l'Europe et les principaux paquebots, indiquant les curiosités à voir dans les principales villes. — Deux volumes in-18 (format de poche). *Paraissant chaque mois.*

1er *Volume.* — CHEMINS DE FER FRANÇAIS : services maritimes ; guide sommaire dans les principales villes ; voyages circulaires ; cartes des chemins de fer de la France et de l'Algérie. — Prix : 1 fr. 50.

2e *Volume.* — CHEMINS DE FER ÉTRANGERS ; trains français desservant les frontières ; services franco-internationaux ; billets directs ; itinéraires tout faits ; services de la navigation maritime, fluviale et sur les lacs de l'Italie et de la Suisse ; Guide sommaire dans les principales villes étrangères ; voyages circulaires ; carte coloriée de l'Europe centrale, à l'échelle de 1/2,400,000 (1 centimètre pour 24 kilomètres). — Prix : 2 fr.

Pour se rendre à l'étranger des divers points de la France, le voyageur n'a pas besoin de recourir au 1er volume, contenant les services français.

LIVRETS-CHAIX SPÉCIAUX DES CINQ GRANDS

RÉSEAUX FRANCAIS (format de poche), avec carte. *Paraissant le 1er de chaque mois.*

OUEST. — ORLÉANS, MIDI, ETAT. — LYON. — NORD. — EST.
Prix de chaque livret : 40 cent.

AUX VOYAGEURS

LIVRET-CHAIX SPÉCIAL DES ENVIRONS DE PARIS, avec *dix plans coloriés* : Chemin de fer de ceinture, Versailles, Bois de Boulogne, de Saint-Cloud, de Vincennes, Jardin d'acclimatation, Forêts de Saint-Germain, de Compiègne et de Fontainebleau. Carte générale des environs de Paris (format de poche). *Paraissant le 1er de chaque mois.* — Prix : 1 fr.

MM. les voyageurs consulteront très utilement, pour établir et suivre leur itinéraire, les **CARTES** *extraites du Grand Atlas des Chemins de fer, publié par la* LIBRAIRIE CHAIX.

Ces cartes indiquent toutes les lignes en exploitation, en construction ou à construire.

Nomenclature des Cartes :

CARTE DES CHEMINS DE FER **DE L'EUROPE** au 1/2,400,000 (un centimètre pour 24 kilomètres), en 4 feuilles, imprimée en deux couleurs. — Dimensions totales : 2 m. 15 sur 1 m. 55. — Prix avec l'annexe : les 4 feuilles, 22 fr. ; sur toile avec étui, 32 fr. ; montée sur gorge et rouleau, vernie, 36 fr. — Port en sus, pour la France, 1 fr. 50.

CARTE DES CHEMINS DE FER **DE LA FRANCE** au 1/800,000 (1 centimètre pour 8 kilomètres), avec cartes de l'Algérie et des colonies, et les plans des principales villes de France, imprimée en deux couleurs sur quatre feuilles grand monde. — (Dimensions : 2 m. 15 sur 1 m. 55). Indiquant toutes les stations avec un coloris spécial pour chaque réseau. Prix : les quatre feuilles, 22 fr. ; sur toile avec étui, 32 fr. ; montée sur gorge et rouleau, vernie, 36 fr. — Port en sus, pour la France, 1 fr. 50.

CARTE DES CHEMINS DE FER **DE LA FRANCE** à l'échelle de 1/600,000, indiquant toutes les stations avec un coloris spécial pour chaque réseau. Une feuille grand-aigle (96 cent. sur 72). — Prix, en feuille : Paris, 3 fr. ; départements, 4 fr. 50. — Collée sur toile avec étui : Paris et départements, 5 fr. 50.

CARTES SPÉCIALES Europe centrale. — Grande-Bretagne, Ecosse et Irlande. — Russie. — Allemagne. — Italie. — Espagne et Portugal. — Réseau de l'Ouest, — d'Orléans, — du Midi, — de Lyon, — du Nord, — de l'Est, — de l'Algérie, — des environs de Paris. — Plan de Paris.

Chaque carte forme une feuille grand-aigle. — Prix en feuille : Paris, 2 fr. ; départements, 3 fr. 50. — Collée sur toile avec étui : Paris et départ., 4 fr. 50.

Adresser les demandes à la LIBRAIRIE CHAIX, *rue Bergère*, 20, *à Paris.*

INDICATEUR-NORIAC

CHEMINS DE FER ET PAQUEBOTS

9e ANNÉE

CHEMINS DE FER ET PAQUEBOTS

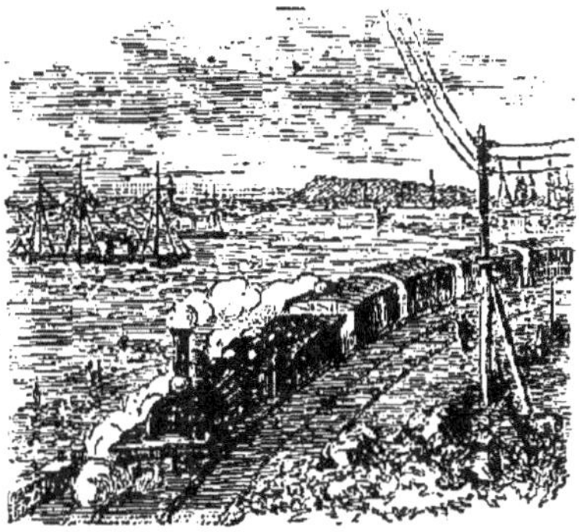

CHEMINS DE FER ET PAQUEBOTS

PUBLIE UNE CHRONIQUE
NOUVELLES DES CHEMINS DE FER
ET DES THÉATRES
ET UN *BULLETIN FINANCIER*

PRIX du Numéro : 60 centimes.

ABONNEMENT POUR UNE ANNÉE : 20 FR.

ADMINISTRATION
5, RUE DE PROVENÇE, 5
PARIS.

15 cent. à Paris, 20 cent. dans les départ. Supplément 20 et 25 cent.

FRANCIS MAGNARD
Rédacteur en chef

A. PÉRIVIER
Secrétaire de la rédaction

RÉDACTION
De midi à minuit,
26, rue Drouot.

Les manuscrits ne sont pas rendus.

BUREAUX
26, rue Drouot, 26

LE FIGARO

Journal politique et quotidien

26, rue Drouot, Paris

H. DE VILLEMESSANT
Fondateur

FERNAND DE RODAYS
Administrateur

ABONNEMENTS
Départ : 3 *mois*.. 19 fr. 50
Paris : 3 *mois*... 16 fr. »

Annonces et réclames
Dollingen fils et Cie, passage des Princes
et à l'administration

PUBLICITÉ DANS LE FIGARO

Le *Figaro*, fondé par M. de Villemessant, est, depuis le 3 mai 1879, sous la direction de MM. Magnard, de Rodays et Périvier. C'est le plus important de tous les journaux français ; il est lu par toutes les classes intelligentes de la Société. Il tire tous les jours de 80 à 100,000 exemplaires et réalise chaque année plus de 2 millions de bénéfices. C'est l'organe le plus parisien, le plus indépendant. Il plaît à toutes les opinions, mais il est avant tout conservateur.

Comme la clientèle du *Figaro* se recrute principalement parmi les lecteurs riches, la publicité de ce journal est très recherchée par le commerce parisien et le commerce étranger.

Le *Figaro* est actuellement pour le Français raisonnable, plus soucieux de l'avenir de la France que de sa haine ou de ses rancunes de partis, ce que le *Times* est pour l'Anglais, à l'étranger : c'est le souvenir de Paris. En province, le *Figaro* apporte chaque jour à ceux qui ont habité Paris et qui en sont momentanément absents, la nouvelle du jour. Par lui, il apprend les succès de ses artistes aimés, il connaît la pièce nouvelle le lendemain de sa première représentation. Avant que le livre nouveau, qui doit en quelques jours être en toutes les mains, ait paru, il en a lu des fragments dans le *Figaro*.

La publicité du *Figaro* est excellente. Peu importe où elle soit placée : aux échos, aux nouvelles diverses, en première, seconde ou troisième page, en annonces à la quatrième page, ou en réclame dans la correspondance. Comme ses abonnés sont généralement riches, tous les meilleurs produits peuvent y être annoncés : objets d'arts, objets de première nécessité, établissements nouveaux, anciennes maisons connues et recommandables. Un mode de publicité très productif qui a été beaucoup employé dans le *Figaro* c'est l'*encartage*. De grandes maisons de librairie, de nouveautés, l'ont employé. Des suppléments dans le format du journal, renfermant les plus belles gravures des livres d'étrennes, ou les dessins des modes nouvelles et des joujoux d'invention récente, ont été distribués à tous les abonnés du *Figaro*.

S'adresser, pour les conditions de publicité, soit à M. Dollingen, fermier d'annonces, passage des princes, à Paris, soit directement à l'administration du **Figaro**, *26, rue Drouot.*

PRIX DE LA PUBLICITÉ

Réclame dans le corps du journal.........	20 et 40 fr. la ligne.
Petites annonces............................	6 et 3 fr. la ligne.
Annonces de la 4e page....................	4 fr. la ligne.

LA FRANCE

JOURNAL INDÉPENDANT

PARAISSANT TOUS LES JOURS, A PARIS, A 3 HEURES 20 MINUTES

144, rue Montmartre, 144

CH. LALOU, Directeur politique

(RÉDACTION DE 10 HEURES A 3 HEURES DU SOIR

La France est le PREMIER JOURNAL qui paraisse avec le cours complet de la Bourse et donne toujours deux Feuilletons-Roman du plus haut intérêt. — Ce journal, qui est le plus rapidement et le plus sûrement informé des journaux du soir, ne recule devant aucun sacrifice pour bien renseigner ses lecteurs. Aussi fait-il *une édition supplémentaire* aussitôt qu'un événement important vient à se produire.

La France publie, pendant la session des Chambres, une ÉDITION SPÉCIALE A L'USAGE DES ABONNÉS DE PROVINCE. Cette édition, qui contient le compte rendu des Séances du jour même jusqu'à 6 heures du soir, part cependant par les courriers du soir.

EN VENTE PARTOUT

Le Numéro : 10 centimes

Tout abonné reçoit, à titre de PRIME GRATUITE, le **Journal illustré** pendant toute la durée de son abonnement.

PRIX DE L'ABONNEMENT POUR TOUTE LA FRANCE

Un mois..............	**3** fr. **50**	Six mois..................	**20** fr
Trois mois...........	**10** fr. »	Un an..................	**40** fr

PAYS ÉTRANGERS COMPRIS DANS L'UNION POSTALE

Un mois, **5** fr.; trois mois, **14** fr.; six mois, **28** fr.; un an, **56** fr.

ANNONCES & RÉCLAMES

LAGRANGE, CERF et Ce, **8**, place de la Bourse, **Paris**

ET AU BUREAU DU JOURNAL

8e Année. — Paris, 15 centimes le Numéro. — Départements et gares, 20 centimes.

ARTHUR MEYER
Directeur

RÉDACTION
9, boul. des Italiens
de 2 h. à minuit

ABONNEMENTS
PETITES ANNONCES
RENSEIGNEMENTS
9, boulevard des Italiens

Le Gaulois

JOURNAL POLITIQUE ET QUOTIDIEN

9, *boulevard des Italiens*

H. DE PÈNE
Rédacteur en chef

ADMINISTRATION
9, boul. des Italiens
de 10 h. à 5 h.

ANNONCES
MM. Ch. Lagrange, Cerf et Ce, 6, pl. de la Bourse
Et à l'adminis. du Journal

Depuis le mois de juillet 1882, **le Gaulois**, dont M. Arthur Meyer a repris la direction avec M. H. de Pène comme rédacteur en chef, a de nouveau marqué sa place à la tête de la presse quotidienne de Paris.

Aucun journal n'est plus parisien que **le Gaulois**, par l'allure vive et mondaine de sa rédaction, par la variété et le piquant de ses informations. Aucun n'est plus résolument conservateur, plus fermement respectueux de tout ce qui est respectable.

Le Gaulois, le **Paris-Journal** et le **Clairon**, réunis en une seule feuille, ont résolu le problème de plaire à la fois aux lecteurs sérieux et à ceux qui veulent avant tout être distrait par leur journal.

La nature de la clientèle du **Gaulois**, dont le nombre s'accroit chaque jour à Paris et en province, donne une valeur exceptionnelle à sa publicité.

PRIX DES ABONNEMENTS

PARIS		DÉPARTEMENTS		ÉTRANGER	
Un mois...	5 fr. »	Un mois......	6 fr.	Un mois.....	7 fr.
Trois mois.	13 fr. 50	Trois mois...	16 fr.	Trois mois...	18 fr.
Six mois..	27 fr. »	Six mois.....	32 fr.	Six mois.....	36 fr.
Un an....	54 fr. »	Un an.......	64 fr.	Un an.......	72 fr.

Les frais de poste en plus pour les pays ne faisant pas partie de l'Union postale.

PRIX DE LA PUBLICITÉ

RÉCLAMES DANS LE CORPS DU JOURNAL.......	20 ET 10 FR.	LA LIGNE.
FAITS DIVERS..................................	9 FR.	—
ANNONCES ET RÉCLAMES DE LA 3e PAGE.............	6 FR.	—
ANNONCES DE LA 4e PAGE.........................	2 FR.50	—

5 c. le Numéro

Le Gagne-Petit

5 c. le Numéro

JOURNAL RÉPUBLICAIN QUOTIDIEN

Ce nouveau journal, créé le 1er mars 1885, a obtenu dès son apparition un succès considérable qui s'explique par la sûreté et la rapidité de ses nouvelles et par la valeur de sa rédaction.

M. Eugène Liébert, rédacteur en chef du **Gagne-Petit**, a groupé autour de lui des écrivains tels que MM. Charles Bigot, Jean Macé, Édouard Siébecker, Paul Lafargue, Henri de Parville, le docteur Jacques Bertillon, Ch.-L. Chassin, L. Henrique, etc., etc.

Le **Gagne-Petit** apporte un soin particulier à l'étude des questions économiques (industrie, agriculture et commerce). — Rien de ce qui intéresse le progrès de l'esprit humain ne lui est étranger : mouvement scientifique, mouvement littéraire, théâtres, beaux-arts, etc.

Informations par fils télégraphiques spéciaux.

Feuilletons de premier ordre.

ABONNEMENTS :

Paris..............	Trois mois, 5 francs ;	Un an, 20 francs.
Départements......	— 6 francs ;	— 24 francs.

10, Faubourg-Montmartre, 10

Paraît le Matin à Paris.

MILAN — TRÈVES FRÈRES, ÉDITEURS — MILAN

L'ILLUSTRAZIONE ITALIANA

Anno XII — 1885

PARAIT TOUS LES DIMANCHES
A MILAN, EN 16 PAGES DE GRAND FORMAT
AVEC DES DESSINS D'ARTISTES ITALIENS

Ce grand journal occupe en Italie le même rang que l'*Illustration* en France, l'*Illustrated London News* en Angleterre, l'*Illustrirte Zeitung* en Allemagne.

Huit pages sont réservées aux illustrations d'actualités et de beaux-arts, qui portent les noms des peintres les plus distingués de l'Italie moderne, comme *Dalbono*, *Michetti*, *Favretto*, *Biseo*, *Paolocci*, etc., etc.

De même pour le texte, les courriers, les revues, les nouvelles les poésies sont signés par *De Amicis*, *Verga*, *D'Ancona*, *Stecchetti*, *Molmenti*, *Castelnuovo*, *Barrili*, et d'autres écrivains les plus populaires.

L'Illustrazione Italiana tient les lecteurs parfaitement au courant du mouvement politique, littéraire, artistique et scientifique de la Péninsule. Ce journal, qui est le plus répandu des journaux d'Italie, et qui se trouve dans les cercles aristocratiques aussi bien que dans les cercles populaires, est même très recherché à l'étranger. Chaque livraison donne l'histoire contemporaine de l'Italie, et de plus une histoire illustrée avec un grand cachet artistique.

PRIX D'ABONNEMENT

pour la France, l'Angleterre, l'Allemagne et tous les États de l'Union postale

32 francs par an. — **17** francs pour six mois.

ANNONCES

L'énorme publicité de ce journal donne aussi beaucoup de valeur à ses annonces, qui se recommandent surtout aux grands industriels, aux articles de nouveautés, aux objets d'art et de librairie, etc. 50 centimes pour chaque ligne de colonne.

VOYAGES CIRCULAIRES OU D'EXCURSIONS

SUR LES CHEMINS DE FER

De Paris à Lyon et à la Méditerranée

Les billets de ces voyages se délivrent pendant toute l'année, à l'exception des billets des voyages ci-après dont l'émission a lieu pendant les périodes suivantes :

4 bis (*valables pendant 2 mois*), du 1er juin au 31 août :
4 bis (— — 1 *mois*), *4 ter*, 81 à 83, du 1er juin au 30 septembre ;
67 et 68, du 1er mai au 31 août :
71 à 76, du 1er mai au 30 septembre.

Les billets des voyages franco-algériens nos 51 à 68 sont délivrés par la Compagnie Paris-Lyon-Méditerranée à la gare de Paris et par la Compagnie générale Transatlantique dans ses bureaux et agences de France, de Corse, d'Algérie, de Tunisie, du Maroc, de l'Ile de Malte, de Sicile, d'Italie et d'Espagne.

NOMENCLATURE DES ITINÉRAIRES

1 Paris, Dijon, Besançon, Pontarlier, Neuchâtel, Berne, Fribourg, Lausanne, Genève, Aix-les-Bains, Annecy, Modane, Bourg (ou Lyon), Paris. 45 jours; 1re cl. 161 fr., 2e cl. 124 fr.

2 Paris, Nevers, Vichy, Clermont-Ferrand, Montbrison, Saint-Etienne, Lyon, Aix-les-Bains, Annecy, Modane, Bourg (ou Lyon), Dijon, Paris. 45 jours; 1re cl. 160 fr., 2e cl. 120 fr.

4 Paris, Dijon, Pontarlier, Neuchâtel, Berne, Interlaken, Fribourg, Lausanne, Genève, Mâcon (ou Vallorbes, Pontarlier, Dôle), Dijon, Paris. 30 jours; 1re cl. 138 fr., 2e cl. 105 fr., et 60 jours, 1re cl. 150 fr., 2e cl. 114 fr.

4 *bis* Paris, Dijon, Mâcon, Genève, Lausanne, Fribourg, Berne, Thoune, Darligen, Interlaken, Bonigen, Brienz, Alpnach, Lucerne, Olten, Bâle, Mulhouse (ou Delle), Belfort, Paris. 1 mois; 1re cl. 152 fr. 95, 2e cl. 119 fr. 35, et 2 mois, 1re cl. 166 fr. 40, 2e cl. 129 fr. 50

4 *ter* Paris, Dijon, Pontarlier, Neuchâtel, Berne, Thoune, Darlingen, Interlaken, Bonigen, Brienz, Alpnach, Lucerne, Olten, Bienne, Délemont, Delle (ou Bâle, Mulhouse), Belfort, Paris. 1 mois, *vià* Belfort-Delle; 1re cl. 138 fr. 95, 2e cl. 108 fr. 85, et 1 mois, *vià* Belfort, Mulhouse-Bâle, 1re cl. 145 fr. 25, 2e cl. 113 fr. 55.

5 Paris, Dijon, Besançon, Pontarlier, Neuchâtel, Berne, Fribourg, Lausanne, Genève, Lyon, Avignon, Aix, Marseille, Menton, Marseille, Nimes, Cette, Port-Vendres, Toulouse, Foix, Montréjeau, Bagnères-de-Luchon, Tarbes, Bagnères-de-Bigorre, Lourdes, Pierrefitte, Pau, Bayonne, Biarritz, Hendaye, Arcachon, Bordeaux, Poitiers, Niort, Angers, Tours, Paris. 45 jours; 1re cl. 316 fr., 2e cl. 236 fr.

6 Paris, Dijon, Besançon, Pontarlier, Neuchâtel, Berne, Fribourg, Lausanne, Genève, Lyon, Saint-Etienne, Le Puy, Roanne, Vichy, Clermont-Ferrand, Aurillac, Rodez, Albi, Toulouse, Foix, Montréjeau, Bagnères-de-Luchon, Tarbes, Bagnères-de-Bigorre, Lourdes, Pierrefitte, Pau, Bayonne, Biarritz, Hendaye, Arcachon, Bordeaux-Poitiers, Tours, Paris. 45 jours; 1re cl. 256 fr., 2e cl. 191 fr.

6 *bis* Dijon, Nevers, Bourges, Châteauroux (ou Clermont-Ferrand, Gannat, Guéret), Limoges, Montmorillon, Poitiers, Angoulême (ou Périgueux, Coutras), Bordeaux, Arcachon, Biarritz, Hendaye, Pierrefitte, Bagnères-de-Bigorre, Bagnères-de-Luchon, Toulouse, Tarascon, Cerbère, Cette, Nimes, Tarascon, Avignon, Valence (ou Bagnols, Tournon, Givors), Lyon, Dijon, 30 jours; 1re cl. 218 fr., 2e cl. 164 fr.

7 Paris, Dijon, Lyon, Grenoble, Modane, Aix, Genève, Lausanne, Fribourg, Berne, Neuchâtel, Pontarlier, Besançon, Dijon, Paris. 30 jours; 1re cl. 161 fr., 2e cl. 121 fr.

8 *bis* Paris, Dijon, Besançon, Bourg, Aix-les-Bains, Annecy, Grenoble, Lyon, Roanne, Vichy, Nevers, Montargis, Paris. 30 jours; 1re cl. 100 fr., 2e cl. 75 fr.

9 Paris, Dijon, Lyon, Saint-Etienne, Le Puy, Clermont-Ferrand, Vichy, Nevers, Paris (*vià* Moret ou *vià* Corbeil). 30 jours; 1re cl. 100 fr., 2e cl. 75 fr.

10 Dijon, Gray, Besançon, Pontarlier, Lons-le-Saulnier, Genève, Lyon, Dijon. 30 jours; 1re cl. 68 fr., 2e cl. 51 fr.

11 Lyon, Grenoble, Aix-les-Bains, Annecy, Genève, Mâcon, Lyon. 15 jours; 1re cl. 58 fr., 2e cl. 44 fr.

VOYAGES CIRCULAIRES OU D'EXCURSIONS (Suite)

12 Lyon, Grenoble, Gap, Grenoble, Romans, Valence, Vienne (ou Givors), Lyon. 15 jours; 1re cl. 56 fr., 2e cl. 42 fr.

13 Lyon, Genève, Chambéry, Grenoble, Gap, Marseille, Avignon, Valence (ou Nîmes, Pont-St-Esprit, Givors), Lyon. 30 jours; 1re cl. 71 fr., 2e cl. 54 fr.

14 Lyon, St-Etienne, Le Puy, Brioude, Clermont-Ferrand, Thiers, St-Etienne, Lyon. 15 jours; 1re cl. 45 fr., 2e cl, 34 fr.

15 Lyon, Genève, Aix-les-Bains, Grenoble, Lyon. 15 jours; 1re cl. 44 fr., 2e cl. 33 fr.

16 Lyon, Grenoble, Modane, Aix-les-Bains, Genève, Lyon. 15 jours; 1re cl. 58 fr., 2e cl. 44 fr.

17 Marseille, Cannes, Grasse, Nice, Vintimille, Marseille. 15 jours, 1re cl, 56 fr., 2e cl. 42 fr.

18 Marseille, Nîmes, Clermont-Ferrand, Thiers, St-Etienne, Lyon, Valence, Avignon (ou Givors, Pont-St-Esprit, Nîmes), Marseille. 30 jours; 1re cl. 60 fr., 2e cl. 45 fr.

19 Marseille, Avignon, Valence, Grenoble, Aix-les-Bains, Lyon, Valence, Avignon, (ou Givors, Pont-St-Esprit, Nîmes), Marseille. 30 jours; 1re cl. 70 fr., 2e cl. 53 fr.

20 Nevers, Vichy, Clermont-Ferrand, Le Puy, St-Etienne, Lyon, Roanne, Nevers. 15 jours; 1re cl. 62 fr., 2e cl. 47 fr.

21 Nevers, Vichy, Clermont-Ferrand, Le Puy, St-Etienne, Lyon, Grenoble, Aix-les-Bains, Genève, Mâcon, Autun (ou le Creuzot), Nevers. 30 jours; 1re cl. 74 fr., 2e cl. 56 fr.

22 Nevers, Vichy, Clermont-Ferrand, Nîmes, Tarascon, Marseille, Aix, Avignon, Valence, Grenoble, Aix-les-Bains, Genève, Lyon, Dijon, Chagny, Autun (ou le Creuzot), Nevers. 45 jours; 1re cl. 83 fr., 2e cl. 62 fr.

23 Lyon, Dijon, Autun (ou le Creuzot), Nevers, Vichy, Clermont-Ferrand, Montbrison, St-Etienne, Lyon. 30 jours; 1re cl. 64 fr., 2e cl. 49 fr.

24 Lyon, Dijon, Autun (ou le Creuzot), Nevers, Vichy, Clermont-Ferrand, Arvant, Le Puy, St-Etienne, Lyon. 30 jours; 1re cl. 67 fr., 2e cl. 51 fr.

25 Lyon, St-Etienne, Le Puy, Nîmes, Tarascon, Marseille, Aix, Cavaillon, Avignon, Valence, Grenoble, Aix-les-Bains, Genève, Lyon. 30 jours; 1re cl. 75 fr., 2e cl. 57 fr.

26 Lyon, St-Etienne, Thiers, Clermont-Ferrand, Nîmes, Tarascon, Marseille, Aix, Cavaillon, Avignon, Valence, Grenoble, Aix-les-Bains, Genève, Lyon. 30 jours : 1re cl. 76 fr., 2e cl. 57 fr.

27 Lyon, Valence (ou Givors, Saint-Peray), Avignon, Cavaillon, Aix, Marseille, Digne, Gap, Grenoble, Aix-les-Bains, Genève, Lyon. 30 jours; 1re cl. 72 fr., 2e cl. 55 fr.

28 Lyon, Valence (ou Givors, Saint-Peray), Avignon, Cavaillon, Aix, Marseille, Digne, Gap, Grenoble, Lyon. 30 jours; 1re cl. 67 fr., 2e cl. 51 fr.

29 Marseille, Digne, Gap, Grenoble, Aix-les-Bains, Genève, Grenoble, Lyon, St-Etienne, Le Puy, Nîmes, Tarascon, Marseille. 30 jours; 1re cl., 77 fr., 2e cl. 58 fr.

30 Marseille, Aix, Cavaillon, Avignon, Tarascon, Nîmes, Cette, Aigues-Mortes, Arles, Marseille. 15 jours, 1re cl. 44 fr., 2e cl. 33 fr.

31 Marseille, Aix, Cavaillon, Livron, Alais ou Bagnols, Nîmes, Cette, Aigues-Mortes, Arles, Marseille. 30 jours; 1re cl. 64 fr., 2e cl. 48 fr.

32 Paris à Cette (*viâ* Clermont-Ferrand, ou *viâ* Dijon-Lyon, avec faculté de passage par Marseille), Perpignan, Cerbère, Barcelone, Valence, La Encina, Aranjuez, Madrid, Tolède, Madrid, Escurial, Avila, Salamanque, Zamora, Médina, Valladolid, Santander, Burgos, Bilbao, St-Sébastien, Irun, Bayonne, Bordeaux, Tours, Paris. 45 jours (en Espagne 35 jours); 1re cl. 328 fr. 25, 2e cl. 243 fr. 80.

33 Paris à Cette (*viâ* Clermont-Ferrand, ou *viâ* Dijon-Lyon, avec faculté de passage par Marseille), Perpignan, Cerbère, Barcelone, Valence, Encina, Cordoue, Grenade, Malaga, La Roda, Utréra, Cadix, Xérès, Séville, Cordoue, Aranjuez, Madrid, Tolède, Madrid, Escurial, Avila, Zamora, Salamanque, Médina, Valladolid, Santander, Burgos, Bilbao, St-Sébastien, Irun, Bayonne, Bordeaux, Tours, Paris. 65 jours (en Espagne 55 jours); 1re cl. 451 fr. 65, 2e cl. 337 fr. 50.

34 Paris à Cette (*viâ* Clermont-Ferrand, ou *viâ* Dijon-Lyon, avec faculté de passage par Marseille), Perpignan, Cerbère, Barcelone, Tarragone, Sagunto, Valence, La Encina, Ciudad-Réal, Badajoz, Porto, Lisbonne, Valencia de Alcantara, Caceres, Talavera-de-la-Reina, Madrid, Tolède, Aranjuez, Madrid, Escurial, Avila, Zamora, Salamanque, Médina, Valladolid, Santander, Burgos, Bilbao, Saint-Sébastien, Irun, Bayonne, Bordeaux, Tours, Paris. 70 jours (en Espagne et en Portugal, 60 jours); 1re cl. 445 fr. 30, 2e classe, 333 fr. 50.

VOYAGES CIRCULAIRES OU D'EXCURSIONS (Suite)

35 **Paris à** Cette (*viâ* Clermont-Ferrand ou *viâ* Dijon-Lyon, avec faculté de passage par Marseille); Perpignan, Cerbère, Barcelone, Tarragone, Sagunto, Valence, La Encina, Cordoue, Séville, Xérès, Cadix, Utrera, La Roda, Grenade, Bobadilla, Malaga, Cordoue, Belmez, Badajoz, Porto, Lisbonne, Valencia de Alcantara, Caceres, Talevera-de-la-Reina, Madrid, Tolède, Aranjuez, Madrid, Escurial, Avila, Zamora, Salamanque, Médina, Valladolid, Santander, Burgos, Bilbao, St-Sébastien, Irun, Bayonne, Bordeaux, Tours, Paris. 85 jours (en Espagne et en Portugal, 75 jours); 1re cl. 539 fr. 40, 2e cl. 404 fr. 80.

36 Lyon, Valence, Avignon, Nîmes, Cette, Toulouse, Pau, Bayonne. — *En Espagne*. les villes comprises dans le 32e itinéraire. — Cerbère, Cette, Nîmes, Avignon, Valence, Lyon. 45 jours (En Espagne 35 jours); 1re cl. 303 fr. 20, 2e cl. 225 fr.

37 Lyon, Valence, Avignon, Nîmes, Cette, Toulouse, Pau, Bayonne. — *En Espagne* : les villes comprises dans le 33e itinéraire. — Cerbère, Cette, Nîmes, Avignon, Valence, Lyon. 65 jours (en Espagne 55 jours); 1re cl. 426 fr. 60, 2e cl. 318 fr. 70.

38 Lyon, Valence, Avignon, Nîmes, Cette, Toulouse, Pau, Bayonne. — *En Espagne et en Portugal* : les villes comprises dans le 34e itinéraire. — Cerbère, Cette, Nîmes, Avignon, Valence, Lyon. 70 jours (en Espagne et en Portugal 60 jours); 1re cl. 420 fr. 25, 2e cl. 314 fr. 70.

39 Lyon, Valence, Avignon, Nîmes, Cette, Toulouse, Pau, Bayonne. — *En Espagne et en Portugal* : les villes comprises dans le 35e itinéraire. — Cerbère, Cette, Nîmes, Avignon, Valence, Lyon. 85 jours (en Espagne et en Portugal 75 jours); 1re cl. 514 fr. 35, 2e cl. 386 fr.

40 Marseille, Cette (*viâ* Tarascon ou Arles), Toulouse, Pau, Bayonne. — *En Espagne* : les villes comprises dans le 32e itinéraire. — Cerbère, Cette, Nîmes, Marseille (*viâ* Lunel ou Tarascon). 45 jours (en Espagne 35 jours); 1re cl. 277 fr. 50, 2e cl. 205 fr. 75.

41 Marseille, Cette (*viâ* Tarascon ou Arles), Toulouse, Pau, Bayonne. — *En Espagne* : les villes comprises dans le 33e itinéraire. — Cerbère, Cette, Nîmes, Marseille (*viâ* Lunel ou Tarascon). 65 jours (en Espagne 55 jours); 1re cl. 400 fr. 90, 2e cl. 299 fr. 45.

42 Marseille, Cette (*viâ* Tarascon ou Arles), Toulouse, Pau, Bayonne. — *En Espagne et en Portugal* : les villes comprises dans le 34e itinéraire. — Cerbère, Cette, Nîmes, Marseille (*viâ* Lunel ou Tarascon). 70 jours (en Espagne et en Portugal 60 jours). 1re cl. 394 fr. 55, 2e cl. 295 fr. 45.

43 Marseille, Cette (*viâ* Tarascon ou Arles), Toulouse, Pau, Bayonne. — *En Espagne et en Portugal* : les villes comprises dans le 35e itinéraire. — Cerbère, Cette, Nîmes, Marseille (*viâ* Lunel ou Tarascon). 85 jours (en Espagne et en Portugal 70 jours). 1re cl. 488 fr. 65. 2e cl. 366 fr. 75.

Voyages circulaires de vacances sur le réseau P.-L.-M., avec itinéraires établis au gré des voyageurs.

Voyages circulaires de vacances sur les réseaux P.-L.-M. et Est, avec itinéraires établis au gré des voyageurs.

Voyages circulaires 54 à 70 et 110, valables 90 jours, de Paris à Marseille, en Algérie, en Tunisie, en Espagne et en Italie

Voyages circulaires, 71 à 76, valables 45 jours, de Lyon et de Marseille à Paris, avec excursion en Belgique, sur les bords du Rhin et en Suisse.

Voyages circulaires 81 à 83 valables, les deux premiers pendant 45 jours, et le troisième pendant 60 jours, de Marseille à Lyon, à Dijon et en Suisse.

Voyages circulaires nos 84, 85, 86, 87, 88 et 89, en France, en Suisse et en Italie. (Parcours au Nord et au Sud des Alpes).

Pour le détail et les prix de ces divers voyages, consulter les affiches et les prospectus de la compagnie Paris-Lyon-Méditerranée que l'on peut demander dans toutes les gares du réseau.

CHEMINS DE FER DE L'ÉTAT

BAINS DE MER DE L'OCÉAN

BILLETS D'ALLER ET RETOUR

AU DÉPART DE PARIS, VALABLES 33 JOURS

DE PARIS AUX GARES CI-DESSOUS	Distances.	PRIX DES BILLETS		
		1re classe.	2e classe.	3e classe.
Les Sables-d'Olonne......	485	76, 50	57, 60	42, 05
La Rochelle..............	473	71, 80	54, 20	39, 65
Châtel-Aillon............	481	73, 25	55, 25	40, 45
Fouras...................	483	73, 85	55, 75	40, 75
La Tremblade............	566	83, 80	63, 30	46, 40
Royan....................	554	80, 65	61, 20	44, 95

NOTA. — Les billets de bains de mer de l'Océan sont délivrés à la gare de Paris (Orléans).

Ces billets ne donnent droit à aucun arrêt dans les gares intermédiaires.

(Des affiches spéciales apposées dans les gares font connaître les conditions auxquelles est soumis l'usage de ces billets).

BAINS DE MER

DE ST-PÈRE-EN-RETZ [1], PORNIC, LA BERNERIE, ST-GILLES-CROIX-DE-VIE, LES SABLES-D'OLONNE, LA ROCHELLE, CHATEL-AILLON, FOURAS, LA TREMBLADE [2] ET ROYAN

Billets d'aller et retour avec 40 0/0 de réduction, valables pendant un mois.

Les billets d'aller et retour (40 o/o de réduction), délivrés du 1er juin au 31 octobre de chaque année, en destination de Pornic, La Bernerie, St-Gilles-Croix-de-Vie, les Sables-d'Olonne, La Rochelle, Châtel-Aillon, Fouras et Royan, par toutes les gares, stations et haltes directement reliées avec ces dix villes par les lignes du réseau de l'Etat, sont valables, pour le retour jusqu'au trentième jour à minuit (non compris le jour de la délivrance).

Si le délai de validité d'un billet expire un dimanche ou un jour férié, ce délai est augmenté de 24 heures.

Au retour, les voyageurs ont le droit de prendre tout train partant réglementairement de la station de retour avant l'expiration du délai ci-dessus fixé, lors même que ce train ne pourrait les ramener à leur point de départ qu'après l'expiration de ce délai.

Billets de voyages sur le littoral de l'Océan.

Des billets à prix réduits, dits « billets de voyages sur le littoral de l'Océan » valables pendant 15 jours (non compris le jour de la délivrance), et permettant aux voyageurs de s'arrêter aux gares intermédiaires, sont délivrés pour les gares de Paimbœuf, Pornic, St-Gilles-Croix-de-Vie, les Sables-d'Olonne, la Rochelle, Rochefort, La Tremblade [2], Royan et Blaye, ou vice-versa par les gares du réseau de l'Etat avec lesquelles elles sont reliées directement par rails.

Nota.— Des affiches spéciales, placardées dans toutes les gares du réseau de l'Etat, font connaître les prix des places pour chaque parcours et les conditions dans lesquelles sont délivrés les billets des voyages sur le littoral de l'Océan.

(1) La station de St-Père-en-Retz dessert la plage de St-Brévin-l'Océan.
(2) La station de la Tremblade dessert la plage de Ronce-les-Bains.

CHEMIN DE FER DU NORD

Saison d'Été 1885

VOYAGES CIRCULAIRES A PRIX RÉDUITS

1° Pour visiter

LE NORD DE LA FRANCE ET LA BELGIQUE

BILLETS VALABLES POUR UN MOIS

1re classe, 91 fr. 15 — 2e classe, 68 fr. 55

Les bureaux d'émission sont : *Paris, Amiens, Rouen, Douai, Lille et Saint-Quentin,*

2° Pour visiter le Château de Pierrefonds, Les Ruines du château de Coucy

Les Bords de la Meuse et les Grottes de Han et de Rochefort.

Prix : 80 fr. en 1re classe et 54 fr. en 2e classe.

Toutes les gares comprises sur l'itinéraire peuvent délivrer des billets directs.

3° Pour visiter la Hollande.

PRIX : 123 fr. 70 en 1re classe; 92 fr. 60 en 2e classe.

Les bureaux d'émission sont : *Paris Amiens, Rouen, Douai et Saint-Quentin*

5° Pour visiter les bords du Rhin.

PRIX : 149 fr. en 1re classe.

Les bureaux d'émission sont : *Paris, Amiens, Douai et St-Quentin.*

4° Pour visiter la France, la Belgique, la Hollande, les Bords du Rhin et la Suisse.

(Voir les voyages de P.-L.-M., Nos 71, 73, 74 et 76).

Pour les itinéraires de ces cinq voyages circulaires, consulter les affiches de la Compagnie et les prospectus détaillés qui sont délivrés gratuitement dans toutes les gares.

Les billets sont délivrés du 1er mai au 30 septembre inclus.

Chaque voyageur a droit au transport gratuit de 25 kil. de bagages sur tout le parcours.

Ces différents billets sont valables par tous les trains, y compris les trains de marée.

Tout voyageur muni d'un de ces billets a le droit de s'arrêter dans toutes stations de la ligne du Nord comprises dans l'itinéraire du voyage, à condition, lorsque l'arrêt n'est pas indiqué par un coupon de billet, de déposer son livret entre les mains du chef de gare.

Les billets ne sont valables que pour un mois. Ainsi, les billets délivrés le 1er juin ne sont plus valables le 1er juillet, et ceux délivrés le 27 juillet ne sont plus valables le 27 août.

Les voyageurs qui désireraient partir pour entreprendre le voyage circulaire **d'un point autre que ceux où se délivrent les billets spéciaux, n'ont qu'à prendre un billet ordinaire** pour le bureau d'émission le plus voisin.

CHEMIN DE FER DU NORD

SERVICES DIRECTS POUR L'ANGLETERRE

TRAINS RAPIDES

1° Par Calais et Douvres, à heures fixes. — 10 heures de trajet.
Une heure et demie de traversée

PARIS A LONDRES | LONDRES A PARIS

	1. 2 cl.	1. 2 cl.	1re cl.		1. 2 cl.	1. 2 cl.	1re cl.
Paris........... dép.	7.40 m	9.40 mat.	7.45 s.	Londres Charing C. d.	7.40 m.	10 » mat	8.05 s.
Calais, gare maritime	1.20 s.	3. » soir	1.30 m.	Londres Cannon. S.	7.45 m.	10.05 »	8.10 s.
Londres Victoria arr.	5.30 s	6.50 »	6.10 m.	Londres Holborn V.	7.35 m.	9.55 »	7.55 s.
Londres Ludgate H.	5.30 s.	6.52 »	6.10 m.	Londres Ludgate H.	7.36 m.	9.56 »	7.56 s.
Londres Holborn V.	5.33 s.	6.55 »	6.13 m.	Londres Victoria.	7.40 m.	10 » »	8. » s.
Londres Cannon S.	5.30 s.	7. » »	6. » m.	Calais, gare marit. dép.	midi 11	2.10 soir	min. 36
Londres Charing Cross	5.40 s.	7.05 »	6.10 m.	Paris............. arr.	5.41 s.	7. » »	5.50 m

2° Par Boulogne et Folkestone, à heures variables.
8 h. 1/2 de trajet. — 1 h. 1/2 de traversée.
Service journalier par trains spéciaux de marée. — Consulter les affiches spéciales et indicateurs pour les heures.

PRIX DES BILLETS PAR TRAINS RAPIDES :

BILLETS SIMPLES VALABLES PENDANT 8 JOURS

Viâ Calais et Douvres ; 1re classe, 75 fr. ; 2me classe, 56 fr. 25 cent.
Viâ Boulogne et Folkestone ; 1re classe, 70 fr. ; 2me classe, 52 fr. 50 cent.
Billets d'aller et retour valables pour un mois, soit par Calais, soit par Boulogne
1re classe, 118 fr. 75. — 2me classe, 93 fr. 75.

Consulter les indicateurs pour les conditions relatives à la prolongation de durée de validité des coupons de retour.

SERVICE DE NUIT ACCÉLÉRÉ, à prix réduit et à heures fixes entre **PARIS** et **LONDRES**
1° *Viâ* Calais et Douvres

PARIS A LONDRES | LONDRES A PARIS

	2e classe.	3e classe.		2e classe.	3e classe.
PARIS............. départ.	6 10 soir.	6 10 soir.	**LONDRES**........ départ.	6 25 soir.	6 25 soir.
Boulogne......... arrivée.	10 57 soir	10 57 soir.	**Douvres**.......... départ.	10 05 soir.	10 05 soir.
Calais............ arrivée.	minuit 04	minuit 04	**Calais**............ arrivée	11 45 soir.	11 45 soir.
Calais............ départ.	1 30 mat.	1 30 mat.	**Calais**............ départ.	minuit 36	5 » mat.
Douvres.......... arrivée.	3 » mat.	3 » mat.	**Boulogne**......... départ.	1 43 mat	6 35 mat.
LONDRES......... arrivée.	6 10 mat.	8 45 mat.	**PARIS**............ arrivée.	5 50 mat.	11 15 mat.

2° SERVICE DE NUIT ACCÉLÉRÉ, à prix réduit et à heures variables, 2e et 3e classe
Par Boulogne et Folkestone, 3 heures de traversée.

CONSULTER LES AFFICHES SPÉCIALES ET INDICATEURS

PRIX DES BILLETS DU SERVICE A PRIX RÉDUITS :
Par Boulogne ou Calais

Billets simples valables pour 8 jours :		*Billets d'aller et retour, valables pour 14 jours :*	
2e classe et 2e chambre..............	39 fr. 35	2e classe et 2e chambre..............	58 fr. 75
3e classe et 2e chambre..............	26 fr. 25	3e classe et 2e chambre..............	39 fr. 35

CHEMINS DE FER DE L'OUEST

ABONNEMENTS SUR TOUT LE RÉSEAU. — La Compagnie des chemins de fer de l'Ouest fait délivrer, sur tout son réseau, des cartes d'abonnement nominatives et personnelles en 1re, 2e et 3e classes.

Ces cartes donnent droit à l'abonné de s'arrêter à toutes les stations comprises dans le parcours indiqué sur sa carte et de prendre tous les trains comportant des voitures de la classe pour laquelle l'abonnement a été souscrit.

Les prix sont calculés d'après la distance kilométrique parcourue.

La durée de ces abonnements est de trois mois, six mois ou d'une année.

Ces abonnements partent du 1er de chaque mois.

EXCURSIONS

SUR LES

COTES DE NORMANDIE ET EN BRETAGNE

Billets d'ALLER et RETOUR, valables pendant un mois délivrés de Mai à Octobre

1er ITINÉRAIRE — 1re CLASSE 50fr. » — 2e CLASSE 38fr. »

Paris — Rouen — Le Havre — Fécamp — Saint-Valery. — Dieppe — Arques — Forges-les-Eaux. — Gisors — Paris.

2e ITINÉRAIRE — 1re CLASSE 60fr. » — 2e CLASSE 45fr. »

Paris — Rouen — Dieppe — Saint-Valery — Fécamp — Le Havre — Honfleur ou Trouville-Deauville — Caen — Paris.

3e ITINÉRAIRE — 1re CLASSE 80fr. » — 2e CLASSE 65fr. »

Paris — Rouen — Dieppe — Saint-Valery Fécamp — Le Havre — Honfleur ou Trouville-Deauville — Cherbourg — Caen — Paris.

4e ITINÉRAIRE — 1re CLASSE 90fr. » — 2e CLASSE 70fr. »

Paris — Granville — Avranches — Mont-Saint-Michel — Dol — St-Malo — Dinan — Rennes — Le Mans — Paris.

5e ITINÉRAIRE — 1re CLASSE 100fr. » — 2e CLASSE 80fr.

Paris — Cherbourg — Coutances — Granville — Avranches — Mont-Saint-Michel — Dol — St-Malo — Dinan — Rennes — Le Mans — Paris.

6e ITINÉRAIRE — 1re CLASSE 100fr. » — 2e CLASSE 80fr. »

Paris — Rouen — Dieppe — St-Valery — Fécamp — Le Havre — Honfleur ou Trouville — Caen — Cherbourg — Coutances Granville. — Paris.

7e ITINÉRAIRE — 1re CLASSE 120fr. — 2e CLASSE 100fr.

Paris — Rouen — Dieppe — Saint-Valery Fécamp — Le Havre — Honfleur ou Trouville — Caen — Cherbourg — Coutances Granville — Avranches — Mont-Saint-Michel — Dol — Saint-Malo — Dinan — Rennes — Laval — Le Mans — Chartres. — Paris.

8e ITINÉRAIRE — 1re CLASSE 120fr. — 2e CLASSE 100fr.

Paris — Granville — Avranches — Mont-Saint-Michel — Dol — Saint-Malo — Dinan — Saint-Brieuc — Lannion — Morlaix — Roscoff — Brest — Rennes — Le Mans — Paris.

9e ITINÉRAIRE — 1re CLASSE 130fr. — 2e CLASSE 110fr.

Paris — Caen — Cherbourg — Coutances Granville — Avranches — Mont-Saint-Michel — Dol — Saint-Malo — Dinan — Saint-Brieuc — Lannion — Morlaix — Roscoff — Brest — Rennes — Vitré — Laval — Le Mans — Chartres — Paris.

NOTA. — Les prix ci-dessus comprennent les parcours en bateaux et en voitures publiques indiqués dans les itinéraires.

Les Billets sont délivrés à Paris, aux Gares Saint-Lazare et Montparnasse et aux Bureaux de Ville de la Compagnie.

(1) La durée de ces billets peut être prolongée d'un mois, moyennant la perception d'un droit de 10 p. 100, si la prolongation est demandée, aux principales gares dénommées aux itinéraires, pour un billet non périmé.

SERVICE DE PARIS A LONDRES PAR DIEPPE ET NEWHAVEN

Par Trains rapides

Billets simples valables pour 7 jours			Aller et Retour valables pour 1 mois		
1re CLASSE	2e CLASSE	3e CLASSE	1re CLASSE	2e CLASSE	3e CLASSE
42 fr. 50	31 fr. 25	22 fr. 50	71 fr. 25	51 fr. 25	40 fr.

Billets d'Aller et Retour pour Liverpool, Manchester, Birmingham et Dublin

Les **Billets d'Excursion et de Paris à Londres** sont délivrés à Paris, aux gares Saint-Lazare et Montparnasse, et dans les divers bureaux de ville de la Compagnie.

CHEMINS DE FER DE L'OUEST

SAISON D'ÉTÉ DE 1885

BAINS DE MER

BILLETS D'ALLER ET RETOUR A PRIX RÉDUITS

Valables du VENDREDI au LUNDI inclusivement

DE MAI A OCTOBRE.

DE PARIS AUX GARES SUIVANTES	BILLETS ALLER ET RETOUR 1re classe. Fr.	C.	2e classe Fr.	C.
DIEPPE. — Le Tréport, Criel, Puys, Pourville	30	»	22	»
LE TRÉPORT, par Serqueux et Abancourt. Du 1er juil. au 30 sept.	33	20		
CANY. — Veulettes, les Petites-Dalles.				
SAINT-VALERY-EN-CAUX. — Veules	33	»	24	»
LE HAVRE. — Sainte-Adresse, Bruneval.				
LES IFS. — Etretat, Vaucottes-sur-Mer, Bruneval.	33	»	24	»
FÉCAMP. — Yport, Etretat, Vaucottes-sur-Mer, Bruneval, les Petites-Dalles				
TROUVILLE-DEAUVILLE. — Villerville				
VILLERS-SUR-MER. — Houlgate.				
HONFLEUR	33	»	24	»
CAEN				
CABOURG. — Le Home-Varaville				
DIVES	37	»	27	»
BEUZEVAL. — Houlgate				
LUC, LION-SUR-MER, LANGRUNE				
SAINT-AUBIN, BERNIÈRES } Ces prix comprennent	38	»	28	»
COURSEULLES — Ver-sur-Mer } le parcours total.				
BAYEUX. — Arromanches, Port-en-Bessin, Asnelles	40	»	30	»
ISIGNY. — Grand-Camp, Sainte-Marie-du-Mont	44	»	33	»
VALOGNE. — Port-Bail, Carteret, Quinéville, St-Vaast de la Hougue.	50	»	38	»
CHERBOURG	55	»	42	»
COUTANCE. — Agon, Coutainville, Régneville	57	»	44	»
GRANVILLE. — Saint-Pair, Donville	50	»	38	»
ST-MALO-ST-SERVAN. — Dinard-St-Enogat, St-Lunaire, St-Briac, Paramé				
LAMBALLE. — Erquy, le Val-André	66	»	50	»
SAINT-BRIEUC. — Portrieux, Saint-Quay	68	»	51	»
LANNION. — Perros, Guirec	79	»	59	»
MORLAIX. — Saint-Jean-du-Doigt, Saint-Pol-de-Léon	81	»	61	»
ROSCOFF. — Ile de Batz	85	»	64	»
EAUX THERMALES				
FORGES-LES-EAUX (Seine-Inf.), ligne de Dieppe par Gournay	21	45	16	05
BAGNOLES-DE-L'ORNE, par Briouze et la Ferté-Macé. *Ces prix comprennent le parcours total*	45	»	34	»

DÉPART par tous les trains du **Vendredi**, du **Samedi** et du **Dimanche**.
RETOUR par tous les trains du **Dimanche** et du **Lundi**.
Toutefois ces billets sont valables le Jeudi par les trains partant de Paris dès 6 h. 30 soir.
Par exception, les billets pour **Saint-Malo, Lamballe**. **Saint-Brieuc, Lannion, Morlaix** et **Roscoff** sont valables au retour jusqu'au Mardi inclusivement.

Les billets de *Paris* au *Havre* sont admis au retour par *Honfleur*, *Trouville-Deauville* et *Caen;* ceux de *Paris* à *Honfleur*, *Trouville-Deauville* et *Caen*, sont admis au retour par le *Havre*.

NOTA. — Les prix ci-dessus ne s'appliquent qu'au parcours en chemin de fer.

CHEMIN DE FER DE PARIS A ORLÉANS

EXCURSIONS

Sur les bords de la Loire et dans la Vendée, la Charente-Inférieure, le Poitou, l'Angoumois, le Bordelais, la Dordogne, le Limousin, la Creuse, l'Allier et le Berry.

Durée : 30 jours

1re classe : 155 fr. — 2e classe : 120 fr.

CHEMINS DE FER D'ORLÉANS ET DU MIDI : EXCURSIONS DANS LE

CENTRE DE LA FRANCE ET LES PYRÉNÉES

Durée : 30 jours

1re classe : 225 fr. — 2e classe : 170 fr.

CHEMINS DE FER D'ORLÉANS ET DE L'OUEST : EXCURSIONS SUR LES

COTES DE BRETAGNE

Durée : 30 jours

1re classe, 160 fr. — 2e classe, 125 fr.

CHEMINS DE FER D'ORLEANS, DU MIDI, DE PARIS A LYON ET A LA MÉDITERRANÉE DE LA SUISSE OCCIDENTALE ET DU JURA-BERNE-LUCERNE

VOYAGE CIRCULAIRE A

PYRÉNÉES, BORDS DE LA MÉDITERRANÉE ET SUISSE

En passant par l'Orléanais, la Touraine, l'Anjou, le Poitou, le Bordelais, le Comtat, le Dauphiné, le Lyonnais, la Franche-Comté, la Bourgogne, etc.

Durée : 45 jours

1re classe, 316 fr. — 2e classe, 236 fr,

VOYAGE CIRCULAIRE B

GOLFE DE GASCOGNE, MIDI, AUVERGNE ET SUISSE

En passant par le Bordelais, le Languedoc, le Bourbonnais, le Lyonnais, la Franche-Comté, la Bourgogne.

Durée : 45 jours

1re classe, 256 fr. — 2e classe, 191 fr.

CHEMINS DE FER

De Paris à Orléans, de Paris à Lyon et à la Méditerranée et du Midi de la France, Chemins Espagnols et Portugais.

VOYAGES CIRCULAIRES EN FRANCE, ESPAGNE ET PORTUGAL

(*Via* Bordeaux, Irun, Cerbère, Cette), en voitures de 1re et 2e classe

4 Itinéraires différents (Voir pour les détails et les prix les affiches et les prospectus des Compagnies).

Quelques modifications pourront être apportées, dans le courant de 1885, aux voyages circulaires ci-dessus mentionnés ; du reste pour toutes les particularités relatives aux dits voyages, demander dans toutes les gares du réseau les prospectus de chaque voyage, qui se distribuent gratuitement.

CHEMINS DE FER DU MIDI

VOYAGE A PRIX RÉDUITS AUX PYRÉNÉES

Billets de 1re classe délivrés du 15 Avril au 10 Octobre de chaque année et valables pendant 20 jours, avec faculté d'arrêt à toutes les stations du parcours.

PRIX DES BILLETS ET DÉSIGNATION DES PARCOURS :

75 fr. pour l'un des trois parcours suivants :

Premier parcours. — Bordeaux-St-Jean — Agen — Montauban — **Toulouse-Matabiau** — **Montréjeau** — Bagnères-de-Luchon — Tarbes — Bagnères-de-Bigorre — Mont-de-Marsan — Arcachon — Bordeaux-St-Jean.

Deuxième parcours. — Bordeaux-St-Jean — Agen — Montauban — Toulouse-Matabiau — Montréjeau — Bagnères-de-Luchon — Tarbes — Bagnères-de-Bigorre — Pierrefitte-Nestalas — Pau — Bayonne — Dax — Arcachon — Bordeaux-St-Jean.

Troisième parcours. — Bordeaux-St-Jean — Arcachon — Mont-de-Marsan — Tarbes — Bagnères-de-Bigorre — Montréjeau — Bagnères-de-Luchon — Pierrefitte-Nestalas — Pau — Bayonne — Dax — Bordeaux-St-Jean.

100 fr. pour l'un des quatre parcours suivants :

Quatrième parcours. — Bordeaux-St-Jean — Agen — Montauban — Toulouse-Matabiau — Castelnaudary — Carcassonne — Narbonne — Béziers — Cette — Toulouse-Matabiau — Montréjeau — Bagnères-de-Luchon — Tarbes — Bagnères-de-Bigorre — Mont-de-Marsan — Arcachon — Bordeaux-St-Jean.

Cinquième parcours. — Bordeaux-St-Jean — Agen — Montauban — Toulouse-Matabiau — Castelnaudary — Carcassonne — Narbonne — Béziers — Cette — Toulouse-Matabiau — Montréjeau — Bagnères-de-Luchon — Tarbes — Bagnères-de-Bigorre — Pierrefitte-Nestalas — Pau — Bayonne — Dax — Arcachon — Bordeaux-St-Jean.

Sixième parcours. — Bordeaux-St-Jean — Agen — Montauban — Toulouse-Matabiau — Castelnaudary — Carcassonne — Narbonne — Perpignan — Toulouse-Matabiau — Montréjeau — Bagnères-de-Luchon — Tarbes — Bagnères-de-Bigorre — Mont-de-Marsan — Arcachon — Bordeaux-St-Jean.

Septième parcours — Bordeaux-St-Jean — Agen — Montauban — Toulouse-Matabiau — Castelnaudary — Carcassonne — Narbonne — Perpignan — Toulouse-Matabiau — Montréjeau — Bagnères-de-Luchon — Tarbes — Bagnères-de-Bigorre — Pierrefitte-Nestalas — Pau — Bayonne — Dax — Arcachon — Bordeaux-St-Jean.

En demandant son billet, le voyageur doit indiquer explicitement le parcours qu'il désire suivre. — Le voyageur porteur d'un billet du 1er, 2e, 4e, 5e, 6e ou 7e parcours, qui passe par Mont-de-Marsan, perd tout droit de parcours entre Tarbes, Pau, Bayonne, Dax et Morceux ; celui qui passe par Pau, Bayonne et Dax perd tout droit de parcours entre Tarbes, Mont-de-Marsan et Morceux. — Pour les 2e, 3e, 5e et 7e parcours, le trajet Pau-Bayonne-Dax peut être remplacé par le trajet Pau-Mimbaste-Dax.

Les billets sont délivrés dans les stations indiquées ci-dessus ; ils peuvent être pris à l'avance et sont valables à partir du jour où ils ont été timbrés par la première station de départ, sans toutefois qu'ils puissent être utilisés après le 31 Octobre 1885.

Le billet est personnel. Le voyageur est tenu d'y apposer sa signature au moment de la délivrance, et de la reproduire toutes les fois qu'il en est requis.

Au-dessous de 3 ans, les enfants sont transportés gratuitement, et doivent être placés sur les genoux des personnes qui les accompagnent ; de 3 à 7 ans, ils paient demi-place ; au-dessus de 7 ans, ils paient place entière.

OBSERVATIONS IMPORTANTES

Le voyage peut s'effectuer sur chacun des parcours désignés ci-dessus, de l'une quelconque des stations explicitement mentionnées sur ce parcours.

Le voyageur peut choisir l'une ou l'autre des directions qui peuvent être suivies à partir de la station de départ ; *mais, dans tous les cas, il doit parcourir son itinéraire* **dans l'ordre où les stations du trajet sont désignées dans les parcours** mentionnés ci-dessus ou dans l'ordre inverse, suivant la direction choisie au départ.

Le voyageur peut s'arrêter à toutes les stations du réseau situées sur celui des parcours circulaires qu'il a choisi, à la seule condition de faire estampiller son billet au départ de chaque station d'arrêt.

Le prix de **75 fr.** s'applique indistinctement au premier, au deuxième ou au troisième parcours ;

Le prix de **100 fr.** s'applique aussi indistinctement à chacun des quatre autres parcours.

Les voyageurs supportent les frais des excursions en dehors des itinéraires ci-dessus.

BAGAGES. — Le voyageur qui a acquitté le prix de son billet (75 fr. ou 100 fr., selon l'itinéraire choisi) a droit au transport gratuit, sur le chemin de fer, de 30 kilogr. de bagages. Cette franchise ne s'applique pas aux enfants transportés gratuitement et elle est réduite à 20 kilogr. pour les enfants transportés à moitié prix ; les excédents de bagages sont taxés d'après le Tarif général de la Compagnie.

Pour chaque partie du parcours, les bagages sont enregistrés à chaque point de départ ; ils peuvent être expédiés à l'avance, sous condition de paiement du droit accessoire de dépôt, d'après le Tarif général de la Compagnie.

CHEMINS DE FER DE L'EST

EXCURSIONS ET VOYAGES CIRCULAIRES

A PRIX RÉDUITS

VOYAGES CIRCULAIRES A PRIX RÉDUITS

POUR VISITER :

1° LES BORDS DU RHIN & LA BELGIQUE.
2° LA SUISSE CENTRALE (Oberland bernois) & LE LAC DE GENÈVE.
3° LE JURA & L'OBERLAND BERNOIS.
4° LA SUISSE & LE GRAND-DUCHÉ DE BADE.
5° LA SUISSE, L'ENGADINE & LE GRAND-DUCHÉ DE BADE.
6° L'ALLEMAGNE DU SUD, L'AUTRICHE & LA SUISSE.
7° LES VOSGES & BELFORT.

VOYAGES CIRCULAIRES communs : 1° entre les Compagnies de Lyon, de l'Est et du Nord pour visiter le Midi et l'Est de la France, la Belgique, la Hollande, les bords du Rhin et la Suisse; 2° entre les Compagnies de l'Est et de Lyon pour visiter la Suisse et l'Italie, au nord et au sud des Alpes, *vià* Saint-Gothard, Mont-Cenis ou Vintimille. — Des billets sont délivrés dans toutes les stations des chemins de fer de l'Est situées sur l'itinéraire à parcourir. Pour les prix et conditions, voir le Livret des voyages circulaires ou d'excursions des chemins de fer de l'Est de 1884. Pour les voyages circulaires au Nord et au Sud des Alpes, voir aussi les itinéraires qui figurent dans l'Indicateur général aux pages nos 54-E, 54-M, N et O.

Pour tous les détails concernant lesdits **Voyages circulaires à prix réduits**, les prix des billets, les divers itinéraires facultatifs à suivre, etc., etc., consulter les affiches et les prospectus de la **Compagnie de l'Est** que les voyageurs trouveront dans toutes les gares du réseau de l'Est.

PARIS-BALE. — Pendant la saison d'Été, *du 15 mai au 15 octobre*, la Compagnie fait délivrer à la gare de Paris des billets de PARIS à BALE *vià* Belfort-Delle ou *vià* Belfort-Mulhouse et retour.
Prix des billets valables pendant **un mois** : 1re cl. 106 fr. 05; — 2e cl. 79 fr. 35.
Les voyageurs ont droit au transport de 30 kil. de bagages sur tout le parcours.

PARIS-LUCERNE. — Pendant la saison d'Été, du 1er juin au 15 octobre, la Compagnie fait délivrer à la gare de Paris des billets de Paris à Lucerne *vià* Belfort-Delle ou *vià* Belfort-Petit-Croix et retour.
Prix des billets valables pendant **60 jours** : 1re cl. 121 fr. 40; 2e cl. 90 fr. 05.
Les voyageurs ont droit au transport gratuit de 30 kilog. de bagages sur le parcours de Paris à Bâle; de Bâle à Lucerne, il n'est accordé aucune franchise.

VOYAGES CIRCULAIRES DE VACANCES. — Itinéraires établis au gré des voyageurs. La Compagnie des chemins de fer de l'Est met à la disposition du public pour la saison des vacances, à partir du 15 juillet jusqu'au 15 octobre, 1° des billets à prix réduits de voyages circulaires sur son réseau, à itinéraires composés au gré des voyageurs, pour le parcours de 300 kilomètres et au-dessus ; 2° des billets à prix réduits de voyages circulaires communs entre la Compagnie des Chemins de l'Est et celle de Paris à Lyon et à la Méditerranée, à itinéraires facultatifs permettant d'effectuer, en empruntant les deux réseaux, des parcours totaux de 500 kilomètres et au-dessus, devant former des circuits complètement fermés, afin que le voyageur revienne à son point de départ. Les prix et conditions de ces voyages sont portés à la connaissance du public par un livret spécial.

SÜDBAHN-GESELLSCHAFT

COMPAGNIE DES CHEMINS DE FER DU SUD

DE L'AUTRICHE

Les lignes de cette Compagnie traversent les contrées les plus intéressantes et les plus pittoresques de l'**Autriche-Hongrie**, le **Tyrol**, la **Carinthie**, la **Carniole**, la **Styrie.** Tout amateur de belle nature, de végétation sauvage et de paysages grandioses peut être sûr, quel que soit le but de son voyage, d'être amplement dédommagé de ses peines et fatigues. Les sites qui se dérouleront sous ses yeux charmeront ses loisirs, et s'il pénètre plus avant dans les montagnes, la richesse de la végétation et les curiosités de tout genre lui donneront maints sujets d'études intéressantes.

Les environs de la capitale, traversés par la ligne du Sud, offrent déjà, à eux seuls, un choix de points de vue qui présentent le plus vif intérêt.

Le Réseau du Sud aboutit d'un côté aux grands centres de **Vienne** et de **Pesth** et aux ports de **Trieste,** de **Pola** et de **Fiume,** va toucher, de l'autre, aux frontières allemande et italienne, à **Kufstein** et à **Ala,** et établit dans trois directions, de l'**Italie,** de l'**Allemagne** et de l'intérieur de l'**Autriche-Hongrie,** la communication avec la ligne de l'**Arlberg.**

Qui n'a aussi déjà entendu parler des merveilles réservées aux voyageurs qui traversent les sections du **Semmering**

SÜDBAHN-GESELLSCHAFT (SUITE)

et du **Brenner**, ces ouvrages grandioses de la création humaine, ainsi que des beautés de la ligne du **Pusterthal** qui relie entre elles les régions orientales et occidentales des **Alpes!**

Innsbruck, Botzen, Meran, Trente, Brunek, Lienz, Villach, Klagenfurt, Graz, Adelsberg et ses **grottes merveilleuses,** les **lacs de la Carinthie,** sont autant de points dont il n'est pas permis de méconnaître le charme.

La Compagnie des Chemins de fer du Sud a fait construire, en divers endroits, des hôtels de premier ordre qui offrent aux voyageurs qui sont attirés par le spectacle de la belle nature, au milieu des splendeurs des grandes Alpes, tout le confort moderne des grandes villes.

A **Toblach,** point culminant de la ligne du **Pusterthal,** se trouve un excellent hôtel. — Excursions dans la vallée d'**Ampezzo,** célèbre par ses **Alpes dolomitiques.** — Cette contrée surpasse en beauté les points les plus fréquentés de la **Suisse.** L'affluence des voyageurs y est telle maintenant qu'on s'est vu obligé d'agrandir l'**Hôtel de Toblach,** qui ne suffisait plus au grand nombre des touristes.

L'hôtel élevé par la Compagnie du Sud au **Semmering** (100 kilom. de Vienne) a été ouvert le 15 juillet 1882. Il se trouve à 992 mètres d'altitude au-dessus du niveau de l'Adriatique. — **Situation magnifique.** — Le panorama que l'on a de l'hôtel est ravissant. — **Environs splendides.** — La brise qu'on y respire est délicieuse, vivifiante et toute chargée des senteurs aromatiques des mélèzes et conifères qui couvrent les versants des montagnes.

L'hôtel renferme 60 chambres élégamment meublées, salon de conversation pour dames, salon de lecture et de jeu, bains chauds et froids. La **poste** et le **télégraphe** se trouvent à l'hôtel même.

Un grand nombre de trains desservent la station de Semmering, tant du côté du Nord que du côté du Sud. — Il existe un service d'omnibus entre la station et l'hôtel.

La **Compagnie du Sud** est aussi en train de créer un établissement climatérique au bord de la mer, à **Abbazia**, près **Fiume**.

Abbazia, avec son magnifique bois de lauriers et sa flore méridionale, promet de devenir un des plus délicieux et plus charmants séjours au bord de la mer. Bain de soleil en hiver, on y trouvera en été l'agrément des bains de mer. Un hôtel (58 chambres), situé au milieu d'une luxuriante végétation de lauriers, châtaigniers et chênes, offre déjà son confort aux nombreux visiteurs. Un deuxième hôtel (120 chambres) est actuellement en construction.

La Compagnie de la Südbahn, a organisé, de concert avec les autres compagnies de chemins de fer autrichiennes et étrangères, un grand nombre de voyages circulaires à prix réduits, qui permettent aux voyageurs de toute provenance de visiter, dans d'excellentes conditions de bon marché, l'Autriche, le Tyrol, la Bavière, l'Italie, la Suisse et les bords du Rhin.

Les voyageurs trouveront la nomenclature détaillée de ces voyages avec les prix, la durée du trajet et toutes les particularités qui s'y rattachent, dans les indicateurs officiels d'Autriche, d'Allemagne, de France, de Suisse et d'Italie.

COMPAGNIE DU CHEMIN DE FER
DU
GOTHARD

Le Chemin de fer du Gothard, la ligne de montagne la plus pittoresque et la plus intéressante de l'Europe, traverse la Suisse primitive chantée par les poètes et glorifiée par l'histoire. Sur le parcours on rencontre **Lucerne**, au bord du lac du même nom, le lac de Zoug, **le Rigi**, célèbre dans le monde entier par la vue incomparable dont on jouit de son sommet, (**Chemin de fer entre la station d'Arth de la ligne du Gothard et la cîme même**), le lac de Lowerz, Schwyz, **le lac des Quatre-Cantons**, avec le Rütli et la Chapelle de Guillaume Tell, Brunnen, la route de l'Axen, Fluelen, Altdorf, **Gœschenen**, station de la tête nord du tunnel, où commence l'ancienne route du Saint-Gothard et d'où l'on atteint en une demi-heure le célèbre **pont du Diable** et **la galerie dite trou d'Uri, près d'Andermatt** (tous deux d'un accès facile), Bellinzona, Locarno, **le lac Majeur** (*îles Borromées*), Lugano sur le lac du même nom, Côme enfin et son lac. La ligne réunit ainsi des deux côtés des Alpes les bords des lacs les plus ravissants, émaillés de villas splendides.

Parmi les nombreux travaux d'art, œuvres gigantesques construites dans les flancs des Alpes et qui excitent l'étonnement du voyageur, il faut citer en première ligne le **grand tunnel du Gothard** le plus long tunnel existant (14,950 mètres), dont le percement a exigé neuf années de travail; viennent ensuite les **tunnels hélicoïdaux**, au nombre de 3 sur le côté nord et de 4 sur le côté sud, le pont du Kerstelenbach près d'Amsteg, etc., etc.

Deux trains express font journellement en neuf ou dix heures le trajet dans chaque direction de **Lucerne à Milan**, point central pour tous les voyageurs allant en Italie. **Wagons-lits** (*sleeping cars*) **voitures directes entre Paris et Milan, éclairage au gaz, freins continus.**

Prix de Milan à Lucerne :	1re classe	36 fr. 65
—	—	2e —	25 fr. 65
—	Paris à Milan :	1re classe	117 fr. 35
—	—	2e —	87 fr. »

Le chemin de fer du Gothard est la voie de **communication la plus courte entre Paris et Milan** (via Belfort-Bâle). A Milan **correspondance directe de et pour Venise, Bologne, Florence, Gênes, Rome, Turin.** A Lucerne, coïncidence directe de et pour Paris, Calais, Londres, Ostende, Bruxelles, Cologne, Francfort, Strasbourg, ainsi que de et pour toutes les gares principales de la Suisse.

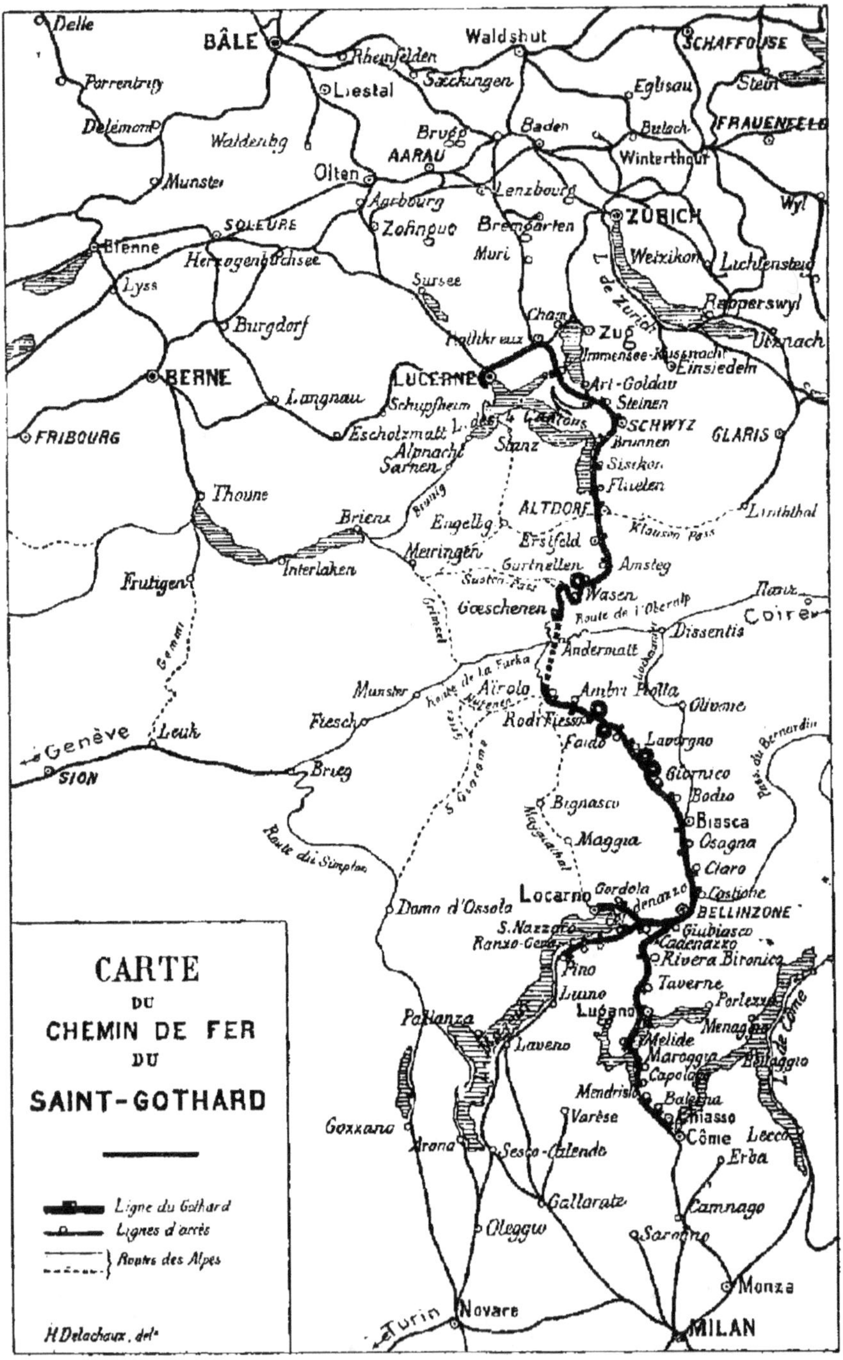
CARTE
DU
CHEMIN DE FER
DU
SAINT-GOTHARD
Ligne du Gothard
Lignes d'accès
Routes des Alpes
H Delachaux, delt
Delle
BÂLE
Waldshut
SCHAFFOUSE
Rheinfelden
Säckingen
Liestal
Porrentruy
Eglisau
Stein
Delémont
Waldenburg
Brugg
Baden
Bulach
FRAUENFELD
AARAU
Winterthour
Olten
Munster
Lenzbourg
Aarbourg
ZURICH
Wyl
SOLEURE
Zofingue
Bremgarten
Bienne
Herzogenbuchsee
Muri
Wetzikon
Lichtensteig
Lyss
Sursee
L. de Zurich
Rapperswyl
Burgdorf
Cham
Zug
Utznach
Immensee-Küssnacht
Einsiedeln
BERNE
LUCERNE
Art-Goldau
Langnau
Schupfheim
Steinen
L. des 4 Cantons
SCHWYZ
FRIBOURG
Escholzmatt
Brunnen
GLARIS
Alpnach
Stanz
Sisikon
Sarnen
Flüelen
Thoune
Brünig
ALTDORF
Linthal
Brienz
Engelberg
Klausen Pass
Erstfeld
Meiringen
Amsteg
Gurtnellen
Interlaken
Susten Pass
Frutigen
Wasen
Grimsel
Gœschenen
Route de l'Oberalp
Coire
Dissentis
Andermatt
Gemmi
Route de la Furka
Lukmanier
Munster
Airolo
Ambri Piotta
Olivone
Rodi Fiesso
Fiesch
Faido
Lavorgno
Genève
Leuk
SION
Brieg
Giornico
Pass du Bernardin
Bignasco
Bodio
Biasca
Maggia
Osogna
Route du Simplon
Claro
Locarno
Gordola
Castione
Domo d'Ossola
BELLINZONE
S. Nazzaro
Giubiasco
Cadenazzo
Rivera Bironico
Pino
Taverne
Luino
Porlezza
Lugano
Pallanza
Menaggio
Melide
Laveno
Maroggia
Bellaggio
Capolago
L. de Côme
Mendrisio
Balerna
Varèse
Chiasso
Gozzano
Côme
Lecco
Arona
Sesto-Calende
Erba
Gallarate
Camnago
Oleggio
Saronno
Monza
Turin
Novare
MILAN

NOUVELLE COMPAGNIE MARSEILLAISE
DE NAVIGATION A VAPEUR

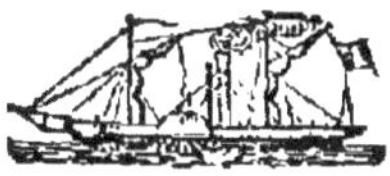

FRAISSINET ET Cie
Place de la Bourse, 6, à Marseille.

CAPITAL : 12 MILLIONS DE FRANCS

Services réguliers pour le Languedoc, la Corse, l'Italie, l'Espagne, le Levant, le Danube, la mer Noire, l'Archipel et l'Égypte.

LIGNES DESSERVIES PAR LA COMPAGNIE

LIGNE DE CORSE ET D'ITALIE. — Départs de Marseille : tous les Dimanches à 9 h. du matin, pour **Bastia** et **Livourne**. — Tous les Lundis, à 7 h. du soir, pour **Nice, Ile-Rousse, Bastia et Livourne**.

LIGNE D'ITALIE. — Départs de Marseille : Le Dimanche et le Jeudi, à 8 h. du matin, pour : **Gênes, Livourne, Civita-Vecchia** et **Naples**. — Le Jeudi à 8 h. du matin, pour **Gênes** et **Naples**. — Tous les deux mardis, à 9 h. du *matin*, pour **Livourne**, directement.

LIGNE DE CANNES NICE ET GÊNES. — Départs de Marseille : le Mercredi, à 7 h. du *soir*, pour **Cannes, Nice** et **Gênes**.

LIGNE DE CONSTANTINOPLE — Départs de Marseille : tous les Jeudis pour **Gênes, Naples, Le Pirée, Volo, Salonique, Dédéagh, Dardanelles, Gallipoli, Rodosto** et **Constantinople**. (En transbordement à **Constantinople** pour **Odessa, Ineboli, Sinope, Samsoum, Kerassunde, Trébizonde** et **Poti**.)

LIGNE DU DANUBE (directe et sans transbordement). — Départs de Marseille : toutes les semaines, le dimanche à 9 h. du matin, pour : **Gênes, Syra, Smyrne, Mételin, Dardanelles, Constantinople, Soulina, Toultcha, Galatz** et **Braïla**.

Nota. — Cette ligne n'est desservie que jusqu'à Constantinople pendant la fermeture du Danube par les glaces.

LIGNE D'ÉGYPTE. — Départs de Marseille : toutes les deux semaines, le mardi à 9 h. du matin, pour **Livourne, Naples** et **Alexandrie**.

LIGNE DE BARCELONE. — Départs de Marseille : tous les Dimanches matin, à 10 h., pour **Barcelone**.

LIGNE DU LANGUEDOC. — Départs de Marseille : les Lundis, Mercredis et Vendredis, à 7 h. du soir, pour **Agde**. — Départs de Marseille : les Mardis, Jeudis et Samedis, à 8 h. du soir, pour **Cette**.

FLOTTE DE LA COMPAGNIE

Tibet	700	chev.	3500	tonn.	Euxène	250	chev.	1200	tonn.
Liban	500	—	3000	—	Junon	250	—	1200	—
Europe	500	—	3000	—	Asie	250	—	2200	—
Stamboul	500	—	3000	—	Algérie	200	—	900	—
Amérique	500	—	3000	—	Saint-Marc	120	—	700	—
Galatz	400	—	2500	—	Durance	120	—	400	—
Braïla	400	—	2500	—	Echo	100	—	250	—
Taygète	400	—	2500	—	Aude	100	—	220	—
Taurus	400	—	2500	—	Marie-Louise	130	—	700	—
Balkan	400	—	2500	—	Isère	120	—	400	—
Pélion	400	—	2500	—	Blidah	120	—	400	—
Gyptis	250	—	1200	—	Médéah	120	—	350	—

Pour tous renseignements, s'adresser : à MM. Fraissinet et Cie, 6, place de la Bourse à Marseille. — A M. Ach. Neton, 9, rue de Rougemont, à Paris.

Appendice 1885-1886

II

PARIS

HOTELS — RESTAURANTS

CAFÉS

INDUSTRIES DIVERSES

APPAREIL GAZOGÈNE-BRIET

SEUL APPROUVÉ PAR L'ACADÉMIE DE MÉDECINE

POUR FAIRE SOI-MÊME

EAU DE SELTZ, DE VICHY, VINS MOUSSEUX, ETC.

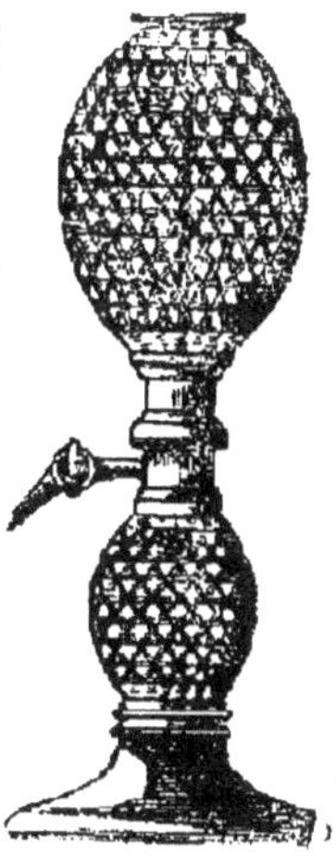

APPAREILS BRIET		POUDRES les 100 doses.	
1 bouteille......	12 fr.	1 bouteillle.......	10 fr.
2 —	15 —	2 —	15 —
3 —	18 —	3 —	20 —
4 —	25 —	4 —	30 —

MÉDAILLE D'OR
EXPOS. UNIV. PARIS 1878

MONDOLLOT

72, rue du Château-d'Eau, à Paris.

En province et à l'étranger, chez les principaux Pharmaciens et Marchands d'articles de Paris.

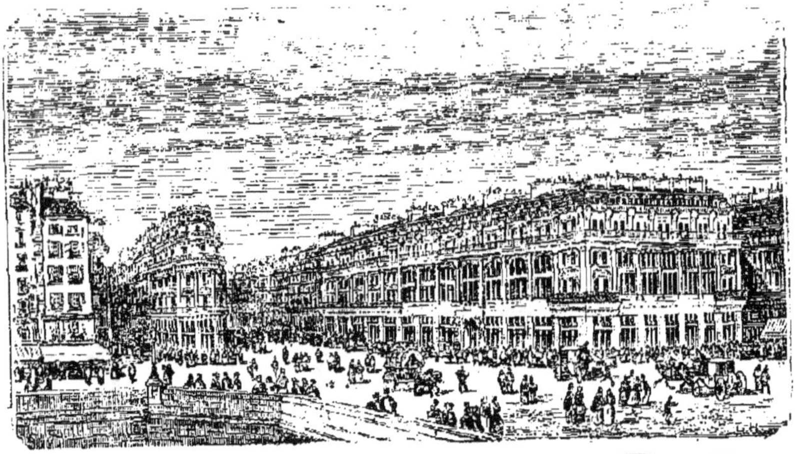

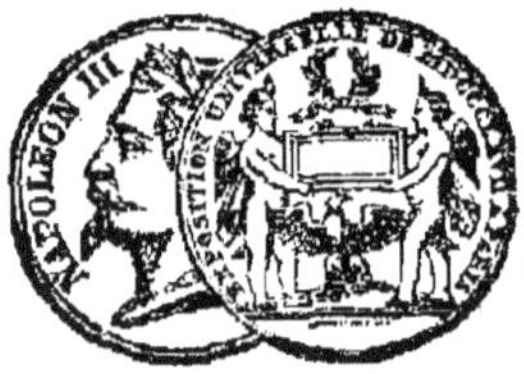

EXPOSITION UNIVERSELLE
1878
Hors concours, Membre du Jury.

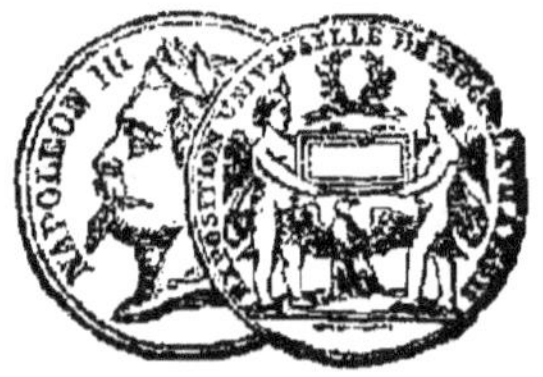

1855 1866

MAISON
DE LA
BELLE JARDINIÈRE

2, rue du Pont-Neuf, 2,
PARIS.

HABILLEMENTS TOUT FAITS ET SUR MESURE
Pour hommes et pour enfants
CHAPELLERIE — CHAUSSURES — BONNETERIE — CHEMISERIE

EXPÉDITION EN PROVINCE
Franco contre remboursement au-dessus de 25 fr.
Succursales : LYON, MARSEILLE, NANTES, ANGERS
A Paris, au coin des rues de Clichy et d'Amsterdam.

RAYON SPÉCIAL POUR VÊTEMENTS ECCLÉSIASTIQUES

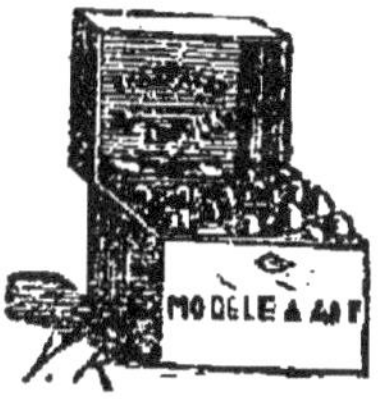

PHARMACIE NORMALE

17 et 19, rue Drouot, et 15, rue de Provence

PHARMACIES DE FAMILLE ET DE VOYAGE

MÉDAILLÉES AUX EXPOSITIONS

Demander le Catalogue Illustré. **Il est adressé gratuitement** et franco aux personnes qui le demandent.

OUVRAGES DE A. PRÉTERRE

CHIRURGIEN-DENTISTE AMÉRICAIN

Lauréat de la **Faculté de Médecine** de Paris, **médaille d'or unique aux Expositions universelles de 1867 et 1878, fournisseur des Hôpitaux civils et militaires,** Rédacteur **en chef de l'Art Dentaire.**

Les Dents, traité pratique des maladies de ces organes, 14e édition, considérablement augmentée et enrichie de nombreuses grav. — 1 vol. in-18, broché 1 fr. 25, relié 2 fr. 25.
(On retrouve dans cet ouvrage les qualités techniques qui, depuis 20 ans, ont valu à M. Préterre les plus hautes récompenses : *Traitement spécial des maladies de la bouche, Obturateurs, Redressements dentaires, Dentiers de tous systèmes connus, etc.*)

De l'Emploi du protoxyde d'azote pour extraire les dents et pratiquer les opérations dentaires sans douleur. In-8, 8e édition, 1 fr. 25.

Recherches sur les propriétés physiques et physiologiques du Protoxyde d'azote liquéfié. In-8, 1 fr.

Conseils aux personnes qui ont perdu des dents. In-18, 1 fr.

Des Élixirs et Poudres dentifrices. Leurs inconvénients. Notice sur la poudre et l'élixir Préterre. In-32, 1 fr.

De la première et de la seconde dentition. Conseils aux mères de famille. In-32, 1 fr.

Traité des divisions congénitales ou acquises de la voûte du palais et de son voile. 1 vol. in-8 illustré de 97 gravures, 15 fr.

Musée des restaurations buccales. Un album in-folio illustré de magnifiques planches gravées sur acier d'après nature, 50 fr.

L'Art dentaire. 26 volumes in-8, 10 fr. le volume. (Cette collection comprend les observations détaillées des malades confiés à M. Préterre par MM. les médecins et chirurgiens des hôpitaux de France et de l'étranger, et la description illustrée des appareils construits pour les diverses lésions de la bouche.)

Ces ouvrages se trouvent au bureau de l'*Art dentaire*, 29, boulevard des Italiens. Ils sont expédiés franco en échange d'un mandat ou de timbres-poste français.)

Consultations et opérations tous les jours de 1 h. 1/2 à 3 h. 1/2

CONSULTATIONS PAR CORRESPONDANCE

PARIS, 29, BOULEVARD DES ITALIENS

Sucursales à Nice, Cannes, Menton, Dieppe, Trouville **et** Saint-Malo.

A LA REINE DES FLEURS

MAISON FONDÉE EN 1774

L. T. PIVER

PARFUMEUR-CHIMISTE

PARIS, 10, boulevard de Strasbourg, 10, PARIS

LAIT D'IRIS

POUR LA FRAICHEUR, L'ÉCLAT ET LA BEAUTÉ DU TEINT

PARFUMERIE A BASE DE LAIT D'IRIS

Savon	*au Lait d'iris.*	Poudre dentifrice	*au Lait d'iris.*
Parfum pudique	*au Lait d'iris.*	Eau dentifrice	*au Lait d'iris.*
Eau de Cologne	*au Lait d'iris.*	Vble Moelle de Bœuf.	*au Lait d'iris.*
Vinaigre styptique	*au Lait d'iris.*	Huile légère	*au Lait d'iris.*
Poudre de riz	*au Lait d'iris.*	Eau lustrale	*au Lait d'iris.*
Cold Cream	*au Lait d'iris.*	Sachet	*au Lait d'iris.*

Véritable SAVON au SUC de LAITUE

LE MEILLEUR DES SAVONS DE TOILETTE

PARFUMERIE EXTRA-FINE

AU

CORYLOPSIS DU JAPON

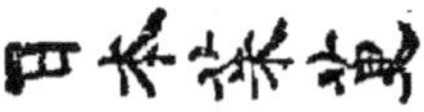

PARFUM NOUVEAU IMPORTÉ PAR L. T. PIVER A PARIS

Savon	*au Corylopsis du Japon.*	Lotion végétale	*au Corylopsis du Japon.*
xtrait	*au Corylopsis du Japon.*	Brillantine	*au Corylopsis du Japon.*
Eau de toilette	*au Corylopsis du Japon.*	Huile	*au Corylopsis du Japon.*
Vinaigre	*au Corylopsis du Japon.*	Pommade	*au Corylopsis du japon.*
Poudre de riz	*au Corylopsis du Japon.*	Boîtes jap. de parf.	*au Corylopsis du Japon.*

Parfum Mascotte. — Parfum Héliotrope blanc.

Dépôt chez les principaux Parfumeurs et Coiffeurs de France et de l'étranger.

M^MES DE VERTUS SOEURS

CORSETS

ET

CEINTURE RÉGENTE

BREVETÉE

I^RE MAISON DE L'EUROPE

12, rue Auber, Paris

NOTA. — Il suffit d'envoyer des mesures exactes à Mmes DE VERTUS pour recevoir de cette célèbre maison un corset irréprochable de coupe et de main-d'œuvre.

PARFUMERIE ORIZA DE L. LEGRAND

207, rue Saint-Honoré, Paris.

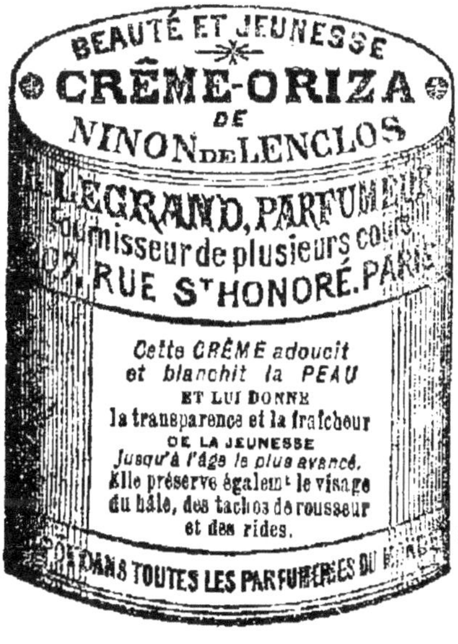

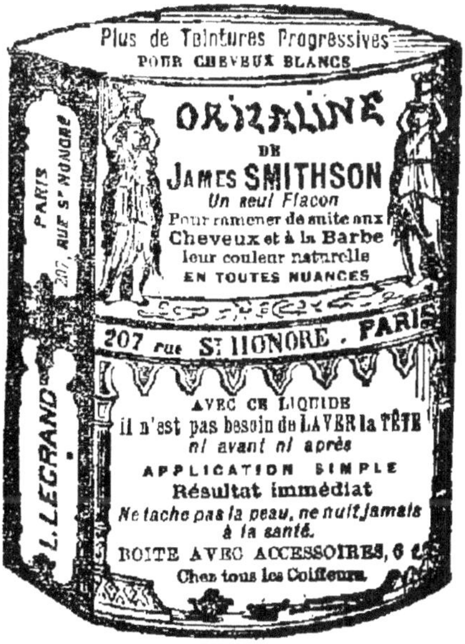

Le prix courant est envoyé franco sur demande.

SPÉCIALITÉ DE MACHINES A VAPEUR

HORIZONTALES ET VERTICALES, DE 1 A 50 CHEVAUX

MACHINE VERTICALE

de **1** à **20** chevaux

MACHINE HORIZONTALE
Chaudière à flamme directe
de **3** à **50** chevaux

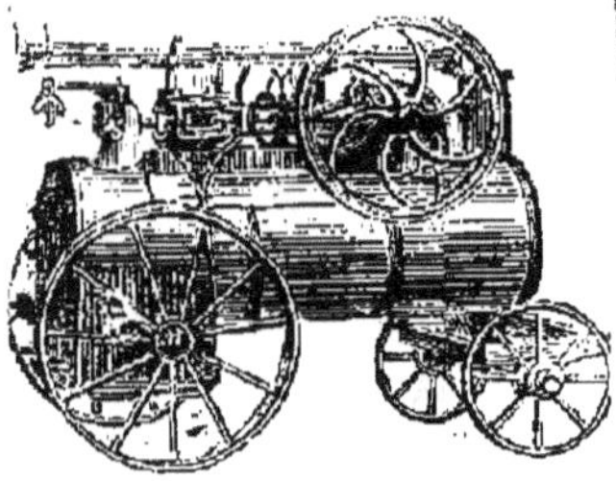

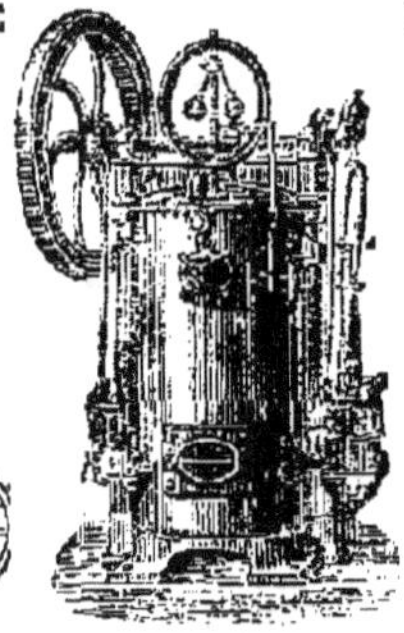

MACHINE HORIZONTALE
Chaudière à retour de flamme
de **5** à **50** chevaux

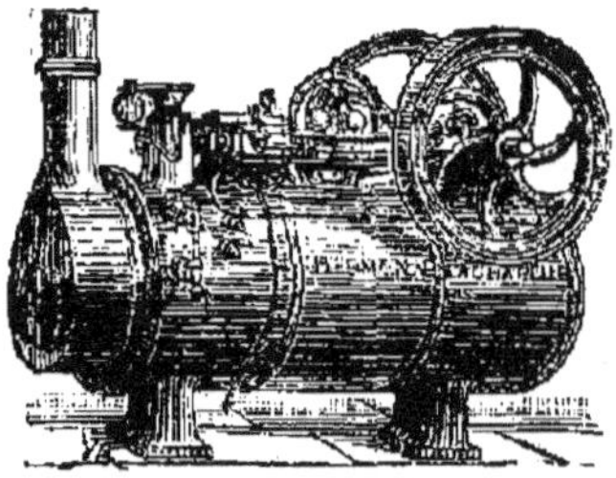

Appareils continus pour la fabrication des boissons gazeuses : Eaux de Seltz, Limonades, Vins mousseux.

Toutes ces Machines sont prêtes à livrer

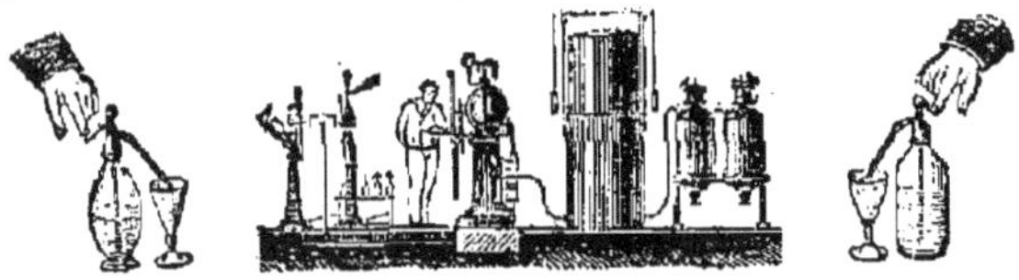

Envoi franco de tous les prospectus détaillés

MAISON J. HERMANN-LACHAPELLE

J. BOULET et Cie, Successeurs

RUE BOINOD, 31-33, PARIS

4-6, BOULEVARD ORNANO

Anciennement 144, rue du Faubourg-Poissonnière, Paris.

MÉDAILLE D'OR, PARIS 1878

JOSEPH GILLOTT

DE BIRMINGHAM

recommande ses excellentes

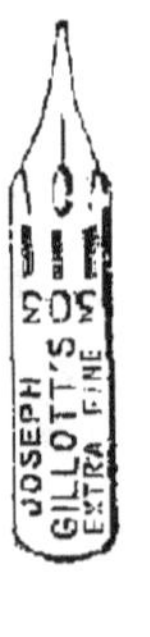

PLUMES D'ACIER

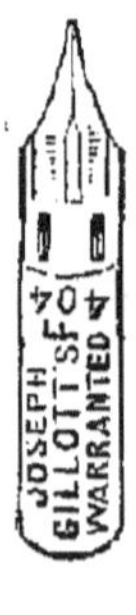

CONNUES DU MONDE ENTIER SOUS LES

Nos 303 et 404

EN VENTE CHEZ TOUS LES PAPETIERS

Dépôt chez DELIHU et ANGOT

36, BOULEVARD SÉBASTOPOL, PARIS

PAPIER RIGOLLOT

MOUTARDE EN FEUILLES POUR SINAPISMES

Adopté par les Hôpitaux civils et militaires de tous les pays

INDISPENSABLE DANS LES FAMILLES ET AUX VOYAGEURS

P. RIGOLLOT
en trouvant le moyen
de **fixer la moutarde** sur le papier,
sans en altérer les
principes,
a rendu un immense service
à l'art de guérir.

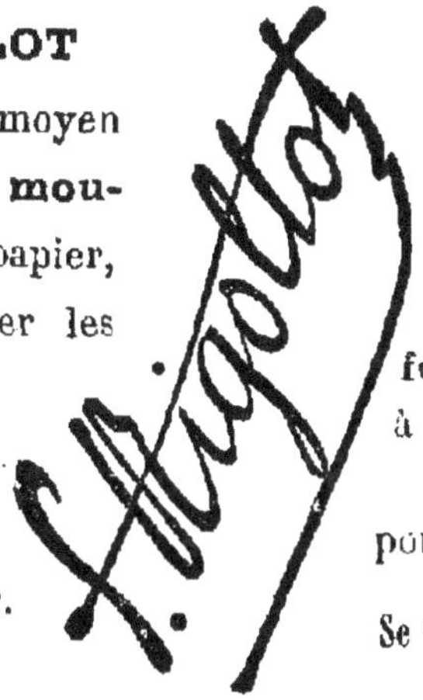

Ses **sinapismes** sont
supérieurs à
toutes les **imitations**
qui en ont été faites.

Chaque **boîte** et chaque
feuille porte sa **signature**
à **l'encre rouge.**

Réclamez cette marque
pour éviter la contrefaçon.

Se vend dans toutes les pharmacies.

DÉPÔT GÉNÉRAL : **24, avenue Victoria, Paris.**

15 MÉDAILLES
ET HORS CONCOURS

DENTIFRICES
DU
DOCTEUR PIERRE

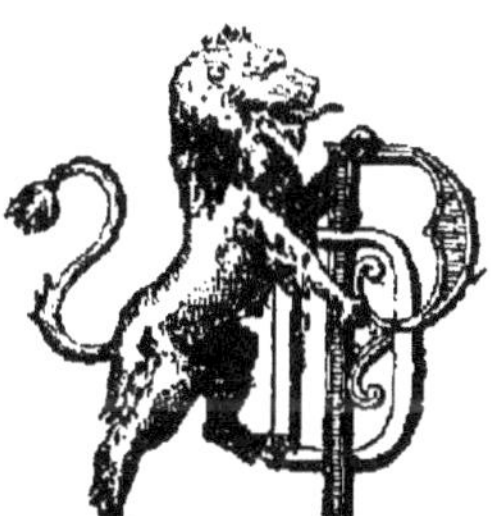

Marque de fabrique.

De la Faculté de médecine de Paris.

8, place de l'Opéra, Paris.

EN VENTE PARTOUT

PARIS 1867
Médaille d'Argent

POITRASSON

CARROSSIER

PARIS. — 29, rue du Colysée. — PARIS

VIENNE 1873 (Médaille de Mérite).

GRAVURES ET IMPRESSIONS EN TOUS GENRES

ALLAIN

12, QUAI DU LOUVRE, PARIS

Fournisseur de plusieurs grandes administrations publiques Banques, Sociétés de crédit, etc.

Cachets, matrices, timbres, poinçons, boutons de livrée, cartes de visite, pierres fines, clichés et gravures sur bois pour annonces de journaux, prospectus, etc.

ORFÈVRERIE CHRISTOFLE

Manufacture à Paris, rue de Bondy, 56 (Succursale à Carlsruhe). — Représentants dans les Principales villes de France et de l'étranger

MARQUE DE FABRIQUE

EXPOSITION UNIVERSELLE DE 1878

MARQUE DE FABRIQUE

SEUL GRAND PRIX
POUR L'ORFÈVRERIE ARGENTÉE
COUVERTS CHRISTOFLE
ARGENTÉS SUR MÉTAL BLANC

La seule garantie pour le consommateur est de n'acheter que les produits portant la marque de fabrique ci-dessus et le nom de **CHRISTOFLE** en toutes lettres. — CHRISTOFLE ET Cᵉ.

AU PARADIS DES ENFANTS

156, rue de Rivoli, Paris.

MAGASINS DE JOUETS LES PLUS VASTES DE PARIS

ARTICLES EXCLUSIFS ET JEUX

Brevetés S. G. D. G.

LE COTILLON

ACCESSOIRES POUR LA DANSE. — VENTE ET LOCATION

POUR PARIS ET LA PROVINCE

ARTIFICES ET ILLUMINATIONS

PRIX FIXE

Envoi des prospectus sur demande affranchie.

BEURRE A LA MINUTE

Par l'EXPÉDITIVE BARATTE

OUACHÉE

Brevetée S. G. D. G.

1, rue du Louvre, 1, Paris.

GROS ET DÉTAIL

—

SEULE MAISON

DE

FABRICATION

—

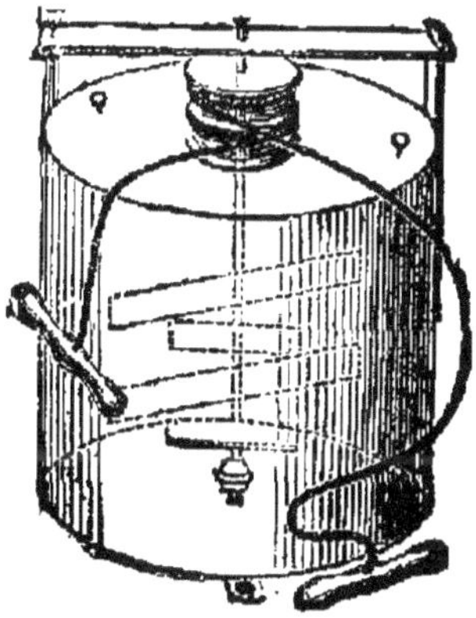

GROS ET DÉTAIL

—

REMISES

AU

COMMERCE

—

Expérience publique tous les jeudis, à 10 heures du matin

Envoi du prospectus sur demande affranchie

7 Médailles. — 4 en or, plus

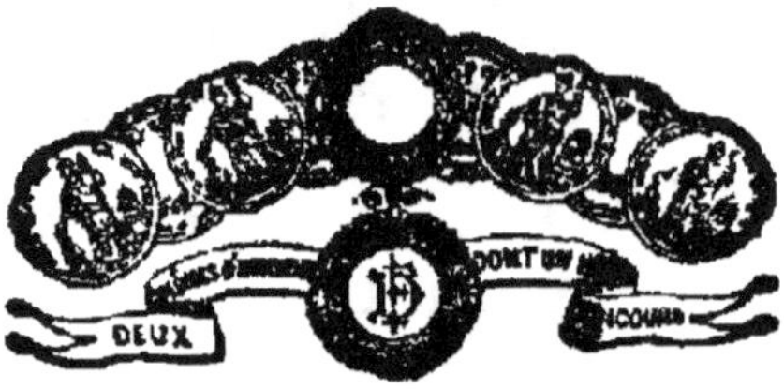

ONT ÉTÉ DÉCERNÉS A

CRESPIN aîné de Vidouville (Manche)

Machine à plisser.

DEMEURANT A PARIS

Machine à coudre.

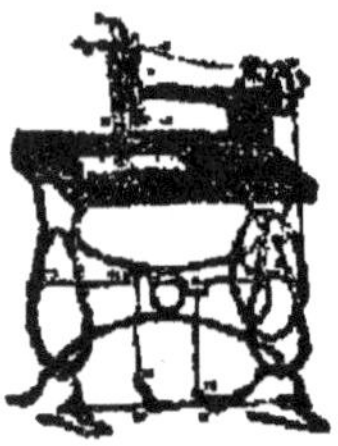

11, 13, 15, BOULEVARD BARBÈS

Ancien boulevard Ornano.

1° Pour avoir créé son genre de

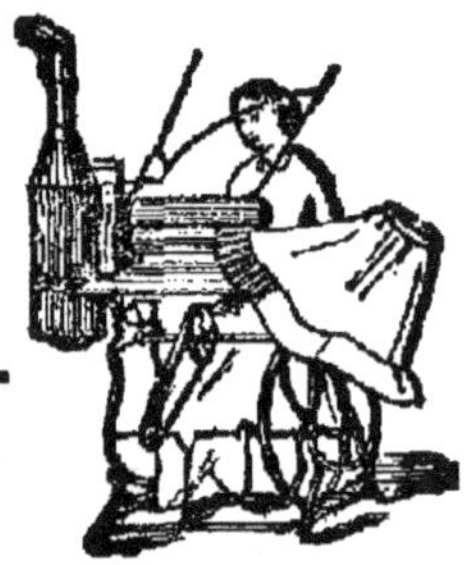

VENTE A CRÉDIT

Reconnu création utile ;

2° Pour la bonne qualité des marchandises et leur bon marché.

MACHINES A PLISSER ET A TUYAUTER DE TOUS SYSTÈMES

LES MACHINES A COUDRE

DES MEILLEURS SYSTÈMES

Horlogerie, Bijouterie, Pianos, Voitures d'enfants, Nouveautés, Confections pour hommes et enfants, Chaussures, Charbons de terre et de bois, etc., etc.

LAIT GARANTI PUR

du domaine de Combault, livré à domicile en boites cachetées à 60 cent. le litre.

Les Magasins sont immenses (6,000 mètres environ). **On voit tout montés** les mobiliers en bois de **60 chambres à coucher.** — De cette manière, le Client peut se rendre compte de l'effet que feront les Meubles chez lui. — **L'entrée est libre.**

Neuf agrandissements successifs et 200,000 clients, les médailles et les diplômes ne prouvent-ils pas jusqu'à l'évidence combien cet Établissement est utile et agréable à toutes les classes de la société?...

La confiance qu'a su inspirer CRESPIN aîné, en continuant de livrer à ses clients, pendant les deux sièges de Paris, le grand choix d'articles que l'on trouve dans ses magasins ; la quantité, jointe à la bonne qualité des marchandises et à la douceur des prix, y attirent une affluence considérable d'acheteurs.

On envoie gratis et *franco* une brochure ou un prospectus explicatif. Un employé passera pour traiter au domicile des personnes qui le désireront. En province, on expédie les machines à coudre, les machines à plisser et à tuyauter, à moitié payement. A Paris, on donne encore de plus grands avantages dans cet article.

PARIS

HOTEL CONTINENTAL

Rue Castiglione et rue de Rivoli

EN FAÇADE SUR LE JARDIN DES TUILERIES

Le plus vaste, le plus élégant et le plus confortable des hôtels du Continent.

600 CHAMBRES ET SALONS DEPUIS 4 FRANCS

DÉJEUNERS A 5 FRANCS
VIN COMPRIS

TABLE D'HOTE A 7 FRANCS
VIN COMPRIS

RESTAURANT A LA CARTE

Salon de lecture — Jardin d'hiver — Café — Divan

BAIN & HYDROTHÉRAPIE — POSTE & TÉLÉGRAPHIE

CAVES DE L'HOTEL CONTINENTAL

Entrée des Magasins : rue Castiglione, 3

L'Administration de l'hôtel met ses immenses approvisionnements à la disposition de sa nombreuse clientèle.

VINS & SPIRITUEUX EN BOUTEILLES & EN FUTS

Livraison immédiate dans Paris et les environs

SERVICE SPÉCIAL POUR LES ENVOIS EN PROVINCE ET A L'ÉTRANGER

Prix courant adressé franco sur demande.

PARIS

HOTEL CONTINENTAL

Paris, 3, rue Castiglione, en façade sur le Jardin des Tuileries, Paris.

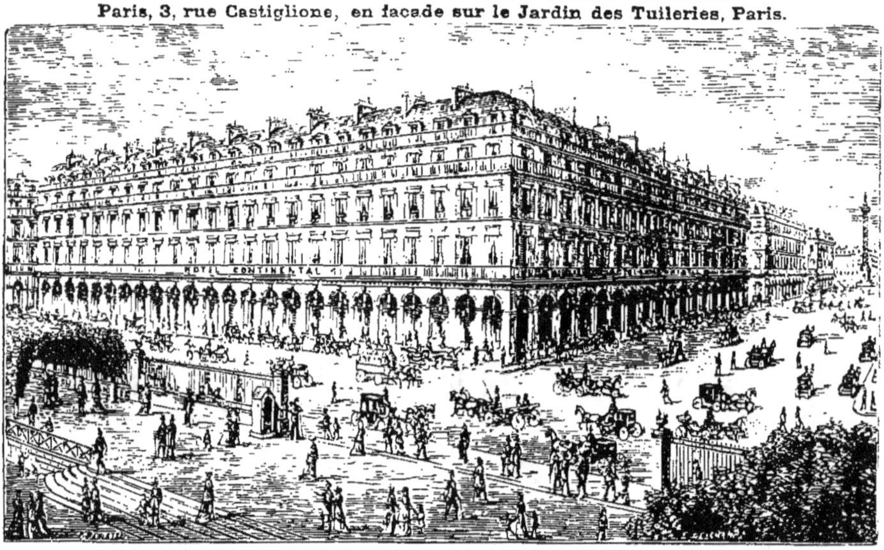

HOTEL CONTINENTAL. — 600 chambres et salons de 5 à 35 fr.

PARIS **GRAND-HOTEL** PARIS

12, boulevard des Capucines, 12

FAÇADE PRINCIPALE DU GRAND-HOTEL

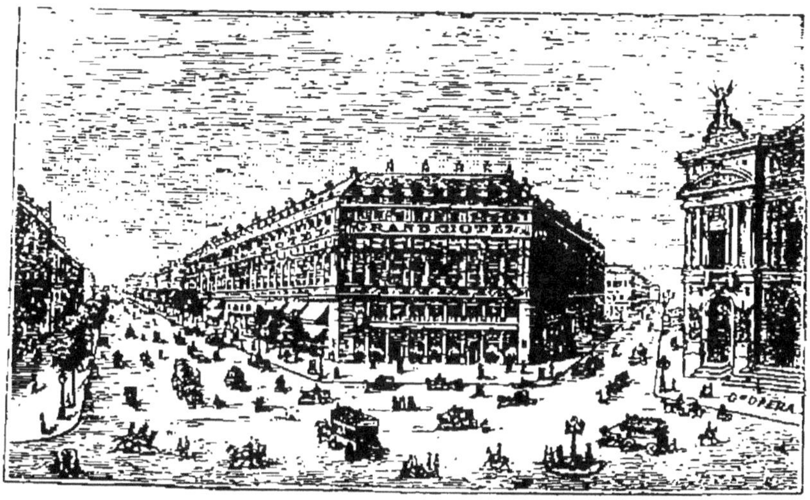

Conventions avantageuses pour séjour prolongé.

L'habitation la plus agréable que Paris puisse offrir aux étrangers. Tout y est ordonné de manière à donner à ses hôtes la plus complète expression de la vie confortable et quelque variées que soient les convenances particulières de chaque voyageur, le **GRAND-HOTEL** y donne la plus entière satisfaction et le modeste touriste y est l'objet de prévenances attentives.

700 CHAMBRES ET SALONS DEPUIS 5 FRANCS

ASCENSEURS

TABLE D'HOTE

De 11 heures à 1 heure	De 6 heures à 6 heures 30
DÉJEUNERS 5 FRANCS	**DINERS 8 FRANCS**
VIN, CAFÉ, COGNAC COMPRIS	(LE MEILLEUR DE PARIS) VIN COMPRIS

RESTAURANT A LA CARTE

Le restaurant à la carte, en communication avec les étages, possède une installation spéciale qui le met au niveau des meilleurs restaurants de Paris.

Les soins les plus minutieux sont apportés à la préparation de la cuisine, à la direction du service et au choix des vins.

Cour d'honneur — Jardin d'hiver — Terrasse — Éclairage électrique — Café — Billards — Fumoir — Journaux de tous pays — Bureau de poste et Télégraphe — Office des théâtres — Bains de toute nature.

CAVES DU GRAND-HOTEL

PARIS

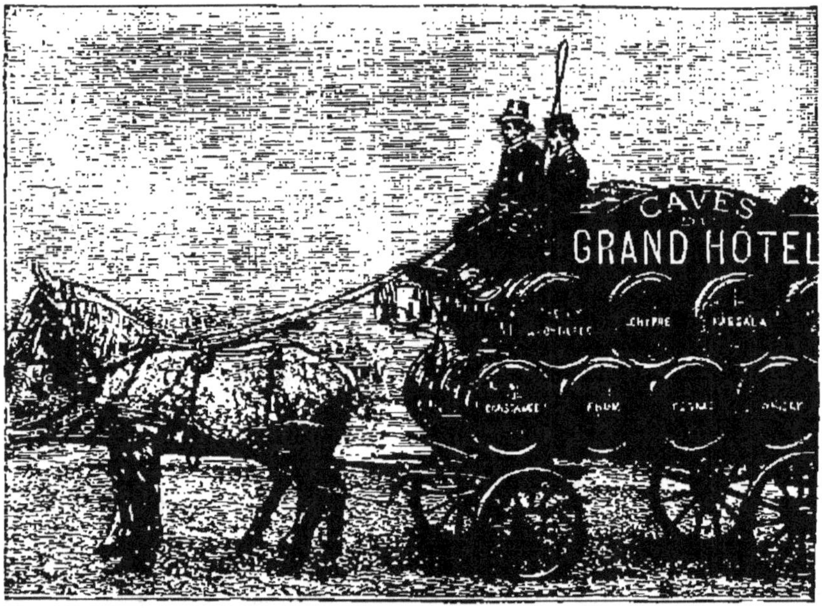

MÉDAILLE D'OR AMSTERDAM 1883

Vente en gros et en détail.

Immense choix d'excellents vins dont l'origine est garantie, depuis le vin ordinaire à 1 fr. 50, jusqu'aux premiers crûs de tous les pays.

Quatre cuvées réservées de champagne, propriété exclusive du GRAND-HOTEL. **Cognacs de 5 à 50 années de vieillesse.** Eau-de-vie et Liqueurs des premières distilleries de France, de Hollande, de Suisse, d'Allemagne et d'Angleterre.

L'administration se charge des expéditions en province et à l'étranger.

S'adresser pour les prix courants aux **Caves du** *GRAND-HOTEL* **12, boulevard des Capucines, Paris.**

LE CAFÉ RICHE

RESTAURANT BIGNON PÈRE & FILS

CHEVRIER et VERDIER

SUCCESSEURS

Boulevard des Italiens et rue Le Peletier

Sur **la partie de ce Boulevard**, fréquentée par le monde comme il faut de tous les pays.

MAISON DE PREMIER ORDRE

L'UNE DES PLUS ANCIENNES DE PARIS

RENDEZ-VOUS DES GENS DE DISTINCTION

Outre les salons du rez-de-chaussée, un grand nombre de salons du meilleur goût permettent d'y déjeuner et dîner en famille ou en sociétés séparées.

Les Cuisines ont une réputation européenne

Les caves renferment les meilleurs vins de tous les grands crûs de France; elles sont connues des gourmets du monde entier.

Pour les personnes qui ne veulent pas se donner la peine du détail de leur menu, on sert des dîners depuis le prix de 8 francs, les vins non compris.

Outre les salons du restaurant, ce magnifique Établissement possède des salles de café et des fumoirs spacieux largement aérés; on y trouve les journaux importants de tous les pays.

Le Café Riche, propriétaire de Vignobles importants dans les contrées à vins fins de Bordeaux et dont les caves considérables s'approvisionnent directement chez les principaux propriétaires des grands vignobles de France, tient à la disposition des personnes qui fréquentent l'établissement, des vins de choix, soit en bouteilles, soit en pièces, aux prix raisonnés tels qu'ils sont cotés aux lieux de production.

Paniers de Vins fins pour Voyage ou pour Campagne, 6 ou 12 bout. assorties.

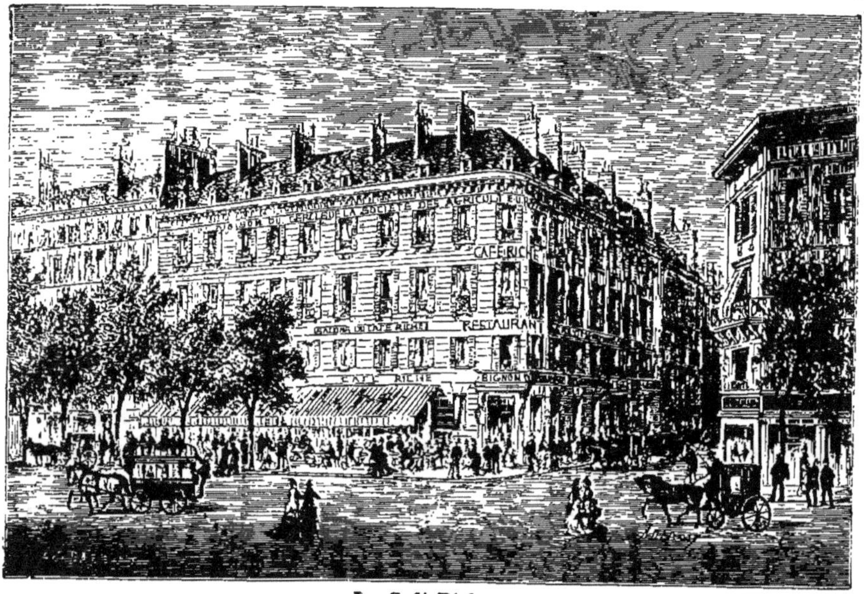

Le Café Riche.

HOTEL MALESHERBES

26, boulevard Malesherbes, 26

PRÈS DE LA MADELEINE, A PARIS

CHAMBRES DEPUIS 5 FRANCS

Appartements de Garçon.

GRANDS ET PETITS APPARTEMENTS COMPLETS

Service particulier dans la salle à manger de chaque appartement

RESTAURANT A LA CARTE OU A L'ABONNEMENT

TABLE D'HOTE

Salon de lecture et de conversation. — Salle de bains. — Hydrothérapie complète. — Eau chaude et eau froide à tous les étages.
Ascenseur desservant tous les étages. — *Porte cochère, grande cour.*

RESTAURANTS

CAFÉ SYLVAIN RESTAURANT

12, RUE HALÉVY, COTÉ DROIT DE L'OPÉRA

MAISON DE PREMIER ORDRE, ENTIÈREMENT TRANSFORMÉE

CAVE ET CUISINE EXCEPTIONNELLES

Pouvant offrir à sa clientèle, avec sa magnifique terrasse sur la place de l'Opéra, l'agrément de déjeuner et dîner en plein air. — **Ses soupers, la nuit, en font une des curiosités de Paris.**

RESTAURANT DU DINER DE PARIS

11, passage Jouffroy, 12, boulevard Montmartre.

Déjeuner, 3 fr., de 10 à 1 1/2. — Diners, 5 fr., de 5 à 8 h. 1/2.

English spoken. — Man spricht deutsch.

FIN DES ANNONCES DE PARIS

Voir à la page suivante, les Hôtels et Établissements divers de la France classés par ordre alphabétique de localités.

III — FRANCE, classée par ordre alphabétique de localités.

AIX-LES-BAINS (Savoie)

GRAND HOTEL DE L'EUROPE

OUVERT TOUTE L'ANNÉE

BERNASCON

Maison de premier ordre, admirablement située **près de l'Établissement thermal et des Casinos.** — 120 chambres et 20 salons. Chalets pour familles. — Vue splendide du Lac et des montagnes. — **Beau Jardin et Parc d'agrément.** — Vaste salle à manger. — Excellente cuisine. — En un mot, cet Hôtel ne laisse rien à désirer pour la satisfaction des familles.

Équipages, écuries et remises.

Omnibus à tous les trains.

GRAND HOTEL D'AIX

EX-HOTEL IMPÉRIAL (OUVERT TOUTE L'ANNÉE)

E. GUIBERT, Propriétaire.

Établissement de premier ordre, admirablement placé **près du Jardin public du Casino**, et **à proximité de l'Établissement thermal.** 120 chambres et 30 salons, salons du musique, de lecture, de conversation et fumoir. — *Voitures de remise.*

Omnibus à la gare.

SPLENDIDE HOTEL

Même propriétaire que **l'HOTEL VENAT et BRISTOL.**

300 Chambres et Salons. — *Situation magnifique sur la hauteur,* **à proximité des Bains.** — Grand jardin. — **Ascenseur.** — Omnibus aux Bain et Casinos. — **G. ROSSIGNOLI**, propriétaire.

GRAND HOTEL DAMESIN & CONTINENTAL

TENU PAR LE PROPRIÉTAIRE

Établissement de premier ordre, *près de la Gare, du Casino, de l'Établissement Thermal et du Jardin public.* — Vue splendide, grand jardin. — Salon, piano.—*English and American travellers will receive particular care. Moderate terms.*
Saison d'hiver : Hôtel Damesin et Continental à San-Remo (Italie), **plein midi.**

Table d'hôte et particulière. — *American propriétors.*

AIX-LES-BAINS (Suite)

GRAND HOTEL DU NORD

Établissement de premier ordre — Ouvert toute l'année.

Situation splendide.— Jardin et Terrasse, au midi bien ombragés. — *Vue très étendue du Lac du Bourget et des Montagnes.* — Belvédère. — Aspect général des principaux points de vue et d'excursions. — Grands et petits appartements.— Salons de famille et de réunion. — **Salons de Restaurant.** — Salle de lecture. — Fumoir. — Journaux français et étrangers. — Installation avec tout le confort désirable. — **Arrangements pour pension.** — Voitures de luxe, écuries et remises. — Omnibus de l'Hôtel à chaque train.

PIERRE GUILLAND, Propriétaire.

HOTEL LAPLACE

(ANCIENNE MAISON GUILLAND)

GRANDE MAISON MEUBLÉE

Rue du Casino, en face de l'Établissement Thermal.

L'hôtel remis à neuf et le jardin ont reçu des embellissements considérables. Appartements, chambres et service très confortables. — *Omnibus à la gare.*

HOTEL DE LA POSTE

HELME-GUILLAND, propriétaire

Cet hôtel, d'ancienne réputation, est recommandé pour son **confortable** et sa situation près de l'**Établissement Thermal** et des **Casinos.**

GRAND HOTEL DES BERGUES

Avenue de la Gare.

OUVERT TOUTE L'ANNÉE

Hôtel de premier ordre, le plus près et le mieux placé entre l'**Établissement** et les deux **Casinos.**

80 Chambres, 8 Salons. — Grand salon de musique et fumoir. — **Ascenseur.**
Omnibus à la gare. — Voitures de remise. — DARPHIN, propriétaire.

ALLEVARD-LES-BAINS (Isère)

G^D HOTEL LOUVRE & PLANTA

Omnibus en gare de Goncelin.

SUCCURSALE

GRAND HOTEL DE L'UNIVERS

LYON

AUVERGNE et NIVERNAIS (Eaux minérales)

(PUY-DE-DÔME) LA BOURBOULE (PUY-DE-DÔME)

EAU CHLORURÉE SODIQUE, BICARBONATÉE, ARSÉNICALE

28 milligrammes d'arséniate de soude par litre.

C'est l'eau la plus reconstituante qui existe

Anémie, Lymphatisme, Maladie de la peau et des Voies respiratoires, Fièvres intermittentes, Diabète, Rhumatisme.

Bains. — Douches. — Vapeurs. — Hydrothérapie chaude et froide. — Pulvérisation.

VENTE DES EAUX CHEZ TOUS LES PHARMACIENS

SAISON THERMALE DU 25 MAI AU 30 SEPTEMBRE

ROYAT

Décret d'intérêt public. Approbation de l'Académie de Médecine.	ÉTABLISSEMENT THERMAL SAISON DU 15 MAI AU 15 OCTOBRE CASINO, CONCERTS, SPECTACLES Salons de Jeux et de Lecture. Musique dans le Parc.	Médaille d'argent à l'Exposition Universelle en 1878.

EAU MINÉRALE NATURELLE GAZEUSE. — **Lithinée, arsénicale, ferrugineuse.** — *Chlorose, anémie, goutte, gravelle, rhumatisme, eczéma sec, convalescences longues, maladies des voies respiratoires.* — Administration, 5, rue Drouot, Paris.

GUBLER CHATEL-GUYON

ÉTABLISSEMENT THERMAL

Saison thermale du 15 mai au 15 octobre.

PARC. — CASINO. — CONCERTS. — SPECTACLES

SOURCE GUBLER

Eau minérale naturelle, laxative, diurétique, tonique, stimulante du tube digestif. — L'eau **GUBLER CHATEL-GUYON** se trouve dans toutes les pharmacies et chez tous les marchands d'eaux minérales. — *Constipation, congestions cérébrales, engorgement du foie, de la rate, calculs biliaires, jaunisse, gravelle, obésité, maladies de l'utérus,* etc.

Administration, 5, rue Drouot, Paris. — EXPÉDITION DIRECTE de l'Établissement Thermal par caisses de 30 à 50 bouteilles.

POUGUES

SAINT-LÉGER (NIÈVRE)

DYSPEPSIE, GASTRALGIE, GRAVELLE, ETC., ETC.

LES CONVALESCENCES

SAISON du 15 MAI au 15 OCTOBRE

3 heures de Paris. — Ligne du Bourbonnais. — 9 heures de Lyon.

THÉATRE — CONCERTS — JEUX

Pour renseignements, s'adresser au *Siège social* : 15, Chaussée d'Antin, Paris et à l'Établissement thermal, à Pougues-Saint-Léger (Nièvre).

ARCACHON

LOCATION DE VILLAS

Maison fondée en 1860. — **EXPERT**, successeur de DROUET et BÉCHADE. — 600 villas à louer sur la mer et dans la forêt de Pins, depuis 100 fr. jusqu'à 2,000 fr. par mois. — Renseignements entièrement gratuits. — Adresse : EXPERT, Arcachon. — **Entrepôt de vins et spiritueux.**

GRAND HOTEL D'ARCACHON

Hôtel de première classe, sur la Plage. — Tenu par **Auguste Van HYMBEECK**. — Chambres depuis 2 fr. — Table d'hôte : déjeuners, 4 fr.; dîners, 5 fr. — Restaurant à la carte. — Bains de mer, hydrothérapie complète. — Poste, télégraphe. — Pension d'hiver, avec chambres au midi sur la ville d'hiver.

Au prix de 9 francs par jour.

AULUS PAR SAINT-GIRONS (ARIÈGE)

Établissement thermal d'eaux minérales naturelles, diurétiques, laxatives, arsénicales, température à 20°. — Maladies du foie, de la vessie, de la peau. — Les grands **Hôtel du Parc** et **des Bains** et le **Grand Hôtel Calvet** sont la propriété de la Société. — **Casino-Théâtre.** — Saison du 1er mai au 15 octobre.

Pour renseignements, s'adresser au Directeur, à Aulus.

(Htes-Pyrénées) BAGNÈRES-DE-BIGORRE (Htes-Pyrénées)

EST UNE DES STATIONS THERMALES

LES PLUS RICHES QUI PUISSENT SE RENCONTRER

(*Dr Durand-Fardel*)

Eaux salines, sulfatées calciques, ferrugineuses, arsénicales, sulfureuses

L'Eau sulfureuse de Labassère est la plus richement minéralisée des sulfureuses sodiques (*Pétrequin et Pocquet*), — se place en tête des eaux sulfureuses propres à l'exportation (*Filhol*), — a une supériorité incontestable sur toutes les eaux sulfureuses connues pour l'exportation et l'emploi loin des sources (*Cazalas*). — Trois ans d'embouteillage sans altération (*Ossian-Henry*).

CASINO MONUMENTAL

Climat unique pour les poitrines faibles et les enfants.

BORDEAUX

HOTEL DES PRINCES ET DE LA PAIX

HÉRITIER DE L'HOTEL DE PARIS

MAISON DE PREMIER ORDRE. — BUREAU TÉLÉGRAPHIQUE ET DE POSTE

Journaux étrangers. — On parle toutes les langues.

HOTEL ET RESTAURANT DU CHAPON-FIN

Bordeaux. — 3, 5, 7, rue Montesquieu, 3, 5, 7. — Bordeaux.

SALONS. — GRAND JARDIN D'ÉTÉ ET D'HIVER

HOTEL DU PÉRIGORD

Fondé en 1804

Rue Mautrec, 9 et 11, en face le Grand-Théâtre et l'Église Notre-Dame.

Hôtel de famille, 8 fr. par jour, tout compris ; déjeuner, dîner et chambre ou à la carte. Chambre, 2 fr. — Cave renommée. — Bains dans l'hôtel.

GOUDY, propriétaire.

BOULOGNE-SUR-MER

HOTEL DU PAVILLON IMPÉRIAL

ET DES BAINS-DE-MER

HOTEL DE 1er ORDRE; le seul situé en face **la** Plage, près du Casino, et **ouvert toute l'année.** — **VERMERSCH-DUCHOCHOIS**, propriétaire.

BREST

HOTEL DES VOYAGEURS

16, RUE DE SIAM, 16

FOURCHON et HORÉ, successeurs de LAVENANT

Maison de premier ordre complètement remise à neuf et augmentée d'une annexe. — Appartements et Salons confortables pour familles. Table renommée. — Déjeuners à 10 h.; Dîners à 6 h., vin compris. — OMNIBUS DE L'HOTEL A TOUS LES TRAINS.

CANNES

HOTEL DU PAVILLON

Maison de premier ordre, située dans le quartier Ouest, résidence préférée de la haute aristocratie française. — Vaste jardin **avec vue splendide sur la mer et l'Estérel.** — Omnibus à tous les trains. — **M. ELLMER**, propriétaire (autrefois à l'hôtel Baur, au Lac, à Zurich).

HOTEL BEAU-RIVAGE

Ouvert toute l'année. — Position centrale exceptionnelle. — Grand hôtel reconstruit, meublé et décoré avec tout le confort moderne. — Quatre expositions; toutes les chambres à balcons, avec plus ou moins de soleil. — **Atrium** des plus gais avec fleurs et feuillages. — **Ascenseur perfectionné.— Salon, Billard, Fumoir. — Salle à manger** des plus confortables. — **Terrasse et grand Jardin. — Prix fixe** à la journée, tout compris : trois repas, vin, bougie, service. — **Salles de bains.**

Omnibus de l'hôtel à tous les trains.

CHAMBÉRY

HOTEL DE L'EUROPE

Établissement de premier ordre, 17, *rue d'Italie*, près de la *Station*. — **Grands et petits appartements meublés avec soin.** — Bains très luxueux et douches de vapeur dans l'hôtel. — CHAMBÉRY, *ancienne capitale de la* SAVOIE, *est le point généralement choisi et celui qui convient le mieux pour s'arrêter de Paris en Italie.* — **A. DARDEL**, propriétaire. — *English spoken.*

HOTEL DE FRANCE

Établissement de premier ordre, à proximité de la Gare et des Promenades.— Chambres et Salons.— Appartements à service confortable.— Prix modérés.

Omnibus à tous les trains.

CHIRON, Propriétaire. — **L. RAYNAUD**, Successeur.

EAU MINÉRALE

DE

CONTREXÉVILLE

(VOSGES)

SOURCE DU

PAVILLON

SEULE DÉCRÉTÉE D'INTÉRÊT PUBLIC

Employée avec succès depuis plus d'un siècle

Contre la Goutte, la Gravelle, les Coliques néphrétiques et hépatiques, le Catarrhe vésical et toutes les maladies des voies urinaires.

ÉTABLISSEMENT OUVERT DU 20 MAI AU 15 SEPTEMBRE

BAINS, DOUCHES, HYDROTHÉRAPIE

CASINO, THÉATRE, JEUX

VASTES ET CONFORTABLES SALONS DE LECTURE ET DE JEUX

MUSIQUE DANS LE PARC

Tous les jours, matin et soir

TÉLÉGRAPHIE, BUREAU DE POSTE

Nombreux hôtels et maisons meublées à des prix très modérés.

EXPÉDITION DES EAUX DANS LE MONDE ENTIER

DÉPOT CENTRAL

A Paris, 31, Boulevard des Italiens, 31

Tous les chemins de fer conduisent à Contrexéville

DIJON

GRAND HOTEL DE LA CLOCHE

OUVERT EN 1884

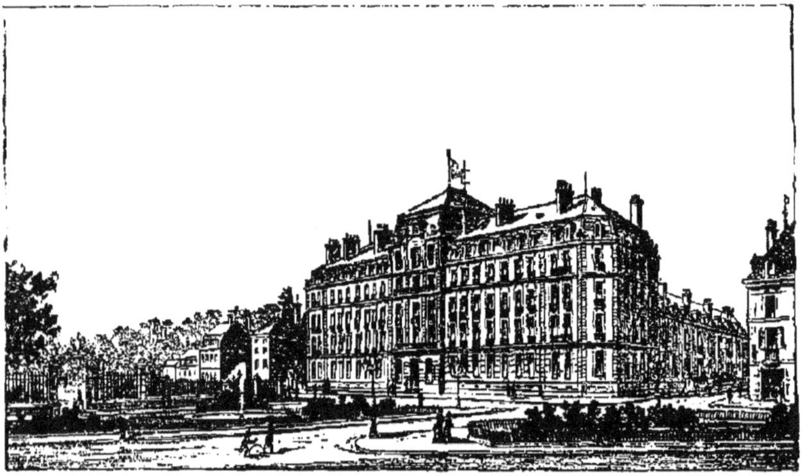

Place Darcy, DIJON, rue Devosge

Edmond GOISSET, Propriétaire.

HOTEL DU JURA

Le plus près de la gare. — MERCIER, propriétaire. — Maison de premier ordre entièrement restaurée, agrandie et meublée à neuf. — Bains à tous les étages. Salons et appartements pour familles. — *English spoken.* — *Man spricht deutsch*

Expéditions de vins de Bourgogne.

DIJON

DIJON
MOUTARDE
GREY
14 médailles d'honneur

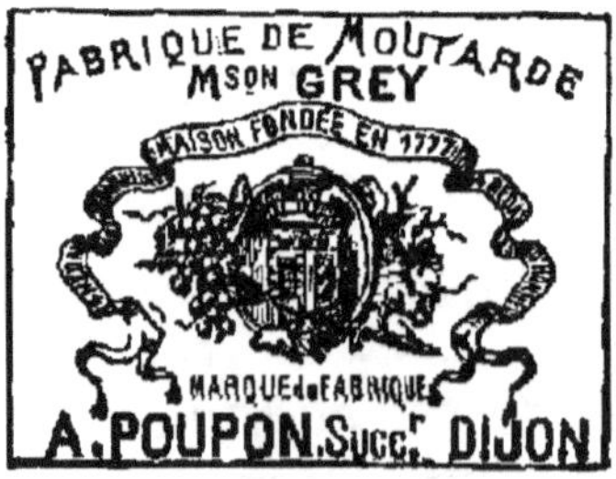

DIJON
MOUTARDE
GREY
14 médailles d'honneur

ÉPERNAY (MARNE).

Champagne E. MERCIER et Cie

Champagne E. MERCIER et Cie

20 PREMIÈRES MÉDAILLES ET 4 DIPLOMES D'HONNEUR

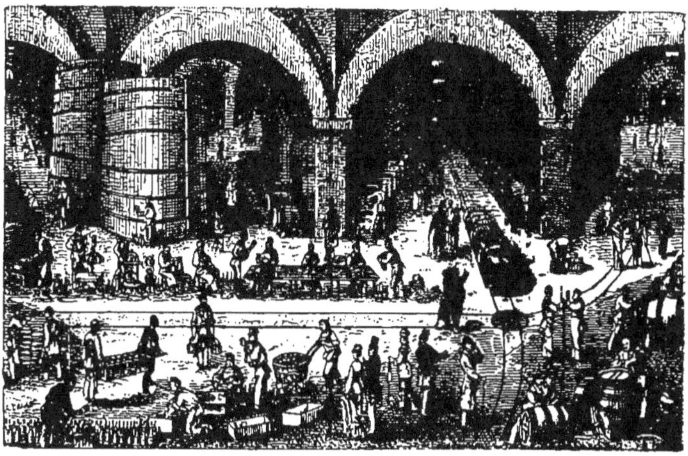

Vue intérieure des immenses Caves de la maison MERCIER et Cie, à Epernay

Visibles pour MM. les Voyageurs porteurs des GUIDES JOANNE

Vins de Champagne E. MERCIER et Cie

STATION HIVERNALE DE **GRASSE** (Alpes-Maritimes)

GRAND HOTEL DE GRASSE

Les familles étrangères trouvent aujourd'hui à Grasse, sur la ravissante avenue Thiers, **un splendide hôtel pour familles**

EXPOSÉ EN PLEIN MIDI

Avec *vue splendide* et jardin immense.

GRENOBLE

HOTEL MONNET

TRILLAT

GENDRE ET SUCCESSEUR

Hôtel le plus confortable.

OMNIBUS A TOUS LES TRAINS

Hôtel et Restaurant tenus par **MONNET**, à Uriage-les-Bains

HOTEL DE L'EUROPE

BESSON PROPRIÉTAIRE

MAISON DE PREMIER ORDRE

La plus recommandable par sa position et son confort.

Renseignements et voitures particulières pour excursions

Omnibus à tous les trains.

HAVRE (LE)

GRAND HOTEL DE NORMANDIE

De premier ordre. — **106 et 108**, rue de Paris. — **DESCLOS**, propriétaire. Au centre de la ville, dans le plus beau quartier. — Réputation universelle. — Se recommande par sa bonne tenue, ses prix consciencieux et modérés. — 90 chambres de 2 à 8 francs. Salons de musique et de conversation. — Table d'hôte et Restaurant de premier ordre à la carte. — Omnibus de l'hôtel à la gare, à droite de la sortie. — *English spoken. Man sprich deutsch.* — Voitures et remises

HYÈRES-LES-PALMIERS

(VAR)

STATION D'HIVER

Hyères est la plus ancienne station hivernale de la Méditerranée. Si le caprice ou la mode lui ont créé des rivales heureuses, cette ville n'en reste pas moins la première entre toutes pour les malades.

Située à quatre kilomètres du bord de la mer, et orientée au S.-S.-E., elle s'inonde des tièdes rayons du soleil pendant l'hiver, tandis que la verte chaîne des collines des Maures la protège contre le N.-O.

L'air d'Hyères est très pur et enrichi des aromes balsamiques des montagnes qui l'abritent. Son faible éloignement de la mer lui en laisse la vue, et spécialement celle de la rade vaste et animée, dite d'Hyères, et des riantes îles du même nom, qui la closent presque de toutes parts. Cet éloignement procure à Hyères un air plus doux, moins variable, et moins excitant que celui des autres stations du littoral.

Le chemin de fer de Toulon à Hyères qui va être continué sur le littoral, et qui correspond avec tous les trains express et directs de la grande ligne de Marseille en Italie, a une station en cette ville, qui se trouve ainsi à deux heures de Marseille.

Hyères, qui vient de contracter un emprunt de quinze cent mille francs pour créer des embellissements en faveur de ses hôtes d'hiver, possède des hôtels de premier ordre, souvent habités par des souverains, de nombreuses villas, un grand nombre de maisons garnies et de vastes boulevards éclairés à la lumière électrique.

Hyères possède également une salle de spectacle desservie par la troupe du grand Théâtre de Toulon et une musique municipale qui donne de nombreux concerts. Plusieurs jardins publics, dont un est la succursale du Jardin d'acclimatation du bois de Boulogne et a une superficie de 6 hectares, sont ouverts aux étrangers. Un splendide **Casino** sera inauguré en 1886, dans le magnifique *Jardin Farnoux*, récemment acquis par la Société.

Ses environs offrent les promenades les plus variées, et la plus belle végétation indigène et exotique. Ses orangers et ses dattiers n'ont pas de rivaux sur le littoral.

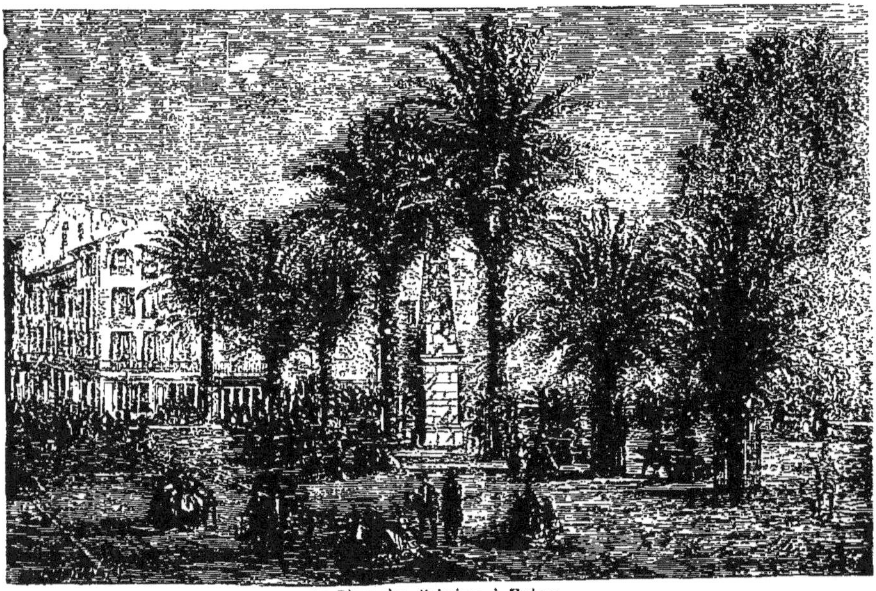

La Place des Palmiers, à Hyères.

HYÈRES-LES-PALMIERS (VAR)

HAVRE (Plage du)

GRAND HOTEL & BAINS FRASCATI

OUVERT TOUTE L'ANNÉE

SEUL HOTEL DU HAVRE SITUÉ AU BORD DE LA MER

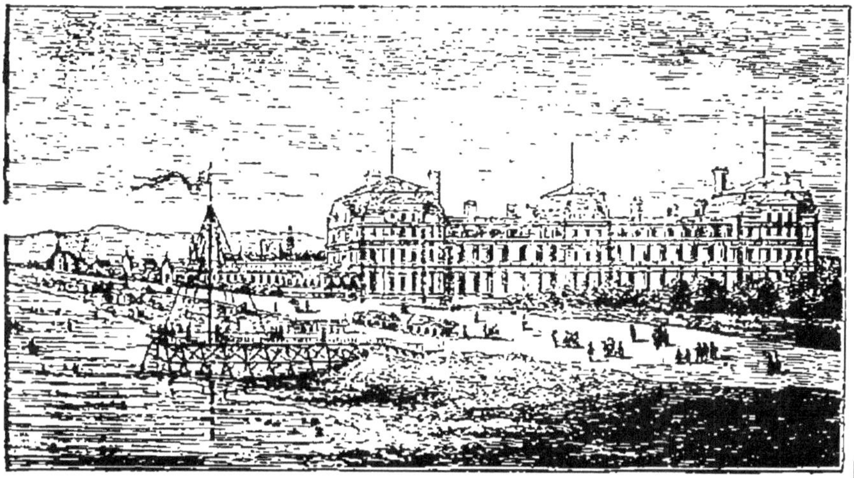

200 chambres et salons. — Magnifique galerie sur la mer. — Concerts par l'orchestre Frascati et la musique militaire pendant la saison. — Soirées dansantes et bals d'enfants. — Grand jardin avec gymnase. — Arrangements pour familles. — **Table d'hôte.** — **Restaurant.** — Omnibus et voitures à l'hôtel.

Bains chauds à l'eau douce et à l'eau de mer. — Hydrothérapie. Bains à la lame.

HAVRE (Le)

HOTEL D'ANGLETERRE

Rue de Paris, 124 et 126. — GRELLÉ, propriétaire.

Établissement très confortable, situé dans le quartier le plus beau et le plus central. — **Appartements pour familles. — Salons de musique et conversation.** — Table d'hôte et restaurant à la carte — Déjeuners : **2 fr. 75** ; dîners, 3 fr. 75, vin compris. — **Chambres depuis 2 fr.** — *On parle anglais et allemand.*

LIMOGES

Gd HOTEL DE LA PAIX

J. MOT. — Place Jourdan, **en face du Palais de la Division militaire.** — Établissement de premier ordre, construit récemment, meublé avec élégance et confortable. — *Situé sur la belle place de la ville et le plus près de la gare.* — Omnibus à la gare.

RECOMMANDÉ AUX FAMILLES ET AUX NÉGOCIANTS

LOURDES (Htes-Pyrénées)

HOTEL BELLEVUE EN FACE DE LA GROTTE

Appartements pour familles. — Beau jardin en terrasse. — Panorama unique, embrassant la Basilique, les couvents, le château-fort, la chaîne des Pyrénées. — Chambres et appartements exposés en plein midi pour la saison d'hiver. **Ouvert toute l'année.** — Omnibus à tous les trains.

LYON

GRAND HOTEL COLLET

ET CONTINENTAL

LE MEILLEUR ET LE MIEUX SITUÉ DE LA VILLE

Près la **place Bellecour, le bureau de Poste** et le **Télégraphe.**

Ascenseur Edoux à tous les étages. — Chambres et salons depuis 3 fr. jusqu'à 20 fr. — Table d'hote. — Restaurant à la carte et à toute heure et service particulier. — Pension depuis 10 fr. par jour, tout compris. — Cour splendide. — Salons de conversation. — Fumoir. — Bains. — Téléphone. — Interprètes. — *Omnibus de l'hôtel à l'arrivée des trains.* — Voitures à volonté.

GRAND HOTEL DU GLOBE

LOMBARD

RUE GASPARIN, PRÈS DE LA PLACE BELLECOUR

Installation moderne, offrant aux familles de confortables appartements au rez-de-chaussée et à tous les étages. — 119 chambres pour voyageurs à différents prix. — Cabinet de lecture et fumoir. — Salon de conversation avec piano. — Table d'hôte et service particulier. — Interprètes. — Omnibus à la gare.

PRIX MODÉRÉS

Gd HOTEL D'ANGLETERRE

PLACE PERRACHE

Établissement de premier ordre, le plus près de la gare de Perrache. — Interprètes. — Appartements pour familles. — Billets de chemin de fer à l'hôtel. — Coupons de l'Agence Gaze.

LYON

FACE GARE DE PERRACHE

GRAND HOTEL DE L'UNIVERS

Premier ordre. — Plein midi.

Salons de lecture. — Fumoir. — Appartements au rez-de-chaussée. Billets de chemins de fer délivrés dans l'hôtel.

MÊME MAISON :

Grand Hôtel Louvre et Planta, ALLEVARD-LES-BAINS

GRAND HOTEL BELLECOUR

Ancien Hôtel **BEAUQUIS.** — **BRON**, Propriétaire.

Hôtel agrandi, restauré et meublé à neuf. — Façade d'entrée sur la place Bellecour, près le grand bureau de Poste de l'Église de la Charité. — Grands et petits appartements pour familles. — Installation confortable. — Salons et appartements au rez-de-chaussée. — Table d'hôte. — Interprètes. — Voitures. — Omnibus de l'hôtel à la gare.

WATTEBLED & CIE

11, place de la Bourse, et rue Buisson, 8

COMESTIBLES

Marée, Volailles de Bresse. — Conserves alimentaires de toute nature. — Spécialité de plats de cuisine : Queues d'écrevisses Nantua, Quenelles truffées, Pâtés de chasse et de volailles. — Chapons, poulardes et gibier truffés. — *Le tout s'expédie facilement avec les indications nécessaires pour le service.* — **Dîners avec matériel complet. — Vins fins et Liqueurs.**

AU ROSBIF

GRANDS ÉTABLISSEMENTS DE BOUILLON

G. GAILLETON

7, PLACE HENRI IV, 1, QUAI DE LA PÊCHERIE, 42, PLACE DE LA RÉPUBLIQUE

AVIS. *Les Voyageurs arrivant gare Perrache, avec arrêt de demi-heure, peuvent en 5 minutes se rendre au* **Bouillon de la place Henri IV**.

AU PLUS BEAU PANORAMA DU MONDE

OBSERVATOIRE

RESTAURANT ET PASSAGE GAY, A FOURVIÈRES

Seul Établissement pour voir le **Splendide panorama de Lyon**

On se rend à Fourvières à pied par le **passage Gay** à l'extrémité **du pont de la Feuillée** sur la Saône.

LYON

Taches! Taches! Taches!!!

GRASSES

De toute nature et sur toutes les étoffes, gants, etc., etc., enlevées instantanément et même au moment de sortir en visite.

Par LA FLORIDA Essence exotique au Citron

L'EXIGER

C'est un article indispensable à toute personne qui voyage.
Se vend en flacons de 1 fr. 25 chez PARFUMEURS, PHARMACIENS, DROGUISTES
Pour le gros, **L. MORIER, 38, rue Franklin, Lyon**
(Seul concessionnaire.)
Pour la France, 1 *flacon pour essai, franco, contre* **1 fr. 85**

MACON

GRAND HOTEL DE L'EUROPE

A 5 minutes de la station. — Le mieux situé et le premier de la ville, en façade sur la Saône. — Interprètes.

Veuve BATAILLARD, propriétaire.

Mâcon, station très favorisée pour les heures d'arrivée et de départ des trains, est l'arrêt le plus central des lignes de Paris pour la Suisse, l'Italie, la Méditerranée et le Bourbonnais.

MARSEILLE

G^{D} HOTEL DU LOUVRE & PAIX

JARDIN D'HIVER
CALORIFÈRES
200 CHAMBRES ET SALONS

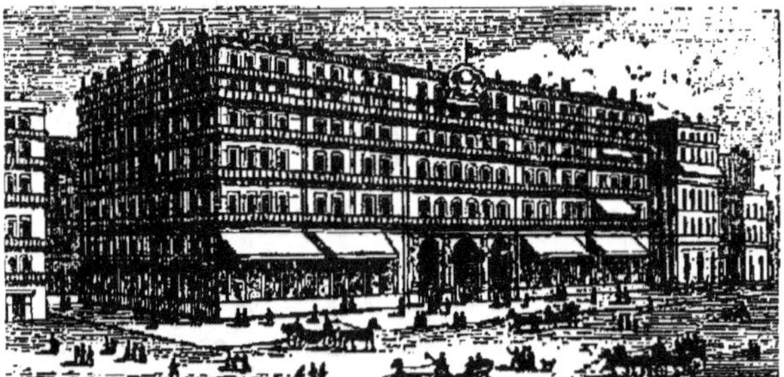

ASCENSEUR HYDRAULIQUE
ARRANGEMENTS
POUR SÉJOUR

Le seul des grands hôtels situé en plein midi. — Cannebière prolongée. — Prix modérés. — **Les voitures et omnibus entrent dans la cour d'honneur.** — Paul NEUSCHWANDER et Cie, propriétaires. — *Adresse télégraphique* ; Louvre-Paix, Marseille.
N. B. — L'hôtel délivre des billets de chemin de fer.

MENTON

HOTEL DU MIDI. — PENSION

SUR LA PROMENADE DU MIDI

Magnifique vue de la mer. — *Situation exceptionnelle.*

BIGNON, propriétaire.

MONACO

SAISON D'HIVER & SAISON D'ÉTÉ

30 MINUTES DE NICE — 25 MINUTES DE MENTON

LE TRAJET DE PARIS A MONACO SE FAIT EN 24 HEURES
DE LYON EN 15 HEURES ; DE MARSEILLE EN 7 HEURES
DE GÊNES EN 5 HEURES

Parmi les **Stations hivernales** du Littoral méditerranéen, **Monaco** occupe la première place par sa position climatérique, par les distractions et les plaisirs élégants qu'il offre à ses visiteurs et qui en ont fait aujourd'hui le rendez-vous du monde aristocratique.

La température, en été comme en hiver, est toujours très tempérée, grâce à la brise de mer qui rafraîchit constamment l'atmosphère.

Monaco possède un vaste Établissement de **Bains de mer**, ouvert toute l'année, où se trouvent également des salles pour l'hydrothérapie. — Le fond de la plage, ainsi qu'à **Trouville**, est garni de sable fin. — C'est le seul Bain de mer possédant un **Casino** où l'on joue le **Trente-et-quarante** et la **Roulette.**

Pendant toute la saison d'hiver, une nombreuse troupe d'artistes d'élite y joue, plusieurs fois par semaine, l'**Opéra**, la **Comédie**, le **Vaudeville**, l'**Opérette**.

Des **Concerts** dans lesquels se font entendre les premiers artistes d'Europe ont également lieu pendant toute la saison. — **L'orchestre** du Casino, composé de 70 exécutants de premier ordre, se fait entendre deux fois par jour pendant toute l'année.

TIR AUX PIGEONS DE MONACO

OUVERTURE VERS LE 15 DÉCEMBRE

CONCOURS SPÉCIAUX ET TIRS D'EXERCICE

GRANDS CONCOURS INTERNATIONAUX EN JANVIER ET MARS

Pendant les Courses et les Régates de Nice

POULES A VOLONTÉ, TIRS A DISTANCE FIXE, HANDICAPS

GRAND HOTEL DE PARIS

UN DES PLUS SOMPTUEUX DU LITTORAL MÉDITERRANÉEN

GRAND HOTEL DES BAINS

AVEC ANNEXE

ATTENANT A L'ÉTABLISSEMENT DES BAINS DE MER

NARBONNE (Aude)

Maison G^el GERBAUD, fondée en 1862

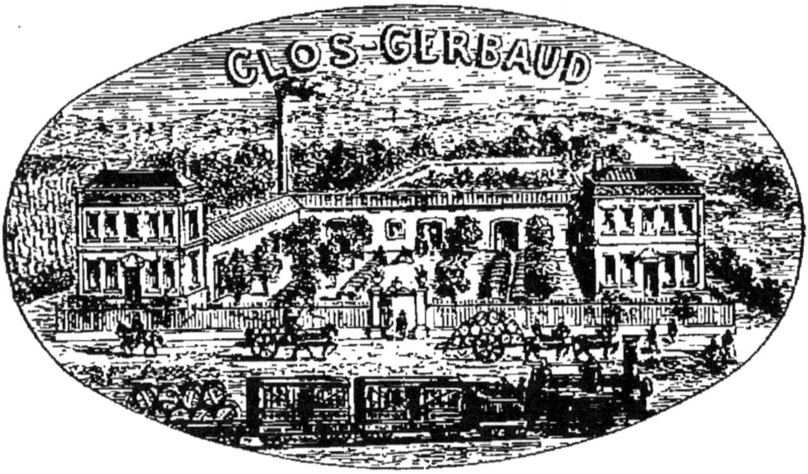

AU PAYS DU SOLEIL

Quand on a trois heures à passer dans une ville que l'on ne connaît pas, que faire, sinon de visiter cette ville ?

Juste en face de la gare s'élèvent les immenses constructions de la maison *Gerbaud*, véritable ruche où l'on travaille du lever au coucher du soleil, et qui, sur les 8,000 mètres de terrain qu'elle occupe, emploie un nombre considérable d'ouvriers.

Ce qui frappera le plus le visiteur, c'est d'abord l'étonnante collection de 35 *foudres*, qui laissent loin derrière eux le fameux tonneau de Heidelberg, et dont chacun a une contenance de 450 à 500 *hectol.* Quant aux petits foudres qui sont déjà des fûts énormes, il est impossible de les compter.

On se perdrait dans les caves. Il y a là — aussi bien que dans la cour, à l'ombre de magnifiques platanes — des montagnes de tonneaux. On se dit involontairement qu'il y a là de quoi griser toute la France !

Ajoutons que ce serait avec des vins exquis qu'on la griserait !

Il y a là le *Clos Gerbaud*, le meilleur vin de consommation courante que nous connaissions : des *Banyuls*, des *Malaga* exquis pour les personnes qui veulent faire leur quinquina elles-mêmes ; du *Grenache vieux doré*, qui est véritablement du soleil en bouteilles ; de l'*amer Gerbaud*, le meilleur et le plus tonique des apéritifs, etc., etc.

M. Gerbaud, qui reçoit très gracieusement les visiteurs, peut faire voir son domaine de *Romillac* qui produit des *Clos Gerbaud* supérieurs et d'où l'on jouit d'une vue splendide.

Envoi franco du Catalogue des prix à toute demande affranchie.

NICE

HUILE D'OLIVE

Vente directe aux Consommateurs par le Producteur

FÉLIX AUDEMARD

PROPRIÉTAIRE

A NICE

Les plus hautes récompenses aux Expositions

Aucune huile d'olive ne peut être comparée à l'huile d'olive vierge de Nice quand celle-ci est absolument pure. C'est la plus douce, la plus délicate, la reine des huiles de table.

La nature des olives, la composition du sol, la douceur du climat, les procédés de fabrication, tout concourt à faire de cette huile un produit unique en son genre.

La Maison FÉLIX AUDEMARD s'efforce, depuis quinze années, de maintenir cette vieille réputation des **Huiles d'olive de Nice**, *en livrant sous le nom de :*

HUILE D'OLIVE EXTRA-SURFINE VIERGE

une huile excellente et pouvant satisfaire à toutes les exigences des gourmets.

Logée	en un	Colis de	50 litres	2 fr. 20	le litre.
»	»	»	25 »	2 fr. 40	»
»	deux	»	15 »	2 fr. 40	»
»	un	»	20 »	2 fr. 50	»

FRANCO DE PORT ET D'EMBALLAGE

En gare de Paris

Payement à 40 jours de date de facture

Emballage : Estagnons en fer-blanc emballés dans des Caisses

Sur demande affranchie, la Maison envoie ses Tarifs portant prix franco en toute Gare de France et de la plupart des pays d'Europe.

MONT-DORE-LES-BAINS (PUY-DE-DÔME)

GRAND HOTEL DE PARIS

ET GRAND HOTEL DU PARC

Situés vis-à-vis des **Établissements des Bains, des Vapeurs** et en face du **Casino. — Maisons de 1er ordre. — Salons pour familles.** — Adresser les demandes à Mme L. CHABORY, **seule Maîtresse d'hôtel de ce nom, au Mont-Dore.**

NICE

LONDON HOUSE

Restaurant des Frères Provençaux

OUVERT TOUTE LA NUIT

Rue Croix-de-Marbre, 3, et Jardin-Public, 10.

A. COGERY et Cie, ex-chef de M. le comte Paul Demidoff. — Maison spéciale pour les dîners en ville et les parties de pique-nique. — Cuisine russe, Bliuis et Pâques russes. — Comestibles russes et primeurs.

SALONS DE SOCIÉTÉ. — JARDIN D'HIVER

Le **CASINO DE LA VILLA DES FLEURS, à Aix-les-Bains** *est tenu par les mêmes propriétaires.*

(STATION D'ÉTÉ) **PAU** (STATION D'HIVER)

SAISON DU 1er OCTOBRE A FIN MAI

Pau est situé au pied des Pyrénées. Sa position topographique, à l'extrémité d'un plateau entouré de coteaux élevés qui le protègent contre les vents, a fait déjà la réputation de cette ville comme station d'hiver. **Excellente contre les maladies de gorge et de poitrine,** elle **est à proximité des grandes stations thermales des Pyrénées.** La colonie étrangère qui la fréquente depuis trente ans en a fait sa ville de sport de prédilection. — Courses de chevaux, polo, chasse au renard, tir aux pigeons, Casino, Théâtre, Skatings. — Églises et temples pour tous les cultes. — Consuls. — Hôtels, boarding-houses, maisons, villas, appartements à prix modérés et très confortables. — Renseignements GRATUITS au bureau de l'**Union Syndicale,** 7, rue des Cordeliers, **Pau.**

GRAND HOTEL BEAU-SÉJOUR

De premier ordre, au centre du quartier le plus recherché; recommandé par son confort, sa situation incomparable et la magnificence du panorama. — Beaux appartements pour familles avec **vue embrassant la chaîne des Pyrénées,** les coteaux et la vallée du Gave. — Jardin environnant l'hôtel.

American and english family hotel.

PLOMBIÈRES

(VOSGES)

STATION THERMALE

OUVERTE DU 15 MAI AU 1er OCTOBRE

Traitement des maladies du tube digestif (*Dyspepsie, Gastralgie, Entéralgie, Troubles intestinaux, Diarrhée chronique,* etc.), de la **Goutte,** et des **affections rhumatismales** (*Rhumatisme musculaire, articulaire, sciatique, névralgique* et *viscéral*) et des **Voies urinaires.**

Traitement des Maladies des femmes (*Nervosisme, Métrite, Névralgies utérines, troubles de la menstruation stérilité*).

Douches chaudes, froides, écossaises, massage sous la douche, hydrothérapie.

ÉTUVES ROMAINES, sans rivales (source du Robinet 73° c.) avec lits de repos, salle de massage, etc.

Action puissante contre la goutte, le rhumatisme et les névralgies

CASINOTHÉATRE, trois représentations **par semaine.**— Salle des fêtes, Salons de jeu, de conversation pour les dames; billards, etc. — Parc, pêche, tir au pistolet à la carabine, promenades en voitures, à ânes. — **Concerts le soir sur la promenade.**

Grands hôtels. — Pensions et Maisons particulières.

Expédition des Eaux pour Boisson, des Bains concentrés pour **usage** à domicile et des Pastilles digestives de Plombières.

EAU EN BOISSON. — BAINS CONCENTRÉS

Les eaux de Plombières sont **transportées sans altération. elles se conservent indéfiniment.** — **Les bains concentrés sont obtenus par l'évaporation de** l'eau minérale, et ont toutes les propriétés **médicales** du bain de Plombières.

Adresser les demandesdirectement à la Compagnie de Plombières ou au Dépôt principal **Maison ADAM** 31, *Boulevard des Italiens, Paris.*

On se rend directement de Paris à Plombières par la **ligne de Belfort** (*Est*)en huit heures, sans transbordement. —La Compagnie **de l'Est met à la disposition des** voyageurs **des coupé-lits, wagons-salons** à des prix modérés.

PÉRIGUEUX

GRAND HOTEL DE FRANCE

F. GROJA. - - G. BUIS, Successeur.

House of first order newly decorated, very confortable. — The best and most central situation.— Private rooms and apartments for families. — **Truffled pies and preserved truffles.** — *Expédition to foreing countries.*

Maison de premier ordre, très confortable. — Situation centrale. — **Pâtés de volailles truffés du Périgord. — Truffes conservées.** — Expéditions à l'étranger. — *Omnibus à la gare.*

POITIERS

GRAND HOTEL DU PALAIS

Le plus près de la **Faculté** et du **Palais de Justice**

Maison recommandée aux Familles et aux Touristes.

Omnibus de l'hôtel à tous les trains.

V. GUERLIN, Propriétaire

BAINS DE MER **ROYAN** BAINS DE MER

GRAND HOTEL DE BORDEAUX

et DE FRANCE, réunis.

OUVERT TOUTE L'ANNÉE. — **LAFLEUR**, Directeur, successeur de M. DELHOMME. — **Belle situation sur la promenade. — Vue sur la mer.**

Omnibus à tous les trains et aux bateaux.

SAINT-ÉTIENNE

HOTEL DE FRANCE

Place Dorian, le plus au centre de la ville.

Appartements pour familles. — Grand confort. — Salon de lecture. — Table d'hôte. Service particulier. — Ascenseur EDOUX. — Omnibus à tous les trains.— **J. JOURNEL**, propriétaire.

(Hte-Savoie) **SAINT-GERVAIS-LES-BAINS** (Hte-Savoie)

HOTEL DES ALPES

A SAINT-GERVAIS-LE-FAYET

Sur la route des diligences de Chamonix. — A 12 minutes de l'Établissement thermal, dans une position exceptionnelle pour ceux qui veulent user des eaux. — On reçoit également les touristes de passage. — **Table d'hôte et restaurant.** — Maison de pension très confortable. — Voitures, guides et mulets pour promenades.

TERGNIER

AVIS AUX VOYAGEURS

DE PARIS A BRUXELLES ET COLOGNE

et vice versa

DEMANDER AU **BUFFET DE TERGNIER**, POUR EMPORTER :

Déjeuner ou dîner à 4 francs, composé de :

Rosbif ou Côte de mouton chauds aux pommes. Volaille rôtie. — Jambon. Pâté de foie gras. — Fruit et Fromage. — Pain. — 1/2 bout. de Bordeaux ou bout. de bière. Serviette, couvert, verre.

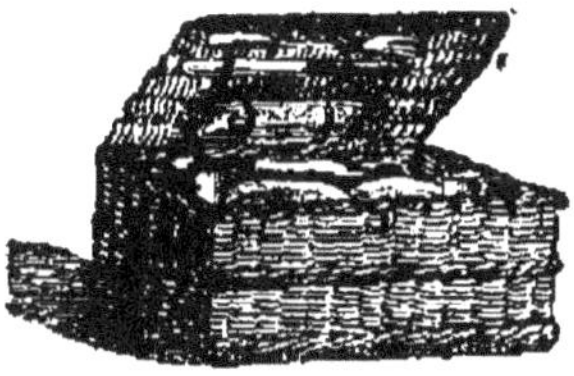

Le tout dans un panier bien convenable qui sera repris à la gare d'**Aulnoye** ou, sur Paris, à celle de **Compiègne**.

VICTOR BUFFETRY, Directeur du Buffet de Tergnier.

TOURS

GRAND HOTEL DE LA BOULE D'OR

29, rue Royale, la plus belle rue de la ville.

De premier ordre. — Recommandé par son confortable et sa situation. — *Omnibus à tous les trains.* — Appartements pour familles. — *English spoken.*

E. BONNIGAL, propriétaire.

Remarquable cheminée *Renaissance* dans la salle à manger de l'hôtel.

GRAND HOTEL DE L'UNIVERS

Sur le boulevard, près des gares.

Réputation européenne. — Recommandation exceptionnelle de tous les guides français et étrangers.

E. GUILLAUME, **propriétaire.**

VERSAILLES

GRAND HOTEL DES RÉSERVOIRS

Restaurant attenant au Palais et au Parc, **Rue des Réservoirs, 9, 11** et **11** *bis*.

Maison meublée et annexe. — Grands et petits appartements.

HOTEL VATEL

28, rue des Réservoirs, 28

A l'angle du boulevard de la Reine et de la rue des Réservoirs, 28. — Restaurant à la carte et à prix fixe. — Arrangements avec les familles. — **Annexes.** — Grands et petits appartements meublés.

RIVIÈRE, propriétaire.

ÉTABLISSEMENT THERMAL
D'URIAGE

(ISÈRE)

EAUX SULFUREUSES ET SALINES PURGATIVES

Saison du 15 Mai au 15 Octobre

Stations de Grenoble et de Gières. — Service spécial de voitures, à tous les trains.

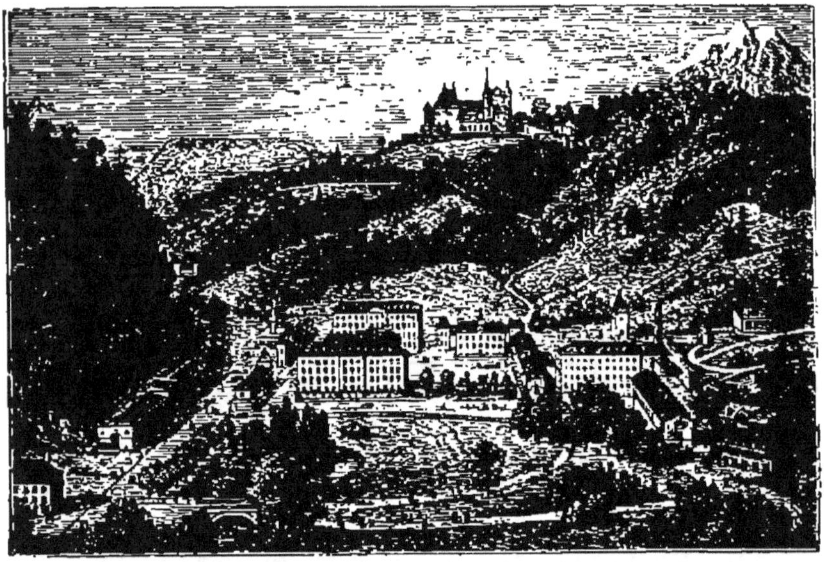

Fortifiantes et dépuratives, ces eaux conviennent surtout aux *personnes délicates* et aux *enfants faibles*, *lymphatiques*, *même scrofuleux*; leur efficacité est démontrée contre les *maladies cutanées*, le *rhumatisme* et la *syphilis*.

Bains, Douches, Pulvérisation, Inhalation, Hydrothérapie, etc.

Hôtels confortables. — Appartements pour familles.
Villas et Châlets. — Télégraphe toute l'année. — **CASINO.**
Musique dans le Parc.

L'eau d'Uriage est employée avec avantage, à domicile, en boisson, lotions et pulvérisation.

VICHY

GRAND HOTEL DU PARC

En face du Parc, du Casino et de l'Établissement thermal

GERMOT, propriétaire

Vastes remises et écuries installées avec tout le confort moderne

PAVILLONS SÉPARÉS POUR FAMILLES

Voitures de promenade et Omnibus à la gare.

GRAND HOTEL DES AMBASSADEURS

EN FACE DU CASINO ET DU KIOSQUE DE LA MUSIQUE

ROUBEAU-PLACE, propriétaire

The HOTEL DES AMBASSADEURS is frequented by the nobility and gentry of England. — The HOTEL is the largest and the best situated in Vichy. — 200 chambres, 20 salons de famille, de 10 à 50 fr. par jour. — Salle à Manger de 20C couverts. — Salon de fête pour 500 personnes. — Salon-fumoir. Billard, etc. — Interprètes. — Omnibus et voitures de famille. — Les prix varient suivant les étages, de 12 à 20 fr. par jour, y compris la chambre et la table d'hôte à 10 et à 5 heures et demie.

GRAND-HOTEL

Situé sur le Parc, en face du Casino et du nouveau Kiosque de la Musique, au centre des Sources et des Bains. — Hôtel de premier ordre, fréquenté par l'élite de la société qui visite nos thermes. — Recommandé par sa position exceptionnelle, son bon service et son excellente table d'hôte.—Salons, fumoirs, salles de jeux, etc. — Grands et petits appartements pour familles. — Magnifiques salles de restaurant pour service particulier à la carte. — Journaux français et étrangers. — Interprètes parlant plusieurs langues. — *Voitures et Omnibus de l'hôtel à tous les trains.* — **BONNET, propriétaire.**

GRAND HOTEL MOMBRUN ET DU CASINO

SUR LE PARC

En face les sources, les établissements thermaux, le Casino, le Kiosque des concerts de jour, et rue de Nismes, en face l'église Saint-Louis. — Cet hôtel, tenu par M. Giboin-Mombrun, propriétaire, se recommande par sa position exceptionnelle et principalement par les agrandissements considérables qui y ont été faits, ainsi que par le luxe et le confortable de son ameublement complétement renouvelé. — Grands et petits appartements particuliers avec salons. — Pavillons complétement isolés pour familles. — Table d'hôte. — Service particulier. — Interprètes parlant plusieurs langues. — Omnibus et voitures de l'hôtel à tous les trains.

VICHY

GRAND HOTEL DE LA PAIX

SUR LE PARC

Entre l'Établissement thermal et le Casino

EN FACE LA SOURCE ET LE PARC

LAURENT, Propriétaire

Maison et Hôtel de premier ordre. — Calèches à volonté. — Omnibus à chaque train. — Interprètes pour toutes langues.

VILLA EUGÉNIE. — Appartements pour familles.

On parle toutes les langues.

VICHY

EAU MINÉRALE NATURELLE

DE SAINT-YORRE

Source GUERRIER

40 CENTIMES LA BOUTEILLE

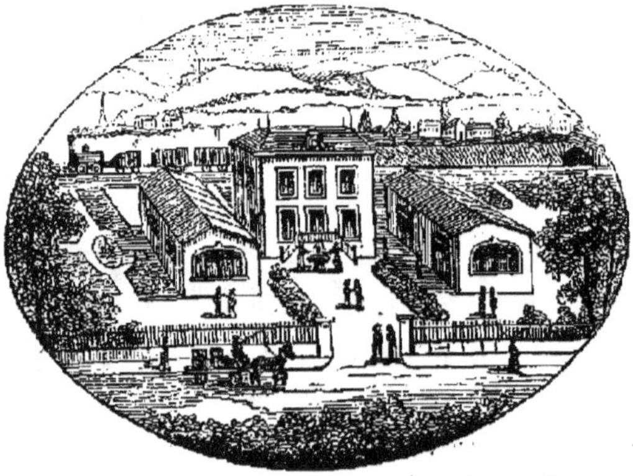

40 CENTIMES LA BOUTEILLE

La plus gazeuse du Bassin de Vichy et la plus riche des sources de Saint-Yorre.

Principes minéralisateurs : 8 gr. 443 par litre. — Température : 13 degrés.

Qualités précieuses qui doivent la faire préférer à toute autre pour être bue à domicile.

Elle réussit d'une façon exceptionnelle dans les cas suivants :

Dyspepsie sous toutes ses formes. — Aigreurs. — Flatulence. — Irritations chroniques de l'intestin. — Troubles de l'appareil biliaire. — Engorgements du foie. — Hépatite chronique. — Lithiase. — Coliques hépatiques. — Diabète sucré. — Goutte. — Gravelle urique. — Albuminurie au début de la Néphrite parenchymateuse et interstitielle. — Coliques néphrétiques. — Chlorose, Anémie, Troubles utérins, en rapport avec des désordres gastro-intestinaux.

40 centimes la bouteille emballée. Commandes à M. GUERRIER, propriétaire de la source, à SAINT-YORRE, près VICHY (Allier).

Dépôt chez les pharmaciens et marchands d'eaux minérales.

ÉTABLISSEMENT THERMAL — PROPRIÉTÉ DE L'ÉTAT

VICHY

Administration de la Compagnie concessionnaire

PARIS, 8, BOULEVARD MONTMARTRE.

LES PERSONNES QUI BOIVENT

l'Eau minérale de Vichy ignorent souvent qu'il n'est pas indifférent de boire de telle ou telle source; car une source indiquée spécialement dans telle maladie peut être contraire ou nuisible dans telle autre. Voici quelles sont les principales applications en médecine des **SOURCES DE L'État à Vichy** : **Grande-Grille** : maladie de foie et de l'appareil biliaire; **Hôpital**, maladies de l'estomac ; — **Hauterive** : affections de l'estomac et de l'appareil urinaire; — **Célestins** : gravelle, maladie de la vessie, etc.

La *caisse* de 50 bout. (emballage compris) coûte à Paris, 35 fr.; à Vichy, 30 fr.

VICHY CHEZ SOI

Les personnes que la distance, leur santé ou la dépense empêchent de se rendre à l'établissement thermal, trouvent, au moyen de l'emploi simultané de l'Eau minérale en boisson et des bains préparés avec les sels extraits des eaux minérales de VICHY, aux sources mêmes, un traitement presque semblable à celui de Vichy. — Ces sels n'altèrent pas l'étamage des baignoires.

Ces bains s'expédient en rouleaux de 250 grammes, au prix de 1 *fr.* 25. — Chaque rouleau pour un bain.

PASTILLES DIGESTIVES DE VICHY

Fabriquées avec les sels extraits des sources, ces pastilles jouissent tous les jours d'une réputation plus grande. Cette réputation est justifiée par leur efficacité. Elles forment un bonbon d'un goût agréable et d'un effet certain contre les aigreurs et les digestions pénibles.

Boîtes de 500 grammes : 5 fr. — Boîtes de 1 et 2 fr.

L'ÉTABLISSEMENT THERMAL est **OUVERT TOUTE L'ANNÉE.**

Le Casino n'est ouvert que du 15 mai au 1er octobre. Tous les jours, il y a concert matin et soir dans le parc, et tous les soirs concerts, bals et représentations théâtrales dans le Casino. Le Casino de Vichy rivalise avec les plus beaux monuments de l'Allemagne. *Trajet direct en chemin de fer.*

TOUS LES CHEMINS DE FER CONDUISENT A VICHY

(Voir l'**Indicateur des Chemins de fer**, p. 41, et le **Livret-Chaix**, p. 244.)

IV. — PAYS ÉTRANGERS

GRANDE-BRETAGNE — BELGIQUE — SUISSE — ITALIE

Autriche-Hongrie — Espagne — Algérie

GRANDE-BRETAGNE

MÉDAILLE D'OR **PARIS, 1878**

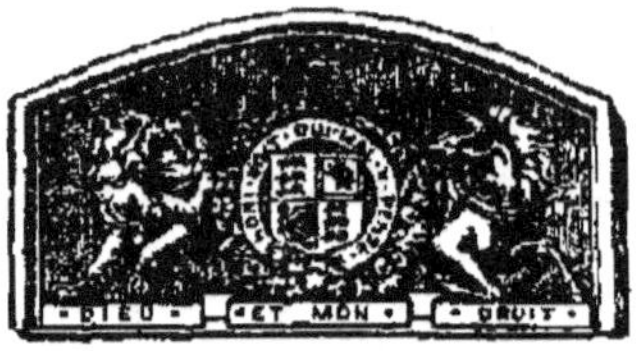

PLUMES MÉTALLIQUES

DE

JOSEPH GILLOTT

EN VENTE CHEZ TOUS LES PAPETIERS DU MONDE

Seul dépôt en gros pour la France :

Chez DELIHU & ANGOT

36, *boulevard Sébastopol, PARIS.*

Chaque boîte de plumes porte la signature de

Jos. Gillott

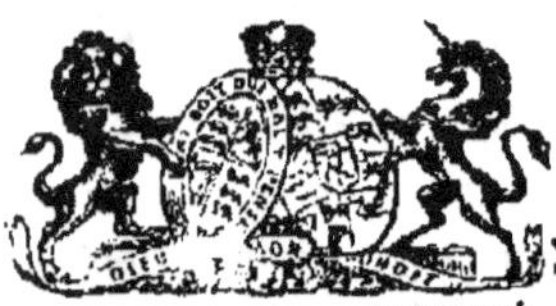

PARFUMERIE ANGLAISE

DE RIMMEL

Fournisseur breveté de S. A. R. la Princesse de Galles.

QUALITÉ EXCEPTIONNELLE. — PRIX MODÉRÉS.

96, *Strand* — 128, *Regent Street,* — *et* 24, *Cornhill,* LONDRES

Paris, 9, boulevard des Capucines.

SUCCURSALES. — 76, King's Road, Brighton. — 22, Marché aux Souliers, Anvers. — 3, rue des Dominicains, Liège. — 25, Hogstraat, La Haye. — 202, Kalverstraat, Amsterdam. — 524, Corso, Rome. — 20, Via Tornabuoni, Florence.

Se trouve aussi dans les principaux magasins de parfumerie de l'Europe.

N.-B. Se munir d'un flacon de *Vinaigre-Rimmel* pour le voyage.

ÉCOSSE

SUMMER TOURS IN ISLAND

GLASCOW AND THE HIGHLANDS

(Royal Route, *viâ* **Crinan and Caledonian Canals)**

THE ROYAL 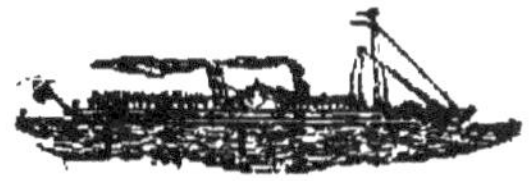 MAIL STEAMERS

Grenadier — New Steamship.

Columba, Iona, Chevalier, Gondolier, Mountaineer, Pioneer, Glengarry, Linnet Staffa, Glencoe, Inveraray Castle, Islay, Claymore, Clydesdale, Clansman, Cavalier, Fingal, Lochiel, Lochawe.

Sail during the Season for Islay, Oban, Fort William, Inverness, Staffa, Iona Lochawe, Glencoe, Tobermory, Portree, Strome-Ferry, Gairloch, Ullapool, Lochinver, Lochmaddy, Tarbert, Harris, and Stornoway; affording Tourists an opportunity of visiting the magnificent scenery of Glencoe, the Cuchullin Hills, och Coruisk, Loch Maree, and the famed Islands of Staffa and Iona.

Official Guide Book 3d, Illustrated 6d et 1sh. Time Bills with Maps free by post on application to the owner.

DAVID MACBRAYNE, 119, Hope Street, Glasgow; Scotland.

BELGIQUE

BRUXELLES

GRAND-HOTEL

21, boulevard Anspach, 21

Maison de 1er ordre, l'une des plus vastes, des mieux aménagées de l'Europe. — **Splendides Restaurant et Café.** — **200 chambres.** — **Ascenseur** pour tous les étages. — Bains dans l'hôtel. — **Omnibus de l'hôtel aux gares.**

SPA

GRAND HOTEL DE L'EUROPE

M. HENRARD-RICHARD, Propriétaire

Maison de tout 1er ordre, dans une situation spéciale, **au centre de tous les Établissements.** — Salons de table d'hôte et de conversation. — Fumoir, etc. ; en un mot, **le plus grand confort y règne.** — Omnibus de l'hôtel à la gare.

GRAND HOTEL DE BELLEVUE

Magnifiquement situé près de l'**Établissement des Bains,** avec accès direct au Parc. — Des jardins de l'hôtel, on entend le Concert qui se donne dans le Parc. — *Omnibus à tous les trains.*

BRUXELLES

(HAUTE VILLE ET PARC)

HOTEL DE BELLEVUE

HOTEL DE FLANDRE

En face du Parc, entre la place des Palais, la rue Royale et la place Royale.

PROPRIÉTAIRE :

ÉDOUARD DREMEL.

ITALIE

TURIN

GRAND HOTEL D'EUROPE

Place du Château vis-à-vis le Palais-Royal

Maison de 1er ordre, d'ancienne réputation, complètement remise à neuf, avec tout le confort moderne. — Prix modérés. — Arrangement accessible à toutes les bourses. — **BORGO** et **GAGLIARDI**, propriétaires.

SUISSE ET MONT-BLANC

GENÈVE

A. GOLAY LERESCHE ET FILS

Fabricants d'Horlogerie, de Bijouterie et de de Joaillerie. Vaste magasin complètement assorti en articles de goût et d'excellente fabrication.

Quai des Bergues, 31. — *Même maison à Paris, rue de la Paix,* 2.

HOTEL DE LA MÉTROPOLE

Établissement de 1er ordre. — Vie de famille. — Prix de pension. — Ascenseur à tous les étages.

CHAMONIX

Gd HOTEL IMPÉRIAL & HOTEL SAUSSURE

Maison de 1er ordre. — Vue splendide sur le Mont-Blanc.

HOTEL ROYAL, avec Parc et Observatoire. — Maison de 1er ordre. — Ancienne réputation.

AIGLE-LES BAINS. — **Gd HOTEL D'AIGLE.**

MONTREUX. — **Gd HOTEL DU CYGNE.**

TERRITET. — **Gd HOTEL DES ALPES.**

MONTFLEURY. — **HOTEL MONTFLEURY.**

Ces établissements sont tous les quatre de 1er ordre, et offrent aux voyageurs, à des prix modérés, tout le confort possible. Ils appartiennent à des propriétaires de la même famille et présentent ce grand avantage, au point de vue de la facilité des excursions, qu'il y a **échange de repas** entre ces hôtels pour les personnes qui sont descendues dans l'un d'eux.

BERNE

HOTEL BERNERHOF

ÉTABLISSEMENT DE PREMIER ORDRE

RENOMMÉE EUROPÉENNE

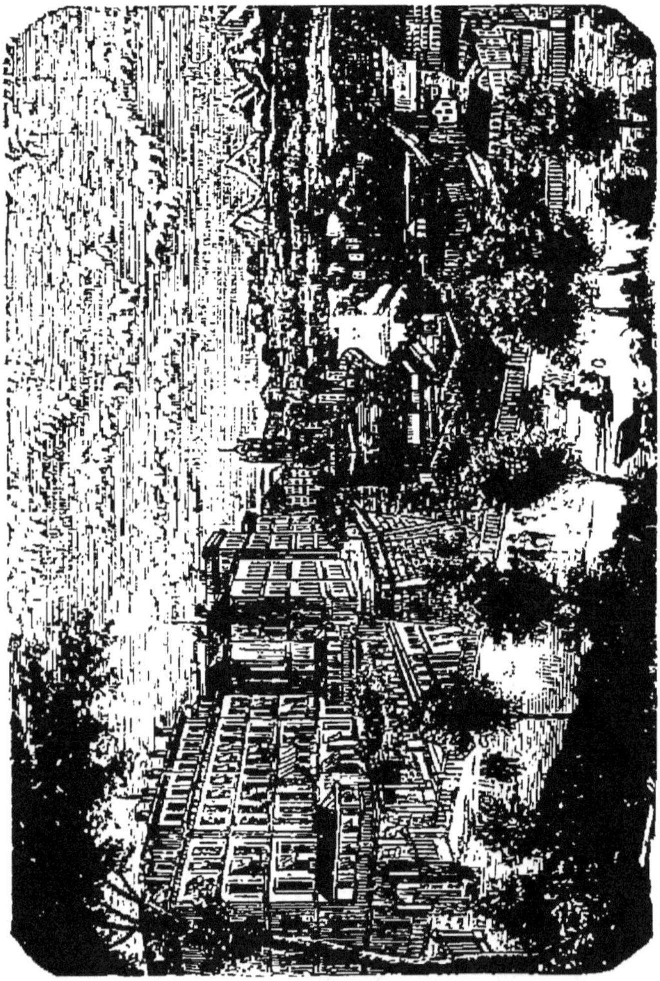

Vue de l'une des façades du BERNERHOF dont toutes les fenêtres donnent sur l'Aar, la campagne de Berne et les montagnes de l'Oberland.

J. KRAFT, propriétaire

Succursales du **BERNERHOF**, de Berne

HOTEL DE NICE	GRAND HOTEL DE TURIN	GRAND HOTEL D'ITALIE
à Nice	à Turin	à Florence
Ct KRAFT.	Ct KRAFT.	E. KRAFT.

AUTRICHE-HONGRIE (Suite)

PESTH (Hongrie)

JOSEPH RAINER'S

HOTEL DE L'EUROPE

Établissement de 1er ordre, très bien situé, en face du Palais-Royal, sur la belle place où aboutit le grand pont. Cet hôtel, dont le personnel parle les principales langues de l'Europe, est fréquenté par la haute société de tous les pays.

ESPAGNE

MADRID

GRAND HOTEL DE LA PAIX

Tenu par J. CAPDEVIELLE et Cie, PUERTA DEL SOL, nos 11 et 12

Établissement de premier ordre, au centre de Madrid. — Cuisine française. — Cave garnie des meilleurs vins d'Espagne et de l'Étranger.— Cabinet de lecture, salon de réunion, salles de bains, voitures de luxe et interprètes. — Grands et petits appartements meublés avec luxe. — **Prix modérés.**

Family Hôtel. HOTEL DE LONDRES. Puerta del Sol.

Succursale du GRAND HOTEL DE LA PAIX, recommandé aux familles — 12 années d'existence. — Établissement confortable et élégant, jouissant de l'un des plus beaux panoramas de Madrid; 40 balcons sur la voie publique.

Nota. — *Ces deux hôtels sont les seuls hôtels français de Madrid.*

GRAND HOTEL DE L'ORIENT

Puerta del Sol y calle Arenal, 4

Ce magnifique Établissement, situé au centre de la ville, est comme installation, à la hauteur des meilleurs hôtels. — Magnifiques appartements et chambres luxueuses pour familles. — Prix depuis 30 réaux. — *Voitures aux gares.*

(Algérie) ALGER (Algérie)

GRAND HOTEL DE PARIS

HAUMONT, propriétaire

Cet Établissement avantageusement connu et **restauré à neuf**, est situé au centre des affaires, à proximité de la mer; il offre aux Voyageurs et Touristes tout le confort désirable. — Excellentes cuisine et cave. — **Appartements pour familles**; Bibliothèque: Salons de lecture et de conversation; Piano. — **Table d'hôte.** — **Restaurant** à prix fixe et à la carte. **Arrangements pour séjour prolongé.**

Nota.—*On est prié de télégraphier pour retenir les appartements d'avance.*

V. — Supplément.

Institution Sainte-Barbe pour jeunes gens.

Spécialités pharmaceutiques.

Curaçao d'Amsterdam. — Chocolat Menier.

ÉTABLISSEMENT D'INSTRUCTION

INSTITUTION POUR JEUNES GENS

SAINTE-BARBE (Place du Panthéon)

1° École préparatoire à toutes les Écoles de l'État; 2° Maison classique depuis la classe de cinquième jusques et y compris les deux baccalauréats; 3° École spéciale au commerce et à l'industrie; 4° Petit collège à Fontenay-aux-Roses.

MAUX D'ESTOMAC

DIGESTIONS DIFFICILES

ANÉMIE, PERTE DE L'APPÉTIT, ENFANTS DÉBILES

GUÉRISON sure et rapide par ELIXIR GREZ

Toni-digestif aux Quinquina, Coca et Pepsine.
Employé avec succès dans tous les hôpitaux (Médaille des hôpitaux).

4 fr. 50 le flacon.

Pharmacie GREZ, 34, rue La Bruyère, Paris.

ET DANS TOUTES LES PHARMACIES.

AMSTERDAM (Hollande)

CURAÇAO ET ANISETTE

DE LA MAISON

ERVEN LUCAS BOLS

Fabrique T. LOOTSJE, fondée en 1575, à AMSTERDAM.

La seule **Maison d'Amsterdam** ayant obtenu la plus haute récompense de l'Exposition de Vienne, Médailles or et argent à diverses Expositions. — Seul dépôt à **Paris, 22** *bis*, **boulevard Haussmann,** et dans les principales maisons de Paris et des départements.

Médailles d'or et d'argent à l'Exposition universelle de Paris 1878.

Diplôme d'honneur : Amsterdam 1883.

Kiosque de dégustation à l'Exposition internationale d'ANVERS

AURILLAC

USINE A VAPEUR

Maison Aug. GAFFARD, à Aurillac

APERÇU DE QUELQUES PRODUITS SPÉCIAUX

Ayant obtenu les plus hautes récompenses dans toutes les Expositions où ils ont figuré.

Gland doux et Néomoka, pseudo-cafés hygiéniques remplaçant avantageusement le Café des Iles. — **Mélanogène**, poudre pour encres noire, violette, rouge et bleue. — **Muricide phosphoré** pour la destruction des rats. — **Extraits saccharins** pour l'obtention rapide des liqueurs de table. — **Lustro-cuivre.** — **Oxyde d'aluminium** pour affiler les rasoirs. — **Poudre vulnéraire vétérinaire.**

Produits spéciaux divers.

Usine à vapeur et Maison d'expédition, enclos Gaffard, à Aurillac (Cantal)

ENVOI DE NOTICES DÉTAILLÉES SUR DEMANDE AFFRANCHIE

Conditions spéciales pour d'importantes commandes.

PLUS DE MAUX DE DENTS!

par l'emploi de

l'ELIXIR DENTIFRICE

DES

RR. PP. BÉNÉDICTINS

de l'ABBAYE de SOULAC (Gironde)

DOM MAGUELONNE, Prieur

Deux médailles d'Or, Bruxelles 1880, les plus hautes Récompenses

INVENTÉ EN L'AN **1373** PAR LE PRIEUR Pierre BOURSAUD

Prix du Flacon : **2, 4** et **8** fr.—Poudre, la boîte : **1** fr **25** et **2** fr.

Agent général : **SEGUIN, 3, rue Huguerie, Bordeaux.**

Se trouve chez tous les Parfum^{rs} et Coif^{rs} de France et de l'Étranger

EN VENTE

A LA

PHARMACIE RÉAUMUR

Chez M. BIARD, Pharmacien

15, rue Réaumur, à Paris.

ELIXIR NUTRITIF BIARD

L'Élixir nutritif Biard est aussi agréable au goût que les meilleures liqueurs de table, et les principes qui entrent dans sa composition (*Sucs de viande concentrée*, *Pepsine*, *Diastase*, *Pancréatine* et *Quinquina*) en font un remède souverain pour les vieillards débilités, les jeunes filles chlorotiques, les convalescents et en général pour toutes les personnes affaiblies qui ont besoin d'un reconstituant énergique.

Prix du flacon, envoi franco contre timbres-poste : 5 fr.

SUC DE JAYAPHALA

POUR ARRÊTER LA CHUTE DES CHEVEUX

ET POUR LES FAIRE REPOUSSER

Les femmes du Bengale qui sont renommées pour leur luxuriante chevelure, ont l'habitude de se laver la tête avec une décoction d'une plante de ce pays, le *Jayaphala*. L'inventeur de la mixture qui est actuellement en vente à la Pharmacie Réaumur fit de longues études sur ladite plante et ne tarda pas à se rendre compte de l'action excitante qu'elle exerce sur la partie du cuir chevelu qui renferme le bulbe pileux. L'inventeur n'a pas la prétention de rendre des cheveux aux têtes chauves et de supprimer les effets de la vieillesse, mais il affirme l'effet infaillible du *Jayaphala* pour arrêter la chute des cheveux chez les personnes qui les perdent à la suite d'une maladie ou d'un accident. Il suffit en effet que le germe, qui donne naissance à la chevelure, existe encore à l'état latent, pour qu'il retrouve en quelques jours sa puissance génératrice sous l'action du *Jayaphala*.

Prix du grand flacon de Jayaphala........... 5 fr.

Prix du Demi-flacon de Jayaphala........... 3 fr.

Envoi franco contre timbres-poste.

Rapport favorable de l'Académie de Médecine

VINAIGRE PENNÈS

Antiseptique, Cicatrisant, Hygiénique
Purifie l'air chargé de miasmes.
Préserve des maladies épidémiques et contagieuses.
Précieux pour les soins intimes du corps.
Pour éviter Contrefaçons, exiger Timbre de l'Etat.
DÉTAIL : RUE DES ÉCOLES, 49, ET TOUTES LES PHARMACIES
GROS : 2, Rue de Latran, PARIS

BAIN DE PENNÈS

HYGIÉNIQUE, RECONSTITUANT, STIMULANT
Remplace **Bains alcalins, ferrugineux, sulfureux,** surtout les **Bains de mer**
ÉVITER CONTREFAÇ^ns EN EXIGEANT TIMBRE DE L'ÉTAT
DÉTAIL : rue des Ecoles 49, Pharmacies, Bains.
GROS : 2, rue Latran, PARIS

MALADIES NERVEUSES

SIROPS de PENNES et PELISSE
AUX
Bromure d'Ammonium (*Apoplexie, etc.*), le Fl. 6 »
Bromure de Sodium (*Hystérie, etc.*)...... le Fl. 5 »
Bromure de Potassium (*Epilepsie, etc.*), le Fl. 4 50
EXIGER TIMBRE DE L'ETAT — GROS : 2, r. Latran, PARIS
DÉTAIL : *49, rue des Écoles, PARIS* et toutes Pharmacies.

APPROBATION
de l'Académie de médec.

SIROP de FALIÈRES
Au bromure de potassium
absolument pur

Affections nerveuses

6, avenue Victoria, 6
PARIS

VIN DE CHASSAING
BI-DIGESTIF
Prescrit depuis 25 ans
CONTRE LES AFFECTIONS DES VOIES DIGESTIVES
Paris, 6, Avenue Victoria.

GRAND PRIX, PARIS 1878

Diplôme d'honneur, Amsterdam 1883

CHOCOLAT
MENIER

Éviter les similitudes
de nom.

LIBRAIRIE HACHETTE ET Cie
BOULEVARD SAINT-GERMAIN, 79, A PARIS.

Ouvrage complet en 9 livraisons

IL A PARU

UNE LIVRAISON PAR MOIS

DEPUIS LE MOIS D'OCTOBRE 1882

NEUF LIVRAISONS A 3 FRANCS

NOUVELLE PUBLICATION

ATLAS MANUEL

DE GÉOGRAPHIE MODERNE

Contenant cinquante-quatre cartes

IMPRIMÉES EN COULEUR

L'OUVRAGE COMPLET

A ÉTÉ MIS EN VENTE EN JUIN 1883

Et coûte 32 francs.

Nous avons mis en vente, le 16 octobre 1882, la première livraison de l'**Atlas manuel** annoncé ci-dessus. Chaque livraison, du prix de 3 francs, contient six cartes, dont deux doubles.

Cet atlas est une édition française d'un ouvrage qui a obtenu en Allemagne un immense succès. Le fond de l'ouvrage a été conservé, sauf remplacement de quelques cartes détaillées d'Allemagne, par des cartes détaillées de France, etc...; les noms ont été traduits par une réunion de géographes, de professeurs et de spécialistes, et cette traduction a été faite, non sur le texte allemand, mais pour chaque pays, autant que possible, sur des cartes écrites dans la langue même du pays. De la sorte, nous présentons au public, non point un Atlas allemand simplement transcrit, mais une véritable édition française.

L'édition originale, publiée dans un pays où les bons Atlas sont communs y a obtenu un succès extraordinaire; nous ne doutons pas que notre nouvel ouvrage n'obtienne, en France, un succès analogue.

www.ingramcontent.com/pod-product-compliance
Lightning Source LLC
LaVergne TN
LVHW020229060726
842525LV00001B/17